Patient Hitler

Ernst Günther Schenck

Patient Hitler

EINE MEDIZINISCHE BIOGRAPHIE

BECHTERMÜNZ VERLAG

Bildnachweis:

Bundesarchiv Koblenz: S. 410 (oben)

David Irving »Hitler und seine Feldherren« (Ullstein Verlag 1975): S. 399

Gerhard Buck »Das Führerhauptquartier« 1939 - 1945

(Walter Frentz, Druffel Verlag 1938): S. 73, 98

Bayerische Staatsbibliothek, München

S. 66, 69, 75, 76, 77, 166, 167, 182, 234, 320, 329, 385, 390, 394, 407, 419, 475, 504

Zeitgeschichtliche Quellen: S. 108, 298, 311, 410 (unten)

Genehmigte Lizenzausgabe für Weltbild Verlag GmbH, Augsburg 2000

Umschlaggestaltung: Parzhuber & Partner, München

Gesamtherstellung: Clausen & Bosse, Leck

Printed in Germany

ISBN 3-8289-0377-0

Inhalt

Einführung

I. Hitler im Alltag

II. Gesundheits- und Befindlichkeitsbeeinträchtigungen

III. Hitlers Krankheiten – Pathographie

IV. Ärzte in Hitlers Umgebung und ihre Schicksale

Anhang

Einführung

Percy Ernst *Schramm* (1894–1970) beschloß seine über den Tag hinaus beachtenswerte Aufsatzreihe »Adolf Hitler – Anatomie eines Diktators« mit folgendem, an die Ärzte gerichteten Postulat:

»Um noch tiefer in Hitlers Charakterstruktur einzudringen, bedürfte der Historiker der Hilfe erfahrener Psychologen und Psychiater, und diese würden wieder Mediziner heranziehen müssen, da das charakterologische Bild natürlich nicht geklärt werden kann ohne klare Übersicht über den Wandel des gesundheitlichen Status.

Sehr zu wünschen ist, daß sich einmal ein solches Gremium bildet und anhand aller bekannten Tatsachen und womöglich mit Hilfe noch einzuholender Aussagen der am Leben gebliebenen Zeugen den gesamten Fragenkomplex eingehend diskutiert. Das Resultat, das ein solches Gremium erzielen kann, wird allerdings nur auf eine Deutung hinauslaufen können, die eine hohe Wahrscheinlichkeit, aber keine absolute Schlüssigkeit beanspruchen kann und *womöglich* – entsprechend dem Fortschritt medizinischer Erkenntnisse – eines Tages ergänzt oder umgewandelt werden muß...

Selbst wenn die Ärzte gesprochen haben werden und das, was heute noch problematisch ist, durchleuchtet ist, wird das ›Faktum Hitler‹ als Grenzfall menschlicher Individualität weiter beunruhigend bleiben. Auch die auf uns folgenden Generationen werden immer von neuem das grausige Schicksal des furchtbaren Menschen zu überdenken haben, der zwölf Jahre lang über Deutschland entschied, fünf Jahre lang die Welt zum Erbeben brachte. Denn mit den herkömmlichen Begriffen und moralischen Kategorien läßt sich dieser völlig singuläre Vorgang nicht begreifen.«[1]

Mit diesem Vorschlag stellt er Psychologen und Psychiater gleichsam in die zweite Reihe. Unter den Medizinern, welche zunächst zu Wort kommen sollten, versteht er wohl vornehmlich Allgemeinärzte, Internisten und Fachspezialisten. Sehr richtig meint er, das charakterologische Bild dieses Mannes – wie praktisch auch das eines jeden Menschen – sei nicht rekonstruierbar ohne Kenntnis des gesundheitlichen Organstatus und die Möglichkeit, ihn nachzuzeichnen. – Percy *Schramm* verlangt also zunächst eine, wie der Arzt es nennt, umfassende »katamnestische« Darstellung von Hitlers Lebensablauf, sozusagen eine *»medizinische Biographie«*, welche schließlich unter Einbringung der psychologischen und psychiatrischen Erkenntnis zu einer abschließenden »Psychobiographie« auszuweiten wäre.

In überraschender Klarsicht steckt der Historiker *Schramm* deren Grenzen mit folgenden Worten ab:

»Man sollte nicht versuchen, auf Hitlers kleinbürgerliche Herkunft zu starren. Man könnte manches darauf zurückführen, aber solche soziologische Ableitung besagt nicht viel. Hitler ist aus der Schicht, aus der er stammte, ausgebrochen und gehört keiner ›Klasse‹, keinem ›Stande‹ an.« Das Wesentliche an ihm war singulär, geformt durch bestimmte Anlagen, bestimmte Lebensschicksale, bestimmte Entscheidungen, die einen einmaligen Aufstieg ermöglichten. Aus allen diesen Gegebenheiten, die nur bei diesem einzigen Menschen zusammentrafen, muß man versuchen, Hitler zu begreifen – nicht aber ihn »abzuleiten«. So der sachverständige Historiker, der zugleich anderen Wissenschaftlern voraus hatte, daß ihm im Zweiten Weltkrieg durch seine Tätigkeit als Kriegstagebuchführer des Wehrmachtsführungsstabes Einblick in viele Interna gewährt worden war.

Zu Lebzeiten *Schramms* kamen Konsilien von Medizinern und Psychiatern und schließlich ein Gremium beider Ärztegruppen mit Historikern nicht mehr zustande. Vom heutigen ärztlichen Wissensstande her erweist sich dieses Versäumnis eher als Vorteil. Denn wenn auch ärztliche Aussagen aus direkter Kenntnis Hitlers seit 1945/46 vorlagen, so waren sie doch, da sie in amerikanischen Archiven lagerten und nur partiell freigegeben wurden, bis in die siebziger Jahre hinein der wissenschaftlichen Bearbeitung kaum zugänglich, ja, die für die Gesundheits- und Krankheitsbeurteilung Hitlers entscheidenden Notizen seines Leibarztes Prof. Theo *Morell* aus den Kriegsjahren 1941–45 wurden überhaupt erst 1983 bekannt.[2] Erst sie machen, trotz des Fehlens wichtigster, wegen des Widerstandes Hitlers undurchführbarer Untersuchungen den »Führer« zu einer der medizinisch gut beobachteten Persönlichkeiten unseres Jahrhunderts.

Für die fünf letzten Lebensjahre wenigstens erscheint die von *Schramm* postulierte »Durchleuchtung des Faktums Hitler« in medizinischer Hinsicht wissenschaftlich möglich, wohingegen die Zahl der weißen Flecken in seiner medizinischen Biographie vor 1933 außerordentlich groß ist. Für die Jahre 1933–40 gibt es nur sporadische Aufzeichnungen.

Trotz dieses Tatbestandes ist die Zahl postumer Veröffentlichungen über Hitlers Gesundheitszustand und Krankheiten verhältnismäßig groß. Da den Autoren, Medizinern wie Historikern, Originalangaben fehlten, sie sich häufig auf Auslassungen und Deutungen anderer verließen, nicht selten Legenden und Lügen zum Opfer fielen, und sie sich auch selbst mit wenig stichhaltigen Gesundheits- bzw. Krankheitskonstruktionen befaßten, blieb Spekulationen unterschiedlichster Art Tür und Tor geöffnet. Die überwiegende Zahl dieser Arbeiten ist deshalb heute bei aller Anerkennung der in sie investierten Leistung und gelegentlicher Aussagen von überraschender Hellsicht wissenschaftlich unverwertbar. Jetzt und in Zukunft sollte nur derjenige etwas zur medinizinischen Biographie Hitlers ernsthaft beitragen, der sich auf Originalquellen stützen kann, d. h. auf Berichte, Niederschriften, Aussagen der Ärzte, welche Hitler selbst behandelten oder lange Jahre in seiner unmittelbaren Umgebung mit oder neben ihm lebten. Nach menschlichem Ermessen dürften weitere Erkenntnisse ärztlicherseits nicht mehr vorgelegt werden können.

Aber selbst bei diesen Quellen aus erster Hand scheint manchmal Skepsis durchaus angebracht. So wurden z. B. die Aussagen des Leibarztes Theo *Morell*, der Begleitärzte Karl *Brandt*, Hanskarl von *Hasselbach* und vor allem des Hals-, Nasen-, Ohrenarztes Erwin *Giesing* bei Vernehmungen durch nichtärztliche amerikanische CIR-Offiziere in einigen Hitler-Biographien als wertvolle Zeugnisse verwendet.[3]

Der in Gefangenschaftsdingen Erfahrene – der Autor darf sich als solchen bezeichnen – erkennt sofort, daß die vernommenen Ärzte unter erheblichem psychologischen Druck standen und daß ihnen nur in etwa an einer objektiven Beantwortung der vorgegeben Fragen gelegen war; denn jedes Aussage konnte sie nur tiefer in ein auf sie augenscheinlich zukommendes Urteil verstricken.

Der als ehemaliger Kriegsgefangener in Sachen »Verhör« Erfahrene entdeckt ferner, daß man den genannten »Hitler-Ärzten« Fragebögen zur Ausfüllung vorlegte, die der damals üblichen deutschen Art von Krankengeschichtsführung absolut nicht entsprachen. Sie erhielten eine für den amerikanischen Sanitätsdienst, und zwar speziell für dessen »neurologische Abteilung«, ausgearbeitete »Checkliste« mit normierten, z. T. sehr speziellen Fragen. Keiner der Gefangenen, auch *Morell* und entgegen späteren Auslassungen auch *Giesing* nicht, hatten bei Hitler jemals, geschweige denn wiederholt, einen »Gesamt-« oder gar speziellen neurologischen »Status« erhoben, da er dies, laut Morells Notizen, strikt abgelehnt haben würde.

Da die Ärzte sich einer Beantwortung in ihrer Situation jedoch nicht entziehen konnten, kreuzten sie die gestellten Fragen nach Gutdünken, ihrem jeweiligen Eindruck entsprechend, an. Dies kommt besonders deutlich bei den speziell neurologischen Themen zum Ausdruck. Keiner der genannten vier Mediziner hatte jemals eine neurologische Ausbildung erfahren oder auf diesem Gebiete gearbeitet. Dementsprechend fielen auch die Antworten nichtssagend aus.

Dieses etwas ausführlicher gebrachte Beispiel möge verdeutlichen, daß selbst Angaben von Augenzeugen, entsprechend den Umständen, unter denen sie gemacht wurden, ein nur relativ geringer Beweiswert zugesprochen werden darf. Lediglich der in diesen Dingen Erfahrene kann den Wahrheitskern derartiger Protokolle herausschälen. Als notwendige Folgerung aus dem Gesagten ergibt sich erstens, daß für eine »medizinische Biographie« Hitlers lediglich Dokumente von ärztlichen, aber auch sonstigen kritischen Beobachtern herangezogen werden dürfen, die Hitler-nahe lebten, und die entweder zu seiner Lebzeit oder nach seinem Tode aus wacher Erinnerung gefertigt wurden, und zweitens, daß sie von mit den damaligen Zeitverhältnissen Vertrauten auf ihre Dignität überprüft werden müssen.

Letzteres leitet über zu einem weiteren *Schramm*schen Postulat, nämlich dem nach Beiziehung von noch lebenden (Zeit-)Zeugen.

Der Verfasser sieht als glückhaften Vorteil an, daß er sich noch als ärztlichen Zeitzeugen vorzustellen vermag: letzter lebender Arzt, den ein schon nicht mehr diesseitiger Hitler zwölf Stunden vor seinem Selbstmord ansprach und der den »Führer« danach kurz beobachten konnte, und einer, der in den Jahren zwischen 1925 und 1955 ärztliches Glück und Elend in vollstem Maße auskosten konnten – ersteres zu Berufsbeginn, das andere während des Zweiten Weltkrieges in zivilem und militärischem Dienst bis zum Ende und weit darüber hinaus.

Zeiterfahrung allein aber ersetzt die erforderliche Kompetenz nicht, zumal nicht in einem so schwierigen Falle wie diesem, in welchem ein einzelner sich mit Problemen und Fragen zu befassen haben wird, die in den Bereich mehrerer medizinischer Disziplinen gehören. Aus verschiedensten Gründen ist ein Gremium von Fachärzten nicht mehr konstituierbar; deshalb entschloß sich der Verfasser nach jahrelangen Bedenken schließlich doch, als einzelner, eine medizinische Biographie Hitlers zu erstellen.

Das Gebiet, auf dem er Erkenntnisse zu vermitteln hofft, ist wie ersichtlich derart breit gefächert und vielfach gegliedert, daß es schwer in ein allgemein befriedigendes System gebracht werden kann und sich Wiederholungen nicht vermeiden lassen.

Fakten, an denen sich mancher Leser gerne zunächst orientieren möchte, können des größeren Zusammenhanges wegen erst später im Text gebracht werden. Dies betrifft nach Meinung des Verfassers besonders die eigentlichen Originalberichte über Hitler als Quellen aus erster Hand. Deshalb sei darauf verwiesen, daß die Niederschriften des Leibarztes Theo Morell (Morell-Papers) auf S. 165ff. und die zahlreichen Vernehmungsprotokolle der Ärzte (Headquarters United States European Theatre Military Intelligence Service Center A P 757) auf den Seiten 21ff in »Ärzte in der Umgebung Hitlers« S. 461 ausführlich besprochen werden.

Dem Arzt, der sich intensiv mit dem »Faktum Hitler« beschäftigt, kommt es entgegen *Schramms* Meinung in den Sinn, daß es sich bei Hitler durchaus nicht um einen singulären Vorgang handelt, daß durchaus nicht nur bei ihm bestimmte Anlagen, bestimmte Lebensschicksale, bestimmte Entscheidungen u. a. m. zusammentrafen, sondern daß dieses unser Jahrhundert in seiner ersten Hälfte auch anderenorts andere, vordem in jeder Weise Unbekannte, aus einmaliger Konstellation nationaler und internationaler Verhältnisse zu weltübergreifender Bedeutung gelangen ließ. Sie alle unterliegen dem Lob und dem Verdikt von Gleichzeitigen und Nachgekommenen und wurden biographisch eingehend erfaßt, aber ihre medizinische Biographie wie auch ihr Psychogramm sind weitgehend unbekannt.

So bleibt zu erwägen, ob sie nicht in gleicher Weise wie Hitler behandelt werden sollten, damit die »Führer« dieses ersten Halbjahrhunderts, die so völlig anders sind als die des zweiten, einstmal miteinander verglichen und Lehren aus dem Vergleich gezogen werden können. Anfänge zu solcher Arbeit liegen vor.[4]

Jedoch soll dies lediglich angedeutet werden; hier geht es allein um die medizinische Biographie Hitlers, um den »Pat. A« seines Leibarztes Morell in dessen Kartei.

Der ärztliche Gutachter in Sozialgerichtsverfahren, die Kriegs-, Gefangenschafts-, Verfolgungs- und Arbeitsgeschädigte betreffen, übt seine Funktion nach bestem Wissen und Gewissen als sachverständiger Gehilfe des Richters aus, der von ihm die Beantwortung spezieller Fragen verlangt. In der gleichen Situation sieht sich der Verfasser nunmehr auch in Sachen des »Patienten Hitler« dem Historiker gegenüber. Es gibt von dessen Seite zahlreiche Fragen an den Arzt. Vorweg sollen hier schon einige dieser Generalfragen aufgeführt werden, um die es seit Jahrzehnten immer wieder geht:

1. War Hitler, als er zur Macht kam, ein bereits körperlich kranker Mann, der zu einer speziellen Lebensweise gezwungen wurde, um arbeits- und leistungsfähig zu bleiben?
2. Auf welche Krankheitsursachen war die etwa seit 1942/1943 erkennbare Verschlechterung seines Allgemeinzustandes zurückzuführen?
3. Waren nicht Krankheiten, sondern übermäßiger Mißbrauch der ihm von seinem Leibarzt Morell beigebrachten vielen Arzneimittel dafür verantwortlich zu machen, dieser also letztlich Schuldiger an seinem Patienten?
4. Mit anderen Worten: nützte oder schadete die Behandlung seitens Morell, die Hitler durchaus in hohem Maße persönlich beeinflußte, dem »Führer«, d. h., beeinflußte sie etwa auch seine Befindlichkeit, sein Verhalten, seine Entscheidungen generell oder zu bestimmten Zeiten?

5. War Hitler »drogenabhängig«?
6. War Hitler von einer gewissen Zeit an (1943/1944) organisch so krank, daß er nicht mehr als »geschäftsfähig« anzusehen war?

Diese und zahlreiche weitere Fragen wird der Verfasser als »ärztlicher Gutachter« im Falle Hitler zu beantworten versuchen.

Nicht jedoch wird er mangels Kompetenz und hinreichender Eigenerfahrung zu der immer wieder gestellten Frage, ob Hitler wahnsinnig, d. h. psychisch krank gewesen sei, Stellung nehmen. Deren Beantwortung würde dem von Schramm gewünschten letztentscheidenden Gremium von Psychiatern und Psychologen obliegen. Doch bekennt der Verfasser, daß das Urteil, das er sich als Arzt in jahrelanger Beschäftigung mit dem »Patienten Adolf Hitler« bildete, weitgehend dem des Historikers Percy Ernst Schramm entspricht.[5]

I. Hitler im Alltag

Prolog: Hitler in den Augen seiner Ärzte (Hitler – as seen by his Doctors)

Einwände gegen den fast schon legendären und literarisch häufig verwerteten Sammelreport amerikanischer Vernehmungsoffiziere: »Hitler as seen by his Doctors«[1] erhob ich bereits in der Einführung zu dieser medizinischen Biographie. Doch sollten diese nicht besagen, daß die mittels einer vorgelegten »Checkliste« in eine Systematik eingebundenen Angaben der behandelnden und Begleitärzte Prof. Dr. Theo *Morell*; Dr. Erwin *Giesing*; Prof. Dr. Karl *Brandt* und Prof. Dr. Hanskarl *v. Hasselbach* insgesamt wertlos seien.

Dies gilt lediglich für die Befunde, die die Ärzte mangels fachlicher Kompetenz einfach nicht hatten erheben können, die sie jedoch dennoch mitteilten. – Andere Erkenntnisse jedoch, die im täglichen, sich über Jahre erstreckenden Umgang, in Gesprächen oder bei einfachen Untersuchungen, denen Hitler sich nicht entzog, gewonnen wurden, sind durchaus akzeptabel und wissenschaftlich einbringbar – aber sie besagen im Grunde nichts, was zum tieferen Verständnis dieses Mannes beiträgt; denn allgemeiner Erfahrung gemäß vermitteln »Fragebogenaktionen« letzten Endes stets ein Durchschnittsbild.

Um ein allgemeines Bild von Hitlers Körperlichkeit, von seinem Habitus in somatischer und psychischer Hinsicht zu vermitteln, bringen wir deshalb in zusammengeraffter Form, gelegentlich auch unter Einbeziehung von Äußerungen anderer Personen der engsten Umgebung, Teile des genannten »Consolidatet Interrogation Report« gleichsam als Einleitung für die späteren spezielleren Ausführungen, auf welche von hier aus Bezug zu nehmen sein wird:

Allgemeineindruck:

Durchaus übereinstimmend wird bekundet, Hitler habe sich insgesamt »altersentsprechend« verhalten und ausgesehen: *Brandt* meint dies für die gesamte Zeit seiner Begleitarztfunktion (1934–1944), *Morell* für die Jahre 1937–1945. Lediglich *Hasselbach* (1935–1944) äußert differenzierter: bis 1940 erschien Hitler viel jünger als es seinem Alter entsprach, danach alterte er schnell; von 1940–1943 Aussehen altersentsprechend, von da an schnelles Altern. Die Haare wurden in den letzten Monaten vor v. Hasselbachs abrupter Entlassung im Oktober 1944 grau. Die Haltung wurde gebeugt, möglicherweise infolge eines Bewegungsmangels, da Hitler Gänge auch über kurze Entfernungen scheute; Zittern von Kopf und Händen wurde bemerkbar, z. B. wenn er eine Tasse zum Munde führte oder Unterschriften leistete. Bis zu seinem Ende blieben die Gesichtszüge relativ jugendlich und glatt. Den weiteren Verfall konnte dieser sehr objektive Beobachter nicht mehr verfolgen.

Hitler war etwa 175 cm groß und wog während des Krieges bis etwa zum Attentat am 20. Juli 1944 zwischen 70 und 74 kg, wobei diese Angaben zumeist auf Schätzungen beruhen. – *Haut:* Gesichtsfarbe blaß bis rosa-weiß; Haut selbst von feiner Struktur und von normaler Straffheit (Turgor und Tonus). Es bestand eine gewisse Lichtempfindlichkeit, so daß Hitler sich nur ungern dem Sonnenlicht aussetzte. Häufig Pusteln und kleine Nackenfurunkel, jedoch ohne Notwendigkeit einer Inzision. Keine Anzeichen für das Bestehen einer Hautkrankheit – Narben (s. S. 297).

Geringe Körperbehaarung; Brustkorb und Rücken unbehaart.

Kopfhaare dicht, dunkelbraun, fast schwarz, keine Glatze; an den Schläfen ergrauend.

Schädel und Gesicht:

Schädelform etwa dolichocephal; eine Schädelmessung würde einen Langschädel, so die Angabe, ergeben. Stirne hoch mit einigen horizontalen und zwei kurzen vertikalen Falten in der Mitte. Processus mastoideus (Warzenfortsatz hinter den Ohren) ohne Besonderheit, nicht druckempfindlich. Schläfenarterien (Arteria temporalis) nicht besonders geschlängelt, altersgemäß. Backenknochen nicht ausgeprägt hervortretend; deutliche Nasolabial(Nasen-Lippen-)falten.

Die Nase war lang und grob; breit und fleischig mit großen Nasenlöchern und einem Höcker auf der Mitte. Hitler empfand seine Nase selbst als zu groß und wollte diesen Eindruck durch das Oberlippenbärtchen abschwächen und auch den schmalen Mund auf diese Weise etwas verdecken. Zu Ada Klein sagte er in den Jahren ihrer Freundschaft: »Viele meinen, ich solle mir den Bart abnehmen. Aber das ist unmöglich. Stell dir mein Gesicht ohne Bart vor.« Dabei hielt er seine Hand wie einen Teller unter die Nase.[2]

Die normal gestalteten und mittelgroßen Ohren lagen dem Schädel eng an; keine Abnormitäten am äußeren Gehörgang. Gehör bis zum Tag des Attentats am 20. 7. 1944 gut. Die Lippen des Mundes waren schmal und rot. Mundschleimhaut ohne Besonderheiten, Zunge häufig belegt; keine Abnormität an Zäpfchen und Gaumen. Des öfteren starker Mundgeruch.

Die Augen von grau-blauer Farbe standen etwas hervor (geringer

Exophthalmus); sie waren in jeder Richtung frei und koordiniert beweglich (kein Schielen). Weitsichtigkeit, normale Pupillenreflexe, ebenso der Augendruck. Keine krankhaften Erscheinungen an den Augenlidern, der Bindehaut des Auges usw. Augenbrauen behaart. Nur Prof. Brandt fand eine geringe Asymmetrie der Augenstellung und meinte, das linke Auge stünde etwas tiefer als das rechte.

Der Gesichtsausdruck war eindrucksvoll, lebhaft, wechselnd. Wenn auch die Nase den Ausdruck störte, so wurde dies durch die faszinierenden Augen voll kompensiert. Bilder vermögen die Suggestionskraft der Züge nicht zu vermitteln. Intensiver Gesichtsausdruck, der die meisten Besucher überwältigte und ergriff.

Hals, Wirbelsäule, Extremitäten:

Kopf und Hals waren frei beweglich; im Nacken einige Furunkelnarben. – Keine Vergrößerung der Schilddrüse oder Zeichen für deren Unterfunktion. Lymphdrüsen normalerweise nicht vergrößert, aber bei Erkältungen zeitweise deutlich tastbar. Kehlkopf bei äußerem Aspekt ohne Besonderheit.

Bei uneingeschränkter Beweglichkeit wurde eine geringe, sich im Verlauf der letzten Lebensjahre verstärkende Krümmung der Wirbelsäule besonders im Brust- und Lendenbereich mit geringer Asymmetrie bemerkbar, jedoch bestand keine Druckempfindlichkeit an Wirbelsäule und Beckenknochen.

Die Extremitäten waren in jeder Richtung frei beweglich, Gelenkveränderungen konnten weder an den oberen (Schulter-, Ellbogen-, Hand-) noch an den unteren (Becken-, Knie-, Fußgelenke) Extremitäten durch Beweglichkeitsprüfung nachgewiesen werden. – Anscheinend geringe Krampfadern in den Unterschenkeln.

Rumpf:

Der Brustkorb (Thorax) war schmal (asthenisch), aber symmetrisch gebaut, vorne vielleicht etwas eingezogen. Keinerlei Besonderheiten an den Schulterblättern, Schlüsselbeinen, dem Brustbein, den Rippen usw. (laut Aufzählung der Checkliste). Ausreichende Verschieblichkeit bei der Atmung.

Die *Lungengrenzen* lagen normal und waren, soweit untersucht, bei der Atmung gut verschieblich. Bei der Auscultation keine krankhaften Geräusche. *Herz:* Eingehendere Untersuchungen nur durch Morell. Jedoch äußerte v. Hasselbach bei der Befragung: »Hitler war davon überzeugt, daß er ein schwaches Herz habe; er vermied deshalb ab 1938 alle Anstrengungen. So ging er wegen sich einstellender Brustschmerzen auch nicht in das Teehaus auf dem Kehlstein (1600 m). Aber seine Arbeitsfähigkeit litt nicht darunter. Diese Symptome waren ebenso wie die Leibkrämpfe hysterischer Genese. –

Der Leib (Abdomen):

Während beschwerdefreier Zeiten zeigte der Leib normale Konturen; Spannung, Abwehrspannung und Druckempfindlichkeit bestanden dann auch in der Blinddarmgegend nicht. Ständig starke Darmbewegungen (vermehrte Peristaltik) mit Darmgeräuschen, eine Geschwulst war nirgends ertastbar. Häufig Blähungen und Aufstoßen.

Leber und Milz waren nicht vergrößert, ein Eingeweidebruch (Hernie) an einer der gegebenen Bauchpforten konnte ausgeschlossen werden.

Morell, der als einziger der vier befragten Ärzte auch After, Blasenfunktion und Genitale untersuchte, fand keine krankhaften oder abnormen Veränderungen: keine Hämorrhoiden, keine Prostatavergrößerung. Die primären und sekundären Geschlechtsmerkmale waren völlig normal entwickelt. Die drei anderen Ärzte vermerken ausdrücklich: Keine Untersuchung.

Sobald Hitler Beschwerden bekam, veränderte sich der Befund augenblicklich.

Das Nervensystem:

Hier ist zu wiederholen, daß die den vier Ärzten zur Beantwortung vorgelegte »Checkliste« gerade bezüglich des neurologisch-psychiatrischen Teiles fachlich derart spezialisiert war, daß sie von Nichtneurologen unmöglich entsprechend ausgefüllt werden konnte. Angaben, die dennoch gemacht wurden, müssen deshalb, sofern es nicht um allgemein faßbare und zur ärztlichen Allgemeinerfahrung und Routinetätigkeit gehörende Erscheinungen geht, als »Notaussagen« angesehen werden.[3]

Wir beschränken uns auf die Feststellung, daß bei Hitler Sensibilitätsstörungen in irgendeinem Körperbereich nicht nachgewiesen werden konnten. Er unterschied zwischen »spitz« und »stumpf«, zwischen »warm« und »kalt«, sofern Morell solche etwas feineren Prüfungen überhaupt vornahm und nicht in ganz primitiver Weise vorging. – Die Reflexe, die er prüfte und in seinen Niederschriften wiederholt als »normal« auslösbar bezeichnete, waren der Bizeps- und Trizeps-Reflex, der Patellar-, Achillessehnen-, Babinski- und Kremaster-Reflex sowie der Abdominal-Reflex.

Sexualität:

Den Vernehmungsoffizieren gegenüber erklärten zwei der vier befragten Ärzte, und zwar diejenigen, die sowohl vor Kriegsbeginn, besonders aber während der Kriegsjahre in den verschiedenen Führerhauptquartieren zu seiner unmittelbarsten täglichen Umgebung gehörten und bei den Teeabenden bzw. -nächten zugegen waren:

Von Hasselbach: daß keinerlei Erkenntnisse über eine Geschlechtskrankheit Hitlers vorlägen. Seiner Meinung nach war dieser weder hyper- noch hyposexuell, aber auch kein Homosexueller. Er war vielmehr in sexueller Beziehung normal.

Und *Morell:* Hitler schätzte die Gegenwart attraktiver Frauen besonders in den Jahren seines Aufstiegs. Später kam es wegen wachsender Verantwortung und zunehmender Unsicherheit der Lage zur Libido-Abschwächung. Er ist der Überzeugung, daß Hitler – trotz getrennter Schlafzimmer – mit Eva Braun intim zusammengewesen sei.

Der Gutachter, um dies einzuflechten, kommt zu der Erkenntnis, daß Hitler, so sehr er, wie wir darstellen werden, in seiner persönlichen Lebensgestaltung zum »Extremen« neigte und sich in dessen Aneignung als »Besonderer« bestätigt empfand, »Exzesse« im Privatbereich nicht wagte oder sie gar verabscheute. – Die »Exzesse«, zu denen er sich berufen und bereit empfand, die er anstrebte und denen er schließlich ja auch zu furchtbarer Verwirklichung verhalf, fanden, was ihn betrifft, gleichsam »extrakorporal« statt.

Zum psychischen Verhalten:

Brandt, Giesing und von Hasselbach stimmen darin überein, daß Hitlers Orientierungssinn ausgezeichnet und sein Gedächtnis für frühere und nahe zurückliegende Ereignisse gut war, sein Urteilsvermögen nicht weniger. Trotz der Unruhe um ihn vermochte er sich zu konzentrieren und den Erfordernissen des Augenblicks zuzuwenden. Er verkehrte mit seiner Umgebung normal und sprach flüssig und zusammenhängend. Phobien (Ängste) und Zwangsvorstellungen wurden von den Ärzten nicht beobachtet. Er war emotionell labil.

Von Hasselbach meint, daß Hitler voller Haß sein konnte, jedoch Menschen, die er schätzte, gerne vergab. *Giesing* bemerkt, Hitler sei der Überzeugung gewesen, durch das Schicksal zum Führer des Deutschen Volkes auserwählt worden zu sein. Er sieht hierin eine »Megalomanie«. Von Hasselbach erkennt in Hitlers Abdominalspasmen hysterische Züge. Aber er spricht auch von einer erstaunlichen psychischen Ausgeglichenheit. Hitler war gerne fröhlich und glücklich; im allgemeinen ruhig reagierte er gelegentlich mit heftigen, ärgerlichen Ausbrüchen, welche so schnell wie sie zustande kamen auch wieder verschwanden. Er litt an Schlaflosigkeit, benötigte aber auch nicht viel Schlaf.

Brandt beurteilt das *Konzentrationsvermögen* als ausgezeichnet; keine Persönlichkeitsveränderung, keine Haltlosigkeit oder Euphorie. Wahrscheinlich Gehirnerschütterung am 20. 7. 1944.

Von Hasselbach spricht von einem ausgezeichneten Konzentrationsvermögen, keine krankhafte Euphorie. Die stete Hoffnung auf Sieg rühre zweifellos nicht von einer Schädigung des Stirnlappens oder einer anderen Störung her; eher dürfte eine bewußte oder unbewußte Urteilstrübung für diese Fehlmeinung verantwortlich zu machen sein. Kein Persönlichkeitsverfall bis zum Oktober 1944. Jedoch wurden Hitlers Handlungen nach dem 20. 7. 1944 weniger verständlich. Man darf annehmen, daß Hitler damals eine leichte Gehirnerschütterung erlitt, aber es kam nicht zu Bewußtlosigkeit, Erbrechen oder Pulsverlangsamung. Hitlers Erregungszustände waren eher psychogen.

Dr. Erwin Giesing, dessen Aussagen der Verfasser (s. S. 505) mit einigem Mißtrauen gegenübersteht, die aber dennoch für die Zeit seiner Behandlung Hitlers vom 21. Juli bis 10. Oktober 1944 nicht unrichtig sein dürften, berichtete dem U. S.-Major Dr. Cortez F. Enloe am 15. 6. 1946: Hitler war mißmutig, sein Gedächtnis ließ nach, und er konnte Gesprächen anscheinend nicht mehr recht folgen. Er wich vom Gesprächsgegenstand ab, wurde schweigsam und schob militärische und sonstige wichtige Entscheidungen vor sich her. Nach Giesing hat Hitler selbst gesagt: »Mein Gedächtnis ist nicht mehr so gut wie früher, damals konnte ich mir die Namen von tausenden Menschen merken, die zu mir kamen. Aber jetzt kenne ich mich nicht mehr in Einzelpersonen aus.«[4]

Anschließend soll in diesem Zusammenhang der Leibarzt Morell zur Sprache kommen, welcher Hitler fast täglich, und oft mittags und abends, aufsuchte. Er stellte im Herbst 1945 den amerikanischen Vernehmern gegenüber fest:

»Orientierung hinsichtlich Zeit, Ort, Personen war ausgezeichnet.

Gedächtnis für gegenwärtige und vergangene Ereignisse sehr gut.

Die sofortige Erfassung von Gestalten, Statistiken, Namen usw. exzellent.

Hitler war bestimmt durch seinen Mangel an Universitätsbildung, den er jedoch durch eine umfangreiche Allgemeinkenntnis durch Lesen kompensiert hatte.

Beurteilung von Zeit und räumlichen Zusammenhängen war ausgezeichnet.

Verhalten zur Umgebung normal.

Stimmungsmäßig wandelbar, zeitweise unruhig und absonderlich, seltsam, zu anderen Zeiten kooperativ und nicht leicht ablenkbar oder außer sich.

Emotional sehr schwankend. Er liebte und haßte sehr ausgesprochen.

Der Gedankenfluß verlief kontinuierlich. Die Sprache war nicht langsam, aber sicher und immer belangvoll, sachdienlich. Keine

Erinnerungslosigkeit. Abdominalschmerzen könnten hysterischer Genese gewesen sein. Keine Phobien und Zwangsvorstellungen. Keine Halluzinationen, Illusionen oder paranoide Vorstellungen.«

Morell war zu jener Zeit eigentlich schon nicht mehr vernehmungsfähig, was Art und Form der protokollierten Äußerungen wohl erkennen lassen. Unter Illusionen sind Wahrnehmungsschwierigkeiten, unter paranoider Vorstellungen wahnhafte zu verstehen.

Fassen wir das Vorgebrachte zusammen, so ergibt sich der Schluß, daß der von manchen Historikern so hochbewertete Consolidated Report des European Theatre Military Intelligence Service Center vom Ende 1945 lediglich ein von Ärzten unter Verwendung von Schablonen angefertigtes, medizinisches »Phantombild« Hitlers vermittelt.

Es wird ärztliche Aufgabe sein, sich nunmehr am »medizinischen Portrait« dieses Mannes zu versuchen.

Die Ernährungsweise

Hitlers Vorstellungen von einer natürlichen Ernährung – die Wurzeln seiner Erkenntnisse

Mehrmals äußert sich Hitler in seinen »Monologen« über Ernährungsfragen. Otto Dietrich,[1] der gelegentlich an den Abend- und Nachtgesprächen teilnahm, berichtet, daß Hitler sich häufig über Ernährungsweisen, Speisen, landschaftliche Verzehrsunterschiede, Vorteil der vegetabilen Kost, Kalorien- und Vitamingehalt der Nahrung, ebenso aber auch über die menschliche Urernährung, über Tierschutz, Jagd und Vivisektion ausgelassen habe. Hierbei entwickelte er besondere Vorstellungen und meinte im einzelnen:

Die Menschen seien ursprünglich Vegetarier gewesen und müßten einmal sehr lange gelebt haben. Eine Wende sei eingetreten, als sie vom Früchteessen zum Gekochten übergingen und damit zu den einzigen Lebewesen wurden, die Essen durch Kochen steril machen. Schon für die antiken Philosophen habe der Übergang vom Brei zum Brot einen Abstieg bedeutet, und die Heere hätten sich noch zur Zeit Cäsars ohne Brot ernährt. Die Gruppe als kleinste militärische Einheit habe sich jeweils um eine Getreidemühle geschart (5. 11. 1941).[2]

Er meditiert dann weiter:

»Alle Wesen der Welt leben vom Leben. Dadurch, daß der Mensch die Substanz seiner Ernährung erst einem chemischen Prozeß unterwirft, entstehen die Kulturkrankheiten, Krankheiten, die vom gestörten Leben herkommen. Wir haben die Rohkost wieder eingeführt. Die Rohkost war eine Revolution! Daß ein aus Kohle gewonnenes Fett[3] gleich gut ist wie eines aus Olivenöl, glaube ich nicht.«[4]

Seine Abneigung erstreckt sich auf einige tierische Fette, sofern nicht bei ihm schon Naturschutzüberlegungen hineinspielen.

Sinngemäß sagt er: »Der Mensch lebt heute vom Walöl. Ich glaube, daß die Zahl der Wale nicht zu- sondern abnimmt. An die Stelle des Walöls wird für uns mehr und mehr eine Margarine aus den im Osten gewonnenen Pflanzenölen treten« (9.1.1942).

»In das Kapitel der Ertötung der Fortfolge des Lebens durch das Kochen mag der Krebs gehören. Wir geben dem Körper eine Ernährung, die irgendwie entartet ist. Und beruht der Krebs auch auf einer noch unbekannten Voraussetzung, so ist doch möglich, daß diese Voraussetzung nur wirksam wird, wenn der Körper nicht richtig ernährt ist. Schnupfen-Bazillen, Tuberkel-Bazillen atmen wir alle ein, aber die Abwehrkräfte sind nicht gleich in allen Menschen...

Wenn die innere Widerstandskraft nachläßt, dann ist dies beim Menschen meist die Ursache seines Vergehens. Eine Kröte ist ein entarteter Frosch. Wer weiß, was die Kröte frißt; sie frißt bestimmt etwas, das ihr nicht bekömmlich ist.«... (5.11.1941)[5]

Sechs Wochen später (28./29.12.1941) äußert er – in Anwesenheit des Zahnarztes: »Im Gegensatz zu den Polenta essenden Völkern haben wir schlechte Zähne. Ich glaube, das hängt zusammen mit dem Pilz, der aus der Hefe kommt.[6] Neun Zehntel unserer Nahrung nehmen wir in einem Zustand zu uns, in welchem das Leben abgetötet ist.«...

Dann folgt das auch sonst mehrfach gebrachte Beispiel vom Kind: »Wenn ich einem Kind eine Birne gebe, Kuchen oder Apfel hinlege und ein Stück Fleisch, greift es sofort nach der Birne, dem Apfel oder Kuchen – daraus spricht ein Atavismus« und das weitere Exempel von der Frühalterung der Landbevölkerung trotz ihres Lebens in der frischen Luft: »das kommt von Fehlern in der Ernährung; die Leute essen lauter gekochtes Zeug. Alles, was sie zu sich nehmen, ist über 100° erhitzt und damit untauglich geworden. Es ist nicht so, daß der Mensch alles essen kann, was er ißt« (28./29.12.41).

In seltsamer Weise verbindet er seine positive Einstellung zur Rohkost, durch die er sich persönlich stärker beim Essen einengte als der Vegetarier normalerweise, auch mit dem Vorbehalt gegen Fleisch: »Ich glaube, daß der Mensch zum Fleisch gekommen ist, weil die Eiszeit ihn in Not gebracht hat. Zugleich kam er zum Kochen, was sich heute schädlich auswirkt.«

Sich solche Hell- und Einsicht zutrauend, überspringt er so unermeßliche, im Dunkel verlorene Menschheitsperioden und endet abrupt in der Gegenwart: »die Küche in Rom ist einfach wunderbar...« (22.1.1942)

Hitlers Aversion gegen Fleisch scheint aus bereits besprochenen Gründen weitgehend sublimiert, doch begründet er sie immer wieder rational. Zunächst: »Als ich jung gewesen bin, haben die Ärzte gesagt, der Mensch muß Fleisch essen, weil er sonst keine Knochen bekommt. Das war falsch« (28./29.12.41).

Dann: »Alle Fleischfresser unter den Tieren sind den Pflanzenfressern unterlegen. Ein Löwe kann keine Viertelstunde Trab laufen, ein Elefant acht Stunden. Die Affen, unsere Verwandten aus der Vorzeit, sind reine Pflanzenfresser...

Zu den stärksten Menschen gehören die japanischen Ringer; sie essen nur Pflanzenkost; desgleichen die türkischen Lastträger« (22.1.42).

Hierzu zählt die an anderer Stelle bereits wiedergegebene Bemerkung, Cäsars Soldaten hätten sozusagen nur aus Not Fleisch gegessen und die Wikinger nur deshalb ihr süditalienisches Reich gegründet, weil sie keines aßen. Dabei hätten die Zwiebeln als Vitaminträger gedient.

Darüber hinaus begründet Hitler seinen Vegetarismus mit persönlichen Erfahrungen: »Ich habe, solange ich Fleisch gegessen habe, ungeheuer geschwitzt; in einer Versammlung habe ich 4 Maß Bier getrunken, dabei aber 9 Pfund abgenommen. Und dann noch 6 Flaschen Wasser getrunken. Als ich Vegetarier geworden war, brauchte ich nur ab und zu noch einen Schluck Wasser« (22.1.42).

Von hier aus kann er seinem Flugkapitän H. *Baur* die vegetarische Kost als das Beste empfehlen; denn sie beruhige die Nerven und sei sehr bekömmlich: »Werden Sie Vegetarier und Sie werden gesund sein!«

Als »Ernährungsspezialist« weiß Hitler auch mitzuteilen, daß ein Pfund Kartoffeln den gleichen Nährwert habe wie ein Pfund Fleisch, und als ein um die Gesundheit der Deutschen über alles besorgter Landesvater kündigt er Goebbels im April 1942 an, daß er nach dem Kriege »das Problem des Vegetarismus in Angriff nehmen« werde.[7]

Andererseits aber sagt er in Kenntnis der Volksmeinung: »Wir hätten den Nationalsozialismus in Deutschland nicht erfolgreich durchsetzen können, wenn ich die Fleischkost verboten hätte« (22.1.42).

Daß gerade diese Bemerkungen Hitlers relativ ausführlich wiedergeben werden können, verdanken wir Dr. *Heim*, der im Auftrage Martin *Bormanns* die Monologe, vom »Chef« unbemerkt, mitstenographierte, nachdem er zuvor im Stabe von Rudolf *Heß*, dem »Stellvertreter des Führers der NSDAP« gearbeitet hatte. Von diesem ist bekannt, daß er der Naturheilkunde und okkult-mystischen Gedankengänge sehr zugetan war. Z. B. beabsichtigte Heß, die Nostradamus-Prophezeiungen während des Frankreichfeldzuges über Paris abwerfen zu lassen, und suchte angeblich vor größeren Unternehmungen eine Wahrsagerin auf.

Abgesehen von diesen Äußerungen während der Abendgespräche, gibt es andere Mitteilungen über Hitlers Einstellung in hinreichender Anzahl:

Zu *Göring* äußerte er 1931, nichts würde ihn dazu bringen können, Fleisch zu essen. Das ist, als wenn man eine Leiche äße; bedauerlicherweise wird das Datum dieser Äußerung – vor oder nach dem Tode Geli Raubals – nicht angegeben.[8]

Zu Dr. *Ziegler*[9] sagte er 1932 anläßlich eines Besuches auf dem Obersalzberg: Er fühle sich seit Enthaltsamkeit von Fleisch schlakkenfrei und nicht mehr so belastet wie früher. Er habe Energie frei bekommen. Fleisch hinterlasse Schlacken im Körper, die tagsüber müde machen – er aber benötige noch ungeheure Energien. Deshalb vermeide er Fleisch, Alkohol, Nikotin.

Als das Oberhaupt der Ismaeliten-Sekte, *Aga Khan III.*, Hitler im Oktober 1937 auf dem Berghof besuchte, kam es auch zu einem Gespräch über die islamische Religion, von dem er einige Tage später abends berichtete, ihn habe beeindruckt, daß man als ihr Anhänger ohne Alkohol, ohne Schweinefleisch leben müsse und Fastenzeiten einzuhalten habe.[10].

Goebbels berichtet am 26.4.1942, ein ausgedehntes Kapitel der Besprechung mit ihm habe der »Führer« der Frage des Vegetarismus gewidmet. Er stehe fester denn je auf dem Standpunkt, daß das Fleischessen für die Menschheit schädlich sei.

Wir fragen nach den Quellen, denen *Hitler* die Vorstellungen und Lehren entnahm, von denen er offenbar fest überzeugt war und die er auch seiner Umgebung übermittelte. Als Adressat wäre z. B. Heinrich Himmler zu nennen, der systematisch danach strebte, aus den Männern der Waffen-SS Vegetarier, Nichtraucher und Nichtalkoholiker zu machen; lediglich der Krieg und die Flucht vor Verbitterung der kämpfenden Truppe verhinderte vorzeitige rigorose Verfügungen. Jedoch gehörten der Kauf resp. die Übernahme zahlreicher Quellen von Heil- und Tafelwässern, wie auch die Forderung nach Anlagen von Gewürz-, Kräuter- und Gemüsegärten in Kasernen, Schulen, Konzentrationslagern zu dieser vorausschauenden Planung.

Um auf *Hitler* zurückzukommen: Er übernahm seine Vorstellungen allenfalls, soweit sie etwa Vitamine betrafen, von seinem Leibarzt Prof. *Morell*. Jedoch gehörten sie in der Hauptsache lange, bevor dieser seine Behandlung übernahm, schon zu den Grundlagen seiner Lebensanschauung. Diese war nun, auch was die Ernährungsweise betrifft, keineswegs originär, wie sich anhand des umfangreichen Schrifttums der Jahrhundertwende über naturgemäße Lebens- und Heilweise einwandfrei nachweisen läßt.

Im Gefolge von *Prießnitz, Schroth, Kneipp, Lahmann, Niemayer, Rickli* u. a. entstand in jener Zeit eine umfangreiche populär-medizinische und Naturliteratur, die, z. T. auf *Haeckel* und *Hörbiger* fußend, die Lebensrätsel zu lösen und vollkommene Gesundheit wie auch eine Wiederanhebung der Kraft des Menschengeschlechts zu schaffen versprach, aber auch mit dem Verdammen naturwissenschaftlicher Erkenntnisse und deren vorgeblich zerstörende Auswirkungen auf Menschheit und Menschen nicht hinter dem Berge hielt.

Hier finden wir bis in Einzelheiten hinein mit z. T. wortgewaltiger Überzeugungskraft die Vorstellungen vorweggenommen, die *Hitler* etwa 30 Jahre später mit der gleichen Gewißheit als »einzig richtige« und »auf dem Urgrund seherischer Erkenntnis fußend« vorbrachte.

Welche populärwissenschaftlich-medizinischen Bücher Hitler etwa in seiner Wiener Zeit und in den Münchner Nachkriegsjahren der frühen Kampfzeit las und sich zu eigen machte, wissen wir nicht, aber daß er Bücher geradezu verschlang und auch medizinische Publikationen in großer Zahl gelesen hat, bestätigen u. a. Karl *Brandt*[11] und Albert *Speer*.[12]

Hitlers Einstellung zu den »Genußmitteln«

Wie wir erfahren werden, trank Hitler vornehmlich Obstsäfte und Mineralwässer, bejahte aber auch Tee und Kaffee in Grenzen, wenngleich nicht klar ist, ob er in den letzten Jahren noch echten Tee und Bohnenkaffee zu sich nahm oder Kräutertees und Ersatzkaffee wie etwa Franck's Feigenkaffee trank, den er in seiner Jugend in einer Fabrik kennengelernt hatte und als Ersatz für Bier propagieren wollte. Allen Angaben und Bestellungen zufolge waren es in der Regel Kräutertees verschiedener Art.

Über Mokka sagte er einmal zu *Wagener*:[13] »Ich rieche ihn gerne, aber wenn ich ihn trinke, kann ich nicht schlafen«, was ja wohl für die meisten Menschen zutrifft.

Dabei schien auch während des Krieges im F. H. Q. an Kaffeebohnen kein Mangel zu bestehen. Reichspressechef Dr. Otto *Dietrich* spricht von einem orientalischen Potentaten, der Hitler eine ganze Schiffsladung voll davon geschenkt habe.

Kubizek, Hitlers Jugendfreund[14] meint, daß Hitler mit Sicherheit in der Zeit, in der sie befreundet waren, nicht geraucht und keinen

Alkohol getrunken habe. Offensichtlich kam er aber doch kurze Zeit später, als er nach der plötzlichen Beendigung der Beziehungen als Neunzehn-, kaum Zwanzigjähriger allein in Wien lebte, ans Rauchen. Er erzählt nämlich (11./12.3.1942), er habe als junger Mann in Wien, als es ihm dort lange Zeit so schlecht ging, eine Zeitlang täglich 25–40 Zigaretten geraucht und dafür 13 seiner wenigen Kreuzer ausgegeben. Einmal jedoch habe er überlegt, es sei wohl vorteilhafter, von diesem Geld Butter zu kaufen. Er habe alle Zigaretten in die Donau geworfen, niemals mehr nach einer gegriffen und täglich 8 Kreuzer gespart.

Er hat mithin wohl auch als Soldat und in der Kampfzeit, als er allabendlich an Versammlungen in verqualmten Stuben und Sälen teilnahm, nicht mehr geraucht. In dieser Zeit verstärkte sich seine schließlich unüberwindliche Aversion gegen Tabakgeruch, so daß er das Rauchen in seiner Gegenwart und in von ihm häufiger benutzten Räumen untersagte, mit gelegentlichen Ausnahmen gegenüber Frauen (*Hanfstaengl,*[15] *Maser*[16]). Zu *Wagener,*[17] einem seiner engsten Begleiter in den Jahren 1929–32, bemerkte er, er habe sich Nikotin und Alkohol »bald nach dem Kriege« abgewöhnt, weil er nicht hinreichend Geld gehabt habe und es zudem bei der allgemein herrschenden Not für unrecht gehalten habe, unnötige Genüsse zu pflegen. Im Kriege (22.1.42) begründet er seine stark emotional gefärbte Abneigung aggressiv wieder anders: »Wenn er in ein Lokal trete, in dem geraucht werde, bekomme er ein oder eineinhalb Stunden später Schnupfen, weil sich die Bakterien auf seinen Körper stürzten; der Rauch fördere sie, sie gediehen in der Wärme. ...Das Rauchen gehöre zu den widerwärtigsten Dingen« (1.9.42).

Einen Gedanken wiederholte er immer wieder: daß es bei einem Spießer gleichgültig bleibe, ob er mit Rauchen und Trinken dahinlebe. Für seine Person jedoch sei er davon überzeugt, daß er dann den Sorgen nicht standgehalten haben würde, die ihn seit so langer Zeit belasteten. Seinem Antialkoholismus und Antinikotinismus verdanke das deutsche Volk vielleicht seine Rettung (11./12.3.1942).

Viele Leute seiner Umgebung seien an Tabakvergiftung zugrunde gegangen: sein Vater, Dietrich Eckart, Paul Ludwig Troost, und zu Heinrich Hoffmann dem Leibfotografen gewendet, sagte er: »Sie, Hoffmann, verliere ich auch daran.«

Weil er ein anderes Leben führe als ein Spießer, werde er zwar nicht so alt wie ein solcher, »denn unsereiner quält sich Tag und Nacht«. Aber was würde dann, wenn er darüber hinaus wie ein Spießer lebe!

Anläßlich einer Ärztetagung über Nikotinmißbrauch im Mai 1941 sandte er an den Reichsgesundheitsführer Dr. Leonardo *Conti* und den Reichsstatthalter Gauleiter *Sauckel* nach Weimar folgendes Telegramm:

»Für das mir von der I. Wissenschaftlichen Tagung zur Erforschung der Tabakgefahren und der Eröffnung des zu diesem Zweck dienenden Wissenschaftlichen Instituts in Jena übersandte Telegramm danke ich Ihnen bestens. Ich erwidere Ihre Grüße mit meinen besten Wünschen für Ihre Arbeit zur Befreiung der Menschheit von einem ihrer gefährlichsten Gifte.«[18]

Zeigt er sich hier also als leidenschaftlicher Feind, so dem Alkohol gegenüber eher als ironisierender Gegner.

Er hatte aus der Zeit, ehe er *Kubizek* kennenlernte, seine Erfahrung mit einem Rausch, über den er sich in folgender Weise (8./9.1.1942) ausläßt: Nach Verteilung der Abschlußzeugnisse in der Realschule von Steyr, die er anschließend verließ – also 1905 – sei er morgens von der Milchfrau sinnlos betrunken auf der Straße gefunden und zu seiner Crux (Bezeichnung für die Pensionsmütter) gebracht worden. Das zerrissene und zweckentfremdete Zeugnis habe er sich neu ausstellen lassen müssen. Darüber habe er sich so geschämt, daß er fortan Alkohol nie mehr angerührt habe.

Dies ist nicht ganz richtig; denn in den ersten zwanziger Jahren besorgte ihm seine Zimmerwirtin allabendlich ein Glas Bier. Der Wahrheitsgehalt einer Angabe, wonach Hitler während der Freundschaft mit Geli *Raubal* abends stets 6–7 Maß Bier getrunken habe, ist wohl nicht mehr zu ermitteln. Doch war er im Kriege bis 1943 Bier als Schlaftrunk nicht abgeneigt; schließlich meinte er, er werde zu dick davon. Bei Verdauungsbeschwerden nahm er auch Magenbitter (*Kempka*,[19] *Linge*[20]). Beim Einmarsch 1939 in Prag ließ er sich von der Begeisterung seines Stabes für Pilsener Bier bewegen, auch ein Glas zu verlangen. Aber es schmeckte ihm nicht, weil es zu bitter war.[21]

Zum *Wein* hatte er keinerlei Verhältnis. Nur einmal (22.1.42) erwähnt er, neulich habe er zum ersten Male in seinem Leben einen Wein getrunken, der richtig aromatisch war – um sich dann an Hoffmann zu reiben, einem ausgekochten Weinsäuerling, der so viel »Ratzeputz« trinke, daß eine Schlange, bisse sie ihn, besoffen und stocksteif gehe, während sie sonst krumm geht.

Seinen ersten und einzigen Rausch entschuldigt er damit, daß man in einer gewissen Zeit alles ergründen wolle: »es ist die, wo man auch gedichtet hat und im Kino zweideutige Filme ansieht«. Das ist, wie jeder zugeben wird, zweifellos richtig.

Insgesamt gesehen finden wir auch hier eine wesentliche Eigenschaft Hitlers wieder, nämlich die zu abrupten Kursänderungen, die nicht mehr zurückgenommen werden. Hier betreffen sie seine Lebensweise, wobei sich freilich im Laufe der Jahre die Begründungen für diese Kurswechsel ändern. Waren sie zunächst emotional begründet, so werden sie später wissenschaftlich oder pseudowissenschaftlich untermauert.

Vom unauffälligen Kostgänger zum Extremvegetarier

Einem der wenigen Jugendfreunde Hitlers, August *Kubizek*,[22] mit dem er seit 1904 in enger Beziehung stand und während der Jahre 1907/1908 in Wien in der Stumpergasse 29 das Zimmer teilte, verdanken wir Mitteilungen über die Ernährungsweise Hitlers im Alter von 15–19 Jahren.

Er war, meint *Kubizek*, ein Künstler im Hungern, doch aß er bei Gelegenheit, wenn Geld vorhanden war, gerne und gut, besonders auch, wenn ein Versorgungspaket von Kubizeks Mutter eingetroffen war oder wenn er in Linz als Gast von Kubizeks Eltern einen Sonntagsausflug mitmachte.

Nach Einzug in das gemeinsame Wiener Zimmer bestand das Festessen, das *Kubizek* dem von mütterlicher Hand gepackten Koffer entnahm, aus Schweinebraten, Bratenfett, Käse, Buchteln, Marmelade, Kaffee, woran Hitler sich lebhaft delektierte. Auch wenn *Kubizek* in der Mensa der Akademie Braten bestellte, aß Hitler sehr gerne davon.

Jedoch befand er sich während dieser ganzen Zeit, bei doch einseitiger Kost, im Zustande chronischer Unterernährung: Arbeitete er geradezu ekstatisch an seinen Entwürfen, dann aß er praktisch nichts, sondern trank nur Milch. Tagelang lebte er damals lediglich von einer Flasche Milch, Ankerbrot und Butter. Mittags aß, ja verschlang er den irgendwo gekauften Mohnkuchen und den von ihm besonders geschätzten Nußstrudel, wie er überhaupt auch später sehr gerne Mehlspeisen nach österreichischer Art und Kuchen in großen Mengen zu sich nahm.

Kubizek konnte im Jahre 1938, als er beim Einmarsch der deutschen Truppen in Linz von Hitlers Adujtanten *Alfred Bormann* befragt wurde, nur sagen, als junger Mann habe Hitler nicht vegetarisch gelebt, aber Mehlspeisen bevorzugt.[23]

Über das Leben und speziell die Ernährungsweise Hitlers von 1908 an, als er urplötzlich und unauffindbar aus dem Gesichtsfeld *Kubizeks* verschwand, ist Authentisches nicht bekannt.

Wir kennen aus seinem Buche »Mein Kampf« lediglich folgende Bemerkung über die Wiener Jahre als Hilfsarbeiter am Bau: »trank meine Milch, aß mein Stück Brot irgendwo abseits«.[24]

Er wiederholt dies in seinen abendlichen Kriegs-Monologen, wenn er ausführt (11./12.3.1942): »Mir ist es doch so schlecht gegangen lange Zeit in Wien. Durch Monate habe ich kein warmes Essen gehabt. Ich habe von Milch und trockenem Brot gelebt.« Hiergegen spricht auch nicht die Bemerkung vom 1.9.42: »Das Wiener Essen war sehr schmackhaft. Zum Frühstück hat man nichts gegessen. Ich glaube, daß in Wien 1909/1910 alle Mädchen im Kaffeehaus Mittag gegessen haben, eine Tasse Kaffee und zwei Semmeln. Der Kaffee war in den kleinen Kaffeehäusern so gut wie in den berühmten. Auch in den feinen Restaurants gab es nichts anderes als Suppe, Hauptgericht und Nachspeise, keine Vorspeise. Eine französische Speisekarte? Das hat es nicht gegeben.«

Insgesamt gesehen war Hitlers Ernährung in seiner Wiener Zeit 1908–1913 sehr einseitig ausgerichtet und bestand vornehmlich aus Kohlenhydraten, darunter viel Zucker, ferner aus Milch und Kaffee. Fleisch nahm er nur gelegentlich zu sich; wahrscheinlich hatte er stets Untergewicht.

Noch weniger als über die Wiener Zeit ist etwas über seine Ernährungsweise in München bekannt, als er ab Mai 1913 bis zum Kriegsbeginn August 1914 in der Schleißheimer Straße als Untermieter wohnte.

Als *Soldat* bei der Ausbildung, im Felde an der Westfront, bei den Lazarettaufenthalten und anschließend während der Abrüstung in der Heimatgarnison München konnte Hitler sich der Truppenverpflegung nicht entziehen, war also im Rahmen des damals Möglichen gut und allseitig, auf jeden Fall wahrscheinlich besser verpflegt als die hungernde Zivilbevölkerung der Großstädte.

Ernährungsweise in der »Kampfzeit«

Nach Kriegsende herrschten bis zum Ende der Inflation (Oktober 1923) im Deutschen Reich allgemein Armut und Mangel, von dem der jetzt über 30jährige Politiker nicht ausgeschlossen blieb. So bezeichnete es *Baur* als bemerkenswert, daß eine Viktualienmarktfrau, bei der Hitler in der frühen Kampfzeit wohnte, ihm allabendlich ein Glas Bier, 2 Brötchen und für 10 Pfennige (also nach Inflationsende!) warmen Leberkäs besorgte.[25] Und Hitler schwärmte selbst (21.1.42) von der schönsten Zeit 1920/21, als kleine Viktualienhändler in seine Wohnung gelaufen kamen, um ihm 2 Eier zu bringen.

Er war in jenen Jahren keinesfalls schon Vegetarier; denn er erinnert sich, daß er, als er sich aus politischen Gründen bei seinem Freunde *Dietrich Eckart* auf dem Obersalzberg versteckt hielt, ein »österreichisches Gulasch« aß (16./17.1.1942).

Jedoch bestand seine Vorliebe für Mehlspeisen weiter, und die Ehefrau seines frühen Mitkämpfers Hermann *Esser* bereitete ihm bei jedem seiner Besuche zwischen 1920 und 1923 Apfelstrudel.

In dieser Zeit trank er bei abendlichen politischen Veranstaltungen gelegentlich 1 Maß Bier – so angeblich auch am Putschabend, dem 9.11.1923 –, rauchte aber nicht und soll auch kein Fleisch gegessen haben. Insgesamt war er in dieser Hinsicht schon nahezu abstinent.[26]

Die Festungszeit in Landsberg (Nov. 1923–Dez. 1924) brachte sicherlich eine außerordentliche Verbesserung der Verpflegung mit sich. Zwar begann Hitler die Haft mit einem Hungerstreik, brach diesen jedoch auf Einwirken der von ihm geschätzten Frau Hanfstaengl bald ab. –

Hitler aß zusammen mit den anderen Gefangenen, die ja seine politischen Freunde waren, und erhielt als »Politischer« die Beamtenkost, d.h. 3 Mahlzeiten und ½ l Bier oder ¼ l Wein täglich. Das *Frühstück* bestand gewöhnlich aus Kaffee, Brot oder Haferflockengrütze; mittags gab es meist Eintopfgerichte, in denen also Fleisch enthalten war, und nachmittags Tee oder Kaffee im Gemeinschaftsraum. Daß *Hitler* ein bevorzugter Gefangener war, kam darin zum Ausdruck, daß er zahlreiche Lebensmittelpakete erhielt. Seine Stube sah allmählich aus wie ein Delikatessenladen:[27] Früchte, Weine und andere Alkoholika, Schinken, Speck, Würste, Pralinen und Kuchen stapelten sich. An jedem Freitag erhielt er von einer Frauengruppe »Mohnstrudel«, auf den er sich besonders freute. Seiner Vorliebe für Süßigkeiten blieb er treu und aß sie in erheblichen Mengen, während er sonstige Geschenke unter die anderen Gefangenen verteilte.[28]

Sein Mitgefangener Emil *Maurice* wurde in dieser Zeit zu Hitlers Diener und Leibkoch.[29]

Die Landsberger Haftzeit hatte *Hitler*, wie wir wissen, zur Entwicklung seines Lebensprogramms genützt, wozu auch Vorstellungen über seine zukünftige Lebens- und Ernährungsweise gehörten. Nach der Entlassung aus der »Festungshaftanstalt« begann er, den Genuß von Fleisch immer stärker einzuschränken und wurde zu einem *gemilderten Vegetarier*, der er bis 1931 blieb. Er aß bis zu diesem Zeitpunkt im allgemeinen sehr bescheiden, wenn er auch manchmal von einer unbegreiflichen Naschsucht befallen wurde, und nahm vor 1932 nie an einem größeren Essen teil. In diesem Zusammenhang ist eine kaum beachtete Darstellung Ernst Hanfstaengls[30] von Interesse. Er hatte mit seiner Frau für Hitler unmittelbar nach dessen Entlassung aus Landshut ein weihnachtliches Mahl zur Wiedersehensfeier in seinem Hause vorbereitet mit Truthahn als Hauptgericht sowie mehreren Süßspeisen und Wiener Gebäck als Nachtisch, »da wir ja Hitlers Vorliebe für derlei Leckereien kannten«. Dies war im Dezember 1924, und Hanfstaengl berichtet: »Hitler entwickelte einen recht guten Appetit, sprach aber kaum dem

Wein zu... Die Erklärung für die Zurückhaltung sollte ich alsbald erfahren: Um sein Übergewicht wieder loszuwerden, begann er in dieser Zeit, den Genuß von Fleisch und Alkoholika einzuschränken, bis er daraus in seiner fanatischen Art schließlich ein Dogma machte und nur noch vegetarische Speisen und alkoholfreie Getränke zu sich nahm. ›Ich habe die Erfahrung gemacht‹, pflegte er in dieser Übergangszeit zu äußern, ›daß Fleisch und Alkohol meinem Körper schaden. Und ich bin entschlossen, die erforderliche Willenskraft aufzubringen, auf beides zu verzichten, so gern ich es auch genieße‹.« Hierbei blieb er, wie spätere Begleiter auf seinen Fahrten mitzuteilen wissen.

So berichtet *Wagener* 1929 anläßlich einer Autofahrt in einem Restaurant vor Eichstätt von sämiger Erbsensuppe, Forellen mit Kartoffeln und frischer Butter, Obstkuchen. Hier bemerkte Hitler zur Wirtin: »Bei Ihnen esse ich immer alles – außer richtigem Fleisch –, aber Ihre Forellen und Ihre Leberknödel!«[31]

Auch Otto *Dietrich*[32] erwähnt dieses Gartenlokal im Wiesengrunde der Altmühl, in das Hitler regelmäßig einkehrte und wo er vorbeiziehende Jugend zu Kaffee und Kuchen einlud und mit Zigaretten beschenkte.

Das Hotel in Nürnberg (Deutsches Haus) kannte Hitlers Gewohnheiten ebenfalls. Es servierte z. B. Tomatencreme-Suppe, Rühreier mit Karotten und Erbsengemüse, Bratkartoffeln sowie Kompott als Nachtisch. Zu anderen Tageszeiten, wohl zum Frühstück oder abends, nahm Hitler auch Kaffee mit Brot und Butter *(Wagener)*.

Hanfstaengl[33] berichtet, daß er sich Haferschleim und Milch zum Frühstück auf sein Zimmer habe bringen lassen.

Auch der Hitler gelegentlich zum Essen begleitende Weimarer Intendant Dr. *Ziegler*[34] ebenso wie der Architekt *Giesler*[35] berichten, daß Hitler in der »Osteria Bavaria« in München eine Gemüseplatte oder Rührei und Spinat oder leicht überbackene Gemüsekost einnahm. Dazu trank er Mineralwasser, während er den Gästen Fleischspeisen servieren ließ.

Giesler berichtet von einer solchen Mahlzeit 1937, bei der Hitler zur Kartoffelsuppe trockenes Brot aß und meinte: »Aber meine Mutter würzte Kartoffelsuppe noch mit etwas Majoran.« Es war, sagt Giesler, immer beachtenswert, wie er das Brot brach. Dies ging so bis in den Krieg hinein. Ende Oktober 1940 aß wiederum Giesler mit ihm allein in der »Osteria Bavaria« und blieb anschließend ohne Gesellschaft oder »Hof« mit ihm zusammen: »Der Wirt *Deutelmoser* war immer hochgeehrt, wenn *Hitler* in das kleine, bescheidene Lokal kam. Jedesmal Aufregung in der Küche, aber *Deutelmoser* war die Ruhe selbst, wenn er behutsam, als seien es große Kostbarkeiten, die Kartoffelsuppe und den Möhrensalat servierte.«

Im Hotel »Elephant« in Weimar genoß Hitler die nach einem Sonderrezept des Wirtes zubereitete »Weimarer Brotsuppe«.

Bemerkenswert blieb seine »unbegreifliche« Naschsucht, sein »Kuchenvegetarismus«, wie ihn *Hanfstaengl* nannte.[36]

In seinem Privathaus »Wachenfeld« auf dem Obersalzberg, wo seine Halbschwester Angela *Raubal* den Haushalt führte, aß er mit Vorliebe die von dieser hervorragenden Köchin gebackenen »Apfelküchle« nach österreichischer Art.[37]

In drastischer Weise äußerte sich damals der offenbar kritische Gregor Strasser zu *Wagener*: »Hitler ist nur Genie und Körper. Diesen Körper kasteit er, daß es unsereinen jammern kann. Er raucht nicht, er trinkt nicht, er ißt fast nur Grünzeug, er faßt keine Frauen an.«

Im Gegensatz dazu meinen W. *Maser* und H. *Hoehne,* ohne freilich Zeugen zu nennen: »Hitler aß (vor September 1931 relativ viel Fleisch, auch fettes Schweinefleisch, und trank auch Bier. 1930/31 genoß Adolf Hitler sein Leben wie nie zuvor. Mit seiner geliebten Nichte Geli *Raubal* besuchte er Münchener Lokale und trank am Abend nach dem Verzehr von 2 Steaks bis zu 7 Maß Bier.«[38]

Es bleibe dahingestellt, ob er sich 1931 wirklich so verhielt; denn andere Zeugen aus jenen Jahren streiten dies ab,[39] weitgehend gesichert scheint jedoch zu sein, daß Hitler unmittelbar nach dem Tode seiner Nichte Geli *Raubal* – Tochter der oben erwähnten Halbschwester Hitlers – völlig aufhörte, Fleisch als *»Fleisch«* zu essen, wie einschränkend bemerkt werden muß; denn Hitler aß *immer,* wenn er bei den Wagner-Festspielen im Hause »Wahnfried« wohnte, »Leberknödel«, weil sie von der dortigen Köchin so hervorragend zubereitet würden.[40] Auf dem Obersalzberg scheint er die von seiner Schwester zubereiteten Leberknödel ebenfalls gegessen und dazu bemerkt zu haben: »Ich glaube, das ist der einzige Kompromiß, den meine allen Kompromissen abgeneigte Natur zuläßt.« – Aber er delektierte sich auch an ihren anderen Hausgerichten wie z. B. grüne Bohnen mit Sauce von Milch, Mehl, Zucker *(Toland).*

Hierüber liegen folgende Mitteilungen vor: Frau Schroeder[41] meint, daß nach Aussage von Julius *Schaub,* der Hitler ja ständig begleitete, dieser erst nach dem Tode Geli Raubals Vegetarier geworden sei. – Die Ehefrau von Rudolf *Heß* soll wenige Tage nach deren Tod ausgerufen haben: »Plötzlich! Er aß vorher Fleisch. Es ist schwer zu verstehen oder zu erklären.«[42] Jedoch haben wir uns hier vor allem mit dem Bericht *Wageners* zu befassen, welcher etwa eine Woche nach dem Tode Geli *Raubals* mit *Hitler* beim Mittagstisch zusammensaß. Wagener bestellte Gulasch, woraufhin Hitler sich überraschend mit der Bemerkung an einen anderen Tisch setzte, er könne Fleisch nicht mehr sehen und riechen; es ekele ihn an. Seither aß er selbst kein Fleisch mehr, doch gewöhnte er sich nach und nach wieder daran, daß man in seiner Gegenwart Fleisch verzehrte. Später machte er gelegentlich Scherze über seine Abneigung, aber er liebte es nicht, wenn darüber gesprochen wurde. Die Ursache für diese so plötzlich völlige Abwendung bei einer bereits bestehenden Distanzierung war psychologisch unklar und eigentlich mit dem Tode von Geli Raubal nicht zu erklären, nicht mit einem etwaigen Schuldgefühl Hitlers, nicht etwa damit, daß sie – was sie nicht war – Vegetarierin gewesen wäre. Eine bisher nirgends beachtete Bemerkung Wageners könne eine Erklärung abgeben: Nach der Überbringung der Todesnachricht an Hitler, der auf dem Wege nach Nürnberg war, kehrte dieser sofort nach München zurück und erreichte, was völlig gegen jede ärztliche Übung war, seine Teilnahme an der Obduktion der Nichte. Er war also zugegen, als der Frauenkörper geöffnet und nach den Methoden der gerichtlichen Medizin zerlegt und untersucht wurde. Selbst wenn er aus dem Kriege den Anblick von Blut und zerfetzten Menschen gewohnt war, mußte er hier doch ganz besonders berührt gewesen sein.

Die Richtigkeit dieser Mitteilung *Wageners* mußte überprüft werden, wäre sie doch, wenn sie zuträfe, eine plausible Erklärung für Hitlers Vegetarismus. *Verfasser* setzte sich deshalb mit dem Direktor des Gerichtsmedizinischen Instituts der Universität München, Herrn Prof. Dr. W. *Spann*, in Verbindung. Nur in diesem Institut werden seit je die Personen aus München obduziert, die infolge von Unglück oder Selbstmord gestorben sind. In den erhalten gebliebenen Journalbüchern des Institutes aus den Jahren 1930–35 war der Name »Geli Raubal« *nicht* angeführt, was beweist, daß sie *nicht* obduziert worden ist. Auch lag seitens der Polizeidirektion München kein Bericht über den Vorgang vor.

Ein weiteres Indiz dafür, daß *Geli Raubal* nicht obduziert wurde, die Behauptung *Wageners* also unrichtig ist, besteht darin, daß sie am 17.9. starb und schon am 21.9.1931 in Wien beerdigt wurde. Nach aller Amtserfahrung wäre dies unmöglich gewesen, wenn eine Obduktion vorgenommen worden wäre. Vielmehr hat wohl der damals bereits einflußreiche Politiker Hitler durch irgendwelches Einwirken erreicht, daß die Leiche seiner Nichte sofort und ohne Einschaltung von Institutionen in ihre Heimat überführt wurde.

Dieser von *Wagener* angenommene Grund für den strengen Vegetarismus Hitlers entfällt also, auch wenn er – bei Richtigkeit der Angaben – einfühlbar gewesen wäre: So berichtet der Schriftsteller und erfahrene Chirurg Ernst *Weiß* in seinem Roman »Der Augenzeuge«, daß er sich zum Verzicht auf Fleischverzehr entschlossen habe, nachdem er als Medizinstudent Zeuge von Vivisektionen geworden sei.[43] Er blieb dem Vegetarismus bis zu seiner Emigration treu und nahm sich in Paris nach dem Einmarsch der deutschen Truppen 1940 das Leben.

Wir kehren zu den Fakten zurück:

Ich möchte Herrn Prof. Dr. *Spann* an dieser Stelle für seine freundliche Unterstützung sehr danken.

Einen nur ungefähren Überblick über Hitlers Speisegewohnheiten, der leider keine Differenzierung nach Jahren ermöglicht, wie es wünschenswert wäre, gibt W. *Maser* in seiner großen Hitler-Biographie:[44]

Vormittags zwischen 11 und 12 Uhr:

Hitler fordert sein *Frühstück* durch Klingelzeichen. In den ersten Jahren besteht es gewöhnlich aus einem Glas Milch und Knäckebrot, später aus süßem Weißbrot, Apfel-, Pfefferminz- oder Kamillentee (bei Erkältungen mit einem Schuß Kognak) und einem Apfel. Gelegentlich läßt er sich Käse (besonders Gervaiskäse) reichen.

1944/45 verzehrt er zum Frühstück auffallend viel Kuchen mit Schokolade – oder einen Brei, der aus rohen, in Milch eingeweichten Haferflocken, einem geriebenen Apfel und einigen Nüssen, Zitrone und einer Keimdiät zubereitet ist.

Mittags resp. nachmittags zwischen 14 und 17 Uhr:

Mittagessen: Obst, Suppe (niemals Fleischbrühe), Bohnen, Karotten und anderes Gemüse, Kartoffeln und stets (nur mit Zitrone zubereiteter) Salat. Hitler ißt gern Eintopf, am liebsten weiße Bohnen, gelbe Erbsen und Linsen. Daneben liebt er besonders Pellkartoffeln, die er nach dem Schälen in Butter taucht. Gibt es Beefsteak, läßt Hitler sich – mit Rücksicht auf seine Gäste – ein Schein-Beefsteak servieren. Es besteht ausschließlich aus Gemüse. Sein Essen wird gewöhnlich dem Mahl der Gäste äußerlich angeglichen. Er ißt, was seinen Gästen gereicht wird, verzichtet allerdings stets auf Fleisch und Schlachtfett. Seit 1941 ißt er auch Ölsardinen, lehnt jedoch auch weiterhin (außer bei Leberknödeln) alle Speisen ab, die mit Fleisch zubereitet werden. Das Gemüse muß mit frischer Butter (als sie knapp wird, mit Schmalz) angerichtet sein. Eine Zeitlang verschmäht er auch Eier mit echtem Kaviar nicht. Als er den Kaviar-Preis erfährt, darf ihm Kaviar nicht mehr gereicht werden.

Gern nimmt Hitler auch Spiegeleier und Brot zu sich, das ohne Sauerteig gebacken sein und ohne Rinde serviert werden muß.

Er hat nichts dagegen, an mehreren Tagen hintereinander Semmelknödel zu essen. Nur müssen sie jeweils verschieden zubereitet sein (geröstet, gebraten oder gekocht usw.).

Abends zwischen 20 und 24 Uhr:

Abendessen: Für Hitler gibt es meistens gekochte Eier, Pellkartoffeln und Weißkäse.

Angaben der Art, wie die soeben wiedergegebenen, finden sich auch bei H. *Linge*, der Sekretärin Christa *Schroeder* u. a., so daß eine weitere Dokumentation unnötig erscheint.

Jedoch fällt die Unregelmäßigkeit der Tageseinteilung Hitlers auf, welche bereits Hanfstaengl in den zwanziger Jahren beklagte: »Niemals halte er einen festgelegten Termin ein.« Auch die Essenszeiten würde er über Gebühr ausdehnen, da er gerne ausgiebig und lange dabei sprach.

Deutlicher noch berichtet Otto *Dietrich* von der grotesken Unregelmäßigkeit des Tagesablaufs Hitlers auch nach 1933, als er bereits Regierungschef war. Weilte er, wobei *Dietrich* als Reichspressechef ihn ständig zu begleiten hatte, in München, so pflegte er um 12 Uhr aufzustehen. Gegen 13 Uhr ging er in das Büro des Architekten Troost, zwischen 14 und 15 Uhr aß er dann in der vegetarischen Gaststätte »Bavaria Osteria« (Schellingstraße), anschließend traf er sich mit Besuchern entweder in der Carlton-Tee-Stube, im Haus der deutschen Kunst, im Kasino des »Braunen Hauses« oder im »Führerhaus« am Königsplatz.

Erst spät in der Nacht kehrte er wieder in seine Wohnung am Prinzregentenplatz zurück. »Trotz dieser Lebensweise liefen die Regierungsgeschäfte weiter«, so *Dietrich*, dessen Bericht freilich nicht als unvoreingenommen anzusehen ist, denn er wurde auf Betreiben von *Goebbels* 1944 abgelöst und aus der engeren Umgebung Hitlers entfernt.

Hatte *Hitler* vor 1935/36 mit Vorliebe noch Eintopfgerichte aus weißen Bohnen, gelben Erbsen, Linsen, also relativ schwer verdaulichen und blähenden Leguminosen gegessen, so gab er diese Speisen wegen Unverträglichkeit bald auf, und sein Speisezettel wurde schon vor 1939 immer eintöniger und karger:

Er bestand mittags aus Obst, Suppe (niemals Fleischbrühe), grünen Bohnen, Karotten und Blattgemüse sowie mit Zitrone zubereitetem Salat. Gerne aß er Kartoffeln mit Quark, Pellkartoffeln nach dem Schälen in Butter eingetaucht, Schein-Beefsteak aus Gemüse, wenn die Gäste solche aus Fleisch erhielten.

Die Gemüse wurden mit Butter, später im Kriege mit Schmalz angemacht.

Das *Abendessen* bestand zumeist aus gekochten Eiern, Pellkartoffeln, Weißkäse, ab 1941 auch aus Ölsardinen. Nach dem Verlust von Stalingrad 1943 trank Hitler abends, und man sagt heimlich, gelegentlich 1–2 Glas Bier als Schlaftrunk. Doch hörte er damit nach kurzer Zeit wieder auf, weil er zuzunehmen fürchtete.

Nach und nach schied er alle Speisen aus, die ihm Beschwerden machten. Angaben über das, was er in den langen Nächten aß und trank, in denen er mit seiner Runde zusammensaß und über die verschiedensten Dinge sprach, liegen nicht vor.

Infolge der Verarmung seiner Ernährungsweise legte Hitler auch bei Staatsessen keinen Wert auf große Küche. Sie bestanden, ähnlich den Mahlzeiten der Altwiener Gaststätten, durchweg aus »Vorspeise – Suppe – Hauptgang – Nachtisch. Hierbei erhielten die Gäste Fleisch, soweit sie sich nicht als »Scheinvegetarier« gerierten, die ihren Fleischgang erst zu Hause verzehrten. Dabei ist zu erwähnen, daß Hitler Staatsbankette für ein ordinäres Protzentum der Rasselbande der Köche hielt. Er monologisiert (5. 8. 42): »Diese ganz großen Köche, diese Schlemmer-Köche, sind alle ganz blöde, verhexen die Leute und schwelgen dann in Ausdrücken, sind geradezu glücklich über Ausdrücke, unter denen sich niemand etwas vorstellen kann. Es gibt keine vernünftigen Suppen mehr! Bei so einem Eintopf z. B., da würde sich der Walterspiel,[45] glaube ich, übergeben. Sie haben eine richtige Freude, einen raten zu lassen: ›Na, was essen Sie jetzt?‹ – So war es vor dem Kriege: bei jeder festlichen Gelegenheit ein Essen von 10–12 Gängen.«

An keiner anderen Stelle habe ich die Angabe *Oldens* bestätigt gefunden, daß Ernst *Roehm* am 30. 6. 1934 für Hitler, den er in Tegernsee erwartete, ein vegetarisches Essen bestellt habe.[46]

Hitler war darüber, daß er immer weniger und schließlich etwa ab 1943 kaum noch eine Speise vertrug, wenig glücklich. Aber er folgte keinem Rat, weil er der Überzeugung war, er alleine wisse am besten, welche Mahlzeiten er vertrüge und welche nicht.

Albert *Speer* weiß: »Es klang fast verzweifelt, wenn er auf seinen Teller wies und sagte: ›Davon soll ein Mensch leben… Mir bekommt fast nichts mehr.‹« Und zu seiner früheren Haushälterin Anni *Winter* sagte er auf dem Obersalzberg im Juni 1944: »Sie sehen, ich darf fast nichts essen.«

Folgende Dokumentation verdeutlicht diese Entwicklung zum Schlechteren hin.

Was Hitler aß – Dokumentation ab 1937

Speisekarte der Reichskanzlei vom 9. 8. 1937:

Graupensuppe, Schweinswürste, Sauerkraut, Kartoffelbrei, grüner Salat, Käse – Obst.

Vegetarisch:

Graupensuppe, Grießnudeln, Ei, grüner Salat.

September 1939 Feldküchenessen bei Frontfahrt in Polen:[88]

Bohnen-Erbsensuppe, Kommißbrot.

(Ob Hitler dies selbst aß, wird nicht mitgeteilt)

Jahreswende 1939/40[89]

Essen in der Reichskanzlei: gekochter Maiskolben/Kaiserschmarren

1940 Mai: Frankreichfeldzug: (Morell an Ehefrau)[90]

26.5.: »Es ginge ihm (H.) gut, sagte er, bis auf eine große Klage: er hätte immer viel zu großen Appetit.«

28.5.: »Kannst Du dem F. wieder einmal einen Streuselkuchen schicken? Er ißt ihn sehr gerne u. sagte neulich: ›Es ist der beste Streuselkuchen der Welt.‹«

Oktober 1940: mittags in Osteria-Bavaria in München:[91] Kartoffelsuppe, Möhrensalat

Juni 1941: Das Frühstück Hitlers bestand, als er mit Beginn des Rußlandfeldzuges aus Berlin in das neue F. H. Q. »Wolfsschanze« übersiedelte, aus 1 geriebenen Apfel und 1 Glas Milch; als Mittagessen gab es häufig Eintopf, aber gegen 17 Uhr zum Tee viel Kuchen.[92]

1941 7.8.: Leicht gekochtes Ei, Kartoffelpüree und Erdbeeren erlaubt. F. hat sich aber Reisauflauf geben lassen.

8.8.: Ich [Morell] ließ dann noch sagen, er solle mittags nur Tee und Zwieback zu sich nehmen (Tee ungesüßt). Er bestellte sich Spaghetti und Erdbeeren.

9.8.: Essen: Ei, zerdrückte Kartoffeln, Erdbeeren. (nachts zum 10.8. (1 Uhr): er habe Spargelsalat gegessen (Darmbeschwerden).

11.8.: Diät mittags: Haferschleim, Brei – Erdbeeren.

12.8.: [Empfehlung Morells:] Kein Knäcke- und Vollkornbrot für 3 Tage.

18.8.: Essen für Mittag: Pichelsteiner ohne Fleisch und alles zerquetscht, will dies aber auch nicht versuchen. Also gefüllte Pfannkuchen mit Kartoffelpüree und Kartoffelbrei, nachher Erdbeeren.

22.8.: Äußerung gestern abend: Eßrepertoir sei sehr klein. In Wirklichkeit Ablehnung vieler vorgeschlagener Dinge und, da Vegetarier, Vorschläge *sehr* schwer.

24.8.: gut gegessen.

1942 Sommer im Führerhauptquartier Werwolf/Winniza:[94] Getränk bei nächtlichem Gespräch: Kamillentee mit Honig, Pfefferminztee, Hagebuttentee, gekochter Apfel im Glas; Haferflocken-Plätzchen.

11.12. u. 12.12.: Diät – ohne weitere Angaben.

1943

31.1.: Unverträglichkeit von grünen Bohnen

1.3.: Prof. A. *Nißle*, Freiburg, an Morell:[95] »Dank für Übersendung einer Abend-Speisekarte aus dem F. H. Qu. – entspricht allen Anforderungen an einfache und vernünftige Lebensweise.«

25.3.: Flüssigkeitsaufnahme nicht zu hoch gestalten.

1.4.: [Empfehlung Morells:] täglich 4–6 Eigelb mit etwas Zucker und Rotwein.

25.5.: Diät

In dieser Zeit wurde das Essen für Hitler im Kurheim des Prof. *Zabel* in Berchtesgaden zubereitet. Als Speisen werden erwähnt: Hafersuppe, in Leinöl gebratene Kartoffeln, Gemüsesuppen, weiche Eier, Karotten (Toland).

27.5.: Schleimsuppe und Brei, abends strenge Diät.

28.5.: strenge Diät (Prof. Zabel)

29.5.: mittags kohlenhydratarme Diät und mit wenig Kartoffeln (statt dessen Reis) und wenig Obst bzw. Säfte.

2.6.: Telefonat Prof. Nißle: im Stuhl massenhaft ärogene Bakterien – Frage: Salat gegessen?

2.6.: Gespräch mit R. A. M. von Ribbentrop: Beschwerden des F. infolge nicht einwandfreier Rohkost.

29.6. u. 3.7.: Diskussion zwischen Hitler und Morell über die Diätempfehlung von Prof. Zabel.

Sommer: Guderian zu Dr. *Roehrs*: »Hastig aß Hitler sein Gemüse oder seine Mehlsuppe. Er trank kaltes Wasser oder Malzbier dazu.«[96]

1943

17.7.: abends: weißen Käse und Rouladen mit Spinat und Erbsen

18.7.: abends ganz leicht verdauliche Kost

18.9.: Notiz: Saft für Chef bestellen (nicht Himbeer)

23.9.: Diät angeordnet

Ab *Herbst* nach Eintritt der Diätassistentin *Marlene von Exner* besprachen Morell und sie genau Hitlers Diät und fragten diesen nach seinen Wünschen. Beide strebten eine ausreichende Eiweißzufuhr an; dabei wurde Hitler nicht selten hintergangen, indem man tierisches Eiweiß und echte Fleischbrühe in das Essen schmuggelte.[97]

Bedauerlicherweise wird von *Morell* niemals grundsätzlich mitgeteilt, was er unter »Diät«, »strenger Diät« usw. verstand.

1944

10.1.: Frau von Exner: Weisungen gegeben wegen Diätessen gegen Gasbildung

20.1.: *Die Kost*[98] *zu vermeiden:* Fleisch, Fische, Weißbrot, Brötchen, Graubrot, Zwieback, Käse, Quark, Margarine, Palmin, Eigelb, Weizengrieß, Weizengraupen, Roggenmehl, Gerste, Hafergrütze, -flocken, -mehl, Möhren, Rosenkohl, Linsen, Preiselbeeren, Erdnüsse, Walnüsse. In *kleinen* Mengen *gestattet:* Grahambrot, Speck, Butter, Schweineschmalz, Eiweiß, Milch, Buttermilch, Sahne, Weizenmehl, Grünkernmehl, Mondamin, Makkaroni; Nudeln, grüne Erbsen; Haselnüsse, Kakao. *Beliebig gestattet:* Kartoffeln, Früchte und Gemüse mit Ausnahme der oben genannten – als Getränke: Fruchtsäfte.

(wahrscheinlich von *Morell* zusammen mit Frau *von Exner* erstellt)

15.2.: Mittags und abends: Brei und Apfelkompott, Kamillentee mit wenig Kognak

29.3. und 6.4.: Auseinandersetzung mit Prof. Zabel, Gespräch darüber mit Hitler.[99]

5.5.: F. stimmte der Reduzierung der Flüssigkeitsmenge auf 1200 ccm täglich zu.

Juni 1944: Frau Anni *Winter*, Haushälterin Hitlers in seiner Privatwohnung Prinzregenten-Straße in München, besuchte Hitler auf dem Obersalzberg und sah, daß er als Essen 1 Teller Bohnensuppe und 1 kleine Portion Kopfsalat zu sich nahm. *Hitler* soll zu ihr gesagt haben: »Sie sehen, ich darf fast nichts essen. Lassen Sie sich erklären und zeigen, wie Sie für mich zu kochen haben.« Einige Stücke Apfeltorte, die Frau Winter ihm später vorsetzte, soll er förmlich mit Heißhunger verschlungen haben.[100]

28.9.: F. hatte Kartoffelbrei und andere leichte Sachen gegessen, aber Milch in die Suppe genommen und angeblich gleich nach dem Essen Brechreiz... Hungertag angeordnet – nur ungezuckerten Tee ohne Alkohol und Milch

29.9.: mittags etwas Haferschleimsuppe genommen (wenig), dann bei Bettruhe gefastet

30.9.:Empfehlung Morells: nur Schleimsuppe oder nichts

1.10.: als Essen Haferschleimsuppe mit Wasser angenommen, gedünstetes Obst (Apfel) – zu gedünsteten Äpfeln darf Traubenzucker genommen werden. F. verlangt nach Saccharin als Süßstoff (wird besorgt)

2.10.: zum Frühstück 14[h]): Haferschleim mit Wasser angenommen und wenig Salz. Obststücke (Birnen). Abendessen mit Frl. *Manziarly* besprochen, aber F. hat umbestimmt und nimmt nur wieder Haferschleim mit Obstbrei, auch Trauben. – Er will 5 Orangen haben, da er im Moment Lust darauf hätte. Ich möchte doch sehen, ob er welche vom Berg (= Obersalzberg Sch.) oder aus Berlin haben könne.

Ernährungsplan vom 29. 5.–29. 6. 1944

Mai		
29.	Samstag	
	mittags:	Himbeersaft mit LSS. (wahrscheinlich Leinsamenschrot) Reisrand, Tomatentunke Mondaminflammerie mit Orangensaft
	abends:	Orangensaft mit LSS. Haferschleimsuppe Knäckebrot, Butter, Eigelbpaste
30.	Sonntag	
	mittags:	Johannisbeersaft mit LSS. Gerstenschleimsuppe Gefüllte Gurken, Kartoffelschnee Aprikosenspeise
	abends:	Orangensaft mit LSS. Haferschleimsuppe Knäckebrot, Butter Quarkpaste mit Dill / Vitam.
31.	Montag	
	mittags:	Himbeer / Apfelsaft mit LSS. Haferschleimsuppe Reisbecher mit Karotten und Äpfeln Tomatentunke
	abends:	Orangensaft mit LSS. Gerstenschleimsuppe Knäckebrot, Tomaten Butter, Mandelmus-Paste
Juni		
1.	Dienstag	
	mittags:	Kirsch-/ Apfelsaft mit LSS. Rührei, Spinat, Prinzess-Kartoffeln Quarkspeise
	abends:	Orangensaft mit LSS. Schleimsuppe Knäckebrot, Butter Quark mit Tomate u. Schnittlauch

Juni

2.	Mittwoch	
	mittags:	Johannisbeer- / Apfelsaft Falsche Mockturtelsuppe Gurken mit Reis gefüllt
	abends:	Orangensaft mit LSS. Haferschleimsuppe Knäckebrot, Butter Quarkpaste (Tomate, Dill)-Eigelbpaste
3.	Donnerstag	
	mittags:	Kirschsaft mit LSS. Nudelpastete / Champignontunke, Tomaten gedünstet, Spinat Bisquitrolle mit Aprikosen und Nuxofülle
	abends:	Erdbeersaft mit LSS. Reisrand, Sellerie ungar. Art Orangencreme
4.	Freitag	
	mittags:	Kirschsaft mit LSS. Gerstenschleimsuppe Tomatentörtchen, Karotten gedünstet, Kartoffelbrei
	abends:	Orangensaft mit LSS. Gerstenauflauf, Kaperntunke Knäckebrot, Butter Diätkäse mit Paprika
5.	Samstag	
	mittags:	Brombeersaft mit LSS. Salatröllchen mit Haferflockenfülle Pilztunke passiert, Kartoffelschnee Zitronenspeise
	abends:	Orangensaft mit LSS. Hirse-Auflauf (B-Tropon) Apfelmus Knäckebrot, Butter, Sojapaste
6.	Sonntag	
	mittags:	Johannisbeersaft Tomaten-Ei-Auflauf, Kartoffelrand Tutti-Frutti

	abends:	Orangensaft mit LSS.
		Apfelmüsli passiert
		Knäckebrot, Butter, Haferpaste
7.	Montag	
	mittags:	Kirschsaft mit LSS.
		Gemüsebrühe mit Reis
		Gurken in Dilltunke
		Kartoffelschnee
		Kümmelstangen
	abends:	Orangensaft mit LSS.
		Reispudding, Kräutertunke
		Knäckebrot, Butter, Nuxopaste
8.	Dienstag	
	mittags:	Kirschsaft mit LSS.
		Nudelauflauf, Tomatentunke
		Karamelcreme
	abends:	Orangensaft mit LSS.
		Windbeutel mit Spargelköpfen gefüllt
		Prinzeßbohnen, Kartoffelschnee
		Knäckebrot, Butter
		Quark
9.	Mittwoch	
	mittags:	Erdbeersaft mit LSS.
		Grünkernmehlsuppe
		Spinatpudding, Holländische Tunke
		Kartoffelbrei
	abends:	Orangensaft mit LSS.
		Dinkelsuppe, Käsestangen
		Knäckebrot D, Butter, Diätkäse, Tomatenquark
10.	Donnerstag	
	mittags:	Kirschsaft mit LSS.
		Römischer Gries
		Tomaten mit Pilzfülle, Karotten
		Schokoladenflammerie, Vanilletunke
	abends:	Orangensaft mit LSS.
		Milchnudeln, rohe Kirschtunke
		Knäcke D, Eigelbpaste

Juni

11.	Freitag	
	mittags:	Kirschsaft mit LSS. Makkaronitimbale Kräutertunke, Prinzeßbohnen Erdbeertörtchen
	abends:	Erdbeersaft mit LSS. Reisrand, Tomatentunke Knäcke D, Meerrettichbutter
12.	Samstag	
	mittags:	Obstsaft mit LSS. Tomatensuppe, Hirserand Spargelgemüse
	abends:	Orangensaft mit LSS. Gemüse-Auflauf Kartoffelbrei / Knäcke D, Butter Quarkpaste
13.	Pfingst- sonntag	
	mittags:	Kirschsaft mit LSS. Käsetörtchen, Blätterteig Gurken-Tomatengemüse Kartoffelschnee Bisquitroulade
	abends:	Orangensaft mit LSS. Gries-Auflauf, Apfelmus Knäcke D, Butter Apfelquark Tomatenquark
14.	Pfingst- montag	
	mittags:	Kirschsaft mit LSS. Kartoffel-Auflauf Gemüseplatte (Karotten, Blumenkohl, Tomate) Erdbeerflammerie
	abends:	Orangensaft mit LSS. Kartoffelsuppe mit Kräutern Quarkklöße, Apfelmus

Juni

15. Dienstag

mittags:	Kirschsaft mit LSS. Hafermehlsuppe, Spaghetti Tomatensuppe, Gurkengemüse
abends:	Orangensaft mit LSS. Karotten überbacken, Kartoffeln Knäcke, Butter, Quarkpasten

---

16. Mittwoch *fehlt*

Hitler flog an diesem Tage in das F. H. Q. Marzival bei Soissons

---

17. Donnerstag

mittags:	Kirschsaft mit LSS. Tomaten mit Pilzfülle Kartoffelschnee, Salat Apfel im Schlafrock
abends:	Orangensaft mit LSS. Schalenkartoffeln, Quarktunke Knäcke D / Butter, Eigelbpaste

---

18. Freitag

mittags:	Kirschsaft mit LSS. Spargelspitzen, Rührei Kartoffelbrei, Salat Erdbeertörtchen
abends:	Orangensaft mit LSS. Tomatensuppe mit Reis, Römischer Gries, Kaperntunke Knäcke D, Vitaminquark Tomatenquark

---

19. Samstag

mittags:	Kirschsaft mit LSS. Kartoffelsuppe Haferflockenauflauf Karotten gedünstet, Salat
abends:	Orangensaft mit LSS. Milchnudeln, Apfelmus Knäcke D, Butter Quarkpaste

---

Juni

20.	Sonntag	
	mittags:	Kirschsaft mit LSS. Blätterteigpasteten mit Pilzfülle Blumenkohl, Salat, Tutti-Frutti
	abends:	Orangensaft mit LSS. Reis-/Apfelauflauf Knäcke D, Tomatenquark, Meerrettichbutter
21.	Montag	
	mittags:	Kirschsaft mit LSS. Gurken in Dilltunke, Kartoffelbrei/Kümmelstangen, Schokoladenflammerie, Vanilletunke
	abends:	Orangensaft mit LSS. Haferschleimsuppe, Gemüseauflauf, Kartoffelschnee, Knäcke D/Butter, Vitaminquark
22.	Dienstag	
	mittags:	Kirschsaft mit LSS. Griesnockerl-Suppe, Junge Bohnen, Kartoffelschnee, Salat Windbeutel gefüllt
	abends:	Orangensaft mit LSS. Makkaroni-Auflauf, Tomatensauce, Salat Knäcke D, Butter, Quarkpaste
23.	Mittwoch	
	mittags:	Kirschsaft mit LSS. Tomaten mit Reisfülle, Tomatentunke, Salat Erdbeercreme
	abends:	Orangensaft mit LSS. Apfelmüsli, Knäcke D, Butter, Quarkpasten
24.	Donnerstag	
	mittags:	Kirschsaft mit LSS. Frühlingssuppe, Spargelgemüse, Kartoffelschnee, Salat, Blätterteig mit Pilzfülle
	abends:	Orangensaft mit LSS. Spätzle mit Ei, Spinat, Salat Knäcke D, Butter, Quarkpasten

Juni

25. Freitag

mittags:	Kirschsaft mit LSS. Karotten, gedünstet, Kartoffelbrei, Salat Zitronencreme
abends:	Orangensaft mit LSS. Tomatenauflauf, Kartoffeln, Salat Knäcke D, Butter, Diätkäse

26. Samstag

mittags:	Kirschsaft mit LSS. Dinkelsuppe, Römischer Gries, Blumenkohl; Salat
abends:	Orangensaft mit LSS. Tomatenkartoffeln, Salat Knäcke D, Butter, Quarkpaste

27. Sonntag

mittags:	Kirschsaft mit LSS. Spaghetti-Pastete, Gurkengemüse, Salat; Orangencreme
abends:	Orangensaft mit LSS. Quark-Auflauf, Apfelmus Knäcke D, Kräuterbutter, Diätkäse

28. Montag

mittags:	Kirschsaft mit LSS. Kartoffelsuppe; gemischtes Gemüse, Haferlinsen, Salate
abends:	Orangensaft mit LSS. Römische Spaghetti, Salat Knäcke D, Butter, Quarkpasten

29. Dienstag

mittags:	Kirschsaft mit LSS. Pfitzauf mit Spinatfülle Tomaten gedünstet, Kartoffeln, Salat Quarkspeise
abends:	Orangensaft mit LSS. Hirseauflauf, Apfelmus Knäcke D, Butter, Diätkäse

Zum im Speiseplan von Juni 1944 mehrfach angeführten Speisezusatz »Nuxo«: Nährmittel aus verschiedenen Nüssen (Mandel-, Hasel-, Kokos-, Walnuß-, Pinienkern u. s. w.). Nährwerte durch mechanische Zerkleinerung und Zellzertrümmerung erschlossen. Hersteller: Nuxo-Werke Rothfritz u. C., Hamburg

3.10.: Morgenfrühstück: Haferschleim, Apfelkompott mit Traubenzucker und grünen Trauben.

Mittagessen: Reisschleimsuppe, Grießflammeri, Apfelkompott

5.10.: *Frühstück:* Schleimsuppe, Birnenstücke mit Traubenzucker

13.10.: Frage F. [an *Morell*], ob er Schokolade zu sich nehmen dürfe, was ich bejahte, da ja gleichzeitig Karlsbader Mühlbrunnen zur guten Verdauung genommen würde

27.10.: F. befürchtet bei Vitamultin-Täfelchen Stuhlverstopfung wegen des Kakaozusatzes, seither habe er 2 Stück pro Tag genommen.

23.11.: F. läßt wegen Eßerlaubnis fragen [nach vorausgegangener Stimmbandoperation]; Prof. *von Eicken*: alles erlaubt, ohne jegliche Beschränkung

25.11.: guter Appetit

26.11.: F. soll sehr gut gegessen haben

28.11.: Appetit und Stimmung gut

29.11. u. 1.12.: Appetit sehr gut und groß

3.12.: gestern Erbsensuppeneintopf genommen und gut vertragen

8.12.: F. hat mittags Feldsalat gegessen, ohne Beschwerden Abendessen, nachts 24^h: Blattsalat – nicht vertragen. –

Haferschleimsuppe, die könne er heute 2 × essen, setzte ich [Morell] hinzu

19.12.: Appetit gut

22.12.: Appetit stets sehr gut

30.12.: Unbehagen im Darm – angeblich wegen grüner Erbsensuppe

1945

11.2.: Flüssigkeit wurde nur sehr wenig genommen. Mit F. 1 l bis 1200 ccm errechnet

30.4.: [letztes Gericht, eineinhalb Stunden vor dem Selbstmord:] Spaghetti mit einer leichten Tomatensauce.

Das Eßverhalten

Hitler aß gerne in Gesellschaft und bevorzugte in den Kampfjahren in München z.B. das Café *Heck* in der Ludwigstraße (»Café Speisewagen«).[47] Bekannt durch ihn wurde die vegetarische Gaststätte »Osteria Bavaria« in der Schellingstraße. Noch nach 1934 suchte er häufig die »Carlton Teestube« in der Briennerstraße auf und saß dann inmitten neugieriger anderer Gäste. Dies war auch in Berlin im »Kaiserhof« gegenüber der Reichskanzlei der Fall, wo für Hitler, ebenso wie im »Deutschen Hof« in Nürnberg, stets Plätze reserviert waren. Er war, wie Hanfstaengl wohl richtig beschrieb,[48] durchaus ein Stadtmensch, der sich damals noch in öffentlichen Lokalen wohlfühlte.

Die Gewohnheit, sich beim Essen in Gesellschaft lebhaft zu unterhalten, behielt Hitler auch in den ersten Kriegsjahren bei. Ja, es herrschte ein lebhaftes Gedränge um einen Platz an seinem Tisch, wie Morell, der während des Frankreichsfeldzuges 1940 im Eifelhauptquartier wiederholt nicht rechtzeitig geladen wurde, erbittert zu seiner Frau bemerkte.

Auch im Führerhauptquartier Wolfsschanze blieb es dabei: Hitler aß mit der Generalität im Kasino. Übereinstimmend wird jedoch von zahlreichen Beobachtern (O. Dietrich, H. Giesler, Chr. Schroeder, W. Warlimont u. a.) berichtet, daß er sich nach Auseinandersetzungen z. B. während der Lagebesprechung zurückzog und nur mit den Sekretärinnen die Mahlzeiten einnahm. Dies wurde sehr eklatant und allgemein deutlich im September 1942 im Führerhauptquartier Werwolf bei Winniza nach einem heftigen Zusammenstoß mit General Jodl. Nach diesem mied der das Kasino und ließ sich durch Martin Bormann vertreten; ja, er verließ seine Räume nur noch bei Dunkelheit. In dieser Zeit war Giesler einmal alleiniger Gast und sah seine Diät: eingebrannte Grießsuppe – Kartoffelpamps mit Gemüse umlegt. Als Abschluß ein Schälchen Milchreis mit geriebener Schokolade, das Hitler seinem Gast fast völlig überließ; es sei doch ein seltener Genuß. *Giesler* wunderte sich: »Es war erstaunlich, mit wie wenig Nahrung er auskam.«

Gäste, die die eintönige Unterhaltung belebten, zog Hitler gerne an seinen Tisch, jedoch ertrug er es nicht, bei seinen Monologen unterbrochen zu werden; denn mit Ausnahme von *Schellenberg*, der einen beim Essen schweigenden Hitler beobachtete,[49] bemerkten sonstige Gäste stets, daß Hitler hastig aß und beim Essen unentwegt sprach; so beschrieb *Schuschnigg* anläßlich seiner Vorladung zum Obersalzberg 1938: »Der Führer aß hastig und sprach viel; niemand wagte, ihn zu unterbrechen.«[50]

Offiziere, die Hitler haßten, machten sich über seine Eßmanieren lustig und bemerkten, daß er am 13. März 1943 bei seinem Besuch des Oberkommandos der Heeresgruppe Mitte in Smolensk seinen Koch mitbrachte, der ihm das Essen separat zubereitete.[51] Dieses hätte der Leibarzt vorkosten oder abschmecken müssen. Man habe geglaubt, einen orientalischen Despoten der Vorzeit vor sich zu haben, zumal auf Befehl Hitlers auch das Rauchen nach dem Essen habe unterbleiben müssen. Morell erwähnt zwar nie, daß er Hitlers Essen abgeschmeckt habe, doch kann dies durchaus der Fall gewesen sein, nicht einer Vergiftung, sondern der Würzung wegen. Daß der Koch O. *Günther*, der die Küche in der Sperrzone I des Führerhaupt quartiers besorgte, jemals auf solche Kurzreisen mitgenommen worden wäre, wird nirgends erwähnt. Die Sache ist auch deshalb unwahrscheinlich, weil ein anderer Autor mitteilt, Hitler habe sich das Essen von einer mitgekommenen Diätköchin zubereiten lassen.[52] Aber zu jener Zeit war die Diätassistentin Marlene *von Exner* noch gar nicht für Hitler tätig.

Dieser Autor teilt auch mit, daß sich Hitler bei seinem knapp 24stündigen Aufenthalt im Führerhauptquartier Wolfsschlucht II (17.6.1944) bei Margival/Soissons das Essen von seinem Arzt habe abschmecken lassen. Der Leibarzt hatte ihn jedoch dorthin nicht begleitet, sondern war zwischen dem 16. und 19.6.1944 zsammen mit Dr. *Conti* in seiner pharmazeutischen Fabrik in Olmütz. Aus eigenem Wissen bestätigten mir Heinrich *Hoffmann* jr. für die Jahre 1941/42 und Dr. Rolf *Makkus* für die Jahre 1943/45, daß von einer »Vorkosterfunktion« Morells nicht die Rede sein könne. So erscheinen die Bemerkungen wohl aus der Abneigung heraus übersteigert negativ ausgefallen zu sein, zumal viele andere Tischgäste Hitlers aussagen, er habe sich weder beim Essen noch sonst gesellschaftlich irgendwie linkisch, sondern durchaus souverän benommen.

Festzuhalten bleibt jedoch, daß er *hastig* aß und während des Essens und Schluckens viel zu sprechen pflegte.

Daß Hitler beim Essen keine besondere Aufmachung liebte, ersehen wir aus zahlreichen Bildern der Frühzeit, die ihn an einfach gedeckten Tischen darstellen. Dies änderte sich natürlich in der prächtigen Neuen Reichskanzlei, in der er als Staatsoberhaupt zu repräsentieren hatte. Dort besorgte der Hausintendant *Kannenberg* die Tafel, für die ein schwersilbernes Besteck mit Hoheitszeichen und den Initialen seines Namens entworfen und hergestellt wurde.

Während des Krieges legte er jedoch wieder Wert auf größte Einfachheit, wie das Speisezimmer des Kasinos im ostpreußischen Führerhauptquartier »Wolfsschanze« verdeutlicht. Jedoch neigte er auch hier zu Überreaktionen.

So war z. B. nach der Eroberung *Warschaus* Hitler zur Siegesparade am 5.9.1939 erschienen, nach der ein »Feldessen« verabreicht wurde. Als er sah, daß die Tische mit weißen Leinentüchern aus einem Lazarett gedeckt waren, wandte er sich wegen des unmilitärischen Luxus erbost ab und flog in sein Hauptquartier zurück.[53]

Der Ernährungszustand Hitlers

Nach Aussagen der Ärzte seiner Umgebung 1945 den amerikanischen Vernehmungsoffizieren gegenüber (s. S. 22) betrug Hitlers Körpergewicht bei einer Größe von 175 cm 72–75 kg. Mindestens während der Jahre 1931/32 bis 1944 befand er sich also in einem guten Ernährungszustand, während er als junger Mann in Wien und München wahrscheinlich unterernährt und im Kriege, den existierenden Bildern zufolge, eher mager war. Laufende Gewichtsangaben seitens Morells liegen nicht vor.

Hitler scheint sich stets selbst gewogen und nur gelegentlich etwas über das Gewicht mitgeteilt zu haben. Auf dessen Beibehaltung legte er den größten Wert, worüber sich seine langjährige Sekretärin Christa *Schroeder*[53] mehrfach äußerte:

»Sowie er einige Pfunde zugenommen hat, stellt er die verschiedensten Sachen mit einem Schlage ein; er hungert dann regelrecht drei Wochen und hat dann alles wieder runter« und: »Ein *paar Kilo zuviel* waren für Hitler keine Privatsache, sondern ein *Politikum*, da sie sich bei ihm ausschließlich um und unterhalb seiner Taille festsetzten, wodurch das Schließen des mittleren Knopfes seiner Jacke in Frage gestellt war. Sobald die Waage, besonders vor den Parteitagen, mehr als üblich anzeigte, verzichtete er sofort auf alle Süßigkeiten und aß nur sehr wenig.«

Hitler kündigte diese Aktion vorher immer an: »Ich darf nicht mehr so viel essen, ich setze Speck an, der muß wieder runter!« Das *Maßhalten* brachte ihm auch sofort den gewünschten Erfolg, den er dann ganz stolz mit den Worten: »So, jetzt bin ich wieder auf meinem alten Gewicht, ich habe in den letzten *14 Tagen 7kg abgenommen*!« strahlend kundtat. Die Bekämpfung seiner Anlage zur Korpulenz entsprang weniger der Eitelkeit als dem Wissen um die nicht gerade wohlwollenden Gefühle, die sich dem Volk einem zu gut genährten Redner gegenüber bemächtigen. Allein schon der Gedanke, Anlaß zu Spötteleien zu geben, zwang ihn zur Mäßigkeit. Görings Korpulenz störte ihn dagegen nicht, bei diesem fand er alles gut proportioniert, ebenso bei *Morell*.[54] Auf der Furcht, sich der Lächerlichkeit preiszugeben, basierte auch seine Weigerung, sich nach der Machtübernahme weiterhin in der *Lederhose*, der »kurzen Wichs« oder gar in einem Badeanzug zu zeigen. Derartige Kleidungsstücke waren in seinen Augen für Staatsoberhäupter indiskutabel.[55]

Die einzige Zeit, in der Hitler erhebliches Übergewicht ansetzte, war die Haft vom 11.11.1923–20.12.1924 in der Festungshaftanstalt Landsberg, als er im Überfluß gespendeter Lebensmittel schwamm (s. S. 36). Am 1.4.1924 soll er 85 kg gewogen haben, bemerkte jedoch zu Ernst Hanfstaengl: »Das überflüssige Gewicht werde ich beim Reden wieder los«[56] – was wohl zutraf, da er während seiner Volksreden bei großen Veranstaltungen meist 2–3 kg verlor, wenn es sich hierbei im Wesentlichen um Wasser handelte (s. S. 78).

Bei seinem Bestreben, niemals dick zu erscheinen, gefiel ihm auch die erhebliche Gewichtsabnahme, die während und nach der

Gelbsucht eintrat; sie betrug nach Hitlers eigener Angabe vom 13. 10. 1944 (5.) insgesamt ca. 8 kg, so daß er um diese Zeit 64–66 kg wog, also untergewichtig war. Dies befriedigte ihn; denn er zeigte Morell einige Wochen später im Stehen, wie stark seine Bauchpartie abgenommen habe; »unter den Rippen war direkt eine tiefe Grube. Da der Führer stets darauf hält, schlank zu bleiben, freut er sich sehr über diese Abnahme«.[57]

Diese Gewichtsabnahme scheint Hitler nicht mehr ausgeglichen zu haben, obgleich er sich wenigstens im Führerhauptquartier »Adlerhorst« bei Bad Nauheim (10. Dezember 1944–16. Januar 1945) einigermaßen wohlfühlte und bei gutem Appetit war. Die Bilder aus der letzten Zeit zeigen einen recht eingefallenen Mann, dessen Uniformrock zu weit erscheint.

Berater, Köche, Diätassistentinnen und Küchen

Hitler aß, wie erwähnt, während der Kampfzeit in München viel außer Haus und kannte bei seinen Propagandareisen allenthalben Hotels und Gaststätten, in denen man auf seine speziellen Eßwünsche einging. Weilte er in seinem Hause »Wachenfeld« auf dem Obersalzberg, so versorgte ihn dort seine Halbschwester Angela *Raubal* in ebenso ausgezeichneter Weise, wie etwa ab 1936, als er eine Wohnung in der Prinzregentenstraße gemietet hatte, seine dortige Haushälterin Anni *Winter*. Über die damalige Verpflegung hörte man später niemals Klagen von ihm, sondern er stellte die Fürsorge seitens der beiden Frauen anderen als Vorbild hin.

In der Reichskanzlei Berlin spielte nach der Machtübernahme Artur *Kannenberg* eine bedeutende Rolle. Er war vor 1933 Pächter von Onkel Toms Hütte im Grunewald, die von den oberen Zehntausend Berlins und ihren Begleiterinnen frequentiert wurde; er trat hier zugleich als Schauspieler, Spaßmacher, Saxophonist und Alleinunterhalter auf. Noch vor 1933 übernahm er »Pfuhls Weinrestaurant« in der Stresemannstraße, wo NS-Prominenz häufig und gelegentlich auch Hitler zu Gast waren.

Dieser holte ihn in das Kasino des Braunen Hauses in München und nach 1933 in die Reichskanzlei, wo er zunächst Haushofmeister, dann Intendant des »Führers« wurde. Seine Aufgabe war die organisatorische Vorbereitung der gesellschaftlichen Veranstaltungen des Staatsoberhauptes, aber auch die Gestaltung von Hitlers Speiseplan, wobei seine Frau, der das Hauswesen der Reichskanzlei unterstand, ihm behilflich war. Hitler schätzte besonders ihre guten Quarkspeisen, bes. Kartoffeln mit Quark.[58] Kannenberg, ein rundlicher, überaus geschickter Gastronom und Gourmet mit flinken

Knopfaugen, war nach *Giesler* nur scheinbar gutmütig, aber voller Abneigung gegen Hitlers Adjutanten *Schaub, Brückner*, die sich Scherze mit ihm erlaubten und manche Märchen von ihm erzählten, z. B., daß er in Hitlers Flugzeug Gänse aus Posen ins Führerhauptquartier gebracht habe (nach Giesler eine Erfindung *Speers*).[59] Auf Autofahrten, die Hitler mit größerem Gefolge unternahm, begleitete er den Convoi mit einem Küchenwagen.

Kannenberg blieb fast bis zum Ende in Berlin; Verfasser sah ihn noch nach dem 20. April 1945 in der Reichskanzlei.

Wenn Hitler im Sonderzug reiste, wurden die Speisen für ihn ab 1937 von dem von der Mitropa abgestellten *Koch* Otto *Günther* zubereitet,[60] der Kannenberg unterstand. Hitler war mit seinen Künsten sehr zufrieden und übernahm ihn nach Beginn des Krieges in seine ständige Begleitung. Er bereitete in den Sperrzonen I der jeweiligen Führerhauptquartiere die Verpflegung für die dort Beschäftigten zu, d. h. für 150–200 Menschen nach den Wehrmachtsverpflegungssätzen, wobei das Mittagessen im Kasino aus »Suppe, Fleischgericht und Nachtisch« bestand. Daneben bereitete *er* auch die vegetarischen Mahlzeiten zu, die Hitler aus einer ihm morgens vorgelegten Speisekarte auswählte,[61] zumeist handelte es sich um Spaghetti und andere Teigwaren. Der Koch, ein kleiner, wendiger Mann, der seine Arbeit in einer modern eingerichteten, wenn auch kleinen Küche mit stetem Vergnügen verrichtete, war beim Begleitkommando, den Sekretärinnen usw. beliebt und hatte den Spitznamen »Krümel« erhalten wegen eines Schildes über seiner Tür mit der Aufschrift: »Wer den Krümel nicht ehrt, ist den Kuchen nicht wert«.

Der Leibarzt *Morell* erwähnt nirgends in seinen Notizen den Namen dieses Mannes oder daß er mit ihm über Hitlers Essen gesprochen hätte.

Bei dieser Regelung blieb es bis zum März 1943, als Hitler von Wolfsschanze zum Obersalzberg wechselte, wo er mit kürzeren Zwischenaufenthalten in Wolfsschanze, Werwolf bei Winniza, in München und in Berlin bis Mitte November 1943 blieb.

Auf dem Obersalzberg gab es damals keine Fachkraft, die für ihn hätte kochen können. So wurde das Problem dahingehend geregelt, daß sein Essen im Kurheim des Prof. *Werner Zabel* in Berchtesgaden hergestellt und von dort auf den Obersalzberg gebracht wurde, wo es aufgewärmt auf den Tisch kam.

Es scheint, wie man einer Notiz *Morells* vom 28.5.1943 entnehmen könnte: »Propositum Dr. Zabel, strenge Diät (Reichsleiter Bormann)«, daß *Bormann* die beschriebene Regelung Hitler empfohlen hatte, was den um seine Stellung besorgten und mit *Bormann* auf Distanz stehenden *Morell* mißtrauisch und vorsichtig werden ließ.

Er hatte allen Grund zu besonderer Aufmerksamkeit; denn ab

Ende Mai 1943 begann Hitler immer häufiger über die Unverträglichkeit von Speisen und Verdauungsbeschwerden zu klagen, was Morell zwang, sich intensiver mit Hitlers Diät zu befassen. Vorher hatte er, wie aus seinen Notizen ersichtlich, es kaum getan, zumal er, selbst ein starker Esser von hochgradiger Korpulenz, keineswegs »Diätfachmann« und auf diesem therapeutischen Gebiet eher unsicher war. Sein Berater in dieser Hinsicht war Prof. A. *Nißle* in Freiburg i. Br.[62]

Ehe wir jedoch zur Darstellung der Entwicklung kommen, die sich für *Hitler* verhängnisvoll anbahnte, einiges über die beteiligte Hauptperson Prof. Dr. Werner *Zabel*, Besitzer, wie gesagt, eines Kurheims mit 25 Betten in Berchtesgaden.

Der Augenarzt Dr. med. W. *Zabel* wurde allgemein bekannt durch sein im Jahre 1934 erschienenes Buch »Grenzerweiterung der Schulmedizin« (Hippokrates-Verlag Stuttgart), in welchem er den Einbau der Naturheilkunde in die Schulmedizin propagierte. Es erregte vornehmlich in der jüngeren Ärzteschaft damals kein geringeres Aufsehen als das Buch des Danziger Chirurgen Erwin *Liek* »Der Arzt und seine Sendung«. Zabel wurde daraufhin 1936 vom damaligen Reichsärzteführer Dr. Gerhard *Wagner* zum leitenden Arzt der Biologischen Abteilung des »Rudolf-Heß-Krankenhauses« in Dresden bestellt, welches die Zentrale der »Neuen Deutschen Heilkunde« werden sollte.[63]

Neben ihm wirkte in der »Klinik für Naturheilverfahren« der ebenfalls durch seine Bücher bekanntgewordene Arzt Dr. med. Alfred *Brauchle*[64] und, da es auf eine Synthese zwischen Schulmedizin und Naturheilkunde abgesehen war, der hochgeachtete Internist Prof. Louis R. *Grote*, zuvor leitender Arzt des weithin bekannten Sanatoriums »Weißer Hirsch« in Dresden, als Direktor der Medizinischen Klinik.

Brauchle und *Zabel*, eher Praktiker als Kliniker, schieden nach wenigen Jahren aus dem mit hohem Anspruch gegründeten Krankenhaus und eröffneten eigene Kurheime; *Zabel* das seine in Berchtesgaden, in welchem er bald eine zum Teil illustre Klientel um sich sammelte. Er war ein von seiner Bedeutung überzeugter und sich auf einflußreiche Patienten stützender Arzt, welcher ebenso wie Morell für sich und seine Therapie eine Ausnahmestellung beanspruchte. Das führte zum Beispiel dahin, daß er für seine Patienten und sein Sanatorium die mit Kriegsbeginn 1939 eingeführten Rationierungsverordnungen nicht gelten lassen wollte,[65] was abgelehnt werden mußte, da die von ihm propagierte Diät nicht so sehr auf markenpflichtigen als frei beschaffbaren Nahrungsmitteln (Gemüse, Obst) basierte. In der Art seiner polypragmatischen, Hormon- und Vitamininjektionen bevorzugenden »Aufbau«-Therapie ähnelte er *Mo-*

rell und zog wie dieser Patienten langfristig an sich. Bei der Ähnlichkeit beider Ärzte in merkantiler und auf Prestige bedachter Hinsicht mußte es zu einem Konflikt zwischen ihnen kommen.

Dieser nahm seinen Ausgang von einem Befundbericht Prof. *Nißles* über eine am 5.6.1943 eingegangene Stuhlprobe des »Pat. A.«. Darin heißt es:

»Es sind neben den zugeführten Mutaflorbazillen, die allerdings größtenteils bei ihrer Ansiedlung geschädigt wurden und daher nicht mehr ganz vollwertig sind, sehr reichliche Erreger verstärkter Gärung und Gasbildung vorhanden, die mit größter Wahrscheinlichkeit durch ein mit dieser Keimart reich durchsetztes kalt genossenes Nahrungsmittel aufgenommen wurde.«[66]

In einem Begleitschreiben vom gleichen Tage, das wohl zur Vorlage bei Hitler vorgesehen war, äußert er sich noch deutlicher:

»Vermutlich werden Sie neben diätetischen Maßnahmen die Fortsetzung der Mutaflor-Kur empfehlen, und ich hoffe, da die Massen von Aerogenesbazillen, die mit besonders reichlich infiziertem Material eingewandert sein müssen, schon bald wieder aus der Darmflora verdrängt werden. Es muß daher darauf Wert gelegt werden, daß das Personal, welches mit der Rohkostherstellung betraut ist, vorher stets die Hände gründlich mit Wasser und Seife wäscht und daß dann Salatblätter u. dgl. an einem laufenden Brunnen oder Zapfhahn einer Wasserleitung einzeln gespült werden; dasselbe gilt für die Früchte, von denen Äpfel und Birnen stets geschält werden sollten, da auch deren Schalen nach den hiesigen Untersuchungen fast stets reich an Darmbakterien sind.«

Zusätzlich betont er, wie wichtig es sei, Obst und Gemüse vor der Verwendung zu reinigen, nach dem chinesischen Verfahren zu blanchieren, und überhaupt eine geeignete Düngung zu betreiben. Damit wird verhüllt ausgedrückt, Hitlers Verdauungsstörungen seien auf ein bakteriell verunreinigtes Essen aus der Zabelschen Diätküche zurückzuführen.

Zabel wollte die Beanstandungen nicht hinnehmen, machte seinerseits Abänderungsvorschläge und wollte genauer über Hitlers Zustand unterrichtet werden. Darüber kam es zum Konflikt. Denn er richtete nach mehreren Telefongesprächen mit Morell an ihn folgenden Brief, in dem er schrieb:

«..., daß ich keinerlei mengenmäßige Zuteilung für die Zuteilung des Essens von hier unten aus bestimmen kann. Ich bitte Sie daher, die Mengenfrage, die allein Sie überschauen können, oben zu regeln; da ich über Befinden, Appetit, Gewicht und alle anderen Begleitumstände nicht im Bilde bin, so ist eine falsche mengenmäßige Zuteilung für den Pat. nicht ohne Gefahr, da man ihn auf die Dauer der Zeit ohne genaue Gewichtskontrolle auch in ein Defizit hineinsteuern kann. Ich möchte vor allem vermeiden, daß der Führer dadurch, daß er gesondert serviert bekommt, den Eindruck gewinnt, daß diese ihm servierte Menge etwa von mir bestimmt wird.

Ich entnehme..., daß der Führer mit dem Essen durchaus zufrieden sei, daß augenblicklich keinerlei krankhafte Symptome vorliegen, daß sein Aussehen als gut zu bezeichnen sei und daß der Führer weder in der Menge noch nach den Einzelheiten im Augenblick besondere Wünsche hat. Ich darf dem noch hinzufügen, daß ich Sie recht sehr bitte, mich über Gewicht, Befinden und etwaige weitere Wünsche des Führers auf dem Laufenden zu halten.«[67] Dann wendet er sich gegen das Blanchieren des Gemüses, wie es Morell offenbar nach einem Brief von Nißle, der von entsprechenden Empfehlungen chinesischer Ärzte sprach, empfohlen oder verlangt hatte, und schließt: »Der Ordnung halber mache ich aber nochmals darauf aufmerksam, daß dadurch eine Belastung des Magen-Darm-Kanals entsteht, ohne daß die Keimfreiheit sichergestellt ist, und unter fast völligem Verlust der wasserlöslichen Vitamine, der Fermente und Enzyme.« Morell versuchte, diese Informationen Nißles zu einer Intrige gegen den Konkurrenten bei Hitler auszunutzen.[68]

Dies läßt keinen Zweifel daran, daß Professor Werner Zabel massiv versucht hatte, sich in die Morellsche Behandlung Hitlers einzumischen, um diesen gegebenenfalls zu verdrängen. Aber Morell hatte diesen Versuch, da er das Ohr Hitlers hatte und geschickt vorging, vereiteln können. Zabel wurde niemals zu Hitler vorgelassen.

Dennoch wurden die Beziehungen zu Zabel, welcher über seine sonstigen prominenten Patienten einigen Einfluß besaß, nicht völlig abgebrochen.

Am 28.3.1944 telefonierten beide miteinander, und am 29.3.1944 besuchte Zabel Morell in seinem Hotel in Berchtesgaden,[69] aber dieser blieb gegen ihn eingestellt und notiert am 6.4.1944:

»Ich gegen Zabels Rat. Führer aufmerksam gemacht auf Tatsache, daß Zabelsche Diät den Magen von schwerer Kost entwöhnt hätte und ich deshalb dagegen. Ich mich gegen zu einseitige Kost geäußert.«[70]

Vom Intermezzo der Konkurrenz zweier Ärzte zurück zu den Vorgängen:

Anläßlich eines Besuches des rumänischen Marschalls *Antonescu* auf dem Obersalzberg am 12. und 13. April 1943 sprachen beide über ihre Magenbeschwerden, und *Antonescu* berichtete Hitler von den guten Erfolgen, die eine Diätassistentin seines Arztes, des bekannten Wiener Internisten Professor Hans *Eppinger*, durch eine sachgerechte Diät bei ihm erzielt habe.

Hitler, resp. in seinem Auftrage *Morell* bemühte sich umgehend, diese Diätassistentin Frau Marlene von *Exner* zu gewinnen, die in dieser Zeit noch bei Antonescu tätig war. Morell setzte sich mit ihrem Chef, Prof. Eppinger, in Verbindung und notierte handschriftlich am 21.6.1943: »Rücksprache mit dem F.

Prof.Eppinger, Wien: bis zur Rückkehr der Leiterin der Diätabteilung (Exner bei Antonescu) und deren Überweisung solle er die beste Diätassistentin ständig zum sofortigen Abruf bereithalten.« [71]

Nach Rücktritt aus dem Dienste Antonescu trat Frau von *Exner* bereits am 15.7.1943 in den Dienst Hitlers, der sich damals im Führerhauptquartier Wolfsschanze befand und brachte binnen kurzer Zeit eine abwechslungsreiche Diät zustande, deren Einzelheiten sie zuvor mit Morell absprach.

Ehe sie antrat, hatte sie Umbau und Vergrößerung der zugigen Küche, in welcher der Herd vor dem Fenster stand, erreicht, eine einmalige Zahlung von RM 2000,- erhalten und für ihre weitere Tätigkeit einen steuerfreien Monatslohn von RM 800,- zugesagt bekommen.

Daß sie wirklich im Führerhauptquartier *Wolfsschanze* tätig war, bezeugt ein Vermerk Morells vom 21.8.1943, in dem es heißt: »betr. Beschwerde Frau *Exner*, daß Leute, die Gemüse für Führerküche holten, wußten, für wen bestimmt. Gemüse schon fertig zum Mitnehmen vorbereitet, deshalb Giftmittel leicht zufügbar (viele ausländische – französische, polnische, russische – Arbeiter auf den Höfen. Verantwortung nicht zu tragen.« Vorschlag: »selbst abzuernten, später eigene Gärtnerei einrichten.« [72]

Hitler scheint mit der von ihr bereiteten Kost zufrieden gewesen zu sein; denn bis zum Ende des Jahres 1943 vermerkt Morell – nach Aufregungen – nur einmal (17.10.) starke Darmkrämpfe.

Christa Schroeder berichtet:

»Im Führerhauptquartier wurde extra eine kleine Diätküche eingerichtet und Frau von *Exner* kochte mit Bedacht all das, was Hitler bekömmlich war. Hitler lobte begeistert die Vielseitigkeit der Gerichte, besonders schwärmte er von den Wiener Süßspeisen und dem herrlichen Apfelkuchen, der auch uns vorzüglich schmeckte (ganz dünner Teig, dicht mit Apfelschnitten belegt und – wenn möglich – mit ein wenig Schlagobers). [73]

Frau v. *Exner* wurde auch zum nächtlichen Tee hinzugezogen und erheiterte Hitler durch ihr Eintreten für ihre Heimatstadt Wien. Bei dieser Gelegenheit begegnete ihr auch der darob erfreute Marschall Antonescu erneut und schenkte ihr einen winzig kleinen Hund.«

Doch von einem Tag zum anderen wollte Hitler im Februar 1944 sie nicht mehr sehen; er hatte – aus welchen Quellen auch immer – erfahren, sie sei nicht »rein arischer Abkunft«. Er ließ sie in Urlaub schicken und im Mai 1944 gänzlich entlassen.

Daß *Morell* an dieser Sache unbeteiligt war, bezeugt ein Briefwechsel:

Marlene v. *Exner* schreibt am 16.3.1944 an ihn auf den Obersalzberg:

»Auch macht es mir natürlich Sorge, daß der Führer mich auf so ganz unbestimmte Zeit wegläßt und nun sicher wieder von Herrn Zabel ernährt wird, was Ihnen doch nie recht war. Ich hoffe sehr, daß Ihnen sein Gesundheitszustand keinen Kummer macht... Sie waren aber in vielen schweren Stunden so lieb und menschlich zu mir, daß ich hoffe, Sie werden mir auch jetzt wieder mit einem Rat zu Hilfe kommen.«[74]

Einen Monat später erwidert Morell am 15.4.1944, er bedauere, daß sie beim Führer nicht zu halten sei... Es bestünden strengste Arierbestimmungen im Führerhauptquartier für Offiziere und auch sonst Tätige. Deshalb dürfe sie, da ihr Status nicht voll geklärt, nicht mehr arbeiten, obgleich er, Morell, sich stark eingesetzt habe. Später einmal könne sie für rein arisch erklärt werden. (Dies soll Hitler später veranlaßt haben.)[75]

Zugleich begrüßt Morell ihr Vorhaben, mit dem Dozenten Dr. *Albrich* zusammen in Tirol ein Diät-Sanatorium aufzumachen und richtet unter dem gleichen Datum an den Gauleiter von Tirol, Hofer, eine empfehlende Unterstützung.[76]

Nachfolgerin wurde die junge *Constanze Manziarly* (1920), Tochter eines Griechen und einer Tirolerin, welche, ausgebildet in der Anstalt Zabels, etwa August/September 1944 als Diätassistentin Hitlers eingestellt wurde; sie bediente ihn zu seiner Zufriedenheit in den Führerhauptquartieren Wolfsschanze und Adlerhorst und blieb in der Reichskanzlei. Sie bereitete ihm die letzte Mahlzeit am 30.4.1945 und teilte sie mit ihm und Eva Braun. Mit drei anderen jungen Frauen, den bis dahin verbliebenen Sekretärinnen Hitlers und Bormanns verließ sie, zunächst unter meinem Schutz, die weitgehend zerstörte Reichskanzlei. Während die drei anderen Frauen in den Westen gelangen konnten, verliert sich ihr Weg vom Berliner Stadtteil Gesundbrunnen ab im Dunkel.

Herkunft und Beschaffung der Nahrungsmittel für die »Führerhauptquartiere« (F.H.Q.) während des Krieges

Die für die Diätverpflegung Hitlers erforderlichen *Gemüse*[77] wurden in den großen Gewächs- und Treibhäusern, die auf besonderes Betreiben Martin *Bormanns* beim neuen Gutshof auf dem Obersalzberg winters und sommers gezogen und nach Bedarf durch Kurierflugzeug dorthin gebracht, wo Hitler sich gerade befand.[78] Der Anbau erfolgte z. T. auf Verlangen Hitlers nach der biologisch-dynamischen, unter Fachleuten umstrittenen Wirtschaftsweise. Jedoch bestanden, wie aus einer Notiz Morells vom 21./22.2.1943 hervorgeht,[79] während des Aufenthaltes in Ostpreußen günstige Beschaffungsmöglichkeiten an Ort und Stelle. Denn Obst und Gemüse wurden auch aus der unmittelbaren Umgebung der Wolfsschanze beschafft, wie eine Anfrage der Diätassistentin Frau v. *Exner* an Morell vom Herbst 1943 über eine dadurch bewirkte mögliche Gefährdung des Führers[80] und der Brief einer Frau *Schindel* (aus Rastenburg vom 16.7.1944) bezeugt. Letztere bittet um Mitteilung, ob sie, wie seit den letzten Junitagen 1941 weiterhin aus ihrem Privatgarten Obst und Gemüse für die Diätkost des Führers liefern solle. – Es war also in der Umgebung offenbar weithin bekannt, daß Hitler Diätkost benötigte. –

Obstsäfte aller Art trank Hitler gerne und offenbar reichlich. Ihre Besorgung oblag, wie aus seinen wiederholten Telefon-Notizen hervorgeht, Morell;[81] dieser bezog einen Teil der Säfte über die Reichskanzlei in Berlin von der Firma »Vitaborn« in Kreuznach. Deren Produkte, als »flüssiges Obst« gepriesen, galten zu ihrer Zeit als die »biologisch« besten und gesündesten, da sie nicht durch Erhitzen und Pasteurisierung, sondern durch die damals erst aufkommende »Filterung« keimfrei und damit haltbar gemacht wurden. Sie enthielten, worauf besonderer Wert gelegt wurde, sämtliche Aromastoffe und Vitamine der Früchte im Urzustand. Zu gleicher Zeit bestellte er aber auch von der »Freudenthaler Getränke G.m.b.H.« in Berlin-Lichterfelde deren Erzeugnisse und zwar Holunder-, Heidelbeer-, Preiselbeer- und schwarzer Johannisbeersaft.[82] Die genannte Firma war ein SS-Unternehmen und fungierte im SS-Wirtschafts- und Verwaltungshauptamt als Amt W III. In ihr hatte Himmler seine Interessen an nichtalkoholischen Getränken konzentriert, die auch sämtliche Quellen »natürlicher« Wässer umfaßten, die er im Sudetenland und anderenorts zusammengekauft hatte.[77] Ob der häufig genommene Orangensaft aus stets frisch gepreßten Orangen herrührte, ist nicht ersichtlich. Denn Morell notiert am 2.10.1944: »F. will 5 Orangen haben, da er Lust darauf hätte. Ich möchte doch sehen, ob er welche vom Berg (d.h. Obersalzberg Sch.) oder aus Berlin haben könne.«[83]

Industriell hergestellte Nahrungsmittel, die Hitler benötigte, wurden offenbar über die Dienststelle *Bormanns*, d.h. die Parteikanzlei, im August 1944 zur Erledigung bei Himmler angefordert, der als Reichsminister des Inneren an und für sich in dieser Sache keinerlei Kompetenz besaß, die Produkte aber besorgte.[84]

Als Monatsbedarf Hitlers wurden angegeben:

1.	20 Pakete	Knäckebrot
2.	20 Pakete	Knusperbrot
3.	3 Pakete	Weizenflocken
4.	3 Pakete	Haferflocken
5.	3 Pakete	Keimdiät
6.	15 Packungen	B-Tropon-Traubenzucker
7.	2 Gläser	Vitamin A u. R
8.	1 Glas	Philocychin-Hefewürze
9.	2 Pakete	Endokrines Vollsalz
10.	2 Pakete	getrocknete Hagebutten oder Schalen
11.	4 Pakete	Basica
12.	1 Kg	Leinsamen (LSS = Leinsamenschrot)
13.	2 Pakete	Titrosalz
–		Kamillentee.

Da die meisten dieser Spezialpräparate nicht mehr im Handel sind, seien folgende Erläuterungen hinzugegeben:

Zu 1. = Roggen-Vollkornbrot
2. = Batscheider Knusperbrot = Vollweizenflachbrot
5. = Grandel Keimdiät = aus dem Weizen secernierte Keimlinge, leicht verderblich, aber reich an Vitamin E
6. = Traubenzucker mit Vitamin B-Komplex
7. = Vitamin A u. R: rein enzymatisch gewonnener Extrakt aus besonders ernährten Reinzuchthefen, ohne chemische Konservierungsmittel (Vitam-Fabrik biologischer Präparate, Hameln)
8. = ?
9. = Salz mit Jodzusatz
10. = wahrscheinlich ohne jeden Gehalt an Vitamin C
11. = Mineralstoffpräparat aus Früchten und Gemüsen, Dr. Klopfer-Werke, Dresden
13. = Titro-Salz (Nordmark Werke, Hamburg), Salzgemisch mit den Kationen Na, K, Ca, Mg, im Verhältnis des Blutserums.

Ein letztes Schreiben des Chefs des SS-Wirtschafts- und Verwaltungshauptamtes, des Obergruppenführers Oswald *Pohl* an die »Hausintendantur des Führers« vom 20. 12. 1944, die Versorgung mit Lebensmitteln betreffend,[85] ist inhaltlich nicht mehr aufzuklären.

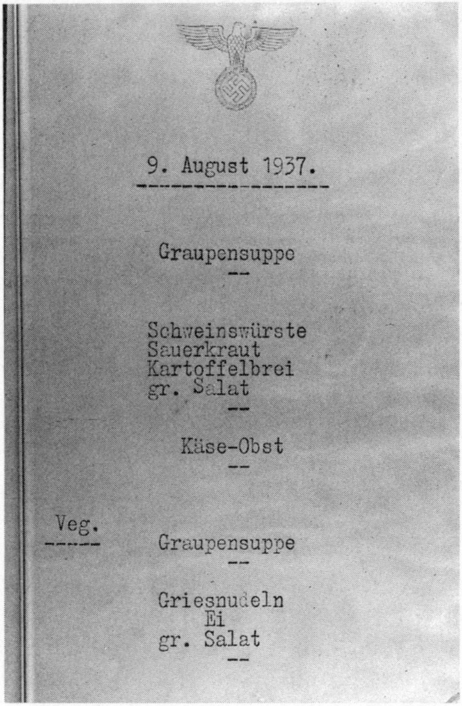

9. August 1937.

Graupensuppe

--

Schweinswürste
Sauerkraut
Kartoffelbrei
gr. Salat

--

Käse-Obst

--

Veg.

Graupensuppe

--

Griesnudeln
Ei
gr. Salat

--

Speisekarte aus der Reichskanzlei in Berlin.

Das ärztliche Urteil

Nach Erhebungen der Ernährungsämter und der ärztlichen Prüfungsstellen, die die erforderlichen Bescheide erteilten, beanspruchten im Jahre 1942 im gesamten »Großdeutschen Reich« weniger als 30000 Zivilpersonen die Sonderregelung für *Vegetarier*, d. h. sie erhielten bei Verzicht auf ihre Wochenration Fleisch (300 g) anstelle dessen 100 g Nährmittel, 62,5 g Butter und 75 g Quark, ebenfalls für 7 Tage. Die Sonderregelung war, wie ich aus eigenem Mitwirken weiß, auf Grund eines erheblichen Drucks von oben getroffen worden, obgleich uns damals Hitler als Vegetarier nicht bekannt war. Man rechnete mit hunderttausenden von Anträgen; in Wahrheit bekannte sich eine nur verschwindende Minderheit eindeutig zu dieser Ernährungsform. Hitler gehörte zu ihr, wenngleich er sicherlich nicht miterfaßt wurde, denn nach allem, was wir wissen, wurden für die Zivilisten im Führerhauptquartier keine Lebensmittelkarten ausgestellt, während Offiziere und Soldaten entsprechend den Wehrmachtsverpflegungssätzen versorgt wurden.

Hätte *Hitler* wie alle Deutschen Lebensmittelkarten zugestellt bekommen, so hätte er wahrscheinlich die zustehenden Wochenrationen z. T. voll ausgenutzt, z. T. überbeansprucht. Diese *Wochenrationen* betrugen im April/Mai 1942 – gegenüber den Rationen von März/April 1940 schon erheblich gesenkt – für zivile Normalverbraucher d. h. Angestellte, Beamte, Hausfrauen und Arbeiter ohne besondere körperliche oder zeitliche Belastung in Gramm angegeben: Brot (entspr. weniger Mehl) 2000; Nährmittel 150; Zucker 225; Marmelade 175; Fleisch 300 (Ausnahme Vegetarier); Fett 206, davon Butter 125 und Margarine 65; Käse 47 *oder* Quark 81; Getreidekaffee 78.

Kartoffeln, Obst, Gemüse waren als nicht rationierte, sondern lediglich bewirtschaftete Lebensmittel relativ frei verfügbar.[86]

Dies zum *Allgemeinen*; lassen wir im *Speziellen* das bisher über Hitlers Ernährung Vorgebrachte an unserem Auge vorbeiziehen, so ergeben sich hinsichtlich der Speisen, die er zeit seines Lebens zu sich nahm, Besonderheiten, wenn nicht in den letzten Jahren Absonderlichkeiten; denn sein Essen war schließlich von einer so penetranten und tristen Eintönigkeit, daß es die wenigsten Menschen auf Dauer beibehalten hätten. Aber *er* führte auch hier in einem Lebensbereich, dem er große Bedeutung zumaß, das nun einmal von ihm für seine Körperlichkeit für richtig gehaltene unentwegt, mit »eisernem Willen«, kompromißlos und ohne Gehör für Empfehlungen von Spezialisten durch.

Hitler war kein strenger Vegetarier, da er Eier und Milchprodukte stets zu sich nahm, aber, wie man wohl sagen darf, ein extremer, weil er Fleisch nicht nur aus Vernunft und Gesundheitsgründen, sondern aus tiefverborgenen, haßvollen Emotionen heraus gleichsam und im direktesten Sinne des Wortes als »Leichenschmaus« ablehnte.

Mit einem schlechten Gewissen, wie aus einer Bemerkung hervorgeht, gestattete Hitler sich nach 1936/37 gelegentlich nicht tierisches Eiweiß, sondern Tier-Eiweiß in verdeckter Form in Gestalt von *Leberknödeln* (Obersalzberg, Bayreuth), aber sicherlich betonte er dies Wort dann wohl auf der zweiten Hälfte.

Dies war das eine Extrem seines Eßverhaltens, das andere lag in der, schon für die Wiener Zeit bekundeten außerordentlichen Leidenschaft für süßes Gebäck verschiedenster, besonders österreichischer Konvenienz, und offenbar auch anderer Süßigkeiten (Kuchenvegetarismus). Er behielt sie ebenfalls bis zum Lebensende bei, und sie ist wohl auch im wesentlichen für den außerodentlich schlechten Zustand seines Gebisses verantwortlich zu machen.

Dieser aber zwang Hitler wiederum zu grundlegenden Veränderungen hinsichtlich der Speisezubereitung: er konnte, aus welchen Gründen auch immer, nicht mehr richtig zerkauen und mußte feste

Gerichte, da sie unbekömmlich wurden, immer mehr aus seinem Essen ausschließen.

Mustern wir die Speisepläne und anderweitigen Berichte, so finden wir, daß Hitler durchweg nur Suppen, Breie, Puddings, Aufläufe, gedickte Säfte und Tees zu sich nahm, die zudem nicht heiß oder kalt, sondern lauwarm serviert wurden. Vom Brot mußte die Rinde weggeschnitten werden, Knäckebrot und Zwieback erforderten, evtl. nach Einweichen in eines der Gerichte, ebenfalls keine Kauarbeit, und die Kuchen waren mürbe oder weich. So wurde das Gebiß entlastet.

Da er also kaum kaute, sondern vornehmlich schluckte, und da er, was zusätzlich zu bewerten ist, beim hastigen Essen außerdem viel und heftig sprach, mußte er zu den Menschen gehören, die der Arzt »Luftschlucker« nennt. »Luftschlucker« wiederum sind prädestiniert zu sekundären, nicht selten Krankenheitswert gewinnenden, Befindlichkeitsstörungen. Es kommt zum »Roemheld-Komplex«.[87]

Beim »Roemheld-Komplex« verursacht eine luftgefüllte Magenblase Hochstand der linken Zwerchfellkuppel mit starkem Völlegefühl und nicht selten auch unangenehmen Sensationen am Herzen, die besonders dann lange anzuhalten pflegen, wenn die im oberen Magenpol angesammelte Luftmasse durch Aufstoßen nicht entfernt werden kann. Dies war im vorliegenden Falle offenbar kaum möglich, und infolgedessen bestanden anschließend im Bauchbereich über Stunden hin erhebliche Passagebeschwerden mit Krämpfen, Darmgeräuschen und schließlich erheblicher Flatuleszenz, mit der Hitler sich nach Angaben von vertrauenswürdiger Seite sehr stark abplagte.

Verstärkend kamen, was Hitler besonders fürchtete, »Gärungen« von den Gemüsen hinzu, während er die eventuell vom Gebäck stammenden »übersah«.

Auch wenn erfahrene *Diätassistentinnen* – insgesamt gesehen ab Juni 1943 bis April 1945 mit Unterbrechungen nur 15 Monate lang – Hitlers Essen zubereiteten, und *Morell*, dessen Hauptinteresse bei der medikamentösen Therapie lag, sich ebenfalls erst von diesem Zeitpunkt an ernsthaft in die Diätetik einarbeitete, so ist *Hitlers* Kost, zumal er selbst sie sehr häufig manipulierte, ärztlicherseits kaum als sachgemäß gesteuerte Diät anzuerkennen, der ein gesundheitserhaltender und heilsamer Wert zukam, wie dies dem Sinn des Wortes entspricht.

Man kann schon nach den uns überkommenen Speiseplänen – von denen wir nicht einmal wissen, ob Hitler sie beachtete – annehmen, daß nicht selten eine geradezu bizarre Kost, häufig eigener Wahl, verabreicht wurde, die überaus einseitig ausgerichtet war und keineswegs den Richtlinien des Schweizer Arztes *Bircher-Ben-*

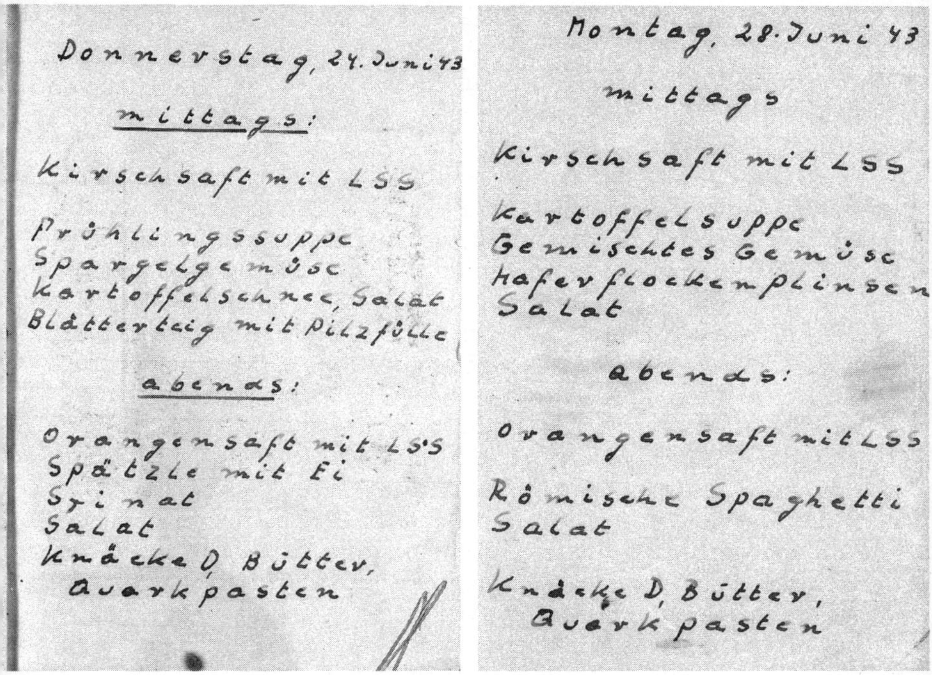

Donnerstag, 24. Juni 43

mittags:

Kirschsaft mit LSS

Frühlingssuppe
Spargelgemüse
Kartoffelschnee, Salat
Blätterteig mit Pilzfülle

abends:

Orangensaft mit LSS
Spätzle mit Ei
Spinat
Salat
Knäcke D, Butter,
Quarkpasten

Montag, 28. Juni 43

mittags

Kirschsaft mit LSS

Kartoffelsuppe
Gemischtes Gemüse
Haferflockenplinsen
Salat

abends:

Orangensaft mit LSS

Römische Spaghetti
Salat

Knäcke D, Butter,
Quarkpasten

Beispiele für Hitlers persönliches Essen.

ner entsprach, denen die Diätassistentinnen ihrer Ausbildung nach folgten.

So bleibt die Frage zu beantworten, ob Hitler überhaupt annähernd ausreichend ernährt und der Bedarf an lebenswichtigen Grundsubstanzen gedeckt wurde. Mengenmäßig scheint dies der Fall gewesen zu sein; denn Hitlers Körpergewicht, auf das er sehr achtete, blieb annähernd konstant. Erst ab Oktober 1944 nahm er zu seiner Freude aus Krankheitsgründen erheblich ab.

Eine Ernährungsanalyse *Hitlers* liegt verständlicherweise nicht vor; doch gewinnt man nach den vorhandenen Unterlagen den Eindruck, daß von den 3 Grundnahrungsstoffen: ›Kohlenhydrat, Fett, Eiweiß‹, der erste, den Hauptbestandteil der Speisen, wenn wir den Kuchenverzehr einbeziehen, ausmachte. Über den Fettanteil läßt sich nichts Sicheres aussagen, jedoch wurde der *Eiweiß*bedarf anscheinend gedeckt, zumal Hitler mit Milchprodukten und Ei auch tierisches Eiweiß und die darin enthaltenen lebensnotwendigen essentiellen Aminosäuren zu sich nahm.

Morells besondere Sorge bezog sich auf Vitaminmangel bei seinem Patienten. Vitaminpräparate waren deshalb in seinem Medikamentenschatz stark vertreten, und Hitler erhielt sie von ihm ständig in verschiedener Form. Auch zum Süßen der Tees wurde beispielsweise ein vitaminisiertes Traubenzuckerpräparat der Troponwerke verwendet. Sieht man davon ab, daß in den als Vitaminträger angepriesenen Hagebutten-Schalen (für Tees) zumeist kein Vitamin-C mehr enthalten war, so darf man wohl eine hinreichende Gesamt-Vitaminversorgung Hitlers über Kost und Medikamente unterstellen.

Reines *Kochsalz* als Würzmittel verwendete man damals in der Diätküche nicht gerne, und so wurden auch für Hitler, wie aus der oben erwähnten Lebensmittelanforderung ersichtlich, anstelle des reinen Natriumchlorids die Diätsalze *Basica* (eine Mischung aus Kalium-, Natrium-, Kalzium- und Magnesiumcitrat = Zitronensäure) oder *Titrosalz* (Salzgemisch mit Kalium, Natrium, Kalzium, Magnesium im Verhältnis wie im Blutserum, Hersteller: Nordmarkwerke), oder aber »endokrines Vollsalz« (jodiertes Kochsalz) verwendet. An anderen Gewürzen standen Küchenkräuter und die Speisewürze »Vitam«, aus Reinzuchthefen durch enzymatischen Abbau gewonnen, auch als Brotaufstrich, zur Verfügung.

Die verdauungsfördernden *Ballaststoffe*, d.h. die Faserbestandteile der gröberen pflanzlichen Nahrungsmittel, waren in der selektierten Feinkost Hitlers sicherlich in nur unzureichender Menge vorhanden, was sich auf die Stuhlbildung ungünstig auswirken mußte.

Abschließend geht das ärztliche Urteil dahin, daß die wirklich absonderlich gestaltete und nicht unwesentlich auf Hitlers Verlangen nach seiner jeweiligen Befindlichkeit ständig modifizierte vegetarische Diätkost, doch im Großen und Ganzen, wenn auch in größtem Maße einseitig, so doch ernährungsphysiologisch ausreichend war. Hitlers Ernährungszustand war bis Ende September 1944 als gut anzusprechen; seine schließliche Verschlechterung war Krankheitsfolge, wie an anderer Stelle noch zu erörtern ist. (s. S. 349ff)

Klagte Hitler über Unverträglichkeit von Speisen, so sind bei kritischer Analyse die entstandenen Verdauungsbeschwerden z. T. auf die geschilderten Besonderheiten des Eßvorgangs bei ihm, z. T. auf gleichzeitige psychische Belastungen zurückzuführen, die er nicht immer, aber immer wieder durch Hinweis auf ungutes Essen in das Körperliche zu verlagern suchte.

Körperliche Leistungsfähigkeit und Bewegungsunrast

Waren es Erinnerungen an entsprechende Wanderungen in den Knabenjahren (Wandern, Schwimmen, Radeln, Schlittschuhfahren), war es echte Sportbegeisterung oder lediglich Nationalgefühl, die Hitler bei hervorragenden Leistungen in den Wettkämpfen der Olympiade 1936 zu Berlin so lebhaft und emotionell reagieren ließen, wie es der Olympia-Film von Leni Riefenstahl zeigt?

Vom Wesen her sportlich wie z. B. *Benito Mussolini*, der schwamm, ritt, Degen focht u. a. m. war Hitler jedenfalls nicht; an eigenen sportlichen Leistungen war er niemals besonders interessiert und nahm auch als relativ junger Mann an den körperlichen Übungen und dem Fußballspiel seiner gleichaltrigen Mitgefangenen in der Haftanstalt Landsberg 1924 nicht teil, vielleicht, wie einige Biographen meinen, weil er als Führungsbewußter nicht zu den etwa Unterliegenden gehören und damit in den Hintergrund gestellt werden konnte – was bei Kenntnis seines Wesens psychologisch etwas für sich hat.[1]

Jedenfalls bemerkt der Direktor der Festungsanstalt Landshut, *Leybold*, in einem Führungszeugnis vom 15.9.1924: »Hitler führt sich vorbildlich in der Haft, meidet aber alle körperliche und sportliche Tätigkeit.« Doch ginge er häufig im Festungsbereich spazieren.

Eine besondere »Sportlichkeit« kann man Hitler demnach nicht zusprechen, nicht aber auch Verleugnung der körperlichen Leistungsbereitschaft, was ihn selbst betrifft. In dieser Hinsicht war er durchaus ein Kind seiner Zeit, der Jahrhundertwende, in der in der Schule allenfalls 1–2 × wöchentlich eine Turn- und Spielstunde abgehalten, aber athletische Betätigung lediglich nebenher und nur bei eigen entstandener Motivation geleistet wurde. Der »Stellenwert« des Sportes war ein anderer als heutzutage; Wettkämpfe erregten, wenn auch die Tendenz dazu schon aufkam, kaum breitere Beachtung. Forderte es der jugendliche Bewegungstrieb, so »rakkerte« man sich individuell teils so, teils so ab.

Was nun Adolf *Hitler* betrifft, so beschreibt ihn sein Freund aus diesen Jahren *August Kubizek*[2] in ähnlicher Weise wie der Familienhausarzt Dr. Eduard *Bloch*[3] in Linz durchaus nicht als sportliche Figur. Er war mittelgroß und schlank. Seine Gestalt wirkte absolut nicht kräftig, eher etwas hoch aufgeschossen und schmächtig. »Er war gar nicht sehr stark. Mit seiner Gesundheit war es ziemlich schlecht bestellt.«

Kubizek berichtet weiter, daß Sport, obwohl damals mächtig im Aufschwung begriffen, Hitler bei seiner Geringschätzung alles Körperlichen nur wenig bedeutete. Die Donau habe er, wie anderslautend berichtet, seines Wissens niemals durchschwommen. Jedoch habe man im Sommer des öfteren in dem nahe Linz bei Walding fließenden, nicht ganz ungefährlichen Rodelbach gebadet. Auch sei man Rad und zur Winterszeit Schlittschuh gefahren. Der einzige, so *Kubizek*, von Hitler mit großem Eifer ausgiebig betriebene Sport war das *Gehen*. Er war stets und überall, auch in den Wohnungen in Bewegung, stundenlang und ohne anscheinende Ermüdung, wobei er aber besonders nächtliche Wanderungen in die Linzer Umgebung liebte. Man nahm dazu einen Spazierstock mit, aber keinen Proviant. Hatte man Hunger, so begnügte man sich mit einem Stück trocknen Brotes und einem Glase Milch.

Wenn *Kubizek* äußert, der Jüngling Hitler sei ein wahrer Künstler im Hungern gewesen, so dürfte auch seine körperliche Unrast, die ihn ständig umhertrieb, Ursache dafür gewesen sein, daß er im Februar 1914 bei der Musterung für das österreichische Militär in Salzburg zum »Waffen- und Hilfsdienst untauglich«, zu schwach befunden und für »waffenunfähig« erklärt wurde.[4]

Gleichwohl war er wenige Monate später, nachdem er sich beim Ausbruch des Ersten Weltkrieges, als Kriegsfreiwilliger beim Regiment List in München gemeldet hatte, wehrtauglich und machte den ganzen Krieg mit Ausnahme von Lazarettzeiten infolge Verwundung und Gasvergiftung an der Westfront in der vordersten Linie mit. Wenn auch ohne nähere persönliche Bindungen zu seinen Kameraden, ja von diesen als »Sonderling« und »Spinner« angesehen, war er doch den Strapazen der Schützengräben und Unterstände als Meldegänger bei gefährlichen Einsätzen körperlich und psychisch über Jahre hin voll gewachsen. Ja, er meldete sich nach der Verwundung baldmöglichst vom Ersatzbataillon seines Regimentes in München zur Fronteinheit.

Diese Periode in Hitlers Leben wurde von Historikern hinreichend ausführlich beschrieben, jedoch möchte ich mich zur Kennzeichnung seiner damaligen körperlichen Gesundheitslage doch auf die Darstellung des ausgemachten Hitlergegners R. *Olden* beziehen. Unter Berufung auf die Darstellung des Kriegskameraden Hans *Mend* illustriert er ihn als einen in sich zurückgezogenen, abseits von den anderen, doch eng auf sie angewiesenen, beziehungslosen, Frauen meidenden und dennoch »zünftigen« Soldaten, der sich von dem harten Dienst nicht drückte und im Felde allen militärischen Anforderungen gewachsen war.

Der *Hitler* der Jahre 1920–1940 (im Alter zwischen 31 und 51 Jahren) muß – abgesehen von an anderer Stelle zu erörternder Beschwerden[6] – das Bild eines völlig gesunden Mannes geboten haben, der in der Lage war, sich auch körperlich voll zu verausgaben und durch Ausdauer und Leistungsfähigkeit bei langdauernder Beanspruchung

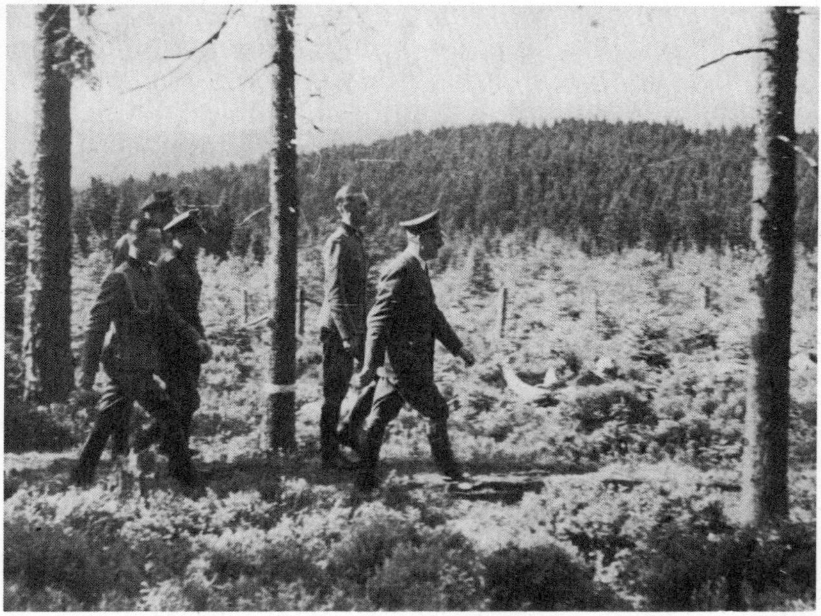

Hitler mit Gefolgen Anfang Juli 1940 auf einem Spaziergang am Kniebis / Nordschwarzwald.

zu beeindrucken. Noch 1940 sah man einen lebhaften, ungehindert über Stock und Stein seinem Gefolge vorweg ausschreitenden Hitler im Feldhauptquartier am Kniebis im Hochschwarzwald.[7] Prof. Hanskarl v. *Hasselbach*, genauest beobachtender und objektivster Begleitarzt seit 1934/35, beurteilt den »Chef« amerikanischen Vernehmungsoffizieren 1946 gegenüber als einen rüstigen Mann.

Im Sommer 1937, so v. *Hasselbach*,[8] sah Hitler jung aus, war aktiv, stark wie ein Pferd. Spielend bewältigte er große körperliche Anstrengungen. Auch 1938/39 stand er unbestreitbar auf der Höhe seiner Kraft und wirkte jünger als ein Fünfzigjähriger. Körperliche Strapazen, z. B. Parteitag-Vorbeimärsche, Geburtstagsparaden machten ihm nichts aus. Äußerlich ein kerngesunder Mann konnte er damals aus vollem Herzen lachen.

Dies wird deshalb durchaus zutreffen, weil Hitler während dieser zwei Jahrzehnte sich, wie Zeugnisse belegen, in der ihm gemäßen, durchaus einseitigen Weise »fit« erhielt.

H. S. *Ziegler*, Theaterdirektor in Weimar und Hitler eng verbunden,[9] spricht davon, daß sich der »Führer« in der Zeit zwischen 1933 und 1937 als »beharrlicher« Spaziergänger im Bereich des Obersalzberges, des Gartens der Reichskanzlei in Berlin, aber auch bei Aufenthalten in Weimar gesund und kräftig erhalten habe. Stieg er, so

Ziegler weiterhin, in Weimar in der für ihn speziell eingerichteten Suite des Hotel »Elephant« ab, so ließ er sofort nach Ankunft den Friseur kommen und sich nach dem Bade von diesem massieren. Dieser junge Handwerksmeister habe ihm (Ziegler) den nicht nur gepflegten, sondern auch gut proportionierten, geschmeidigen und trainierten Körper Hitlers geschildert[10].

M. E. sind diesem Teil der Schilderung Zieglers gegenüber in mehrfacher Hinsicht Bedenken angebracht. Es ist nämlich höchst selten, daß ein Friseur zugleich Masseur ist, und es liegt von keiner Stelle sonst jemals ein Bericht darüber vor, daß Hitler sich habe massieren lassen, ja er lehnte dies gegenüber *Morell*, der ihm ebenso wie *Hewel* wiederholt dazu riet, energisch ab. In diesem Zusammenhang wäre wohl zu bemerken, daß Hitler eine seltsame Antipathie gegen männliche Ballettmitglieder hatte und beim Auftreten von Solotänzern fast ostentativ wegsah.

Daß *Hitler* jedoch in außerordentlicher Weise auf körperliche Hygiene bedacht war, berichtete schon aus der Jugendzeit nicht nur *Kubizek*: (»mit allen Mitteln mühte er sich um saubere Wäsche und Kleidung« – »er litt mehr unter mangelnder Reinlichkeit als unter Hunger.«) sondern auch späterhin wird bezeugt: »Bei der Morgentoilette nahm Hitler sich viel Zeit. Überhaupt hatte er eine Art Sauberkeitstick: mindestens 1 ×, oft mehrmals täglich nahm er ein Bad, nach jeder Mahlzeit spülte er sich den Mund.«[11]

Insgesamt gesehen aber war *Hitler* in jenen Zwischenjahren ein gänzlich unauffälliger Mann, wäre er nicht eben Parteiführer gewesen. Einer seiner Bewunderer, der später nach Argentinien ausgewichene W. v. *Asenbach* charakterisiert ihn aus eigener Bekanntschaft in folgender Weise: »Seine Statur war mittelgroß, normal proportioniert, sein Oberkörper eher etwas eingefallen – wohl als Folge einer überwundenen Lungenschwäche in der Kindheit – die Haltung jedoch ungezwungen, aufrecht. Der Gang war verhältnismäßig weit ausholend, energisch und selbstbewußt. Hitler war die personifizierte Natürlichkeit.«[12] Er spricht von der äußeren Unscheinbarkeit dieses Mannes, der dem flüchtig Dahineilenden nichts zu bieten hatte, was diesen hätte veranlassen können, seinen Blick auch nur für einen Moment auf ihm mit Aufmerksamkeit verweilen zu lassen. Will man von irgendeiner Art sportlichen Ehrgeizes in den zwanziger und dreißiger Jahren sprechen, so von der körperlichen Leistung, die er aufbrachte, wenn er stundenlang mit zum deutschen Gruß erhobenem rechten Arm den Vorbeimarsch von Formationen abnahm und ihn nur senkte, wenn sich eine Lücke in den Marschblöcken auftat. Dies machte ihm keiner seiner Paladine nach, und er war, wie man erzählt, stolz auf diese seine besondere Leistung, für welche er – auch wenn kein Gerät dieser Art aus seinem Besitz be-

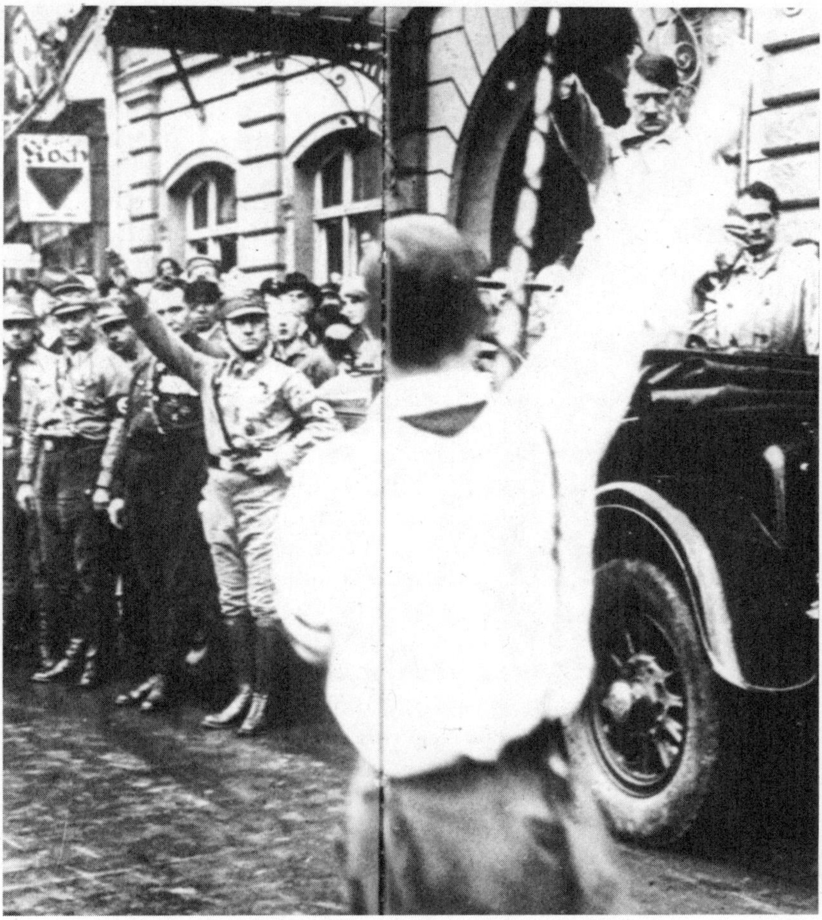

Weimar 1926: Hitler beim Vorbeimarsch seiner Anhänger.

kannt wurde – mit Expander und Hanteln trainierte. Die letzten großen Beanspruchungen dieser Art dürften die Paraden in Berlin anläßlich seines 50. Geburtstages und des Besuchs des Prinzen Paul von Jugoslawien im Jahre 1939 gewesen sein.
Schon *Ziegler* spricht davon, daß Hitler allmorgendlich in der Reichskanzlei und auf dem Obersalzberg anstrengende Expanderübungen durchgeführt habe.[13] Zu Albert *Speer* äußerte er 1936, er pflege sich täglich im Schlafraum bei offenem Fenster zu ertüchtigen und zwänge sich seit langer Zeit, täglich mit einem Expander zu arbeiten.[14] Dabei zeigte er Speer ein Reklamebild aus der Zeitschrift »Jugend«, das die Kräftigung des Bizepsmuskels durch eine solche Tätigkeit verdeutliche. Diese Übung, meinte Hitler, sei für ihn des-

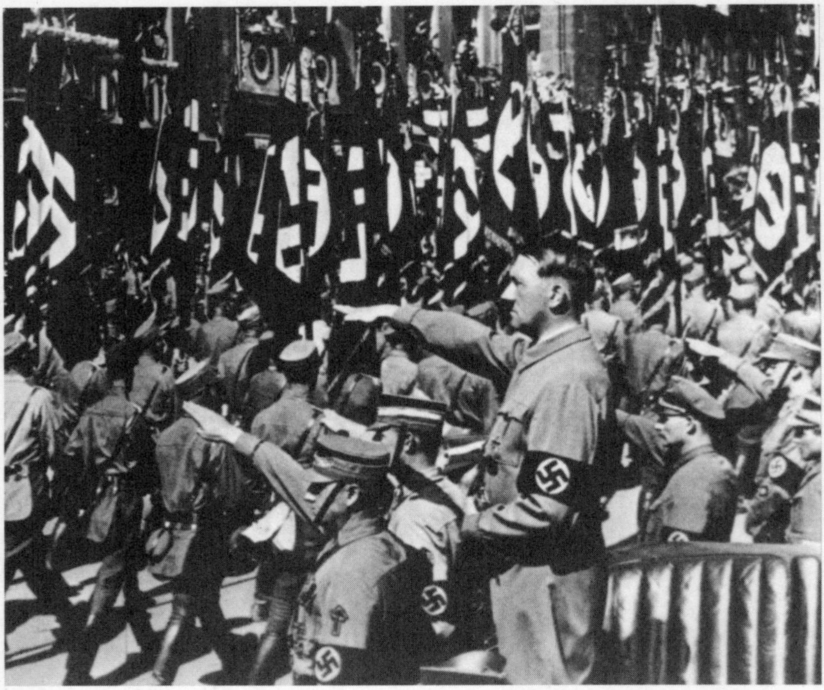

Hitler nimmt mit zum Deutschen Gruß gestreckter Hand den Vorbeimarsch der SA ab (Reichsparteitag der Freiheit, Nürnberg 1935).

halb so wichtig, weil er bei Vorbeimärschen den Arm, ohne absetzen zu können, stundenlang ausgestreckt halten müsse. Dies könne er dank seines jahrelangen Trainings besser als die anderen.
Auch seine langjährige Sekretärin Christa *Schroeder* weist auf seine Expanderübungen hin. Nur tägliches Training befähige ihn zu seiner Leistung und dies erfordere einen starken Willen.[15]

Er betrieb also einen Sport von zweckbestimmter Einseitigkeit.

Eine andere Art nicht geringerer körperlicher Beanspruchung stellt – abgesehen natürlich von der hier nicht zur Rede stehenden geistigen – die völlige Verausgabung dar, der er sich bei seinen Reden vor einem Publikum in Massenveranstaltungen unterzog.

Selbst sein ihn verabscheuender Biograph R. *Olden* stellt 1935 fest:
»Hitlers Rede ist ein Phänomen, ein Naturereignis. Das haben auch die Wesenfremdesten anerkannt, an denen sie abgleitet, die mit Ekel reagieren. Es ist das Phänomen des Massenhaften. Ein Redestrom? Ein Redewasserfall!... Phänomen, das die Natur in der Erdgestaltung nicht hervorgebracht hat... Obwohl der Redner nach einer

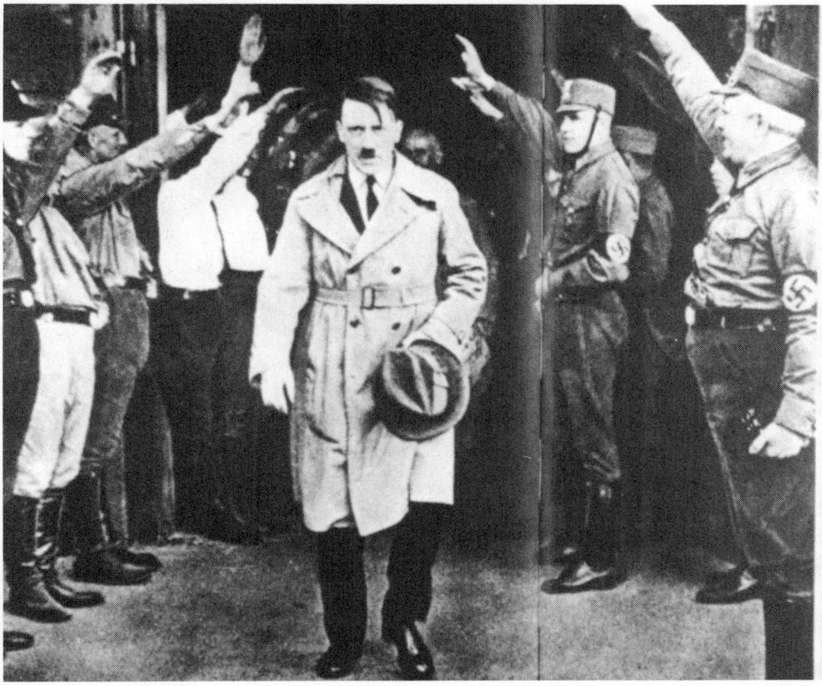

Nach dreistündiger Rede verläßt Adolf Hitler erschöpft die Kundgebungshalle.

Viertelstunde von Schweiß trieft, sein Halskragen nur noch ein Strick ist, seine Haarlocke als nasser Fetzen ins Gesicht hängt, fühlt das Publikum, daß er weiter sprechen könnte, Stunden, Tage. Er übermittelt die Empfindung strotzender Fülle, eines Kraters, der Redelava ausspeien kann... Es kommt manchmal früher, manchmal später der Augenblick, in dem der Redner vom Geist überwältigt wird, in dem schluchzend, schreiend, gurgelnd ein Unbekanntes, Undefinierbares aus ihm herausbricht... da der Verzückte ›in Zungen‹ redet. Auch der bisher Unbeteiligte ist angepackt, es wird ihm deutlich, daß... ein Durchbruch des Unbewußten geschehen ist... daß er einer unbekannten, unnennbaren Naturkraft gegenübersteht...«[16]

Ernst *Hanfstaengl*[17] äußert sich ähnlich über die außerordentliche körperliche Belastung, die das Reden für Hitler bedeutete: Er bereitete sich äußerst sorgfältig vor, machte Notizen, diktierte stets nur in die Schreibmaschine und korrigierte den Text sofort und sehr sorgfältig. Während dieser Vorbereitungen lief er lebhaft auf und ab, steigerte sich in lebhafte Erregung, kaute, um sich munter zu halten, Cola-Dallmann-Tabletten und gestikulierte heftig, übte aber die Gesten nicht vor dem Spiegel ein.[18] Dies alles geschah häufig bis in die tiefe Nacht hinein. Nach Fertigstellung der Rede schien er wie von einer Last befreit.[19] Vor Redebeginn hatte er ausgesprochenes Lampenfieber, gurgelte mit Glycerin und warmem Wasser, um die Stimme wohlklingend zu machen, und bekam später nicht selten von Morell anregende, aber auch Erkältungen verhindernde Injektionen. Nach den Veranstaltungen war er stets schweißgebadet, ließ sich zum Schutz vor Erkältung, die er sehr fürchtete, in einen Mantel hüllen und nach Hause fahren, wo er Tee mit Kognak nahm und heiß badete.[20] Auch *Wagener* ist der Meinung, daß Hitler während seiner langen Reden stets 3–4 Pfund an Gewicht abnahm und den Wasserverlust durch Trinken von Sprudel wieder ausglich.[21] Zur Erleichterung hatte er ein Spezialleselpult konstruiert, das auf seine Körpergröße einstellbar war, einen hohen Rand zur Sicherung des Manuskriptes und Behälter für Wasser und Eisstückchen hatte, die er während seiner Reden zur Kühlung und Erfrischung in der Hand zergehen ließ.[22]

Dieses Verhalten war Ausdruck einer sich äußerlich manifestierenden gewaltigen inneren Unrast, die sich in besonderen Situationen, etwa bei im Grunde gescheuten Zwängen zu endgültigen Entscheidungen bis ins Extreme steigern konnte und ihn nicht nur der Umgebung beschwerlich, sondern geradezu auffällig werden ließen. So findet sich bei Bruno *Brehm* ein Bericht *Glaise-Horstenaus* an *Seyss-Inquart* über eine Konferenz bei Hitler anläßlich der Besetzung Österreichs im März 1938: »... es sei furchtbar gewesen. Der Führer sei nicht zur Ruhe gekommen, und er habe auch niemanden aus seiner Umgebung schlafen lassen. Wie irre sei er von einem Raum in den anderen gelaufen, habe Befehle erteilt und Befehle widerrufen, habe um Rat gefragt und sich an keinen Rat gehalten, habe vor Schweiß getrieft und habe fast alle verrückt gemacht. Er glaube nicht, daß er es in der Umgebung Hitlers aushielte, ohne hysterisch zu werden.«[23] Beide waren langjährige Anhänger Hitlers und hatten die Vereinigung des Deutschen Reichs und Österreich von Herzen ersehnt.

Daß sich die innere Unrast Hitlers mit zunehmender Kriegsdauer steigerte, ist allgemein bekannt, weniger, daß er körperlich – bis auf die Erscheinungen des Parkinsonismus – immer mehr erstarrte, bewegungsarm wurde und sich auch bewegungsmäßig »einbunkerte«.

Man kann die Wende, die sich anbahnte, etwa auf die Jahre 1942/43 datieren.[24] Hierüber liegt eine Angabe des schon erwähnten Begleitarztes Hanskarl v. *Hasselbach* vor, welcher dem amerikanischen Vernehmungsoffizier gegenüber Oktober 1945 bekundete: »Hitler alterte nach 1940 schnell, nach 1943 war er ein alter Mann. Sein Haar wurde in den letzten Monaten grau, sein Körper krümmte sich (Kyphose der Brustwirbelsäule), vielleicht infolge mangelnder Bewegung. Hitler ging nur noch ungern kürzere Strecken.«[25]

Doch in den ersten Kriegsjahren ging er während seiner Aufenthalte auf dem Obersalzberg innerhalb des »Führerschutzgebietes« längere Strecken bergauf und bergab, bis er schließlich später den Weg z. B. zum Teehaus auf dem Kehlberg mied, sich vielmehr dorthin fahren oder mit dem Aufzug hinaufbringen ließ. Er glaubte, in der Höhenluft dürfe er sich nicht mehr anstrengen. Doch ging er manchmal in Begleitung noch ein Stück bergab. – In der »Wolfsschanze« machte Hitler zwischen 1941 und 1943 noch regelmäßige Spaziergänge. Er wählte dafür stets einen Weg, der ostwärts seines Bunkers über eine größere Wiese durch Gebüsche in einem Kreis von etwa 250 m Durchmesser wieder zum Bunker zurückführte. Da der gesamte Dienstbetrieb des Führerhauptquartiers in den zahlreichen Baracken und Bunkern abgewickelt wurde, die westlich des Führerbunkers lagen, blieb Hitler hier weitgehend unbeobachtet.[26] Stets befahl er auf diesen Gängen einen Begleiter zu sich. Während dieser Erholungspause pflegte Hitler sich intensiv mit seiner Schäferhündin Blondi zu beschäftigen und sie zu schulen.

Als Hitler im Sommer 1944 wegen der Umbauarbeiten zur Verstärkung aus seinem bisherigen Bunker auszog und in den zentral innerhalb des Sperrkreises I gelegenen Gästebunker übersiedelte, wurden trotz der Bildung eines neuen Führersperrkreises wegen der Nähe zahlreicher anderer Bauten und des ununterbrochenen Baubetriebs diese Spaziergänge ganz eingestellt, was *Morell* bedauernd registrierte.[27]

Jedoch dürfte hierfür neben der Tatsache, daß er nunmehr sozusagen »einsehbar« war, die zunehmende körperliche Erschöpfung und der sich verstärkende Parkinsonismus eine wesentliche Rolle gespielt haben. Nach dem Attentat vom 20.7.1944 bewegte sich ein zunehmend ermüdeter Hitler, der auch keinen richtigen Schlaf mehr fand, fast nur noch zwischen dem Wohnbunker, der Lagebaracke und dem Kasino, bis er dann Ende September, ernstlich erkrankt und bettlägerig geworden, sich schließlich zu schwach für irgendwelche Gänge fühlte.[28] Zu einem gewissen Aufflackern seiner Kraft und Bewegungslust kam es erst um den Jahreswechsel 1944/45 im Führerhauptquartier »Adlerhorst« bei Bad Nauheim, als er in Begleitung Morells wieder Spaziergänge von einer Stunde und mehr Dauer machte und mit seinem Hunde Blondi spielte.[29]

Aber der Verfall war nicht mehr aufzuhalten. Hitler muß schließlich in den letzten Monaten ein erschütterndes Bild menschlicher Zerstörung geboten haben, das an anderer Stelle nachgezeichnet wird.

Fassen wir zusammen, so sehen wir, daß der im Grunde unsportliche Hitler dennoch, weil es ihm des politischen »Ritus« wegen erforderlich schien, sich persönlich ein bestimmtes Eigentraining verschrieben hatte, das er mit großer Energie viele Jahre lang durchhielt. Es setzte ihn – was keiner gleich ihm erreichte – instand, seine Gefolgsleute bei stundenlangen Vorbeimärschen mit erhobenem und gestrecktem rechten Arm zu grüßen, eine extreme Leistung, die auch mich damals immer wieder in Verwunderung setzte.

Anders der Redner: daß er sich auch physisch extrem verausgabt hatte, kam ihm wohl erst zum Bewußtsein, wenn er, psychisch erschöpft, vom Rednerpult zurückgetreten war.

Die Arbeitsweise – Nachtarbeit wird zur Regel

Untersuchungen über individuelle, typengebundene Verhaltensweisen liegen bedauerlicherweise, obgleich es immer wieder zu Forschungsansätzen kommt, weitgehend im Windschatten der großen biochemischen und biophysikalischen Wissenschaften, welche das Allgemeingültige, aber kaum je das den Lebenslauf der Einzelwesen Bestimmende ausfindig machen wollen. Gerade dieses wäre das für den Arzt Wichtige, der sich seit Jahrhunderten mit wenig substantiierten und definierten Begriffen wie Konstitution, Diathese, Disposition, Alterung zufriedenzugeben hat. Sicherlich könnte es hier einmal zu einer Forschungsbündelung kommen, wenn man erkennt, daß das Allgemeingültige Eigenartiges nicht ausschließt, sondern beinhaltet.

Zu den besser bekannten, weil nach wachsender Parameterzahl in verschiedenster Hinsicht meßbaren individuellen Verhaltensweisen sind auch die Rhythmen unterschiedlichster Größen- und Längenordnung zu rechnen, die den Lebensablauf des Menschen begleiten und diesen zugleich regeln. An dieser Stelle soll lediglich vom Tag-Nachtrhythmus die Rede sein, weil *Hitler* sich, was ihn betrifft, außergewöhnlich verhielt; dies ist so allgemein bekannt, daß es kaum einmal mehr dokumentiert zu werden braucht.

Zur Erinnerung lediglich eine Niederschrift *Linges* vom 30. 12. 1944: »12 h Wecken... 15 h Prof. v. Eicken, Morell, Stumpfegger; ...nachts 0^{10} Rede (Neujahrsrede Hitlers); 1^{15} h Lage (militärische Lagebesprechung); 2^{00} h Tee; 4^{15} h Prof. Morell; 5^{00} h Schluß; Wecken dann inoffiziell 10 h, offiziell 11 h.«[1]

Aufzeichnungen ähnlicher Art machte auch der Leibarzt Morell immer wieder.[2] Seine Morgenvisiten bei Hitler fanden zumeist zwischen 12 und 14 h, erforderliche Abendbesuche zwischen 23 und 2^{00} h statt.

Der ärztliche Gutachter stellt natürlich sofort die Frage, ob diese Abweichung von der Norm menschlichen Verhaltens, also der üblichen Tag-Nachteinteilung Hitler angeboren war, ob er sie erst im Laufe seines anstrengenden Lebens erwarb und ob sie sich auf seinen Körper- resp. Gesundheitszustand in irgendeiner Weise schließlich schädlich oder im Gegensatz dazu sogar nützlich auswirkte.

Nach *Kubizek* neigte Hitler schon in der Jugendzeit in Linz und Wien zu zeitlich ungeregelter Lebensweise und verhielt sich in dieser Hinsicht exzentrischer als die meisten Altersgenossen.[3] Der Freund schreibt: »er arbeitet vorwiegend nachts geradezu ekstatisch an seinen Entwürfen« und bestätigt dies auch 1938 auf Fragen des Hitler-Adjutanten *Alfred Bormann*.

Daß die Tageseinteilung des Meldegängers Hitler während des Ersten Weltkrieges an der Front ebensowenig geregelt sein konnte wie die anderer Soldaten, ist selbstverständlich. Während der Lazarettaufenthalte 1916 und 1918 hatte er sich natürlich an die Hausordnung zu halten, und dies trifft auch für das Jahr 1924 zu, als er als Festungsgefangener in Landsberg einsaß.[4] – Dort war er sogar Frühaufsteher, der bereits um 7 Uhr fertig angezogen war und den Tag in gleicher Ordnung wie die Mitgefangenen verbrachte, freilich mit der Ausnahme, daß er auf seiner Stube schrieb und las, während die anderen körperlich arbeiteten oder Sport trieben.

Von einer »angeborenen« Tag/Nacht-Rhythmusstörung dürfen wir also nur mit Vorbehalt sprechen, da wir über Hitlers Schlaf-/Wachverhalten aus jenen Jahren so gut wie nichts wissen. Jedoch dürfen wir unterstellen, daß er sein unkonventionelles Verhalten erst nach 1924 auf Lebensdauer einübte, was durchaus erklärbar ist: Die politischen Veranstaltungen fanden abends statt, und nach dem Reden vor einem großen Publikum kam es notwendigerweise zu »Nachsitzungen« mit Parteifreunden, bei denen ein entspannter Hitler sich gelöst geben und im kleinen Kreise weitergehende Gedanken und Vorstellungen unwidersprochen entwickeln konnte, da ein Veranstaltungserfolg ja stets der seine war. Seiner Charakterstruktur entsprach diese Fixierung auf sich, und so wurde die vorgegebene Anlage zu einer immanenten Eigenschaft seiner Lebensgestaltung. Abendlich-nächtliche Betriebsamkeit vor einem Kreis von Zuhörern wirkte gleichsam wie ein mentales Doping, schien es doch – studiert man die Tischgespräche im Führerhauptquartier –, als käme er um so mehr zu sich selbst, je mehr er sich sprechen ließ. –

Aus den Jahren 1929–1932 teilt *Wagener* mit, Hitler sei niemals vor 2 Uhr zu Bett gegangen und habe dann gewöhnlich noch gelesen. So wundert es nicht, daß er schon damals das Frühstück spät einnahm.[5]

Hinzu kam freilich, daß Hitler »Tagesgeschäfte«, also Bürobetrieb im weitesten Sinne des Wortes, absolut nicht lagen. Durch Abend- und Nachtbeschäftigungen und der folgenden natürlichen »Nachruhe« bis in den Tag hinein konnte er sich den »Geschäftsvorgängen« weitgehend entziehen.

Dies leitet zur Frage über, ob ein durch Gewöhnung verändertes Tag-/Nachtverhalten die angeborenen physiologischen Rhythmen, die recht genau bekannt sind, mit sich zieht, oder ob diese weiterhin im vorgegebenen Regelkreis schwingen, was natürlich Divergenzen und möglicherweise Gesundheitskomplikationen zur Folge haben kann.

Darüber ist wenig bekannt, da Langzeituntersuchungen über Jahre hin am Menschen kaum durchführbar sind und sich die Frage zumeist erst dann ergibt, wenn der Arzt Auffälligkeiten oder Besonderheiten somatischer oder psychischer Art nachzugehen hat. Diese wird er nur dann auf einen gestörten Lebensrhythmus, im vorliegenden Fall auf die 24-Stunden-Rhythmik zurückführen, wenn er ihn für lebenswichtig hält.

Nach unserer Überzeugung ist er das und, wie wir sehen werden, besonders wohl dann, wenn es sich, wie z. B. bei Hitler, um langfristige, oder auch lebenslang beibehaltene Umstellungen handelt. Bei solchen können sich unmerkliche Frühstörungen mit zunehmender Dauer der Irregularität summieren und, was nach heutigem Wissen eher vermutet als behauptet werden darf, vom Zustande »reversibler Ermüdung« in den »irreversibler Erschöpfung« übergehen. Wenn das so sein sollte, müßte der Lebensrhythmik eine grundsätzliche, d. h. Lebensvorgänge regelnde Bedeutung zukommen. Das ist der Fall.[6]

Die moderne Schlafforschung nimmt sich dieser Fragen an, darf aber nicht außer acht lassen, daß außer den neurologischen sehr ausgeprägte biochemische Vorgänge den Vierundzwanzigstunden-Rhythmus nicht nur des Menschen, sondern aller Lebewesen bestimmen und regulieren.

Da an dieser Stelle lediglich die *Tag/Nachtrhythmen* interessieren können, sei einschränkend und vereinfachend erläutert: Es gibt einen »biologischen Tag« und eine »biologische Nacht«, die mit den meterologischen Zeiten nur annähernd zusammenfallen, sondern eher eine Eigenständigkeit haben. Die »Nacht« dient der Zulieferung von Energieträgern u. a. aus dem Darm und deren Speicherung in den den Stoffwechsel bestimmenden Körperorganen; am »Tage« werden diese angesammelten Reserven in der Aktivitäts- und Leistungsperiode abgebaut und in Energie umgesetzt, dabei mehr oder weniger verbraucht; Regler dieses »Wechsel- oder Kippgeschehens« ist das sogenannte »vegetative Nervensystem« mit seinen beiden entsprechenden, automatisch, d. h. vom Willen unabhängig funktionierenden Komponenten, der »sympathischen« und der »parasympathischen«. Die »Nacht« ist mehr Parasympathikus-, der Tag »Sympathikus-Zeit«; in der Nacht wird assimiliert, sie ist trophotrop, am Tag wird dissimuliert; er ist ergotrop.

Ohne Speicherung keine Leistung, ohne Leistung keine Reserven. Jeder wird erkennen, wie wichtig es ist, beides zu bewahren und das Gleichgewicht beizubehalten, und wie gefährlich, es nach der einen oder anderen Seite hin zu verschieben, wobei an dieser Stelle *lediglich* vom körperlichen, oder wenn man will, internistischen Geschehen die Rede ist.

Rhythmusverlust bedeutet den Tod, da weder gespeichert noch verarbeitet werden kann. Aber bis es dahin kommt, scheint es so unendlich viele Zwischenstufen eines allmählich zum »Zero« ablaufenden Vorganges zu geben, daß sich ungemein farbige, im Einzelfalle schwer deutbare, sich sowohl organisch als psychisch, wie auch aus beiden vielgestaltig zusammengesetzte Störungs- und Krankheitsbilder manifestieren.

Dieser Komplex, der auch für die Beurteilung eines *Hitler* von großer ärztlicher Bedeutung ist, wurde bislang kaum je beachtet.

Die Frage nach seiner Bedeutung wäre irrelevant, wenn sich der physiologische Tag-/Nachtrhythmus in gleichem Maße verändern würde wie die Lebensweise, es also zu einer ständigen Anpassung käme.

Dies scheint jedoch nicht oder nur in eingeschränktem Umfang der Fall zu sein, wie eine Untersuchung an einem Hungernden unter extremen Lebensverhältnissen ergab.[7] Wir haben also zu unterstellen, daß bei *Hitler* der natürliche Tagesrhythmus annähernd normal weiter lief, obgleich er sich persönlich zunehmend antirhythmisch verhielt. Dies mußte, wie auch immer, nach und nach zu einer Beeinträchtigung seines Gesundheitszustandes oder mindestens seiner Befindlichkeit führen.

Der krankmachende Effekt antirhythmischen Lebens erscheint nachweisbar, auch wenn er individuell nur sehr differenziert/unterschiedlich in Erscheinung tritt.

Auch *Hitler* bleibt unter diesen Gesichtspunkten zu beurteilen. Man gewinnt nach dem Gesagten den Eindruck, daß seine der üblichen Zeiteinteilung entzogene Lebensweise mindestens Mitursache seiner zum Lebensende hin immer deutlicher in Erscheinung tretenden körperlichen Zerrüttung war.

Jedoch scheinen Einschränkungen angebracht: Der große Gegenspieler Joseph *Stalin* arbeitete ebenfalls die Nacht hindurch bis gegen 5 Uhr morgens und schlief anschließend bis 12 Uhr, so daß der Beginn wichtiger Unterhandlungen, wie z. B. der von Jalta, erst auf den Nachmittag angesetzt werden konnte.[8] Er war sicherlich körperlich und psychisch in gleicher Weise wie Hitler belastet, zudem um 9 Jahre älter, und dennoch anscheinend in keiner Weise so beeinträchtigt wie jener. Freilich befand er sich seit 2 Jahren auf dem Erfolgskurs, und das ist die andere Seite der Medaille, von der im Zusammenhang mit dem Lebensrhythmus hier nicht die Rede sein kann.

Fassen wir zusammen, so bleibt zu sagen, daß die antirhythmische Lebens- und Verhaltensweise Hitlers wahrscheinlich erheblich zum letztlichen Verfall seines Allgemeinzustandes beitrug. Der völlige Erschöpfungszustand, der schließlich bei ihm zu beobachten war, dürfte z. T. Folge und Ergebnis seiner exzentrischen Zeiteinteilung gewesen sein, welche – nicht angeboren, sondern erst im Laufe von Jahren eingeübt – den naturgegebenen Rhythmus zwischen Erholungs- und Leistungsfähigkeit sistieren ließ.

Die »innere physiologische Uhr« paßte sich der von außen, d. h. psychisch erzwungenen Umstellung nicht oder allenfalls nur ungenügend an.

Lichtempfindlichkeit und Sonnenscheu

Bis in das Jahr 1940 hinein scheint von einer besonderen und ausgesprochenen Licht- und Sonnenempfindlichkeit Hitlers nichts bekannt gewesen resp. ihr keine Aufmerksamkeit geschenkt worden zu sein. Keiner der Freunde seiner Jugendzeit[1], keiner seiner zahlreichen Biographen, auch seine Sekretärin während zwölf Jahren[2], sein Leibdiener[3] oder der langjährige Adjutant[4] machen Mitteilung davon.

Lediglich Frau Schroeder erwähnt die unkleidsame Mütze mit einem sehr großen Schirm, die Hitler zum Schutze seiner empfindlichen Augen vor dem Kriege getragen habe.

Abgesehen davon gibt es ungezählte Aufnahmen Hitlers, die ihn im prallen Sonnenlicht darstellen, frühere in kurzen Hosen, in Kniestrümpfen und mit bloßen Knien. Sie zeigen ihn barhäuptig bei der sich über Stunden hinziehenden Abnahme des Vorbeimarsches von Verbänden der NSDAP, des Arbeitsdienstes oder der Wehrmacht bei den Parteitagen und sonstigen Anlässen. Einen Schlapphut trug er bei Wahlreisen oder privaten Ausflügen in der Kampfzeit, eine Mütze mit freilich auffallend großem Schirm nach der Machtübernahme. Ersteren modegemäß; die Mütze, weil sie zur Uniform gehörte. Kein Bild gibt es anscheinend von ihm, das ihn leichtbekleidet oder als Badenden zeigte. Nach allem, was wir wissen, hielt er auf ausgesprochene körperliche Distanz – auch den Ärzten gegenüber. Während des Polenfeldzuges 1939, wenn er im offenen Auto an die Front fuhr, exponierte er sich voll ohne Mütze und kam verstaubt abends in das Quartier zurück.[5]

Auch während des Westfeldzuges 1940 hielt Hitler sich in den Führerhauptquartieren »Felsennest« und »Wolfsschlucht I« viel außerhalb der Unterkünfte auf, und Lagebesprechungen fanden unter freiem Himmel statt.[6]

Nach dem Waffenstillstand mit Frankreich sehen wir Hitler im Führerhauptquartier »Tannenberg« am Kniebis im Hochschwarzwald seinem Gefolge ebenso vorweg durch das Gelände eilen, wie er beim »Frühlingssturm« – dem Feldzug gegen Jugoslawien und Griechenland – bei Mönichkirchen die Frühlingssonne sucht.[7]

Auf der Terrasse seines Berghofs scheute er Sonne und Tageslicht ebensowenig wie auch anläßlich einer Fahrt auf dem Kraft-durch-Freude-Schiff »Wilhelm Gustloff« der Arbeitsfront, als er 1938 oder 1939 in einem Liegestuhl entspannt Sonne und Meeresluft genoß.[8]

Hitler verhielt sich mithin wie jeder andere – um so erstaunlicher ist, daß sich dies ziemlich abrupt im Sommer 1941 änderte. Sein Leibarzt Prof. Dr. Theo *Morell* notiert: »Führer von 7 Uhr morgens bis 17 Uhr nachmittags mit Duce an der Front bei den Italienern. Das ganze Gesicht stark verbrannt. Stirne mit großen Verbrennungen, starke Schmerzen, daher sehr unwillig.«

Man würde dies an und für sich nicht für erwähnenswert halten müssen, doch war bei Hitler, der, wie gesagt, stets eine Schirmmütze trug, damals auch die Stirn beteiligt. Er muß also barhaupt im Auto gefahren sein oder zu Ehren Mussolinis, der sich gerne im Stahlhelm zeigte, ebenfalls einen solchen getragen haben, was sonst nie der Fall war und was vielleicht seinen Unmut mit erklärte.

Morell kommt hierauf nicht zurück und erwähnt nichts vom Abklingen der Verbrennung oder eine Behandlung, jedoch notiert er ein Jahr später im Führerhauptquartier »Werwolf« bei Winniza: »Hiesiges Klima für den Führer zu warm. Bei Personen mit durchsichtiger, feiner, hypersensiblen Haut, die stark sonnenempfindlich ist, frischer Wind und kühles Klima besser. Daher auch Ostpreußenklima und besonders Berg (Obersalzberg) für den Führer bekömmlicher.«[9]

Hitler hatte sich damals so behindert gefühlt, daß er eine Augenuntersuchung wünschte, weil er vermutlich mit dem rechten Auge schlechter sehe, zu der es aber nicht kam.

Daß Hitlers Haut zart, blaß und er anscheinend wenig behaart war, geht auch aus den Protokollen hervor, die bei der Vernehmung der Ärzte Theo *Morell*, Karl *Brandt*, Hanskarl *von Hasselbach* und Erwin *Giesing* nach ihrer Gefangennahme von amerikanischen Vernehmungsoffizieren aufgenommen wurden, worin diese eine besondere Empfindlichkeit bestätigen, jedoch nichts von einer Überreaktion auf Licht und chemische Reize aussagen. Immerhin wird die Empfindlichkeit der *Augen* Hitlers in der Umgebung allmählich doch bekannt.

So macht Dr. E. *Giesing* im Sommer 1944 den Diener Hitlers, Linge, darauf aufmerksam, daß in dessen Unterkunft stets nur 1 Lampe brenne, worauf dieser erwidert, der Chef vertrage kein helles Licht und lasse seit 1 ½ Jahren stets nur 1 Birne brennen, er lese und arbeite am liebsten im Halbdunkeln.[10]

Walter *Warlimont* bemerkt, daß diese Empfindlichkeit Hitler veranlaßt habe, die Fenster seines Arbeitszimmers in der »Wolfsschanze« nach Norden ausrichten zu lassen, damit ihn Sonneneinfall nicht störe.

Auch der Chefadjutant Oberst, später General Rudolf *Schmundt,* nahm hierauf Rücksicht, als er im Jahre 1942 oder 1943 bei dem Ausbau eines neuen Führerhauptquartiers in der Maginot-Linie wegen der Empfindlichkeit der Augen des Führers die Verwendung von Leimen und Lacken im künftigen »Lageraum« untersagte.[12]

Was für das Führerhauptquartier »Wolfsschanze« galt, wurde auch im »Werwolf« beachtet. Wiederum spricht General *Warlimont* von Hitlers sonnenlosem und dunklen Blockhaus und fügt hinzu, er habe es angeblich nur noch bei Dunkelheit und auf verschlungenen Wegen verlassen.[13]

Für diese Kommunikationsscheu dürften jedoch maßgeblicher die schweren Auseinandersetzungen gewesen sein, die Hitler im September 1942 mit Generaloberst Alfred Jodl und anderen höchsten Offizieren hatte.[14]

Leider dokumentiert *Morell* diese für Hitlers Einstellung wesentlichen Wochen nicht, obgleich sie sich doch auf dessen Befindlichkeit stark ausgewirkt haben müßten. Für die Wochen zwischen dem 29. 7. und dem 1. 10. 1942, als er Hitler wieder während einiger Tage in Berlin behandelte, liegen keine Angaben vor.

Doch darf man m. E. die organische Komponente in der Tagesscheu Hitlers nicht übersehen, wie man versucht wäre zu tun, wollte man die seelische allzusehr in den Vordergrund stellen. In subtil verschlungener Weise mag beides dazu beigetragen haben, daß Hitler von diesem Zeitpunkt an – weilte er nicht auf dem Obersalzberg – sich zunehmend einbunkerte.

Morell schreibt in seinen Notizen am 28. 10. 1944: »Vollständig objektiv gesehen, ist momentan der gesundheitliche Zustand recht gut. Da ... der Patient sich stets im Bunkerraum ohne Tageslicht aufhält und täglich höchstens 10–15 Minuten in freie Außenluft mit natürlichem Licht kommt ...«[15]

Morell, welcher schon seit 1941 wiederholt und, seinen Niederschriften zufolge, mit Nachdruck auf eine Änderung in dieser Hinsicht gedrungen hatte, erreichte für die noch folgenden Monate vielleicht doch einiges, wenn es auch jetzt (1944) in Berlin die äußeren Umstände der täglichen Bombardierungen waren, die Hitler in den Bunker der Reichskanzlei zwangen und ihn durch aufgewirbelten Ziegelstaub sowie durch über die Stadt hinziehende Brandwolken stark belästigten und eine Bindehautentzündung seiner Augen verursachten. Doch wollte er die ihm von Morell empfohlene Augenklappe nicht tragen.

Immerhin ging er aber Ende November/Anfang Dezember 1944 und ab Mitte Januar 1945 des öfteren im schon fast völlig devastierten »Garten« der Reichskanzlei umher oder hielt sich zusammen mit seiner Umgebung wenigstens im Freien auf, wo ich ihn etwa am 22./23. April 1945 noch sah.[16]

Vom 11.12.1944 bis zum 15.1.1945 hielt Hitler, der durch die Ardennenoffensiven das Kriegssteuer noch herumzuwerfen gedachte, sich im Führerhauptquartier »Adlerhorst« bei Bad Nauheim im »Wiesengrunde« auf, und hier ging er, da er nicht viel mehr tun konnte als den Kampfverlauf abwarten, häufiger und länger spazieren als in allen Jahren zuvor, bis 1½ Stunden. Er ging durch das Wald-Wiesental, ließ sich durch das Überfliegen feindlicher Bomberverbände nicht stören und beschäftigte sich mit seiner Schäferhündin Blondi. Er tat dies in wechselnder Begleitung, und *Morells* Aufzeichnungen vermitteln den Eindruck, als habe er sich dabei wohl gefühlt[17] und die Wintersonne nicht gescheut.

Schließlich jedoch zog Hitler sich ab Ende März 1945 völlig in den Bunker der Reichskanzlei zurück, und Morell dokumentiert[18]: »Führer ist seit ungefähr 10 Tagen nicht mehr nach außen gekommen«, was in gewissem Widerspruch zu der Befundniederschrift von Prof. Walter *Löhlein*, Direktor der Universitäts-Augenklinik Berlin-Charité, steht, der ihn noch am 7.4.1945 untersuchte und aufgrund von Angaben *Hitlers* verzeichnete: »Der Führer verläßt den gut gelüfteten und beleuchteten Bunker im allgemeinen nur für kurze Zeit (täglich ½–2 Stunden), und geht dann in den Garten der Reichskanzlei, der wenig zerstört ist, aber natürlich bei Wind staubig ist. Er ist dann gegen Licht und staubigen Wind sehr empfindlich. Eine geordnete Behandlung ist so schwer durchzuführen wegen der Unregelmäßigkeiten der Lebensführung...«[19] Löchlein diagnostizierte beiderseits eine »mäßige, chronische Conjunctivitis«, welche er am 2.3.1944 noch nicht festgestellt hatte, ohne Beteiligung der Conjunctiva bulbi (des Augapfels). Absonderungen sehr gering. Kein Verdacht einer Tränensackbeteiligung. – Am linken Oberlid ziemlich großes, reizloses Chalazion (Gerstenkorn), das zum Reiben verlockt und beschwerlich ist.«

Die von Prof. Löhlein verordnete Salbe und Augentropfen wurden von Morell nach einigen Schwierigkeiten noch beigebracht.[20]

Soweit die Fakten.

An dieser Stelle hat uns nicht die Frage nach den psychischen Beweggründen zu interessieren, die Hitler zu einer fortschreitenden Einbunkerung veranlaßten, sondern lediglich die, ob es exogene oder wesentlich somatische Veranlassungen waren, die etwa seit Beginn des Ostfeldzuges seine Einstellung zu Licht und Luft veränderten und ihn beide mehr und mehr meiden ließen.

Folgende mögliche Anlässe, die infolge einer Augenreizung Lichtscheu verursacht haben könnten, bieten sich an:

Die, freilich von *Morell* niemals erwähnte, aber von vielen anderen Zeugen bestätigte und bekräftigte Kontaminierung des Gesamtbereichs der »Wolfsschanze« mit Petroleum, die den im Sperrkreis I Beschäftigten ebenso unangenehm war wie ein Jahr darauf, Sommer 1942, im »Werwolf« der stark reizende Carbolineumgeruch, mit dem die kurz vorher errichteten Blockhäuser imprägniert worden waren und der in der brütenden Sommerhitze ungemein bemerkbar wurde.[21]

Augenbefunde Hitlers aus diesen Jahren (1941 / 1942) liegen nicht vor; jedoch ist es durchaus wahrscheinlich, daß die genannten »Chemikalien« wesentlich dazu beitrugen, wenn er sich – wie allenthalben vermerkt – in diesen beiden Führerhauptquartieren nicht wohl fühlte, wozu freilich noch andere äußere Momente (Klima, Sommerhitze, Fliegen-, Mückenplage u. a. m.) beitrugen.

Schließlich stellt sich natürlich die Frage, ob die Gasvergiftung Hitlers im Oktober 1918, die zu einer schweren Augenschädigung geführt hatte, eine bleibende Empfindlichkeit und damit Sonnen- und Lichtscheu hinterließ. Sie ist im nachhinein kaum noch zu beantworten. Immerhin wurde jedoch diese Lichtempfindlichkeit erst etwa 20 Jahre nach der Kriegsschädigung deutlich erkennbar, so daß ein direkter Zusammenhang unwahrscheinlich wird. Vielleicht wirkte sich aber doch auch der häufige Aufenthalt in verrauchten Hallen usw., bei Massenveranstaltungen ungünstig aus, der später, nach 1933, freilich vermieden wurde.

Weiter zu fragen, aber ebenfalls nicht zu beantworten wäre, ob eine »Interaktion« der zahlreichen Medikamente, welche Hitler von Morell appliziert erhielt, zur Überempfindlichkeit in dieser Weise geführt haben könnte.

Fest steht jedenfalls, daß Hitlers Lebensgefühl durch diese Lichtempfindlichkeit etwa ab 1942 / 43 nicht unwesentlich beeinträchtigt wurde.

Selbstisolierung und Einbunkerung

Sinn und Unsinn der »Führerhauptquartiere« (F.H.Q.)

Abgesehen von A. *Buck* und G. W. *Ramsey*,[1] die die während des Krieges entstandenen »Führerhauptquartiere« beschreiben, und P. *Hoffmann*[2], welcher darüber hinaus eine grundlegende Untersuchung über alle sonstigen, dem Schutze Hitlers dienende Maßnahmen vorlegte, befassen sich Hitler-Biographen m. W. bisher kaum mit diesem Gegenstand. Auch in der sonstigen umfangreichen Memoiren-Literatur aus dieser Zeit wird allenfalls am Rande über Sicherheitsvorkehrungen berichtet, die getroffen wurden, oder denen man sich zu unterziehen hatte.

So bleibt im dunkeln, und es finden sich anscheinend keine direkten Unterlagen darüber, ob Hitler entsprechende Maßnahmen, die ihm vorgeschlagen wurden, lediglich zugelassen, solche auch selbst angeregt oder gar persönlich ausgearbeitet hat, ob er sie als notwendig empfand oder nur widerwillig ertrug, sich ihnen entzog oder etwa von Kriegsjahr zu Kriegsjahr mehr auf Erweiterung und Ausbau der ihn betreffenden Schutzeinrichtungen drängte.

Daß er mit Martin *Bormann* und Albrecht *Speer* darüber sprach, kommt mehrfach zum Ausdruck, aber schriftliche Ausführungen oder Befehle von seiner Hand liegen m. W. darüber ebensowenig vor wie über andere wichtige Dinge. So bildet sich der widersprüchliche Eindruck, ihm – dem Menschen Hitler – sei an seiner Sicherheit nicht eben viel gelegen gewesen, *alles* aber an seiner Sicherung als alleiniger Führer des Volkes und oberster Kriegsherr. Deshalb vielleicht die äußere Diskrepanz zwischen der einfach-kriegsmäßigen Privat-Bunkersphäre und den ungeheuren Aufwendungen zum Schutze der »Figur« resp. der Einrichtung »Der Führer«.

Zur Privatsphäre Hitlers sei gesagt, daß es ihm auf eine besondere »Ausstattung« der Unterkünfte in den »Feldhauptquartieren«, anders als zuvor in seinen »Residenzen«, nicht ankam. Er wollte im Zweiten Weltkrieg dem Gefreiten des Ersten Weltkrieges entsprechen und hatte z. B. in dem vor Kriegsbeginn vorbereiteten »Führerhauptquartier Adlerhorst« bei Bad Nauheim abgelehnt, im Schloß Ziegenberg zu residieren, dieses vielmehr während der Ardennen-Offensive 1944/45 dem Oberkommandierenden, Feldmarschall von *Rundstedt*, überlassen, um einen abseits gelegenen kleinen Bunker zu beziehen. Auch bei Truppenbesuchen lehnte er Sonderaufmachungen, z. B. beim Feldküchenessen, ab.[3]

Feigheit war sicherlich nicht im Spiel, wenn Hitler mit einem gewaltigen Sicherungskordon umgeben wurde. Schließlich hatte er 1914–18 die meiste Zeit in vordersten Stellungen verbracht und hatte sich auch während des Polenfeldzuges 1939 bei Frontfahrten persönlich stark exponiert.[4]

Aber von der »Führerfigur« hingen schließlich Sieg oder Untergang ab, und so mußte deren Schutz ihrer Bedeutung angemessen gestaltet werden. Es setzte, ohne daß Hitler selbst erheblich eingriff, ein Automatismus der Administrationen ein, der Weiterentwicklung, Vervollkommnung und stete Vergrößerung von Anlagen und Schutzeinrichtungen notwendigerweise »erzwang«, auch weil irgendwelche maßgeblichen Dienststellen den unausgesprochenen, schriftlich nirgends fixierten Intentionen der obersten Führung nicht nur entgegenkamen, sondern sie vorwegnahmen. Diese Intentionen gingen anscheinend völlig in Richtung »Fixierung, Einbunkerung und Behauptung von einmal ergriffenen Maßnahmen«.

Eine ganze Männergeneration war von 1914–18 durch die Schützengraben- und Unterstandserlebnisse geprägt worden und hatte opferreiches Festkrallen an besetzter Erdkrume für siegeswichtiger gehalten als operative Beweglichkeit. Maginotlinie, West- und Atlantikwall, aber auch Stalingrad wurden zu fast aberwitzigen, sich selbst widerlegenden Monumenten einer Prägung, der sich auch Hitler trotz seiner Blitzerfolge in den Bewegungskriegsjahren 1939–1941 nicht zu entziehen vermochte; ja, sie setzte sich bei ihm schließlich stärker und stärker wieder durch, bis er ihr völlig erstarrt erlag.

Es offenbarte sich etwa ab 1942 bei ihm ein Wesensbruch, dessen Ursachen ich zu deuten mir nicht anmaßen möchte. Jedoch erscheint mir als Internisten die fortschreitende Konzeptionsverarmung und das Zurückziehen auf die eigene Person Ausdruck einer unausgesetzten und damit ans Krankhafte grenzende Erschöpfung eines Mannes zu sein, der sich wie sonst kaum einer mit Verantwortung belastet hatte und es als seine Berufung empfand, Größtes und Einzelstes intuitiv alleine zu entscheiden.

Hiermit hängt letzten Endes wohl auch zusammen, daß er den gewaltigen Ausbau seiner Hauptquartiere nicht nur zuließ, sondern als Ausdruck »unerschütterlichen Behauptungswillens« und kriegsgemäß auch begrüßte.

Insgesamt gesehen bleibt wahrscheinlich, daß die Führerhauptquartiere, wie sie schließlich über jede militärische Notwendigkeit hinaus entstanden, Resultat einer Interaktion verschiedenster Kräfte waren, von denen Hitler nur eine darstellte.

Wie im folgenden darzulegen sein wird, wurde für Erweiterung, Neubau und Sicherung der Führerhauptquartiere, ob benutzt oder nicht, ein ungeheurer Apparat nicht nur geschaffen, sondern während der gesamten Kriegsdauer auch unausgesetzt in Gang gehalten, wobei die anfallenden Kosten keine Rolle gespielt zu haben scheinen.

Dies besagt, daß Arbeitskräfte und kriegswichtigste Güter aller Art trotz zunehmend bedrohlicher Verknappung lediglich prophylaktisch Verwendung fanden, obgleich sie unmittelbar am Kriegsort dringendst benötigt wurden.

Dies fordert die ketzerische Frage heraus, wo und wann der einzig und allein auf *eine* Person bezogene Führungsstil des »Dritten Reiches« seinen Sinn verlor und zum Schaden Ungezählter zum Unsinn wurde...

Diese Frage stellt sich aber zusätzlich auch, weil *Hitler* je länger, je mehr und allein nach seinem Ermessen die an verschiedenen Plätzen des Reiches mehr oder weniger zweckentsprechend installierten Führerhauptquartiere wechselte. Mußte darunter verständlicherweise doch die hochkomplizierte Infrastruktur der Verbindungen nach überallhin leiden, die allein ihm die Führung des Reiches ermöglichten. Sie ließ sich nicht ohne Effizienzeinbuße von Ort zu Ort mitschleppen. Vergleichsweise sinkt die Leistung eines Orchesters auf Tournee unter dem gleichen Dirigenten, wenn die Instrumente nicht rechtzeitig herangebracht werden können.

Es kennzeichnet die besondere Wesensart Hitlers, daß er diesen nächstliegenden und für die Wirksamkeit seiner Befehlsübertragung maßgeblichen Modalitäten anscheinend niemals ernsthaft Aufmerksamkeit schenkte, während er zugleich draußen an den Fronten in weit nachgeordnete Befehlsbereiche, die seinem unmittelbaren Einblick ganz und gar entzogen waren, persönlich eingriff. Das Nächstnotwendige, für die Führung Essentielle unbeachtet lassend, versuchte er weit draußen das Kleine zu ordnen, ohne es lenken zu können.

Auf diesen schließlich zum Desaster führenden Unsinn wies m. W. bisher lediglich der sachverständige Generalstäbler Walter *Warlimont* als schon zur Kriegszeit enttäuschter, erbitterter Kritiker hin.

Wenn Hitler somit die zunehmende Verfestigung seiner Führerhauptquartiere nicht nur zuließ, sondern sich in ihnen zunehmend stärker »einbunkerte«, so wohl auch deshalb, weil er – wie gesagt – sie als Monumente seines unerschütterlichen Behauptungswillens angesehen wissen wollte, in denen er leben mußte und wollte, auch wenn es seiner Gesundheit nicht zuträglich war.

Der Zug zum Extremen, resp. das Polare hier und dort, den wir an ihm erkannten und dessen Beschreibung sich wie ein roter Faden durch diese medizinische Biographie zieht, findet hier einmal mehr seinen Ausdruck. Es findet ihn aber in diesem Zusammenhang auch in sonderbar anderer Weise:

Der »Vollblut-Vegetarier« Hitler, wenn wir ihn so nennen dürfen, benennt seine Hauptquartiere zumeist, wenn er sie bezieht, nach Raub- und reißenden Tieren: *Wolfsschanze, Wolfsschlucht, Werwolf, Adlerhorst*. Sicher spielt die Erinnerung, daß er in früher

Kampfzeit von den Gefährten »Wolf« genannt wurde, eine Rolle dabei. Aber es spielt wohl auch anderes mit, nachdem er, Führer des Reiches geworden, sich an diese Vergangenheit nur noch wenig gebunden fühlte: Der *Vegetarier* wollte aus Tod und Abschlachtung eines Tieres zu *seinem* Nutzen keinen Vorteil ziehen. Leichenfleisch erzeugte Schuldgefühl. Doch war es etwas anderes, wenn er sich und die Seinen, zu deren Schutz und Wohl er sich berufen fühlte, gefährdet, ja mit Vernichtung bedroht sah. Dann wandelte er sich, dann wurde er zum reißenden Tier, das aus der »Schlucht«, der »Schanze« heraus angriff, um den Feind zu vernichten, ja auszurotten.

Wählte er deshalb für seine Hauptquartiere diese Namen?

Dies soll nicht mehr sein als ein diskutierbarer Hinweis für jene Psychologen und Psychiater, welche sich, vielleicht auch die Führungsstile der »Führer« des Zweiten Weltkrieges miteinander vergleichend, weiterer ärztlicher Erkenntnisforschung unterziehen. Doch möge er rechtfertigen, daß der Einfluß der Führerhauptquartiere auf Hitlers Befindlichkeit und Gesundheitszustand ausführlicher besprochen wird.

Überblick über die Führerhauptquartiere (F.H.Q.)

Vor diesem Hintergrunde wird ein Überblick über die »Führerhauptquartiere« erforderlich, welche vereinzelt vor, zumeist aber mit Kriegsbeginn 1939 zwar vorbereitet, aber nur zu einem Teil benutzt wurden.

Zählen wir die zwischen Zoppot bei Danzig im Norden, Mönichkirchen bei Wiener-Neustadt im Süden, Winniza im Osten und im Bereich der Maginot-Linie nahe Soisson im Westen fertiggestellten oder vorbereiteten Führerhauptquartiere zusammen, so kommen wir auf 28 Plätze, von welchen Hitler vier für längere Zeit und wiederholt, sechs nur kurzfristig für einige Tage bis zwei Wochen benutzte. In einem weiteren verweilte er lediglich einige Stunden. Alle anderen wurden niemals aufgesucht, waren aber praktisch benutzungsfähig.[5]

Die bevorzugten Führerhauptquartiere nun wurden ständig erweitert, gesichert, befestigt – nicht selten auch dann, wenn Hitler anwesend war und sie als Regierungs- und Kriegszentrale fungierten. Knapp gewordene Baumaterialien, für die Rüstung dringendst benötigte Metalle, technische Spezialanlagen wurden angefordert und als von hoher Priorität seitens der zuständigen Ministerien und Reichsstellen auch sofort genehmigt und zur Verfügung gestellt. Außerdem stand eine große Anzahl (ca. 28000) deutscher und ausländischer Arbeiter, Techniker, Architekten und sonstiger Fachkräfte im Dauereinsatz lediglich für die Führerhauptquartiere in Arbeit. Etwa 5000 allein arbeiteten längere Zeit auf dem Obersalzberg.[6]

Aufstellungen der verbauten Geldmittel und der Etats, denen sie entstammten, konnte ich nicht ermitteln. Laut P. *Hoffmann*[7], der freilich ebenfalls keine genauen Angaben zu machen weiß, müssen die Kosten enorm hoch gewesen sein.

Als der Rüstungsminister Albert *Speer* die Arbeit an den Bunkern auf dem Obersalzberg zugunsten anderer Rüstungsarbeiten zurückgestellt wissen wollte und Hitlers Zustimmung dazu bereits erlangt hatte, erwirkte Reichsleiter Martin *Bormann* unmittelbar darauf Gegenorder, und es wurde im Sinne Bormanns, der sich hier als verantwortlicher Organisator sah, weiter gebaut.

Die technischen Anlagen mußten dem jeweils neuesten Stande entsprechen, was auch dazu führte, daß Apparaturen eingebaut wurden, die noch nicht erprobt waren und sich noch nicht bewährt hatten. (Z. B.: Gasschleusen in der Wolfsschanze, Ende 1944)[8]

Das Unmaß der baulichen Sicherheitsvorkehrungen, die die berechenbaren Erfordernisse offenbar erheblich überstiegen, findet seinen deutlichsten Ausdruck in den Bunkeranlagen unter dem Berghof auf dem Obersalzberg und in der »Wolfsschanze« bei Rastenburg.

Im Vergleich zu ihnen dürfte gegen die anderen Führerhauptquartiere nur wenig einzuwenden sein; die dortigen Schutzbauten mögen den zu erwartenden Gefährdungen in etwa entsprochen haben. Die Sicherung des Führersonderzuges »Amerika« im Raume zwischen Stettin und Danzig im September 1939 und in einem Tunnel nahe Mönichkirchen während des Jugoslawien-Griechenlandfeldzuges im Frühling-Frühsommer 1941 war rein militärisch und hatte keine größeren Ausmaße als die der für höchste Stäbe üblichen.

Gleiches trifft für die stationären Führerhauptquartiere zu, in welchen Hitler sich im Mai/Juni 1940 zur Zeit des Frankreich-Feldzuges aufhielt, nämlich »Felsennest« in der Eifel, »Wolfsschlucht I« bei dem belgischen Dorf Bruly de Pêche und »Tannenberg« im Hochschwarzwald am Kniebis. Sie lagen in Mittelgebirgen, in Wäldern, dorfnah in ländlicher Umgebung und waren offenbar nicht überdimensioniert. Die hier anscheinend nach einheitlichen Bauplänen errichteten Baracken entsprachen einander; wich man auf Dorfhäuser aus, so wurden sie nicht besonders zugerüstet. Die erforderlichen Betonbunker waren ebenerdig und hatten lediglich eine zwei Meter dicke Betondecke.[9]

Trotz ganz erheblich größer gewordener Gefährdung gilt dies vier Jahre später (1944/45) auch für den »Adlerhorst« bei Bad Nauheim, in welchem *Hitler* sich fast einen Monat lang z. Zt. der Ardennenoffensive aufhielt. Dieses Hauptquartier war für ihn bereits bei Kriegsbeginn vorgesehen gewesen, später aber nicht benutzt worden, da im Winter 1939/40 noch Ruhe herrschte. Allem Anschein nach – es stehen anderslautende Berichte nicht zur Verfügung – war es seither relativ unverändert geblieben, obgleich die Gefährdung durch Luftangriffe an diesem, dem Gegner sicherlich als Führerhauptquartier nicht verborgen gebliebenem Ort ungemein größer war als bei Kriegsbeginn.[10]

Es wäre hierbei eine nicht ganz uninteressante Frage an die damaligen Gegner zu richten, nämlich die, weshalb sie dieses durchaus erkennbare Führerhauptquartier, über welches sie praktisch täglich mit starken Bomberverbänden ostwärts einflogen, nicht vehement angriffen. Doch nicht aus Courtoisie? – Auch während des Zweiten Weltkrieges scheinen die zumeist in Schlössern und großen Regierungsgebäuden residierenden Oberbefehlshaber und ihre Stäbe einander wenig »genieret« zu haben, um mit dem preußischen Friedrich II. zu sprechen.

Im »Adlerhorst« bewegte sich Hitler, folgt man *Morells* Aufzeichnungen,[11] wesentlich freier und gelöster als zuvor in »Wolfsschanze« und in der Reichskanzlei, obgleich er sein Imperium verloren hatte und auch körperlich vor dem Ende stand.

Selbst das ukrainische Quartier »Werwolf« bei Winniza weicht von den bereits erwähnten anderen nicht grundsätzlich ab. In dem dortigen, Hitler und seinem engsten Stab vorbehaltenen Sperrkreis I standen 8 oder 10 Blockhäuser und ein an Hitlers Blockhaus angebauter ebenerdiger Bunker sowie, was nicht ganz gesichert ist, ein weiterer allgemeiner Bunker. Diese Bunker entsprachen in Dimension und Einrichtung den ursprünglichen Bauten der »Wolfsschanze« bei Rastenburg.

Tief unter der Erde gelegene Bunker gab es nicht[12]; anderslautende Erzählungen[13] sind reine Phantasie.

Was schließlich die Reichskanzlei in Berlin betrifft, so scheint der unterirdische Vorbunker bereits 1936/37 in Angriff genommen worden zu sein,[14] während der noch um mehrere Meter tiefere eigentliche »Hitlerbunker« erst im Kriege (ab 1943?) entstand und bei dessen Ende noch nicht völlig fertiggestellt worden war. Er war durch eine 5–7 m dicke Betondecke mit den damaligen Mitteln anscheinend unzerstörbar gemacht worden. Hier verbrachte Hitler – mit geringen Unterbrechungen während der Ardennenoffensive – ab November 1944 die letzten Monate des Krieges.

Vergleicht man die Bunker der Alten Reichskanzlei mit den entsprechenden Anlagen der von Alfred *Speer* gebauten Neuen Reichskanzlei und den, wenigstens für einen begrenzten Teil der Berliner Zivilbevölkerung vorgesehenen, gewaltigen Flakbunkern (am Anhalter Bahnhof, am Zoologischen Garten, in Spandau und am Gesundbrunnen u.a.m.), so dürfen wir sagen, daß diese allesamt hinreichend »lebenssicher«, wenn auch im Verlaufe der Endkämpfe nicht

»lebenswürdig« waren; sie wurden weder durch gezielte Bombardierung, noch Artilleriebeschuß zerstört.[15]

Verständlicherweise wurde der erheblich stärker als die anderen Anlagen befestigte »Hitlerbunker« unter der Alten Reichskanzlei praktisch überhaupt nicht in Mitleidenschaft gezogen. Gezielte Angriffe der westlichen Bomberverbände auf ihn scheint es nicht gegeben zu haben; er wurde lediglich im Zuge von anglo-amerikanischen Flächenangriffen *mit*betroffen. Erst schwere sowjetische Artillerie schoß sich Ende April 1945 auf diese Anlagen ein, ohne Hitlers letzten Unterstand zerstören zu können.

Somit bleibt, wie bereits anfänglich angedeutet, daß wir lediglich bei zweien der »F.H.Q.« und Residenzen Hitlers von baulichen Schutz- und Sicherungsmaßnahmen sprechen dürfen, die das Ausmaß des uns Verständlichen übersteigen. Dies betrifft den Berghof auf dem Obersalzberg und das Führerhauptquartier »Wolfsschanze« bei Rastenburg in Ostpreußen.

Der »Berghof« auf dem Obersalzberg.[16]

Aus dem einfachen Haus »Wachenfeld« in der Gemeinde Salzberg bei Berchtesgaden, das Hitler 1928 von einer Hamburger Familie mietete und 1931/32 kaufte, wurde seine spätere zwar zweite, aber geliebteste Residenz. Der 1935 begonnene Umbau zum »Berghof« war im Jahre 1936 im privaten Anteil bereits weitgehend abgeschlossen. Ein weiterer Anbau 1938 ermöglichte die Unterbringung engster Mitarbeiter und persönlicher Gäste. Bereits früher war aber damit begonnen worden, Hitler auch in der Umgebung des Berghofes zu schützen und ihm einen privaten Lebensbereich zu gestalten, d. h. ihn zu isolieren und ihn vielleicht auch zu »entheben«.

Dabei war sein späterer Sekretär Martin *Bormann* – als engagierter Landwirt bestrebt, auf dem Obersalzberg einen Gutsbetrieb zu erhalten – offenbar treibende Kraft und sich gewiß, den Vorstellungen seines Führers zu entsprechen. Er erweiterte das Gelände durch Zukäufe bäuerlicher Besitzungen, bis der Berghof schließlich inmitten eines Areals von 550 zu 350 m lag, das von Straßen umgeben war; die Einlässe von dort zum Hause waren durch Posten gesichert. War Hitler bis 1936 noch in der weiteren Umgebung gewandert und hatte andrängende Verehrer begrüßt, so änderte sich das mit Kriegsbeginn, und ein innerer Zaun von 3 km, ein äußerer von etwa 14 km Länge umschloß sein gegen 7 km^2 großes engeres Hoheitsgebiet. Damals wurden auch auf den Berghöhen ringsum allenthalben Flak-Batterien postiert und Möglichkeiten zur völligen Verneblung des Gebietes geschaffen, wie ich selbst erlebte. Schließlich wurde auch weitherum ein »Führerschutzgebiet« gebildet, das sich zuletzt auf Stadt und Land Salzburg, den Thalgau, Hallein und Golling erstreckte, ja im Westen bis Reichenhall, im Osten bis nahe an den Mond- und Wolfgangsee, im Norden bis Seekirchen und Freilassing reichte.

Daß im Zentralbereich des Obersalzbergs Landhäuser der Paladine, Gästehäuser und Dienstgebäude, ein Kasernenkomplex, ein großer Gutshof u. a. m. entstanden, sei nur erwähnt. Ab 1943 wurde vornehmlich auf Betreiben Martin *Bormanns*, sicherlich aber mit Zustimmung Hitlers, mit ungeheuren Bauten begonnen, die bei Kriegsende benutzbar, aber erst im Rohen fertiggestellt waren. Es handelte sich um ein schwieriges Bergbauunternehmen eigener Art; denn in einer Tiefe von 40–50 m wurden im Felsgestein unterhalb des »Berghofs« in einer Länge von 2,8 km Länge Gänge und Stollen vorwärts getrieben, die bis zu den Häusern Görings und anderer reichten. Vom Berghof her über 70–80 Treppenstufen hinunter direkt erreichbar, wurde eine Höhle mit 79 Kavernen ausgehoben, welche für Hitler, Eva Braun und weitere unentbehrliche Personen, darunter den Leibarzt Morell, vorgesehen waren.

Wie bereits erwähnt, waren an diesen Arbeiten von 1943 bis Kriegsende gegen 5000 Arbeiter beschäftigt, von denen nur etwa ein Drittel Deutsche waren, so daß zudem der Aufwand für Sicherungskräfte groß war.

Ein Besuch Hitlers in dieser unterirdischen Anlage wird nirgends verzeichnet; sie diente jedoch seinen um den 21.4.1945 von ihm aus Berlin weggeschickten Mitarbeitern und Mitarbeiterinnen zum zeitweiligen Unterschlupf, nachdem der Berghof und die Stadt Berchtesgaden am 25.4.1945 durch einen amerikanischen Bombenangriff vernichtet worden waren.[17]

Die unterirdischen Kavernen wurden nach Kriegsende von der amerikanischen Besatzungsmacht durch Sprengung weitgehend unzugänglich gemacht.

Beurteilt man rückblickend die Bunkeranlagen des Berghofs, so gelangt man zu dem Eindruck, daß sie überdimensioniert waren, und daß zum Zwecke ihrer Errichtung wertvolle Arbeitskräfte von kriegswichtigeren Produktionen abgezogen und wertvollste, weil an sich in ungenügender Menge vorhandene Rohstoffe fehlinvestiert wurden.

Die militärische Sicherung des F.H.Q. »Berghof« gegen Luftangriffe schien völlig zureichend; denn, obgleich ab 1943 fast täglich starke feindliche Verbände aus dem Süden oder Westen einflogen und die benachbarten Städte München, Augsburg, Ulm, Nürnberg u. a. m. schwer zerstörten, blieb der Obersalzberg – aus welchen Gründen auch immer – völlig unbehelligt und war rein militärisch anscheinend hinreichend geschützt.

Der Großangriff vom 25.4.1945 erfolgte nach dem Zusammenbruch der deutschen Flugabwehr und war mehr politisch als militärisch motiviert: er sollte einen Fangstoß für Hitler abgeben.

Fragt man in diesem Falle nach Sinn und Unsinn, so fällt die Antwort nicht schwer.

Das Führerhauptquartier »Wolfsschanze« [18]

Dieses ostpreußische Führerhauptquartier, in dessen näherer und weiterer Umgebung sich alsbald außer den obersten militärischen Dienststellen auch Hermann *Göring*, Heinrich *Himmler* und der Außenminister Joachim von *Ribbentrop* mit ihren Stäben ansiedelten, während Martin *Bormann* als Sekretär und Leiter der Parteikanzlei in Hitlers unmittelbarer Nähe seinen Sitz hatte, war von Anfang an größer, wenn auch nach dem gleichen Schema angelegt wie die bereits genannten anderen. Es sollte während des Krieges gegen die Sowjetunion immer wieder und für Monate die Zentrale des Reichs abgeben.

Dauer und Ausweitung des Krieges hatten zur Folge, daß die ursprüngliche Anlage ständig erweitert und neue Baracken und Bunker hinzugebaut werden mußten.

Doch soll dies hier, weil offenbar administrativ erforderlich, nicht interessieren. Ich möchte vielmehr lediglich auf die gigantische Umrüstung des Bunkers von Hitler zu sprechen kommen, die fast das ganze Jahr 1944 in Anspruch nahm und den ursprünglich einfachen, sich von den anderen des Sperrkreises I nicht wesentlich unterscheidenden Bunker zu einem unzerstörbaren Bollwerk machte, ohne die Unterbringung des Bewohners entscheidend zu verbessern und erträglicher zu gestalten.

Anstelle der ursprünglichen Betondecke von 2 m Stärke trat eine Beton-Kies-Gesamtummantelung von 7 m Dicke; außerdem wurde ein wesentlich weniger schützender, nur splittersicherer Vorbau errichtet, welcher durch die Sprengung Anfang 1945 zerstört wurde.

Diese ungeheure, zu ebener Erde gelegene Kasematte bezog Hitler am 8.11.1944, um sie 10 Tage später für immer zu verlassen.[19]

Ob nun dieses gewaltige Monument, das heute eine Touristenattraktion darstellt, auf direkten Befehl Hitlers errichtet wurde, läßt sich nicht mehr klären. Es ist keine Äußerung von ihm zu diesem, ihn allein betreffenden Sicherungsvorgang nachweisbar. Anscheinend nahm er – auch nach dem Attentat vom 20.7.1944 – als gegeben und unvermeidbar hin, daß man ihn vor allen anderen gegen einen möglichen, gewaltigen Luftangriff sichern wollte.

Er besuchte die Baustelle lediglich einmal am 11.10.1944 nach

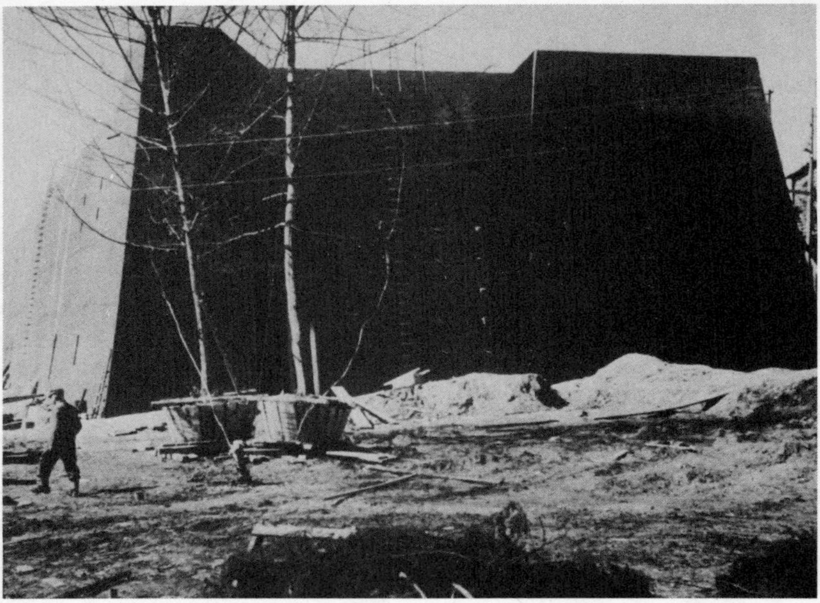

Der Bunker im Führungshauptquartier Wolfsschanze; fertiggestellt Anfang November, bezogen am 9. und endgültig verlassen am 20. November 1944. Er widerstand der Sprengung.

Überstehen einer Gelbsucht[20] und äußert sich einige Tage später zu Morell[21] nicht eben besonders interessiert, sondern eher wie über eine Selbstverständlichkeit, an die man keine besonderen Gedanken verschwendet.

Auch in diesem Falle fällt die Frage nach Sinn oder Unsinn des Unternehmens nicht schwer. Zu einer Zeit, da das auf das Reich Zukommende wohl abzusehen war, errichtete man noch so etwas wie eine Cheopspyramide mit Grabkammer für einen noch Lebenden.

Die »Philosophie« der Sicherung

Damit stellt sich die Frage nach der, wie man jetzt zu sagen pflegt, »Philosophie« dieses im wesentlichen schon unsinnigen Verhaltens.

War der Bau dieses Kolosses ebenso wie der aller anderen Sicherungsanlagen lediglich Folge eines gedankenlosen organisatorischen, administrativen Selbstlaufes, der sich nicht bändigen ließ und bei dem der Schutz der »Führerfigur« höchste Priorität hatte, oder war er eben Teil einer »Kriegsphilosophie«, die seit je *aggressiv* Verstärkung der Kampfkraft und -mittel ins Ungemessene, weil siegbewirkend, und *defensiv* Schutz des eigenen Besitzstandes einschließlich der Sicherung des Leistungspotentials erstrebt? Man darf sicher sein, daß letzteres nicht nur allgemeine Handlungsgrundlage der Verantwortlichen in Deutschland, sondern in allen kriegführenden Mächten und somit allgemeine »Kriegsphilosophie« war.

Hitler war nicht Schöpfer, sondern Vertreter und oftmals Verkünder dieser Basislehrsätze, wie es auch Churchill, Roosevelt, Stalin und andere waren. Mithin stellten alle geschilderten Maßnahmen lediglich Realisierungen von Vorstellungen und daran geknüpfte Erwartungen dar, und es erhebt sich damit die Frage, ob diese Realisierungen den Erfordernissen strategisch adäquat waren (wobei ich dieses Wort als Nichtmilitär unter Bedenken niederschreibe).

Waren sie es, so waren sie berechtigt und notwendig; waren sie im Verhältnis zum beabsichtigten Zweck ungemäß, dann waren sie im Kriegsrahmen nicht vertretbar.

Auf dem *Berghof* und in der *»Wolfsschanze«* waren die Maßnahmen zum Schutze vornehmlich der Person Hitler außerordentlich überdimensioniert und damit, wie man freilich erst im nachhinein zu analysieren vermag, einer rationellen Kriegführung abträglich. Dies wurde von Generalstäblern schon früh erkannt.

Walter Warlimont,[22] der nicht nur die Bauten, sondern überhaupt die Lage der Führerhauptquartiere kritisierte, schreibt, es könne kein Zweifel bestehen, daß ein »Feldhauptquartier« in solcher Lage nicht nur seinen Sinn verloren hatte, sondern höchstwahrscheinlich von verderblichem, kriegsverlängerndem Einfluß gewesen ist. »Das ostpreußische F.H.Q. lag sozusagen in einem windstillen Winkel zwischen der bald schwer ringenden Hauptfront und den Flammenstürmen des Bombenkrieges gegen die deutschen Städte.« Weder Hitler noch seine Nächsten hätten jemals einen eigenen Eindruck von den Nöten erhalten. *Warlimont* zufolge hätte spätestens seit der Dezemberkrise 1941 das Hauptquartier in die Hauptstadt oder seine unmittelbare Umgebung gehört, wie dies bei den anderen kriegführenden Staaten der Fall gewesen sei. Nur dann hätte man die Wirklichkeit der Lage in ihrer Gesamtheit erfassen können. Statt dessen seien aber die peripher gelegenen Führerhauptquartiere immer stärker festungsmäßig ausgebaut und auch diversifiziert worden, was eine einheitliche Führung fast unmöglich gemacht habe.

Dies belegt er mit dem Hinweis, daß sich das deutsche Hauptquartier in weit aufgelöster Form befunden habe, wenn Hitler sich auf dem *Obersalzberg* aufhielt. Er, von Wehrmachtseite nur mit Adjutanten umgeben, wohnte auf dem Berghof. Keitel, Jodl und die übrigen militärischen Angehörigen des Sperrkreises I (in »Wolfsschanze«) waren Gäste von Reichsminister Dr. *Lammers* in der »Kleinen Reichskanzlei« am Ortsrand. Der Wehrmachtsführungsstab hauste in seinem Sonderzug auf dem Bahnhof in Salzburg. Der Generalstab des Heeres und das Oberkommando der Luftwaffe aber saßen in den ostpreußischen Wäldern bei Angerburg.

Verlegte Hitler den Sitz nach Berlin oder wieder in die »Wolfsschanze«, dann siedelten alle diese Dienststellen mit ihm um, aber auch die politischen und parteilichen, die er bei sich zu haben wünschte. Hier offenbart sich eine weitere, merkwürdig extreme Denkweise Hitlers, auf welche schon anfänglich hingewiesen wurde. Er bemühte sich um Regelung fernliegender Dinge, die seiner persönlichen Einwirkung nicht bedurften, schenkte aber den Organisationen, auf die er unmittelbar angewiesen war und die allein eine erfolgreiche Befehlsausübung garantierten und ermöglichten, geringe Aufmerksamkeit.

Sind obige, aus tiefer Depression über die für einen Generalstäbler unerträglichen Verhältnisse hervorgegangenen Äußerungen General *Warlimonts* schon ein deutlicher Hinweis über grundsätzliche Fehlplanungen, über die man wohl in der obersten Kriegführung nicht laut zu sprechen wagte, so verstärkt sich diese Ansicht noch, wenn man überlegt, welchen Gefahren Hitler auf dem Obersalzberg und in der »Wolfsschanze« eigentlich ausgesetzt war.

Der *Berghof* auf dem Obersalzberg war sicherlich hochgefährdet; denn er war feindlichen Bomberverbänden, die aus dem Westen oder Süden in den Jahren 1943–45 fast täglich einflogen und die nächstgelegenen Städte (München, Augsburg, Nürnberg u. a.) verheerten und zerstörten, leicht zugänglich, war aber militärisch durch zahlreiche Flakbatterien und stationierte Einheiten stärker gesichert als die genannten Städte (s. o.); auch handelte es sich um eine erheblich kleinere und beherrschbare Fläche, die im Falle einer Gefahr völlig eingenebelt werden konnte und auch wurde. In Wirklichkeit wurde der Obersalzberg trotz oftmaligen Überfliegens erst dann, wie gesagt, ernstlich angegriffen und getroffen, als der Krieg praktisch bereits beendet war und die Abwehr nicht mehr funktionierte. Ganz sicherlich wären einige Großbunker, wie sie allenthalben in den Städten errichtet und niemals zerstört wurden, hinreichend gewesen, um das Leben Hitlers und seiner engsten Mitarbeiter zu sichern. Für die nachgeordneten Stäbe und Nachrichten- resp. Vermittlungsdienste und ihre Einrichtungen wurde im gesamten Raume sowieso wenig getan. Sie wären bei einem massiven Angriff ausgeschaltet worden, und die oberste Reichsführung wäre völlig isoliert gewesen.

Zur *»Wolfsschanze«* bei Rastenburg in Ostpreußen.

Hier ergibt die Analyse:

Schwerste Luftangriffe, wie sie seit 1942 fast täglich auf deutsche Städte von Aachen bis Berlin und Stettin ausgeführt wurden, waren in der weiter ostwärts gelegenen »Wolfsschanze« kaum zu erwarten. Der russische Gegner war zu entsprechenden Angriffen nicht in der Lage und unternahm erst Ende 1944 auf Breslau größere Bombenangriffe.

Die Stationierung großer anglo-amerikanischer Kampfverbände auf russischen Flugplätzen hätte in Rechnung gestellt werden können, doch lagen, wie man wußte, die militärischen und politischen Voraussetzungen dafür nicht vor.

Die Marschgeschwindigkeit der Bomberverbände (4motorige Maschinen mit Propellerantrieb) betrug etwa 300 km in der Stunde. Überall im Reichsgebiet wurden bei Einflügen per Radio Vorwarnungen und Warnungen sowie die vermutlichen Angriffsziele verbreitet, so daß sich die wahrscheinlich Betroffenen etwa 1 Stunde lang vorbereiten konnten. Für die an der östlichen Reichsgrenze gelegene »Wolfsschanze« war die Vorwarnzeit erheblich länger.

Im Falle eines dennoch erfolgten Großangriffes auf die »Wolfsschanze« nach dem Muster Berlin, Hamburg, Köln u. a. m. mit etwa 1000 Maschinen wäre Hitler in seinem Großbunker zwar unversehrt geblieben, mit Wahrscheinlichkeit jedoch ein Großteil der wesentlich weniger gesicherten Nachrichten- und Vermittlungseinrichtungen außer Betrieb geraten. Hitler wäre isoliert, und die weitere Befehlsführung für unbestimmte Zeit unmöglich geworden.

Hatte man also durch den gewaltigen Bunker aus der Luft drohende Gefahren behoben, so hatte man aber auch gerade dadurch neue, viel größere geschaffen. Eine bei einem Attentat im Bunkerinneren explodierende Bombe würde nunmehr mit Sicherheit sämtliche Anwesende getötet und zerrissen haben, was bei dem Attentat vom 20. 7. 1944 deshalb nicht geschah, weil die Druckwelle der Explosion durch zersplitternde Fenster usw. Ausgang fand.

Schon diese Erwägungen, denen von kompetenterer Seite weitere hinzugefügt werden könnten, machen deutlich, daß die für *Hitler* und seine engsten Mitarbeiter speziell erdachten und realisierten Schutzeinrichtungen überdimensionierte Fehlplanungen und eine Vergeudung anderenorts benötigter Rohstoffe darstellten, die jedoch wahrscheinlich nur zu einem Teil auf *Hitler* selbst zurückgingen.

So bleibt zu fragen, ob man etwaigen Luftangriffen auf weniger kostspielige Weise genau so gut, wenn nicht besser, hätte begegnen können – etwa durch Ausweichen. Da, wie erwähnt, die Vorwarnzeiten hinreichend lang waren, hätte die Führerkolonne stets die Möglichkeit gehabt, den Sperrkreis I zu verlassen und in den masurischen Wäldern das Ende eines Angriffs abzuwarten. Doch ist zuzugeben, daß ein solches Ausweichen vom Obersalzberg aus schwieriger gewesen wäre.

Die Realität und ihre Alternative könnte man anhand zweier fiktiver Wehrmachtsberichte verdeutlichen. Der eine würde etwa lauten: »Ein anglo-amerikanischer Luftangriff auf das Führerhauptquartier richtete Personen- und Sachschaden an. Der Führer setzte seine Arbeit im Bunker ohne Unterbrechung fort und hielt kriegswichtige Besprechungen ab.«

Der andere: »Ein anglo-amerikanischer Luftangriff auf das Führerhauptquartier richtete erheblichen Personen- und Sachschaden an, doch wurden kriegswichtige Tätigkeiten in keinem Augenblick unterbrochen. Der Führer und der als Staatsgast im F.H.Q. weilende Marschall *Antonescu* hielten sich in einem vorbereiteten Ausweichquartier auf.«

Aber der Gedanke, auszuweichen und eine Bedrohung an ungefährdeter Stelle abzusitzen, widersprach Hitlers auf Beharren und Behaupten ausgerichteten Vorstellungen völlig. Und so gibt es m. W. nirgends einen Hinweis auf eine Diskussion o. ä. in dieser Richtung.

Die *»Einbunkerung«* erschien derart selbstverständlich, daß neben ihr keine Verhaltensvariante Platz fand. Gauleiter, die ihre befestigten Befehlsstände bei Luftangriffen verließen (Dresden, Kassel), wurden gerügt und belangt. Jedoch lagen hier die Verhältnisse insofern anders, als sie die Zivilbevölkerung im Stich ließen, während es beim Führerhauptquartier um eine rein militärische Entscheidung ging, die auch einen zeitweiligen »Abmarsch« als taktisch richtig zugelassen hätte.

Rückblickend auf das Erörterte muß ich sagen, daß mir das Verhalten der Reichsführung, je mehr ich mich hineinarbeitete, um so rätselhafter, ja in der absoluten Fixierung auf »Verharren« unbegreiflich und wie eine, vielleicht von Hitler induzierte, Massenerstarrung erscheint. Generalstabsmäßiges Arbeiten und Planen schien dort ausgeklammert worden zu sein, wo es sich nicht auf den Truppenkörper, sondern den Kopf selbst erstreckte.

Das ist ein mehr als lehrreiches Exempel, spricht es doch u. a. für die unbedingte Notwendigkeit der Trennung von politischer und militärischer Führung. Ein befähigter Feldherr bedarf eines ihm übergeordneten Politikers; er darf stets lediglich als »pars pro toto« handeln, nicht aber – wenigstens heutzutage – Souverän sein.

Insoweit möge diese Erörterung, die mehr oder weniger am Rande gelegene Dinge betrifft, als Baustein angesehen werden und gelten.

Auswirkungen der »Einbunkerung« auf Hitlers Befinden und Gesundheit

Im Zusammenhang mit den Untersuchungen zur Pathographie Hitlers interessiert die Frage, ob und inwieweit sich die erheblich veränderten Lebens- und Arbeitsverhältnisse in den Führerhauptquartieren während der Kriegsjahre 1939–1945 auf sein Befinden und seine Gesundheit nachteilig ausgewirkt haben könnten.

Wir rekapitulieren kurz: Insgesamt waren für Hitler 28 Führerhauptquartiere vorbereitet, in Angriff genommen oder ausgebaut worden. Nur etwa 10 suchte Hitler für kürzere oder längere Zeit, einmal oder wiederholt auf.[23] Alle Anlagen, soweit sie nicht in vorgegebenen Gebäuden oder bereits ausgebauten Befestigungen (z. B. Maginot-Linie) lagen, wurden anfänglich, was Bunkergröße und -unterteilung, Kasino, Küchen, Kino u. a. m. anbetrifft, nach einheitlichen Bauplänen der Organisation Todt erstellt, so daß sich die Benutzer bei jedem Wechsel schnell orientieren konnten.[24] Für Hitler waren die von ihm benutzten F.H.Q. von unterschiedlicher Bedeutung; in einigen weilte er gerne, in anderen ausgesprochen unwillig; in einigen erlebte er große Siege, in anderen Niederlagen. Wir haben deshalb zu differenzieren und Abgrenzungen in verschiedener Hinsicht vorzunehmen:

Zum einen gab es die immer wieder häufig aus Erholungs- und Entspannungsgründen aufgesuchten alten und großen Residenzen *Reichskanzlei Berlin* und *Berghof auf dem Obersalzberg*, welche jegliche Annehmlichkeit boten und die Beibehaltung des vor dem Kriege gepflogenen Lebensstils in etwa ermöglichten. Von den erforderlichen Luftschutzmaßnahmen abgesehen, dürften auf dem »Berghof« Einschränkungen von kaum merkbarem Umfang erforderlich geworden sein. Dies traf auch bis etwa Mitte 1944 auf die Reichskanzlei zu. Dann kam es hier zu zunehmenden Behinderungen, als der bereits am Ende seiner Kräfte befindliche Hitler wegen der sich steigernden Luftangriffe immer häufiger in den Bunker mußte, in den er schließlich, als auch die Gebäude getroffen und teilweise zerstört wurden, ab Ende November 1944 ganz übersiedelte. Aber das konnte sich gesundheitlich nicht mehr zusätzlich nachteilig auswirken.

Auch wenn der Berghof der Ort war, an dem Hitler sich am wohlsten und auch während des Krieges am privatesten fühlte, so daß Morell ihn immer wieder drängte, dorthin zu gehen, so war er offenbar doch wetter-, d. h. föhnempfindlich, und der Leibarzt mußte ihn, besonders wenn er von der »Wolfsschanze« in Ostpreußen direkt dorthin flog, an den verschiedensten Beschwerden, besonders wegen heftiger Kopfschmerzen behandeln. Gerade hier hatte er auch heftigste Darmkoliken und 1943 und 1944 erhebliche Verdauungsstörungen, die zu besonderen Verpflegungsmaßnahmen zwangen.[25]

Hitler verließ dieses sein liebstes Refugium am 15.7.1944, um nicht mehr zurückzukehren.

Die nur relativ kurzen Aufenthalte im Führersonderzug »Amerika« oder in deren Stationierung nahegelegenen Hotels während der Blitzfeldzüge in Polen und Jugoslawien/Griechenland bedeuteten keine besonderen Einschränkungen der Lebensweise, brachten vielmehr enorme seelische Auftriebe, die gesundheitlich eher förderten als belasteten.

Es handelte sich hier um Aufenthalte in *Bad Polzin* ostwärts Stettin, im Kasinohotel Zoppot bei Danzig mit häufigen Frontfahrten während des Polenfeldzuges im September 1939 und in Mönichkirchen, südlich Wiener Neustadt vom 12.–25.4.1941 (Frühlingssturm) während des Jugoslawien-Feldzuges mit anschließenden Abstechern nach Kärnten, in die Steiermark und auf den Obersalzberg.

Mit Sicherheit eher positiv motivierend denn psychisch belastend oder das Allgemeinbefinden beeinträchtigend müssen zum anderen die Aufenthalte in *den* Führerhauptquartieren angesehen werden, in denen ein sichtlich euphorischer Hitler sich seiner schnellen und großen Erfolge erfreute oder aber gegen sein Ende eine Wendung seines Schicksals herbeizuzwingen versuchte.

Es sind dies das »Felsennest« nahe dem Eifeldorf Rodert und Bad Münstereifel, das 1939 fertiggestellt, von Hitler kurz nach Beginn des Westfeldzuges am 10.5.1940 bezogen, aber bereits am 6.6.1940 wieder verlassen wurde. Er wechselte wegen des schnellen Vordringens seiner Truppen in die improvisierte »Wolfsschlucht I«, die im belgischen Dorf »Bruly de Pêche« eingerichtet war. Wegen einer starken Mückenplage scheint er sich hier körperlich nicht besonders wohl gefühlt zu haben. Von hier aus besuchte Hitler jene Kriegsschauplätze, auf denen er im Ersten Weltkrieg gekämpft hatte, und für wenige Stunden Paris.

Zum Teil deshalb wechselte er, nachdem »das Ganze Halt« geblasen und der Waffenstillstand mit Frankreich abgeschlossen worden war, schon am 28.6.1940 in das Hauptquartier »Tannenberg« am Kniebis im Hochschwarzwald über.

Jedoch bereits am 6.7.1940 flog er von dort aus zum Jubelempfang nach Berlin in die Reichskanzlei.

Aus der Zeit des Frankreichfeldzuges schreibt Morell an seine Ehefrau: »Medizinisch ist kaum etwas zu tun. Ich fragte den Führer vor ein paar Tagen, ob er Klagen hätte. Es ginge ihm gut bis auf eine große Klage, sagte er, er hätte immer viel zu viel Appetit. Es geht ihm wirklich ganz famos.«[26]

In diesen Führerhauptquartieren beteiligte sich Hitler am allgemeinen Essen seines Stabes in den jeweiligen Kasinos. Die Mahlzeiten für ihn wurden zusammen mit denen für die anderen Teilnehmer von dem Mitropa-Koch *Günther* in der allgemeinen Küche zubereitet. *Morell* charakterisiert die Kost als gut, kräftig *und sehr stark* gewürzt.

Als ein bereits kranker, sich fast am Ende seiner Kräfte befindender Mann bezog Hitler mehr als vier Jahre darauf am 11.12.1944 den »Adlerhorst« nahe Bad Nauheim, um durch die Ardennenoffensive eine Wendung des Krieges herbeizuzwingen. Nach ihrem Scheitern kehrte er einen Monat darauf am 15.1.1945 nach Berlin in die Reichskanzlei zurück, wo er dann bis zu seinem Ende verblieb.

Dieses hessische Quartier war bereits 1939 für ihn vorgesehen gewesen; er hatte sich aber geweigert, das dortige Schloß Ziegenhain zu beziehen, und sich in dem 2 km entfernten Wiesental einen Bunker bauen lassen, wohin er 1944 auch ging.

Morells Aufzeichnungen aus diesen Tagen bezeugen, daß Hitler sich hier relativ gut fühlte und häufiger längere Spaziergänge machte als zuvor im F.H.Qu. Wolfsschanze (bis 20.11.1944) und dann in der Reichskanzlei.[27] Er spielte mit seiner Schäferhündin Blondi wie in früheren Jahren, ließ sich durch überfliegende feindliche Bomberverbände kaum aus der Ruhe bringen und benötigte weniger von *Morells* Medikamenten, wenn ihn auch das »Zittern« zunehmend belästigte und allmählich unerträglich wurde. Immerhin wurde durch den Aufenthalt im »Adlerhorst« Hitlers Befinden eher etwas gebessert als verschlimmert, obgleich hier seine letzten Hoffnungen auf eine Wendung des Krieges zusammenbrachen.

Weilte *Hitler* in den vorerwähnten Quartieren nur einmal und vorübergehend, so gibt es *zwei* Führerhauptquartiere in abgelegenen östlichen Gebieten, in denen er sich wiederholt und für kürzere bis lange Zeit aufhielt, und die seinem Allgemeinbefinden anscheinend nicht eben zuträglich waren. Er fühlte sich dort, übereinstimmenden Zeugenaussagen zufolge, nicht wohl, und der Aufenthalt mißfiel ihm.

Dies sind die Quartiere *»Wolfsschanze«* bei Rastenburg in Ostpreußen und *»Werwolf«* bei Winniza in der Ukraine. Diese waren, wie bereits erwähnt, für Hitlers Bedürfnisse als Führer, Reichskanzler und Oberbefehlshaber der Wehrmacht zunächst offenbar unterdimensioniert entworfen und erst entsprechend den zunehmenden Bedürfnissen ausgebaut worden.

Vergleicht man sie mit den Residenzen und Schlössern, in denen seine Reichskommissare und Oberbefehlshaber in den besetzten und okkupierten Gebieten Wohnung genommen hatten, so waren sie von äußerster Schlichtheit und bar jeglichen Prunks, was bei dem architekturbegeisterten Hitler eigenartig anmutet, aber anzeigt, daß er sich wie im Ersten Weltkrieg völlig als Frontsoldat fühlte.

Wollte man heutige Kriterien einführen, so würde man sagen, Hitler residierte in 2-, allenfalls 3-Sterne Hotels, seine Paladine in solchen mit 5 Sternen, alle aber vergleichsweise unendlich viel besser und ungefährdeter als die Mehrzahl der Zivilbevölkerung in den zunehmend bombenzerstörten Städten und selbstverständlich als die immer stärker dezimierten Truppen an den Kampffronten.

Das F.H.Q. »Wolfsschanze« bei Rastenburg in Ostpreußen

In diesem seiner Hauptquartiere, in welchem er fast die meiste Zeit des Krieges verbrachte, fühlte Hitler sich, wie gesagt, wenig wohl. Er äußerte zu seiner Sekretärin, man habe das sumpfigste, mückenreichste und klimatisch ungünstigste Gebiet für ihn herausgesucht,[28] und in ähnlicher Weise angeblich auch im Herbst 1944, »daß der Boden hier am billigsten war, oder vielleicht war es hier schon fiskalisches Gelände, und dann ist das F.H.Q. einfach hier gebaut worden«.[29]

Weiter geht aus einer Bemerkung zu *Morell*: »er meine doch, daß er auch wie alle übrigen mehr oder weniger die selben Symptome habe« hervor, daß er sich nicht lediglich allein und persönlich belastet fühlte, sondern auch anderen das Empfinden von Unbehaglichkeit zubilligte.[30] Und in der Tat scheint es kaum einen gegeben zu haben, der nicht über diesen Platz geklagt hätte.

Zur Geschichte der Entstehung dieses F.H.Q. möchte ich in Ergänzung der früheren Kurzdarstellung hinzufügen:

Im Spätherbst 1940 setzte Hitler eine Kommission, bestehend aus dem Generalbaumeister Dr. Fritz *Todt*, seinem Chefadjutanten Oberst Rudolf *Schmundt*, dem Heeresadjutanten Oberstleutnant Gerhard *Engel* und weiteren Sachverständigen, mit dem Auftrag ein, einen Standort für ein Führerhauptquartier nahe der neuen Grenze zur Sowjetunion zu ermitteln, von der aus der Krieg gegen Rußland geleitet werden könne.[31] Die Anlage sollte auf Dauer angelegt und entsprechend ausgebaut werden.

Andererseits ist Christa *Schroeder* der Ansicht, Hitler habe mit einem Blitzfeldzug auch gegen Rußland gerechnet und lediglich an eine Übergangslösung gedacht.[32]

Die Kommission wurde bei der Suche in dem südostwärts von Königsberg und acht Kilometer ostwärts der Kleinstadt Rastenburg und am Nordrand der Masurischen Seenplatte inmitten von Sumpfwiesen und Seen gelegenen »Forst Görlitz« fündig, der Hitlers Forderungen geographisch entsprach.

Im Gegensatz zu den späteren abschätzigen Bemerkungen Hitlers wurde der Standort also nicht von irgendwelchen Beamten oder Intendanten bestimmt, und es handelte sich auch nicht um fiskalischen Besitz, sondern um den Stadtwald von Rastenburg und dessen Erholungsgebiet mit einem Kurhaus. Sofort nach Genehmigung des Standortes durch Hitler wurde noch im Winter mit dem Ausbau der Anlage begonnen, die sich im Laufe der Kriegsjahre zum größten Feldlager Hitlers auswuchs. Bereits im April 1941 waren zahlreiche Bunker und Baracken bezugsfertig.

Beschreibung der Wolfsschanze und der allgemeinen Lebensverhältnisse

Die Gesamtanlage erstreckte sich in westöstlicher Richtung auf etwa 2200 m, in nordsüdlicher auf ca. 1400 m.

Eingebettet in diese Fläche waren zwei Sperrkreise; der ostwärts gelegene Sperrkreis I in einer Größe von 600–650 zu 340 m, welcher Hitler und seiner engsten Umgebung vorbehalten war und demnach für viele Monate jeder Jahreszeit dessen Lebensraum bildete, und der etwa 1 km davon nach Westen abgesetzte Sperrkreis II für den Wehrmachtsoperations- und andere Stäbe. Zwischen beiden verlief eine Landstraße und die eingleisige Eisenbahnlinie Rastenburg-Angermünde. Der innerhalb der Gesamtanlage liegende kleine Bahnhof »Görlitz« diente wiederholt zum Empfang von Staatsgästen wie z. B. Benito Mussolini am 20. 7. 1944. Auf einem zusätzlichen Gleis stand getarnt auch der Führersonderzug »Amerika«. Sicherungs- und Versorgungsdienste, Wacheinheiten, Flakbatterien usw. waren auf dem weiteren Gelände untergebracht. Etwa 8 km südwestlich am Gut Wilhelmsdorf, außerhalb des F.H.Q., lag der kleine Flugplatz.

Als Hitler am 23. 6. 1941, wenige Tage nach Beginn des Rußlandfeldzuges in seinem neuen Hauptquartier eintraf, dem er den Namen »Wolfsschanze« gab, fand er in dem ihm vorbehaltenen Sperrkreis I zunächst nur 8–10 einfache Betonbunker vor, die in einem schütteren, nur im Rahmen des unbedingt Erforderlichen ausgeholzten Mischwald gelegen und durch neu angelegte Asphaltstraßen miteinander verbunden waren. Grüne Tarnnetze, über die Bunker geworfen und zwischen den Bäumen ausgebreitet, oder Bewuchs auf den Bunkern sollten die Anlage gegen den Einblick aus der Luft schützen und nicht als militärische Einrichtung erkennen lassen. Die im Ostteil vom Sperrkreis I gelegene Wiesenfläche war feucht, wie überhaupt das ganze Gebiet an vielen Stellen sumpfig, ja morastig war. Man befand sich praktisch am Seeufer, und wer sich einen Schlüssel zu einer Pforte im Drahtzaun beschaffen konnte, der den Sperrkreis I umgab, konnte direkt in einem der Seen baden.[33]

Die *Wasserversorgung* der Gesamtanlage bereitete keine Schwierigkeiten; sie scheint aus Tiefbrunnen erfolgt zu sein, und im Ge-

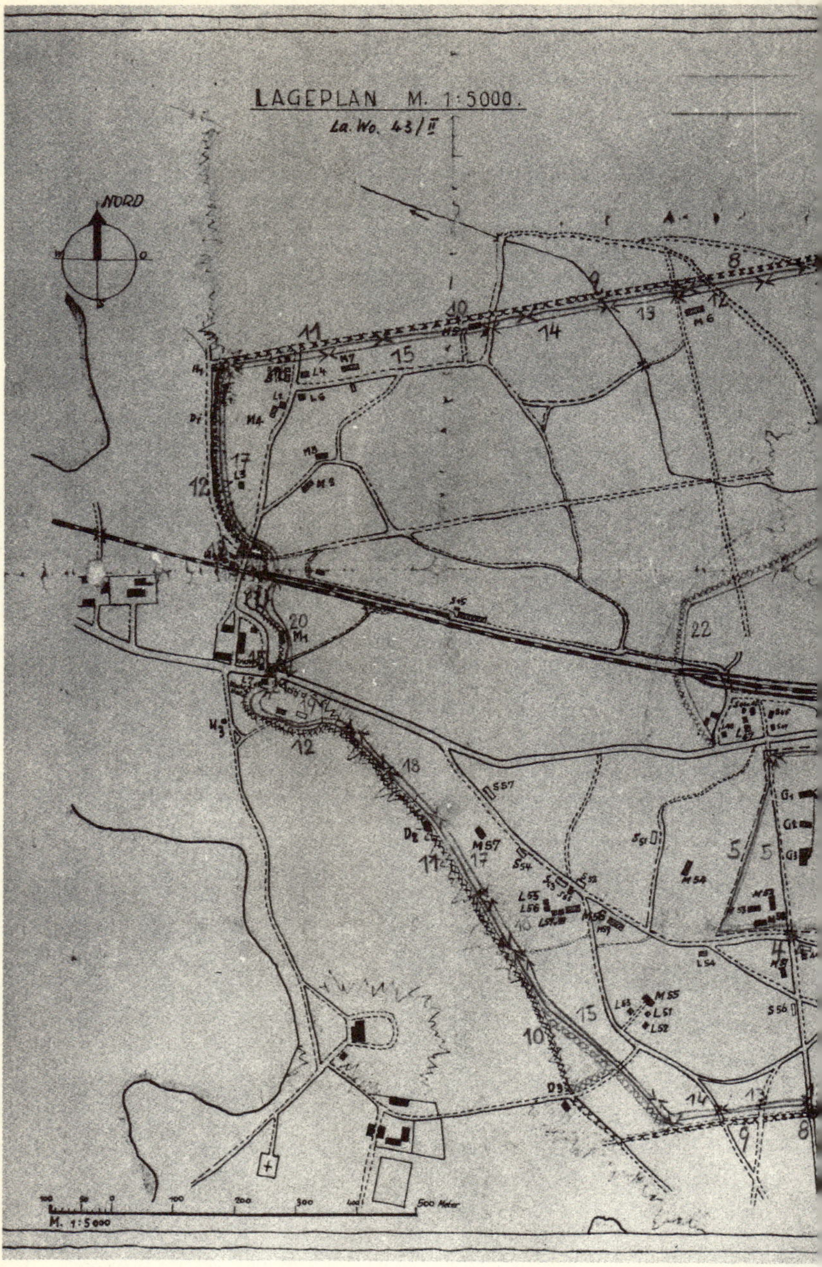

Plan des Führerhauptquartiers Wolfsschanze vom Oktober 1942, bevor 1944 weite
Bunker und weniger geschützte Baracken entstanden. Der Hitler-Bereich,
Sperrkreis I, befindet sich rechts der Bahnstation Görlitz. Der Bunker Hitlers lieg

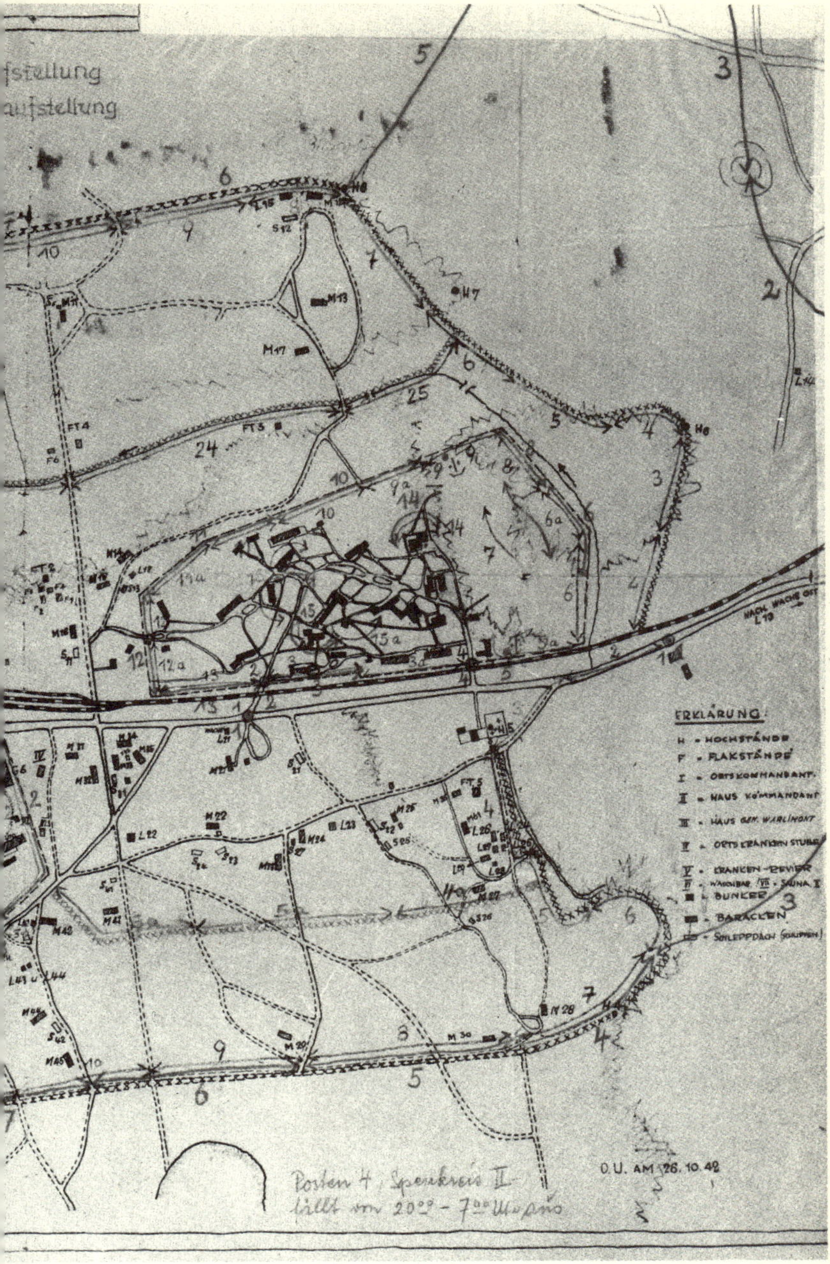

bei Nr. 14. Der Sperrkreis II, die Dienststelle der Oberkommandos der Wehrmacht, liegt unterhalb der Bahnstation.

lände waren Hydranten aufgestellt. Jedoch war die Qualität nicht optimal,[34] wenn auch pathogene Keime nicht nachgewiesen wurden. Auch die *Elektrizitätsversorgung* führte nicht zu Beanstandungen. Anscheinend waren entsprechende Aggregate in ausreichender Anzahl und Stärke vorhanden. Es gab ständig und überall warmes Wasser; Saunen und Kinos waren im Betrieb.[35]

Das *Klima* Ostpreußens, das Hitler in allen Jahreszeiten kennenlernen sollte, behagte ihm, der kein Freund von Ebenen und Niederungen war, offenbar nur wenig. Jedoch finden sich von ihm lediglich allgemeine Unmutsäußerungen. Die hochsommerliche Hitze, die er bei seinem Eintreffen vorfand, soll im Führerhauptquartier durch die Bäume gemildert und erträglicher geworden sein, während sie in den umliegenden Dörfern ungebrochen einwirkte.

Den Winter empfand z.B. *Below* im F.H.Q. Werwolf in der Ukraine wegen seines Kontinentalcharakters angenehmer als in »Wolfsschanze«.[36]

Am drastischsten äußert sich der Kriegstagebuchführer des O.K.W., Ministerialrat Dr. Helmut *Greiner*, in einem Brief vom 27.11.1942 an seine Ehefrau: »Ansonsten ist es scheußlich in diesem luft- und lichtarmen, ewig von Nebeln eingehülltem Waldlager.«[37]

Eine sehr unangenehme Beigabe von Bodenbeschaffenheit und sommerlicher Hitze war eine ungeheure, äußerst störende und kaum bekämpfbare Mückenplage.

Christa *Schroeder* äußert sich sofort nach ihrer Ankunft im F.H.Qu. auf das unangenehmste betroffen und beklagt sich über verschiedene Arten, eine unangenehmer als die andere.[38] Die sehnsüchtig erwarteten Fliegenklatschen trafen erst Ende Juni 1941 ein. Der bereits erwähnte Dr. *Greiner* schreibt am 27.6.1941: »Wir stehen weiterhin unter der fürchterlichen Mückenplage. Ein dümmeres Gelände konnte man schwerlich aussuchen. Laubwald mit moorigen Tümpeln, Sandboden und stehende Seen, der ideale Boden für das widerliche Getier.«[39]

Herr Heinrich Hoffmann jun., der sich 1941 und 1942 in Vertretung seines Vaters dauernd in »Wolfsschanze« aufhielt, wenn Hitler dort weilte, berichtet, die Mückenplage sei im Sommer so stark gewesen, daß die Posten vor dem Führerbunker Moskitonetze tragen mußten. Auch sei der gesamte Bereich zur Vernichtung der Ungezieferwolken derart stark mit Petroleum besprüht worden, daß der Geruch fast unerträglich war und man ihm an keiner Stelle entgehen konnte.[40]

Auch 1943 und 1944 scheint man der Plage nicht beigekommen zu sein.[41]

Auch Hitler muß darunter wegen seiner empfindlichen Haut sehr gelitten haben. Merkwürdigerweise gibt es aber von ihm oder seiner Umgebung keine Äußerungen darüber, und in *Morells* Notizen ist kein Wort über Mücken, lästige Fliegen und eine etwaige Betroffenheit Hitlers enthalten.

Bunker, Baracken und Unterkünfte

Das F.H.Q. »Wolfsschanze«, das Hitler im Juni 1941 bezog, war offensichtlich ein anderes als das, das er im November 1944 verließ. Zählte man zunächst im Sperrkreis I lediglich acht oder zehn eingeschossige, oberirdische, durch eine wenig starke Betondecke geschützte Bunker, so waren es am 20.11.44 zweiunddreißig, von denen fünf Großbunker erst 1944 in der letzten Großbauphase erstellt oder umgerüstet worden waren. Der Hitlersche Bunker, den er erst am 8.11. bezog und am 20.11.1944 für immer verließ, war schließlich mit einer Beton-Kiesschicht von 7 m Dicke ummantelt worden und widerstand jedem nachfolgenden Sprengungsversuch.

Hitler selbst konnte sich den gigantischen Ausbaumaßnahmen und den damit unvermeidlich verbundenen Belästigungen nur zeitweise entziehen, indem er z.B. von Februar bis Juli 1944 auf den Obersalzberg auswich. Aber die Arbeiten waren bei seiner Rückkehr von dort, drei Tage vor dem Attentat am 20.7.1944, noch keineswegs abgeschlossen, und er mußte im Gästebunker, der ziemlich zentral im Sperrkreis I gelegen war, bis zum 8. November Wohnung nehmen und auch dort verbleiben, als er gegen Ende September an Gelbsucht erkrankte. Es müssen damals größte Mengen von Baumaterialien, da außer der Umrüstung von Hitlers Bunker weitere Großbunker (z. B. für Göring, für die Fernschreibdienste) errichtet wurden, angeliefert und gelagert werden und täglich Hunderte von Bauarbeitern in den Sperrkreis morgens gebracht und abends wieder abgeholt worden sein. Dies letztere halte ich für wichtig, da die epidemische Gelbsucht sich gerade in Menschenansammlungen ausbreitet. Bedauerlicherweise konnte ich nicht in Erfahrung bringen, ob im Sommer 1944 solche Erkrankungen in »Wolfsschanze« und insbesondere im Sperrgebiet I gehäuft auftraten.

Tatsache ist, daß jemand, der sich 1941/42 ständig in Hitlers Umgebung aufhielt, sich 1944 und an späteren Plänen heute nur mit Mühe orientieren kann, so erheblich wurde umgebaut, erweitert, verstärkt und abgesichert. Infolge Fehlens detaillierter Berichte kann man sich nur ein ungefähres Bild von der Gliederung und Einrichtung der Bunker und insbesondere desjenigen von Hitler machen, obgleich dieser sich in den Jahren 1941–43 noch nicht grundsätzlich von den anderen unterschied. Erweiterungsbauten, wie z. B. Vorbau von splittersicheren Arbeitsräumen vor den unter 2 m dicker Betonschicht liegenden eigentlichem und als Schlafraum dienenden fensterlosen Bunker wurden 1942/43 generell vorgenommen. Jeder Bunker war in mehrere Schlafabteile für je eine bis zwei Personen unterteilt, während die vorgelagerten helleren Arbeitsstuben mehreren Männern zur Verfügung standen, z. B. eine dem Leibarzt Dr. Morell und dem Fotografen Heinrich Hoffmann.

Hitler wohnte allein in seinem Bunker, jedoch gab es Zimmer für die persönlichen Dienste und einen Raum für Telefonisten. Man betrat den Führerbunker, vor dem ständig zwei Posten standen, durch eine Schleuse und gelangte in einen Gang, an dessen linker Seite sich die Tür zum Arbeitsraum Martin Bormanns öffnete, dem gegenüber rechts Hitlers größeres Arbeitszimmer lag, in welchem anfänglich Lagebesprechungen und Teeabende abgehalten wurden. Weder hiervon noch vom Privatzimmer Hitlers gibt es Aufnahmen, dagegen ein ungeschriebenes Gebot verstoßen hätte, wenn in diesem privaten Bereich fotografiert worden wäre.[42] So fiel es auch nur wenigen auf, daß Hitlers Schäferhündin Blondi, zunächst im Sonderzug untergebracht, später bei ihm im Bunker lebte. Die Sekretärinnen wohnten im Bunker der Schreibdienste in einiger Entfernung von Hitler.

Die Bunkerabteile waren »klimatisiert«, d. h. ständig rotierende Ventilatoren an der Decke sorgten für Frischluft, verursachten aber auch ununterbrochen Zug.

Daß der Aufenthalt in diesen Unterkünften nicht eben angenehm war, soll durch einige Aussagen belegt werden:

Die Sekretärin Christa *Schroeder*: »Es wurden verstreute nach Arbeitsgebieten geteilte Bunker bezogen. Der Schlafbunker für 2 Personen, entsprechend dem eines Eisenbahnabteils, enthielt eine verdeckte Waschtoilette, aber allgemeine Duschräume am Ende. Es bestand eine elektrische Heizung; Ventilatoren liefen. Sie machten einen scheußlichen Lärm, verursachten aber beim Abstellen ein Erstickungsgefühl, weshalb man, wenn irgend möglich, in den vorderen Teil des Bunkers, den Arbeitsraum, umzog.« Sie klagt über bleierne Schwere in den Gliedern, Kühle in den Räumen und ständige Feuchtigkeit des Bettes. Arbeit sei nur im vorderen Bunkerteil möglich gewesen.[43]

Entsprechend äußert sich auch General *Warlimont* vom Wehrmachtsführungsstab im Sperrkreis II: Die Offiziere zogen nach Möglichkeit in den Sonderzug oder in ein altes, in diesem Bezirk stehendes »Kurhaus« um.[44] H. *Hoffmann* jun. beschreibt den Bunker 9, den sogenannten »Drohnenbunker«, weil in ihm keine militärischen, sondern zivile Begleiter und Vertraute Hitlers untergebracht waren: »Der Bunker war praktisch lichtlos und bestand aus engen Kammern. Wer längere Zeit dort verweilte, bekam die ›Bunkerkrankheit‹, den ›Bunkerkoller‹, d. h. er schlief lange, war wie benommen und dösig. Da eine kaum regulierbare Belüftung von der Decke her bestand, zog es in den fensterlosen Räumen ununterbrochen, was zur Häufung von Erkältungen und rheumatischen Beschwerden beitrug. Deshalb schlief man in den Vorbauten oder, so möglich, in einem Abteil des abgestellten Führersonderzuges, und der Bunker diente lediglich noch zum Aufenthalt bei Alarmen oder zum Abstellen wichtiger Gegenstände.«[45]

Der schon mehrfach zitierte Dr. *Greiner* schreibt: »Dazu die feuchtkalten Bunker, in denen wir nachts zum Gotterbarmen frieren wegen des dauernden starken Rauschens der elektrischen Lüftungsanlage, die scheußliche Zugluft verursacht. Wir schlafen daher unruhig und wachen morgens mit Kopfschmerzen auf; Wäsche und Uniformen sind immer feucht.«[46]

Wenn auch in den Monaten, als Hitler im Sommer 1942 im »Werwolf« bei Winniza weilte, erhebliche Verbesserungen vorgenommen wurden,[47] so änderten sich die Verhältnisse doch nicht grundsätzlich zum Besseren. Dr. Rolf *Makkus*, der ab 1943 im Sperrkreis I Unterkunft hatte, nennt das Wohnen im Betonbunker ebenfalls ungesund und anstrengend: »Stets war es kalt und feucht, ununterbrochen liefen Ventilatoren und wirbelten die Luft herum. Eine zusätzliche Belastung war die ungünstige und abnormale Tageseinteilung.«[48]

Einfluß des Bunkerlebens auf Hitler

Daß Hitler in seinem Bunkerabteil, das sich von dem der Mitarbeiter kaum unterschied, psychisch und physisch ebenfalls litt, läßt sich einsehen.

Schon am 14.8.1941 bemerkt Dr. W.H. *Scheidt*: »Das ungesunde Leben in den Bunkern des F.H.Q. in Rastenburg zu der damaligen Zeit war nicht ohne Folgen auch für die Gesundheit des Führers geblieben. Das mag zu einer gewissen Nervosität beigetragen haben.«[49]

Wie Hitler noch im Oktober 1944 in seinem Bunker wohnte, beschreibt der Architekt und seit langen Jahren Vertraute Hitlers, Hermann *Giesler*, der den kranken Hitler im Bunker besuchen durfte und ihn in einer fensterlosen Zelle auf einem einfachen Feldbett liegen sah.[50] Über seinem Kopf hing eine bewegliche Lampe, neben dem Bett stand ein Nachttisch und ein niedriges Gestell, vollbepackt mit einem Stapel von Berichten, Meldungen, Lagekarten und Büchern, mitten drinnen ein Telefonapparat. Die weißgrauen Betonwände reflektierten das Licht und strömten Betongeruch aus. Auf einem Stuhl lagen Brille und Bleistifte. An der Decke ein ständig laufender Ventilator. Der Raum verbreitete den Eindruck einer Grabkammer. Nach anderen Berichten hatte Hitler, der damals in

Erwartung der Fertigstellung seines gewaltigen neuen Bunkers noch im Gästebunker des Sperrkreises I wohnte, auch einen Grammophonapparat dort, obgleich er die abendlichen Plattenkonzerte nach der Niederlage von Stalingrad eingestellt hatte.[51]

Von Anfang an war es jedoch der Leibarzt Theo *Morell*, der Hitler auf die Gesundheitsschädlichkeit der Unterkünfte in »Wolfsschanze« wiederholt energisch und persönlich hinwies, zumal er sich offenbar wegen seiner Korpulenz und anderer Leiden aus der Zeit des Ersten Weltkrieges besonders angeschlagen fühlte.

Als Hitler am 7.8.1941 anscheinend einen Kollaps erlitt, notierte er: »Bunkerluft schlecht schon seit 5–6 Wochen.« Und wenige Tage später am 18.8.1941 fast triumphierend: »Gestern und heute besprochen: zu wenig Sauerstoffaufnahme und zu wenig Sonne, daher wenig Blutfarbstoff und Verringerung der roten Blutkörperchen. Der Bunker feucht und ungesund, Idealtemperatur für Pilzwucherung. Meine Stiefel einmal nach zweitägigem Stehen schimmelig, Kleider klamm im Schlafraum. Anfänglich stärkstes Ausdünsten und Ausschwitzen der Wände. Alle Rheuma bekommen und alle Eckchen, wo einmal etwas los war, schmerzhaft. Ich selbst für 2 Tage links Ischias und hauptsächlich Kniegelenk- und Zahnschmerzen allgemeiner Art. Erkältungen durch Luftzug der Exhaustoren. – Nach 14 Tagen Bunkeraufenthalt hätte ich darauf hingewiesen. Alles widersprach, jetzt alle mit meinem Urteil einig; Brustbeklemmungen, Bleichsucht, Bunkerpsychose.«

Morell ist auch, soweit ich sehe, der einzige Mann, dem wir aus eigener Kenntnis einige wenn auch sehr dürftige Angaben über den Großbunker verdanken, den Hitler schließlich noch am 8.11.1944 bezog. Die Sicherungsvorrichtungen waren geradezu ungeheuerlich, aber die einfachsten Wohn- und Lebensbedürfnisse wurden kaum befriedigt, nur wenig verbessert:

1.10.1944: Ich wies auf die Ungeeignetheit des neuen Bunkers für ihn hin. – Kleiner Wohn- und kleiner Schlafraum, trotz Entlüftung zu wenig Sauerstoff, viel zu bescheiden als erster Mann und Leiter des Reiches...

28.10.1944: Der Patient [hält] sich stets im Bunkerraum ohne Tageslicht auf... Im Bunkerraum [ist] durch den Exhauster kalte Luftströmung vorhanden...

8.11.1944: Im Bunkerraum zieht es ständig; ich bat deshalb gestern Abend, daß der Führer ein wollenes Tuch um den Hals nehmen solle, besonders weil er ständig leicht transpiriert. Aber er erklärt, daß er dies nicht leiden könne.

9.11.1944: Führer ist im neuen Bunker (am 8.11. nachmittags) umgezogen. Führerschlafraum und Arbeitsraum um 23 cbm (27 cbm Inhalt) größer als im alten Bunker; dabei keine Zugluft. Gearbeitet wird am Morgen im recht großen Raum im Außenteil mit großen Fenstern und Blick auf Waldwiesen.

In diesem Bunker hielt sich Hitler nur noch elf Tage bis zum 20.11.1944 auf. Die Gesamtanlagen des F.H.Q. »Wolfsschanze« wurden am 21. Januar 1945 gesprengt, nachdem *Keitel* das Schlüsselwort »Inselsprung« ausgegeben hatte. Die Vorbauten aus Holz- und Backstein von Hitlers Riesenbunker wurden zerstört und verbrannten. Die gewaltige Betonanlage widerstand.

Tagesablauf im Sperrkreis I des F.H.Q. Wolfsschanze:
Innerhalb des Sperrkreises I herrschte bis zum Zeitpunkt des Attentats am 20.7.1944 eine Atmosphäre kameradschaftlich vertrauter Laxheit, der sich auch Hitler persönlich zunächst nicht entzog. Bis zu diesem Tage wurde die allgemeine Kriegslage durchweg noch günstig beurteilt.[53]

Die meisten Dienste, soweit sie nicht eingeteilt waren, und natürlich sämtliche Bauarbeiter verließen den Sperrkreis I allabendlich, in welchem jedoch stets noch etwa 200–300 Mann verblieben: Hitlers Adjutanten und Leibdiener, Sekretärinnen (als einzige Frauen), Verbindungsbeauftragte zu den Ministerien, den Wehrmachtsteilen, der Partei, dazu Nachrichtendienste, Telefonisten, Wacheinheiten, S.D. u.a.m. Hierzu gehörten auch *Morell* und der jeweilige Begleitarzt, zumeist Prof. *v. Hasselbach*, was, abgesehen davon, daß die Ärzte Hitler sofort zur Verfügung zu stehen hatten, auch deshalb wichtig war, weil sich sonst innerhalb des Sperrkreises I keine Sanitätsstelle, kein Revier befand, und *Morell* wie wahrscheinlich auch *Hasselbach* sich hier deshalb als Truppenärzte betätigten. Eine Krankenstube und ein Truppenrevier befanden sich außerhalb der beiden Sperrkreise im allgemeinen Sicherungsgebiet.

Hitler selbst bewegte sich bis in das Jahr 1943 ganz ungezwungen in diesem Bezirk, auch wenn später innerhalb des Sperrkreises I mit Sicherungsmaßnahmen für ihn der »Sperrkreis A« und der »Führersperrkreis« abgegrenzt wurden, die nur mit besonderen Ausweisen betreten wurden. Aber er ließ sich z.B. von dem sonst auch für die Allgemeinheit tätigen Friseur *Wollenhaupt* (Spitzname »Samtbürste«), den er aus dem Hotel Kaiserhof in Berlin in das Führerhauptquartier beordert hatte, bei offener Tür des freilich für alle anderen dann gesperrten »Frisiersalons« die Haare schneiden.[54]

Bei den Spaziergängen im Ostteil des Sperrkreises I, von denen bereits berichtet wurde, ließ er sich zur persönlichen Unterhaltung von 1–2 Vertrauten begleiten. *Morell* z.B. folgte in wenigen Schritten Abstand der Sanitätsdienstgrad Dr. R. *Makkus*, der wie alle anderen Adjutanten und Diener Hitlers eine geladene Pistole mit sich zu führen hatte. Innerhalb des Sperrkreises I wurde man nicht mehr kontrolliert, aber der Gedanke eines Attentats wäre jedem hier Bediensteten auch unvorstellbar gewesen. Hier war auch das Übungsgelände von Hitlers Schäferhündin Blondi.

Die Mahlzeiten nahm *Hitler* mit den Spitzen seiner Umgebung im Kasino I ein, das in unmittelbarer Nähe seines »Urbunkers« im Ostraum des Sperrkreises I gelegen war.

Die Mahlzeiten wurden ihm wie bereits erwähnt im Rahmen der allgemeinen Küche bis Mitte 1943 von dem Mitropa-Koch *Günther* zubereitet, welcher dieses Geschäft mindestens seit Beginn des Frankreichfeldzuges im F.H.Q. Felsennest versah. Von da an wurde eine Sonderkost durch eine Diätassistentin gefertigt.

Über den Ablauf der Abende und Nächte im nächsten Umkreis Hitlers während seiner Aufenthalte im F.H.Q. »Wolfsschanze« liegen derart viele Einzelberichte vor, daß auf sie nur verwiesen werden kann. Jedoch möchte ich kurz auf Äußerungen der Sekretärin *Christa Schroeder* eingehen,[55] welche als eine der ganz wenigen, dienstlich zur engsten Umgebung Hitlers gehörenden Frauen sensibel auf die Veränderungen reagiert, zu denen es nach und nach kam, sie schildert einen zunehmend von der Last seiner Verantwortlichkeiten erdrückten und erschöpften *Hitler*, der sich immer mehr auf sich selbst zurückzog. Der »Chef« hatte keine festen Arbeitszeiten, und die Tageseinteilung wurde besonders unkoordiniert, als er auch das »Oberkommando« übernommen hatte. Er war ständig müde, konnte aber nicht ins Bett finden. 1941 war Hitler zumeist noch gut gelaunt und voller Humor gewesen. Er hatte Musikabende in seinem Bunker veranstaltet, wobei freilich immer die gleichen Platten aufgelegt wurden.

Aber das änderte sich schnell; bereits die Neujahrsnacht 1941/42 verlief »trostlos«. *Hitler* wurde einsilbig, launenhaft, schwermütig, und es plagten ihn wohl schon Vorahnungen, als er sagte, Rußland käme ihm vor wie das Gespensterschiff in Wagners »Fliegendem Holländer«.

Zur Zeit der Schlacht um Stalingrad wurden die Musikabende für immer eingestellt. Da die Lagebesprechungen stets unregelmäßiger angesetzt wurden und unvorhersehbar lange dauerten, begannen auch die Teeabende, die selten ausfielen, zu den unterschiedlichsten Nachtstunden und dauerten nicht selten bis in den frühen Morgen hinein, was dann zur Folge hatte, daß Hitler fast stets bis in den Mittag hinein schlief.

Am Teekreis nahmen durchweg die gleichen Personen teil, *Hitler* führte das Gespräch und erging sich in Monologen über immer sich wiederholende Themen, von denen Politik, Kriegs- und Weltereignisse ausgeschlossen waren. So verliefen die Abende und Nächte lau, schleppend, ermüdend für die Zuhörer. Wagte einer von diesen, eigene Ansichten vorzubringen, so geschah wohl, daß er nicht wieder geladen wurde. Anregungen und neue Gesprächsstoffe lieferten allenfalls Gäste, denen Hitler sich widmete. Hitlers Hündin und ein kleiner zugelaufener Kater brachten ebenfalls eine gewisse, erheiternde Abwechslung in die furchtbare, zunehmend lähmende Monotonie dieser nächtlichen Unterhaltungen, an deren Aufgabe Hitler niemals gedacht zu haben scheint.

Das Führerhauptquartier »Werwolf« bei Winniza / Ukraine

Die Bedeutung des F.H.Q. »Werwolf« fällt gegenüber der von »Wolfsschanze« stark ab, auch wenn Hitler sich hier ebenfalls relativ lange, vom 16. 7.–30. 10. 1942, vom 16. 2.–13. 3. und am 27. 8. 1943, mithin ungefähr viereinhalb Monate aufhielt. Der Umzug im Sommer 1942 war groß angelegt; er erfolgte mit der aus 16 oder 17 Flugzeugen bestehenden Hitlerschen Flugbereitschaft.

Die im Winter 1941 / 42 in großer Eile erstellten und aus der Luft angeblich leicht als militärische Einrichtung erkennbare Anlage war etwa 15 km nordwestlich der Stadt Winniza an der Straße nach Shitomir nahe dem Dorfe Michalowka gelegen. In der Konzeption entsprach das Lager etwa »Wolfsschanze«, war jedoch wesentlich weniger befestigt und gegen Bomben kaum geschützt. Insgesamt bildete es ein langgezogenes Rechteck, das sich ca. 2300 m in ostwestlicher und 430 m in nordsüdlicher Richtung erstreckte. Darin lag Hitlers Sperrkreis I (480 zu 430 m) und davon wenige hundert Meter abgesetzt mit der gleichen Organisation wie »Wolfsschanze« Sperrkreis II.

Beschreibung

Über die Beschaffenheit dieses F.H.Qu. unterrichten nur wenige, ziemlich flüchtige Beschreibungen und Bilder. Aus eigener Kenntnis spricht Albert *Speer* von einer weitläufigen Bungalow-Siedlung in einem kleinen Kieferwald; einige verschlungene Wege deuteten eine parkartige Gartenanlage an.[56] Und Walter *Warlimont* schreibt: »Hitler … bezog ein Waldlager, das von ihm selbst mit dem Namen ›Werwolf‹ belegt wurde. Die Sperrkreise I und II befanden sich in dem lichten Wald nur wenige hundert Meter voneinander entfernt, dieser in Baracken, jener in Blockhütten untergebracht. Die Sicherungen schienen gegenüber denen in Ostpreußen kaum verstärkt.«[57] Christa Schroeder spricht lediglich von Blockhütten,[58] und Sonderführer Felix Hartlaub, als Gehilfe des Historiographen Oberst *Scherff* im Sperrkreis I untergebracht,[59] berichtet in nachgelassenen Aufzeichnungen, das Lager habe in einem Kiefernwald gelegen, an dessen Rändern hohe Eichen standen, in welchen Beobachtungsstände eingerichtet waren. Die Stümpfe der gefällten Kiefern mit einem

Durchmesser von 20–30 cm seien grün angestrichen gewesen, um sie unauffällig erscheinen zu lassen. Sperrkreis I sei der Straße abgewandt und von einem übermannshohen Drahtgitter umgeben gewesen. Hartlaub bemerkte lediglich *einen* unbenutzten Bunker, der zur Tarnung bepflanzt war, aber zahlreiche Baracken mit grünen Tarnnetzen überspannt. Die neuangelegten Straßen waren mit schwarzer Asche bedeckt und dadurch auffällig. Im Gebüsch gab es überall Parkplätze, an der Peripherie getarnte Spähpanzer und im Vorfeld Flakbunker. Ostwärts verlief die Eisenbahnstrecke Winniza-Shitomir; nach Westen fiel das Gelände zum Fluß Bug hin ab. Die Sicherheitsvorkehrungen gingen nicht hin bis zur Räumung des Raumes von der einheimischen Bevölkerung; diese war verblieben und ging ihren ländlichen Verrichtungen nach.

Hierzu auch nochmals Albert *Speer*: »Das F.H.Q. unterschied sich deutlich von den armseligen Dörfern und dem verschmutzten Winniza. Man war in der Umgebung frei beweglich und wurde in Häusern und Hütten gastlich empfangen. Erst ein halbes Jahr später kam es zu Partisanenaktionen.«[60]

Dies bestätigt Walter *Warlimont*: »Die Bevölkerung war in Stadt und Land verblieben und legte allenthalben ein freundliches Verhalten an den Tag. Auch auf einsamen Gängen in den Wäldern und beim Schwimmen in dem nahen Bug... ist es nie zu Zwischenfällen gekommen.«[61]

Auch der Architekt Hermann *Giesler* ging mit dem Begleitarzt Prof. Karl *Brandt* des öfteren außerhalb des Sperrkreises spazieren, bewunderte die Sonnenblumenfelder und tauschte Grüße mit der urwüchsigen Bevölkerung aus.[62]

Die Umgebung des F.H.Q. beeindruckte auch *Hartlaub*, der berichtet, außerhalb des Führerhauptquartiers hätten sich meilenweit Getreide- und Sonnenblumenfelder wie auch Kartoffeläcker erstreckt. Die Ernte war in lebhaftem Gange; die russische Bevölkerung bewegte sich frei und kam ohne Haß mit den deutschen Soldaten zusammen und arbeitete für sie am Straßen- und Brückenbau. Es herrschten beinahe friedliche, idyllische Verhältnisse jenseits des F.H.Q.[63]

Das *Klima* war sommerlich heiß; es herrschen Temperaturen von 45–50 °C,[64] wie Hartlaub bestätigt,[65] welcher jedoch meint, wegen des ständig starken Ostwindes sei die Hitze erträglich gewesen. Auch *Warlimont* spricht von sommerlich-brütender Hitze, die bei wolkenlosem Himmel wochenlang über der Landschaft lag,[66] ebenso der Kriegstagebuchführer Dr. *Greiner* in einem Brief von Ende August 1942: »Wir haben nun schon seit dem Tag unserer Ankunft... ununterbrochen schönes Wetter und große Hitze.«[67]

Nachts war es jedoch stets kühl.[68]

Über die klimatischen Verhältnisse im Winter, d. h. im Februar/März 1943 liegen keine Berichte vor, lediglich Nikolaus *von Below* bemerkt, daß man gerne vom F.H.Q. »Werwolf« nach »Wolfsschanze« zurückgekehrt sei.[69]

Die sommerlichen Hochtemperaturen in Verbindung mit der Nähe des Flusses Bug waren Anlaß zu einer erheblichen Mückenplage, die jedoch wegen des ständigen Windes weniger belästigend war als in »Wolfsschanze«. Doch fanden sich unter den Mücken auch Malaria-übertragende Anopheles-Arten, weshalb, abgesehen vom Raumschutz mit Fliegengittern und Gazevorhängen um die Betten, auch eine Atebrin-Prophylaxe durchgeführt wurde, wie sie für alle Einheiten in Mittel- und Südrußland und Afrika befohlen worden war.

Eine Malariaerkrankung galt als Selbstverstümmelung; aber gegen die Einnahme der Atebrin-Tabletten bestanden, was allgemeiner Erfahrung der Truppenärzte bei solchen Maßnahmen entspricht, erhebliche, wenn auch unberechtigte Widerstände. Die Einnahme der gelben Tabletten galt als äußerst unangenehm, als bittere Medizin, die scheußlich schmeckte und »mit Todesverachtung hinuntergewürgt« wurde.

Angeblich unterzog sich auch Hitler dieser Prophylaxe, jedoch finden sich in *Morells* Notizen keine Hinweise hierfür.

Versorgung und Unterkünfte

Die Versorgungseinrichtungen waren hinreichend, wenn auch die *Wasserversorgung* einige Schwierigkeiten bereitet zu haben scheint. Woher das Wasser stammt, wird nicht mitgeteilt. Jedoch war im Sperrkreis I ein großes Löschwasserbassin (10 × 15 m) angelegt worden, das auch als Schwimmbecken benützt wurde und relativ kühles, weil häufig gewechseltes, Wasser enthielt.[70] Im Winter 42/43 wurden die einzelnen Baracken und Blockhäuser z. T. mit Holz geheizt, aber die Gebäude waren an und für sich nicht für die Benutzung im Winter vorgesehen.[71]

Die *Elektrizitätsversorgung* scheint auch hier durch Aggregate sichergestellt worden zu sein. –

Insgesamt gab es im F.H.Q. »Werwolf« wesentlich weniger Gebäude als in »Wolfsschanze«; im Sperrkreis I waren es lediglich acht bis neun Blockhäuser und zwei kleinere Bunker, von denen der eine an Hitlers Blockhaus angebaut war, während der zweite der Allgemeinheit diente. Die Einteilung der Blockhäuser entsprach in etwa der in »Wolfsschanze«, jedoch war die Unterbringung zunächst enttäuschend. Je Kopf stand nur ein kleines, kaum ausreichendes Büro mit einem anschließenden »winzigen Loch« zur Verfügung, das lediglich Raum für Bett, Nachttisch und Kofferbock bot und durch ein 34 × 40 cm großes Fenster erhellt wurde. Auch hier war die Wäsche stets feucht und kalt. Jedoch man richtete sich ein...[72]

Die Blockhütte *Hitlers* unterschied sich auch hier nicht grundsätzlich von denen seiner Umgebung, war aber ebenso wie in Wolfsschanze sonnenlos und dunkel gelegen.

Die *Verpflegung* aller Angehörigen des Führerhauptquartiers war in der Ukraine recht gut. Die Intendanten konnten sich aus dem Lande versorgen und erhielten Fleisch in ausreichender Menge aus dem großen Kombinat in Winniza.[73]

Der Sommer 1942 muß *Hitlers* engere Mitarbeiter, wie schon angedeutet, wenig daran erinnert haben, daß man sich in einem schweren Kriege befand. Wenigstens bei den Zivilisten unter ihnen riß eine gewisse Langeweile ein. Sie hatten wenig zu tun und machten sich die Gelegenheit zunutze, daß man sich selbst in der weiteren Umgebung des Führerhauptquartiers damals relativ frei und unbehindert bewegen konnte. Man besuchte das von russischen Schauspielern betriebene Theater in Winniza, ließ sich auf inzwischen von deutschen Landwirtschafts-Sonderführern geleiteten Kolchosen bewirten und bewunderte das von einer amerikanischen Firma unmittelbar vor Kriegsbeginn fertiggestellte riesige Fleischkombinat in Winniza, in welchem unter deutscher Oberleitung russische Tierärztinnen weiterhin arbeiteten. Es gefiel auch *Morell* so sehr, daß er es alsbald unter Zustimmung des Reichskommissars *Koch*, wenn auch für kaum ein Jahr, seinem neugegründeten Pharma-Imperium einverleibte.[74]

Irgendwie sah es allgemein friedlich aus; auch die Angehörigen des Begleitkommandos im Sperrkreis II hielten Hunderte von Enten und Gänsen und fütterten sie für den Fall ihres Urlaubs groß.[75]

Keinerlei Hinweise gibt es jedoch dafür, daß Hitler jemals seinen Sperrkreis I des F.H.Q. »Werwolf« in einem seiner Automobile verlassen und einen auch nur kleineren Ausflug in die Ukraine gemacht hätte. Auch *Morell* scheint keinen entsprechenden Vorschlag unterbreitet zu haben. Er war damals mit dem Aufbau seines Pharma-Imperiums, das sich von Riga über Winniza bis Charkow erstrecken sollte, allzusehr beschäftigt.[76]

Hitlers Befinden

Hitler fühlte sich im F.H.Q. »Werwolf« anscheinend niemals recht wohl.

Morell notiert schon zehn Tage nach der Ankunft im neuen F.H.Q.: »Hiesiges Klima für Führer zu warm«[77], und Nikolaus *von Below* schreibt rückblickend: »Hitler hat sich hier nicht wohlgefühlt. Ihn störte die Wärme und eine große Fliegen- und Mückenplage.«[78]

Dr. H. *Greiner*: »Dem Führer bekommt Klima und Hitze nicht gut; er sehnt sich sehr nach seinem Bunker.«[79]

Heinrich *Hoffmann* spricht von dem starken Teer- und Carbolineumgeruch des imprägnierten Holzes. Walter *Warlimont* bringt Hitlers Wesensveränderung, die im Sommer 1942 besonders deutlich wurde, ebenfalls mit dem Klima in Zusammenhang, wenn er schreibt: »... dagegen hat die brütende Hitze, die bei wolkenlosem, sommerlichen Himmel über dieser Landschaft lag und *Hitler*, wie man hörte, ganz besonders zusetzte, wahrscheinlich das ihre zu den Zwischenfällen und Entladungen beigetragen, die in den folgenden Wochen und Monaten einen noch nicht erlebten Höhepunkt erreichen sollten.«[80]

In der Tat hatte *Hitler* bereits wenige Tage nach dem Eintreffen am 22.7.1942 einen sehr heftigen Anfall von Kopfschmerzen, der ihn mehrere Tage zur Ruhe zwang und *Morell* erhebliche Sorgen bereitete (s. S. 137). Im September kam es dann zu den schweren Auseinandersetzungen mit der Generalität, insbesondere Generaloberst Alfred *Jodl*, die sein allgemeines Verhalten völlig änderten und Beziehungen zu den Militärs auf das dienstlich eben noch gerade Notwendige einschränken ließen.[81]

Wie *Hitler* sich in dem einen Wintermonat fühlte, den er in Winniza verbrachte, ist nicht überliefert. *Morell* vermerkt nur einmal »Winniza« und registriert lediglich mehrmals: »Injektionen wie immer« (Traubenzucker). – *Hitler* hatte aber keine Befindlichkeitsstörungen.[82] Wenn *von Below* äußert: »Ab 19.2. lebten wir wieder in dem angenehmen Hauptquartier bei Winniza und blieben hier fast volle 4 Wochen bis zum 13.3. – so dürfte *Hitler* sich damals ganz wohl gefühlt haben.[83]

Hitler hatte keine Beziehung zu diesem seinem F.H.Q. und vielleicht im Gegensatz zu vielen anderen auch nicht zu der ganzen ukrainischen Landschaft. Dies macht ein kurzes Gespräch während der nächtlichen Lagebesprechung vom 28.12.1943 in Wolfsschanze deutlich, das hier wiedergegeben werden soll:

»*Führer:* Er muß von Winniza weg, das hat keinen Sinn. In Winniza muß ein Kommando sein, das den ganzen Laden niederbrennt und sprengt.

Schmundt: Vor allem dürfen keine Möbel drinbleiben, sonst werden die nach Moskau geschickt und ausgestellt.

Führer: Alles niederbrennen.«[84]

Unter »er« ist Feldmarschall von Manstein genannt, der zu jener Zeit das F.H.Q. »Werwolf« bezogen hatte, aber in seinen Erinnerungen nichts darüber berichtet.[85]

Wenige Tage darauf wurde Winniza von sowjetischen Truppen besetzt. Morell notiert am 8.1.1944: »*Baur* bei mir. Winnizaer Flugplatz schnell verlassen wegen russischer Tanks. Nahrungsmittel mitgebracht.«[86]

Gesundheitliche Schädigung durch den Aufenthalt in dem F.H.Q. »Wolfsschanze« und »Werwolf«?

Fragt man, ob die Lebensverhältnisse in den F.H.Q. »Wolfsschanze« und »Werwolf« eine maßgebliche Rolle bei dem allmählichen körperlichen Verfall Hitlers spielten, so darf man dies wohl verneinen; denn keiner seiner engsten und in etwa gleichaltrigen Mitarbeiter, die seine Lebensverhältnisse und -weise mit ihm fast deckungsgleich zu teilen hatten, waren bei Kriegsende gesundheitlich so ruiniert und am Ende, wie er es war.

Der Aufenthalt in beiden Lagern war sicherlich nicht sehr angenehm und brachte erhebliche Einschränkungen gegenüber den Lebensgewohnheiten in Friedenszeit mit sich, aber er war nicht von außen her gesundheitsgefährdend. Ungezählte Menschen lebten in diesen und folgenden Jahren unter extremen Lebensverhältnissen und erlangten doch den früheren Gesundheitszustand wieder.

Sexualität

In Abhängigkeit von Geschlecht und Alter, Triebstärke, Gesundheits- und Ernährungszustand, körperlicher, geistiger und seelischer Beanspruchung und Befindlichkeit, Kreativität und Phantasie, Zeitumständen und Lebensverhältnissen, Kontaktmöglichkeiten oder -schwierigkeiten, um aus der Unzahl der miteinander vernetzten und Sexualität gestaltenden Faktoren einige anzuführen, wandelt sich der »Stellenwert« des Sexuellen beim Menschen ständig und besitzt zu zeiten persönlichen Auflebens einen außerordentlichen, zu anderen, etwa bei besonderer beruflicher Belastung, einen sehr nachgeordneten Rang.

Dies entspricht der Erfahrung ungezählter Ärzte, welche die Lebensabläufe anderer Menschen begleiteten und verfolgten, aber auch eigenen Erlebnissen über Jahrzehnte hin. Vermöchte ein Mensch, im siebenten oder achten Lebensjahrzehnt stehend, sich selbst als Zwanzig- oder Dreißigjährigem zu begegnen, so würde er den Gegenüber kaum noch erkennen und ihn nur mit Mühe verstehen. Lebensphasen sind Gezeiten.

Sexualität umfaßt, wie so viele andere Lebensäußerungen auch, einen unerhört ausgedehnten Lebensbereich, aus welchem freilich bei entsprechenden erotischen Konstellationen Ausbrüche in das Pathologische hinein erfolgen können. Zumeist sind sie kurzfristig, doch gelegentlich verwandeln sie die Grundstrukturen eines menschlichen Wesens.

Bei Biographen und Zeitgeschichtsforschern hat es sich eingebürgert, an Gestaltern dieses Jahrhunderts, deren Wesensstruktur rätselhaft erscheint, physische und psychische Abnormitäten im Sexualbereich ausfindig zu machen, um von daher Charakter und Verhaltensweisen zu erklären resp. »psycho-historisch« zu deuten. Da sich hierbei nicht selten Fakten aus dem Leben des Erforschten nach der Meinung der Erforschenden zu richten haben, begegnet der ärztliche Gutachter solchen Unterfangen mit größter Skepsis. Jedoch scheint derzeit eine öffentliche Meinung Tatsachenverformungen zu billigen und damit eine Geschichtsschreibung für den Tag zu rechtfertigen.

Dies gilt für Hitler in besonderer Weise. Eine fast unübersehbare Literatur befaßt sich mit seinen sexuellen Geheimnissen oder Verklemmungen und deren dunkler Macht.

Der Konzeption dieses Buches entsprechend können wir uns nicht in eine Diskussion über psychologisch-psychiatrische Fragen einschalten. Sie wird, wie wir sehen, in zunehmend ernsthafter Weise weitergeführt. Unsere Aufgabe besteht lediglich darin, weitere Vorbedingungen für Erörterungen zu schaffen, indem wir an Hand von Unterlagen nach bestem Vermögen kritisch darlegen, was über Hitlers Sexualität tatsächlich ausgesagt werden kann, und was von bisher gemachten Aussagen als unzutreffend abgetan werden muß. Berichten aus den etwa gleichen Jahren vor 1933 zufolge war Hitler einerseits impotent, andererseits in außerordentlichem Umfang und vielfach geschlechtlich tätig.

Gregor *Strasser*[1] bemerkte zu Otto *Wagener* im Jahre 1930: »... Er ist nur Genie und Körper. Und diesen Körper kasteit er, daß er unsereinen jammern kann! Er raucht nicht, er trinkt nicht, er ißt fast nur Grünzeug, er faßt keine Frau an.«

Andererseits teilte mir H. D. *Roehrs*[2] in einem längeren Gespräch eine Äußerung des frühen Hitler-Anhängers *Zöberlein* mit, Hitler sei in seiner politischen Frühzeit sehr aktiv gewesen und habe sicherlich 40 uneheliche Kinder. Hierzu ist zu bemerken, daß die beiden Genannten sich als alte SA-Leute nach der Röhm-Affäre 1934 von Hitler enttäuscht abwandten, ihn aber weiterhin verteidigten. Roehrs hatte Zöberlein mithelfend aus der Haft befreien können, und es bestand ein enges Vertrauensverhältnis zwischen den beiden Männern.

Ernst *Hanfstaengl*, einer der ersten Vertrauten, wenn nicht Förderer Hitlers, später ein Todfeind[3], der sich ausführlich über die engen Beziehungen Hitlers zu seiner Nichte Geli *Raubal* ausließ, berichtete von erotischen Zeichnungen Hitlers, die der Schatzmeister der

NSDAP Franz Xaver *Schwarz* 1930 von einem Erpresser habe zurückkaufen und in einem Tresor des Parteihauses deponieren müssen.

Alle diese Berichte wurden lediglich einmal gemacht und von keiner anderen Seite bestätigt, auch widersprechen sie sich, da sie den gleichen Zeitpunkt betreffen; sie sind mithin nicht beweiskräftig und sagen über Hitlers Sexualität weder in dieser, noch in jener Hinsicht etwas aus. Masers Publikation über einen Sohn, den Hitler während des 1. Weltkrieges als Soldat mit einem französischen Mädchen gezeugt habe, wird heute anscheinend nicht mehr aufrecht erhalten.

Kein ernsthafter Biograph sieht Hitler als »Homosexuellen«, obgleich dies wegen seiner besonderen Freundschaft zu dem 1934 von ihm zum Selbstmord gezwungenen Stabschef der SA, den homosexuellen Ernst Röhm, mehrfach diskutiert wurde.

Seitdem die in Amerika von den Eroberern erworbene Geschlechtskrankheit *Syphilis* vom Westen als »spanische«, dann »französische« Krankheit mit den Verkehrsmitteln nach Osten wandernd den gesamten europäischen Kontinent erobert hatte, gibt es wohl kaum eine Persönlichkeit von Bedeutung, die sich die Krankheit nicht irgendwo erworben haben soll. Von *Benito Mussolini* wird es behauptet, doch trifft es sicher nicht zu,[4] und auch von Hitler behauptet man, er habe sich diese Geschlechtskrankheit zugezogen.[5] In einem Brief des Dr. E. *Ronald*, Facharzt für Innere Medizin, heißt es: »Die Erzählung des Dr. Anwyl-Davies, der ein angesehener englischer Arzt war und der durch einen merkwürdigen Zufall erfahren hat, daß Hitler sich bei einer jüdischen Prostituierten angesteckt hat, 1909 oder 1910, als er in einem Männerasyl in Wien wohnt, erscheint mir durchaus glaubwürdig...«

Dr. *Ronald* äußerte sich dazu auch in einem Leserbrief, in dem es heißt: »...Sie haben sich vor einiger Zeit mit der angeblichen syphilitischen Krankheit *Lenins* befaßt. Auch bei *Hitler* ist diese Frage trotz der vielen Behauptungen und Andeutungen ungeklärt, selbst wenn sie von Historikern bis jetzt als unsubstantiiertes Gerücht abgetan worden ist. War es nun ein Zufall, daß Hitlers Leibarzt, Dr. Morell, Facharzt für Haut- und Geschlechtskrankheiten war? Besteht nicht Grund für die Annahme, daß Hitler nach seiner Machtübernahme sorgfältigst alle diesbezüglichen Belege beseitigt hat oder beseitigen ließ? Aber selbst wenn diese nicht mehr existieren, so müßten doch noch Personen am Leben sein, denen etwas direkt oder indirekt Positives bekannt ist...«

Aber schon 30 Jahre zuvor war bei Hitler eine »Nervensyphilis« vermutet worden – und zwar nicht von erklärten Gegnern im Auslande, sondern von seinem eigenen Geheimdienstchef und getreuen

Gefolgsmann, dem Reichsführer-SS Heinrich Himmler. Folgen wir dem Bericht von dessen Leibmasseur Felix *Kersten*[6], und unterstellen wir ihn als richtig und nicht aus irgendwelchen zeitgeschichtlichen Erwägungen im nachhinein verfälscht, so ergibt sich, daß ihm *Himmler* am 12.12.1942 nach einer Behandlung ein sehr geheimes Dossier über Hitlers Gesundheitszustand zur Durchsicht und Beurteilung übergab. Dem Geheimbericht zufolge sollte bereits im Herbst 1918, als Hitler wegen einer besonders die Augen betreffenden Gasvergiftung im Lazarett Pasewalk an der Oder behandelt wurde, eine Lues diagnostiziert worden sein; diese trat 1937 neuerlich in Erscheinung und ab 1942 soll kein Zweifel mehr daran bestanden haben, daß Hitler an einer syphilitischen Späterkrankung, einer progressiven Paralyse litt, so daß er eigentlich als »Führer« nicht mehr brauchbar sei. *Kersten* will mit Hitlers Begleitarzt Prof. Karl *Brandt* über dieses Dossier gesprochen haben, der sich entsetzt darüber zeigte, daß er Kenntnis davon besaß. Weitere Unterlagen hierüber bestehen nicht; jedoch ist durchaus möglich, daß Himmler wie über viele andere Parteigrößen, so auch über Hitler Materialien sammelte, die zu gegebener Zeit verwendet werden konnten. Nach meiner freilich sehr unzulänglichen Kenntnis von Äußerungen Himmlers war dieser ein geradezu lüsterner, an sexuellen Dingen höchst interessierter Mann. Was nun die angeblichen Fakten des »Geheimberichtes« betrifft, so sind sie unrichtig und wertlos. Hitler hatte, wie später genauer zu erörtern sein wird (s. S. 222), offenbar keine Syphilis. Die Schüttellähmung (Paralysis agitans) wurde 1942 noch nicht diagnostiziert. Außerdem betrifft der insgesamt fragliche Bericht auch die Vorkriegszeit.

Auf der Suche nach Geschlechtsanomalien, die Hitlers Sexualverhalten und damit Teile seiner Wesensstruktur hätten erklären oder besser ausdeuten können, machte man zwei fragliche Möglichkeiten ausfindig:

Am 28.10.1944 führte Hitler mit *Morell*, wie dieser notiert,[7] ein Gespräch, das die bakterielle Blasen- und Nierenbeckenentzündung betraf, aber auch von der Spina bifida und der Hypospadie handelte. Es war die Fortsetzung eines Streitgespräches über »die Bakterien«, in dem Morell eine andere Auffassung als Hitler vertrat. Bei der Spina bifida und Hypospadie handelt es sich um vorgeburtliche Entwicklungs- oder Reifungsstörungen. Im ersteren Falle kommt es im Bereich der Wirbelsäule nicht zu einem Verschluß des Wirbelkanals, so daß das Rückenmark ungeschützt freiliegen kann; im zweiten Falle, der Hypospadie, schließt sich die männliche Harnröhre nicht bis zur Spitze des Gliedes, sondern bleibt unterhalb offen, so daß eine regelrechte Harnentleerung nicht möglich ist. Man schloß nun, daß es zu diesem (einmaligen) Gespräch kam, weil Hitler eine Hypospadie gehabt habe. Dafür gibt es jedoch keinerlei Anhalt. Die zur Untersuchung erforderlichen Harnproben wurden stets in regelrechter Weise abgeliefert, und *Morell* spricht während der Unterhaltung lediglich von einer beabsichtigten Untersuchung der Prostata, die bei einem Manne von damals 55 Jahren sehr wohl angebracht erschien.

Würde man aufgrund dieses Gespräches in gleicher Weise schließen, Hitler hätte an einer »Spina bifida« gelitten, so wäre er sehr wahrscheinlich als Kleinkind oder Knabe gestorben!

Nicht also Hitlers Anomalie wegen wurde dieses Gespräch geführt, sondern aus einem anderen, unbekannten Anlaß.

In diesem Zusammenhang muß ein Bericht[8] erwähnt werden, der glaubhaft erscheint, weil der Mann, der als Soldat im Kriege von einem Jugendstreich seines siebenjährigen Schulfreundes »Adi« Hitler erzählte, wegen Heimtücke und Wehrkraftzersetzung zum Tode verurteilt und guillotiniert wurde. Bei der Verhandlung vor dem Zentralgericht des Heeres verleugnete er seine Erinnerung nicht, sondern murmelte als Schlußwort: »Bei Jesus und Maria, er hat's aber doch getan, der Adi – ich kann's beschwören bei meinem Leben.«

Worum handelte es sich? Um 1895/96 spielten Knaben aus Leonding auf einer Wiese und fanden einen Ziegenbock als Spielgefährten.

»Adi« Hitler, aus seiner eigenen Darstellung in »Mein Kampf« zufolge stets Anführer der Freunde, regte an, dem Bock ins Maul zu urinieren. Er werde es tun, wenn die Freunde das Tier festhielten. Der eine, der hingerichtete Erzähler, preßte es zwischen seinen Beinen fest, und ein anderer schob ihm einen Stock ins Maul, um es geöffnet zu halten. Während Adi nun das seine verrichtete, zog der zweite den Stock weg und der Bock schnappte zu. »Geschrieen hat der Adi da aber fürchterlich und ist heulend davon gelaufen.« Weiteres, etwa über eine Verletzung, berichtet er nicht.

Die Verbreitung dieser Anekdote kostete tragischerweise einen Menschen das Leben – sie war aber nach ihrem Bekanntwerden auch Anlaß, daß das angeblich verklemmte Sexualverhalten des späteren Hitler auf eine Verletzung am Gliede zurückgeführt wurde, die er einem Ziegenbock verdankte. Welch tiefenpsychologisch-historische Möglichkeiten eröffnen sich doch bei diesem Kontext!

Dem Arzt stellt sich die Frage, ob auf diese Weise eine Verletzung am Genitale wohl möglich war. Er weiß, daß Knaben auch nicht selten damit wetteifern, wer am höchsten und weitesten »pinkeln« kann. Vergleiche dieser Art sind durchaus nicht abnorm, wenn auch die berichtete Variante einmalig sein dürfte. Kleine Knaben haben zwar eine gewisse »Strahlkraft«, aber kaum schon etwas an »Glied«

zu bieten. So ist eine direkte Berührung wenig wahrscheinlich und eher eine Schreckreaktion auf das wütende Tier anzunehmen.

Ob Hitler von dem düsteren Ausgang seines Jugendstreiches je etwas erfuhr, ist unbekannt. Immerhin war es der Feldmarschall *Keitel* selbst, welcher das vom Rechtsvertreter des Verurteilten eingebrachte Gnadengesuch ablehnte (Fall Eugen Wasner, Herbst 1943).

Eine andere organische Geschlechtsanomalie Hitlers wurde 1968 von Lew *Besymenski*[9] ins Gespräch gebracht. Seiner Darstellung zufolge wurde von sowjetischen Pathologen am 8. Mai 1945 in Berlin-Buch die durch Feuer entstellte Leiche eines Mannes (vermutlich Hitlers Leiche) obduziert, wobei laut Protokoll bei der anatomischen Charakteristik der Leiche unter c.) festgehalten wurde: »Der linke Hoden konnte weder im Hodensack, noch im Samenstrang innerhalb des Leistenkanals oder im kleinen Becken gefunden werden.« – Es bestand also, medizinisch gesprochen, ein Monorchismus, und *Besymenski* zieht daraus entsprechende spezielle und allgemein charakterologische Schlüsse auf Wesen und Verhalten Hitlers.

An dieser Stelle soll auf die lebhafte internationale Diskussion nicht eingegangen werden, die sich im Zusammenhang mit dem Bericht *Besymenskis* entwickelte und auch zahlreiche seiner anderen Thesen betraf. Der Verfasser beteiligte sich daran und wäre als Arzt in der Lage, zahlreiche Fehler und Unzulänglichkeiten aufzudecken, was freilich eine Abhandlung für sich erforderlich machen würde.

Deshalb wird an dieser Stelle einfach als richtig unterstellt, der mitgeteilte Obduktionsbefund beträfe Hitler und dieser habe einen Monorchismus »gehabt« – nicht an ihm »gelitten«!

Jeder kundige Arzt kennt Kinder, Knaben, Männer mit dieser nicht eben häufigen, aber auch nicht gerade seltenen Entwicklungsanomalie und erfährt, daß sie sich in der Regel nicht als sexuell beeinträchtigt empfinden; ja einige erweisen sich sogar stolz auf diese Besonderheit.

Biologisch wäre dazu zu bemerken, daß im allgemeinen die Funktionen im Organismus überreichlich angelegt sind und beim Ausfall eines paarigen Organs das andere dessen Tätigkeit voll mit übernimmt. Dies ist bekanntlich bei der Niere der Fall und trifft, wenn dies aus mancherlei Gründen auch nicht in gleicher Weise deutlich werden kann, auch auf die männliche Geschlechtsdrüse, den Hoden, zu. Denkbar wäre, daß eine wegen Monorchismus psychisch bedingte Impotenz psychotherapeutisch behandelt werden müßte. Aber im vorliegenden Falle bleibt sehr zweifelhaft, ob der seitens der sowjetischen Pathologen erhobene Obduktionsbefund *wirklich* die Person Hitler betrifft, und – falls ja – findet sich an keiner Stelle seiner Biographie auch nur der geringste Hinweis auf eine solche körperliche und daraus resultierende psychische Abnormalität. Die Bemerkung H. *Linges*[10], er habe bei dem nackten Hitler völlige Normalität gesehen, ist in Zweifel zu ziehen, da eine solche Feststellung bei diskretem Hinblick nicht möglich ist. Demgegenüber entscheidend wäre *Morells* Angabe (s. S. 24), er habe bei Hitler den »Kremaster-Reflex« geprüft. Tat er dies regelrecht und fand er ihn normal, so muß er das Vorhandensein beider Hoden einwandfrei festgestellt haben.[11] Soweit ausführlicher als ärztlicherseits erforderlich zu einer von gewissen Biographen *für wichtig* gehaltenen Frage.

Über Hitlers Beziehungen zu *Frauen* wurde viel gesprochen und geschrieben, nur sehr wenig dokumentiert; irgendwelche Liebesbriefe von seiner Hand sind anscheinend nicht bekannt oder erhalten. Wiederholung von oftmals Gesagtem scheint hier, wo ein Urteil über die »Männlichkeit« zu erstatten wäre, nicht am Platz. Es genügen u. E. vielmehr zwei Gestalten zur Meinungsbildung: Angela (genannt Geli) *Raubal* (4.1.1908–18.9.1931) und *Eva Hitler,* geb. Braun (6.9.1912–30.4.1945).

Im ersten Falle wäre zu fragen: Bestanden über die verwandtschaftlichen Bande hinaus zwischen Hitler und dem jungen Mädchen sexuelle? Und im zweiten: Waren Hitler und die junge Frau lediglich platonisch verbunden?

Das eine wie das andere wird von Biographen sowohl verneint wie auch bejaht.

Fast unmöglich ist, sich von der Persönlichkeit der Nichte Hitlers, Geli, ein Bild zu machen; zu gegensätzlich sind die über sie vorliegenden Berichte, von denen ich nur auf den fast haßvollen Ernst *Hanfstaengls* und den verständnisvollen Heinrich *Hoffmanns* verweisen möchte.[12] Ersterer hält enge Beziehungen für eindeutig erwiesen, der andere läßt die Frage offen, bemerkt aber, Hitler habe Geli geliebt, aber, da er andere Aufgaben habe, nicht heiraten wollen. So habe er Einfluß auf sie nehmen wollen, bis sie den richtigen Mann gefunden hätte. Der ärztliche Gutachter neigt zu der Ansicht, daß zwischen beiden Personen *keine* intimen Beziehungen bestanden, und versucht dies, wie folgt, zu begründen:

Hitlers Mutter Clara war am 21.12.1907 in Linz gestorben und wurde am 23.12. in Leonding beigesetzt.[13] Dem Sarg folgten außer dem Sohn, Schwiegersohn und der jüngeren Tochter Paula wenige Menschen. Die ältere Tochter Angela, die, so *Kubizek*, schon hoch in gesegneten Umständen war, saß in einem geschlossenen Einspänner. Wenige Tage darauf, am 4.1.1908, gebar sie die Tochter Angela, später Geli genannt, Hitlers Nichte. Hitler hing in außerordentlicher Weise an seiner Mutter und hatte zeit seines Lebens ihr Bild in seinem Schlafraum hängen. Die leibliche Schwester *Paula* äußert 1946:[14] »Mein Bruder half mir und verwöhnte meine Mutter in der letzten Zeit ihres Lebens mit überströmender Zärtlichkeit. Er war unermüdlich in seiner Fürsorge, wollte ihr jeden Wunsch erfüllen, den sie vielleicht hatte, und tat alles, um ihr seine große Liebe zu zeigen.« Gleiches berichtet 1938 der Linzer Hausarzt Dr. E. *Bloch*[15] (s. S. 517).

Der unmittelbare Zusammenhang des Todes der Mutter und der Geburt der Nichte läßt vermuten, daß sich Hitler ihr gleichsam im Sinne eines mütterlichen Vermächtnisses verwandtschaftlich besonders verbunden und sich für sie verantwortlich fühlte – was nicht ausschloß, daß er sie zu dem nach seiner Überzeugung für sie Besten zu zwingen versuchte, wie es seinem Wesen gemäß war. *Er* war der um 19 Jahre ältere Onkel, zudem ein in der Öffentlichkeit bekannter Politiker, also von mehrfacher Autorität. Zudem aber war er, was in seinem Verhalten gegenüber anderen von ihm verehrten Frauen (Frau Bruckmann, Frau Winifred Wagner u. a.) zum Ausdruck kommt, verhaftet in den Konventionen seiner Zeit und des kuk. Beamtentums, wie der Vater es vertreten hatte. Trifft diese Mutmaßung zu, so macht sie ein intimes Verhältnis zwischen Onkel und Nichte äußerst unwahrscheinlich, erklärt aber dessen Erschütterung nach ihrem Freitod, weil er erkennen mußte, daß er, der Fehler sonst kaum je eingestand, in ihrer Führung durch sein Bestimmenwollen versagt hatte. Nach ihrem Tode stellte er sie neben seine Mutter und dieser gleich; denn auch der Mutter hatte *er* den Ausbruch aus der Schule abgetrotzt, den sie nicht haben wollte. Daß er der Nichte in seiner geräumigen Wohnung ein Zimmer einrichtete, spricht nicht gegen diese Auffassung.

Wesentlich unbefangener und im nachhinein durchsichtiger, wenn auch über Jahre hin vor der weiteren Öffentlichkeit perfekt geheimgehalten, erscheint das Verhältnis Hitlers mit Eva *Braun*, das sehr wahrscheinlich[16] schon zu Lebzeiten Geli *Raubals* seinen Anfang nahm. Ob es eine wirkliche Liebes- oder lediglich eine körperliche Beziehung war, darf gefragt, kann aber nicht beantwortet werden. *Hitler* wollte niemanden und zumal, was für ihn charakteristisch ist, schon gar nicht eine Frau, die auf seine Entscheidungen Einfluß zu nehmen suchte. Der Mitmensch war für ihn Objekt; ob er also durch das Verhältnis zu Eva Braun innerlich gewann, bleibt mehr als fraglich. Daß er zu Zeiten, wenn er auf dem Obersalzberg, in München oder Berlin weilte, etwa ab 1931/32 mit Eva Braun ein eheähnliches Verhältnis führte, dürfte unzweifelhaft sein: Hätte er sonst in den Bunkern der Reichskanzlei und des Obersalzbergs miteinander verbundene Wohnzellen einrichten lassen und dieses Verhältnis noch am letzten Lebenstage legitimiert?

Fasse ich das Vorgebrachte zusammen, so komme ich zu dem gleichen Schluß wie schon 1945 der langjährige Begleitarzt Hitlers

(1934–1944) und objektivste Beobachter in dessen engster Umgebung Prof. v. *Hasselbach*, daß Hitler in der Zeit, auf die es ankommt, ein altersgemäßes Mannesleben führte, das durch selbstübernommene psychische Belastung zunehmend verarmt sein dürfte. Vergleicht man ihn mit Zeitgenossen, so darf man doch wohl nicht, wie das so häufig geschieht, von einer sexuellen Verklemmung sprechen. Die damalige Tabuzone war in mancher Hinsicht höher und eine andere als die heutige, die man nicht als Maßstab für alle Zeit setzen sollte. Jedenfalls zeigte Hitler in seinem sexuellen Zustand und Verhalten nichts, was als pathologisch-anomal angesehen werden könnte.

II. Gesundheits- und Befindlichkeitsbeeinträchtigungen

Aufzeichnungen des Leibarztes Dr. Morell ab 1940–1945. Ein Kalendarium

Die Angaben stützen sich vornehmlich auf die Niederschriften Morells (R 62 der Morell-Papers). Weitere, die spezielle Beschwerden z. B. im Magen/Darm – oder Hals-, Nasen-, Ohrenbereich u. a. betreffen, wurden exzerpiert und ausführlich in den entsprechenden Kapiteln dokumentiert. – Hinweise jeweils im Text.

Wohl über keines anderen Menschen Gesundheits- und Befindlichkeitsstörungen wurde seitens eines Arztes derart lange Zeit Buch geführt wie über Hitler. Morell notierte, sooft er bei ihm war, Hitlers Äußerungen, machte ggf. seine persönlichen Bemerkungen dazu, gab etwaige Befunde wieder und fixierte seine Empfehlungen und Maßnahmen.

Man könnte daraus den Schluß ziehen, Hitler sei ein ausgesprochener Hypochonder gewesen, und er war es wohl auch mindestens in seinen drei, vier letzten Lebensjahren, in denen er spezifische Krankheitsängste entwickelte. Anders aber als bei Hypochondern üblich, wollte er sich nicht als Opfer seiner Leiden bemitleidet sehen, sondern sich eher als verantwortungsbewußter Überwinder ständiger körperlicher Querelen bewundert wissen – und sei es auch ausschließlich von seiner allerengsten Umgebung.

Dies macht eine Notiz Morells vom 3. 10. 44 deutlich, derzufolge der Führer ihm gesagt habe, für ihn seien die Wochen nach dem 20. Juli die schlimmsten seines Lebens gewesen. Er habe ein Heldentum durchgekämpft, wie es sich niemand, kein Deutscher, träumen ließe. Trotz größter Beschwerden, stundenlangen Schwindels und üblen Befindens (worüber er auch trotz Befragen nie etwas mitteilte) habe er sich aufrecht gehalten und mit eiserner Energie gegen all dies angekämpft. Häufig hätte die Gefahr des Zusammenbruchs bestanden, aber er habe durch seinen Willen den Zustand stets beherrscht.

Die »eiserne Energie« erfüllte ihn vor allem dann, wenn er öffentlich auftrat. Vor der Masse erschien er niemals schwach, unsicher oder krank, auch wenn er sich so fühlte. Wie Otto Wagener[1] so berichtet auch Dr. *Roehrs*[2], Hitler habe im Dezember 1932 mit fast 40 °C Fieber in einer großen Versammlung geredet, und keiner habe ihm die grippöse Erkrankung angemerkt. So blieb es auch späterhin, bis er die Beschwerden vor seiner Umgebung nicht mehr verheimlichen, und sein zunehmender Verfall auch von den Besuchern, soweit sie sich nicht bis zum letzten Augenblick faszinieren ließen, nicht mehr übersehen werden konnte. Der unmittelbar vor seinem Tode stehende Hitler war ein lebender Leichnam, eine tote Seele. In mir erzeugte er, als ich 12 Stunden vor seinem Selbstmord vor ihm stand, Mitleid und Grauen, aber auch grenzenlose Ernüchterung.

Wir erkennen eine bemerkenswerte Zwiespältigkeit: hier steht der »Führer«, stets allen anderen voran bei voller Gesundheit und in fast grenzenloser Leistungsfähigkeit, dort liegt im Bunkerraum die leidende Kreatur. Die Bediensteten, die ihn hier sehen konnten, hielt er auf Distanz, allein Morell sah ihn auch in kläglichsten Zuständen. Hierauf mag die gegenseitige Verflechtung und Verpflichtung beruhen, welche die beiden Personen zusammenhielt.

Der Leibarzt hatte die Klagen seines »Chefs« natürlich zu respektieren – gelegentlich tat er es mit einigem Unbehagen und Opposition, wenn Hitler über die »Bakterien« herzog. Doch seiner Art gemäß »entgegnete« er weniger verbal als vor allem medikamentös.

Das von Hitler geäußerte Beschwerdebild ist höchst komplex und nicht auf einen einheitlichen Nenner zu bringen. Dem entspricht Morells Verhalten und seine jeweiligen, wenn sich auch im Grunde wiederholenden therapeutischen Maßnahmen.

Im folgenden bringen wir eine kalendarische Aufzeichnung der Gesundheits- und Befindlichkeitsstörungen in der Form und persönlichen Schreibweise mit zahlreichen Abkürzungen, wie sie von *Morell* vermerkt wurden. Man wird verfolgen können, welcher Art sie vornehmlich waren, und wie sie sich im Laufe der Zeit veränderten.

1940: Während des Frankreich-Feldzuges im Mai/Juni 1940 befand sich Hitler, wie *Morell* seiner Frau berichtet, in bestem Gesundheitszustand.

1941: Dies war auch im Frühling dieses Jahres während des Jugoslawien/Griechenlandfeldzuges der Fall, den er von seinem in Mönichkirchen abgestellten Sonderzug »Amerika« verfolgte, um anschließend über Kärnten und die Steiermark nach Berlin zurückzukehren. Es liegen keine Berichte über irgendwelche Beschwerden vor.

Dies änderte sich, als er im Juni d. J. nach Beginn des Krieges mit der Sowjet-Union das F.H.Q. »Wolfsschanze« bei Rastenburg in Ostpreußen bezogen hatte.

Erläuterung:

Th: = therapeutische Empfehlungen resp. Maßnahmen Morells.

7.8. 13[30] h Hitler: im Kartenzimmer im Sitzen schwindelig geworden mit Übelkeit und Brechreiz – ging in seinen Bunker.

[Zu Morell:] »Es ist mir schlecht, wie es noch nie war. Es ist mir plötzlich drüben schwindlig geworden. Ich weiß nicht, was das ist. Hier nahe der Schläfe (links) ist das ein eigenartiges Gefühl. Während des Fluges zog es dauernd dorthin. Auch habe ich mich kürzlich kolossal erregt, maßlos aufgeregt und fühle mich seit der Zeit (etwa 8 Tage) wenig wohl. Auch hatte ich schon eine ganze Zeit Magenverstimmung.« Im linken Ohr ständiges Summen, früher schon mal gehabt. Prof. v. Eicken nichts gefunden. Wolle sich auch die Zähne untersuchen lassen.

Morell: gestern 3 + 3 Std. Flug nach Berditschew.

In der letzten Zeit schon ständig schlechtes Aussehen und Blässe. Wollte einiges unternehmen, aber er läßt es nicht zu. – Bunkerluft schon schlecht seit 5–6 Wochen.

Diagnose: Gefäßspasmen mit Blutüberfüllung im Schläfengebiet nach diversen Einwirkungen.

Befund: erhöhter Blutdruck, Reflexe auf Lichteinfall u. Convergenz o. B., Supraorbital u. Trigeminus beiderseits stark druckempfindlich. Tremor der Hände; Leber vergrößert, härter.

Th. *Maßnahmen:* kalte Aufschläge auf Schläfengegend und linke Kopfhälfte, warme Wadenpackungen.

20.00 h Hitler: ständiges Ohrensausen »seit neulich«

Morell: l. supraorbital stärkere Druckempfindlichkeit als r., Darmgase; Stuhl seit 3 Tagen breiig.

23.00 h Hitler: Ohren o. B.

Morell: Bauch gespannt u. Darmbewegung. – Temperatur etwas erhöht: 38 °C rectal. Hitler will nicht, daß Morell nochmals nachschaut. Er nimmt anderes Essen als Morell ihm empfohlen.

Th.: *Medikamente: Injektionen:* Vitamultin-Ca; Glyconorm; Septojod. (Morell wollte Omnadin geben; von Hitler abgelehnt.) *Peroral:* Yatren-Pillen; 20 Tropfen Dolantin (Morphium-Abkömmling), Phanodorm.

(Bemerkung des Verfassers: Die plötzliche Erkrankung Hitlers hatte Morell offensichtlich sehr aufgeregt. Dies geht daraus hervor, daß ihm beim Injizieren die Nadel abknickte; erregt lief er auch mehrmals in seine Stube, um Geräte und Medikamente zu holen.*)*

8.8. 11.00 h: Morell, ohne gerufen zu sein, zu Hitler.

Hitler: sehr ärgerlich; fühle sich schlechter als gestern, keine Minute geschlafen. Er halte es nicht aus, in dem engen Raum zu liegen. Er müsse hinaus und stünde auf. Er habe seit der Gaserblindung im Weltkrieg nie einen Tag im Bett gelegen, er glaube daher, ein schlechter Patient zu sein.

Injektionen lasse er sich überhaupt keine mehr machen. Die Injektionsstelle tue ihm so weh, daß alles andere dagegen zurückträte. – Ohrensausen sei das gleiche. Kein Stuhlgang.

Morell: Temperatur normal; Bauchdecken stark gespannt.

mittags: Hitler: aufgestanden, angezogen, ins Kartenzimmer gegangen.

Morell: So schlechter Laune mir gegenüber habe ich den Führer noch nicht gesehen. Dabei ist der Riesenerfolg der Herabsetzung des Blutdrucks um beinahe 20 mm Hg, also außerhalb der Gefahrenzone, zu konstatieren.

Th.: *Medikamente:* Morell schlägt Abführmittel vor, da es, wenn der Stuhlgang weg ist, bestimmt große Erleichterung gebe: Rizinusöl, oder Zwetschgenbrühe; Hitler lehnt diese ab, da sie zuviel Gas mache. Dagegen wollte Hitler mehr Yatren-Pillen nehmen: »Es stünde darauf, ich solle es einmal lesen.«

Morell: er kenne die Vorschriften, man könne 3 × tgl. 2 oder 3 nehmen.

Yatren: 3 × 2 Pillen; 2 Tabl. Phanodorm.

9. 8. 1.00 Uhr Hitler: Gute Stimmung.

Morell: Bis 3 Uhr nachts mindestens 5 × wässrigen Stuhl. Vorschlag: Fahrten auf den Seen, vielleicht jeden 2. Tag, viel Spazierengehen.

Befund: Bauch: immer noch Spannung und Gurren, Leber noch infiziert.

11.00 h Hitler: »Ich glaube, Doktor, es geht wieder. Können wir kurz machen mit der Untersuchung, weil ich ins Kartenzimmer möchte?« Noch 1 × wässriger Stuhl.

nach Lagebesprechung: während der Besprechung plötzlich wieder Ohrensausen.

Morell: Besprechung wegen Blutegel

Th.: *Medikamente:* 3 × 1 Pille Yatren; 1 Intelan, 3 Täfelchen Vitamultin.

10. 8. 1–2.00 h Hitler: Noch Ohrensausen

Morell: Leib voller Gase, gebläht

12–13.00 h Hitler: Stimmung mittel; Ohrensausen gering

Morell: Bauch leicht gespannt mit viel Darmbewegung und Blähungen.

Hitler: Bis 16.00 h ca. 5 × Entleerung, verlangte nach Morell, der nicht da war.

Th.: *Medikamente:* Schlafmittel, Calomel-Pulver.

11. 8. 1.00 h Hitler: noch Ohrensausen

Morell: *Befund:* Magen-Darm etwas druckempfindlich, aber weich.

Th.: *Behandlungsvorschlag:* Heizkissen, Blutegel, Vitamultin-Ca u. Tonophosphan-Injektion.

vormittags: Hitler: Darmgase, Ohrensausen, nachts 2 × Stuhlgang, nicht mehr flüssig.

Morell: *Befund:* Händetremor links.

16–20.00 h: Morell: 2 Blutegel am l. Warzenfortsatz und vor dem linken Ohr... F. klopfte die Blutegel aus dem Glas. Ich mußte sie mit dem Finger ansetzen, da sie aus der Pinzette glitten. ... nach Abfallen Bluten noch 2 Std. ... kleiner Verband.

F. geht wegen der beiden Hansaplaststreifen nicht zum Abendessen. F. zur Lage und dann Teegesellschaft. – Ohrensausen weg.

Befund: Leib fast ganz weich, etwas Gase.

Th.: *Medikamente:* Ablehnung von Vitamultin-Ca-Inj., da F. befürchtet, nicht mehr zu schlafen.

Beginn der Mutaflor-Kur.

12. 8. 2.00 h: Hitler: Vitamultin-Ca-Inj. abgelehnt, wegen Befürchtung nicht mehr schlafen zu können.

Morell: Leib fast ganz weich; etwas Gase

12.00 h Hitler: –

Morell: Nachblutung nach Abnahmen der Eisenchloridwatte, steht auf Auftropfen von Supracheninlsg. –

Leib weich; etwas Gase

19.00 h Hitler: starker Kopfdruck – Summen noch nicht vorbei

Morell: F. wieder Verhandlungen und Spannung gehabt. Entgegen meinen Einwänden die Lösung (Suprarenin) doch zum Blutstillen beim Rasieren benutzt – dadurch Kopfdruck?

F. zum Ruhen hingelegt.

13. 8. 12.00 h Hitler: Schlaf sehr gut, etwas Ohrensausen; Magen-Darm ohne Beschwerden.

14. 8. 1.00 h Hitler: noch etwas Ohrensausen

Morell: F. will sich nicht untersuchen lassen, da alles gut sei

15. 8. 12.00 h: Morell aus Berlin tel. angefragt: es ginge dem F. gut

16. 8. Morell auf Anfrage: nichts Besonderes

18. 8. 1.00 h: (Hitler in F.H.Qu. Wolfsschanze.) Er fühle sich vollständig gut

12–13.00 h Hitler: Keine Beschwerden. – Gestern abends habe er ½ Löffel Brom-Nervazit genommen, habe einigermaßen gut geschlafen, wolle sich aber nicht an Schlafmittel gewöhnen und wieder aufhören.

Gespräch über Frau Dr. Ley, deren Schicksal ihn berührte.

Morell: Besprechung mit Hitler:

1. E.K.G.
2. Blutbild
3. Folgerungen:

Redete zu für 1 Eßlöffel Brom-Nervazit abends, außerdem über das Mittagessen.

19. 8. Hitler: beschwerdefrei

Morell: nicht untersucht, da Wohlbefinden (*Goebbels*: F. sieht leider etwas angegriffen und kränklich aus; Folge des Ruhranfalls und der Tatsache, daß ihn die letzten Wochen sehr hart mitgenommen haben.)

20. 8. ohne Zeitangabe. Hitler: Kopf gestern nach sehr viel Arbeiten noch etwas benommen, Ohrensausen minimal, Schlaf gut, ohne Schlafmittel, Händezittern

1 Eßlöffel Brom-Nervazit.

Morell: ohne Beschwerden im Magen-Darmkanal

Th.: Basis-Medikamente; Brom-Nervazit

21. 8. ohne Zeitangabe. Hitler: alles gut

Morell: keine Untersuchung

nachmittags: Hitler wegen nervöser Erscheinung einen Eßlöffel Brom-Nervazit genommen, zeitweise ganz geringes Ohrensausen, sonst Wohlbefinden. Eßrepertoire sei sehr klein.

Morell: in Wirklichkeit Ablehnung vieler vorgeschlagener Dinge – Enzynorm zum Essen vorgeschlagen; bisher stets abgelehnt.

22. 8. mittags: Hitler: Schlaf sehr gut von 4–11.00 h morgens, wollte schon keine Injektion mehr

Morell: machte trotzdem Inj. der Basismedikamente

Th.: Basis-Medikamente; Brom-Nervazit

23. 8. ohne Zeitangabe. Hitler: Kopf freier und leichter; Absaugen nicht unangenehm

Morell: 3 Blutegel angesetzt – Verband

Th.: 3 Blutegel

24. 8. ohne Zeitangabe. Hitler: Kopf frei, Schlafmittel wegen Aufregungen. Erst im Dezember möglich, auf den Berg zu gehen.

i.m.-Injektion überhaupt nicht gespürt (Platinnadel).

Morell: kleine Jodgaben angekündigt, beim Essen Enzynorm, bis Coli angesiedelt. (Mutaflor). – Von beginnender Verkalkung in den 50er Jahren gesprochen.

Th.: Basismedikamente

25. 8. Mussolini im Führerhauptquartier.

26. 8. Hitler u. Mussolini nach Brest-Litowsk.

27. 8. Morell: 24 Std. Eisenbahnfahrt. 26., 20.00 h – 27., 20.00 h mit Duce zur Front (Ostbeskiden).

Th.: Basis-Medikamente

28. 8. Hitler: beschwerdefrei

Morell: F. ab 7–17.00 h bei den Italienern an der Front mit Mussolini / 20.00 h Abfahrt. Das ganze Gesicht stark verbrannt, Stirne weiß [Sonnenbrand; Stirn durch Mützenschirm abgedeckt]

Verbrennungen stark geschmerzt, daher sehr unwillig.

29. 8. vormittags: Hitler: wohlauf

Morell: 20.00 h Essen im Zug; dann Wolfsschanze.
Th.: Basismedikamente.
30. 8. bis 1.20 h: Tee beim F.

1942 *F.H.Q. »Werwolf« bei Winniza / Ukraine*
22. 7. 2.00 h Hitler: starke Kopfschmerzen, Sehen r. etwas behindert
Morell: Auf Befragen zugegeben, in den letzten Tagen viel gearbeitet und in der vergangenen Nacht nicht geschlafen zu haben. –
Gefäßkrampf. B.D. (= Blutdruckmessung)
Bauchorgane ohne Befund.
Th.: F. zum Essen gegangen, soll sich dann hinlegen und kalte Umschläge machen. Basis-Med.; Septojod.
19.30 h Hitler: Schmerz der r. vorderen Kopfhälfte vorbei, ebenfalls undeutliches Sehen des r. Auges nach Schlaf,
o. a. Injekt. und 2 Tabl. Thrombovit.
Morell: Demnächst kleiner Aderlaß (150 ccm). Hiesiges Klima für F. zu warm.
23. 7. morgens (d. h. gegen 11.00 h) B.D.
Hitler: gut und länger geschlafen; keine Augenschmerzen mehr; will die Augen demnächst untersucht haben, da ein Auge, vermutlich das r., seiner Ansicht nach schlechter sehe als das linke.
Morell: abends: sehr gute Laune. B.D.
24. 7. 11.00 h Hitler: Schlaf unruhig, 5 Std. B.D.
26. 7. 15.30 h Hitler: –
Morell: 2 Blutegel angesetzt, die nicht saugten
27. 7. 11.00 h Th.: Basismedikamente + Septojod
28. 7. abends: Morell: 1 Blutegel an der rechten Schläfe gesetzt
Oktober Hitler: beschwerdefrei
Morell: *Karteikarte* IV. Quartal: Pat. A
Diagnose: variabler Blutdruck durch Arteriospasmen, Schlaflosigkeit, und andere *Karteikarte* IV. Quartal *Pat.* A z. Z. Wolfsschanze: Diagnose: Coronarsklerose – Gefäßspasmen (Kopf und Darm) – Dysbakterie des Darmes, auch Lebervergrößerung.
1./4./6./9./11./13./15./17./19./21./23./25. 10.
Th.: Injektion der Basismedikamente.
1. 10. Berlin
4. 10. Rückkehr nach Winniza
1. 11. Umzug vom F.H.Q. Werwolf / Winniza nach Wolfsschanze / Rastenburg.
23. 11. Hitler: Schlaf fast nicht wegen großer, verantwortungsvoller Arbeitsüberbürdung.
Th.: Basis-Medikamente
9. 12. Hitler: Darmgase, Mundgeruch, Unbehagen.

Th.: 2 × 0,2 g Calomel.

10. 12. Hitler: Effekt von Calomel fast Null.

Th.: 0,2 Calomel, abends Mitilax.

11. 12. Hitler: Erfolg nicht sehr stark.

Morell: Diät.

Th.: abends Enterofagos.

12. 12. Morell: leichte Diät

Th.: Basis-Medikamente; Enterofagos, Hämavit, Luicym, Natron

13. 12. Th.: Fortsetzung Enterofagos, 8 Tage später Mutaflor

14. 12. Hitler: Befinden gut, Aufregungen durch Lage

Morell: Leib ohne Gase

15. 12. Hitler: Schlaf schlecht wegen militärischer Lage

Morell: schlechte Stimmung wegen Lage

B.D. (nachmittags)

Th.: Basis-Medikamente. Profundol (Beruhigungsmittel) noch 4 Tage Enterofagos

17. 12. Hitler: Schmerzen nach i.v.-Injektion; Schlaf schlecht

Morell: B.D.

Th.: Basis-Medikamente; Brom-Nervacit

18. 12. Hitler: sehr anstrengender Tag

22.30 h Morell: Italienerbesuch

B.D.

19. 12. Hitler: viele Besprechungen (Italiener)

Morell: abends B.D.

Th.: Basis-Medikamente; Brom-Nervazit, Phanodorm

21. 12. Hitler: Schlaf gut

Morell: B.D.

Th.: Basis-Medikamente; Beginn mit Mutaflor, Brom-Nervazit und Phanodorm

23. 12. Hitler: Schlaf gut nach Brom-Nervazit und Phanodorm 5 Stunden

Morell: B.D.

Th.: Basis-Medikamente

25./27./29. 12. Th.: Basis-Medikamente

31. 12. Morell: F. ernst wegen Selbstmord von Frau Ley

Th.: Basis-Medikamente.

1943 F.H.Q. Wolfsschanze

3. 1. Hitler: beiderseits Kopfdruck nach anstrengenden Verhandlungen

Morell: B.D.

4./5. 1. Hitler: beschwerdefrei

Morell: große Konferenz (Speer, Bulgaren)

10. 1. Hitler: beschwerdefrei

Morell: anstrengender Tag (Rumänen–Ribbentrop, Funk)
13. 1. Hitler: Schlaf wie immer schlecht
31. 1. Hitler: nachts Leibschmerzen und starke Blähungen
24. 2. (nach *Winniza*) F.H.Q. »Werwolf«
19. 3. (von »*Wolfsschanze*« nach Berlin)
22. 3. (Eintreffen in Berchtesgaden, abends auf dem Obersalzberg: Föhn, Sturm, Wärmeeinbruch)
24. 3. (Eintreffen Morells auf dem Obersalzberg 20.00 h)
21.30 h Hitler: Klagen über sehr starken Kopfschmerz und nach Lage: starken Kopfdruck
Morell: müde, abgespannter Eindruck, Föhn. Art. temporalis stark angeschwollen
B.D.
Schon nach der Injektion Freiwerden im Kopf und kurze Zeit darauf Kopfdruck auch weg.
Nach dem Essen in angeregter Unterhaltung bis um ½ 3.00 (morgens) am Kamin (ohne Feuer) und für frische Luft gesorgt.
F. erklärte mir mehrfach, daß er sich wohl fühle.
Seit Mitte Nov. 42 in Gegenden mit tiefem Luftdruck, jetzt plötzlicher Wechsel und bis vor 1–1½ Wochen ständig große Aufregungen wegen Festigung der Ostfront.
Th.: 2 × Septojod; Brom-Nervacit, Optalidon
25. 3. 11.30 h Hitler: ohne Beschwerden
21.30 h Hitler: wieder stärkeres Kopfweh
Morell: F. mich rufen lassen zur B.D.-Messung.
B.D.
Soll früher schlafen gehen; Flüssigkeitsaufnahme nicht zu hoch gestalten
Th.: Basis-Medikamente; Septojod, Brom-Nervacit, Optalidon
(Morell selbst: seit nachmittag starke Herzbeschwerden und Beklemmung durch Föhneinwirkung)
26. 3. 11.30 h Hitler: allgemeines Besserfühlen
Begründung: Bei Aufhören der Sorgen sowieso Besserung
Morell: Masseur abgelehnt.
B.D.
27.3. 11.30 h Hitler: Wohlbefinden
Morell: Stuhlbefund (normal) bekanntgegeben
B.D.
Th.: Basis-Medikamente
28. 3. 11.30 h Hitler: –
Morell: B.D. In der »Wolfsschanze« niedriger Druck gewesen.
31. 3. 12.00 h Hitler: Schlaf schlecht
Blutdruck an allen vorhergehenden Tagen ca. 155/110 mm Hg.
1. 4. 11.45 h Hitler: besseres Befinden

Morell: B.D. – Bei schw. [schwerem / schwachem?] Druck
Th.: 1. frühes Schlafengehen empfohlen
2. tgl. 4–6 Eigelb mit etwas Zucker und Rotwein
3. Massagen nahegelegt (zw. 2–3 × wöchentlich)
2.4. 12.00 h Hitler: nachts zuvor starkes Schlafmittel genommen
Morell: (hoher Schnee, Schneetreiben) B.D.
Th.: Basis-Medikamente... (unleserlich) angefangen
7.–10.4. (Duce auf Obersalzberg resp. Kleßheim)
10.4. Hitler: Befinden gut, frisch (abends Duce weg)
12./13.4. (Antonescu-Besuch)
16.4. (Horthy-Besuch)
19.4. (Quisling-Besuch)
Hitler: 3.00 h nachts 1 Tempidorm
Morell: B.D.
20.4. Hitler: Darmgase
Th.: Enterofagos-Kur abends begonnen (Sepp Dietrich: Hitler macht einen frischen und aktiven Eindruck)
28.4. Th.: 2 × 0,2 g + 1 × 0,1 g Calomel
7.5. Begräbnis des Stabschefs der S. A. Lutze in Berlin, Teilnahme Hitlers. Anfertigung eines E.K.G. u. a. Untersuchungen.
14.5. Hitler: Vergangene Nacht schlaflos
Morell: Deutsch-italienische Kapitulation in Tunis bekannt geworden; britischer Angriff auf Pilsen
Th.: Basis-Medikamente
17.5. Morell: Luftangriff auf Eder- u. Möhnetalsperre
Th.: Basis-Medikamente
2 × 0,2 g Calomel + 4 Leopillen
18.5. beschwerdefrei
Th.: Beginn neuer Enterofagos-Kur, 2 Amp. tgl. zuvor Relaxin
19.5. Hitler: ohne wesentlichen Stuhlabgang
20.5. Hitler: noch Gase
Th.: Basis-Medikamente
25.5. 12.30 h Hitler: zwei Tage keinen Stuhl, viel Gase; nachts 5 Leopillen ohne Effekt
Morell: Diät
26.5. 12.15 h Hitler: abends noch kein wesentlicher Effekt
Th.: mittags: 3 Eßlöffel Rizinusöl
27.5. 12.40 h Hitler: abends noch Gase
Morell: strenge Diät
Th.: Belladonna-Obstinol; Obstinol; Luicym
28.5. 12.30 h Morell: *sehr* nervös und leicht erregbar. Bauchspannung noch vorhanden, aber weit weniger. Ev. warme Aufschläge. Massage, Kurzwelle, Einläufe etc. abgelehnt. – Buch gezeigt [?] trotzdem Ablehnung.

Th.: 2 × 0,3 g Calomel

nachmittags u. abends Hitler: reichliche Stuhlentleerung! Angeblich 4 kg in den letzten Tagen abgenommen.

Morell: Leib weicher, nur noch wenig Gase. Beim Abendessen da; bis nachher sehr lebhaft und bis 2.30 h nachts auf.

Th.: vor der Lage: 3 Eßlöffel Olivenöl

nachher: Eupaverin i.v. – umgehende Lösung der Spasmen

1.6. 12.30 h Hitler: noch etwas Stuhlverhaltung

2.6. Morell: Telefonat Prof. Nißle: pathologischer Stuhl

3.6. 12.00 h Hitler: noch etwas Gase

4.6. 12.30 h Hitler: Wohlbefinden

Morell: Tel. Prof. Laves: pathologischer Stuhl

(*Bemerkung des Verfassers:* Man darf annehmen, daß Hitler etwa seit dem 18.5. erhebliche Verdauungsbeschwerden und eine Obstipation hatte, die Morell vornehmlich mit Abführmitteln und einer neuen Enterofagos-Kur behandelte. Wenn auch eine abnormale Bakterienflora durch Nißle und Laves festgestellt wurde, so scheinen doch eher psychische Erregungen die Spasmen ausgelöst zu haben, die *Morell* jetzt erstmals mit Eupaverin [kein Morphium-Derivat] erfolgreich löst. Die schweren Koliken der nächsten Monate und des Jahres 1944 kündigen sich an!)

11.6. Hitler: Klagen über Darmgase

12.6. Morell: Bauch ohne Gase, dünner Stuhl

16.6. Hitler: Wohlbefinden

17.6. Th.: nach Enterofagos – jetzt Beginn einer Mutaflor-Kur

20.6. 12.45 h Morell: ohne jegliche Klagen, außer schlaflos durch Aufregungen verantwortungsbedingt. Sehr gutes Aussehen

Bemerkung: 23.6.: Goebbels: »Leider sieht der Führer gesundheitlich nicht bestens aus. Man sieht doch, daß die letzte Zeit sehr stark an ihm genagt hat. Von der körperlichen Frische, die wir sonst immer bei ihm bewunderten, ist nur noch ein Teil übrig geblieben.« Diese Diskrepanz der Beurteilung seitens Morell, der Hitler fast täglich aus nächster Nähe sah, und anderer, die nur gelegentlich Audienz hatten, wird in den nächsten Monaten und Jahren immer deutlicher.

1.7. (Abreise Hitlers vom Obersalzberg und Eintreffen im F.H.Q. *Wolfsschanze.*)

2.7. Hitler: Schlaf nachts nur 2 Stunden, nachmittags schlecht

3.7. Hitler: etwas Kopfdruck nach großer Besprechung gestern und heute früh

6.7. Hitler: Schlaf nur 3 Std. wegen Aufregung (seit gestern Angriff im Osten)

Morell: soll nachmittags schlafen, so lange wie möglich

18.7. (Flug: F.H.Q. *»Wolfsschanze« nach Obersalzberg/Berghof*)

18. 7. 10.30 h Hitler: seit nachts 3.00 h habe er heftigste Leibschmerzen, kein Auge zugetan – morgen sehr wichtige Besprechung mit Duce in Italien bevorstehend

3 Tage fast keinen Schlaf, stets Besprechungen und nachts gearbeitet; abends 5 Leopillen

Morell: sehr blasses Aussehen; hochgradig nervös. Leib brettartig hart gespannt, nirgends lokaler Druckschmerz, voller Gase.

Diagnose: spastische Obstipation durch Überarbeitung in den letzten Tagen. – Auf *anderer Notiz*: spastische Obstipation mit großen Schmerzen und viel Darmgasen (gastrocardialer Symptomkomplex)

Da noch wichtige Besprechungen und Entscheidungen vor der Abreise um 15.30 h bevorstehen, kann kein Betäubungsmittel gegeben werden.

Th.: leichte Bauchmassage; Eupaverin i.v. Eukodal subcutan. Euflat, 3 Eßlöffel Olivenöl

18. 7. vor dem Flug – »Wolfsschanze« – Berghof

15.30 h Morell: sehr schlechtes Aussehen und etwas schwindelig.

Während des Fluges etwas Besserung durch abgehende Winde. Auf dem Berghof nochmals Leibmassage. Abends ganz leicht verdauliche Kost; um 0.30 h schlafen gegangen

Th.: vor dem Flug: *Eukodal* i. m.

auf Berghof: Euflat, Luicym, Phanodorm, Quadronox

Morell: Berghof – Treviso und zurück: Duce!!!)

19. 7. 6.30 h Hitler: gut geschlafen, viel abgehende Winde gehabt

Morell: Für die Besprechungen noch Vitamultin-Täfelchen empfohlen

6.45 h: Abfahrt; 7.30 h Abflug in Salzburg über Rosenheim–Kufstein–Innsbruck–Brenner–Treviso (bis kurz vor Venedig) Bahn – Auto etc. –

F. wohlauf. Auch bei Rückflug gänzlich ohne Beschwerden. Abends auf dem Obersalzberg erklärt, daß mir der Erfolg des Tages zu verdanken sei. Er fühle sich wieder vollauf wohl.

(*Bemerkung des Verf.:* Nach den Alarmzeichen im Juni 1943 war das die *erste* schwere Kolik, die den erfolgreichen Einsatz von Eukodal erforderlich machte. Eine psychische Genese ist sehr wahrscheinlich angesichts der schwierigen Situation an der Ostfront – Schlacht von Kursk verloren; sowjetische Donez-Offensive – und in Italien, von wo sich die Nachrichten über Krisensymptome häuften.)

25. 7. 2.00 h Mussolini abgesetzt

27./28. 7. Zerstörung Hamburgs

1. 8. nachmittags: Hitler: Kopfdruck rechts oben vorne stark, übernächtiges Arbeiten und viele Besprechungen

Morell: Sauerstoffapparat aufgestellt für zeitweilige Anwendungen

9. 8. Morell: Essen und Sauerstoff-Bombe sehr gut; vor einigen Tagen O_2-Bombe im Führerbunker aufstellen lassen zum Einnehmen und ev. Ablassen in den Schlafraum. F. sehr zufrieden, man kann sagen, begeistert

27. 8. (Flug nach Winniza und zurück nach F.H.Qu. Wolfsschanze)

8. 9. (Flug nach Saporoschje und zurück)

15. 9. Morell: sehr gutes Aussehen

23. 9. 20.15 h Hitler: starke Blähungen – Spasmen durch immense Aufregungen

Morell: nach dem Essen Untersuchung

Th.: Eupaverin + ½ Eukodal i.m.

nachts: Hitler: nach einigen Stunden alles gut

Morell: Diät angeordnet – Stichstelle leicht blutend

27. 9. 11.00 h Hitler: letzte i.v.-Stichstellen schmerzen, schlafstörend, schon seit gestern abend

Morell: Stichstelle infiltriert durch oberflächliche Entzündung. – Heizkissen

Th.: Rubefax

29. 9./2. 10. Morell abwesend in Protektorat und Berlin

3. 10. 14.30 h Hitler: Schmerz im rechten Unterarm, mit Schwellung im Oberarm beginnend

Morell: Aussehen sehr gut

Rheuma: Medikament nicht geholfen

(Gauleiter-Tagung)

7. 10. 11.00 h Morell: rechter Unterarm etwas geschwollen

Franzbranntwein

14. 10. 10.50 h Hitler: Schlaf schlecht, viel Aufregungen

17. 10. 6.00 h Hitler; Darmspasmen und Schmerzen – viel Aufregungen in den letzten Tagen

Th.: Eukodal + Eupaverin

mittags Hitler: fast ohne Beschwerden

18. 10. Besuch bulgarischer Regentschaftsrat unter Prinz Kyrill

26. 10. 11.00 h Hitler: Schlaf schlecht wegen großer Aufregungen

Morell: B.D.

27. 10. 11.45 h Hitler: Zeitweise wieder Blähungen – sehr viel Aufregungen

5. 11. 10.15 h Hitler: zeitweilig Gase

Th.: Luicym und Acidol-Pepsin

8.–9. 11. (»Wolfsschanze« – Nürnberg – München und zurück mit Eisenbahn)

19.–20. 11. (F. »Wolfsschanze« – Breslau und zurück)

21.–25. 11. (Morell bei seinen Unternehmungen im Protektorat)

25.11. Morell: ab 21.00 h bis 3.40 h morgens bei F.
26.11. 10.35 h Hitler: Gase – krampfartig
Th.: Basis-Medikamente – Mutaflor – Kur – Beginn
2.12. 3.00 h Hitler: Blähmagen. Th.: Eukodal – Eupaverin / Euflat
10.12. Morell: sehr gutes Aussehen; bester Appetit
Th.: Glyconorm und Luizym

1944 F.H.Q. *Wolfsschanze / Rastenburg*
3.1. Morell: 0.30–5.30 h zum Tee bei Hitler.
4.1. abends: Hitler: Spasmen
Th.: Eupaverin + Eukodal
5.1. Morell: F. lud mich zum Essen ein (allein)
8.1. Morell: beim F. zum Tee
9.1. abends: Morell: abends z. Tee beim F.
10.1. 2.30 h Hitler: Blähungen infolge Aufregungen
Th.: Eukodal u. Eupaverin
21./22./25.1. Morell: abends zum Tee bei F.
27.1. 12.30 h Morell: Vortrag vor gesamter Generalität (150 Generale)
Th.: Basis-Medikamente
29.1. 16.40 h Morell: vor großer Rede (Rundfunk für morgen)
Rede nicht gehalten, wegen Großangriff auf Berlin
Th.: Basis-Medikamente
Bemerkung: (Morell vom 2.–6.2. in Berlin und Hohenlychen)
11.2. mittags. Morell: Katarrh d. oberen Luftwege, besonders linke Mandel (auch Mandelsteinchen) und Bronchitis, Grippe – oft Zittern des linken Beines
Th.: Vitamultin-Ca., Leber-Hamma, Omnadin
12.2. mittags: Hitler: wohlauf, nur sehr müde, viele Sorgen
17.00 h Th.: 2 × 0,3 g Calomel
22.00 h Hitler: Erbrechen, noch kein Durchfall
14.30 h Kolik u. Spasmen
Th.: Eukodal + Eupaverin
13.2. 2.00 h Hitler: starke Kolik
Th.: Eukodal + Eupaverin
0–2.00 h Hitler: heftige Entleerungen
14.2. 14.00 h Hitler: noch viel Gase; die Pulver hätten nicht gewirkt, nicht so wie früher. Er müsse gründlichste Entleerung haben
Morell: Absorption der Gase
Th.: 2 Eßlöffel Rizinusöl, 4 Boxberger Pillen, Kajowit
15.2. 22.00 h Hitler: Heftige Schmerzen im Quercolon (Gase). Vergangene Nacht und auch nachmittags kein Schlaf
Morell: Kamillentee mit wenig Cognac, warme Aufschläge bzw. Heizkissen

abgelehnt: Massage und Kamillentee-Einlauf

Th.: Mitilax – F. nahm ohne Anordnung: Luicym, Antigas u. Euflatpillen

16. 2. Hitler: Gase gut

17. 2. Morell: alles gut, abends beim F.

18. 2. Morell: ohne Beschwerden, abends beim F.

20. 2. Morell: Befinden wieder vollauf gut

22. 2. (abends Abfahrt mit Zug von »Wolfsschanze« nach München)

abends Hitler: Wohlbefinden; Beinzucken links und Hände-Zittern weg

23. 2. 15.00 h Ankunft in München

24. 2. abends F. zum Obersalzberg

25. 2. 23.00 h Eintreffen Morells aus München auf Obersalzberg (nachts: Morell selbst fieberhaft erkrankt und durch Oberstarzt Dr. Sievers behandelt)

26. 2. Morell: Besuch Antonescu in Schloß Kleßheim

1. 3. Morell: Kroaten in Kleßheim

3. 3. Morell: Untersuchung der Augen durch Prof. Löhlein

8. 3. abends Hitler: viel Aufregungen in den letzten 2 Tagen

Morell: Spastische Obstipation, Gasbildung, Antonescu in Kleßheim

Th.: Eukodal + Eupaverin, 2 × Calomel

Wärme

9. 3. abends: Hitler: wieder Obstipation, kein Stuhl, starke Beschwerden

24.00 h Th.: 2 Eßlöffel Rizinus, 5 Boxberger Pillen

14. 3. Morell: wegen Müdigkeit und erforderlicher Frische erstmals Vitamultin-forte-Injektion. – Vor der Injektion sehr müde und erschöpft, ohne Schlaf. Danach sehr lebendig. Besprechung 2 Std. mit Reichsaußenminister

Abends beim Essen sehr frisch, verglichen mit Mittag. Nachts blieb er bis 1.00 h auf und war frisch.

Nachts sehr gut, ohne Schlafmittel geschlafen. Deshalb sehr erfrischender Schlaf. Führer äußerst zufrieden.

Th.: Vitamultin-forte

15. 3. Morell: Prager Regierung in Kleßheim

16. 3. Morell: Besuch und Besprechung mit Bulgaren

17. 3. Morell: wie 16. 3.

18. 3. Morell: Besprechung mit Horthy und ungarischer Regierung. Konferenz bis 22.00 h

20. 3. 15.00 h Ansprache F. vor Befehlshabern im Westen

23. 3. Hitler: Wohlbefinden, gut geschlafen, Darmgase

Morell: Besuch Antonescus

Prof. Löhlein verlangt wegen Augen 2 Monate vollständige Ruhe. Unmöglich!

24. 3. Morell: 2. Tag Besuch Antonescus

6. 4. Morell: Gespräch mit F.: Ablehnung der Kost-Empfehlungen von Prof. Zabel

22. 4. Duce in Kleßheim

24.–27. 4. Berlin

30. 4. Morell: F. leichte Erkältung, leichter Husten

Th.: Basis-Medikamente, Ultraseptyl, Omnadin, Leber, Pyrenol, Gallestol

(*Bemerkung des Verfassers:* In diesen Wochen war Morell selbst erkrankt und wurde von seinem aus Berlin herbeigeholten Assistenten Dr. *Weber* behandelt [Strophantinkur – bei Herzinsuffizienz]. Morell blieb die meiste Zeit im Hotel in Berchtesgaden, fuhr aber fast täglich auf den Obersalzberg zur Behandlung Hitlers, die er fortsetzte. Am *3. 5.* kehrte Dr. Weber nach Berlin zurück.)

4. 5. 1944 – Berghof

Morell: Behandlungsempfehlungen betreffend Herz-Kreislauf

(*Vorbemerkung:* ein neu gefertigtes Elektrokardiogramm hatte einen besorgniserregenden Befund ergeben.)

Morell rekapitulierte seine bisherige Therapie und unterbreitet Hitler eine Reihe von Vorschlägen: *Einzunehmen:* Vitamultin-Täfelchen, tgl. 4–6 zu den Mahlzeiten, ebenfalls Luicym und Glyconorm und Euflat oder Antigas-Pillen von Zeit zu Zeit.

Vorgeschlagen, aber nicht befolgt: Massage, frühes Schlafengehen, längere Aufenthalte in frischer Luft, gebremste Flüssigkeitsaufnahme.

Weiter notwendig: Sauerstoff-Aufnahme 2–3 × täglich, Traubenzucker-Injektionen i.v. (intravenös) mit zusätzlich Strophantin und möglichst auch Herzmuskelextrakt in Phosphorsäure, zunächst 3 × tgl., dann jeden 2. Tag. – Flüssigkeitsaufnahme auf 1200 ccm täglich beschränken. – Testoviron i.m.

Bei Unwohlsein ohne Zögern einen Schluck Kaffee oder 10–15 Tropfen Cardiazol nehmen. Möglichst regelmäßig Defäktion.

Da es weder anginöse Symptome noch Obstruktionen gibt, ist Kurzzeitprognose günstig. Rauchen und Alkohol glücklicherweise nicht involviert.

5. 5. Morell: Massage glatt abgelehnt trotz ernsthafter Empfehlung, täglich 10 Std. Schlaf. Stimmte Reduzierung der Flüssigkeitsaufnahme auf 1200 ccm tgl. zu. – Leichte Oedeme am Schienbein unter Fingerdruck sichtbar

7. 5. Morell: Pat. A hat noch Schnupfen

9. 5. Hitler: Kopfdruck links; Beinezittern verursacht durch Aufregungen; Invasion bevorstehend wo?

12. 5. Morell: Besuch Slowaken in Kleßheim
16. 5. Hitler: alles gut, Magen-Darm, Atemwege
26. 5. Hitler: 2 × Stuhl
(*Bemerkung des Verfassers:* Morell berichtet auffallend wenig über Hitlers Allgemeinzustand im April/Mai/Juni; jedoch behandelt er ihn in dieser Zeit mit seinen Basismedikamenten geradezu exzessiv und verabreicht auch Septojod, Ultraseptyl u. a. m. Daneben übt er – obgleich selbst nicht gesund – eine umfangreiche Praxis bei der Prominenz auf dem Obersalzberg aus und widmet sich der Besorgung eines Elektronenmikroskops für sein Forschungsinstitut im Bayrisch-Gmain bei Reichenhall.)
6. 6. (Besuch der Ungarn)
10. 6. Morell: B.D.
Stuhlproben zufriedenstellend
(Nißle und Laves)
17.–19. 6. (*Morell* 3 Tage mit Reichsgesundheitsführer Dr. Conti in seinem Werk Olmütz.)
3. 7. Morell: von Pat. A gerufen:
B.D.
14. 7. Morell: Pat. A: Grippe und Conjunctivitis bds. ... Kopfwasser ins Auge gelaufen, Verätzung
Flug Berchtesgaden/Salzburg – »Wolfsschanze«.
16. 7. Hitler: Auge gut
18. 7. Hitler: Schlaf und Befinden gut
20. 7. 11.15 h Morell: Injektion wie immer. / Attentat mit Sprengmine auf den Führer
20.00 h Morell: Blutdruck 165–171 mm Hg., Puls 100, regelmäßig stark
Duce-Besuch
Th.: Optalidon, Brom-Nervacit (über die Wundbehandlung an anderer Stelle, s. H. N. O. und Morell-Niederschriften).
21. 7. Morell: Abends Tee. Vor Nachttee vom F. goldene Uhr erhalten
25. 7. 2.00 h Hitler: F. nachts Klagen über Armbrandwunden – dick – Alkoholverband und Rötung mit Schwellungen. – Ich nicht sofort da, da geschlafen.
v. Hasselbach: Salbe und Verband.
27. 7. Morell: Führer sprach von Blutablassen. Blutdruck 140 mm Hg., also normal, daher unnötig.
Th.: Sangostor, Koagovit
29. 7. Hitler: Mit Vorfall des Attentats das Beinezittern weg und das Händezittern minimal.
Morell: Keine Blutung im Ohr mehr.
1. 8. Morell: Allgemeinzustand gut

Th.: Optalidon, Brom-Nervacit

2.8. Hitler: Druck über dem r. Auge

Morell: B.D.

Th.: Aderlaß 200 ccm – (Erleichterung sehr groß)

Jod-Injektion nicht möglich. –

4.8. Morell: abends Tee beim F.

5.8. Morell: Ohr soll seit 5 Tagen nicht mehr bluten

Antonescu-Besuch

6.–9.8. (Morell zur Feier seiner Silbernen Hochzeit in seinem Haus Berlin-Schwanenwerder.)

9.8. Morell: fast alles gut; B.D.

22.8. Morell: Junge [Leibdiener] ist gefallen; daher F. schon 2–3 Tage unter starkem seelischen Druck, dessen Ursache ich nicht ergründen konnte.

8.9. Morell: Druck ums rechte Auge; B.D.

14.9. Morell: Blutdruck schwankend nach großer Aufregung

15.9. 18.00 h Hitler: Schwindel, Kopfdruck, Wiederbeginn des Zitterns (Beine bes. l., Hände) –

Viel Aufregungen

Morell: bis zum Attentat hatte linkes Bein bes. in der Zeit zuvor starken, zeitweiligen Tremor beim Sitzen. Linker Fuß zeigt Knöchelschwellungen

Th.: *Empfehlungen:* reichliche Sauerstoffzufuhr entweder durch 8–10 Tage Berg oder jeden 2. Tag Spazierfahrt im offenen Wagen mit oder ohne Unterbrechung durch ½ Std. Spazierengehen unterwegs. Linkes Bein häufig hochlagern. Nur dringendste Bearbeitungen selbst machen. Möglichste Entlastung. Massage wegen Schaffung besserer Durchblutungsverhältnisse und wegen Unterschenkelschwellung am l. Fuß. Bei den *Injektionen* bes. Wert legen auf Nebennierenrinde, Tests und kombinierte Vitamine. Auf Frage ob Brom-Nervacit möglicherweise Gärung verursache, dies bejaht, da Zucker darin, der vergären könne. Auftrag, dies festzustellen.

24.9. 4.30 h Hitler: Spasmen nach großer Aufregung

Morell: Rechtes Auge zeigt im Außenwinkel geplatztes Äderchen

Th.: Eukodal-Eupaverin

25.9. 4.00 h Hitler: neuerliche Spasmen

Th.: Eukodal-Eupaverin

27.9. nach 21.00h Morell: nach dem Tee zum Führer gesagt, daß er etwas gelblich aussähe – ich wollte ihn untersuchen, abgelehnt. Ich wolle am nächsten Morgen kommen, um Anordnungen zu treffen

28.9. 18.30 h Hitler: heftigste Spasmen – sofort nach dem Mittagessen habe er starke Kolikschmerzen bekommen mit Brechreiz, viel Gase. Er hatte Kartoffelbrei und andere leichte Sachen gegessen, aber Milch in die Suppe genommen und gleich nach dem Essen Krampf und Brechreiz. Urin sei bierbraun.

Morell: hinfälliger Zustand. – Sehr starke Bauchdruckspannung; Mageneingang sehr stark druckempfindlich, etwas weniger Magenausgang: Zwölffinger-Darm und Gallenblasengegend. – Gelbliches Aussehen. Kein Fieber

Th.: Heizkissen, Hungertag – Eukodal-Eupaverin

29.9. 0.15–1.30 h Hitler: in den letzten Tagen, bes. 25./26.9., sehr viel Ärger, starke Blähungen und zeitweise Krampf/Urin bierbraun.

Morell: Blinddarm frei, Bauchdeckenspannung etwas geringer, Magengrube – nach Eukodal Schmerzen und Krampf langsam vergehend. Starker Schweiß; um 1.30 h weg, da F. sehr müde und Absicht zu schlafen

Th.: Eukodal-Eupaverin

Calomel 0,3 und Rizinus

11.50 h Hitler: Er habe nur bis 3.00 h geschlafen, quälende Blähungen; habe in den letzten Tagen viel Ärger gehabt. Zeitweise immer wieder Krmapf in den Gedärmen (Zusammenziehen), noch immer größere Schmerzen.

Morell: Leib noch ziemlich gespannt

Th.: 0,3 g Calomel, 2 Eßlöffel Rizinus

16.00 h Hitler: 2 Calomelpulver erbrochen

19.00 h Hitler: 2 Calomelpulver genommen, mit heißem Tee; Wärmekissen

21.30 h Hitler: Nachlassen der Spannung, kein Spasmus mehr seit Mittag. –

Noch keine Entleerung.

Quälende Winde

Th.: nochmals 2 Eßlöffel Rizinus, Zitronenstücke gegen Brechreiz

29.9. 23.45–1.30 h Morell: den ganzen Tag über wurde Bettruhe gehalten und gefastet

30.9. Th.: Kamilleneinlauf (1 l) – von Hitler sich selbst gemacht.

30.9. 1.30–5.00 h mgs.: Morell: Weiteren Kamilleneinlauf und Stuhl von weiter hochkommend. Bauchdecken viel weicher, selbst Magengrube und Gallenblasengegend lassen sich mit wenig Schmerz eindrücken, aber noch Winde vorhanden.

Blinddarm frei.

12.30 h mttgs.: Hitler: Seit 5.00 h keine Entleerung mehr, daher viel Beschwerden und Angabe, es sei nicht besser, sondern viel schlimmer wie zuvor.

Morell: Hielt entgegen, daß der obj. Befund weit besser sei.

Th.: Heizkissen, auch feuchten Magen-Leber-Aufschlag. – 20 Tr. Sympatol, P 90, Bd 143 mm, Temp. 36,8 – 6 Boxberger Pillen genommen. – Abwarten. F. soll versuchen zu schlafen (ohne Mittel).

Etwa ½7.00 h gerufen worden: Hitler von 4–6.00 h vier Entleerungen, wovon 2 schwächer und 2 sehr stark waren.

Morell: Temp. 37,2 (mit Heizkissen) – Leib wohl stark entspannt, aber nicht völlig. – Verhältnismäßiges stärkeres Wohlbefinden und Änderung des Gesichtsausdrucks. – Er habe mich nur gerufen, um mir gleich die freundvolle Mitteilung der Wirkung zu machen. –

Th.: Karlsbader Sprudelsatz 5 g in 200 ccm Wasser (warm) mgs. u. abends im Verlauf von etwa 4 Std. zu trinken. –

Heizkissen weiter. Keine Medikamente, sondern weitere Stühle abwarten – F. soll sich demnächst selbst mit Mastdarmspritze Kamillentee-Injektionen von Zeit zu Zeit machen.

Weiterhin Luftveränderung (da im Bunker viel Kohlensäure und wenig Sauerstoff) u. Bewegung (Spaziergänge) notwendig.

Vorschlag nach 2-täg. Berlin-Aufenthalt und ungefähr 14-tägiger Aufenthalt auf dem Berg (Anraten)

12.00 h nachts: 2 Stühle seit dem letzten Kommen; Temp. 37,3

Th.: (Heizkissen bis 1 Std. zuvor) – Kamilleneinlauf

20 Tr. Sympatol. Für nachts *kein* Schlafmittel, 1 Glas Karlsbader Wasser.

Sonntag 1. 10.: Th.: X Progynon B. oleosum

Morell: 1.00 h mittags 2 × Stuhl inzwischen

Gutes Aussehen, etwas matt. P. 96, Temp. 36,8, BD.

Bauchdecken ohne Spannung; in der Tiefe noch leichter Druckschmerz an der l. Flexur und tief in der Magengrube

Th.: dazu 1 Tabl. Acidol-Pepsin versuchsweise. Weiterhin Bettruhe. Massage mit Franzbranntwein wäre sehr gut, aber ist nicht erwünscht. Die gute Wirkung der Kamilleneinläufe wird eingesehen und will Pat. diese auch künftig selbständig wiederholen.

20% Traubenzuckerlsg.-Inj. intravenös + Vitamin Ca, Glyconorm und Prog. B.ol i.m.

Morell: ½7.00 h abends T. 37,1, P. 84 – Herzbefund gut – Leib weich, nur *Magengrube* wieder leicht druckschmerzhaft und Gase dort. Th.: 1 Tabl. Acidol-Pepsin dazu.

Für abends 2 Stck. angeordnet. Gelbliche Verfärbung fast ganz geschwunden. – Nochmals dringend Luftveränderung (Berlin) vorgeschlagen, und zwar entweder 2–3 Tage und dann Berg für 8–14 Tage oder Berlin allein für 8–10 Tage. Berg wird ganz abgelehnt, Berlin sei ungeeignet, weil er (Pat.) dann immer in die Bunker müsse, und er könne jetzt nicht viel gehen, sei zu schwach. – Beim Weggehen F. sich seitlich aufgerichtet. Angeblich quälende Gase und Druck nach dem Herzen.

10.00 h abends Morell: Temp. 37,2 – Leib weich – Kamillenspülung.

Th.: Leider kein Acidol-Pepsin mehr genommen. Nach 2 Std. soll ein Tempidorm-Zäpfchen eingelegt werden.

2. 10. Mtg. 1.00 h mittags Morell: P. 82, Bd. Temp. 37,3, allgem. Unbehagen im Leib mit kleinem lokalisierten Schmerz. Allgem. Schwäche und Klagen über vieles Aufstoßen. Keine Krämpfe mehr. Gestern Abend 1 Std. nach Einlegen des Tempidormzäpfchens Stuhl; daher angeblich keinen Schlaf. Frühstück (2.00 h mittags)

Mit dem Essen 1 Tbl. Azidol-Pepsin. – Weigerung das angesetzte Karlsbader Wasser zu trinken, wegen schlechtem Geschmack. – Arme und Beine mit Franzbranntwein abgerieben.

Th.: Traubenzucker und Cantan i.v. + Vitamin C, Glyconorm und Leber i.m.

Morell: Heute morgen 5.00 h wichtige Depesche erhalten. Vor mir war Dr. Brandt beim F. und teilte Ableben Schmundts mit und blieb längere Zeit wegen genauer Auslegung drinnen (Todesursache: Embolie) –

Gelbfärbung der Haut jetzt weg.

von 10.00 h abends bis 1.00 h mittags 2 × Stuhl

5.00 h nachm.: Vorher Lage beim Führer! Sehr matten Eindruck gemacht bei den Herren. Objektiver Befund: wesentliche Besserung; kann auch allein aus dem Bett und sich selbst anziehen. – Kamillen-Spülung.

9.00 h abds.: P 78, Temp. 37,5, Leib weich, noch Magengase.

Th.: Vitamultin-Ca, Glyconorm, Testov. i.m. – Soll nach dem Abendessen 2 Euflat-Pillen nehmen, während des Essens 1 Azidolpepsin, zwischendurch immer ein paar Tabl. Vitamultin forte. –

3. 10. Dienstag Morell: l. Mandel vergrößert, Drüsen links vergrößert, nachts 2.00 h: P 78, Temp. 37,5 – noch Magengase, die nach dem Herzen drücken, auch Winde vorhanden. Leib weich. –

Th.: Zum Schlafen: S.E.E.-Inj. i.i. (1 × 0,6) – Bei der Inj. sehr müde geworden, Schmerz weg.

Morell: Pat. äußerte, wenn der Schmerz weg wäre, könnte er bestimmt auch schlafen. Er war aber nicht dazu zu bewegen, ein Schlafmittel einzunehmen, sondern wollte eine Injektion haben.

Th.: S.E.E. = Scophedal (Opiumgesetz!)

12.30 h Hitler: Schlaf bis 7.00 h – noch Winde im Magen bezw. Herzdruck

Morell: Leib weich, Magengrube in der Tiefe resistent, Gallenblase kaum noch. Linke Mandel stark gerötet und kleiner Belag, linke Sublingualdrüse verdickt.

20.00 h Hitler: seit mittags 2 × Stuhlgang ohne Einlauf, 1 × recht viel mit dicken Ballen

Morell: Guter Gesichtsausdruck, festere Stimme. F. gute Laune – (Rücksprache mit H. über Antigas-Pillen)

4. 10. 1.30 h Hitler: noch einmal Stuhl seit abends, und zwar fast nur noch Winde, auch nach oben noch viel Gase. Er habe viel gearbeitet und hätte daher eine gewisse Unruhe, die ihn nicht vor morgens schlafen lassen würde...

Th.: Schlafmittel solle er heute Nacht nicht nehmen, auch von einer Spritze würde ich Abstand nehmen.

B.D.

12.45 h Morell: Leib weich; Submaxillardrüse nur noch ½ von gestern Abend. – Stuhl braun, teils wässrig (durch Karlsbader Mühlbrunnen), teils fest. Dr. *Giesing* gerufen wegen verdickter Submaxillardrüse! – Prof. *Blaschke* gerufen zur Kontrolle der Zahntaschenbildung.

19.00 h Hitler: Allgemeinbefinden besser als gestern

Morell: Leib etwas gebläht

(*5.–8. 10.* Morell selbst krank – jedoch weitere Behandlung Hitlers)

5. 10. 0.30 h Hitler: will versuchen, ohne Spritzen und Tabletten zum Schlafen zu kommen. – Abendessen gut gemundet, im linken Mundteil etwas Schmerz

Morell: B.D. – Arm- und Beinmassage mit Franzbranntwein

12.00 h Hitler: schon die 2. Nacht ohne Schlafmittel; die leichte Gliedermassage mit Franzbranntwein nicht bekömmlich, da er schlecht schlief und nachts einmal gefroren und Hitzegefühl gehabt habe. Er fühle sich stärker wie gestern.

Morell: Bauch weich, Magengrube ganz in der Tiefe und linke Colonflexur noch etwas resistent

6. 10. 0.30 h Morell: Bauchdecken weich, Gase wenig

18.00 h Hitler: weiter viel größeres Wohlbefinden »bester Tag bis jetzt« – großer Stuhlgang, Appetit gut; –

Th.: in der Nacht zum Schlafen 1 Tabl. Profandol unwirksam, dann 1 Tabl. Tempidorm, nachfolgend 3½–4 Std. Schlaf. –

7. 10. 13.15 h Hitler: es ginge ihm sehr gut, er sei ohne Fieber. Morell möchte zu Bett liegen bleiben, damit er schnell wieder heil werde.

8. 10. Hitler: Mitteilung an Morell von Ablösung der Begleitärzte

Morell: beim F. nur normale Konstatierungen; Leib weich, bes. auch Gallenblase – im rechten Auge nach außen kleines Äderchen geplatzt

9. 10. Hitler: F. selbst am Telefon, es gehe ihm vorzüglich. Morell solle zu Bett bleiben

10. 10. 13.00 h Hitler: seit dem 20. 7. noch nie einen so klaren Kopf gehabt, habe ein befreiendes Gefühl.

(psychologisch: Erledigung des Ärztestreits)

Morell: F. macht vorzüglichen Eindruck

11. 10. Hitler: fühlt sich wohl, läßt Morell nicht kommen.

Morell: F. zum 1. Mal draußen, besichtigte den großen Bunker. Er habe sich dabei ab und zu immer wieder zum Ausruhen hingesetzt.

12. 10. Morell: Keine Halsdrüsenschwellung mehr, keine Halsbeschwerden. Leib weich und eingefallen; 13 Pfd. Gewichtsabnahme in 2 Wochen.

13. 10. 23.15 h Hitler: sehr wohl; jetzt 16 Pfund Gewichtsabnahme. (Hitler macht Morell Mitteilung über von Bormann veranlaßte Untersuchung der Dr. Koester-Antigas-Pillen, den Anlaß des Ärztestreits)

14. 10. Bemerkung: von diesem Tage an bis nach dem 21. 11. fast tgl. Klagen Hitlers über Nase, Hals, Rachen. [s. zusammenfassende Darstellung im Kapitel Hals-, Nasen-, Ohrenkrankheiten.]

15. 10. 11.30 h Hitler: nur 3 Stunden Schlaf, da nachts große Besprechungen und anscheinend große Aufregungen

Morell: hat schon gefrühstückt, ernst

(*Bemerkung:* Abfall Horthys; erzwungener Selbstmord Rommels)

16. 10. Hitler: bis 7.00 h morgens gearbeitet bezw. telefoniert

Morell: F. will Brom-Nervacit ohne Zucker, soll schnell hergestellt werden

17. 10. 13.30 h Hitler: in Eile, Schlaf sei gut gewesen

18. 10. 13.30 h Hitler: Schlaf gut

Morell: Stimmung schwach, mittel

19. 10. 13.30 h Hitler: Schlaf war gut

19.00 h Hitler: am Telefon persönlich: könne Ultraseptyl nicht weiter nehmen, da er nach 3 Tabl. ähnliche Magenblähungen habe wie neulich, und er glaube, daß der kürzliche Zustand mit der Einnahme der großen Mengen Ultraseptyl in Zusammenhang stehe.

Morell: erklärt, daß dies ausgeschlossen sei, doch wolle er mit weiteren Ultraseptylgaben aufhören

21. 10. Morell: F. kam mir matt und blaß vor. Er hat gestern, wie er angab, 8½ Std. gearbeitet

22. 10. 13.00 h Hitler: gestern lange Besprechungen gehabt und viel und lange geredet

25. 10. Hitler: Wohlbefinden

27. 10. 13.30 h Hitler: F. in schlechter Laune; Stimme sei nicht gut, *so* könne er nicht vor dem Deutschen Volk ins Mikrophon sprechen.

tgl. Befürchtung von Stuhlverstopfung wegen Kakaozusatzes bei Einnahme von 3 × 2 Vitamultintäfelchen

Morell: Vollständig objektiv beurteilt, ist momentan der gesundheitliche Zustand recht gut bis auf die ganz gering belegte Stimme

28. 10. 14.00 h Morell: Unterhaltung mit H. über Wasser in Wolfsschanze, Hypospadie, Spina bifida, Cysto-Pyelitis mit pathol. Coli-Bakterien, Hauptsitz in der Prostata. Letztere müßte demnächst von mir untersucht werden

30. 10. Montag morgens 6.00 h Morell: Ich sollte sofort zum Pat. kommen und Eupaverin mitbringen.

In 20 Min. dort. F. hatte durchgearbeitet und eine *sehr* schwere Entscheidung zu treffen, bei der er sich innerlich stark aufgeregt hätte.

Th.: kombinierte Eupaverin-Eukodal-Inj.

2.00 h mittags: F. ganz ohne Schmerzen, aber nicht geschlafen, sondern weiter gearbeitet. Rachenwand und beide Tonsillen gut. Leichte Schwellung l. neben dem Kehlkopf. Betupfung der Tonsillen mit Neo-Pyocyanase und Vitam.-Ca und Leber-Inj. i.m. P 72, BD, Puls regelmäßig, schwach. Leib weich, nirgends Druckschmerzen.

Th. Karlsbader Mühlbrunnen, warm und größere Mengen trinken, sowie einige Boxberger Pillen nehmen, um gegen Obstipation vorzubeugen.

Hitler: F. teilte mit, daß er nach dem Schmerzanfall viel stärkeres Zittern in Bein und Händen habe wie früher. Schon gestern habe er eine *ganz große Aufregung* gehabt und in der Nacht noch eine *erregende Arbeit.* Es sei daher kein Wunder, daß es zu den Krampfschmerzen kam.

30./31. 10. Th.: wegen Spasmus: Eukodal-Eupaverin

1. 11. 13.30 h Hitler: mit einem Schlafmittel gut bis 13.30 h geschlafen

2. 11. Hitler: gute Stimmung und wohlauf

3. 11. 13.00 h Hitler: Schlaf gut (6–7 Std.), allerdings mit Schlafmittel (1 Tabl. Phanodorm)

Morell: Aussehen gut. F. klagt sehr über das Zittern des linken Beines und der Hände.

Bemerkung des Verfassers: in folgender Zeit immer häufiger Klagen über »Zittern von Händen und Beinen« – s. darüber Zusammenstellung sämtlicher Angaben in Kapitel »Parkinsonismus« (in diesem Zusammenhang deshalb keine Angaben mehr).

4. 11. Hitler: Wohlbefinden, Kommen von Morell deshalb unnötig.

6. 11. Morell: Führer ließ nicht rufen

(*Bemerkung des Verfassers:* Laut Morell-Bericht vom 7. 11. gab Hitler an, er sei von vorgestern auf gestern erst morgens eingeschlafen, hätte dumpfen Kopfdruck gehabt, quer über den Kopf, beklommenes Gefühl, Arbeitsunlust. Himmler habe ähnliche Beschwerden gehabt und Morell bestätigt, auch er: eine Art Föhnstimmung/klimatische Auswirkungen.)

Hitler: hat dann aber gut geschlafen von 5.30 bis 18.30 h – deshalb ließ er Morell am 6. nicht rufen.

7.11. 14.00 h Hitler: Spasmus

Morell: wegen Spasmus Eukodal-Eupaverin.

Der F. zeigte mir im Stehen, wie stark seine Bauchpartie abgenommen habe. Unter den Rippen war direkt eine tiefe Grube; da der F. sehr darauf hält, schlank zu bleiben, freute er sich über diese Abnahme! –

Th.: Eukodal-Eupaverin, erstmals Homoseran

8.11. 0.30 h Hitler: plötzlich gerufen, hat momentan die größten Entscheidungen seines Lebens zu fällen und kommt dadurch in immer größere Nervenanspannungen

Morell: Spasmus im Sternalwinkel mit starker Gasauftreibung des Leibes. –

Th.: Eukodal-Eupaverin

14.00 h Morell: Leib zeigt in der Tiefe leichte Resistenz

9.11. 5.30 h Hitler: die Entscheidung über sich später sehr stark auswirkende Maßnahmen, die z. Zt. eine Riesenbelastung herbeiführen, die erst in mehreren Wochen abebbt.

Morell: geblähter Leib und Schmerz (mehr nach r. vom Sternalwinkel)

nach Injektion sofortiges Aufhören von Schmerz und Krampf. – F. in neuen Bunker umgezogen

Th.: Eukodal-Eupaverin

14.00 h Morell: Leib in der Tiefe noch etwas resistent im Leberzipfel

10.11. Morell: F. hat nicht gerufen

11.11. 15.30–17.00 h Hitler: Tee soll vergangene Nacht bis 4.30 h gedauert haben. – sehr gut und lang geschlafen mit 1 Phanodorm-Tabl. bis 15.15 h. Zittern sei weg (wahrscheinlich durch das Homoseran während Vitamultin forte der jetzigen Herstellung nicht mehr so wirksam sei wie das frühere.)

Morell: sehr gutes Aussehen und Wohlbefinden.

(*Bemerkung des Verfassers:* Abwesenheit Morells wegen des Todes seines Bruders vom 11.–16.11. vom F.H.Qu. – Vertretung durch seinen Berliner Assistenten Dr. Weber.)

13.11. 5.30 h *Spasmen*

Eukodal-Eupaverin

9.30 h *Spasmen*

Eukodal-Eupaverin

22.30 h *Dolantin – Suppositorium.*

Morell: Dr Weber: 13.00 h starker Meteorismus, Gallenblasengegend etwas druckempfindlich, Leib weich, ebenso 1 Querfinger unterhalb des Proc. xiphoideus, kein tastbarer Tumor

14. 11. Gallenblasengegend leicht druckempfindlich, Leib weich

16. 11. 15.30 h Morell: F. unfreundlich, sehr heftig, wie er in den vergangenen 8 Jahren noch nie zu mir war – machte eingefallenen Eindruck, war sehr blaß

17. 11. 15.30 h Morell: F. bis 4.30 h nachts beim Tee geblieben

18. 11. 17.00 h Morell: F. lehnte Stärkungsmittel für heute ab

19. 11. 15.00 h Morell: Tee bis 4.00 h nachts, angeregte Unterhaltung. F. weit besser aussehend als gestern, angeblich vollauf wohl – will im Moment keine Injektion

20. 11. Hitler fährt nach *Berlin*, verläßt F.H.Q. »Wolfsschanze«.

22. 11. (12.30 h Polypenop. durch Prof. v. Eicken)

Morell: abends im Bett: Bauch überall weich, und ohne Resistenz, nirgends Druckschmerz

23. 11. Morell: F. hat gut gegessen, beim Besuch volles Wohlbefinden angegeben. F. ohne jegliche Beschwerden. F. gegen Abend nach oben gegangen und die Sekretärinnen aufgesucht

24. 11. Morell: F. Spaziergang im Garten

25. 11. Morell: Wohlbefinden, guter Appetit, Spaziergang im Garten

26. 11. Morell: F. hat bis 5.00 Lage abgehalten

27. 11. Hitler: Es seien nicht die geringsten Beschwerden vorhanden

Morell: F. soll gestern sehr gut gegessen haben, Schlaf nur 2 Std. Durch langes Wachen und Arbeiten leichte Conjunctivitis.

Wegen anstrengender bevorstehender Arbeit will der F. Injektionen. – Leib im Stehen abgefühlt, weich

28. 11. Morell: F. nicht gerufen; 1 Std. Spaziergang

29. 11. Morell: F. erst morgens 6.00 h schlafen gegangen, mittags ¾ Std. Spaziergang

30. 11. Morell: keine Behandlung vorgenommen

1. 12. Morell: F. 3.30 h sich verabschiedet, um 11.30 h geweckt – sehr großen Appetit, und 1 Std. spazieren gegangen. – sei sehr energievoll gewesen

2. 12. Morell: Wohlbefinden, energisch – Spaziergang. F. bis 5.30 h morgens Besprechung gehabt, um 12.00 h mittags geweckt, Wohlbefinden und sehr energisch. Jetzt tg. 1 Std. spazieren gegangen.

4. 12. Morell: Wohlbefinden

F. um 11.00 h aufgestanden

Besuch der Ungarn

5. 12. Morell: bis morgens 7.00 h gearbeitet

8. 12. 6.15–7.15 h Hitler: Ärger am 7. durch militärische Nichtbefolgung von Befehlen und Luftlage, und nachts Abendessen – 3 Std. später Schmerzen an der früheren Stelle, nach weiteren 3 Std. (6.00 h morgens) so stark, daß er rufen ließ. – wenig Schlaf!

Th.: Eukodal – Eupaverin

18.30 h Hitler: alles wieder gut, Krampfanfall vorbei, l. Bein zittert nicht, sondern der l. Arm

Morell: Leib weich, Gallenblasengegend in der Tiefe etwas Resistenz und leichter Druckschmerz

9. 12. 11.00 h Hitler: im ganzen 11 Std. (5+6) geschlafen, Leib sei völlig weich

Morell: befindet sich sehr wohl und sieht sehr gut aus. – Bestätigung der Angabe. An der Gallenblasengegend angelangt, soll ich tief eindrücken, da auch dort keine Schwellung mehr sei und in der Tiefe nur geringe Irritierung

10. 12. 4.30 h Hitler: wieder Spasmen – Aufregendste Tage des ganzen Lebens. Es muß ein großer Sieg errungen werden

Morell: Gallenblase resistent, während der Untersuchung weicher werdend

Th.: *Eukodal – Eupaverin*

11.30 h Hitler: noch Spasmen, und kein Schlaf. Dabei große Besprechungen ständig notwendig – nach seiner Auffassung große i.v.-Injektion nötig

Morell: Eupaverin-Inj. gemacht

17.00 h Abfahrt von Berlin nach Adlerhorst

11. 12. 2.30 h Bahnhof an Werra

6.30 h Ankunft Adlerhorst

11.12. 11.30 h Morell: F. ohne Beschwerden, Urin bierbraun. – Augen weiß o. B., jedoch Gesichtshaut kaum merklichen gelblichen Anflug

20.00–23.00 h Morell: Tee – F. zuvor vielstündige Besprechung mit etwa 40–50 Generalen; soll sehr frisch und lebhaft gewesen sein, begeisternd und impulsiv. Nach 3-stündiger Besprechung dann etwas müde (Fegelein). Um 20.00 h bei Teebeginn und dem weiteren Verlauf sehr unterhaltend, lebhaft und ausgesprochen guter Stimmung. Bei der Verabschiedung nochmals Nachfrage nach dem Befinden: gänzlich ohne Beschwerden.

12. 12. Morell: F. bis 4.00 h beim Tee – um 11.00 h geweckt. Ohne Beschwerden. Morell braucht nicht zu kommen

13. 12. 12.45 h Hitler: 6 Std. Schlaf, Wohlbefinden

Höhenlage 200 m über dem Meere, wie Linz

14. 12. Hitler: Schlaf gut, fühle sich wohl

Morell über 1 Std. mit ihm spazieren gegangen

15. 12. Hitler: Wohlbefinden, stets guter Appetit

16. 12. 12.30 h Morell: große Erregung wegen der Offensive. F. sehr frisch und munter, aber ohne Schlaf. – Leib ohne geringste Beschwerden. Untersuchung daher gänzlich unnötig – starker Tremor der linken Hand

B.D. 147–153 mm Hg. schwankend

(Westoffensive seit 5.30 h)

17.12. Morell: bis 4.00 h Tee, F. um 11.00 h geweckt

18.12. Hitler: sehr wohl

19.12. 12.15 h Morell: sehr wohl, Appetit sehr gut, tgl. über 1 Std. Spaziergang

Th.: auf Wunsch: wegen derzeitiger Arbeitsüberlastung Basismedikamente

22.12. Morell: ohne jegl. Beschwerden, Schlaf (ohne Mittel) und Appetit gut

25.12. Morell: Befinden gut, angebl. verstärkter Tremor r. Hand. – starke Beanspruchung (Ungarn)

28.12. Morell: Wohlbefinden

30.12. Hitler: seit 2 Tagen Unbehagen im Darm wegen Gasansammlungen

Morell: meiner Ansicht nach wegen Aufregung über Bevorstehendes: 1. Redeaufsetzen und Rede, 2. anscheinend etwas großes Militärisches

BD. erhöht durch die innere Spannung

31.12. Morell: Tee bis 5.00 h früh

5.00 h Th.: Eukodal – Eupaverin

31.12. 23.15 h Morell: F. ist fast ganz ruhig geworden

Zittern des l. Armes bezw. der Hand nur noch ganz gering

(23.00 h Beginn der 2. West-Offensive [»Ardennen.«]

1945

2.1. 13.00 h Morell: F. fühlt sich wohl, abgerechnet die Spannung wegen der laufenden Offensive. –

3.1. Morell: keine Behandlung

5.1. 13.00 h Morell: F. wünscht wegen der anstrengenden Tage (viele Besprechungen) Traubenzucker (also wohl Basis-Medikamente) – Injektion

10.1. 13.30 h Hitler: Befinden gut

12.1. 5.00 h Morell: Nach Beendigung des Nachttees nach Befinden gefragt: F. 3 × gegen Holz geklopft und gesagt: sehr gut

13.1. 1.30 h Hitler: Befinden gut; z. Zt. und in den nächsten Tagen *sehr* große Belastungen

15.1. (Rückkehr von F.H.Q. »Adlerhorst« nach Reichskanzlei Berlin)

16.1. 10.45 h in Berlin

Morell: F. hat große Aufregungen wegen Russeneinbruch bei Baranowice (Richtung Krakau – oberschles. Industriegebiet)

Bei Fahrt Adlerhorst-Hungen war es sehr kalt. Rauher Hals: wenig sprechen und gurgeln

Th.: Omnadin

18. 1. Morell: Abendlage 17. 1. 16.00–23.00 h, anschließend Tee bis 18. 4.00 h

14.00 Morell: F. frisch – Erkältung, rauhe Stimme

Th.: Omnadin

19. 1. Morell: Erkältung weg, Stimme normal

20. 1. mittags Morell: F. Wohlbefinden

22. 1. Morell: Appetit gut, Schlaf ohne Schlafmittel

24. 1. Morell: Lage bis 3.00 h, Tee von 3.00–5.00 h – Schlaf schlecht

25. 1. Morell: Luminal abends vor dem Schlafengehen

27. 1. 13.25 h Hitler: Luminal zum Schlafen nicht genommen

Morell: gänzlich ohne Beschwerden.

Die angespannte militärische Lage hat... stärkeren Tremor herbeigeführt

30. 1. Morell: gänzlich ohne Beschwerden, abends große Rede

1. 2. Morell: Befinden vollauf gut

10. 2. 13.05 h Hitler: Wunsch nach Aderlaß / gestern großer Ärger

Morell: keine unbedingte Notwendigkeit dazu – 230 ccm Blutentnahme

r. Hand zittert stark

13. 2. 13.15 h Morell: F. ist etwas eigenartig zu mir und in verärgerter Stimmung

15. 2. 13.05 h Hitler: keine Klagen

Morell: Stimmung mäßig, anscheinend militärisch durch Ostlage bedingt und durch die Angriffe der Luftwaffe auf Dresden [13. / 14. 2.]

17. 2. 14.05 h Hitler: es gäbe keine Beschwerden irgendwelcher Art, ausgenommen das Zittern...

Morell: Seit 4–5 Tagen ist der Pat. äußerst nachdenklich, macht einen müden, unausgeschlafenen Eindruck – aber Behandlung abgelehnt.

F. will versuchen, ohne Beruhigungsmittel auszukommen, selbst Luminaletten werden nicht genommen.

Th.: Er wünscht einige Strophantin-Injektionen

26. 2. 14.00 h Hitler: ohne körperliche Beschwerden – 2 Luminaletten

2. 3. Morell: beginnende Erkältung / Schnupfen

Th.: Omnadin

3. 3. Morell: Frontfahrt – Schnupfen weg

(*4.–6. 3.* Morell an Thrombophlebitis erkrankt, bettlägerig)

(*4. u. 5. 3.* F. mit Schaub zu Besuch bei dem kranken Morell)

6. 3. mittags Hitler: Massage des l. Armes abgelehnt. Wenn er nicht aufgeregt werde, sei auch das Zittern vorbei. Durch falsche Maßnahmen werde er sehr geärgert, und hintennach stelle sich stets heraus, daß er recht gehabt habe

19.3. mittags Hitler: Schlaf schlecht trotz Schlafmittel
einmalige Aufregungen
Th.: Omnadin
23.3. 0.00 h Hitler: mit dem r. Auge sehe er nur sehr wenig
Morell: im linken Auge Conjunctivitis – linke Hand etwas geschwollen – auch der lk. Knöchel und z. T. der lk. Unterschenkel weisen Schwellungen auf. Lesen verboten; die Nachtlage soll nur sehr kurz arrangiert werden und möglichst ohne Kartenlesen
27.3. mittags Morell: Zittern des linken Knies kaum noch zu konstatieren – durch Aufregungen stärker, objektiv aber wesentlich schwächer geworden
31.3. mittags Morell: nach irgendwelchen Beschwerden gefragt
verneint – besonders noch einmal nach Kopfschmerz oder -druck befragt: nochmalige Verneinung
... schon früher Antwort: »ich war nie krank.«
2.4. 15.00 h Hitler: keine Beschwerden, viele große Aufregungen und schlechter Schlaf – militärische Lage *sehr* schlecht
23.30 h Morell: Schutz wegen vieler Grippe- und Schnupfenleidender
Th.: Omnadin
4.4. nachmittags Morell: dito
Th.: dito
6.4. 15.00 h Morell: beiderseits leichte Conjunctivitis
Th.: Omnadin
7.4. Morell: Augenuntersuchung durch Prof. Löhlein
Löhleins Frage nach Sprachstörungen Hitlers verneint. Völliges Aufhören des Tremors während Untersuchung
9.4. Morell: F. seit ungefähr 10 Tagen nicht mehr nach außen gekommen, nur zum Essen 1 × per Tag nach einem oberen Stockwerk. Auch die große Lage wird seit längerer Zeit im Bunker abgehalten
5.15 h Lage zu Ende, anschließend Tee
10.4. 15.15 h Morell: Lage bis 6.00 h morgens, dann war Tee bis 7.00 h – F. schlief von 7.30 bis 14.00 h
18.4. mittags Morell: Nachtschlaf aber nur z. Zt. mit Tempidorm möglich
21.4. Morell: Entlassung

Maßnahmen zur Besserung der Befindlichkeit

in der Kampfzeit ohne ärztliche Beteiligung

Schon Jahre, bevor die Störungen deutlich wurden, die Morell so sorgfältig vermerkte, hatte Hitler bei Wahlreisen und Parteiveranstaltungen immer wieder körperliche Beschwerden unterschiedlicher Art, die ihn empfindlich plagten und denen er auf seine Weise zu begegnen versuchte.

Aber ebenso unbestimmt wie die Mitteilungen über Hitlers Ärzte in der Zeit vor Morells Wahl zum Leibarzt sind die Angaben über die Medikamente, die Hitler bis zu jenem Zeitpunkt einnahm. Wir kennen keine Rezepte; aber Hitler wird von den Gefährten seiner Kampfzeit als durchaus medikamentenfreudig geschildert. Laut *Linge* und *Kempka*[1] hatte der Fahrer bei den anstrengenden Wahlreisen in den frühen dreißiger Jahren stets eine Schachtel oder ein Köfferchen voller Medikamente im Auto mitzuführen und bereitzuhalten. Um welche Art von Arzneimitteln es sich handelte, können wir nur vermuten. Wahrscheinlich waren es Anregungs- und Verdauungs- resp. Abführmittel, welche rezeptfrei zu erhalten waren. Hierzu gehörten z. B. die »Cola-Dallmann-Pastillen«, welche sowohl Koffein wie auch Colawirkstoffe enthielten. Otto *Wagener*[2] erwähnt z. B., Hitler habe vor einem Empfang bei dem Reichspräsidenten Generalfeldmarschall von Hindenburg im Jahre 1932 sechzehn solcher Cola-Pastillen geschluckt. Gregor *Strasser*, der ihm dies erzählte, fügte hinzu, Hitler benutze dieses Anregungsmittel stets in größerer Menge, wenn er geistig besonders rege sein wolle, vor wichtigen Gesprächen, vor Gesellschaften und grundsätzlich immer vor öffentlichen Reden. Gregor *Strasser* meint sogar zu Otto *Wagener*, und beruft sich dabei auf seine Erfahrung als »alter« Apotheker, Hitler nehme Belladonna-(Tollkirschen-)Präparate, vielleicht auf Veranlassung seiner Nichte Geli *Raubal*. Er ist in großer Sorge: »Wenn meine Vermutung mit Belladonna zutrifft, dann kommt dazu, daß beide Mittel sich gegenseitig in gewissem Umfang aufheben, vielleicht aber auch in eine Wechselwirkung zueinander treten. Das würde manche Erscheinungen bei Hitler erklären ...«

Die von *Strasser* geäußerte Vermutung trifft mit Sicherheit nicht zu.

Eindeutig erwiesen ist aber, daß Hitler längere Zeit hindurch Medikamente einnahm, die ihm nicht von einem Arzt verschrieben, sondern von Kriegskameraden oder Gefährten der Kampfzeit empfohlen worden waren; man könnte sie als *»Landser-Medikamente«*

bezeichnen. Dazu gehören z. B. das 1934 bei ihm zu einer Vergiftung führende *»Neo-Ballistol«*[3] und die *»Dr. Koesters-Antigas-Pillen«*[4], welche sein Adjutant *Brückner* ihm bereits 1928 empfohlen hatte und die er seither, wie er am 3. 10. 1944 Morell gegenüber äußerte,[5] geschluckt habe, als handle es sich um Kohle-Tabletten.

Auch *Morell* sah in »Dr. Koesters-Pillen« lediglich so etwas wie ein Placebo und ließ sie Hitler nach Gutdünken einnehmen. Diese seine »Liberalität« war dann das auslösende Moment für den schweren Ärztestreit im September/Oktober 1944.

Ob einzelne Karminativa und Digestiva (Verdauungsmittelhilfen), die zum späteren Arzneimittelschatz Morells für Hitler gehören, ebenfalls noch aus dieser Frühperiode übernommen wurden, bleibe dahingestellt.

mit Hilfe des Leibarztes Dr. Theo Morell (ab 1937)

Man sollte meinen, daß Hitler wie die allermeisten Vegetarier Anhänger der Naturheilkunde gewesen sei und die Schulmedizin, insbesondere aber die Medikamente der Pharma-Industrie, abgelehnt habe. Doch trifft dies nicht zu; es gab für ihn kein striktes Pro oder Contra. Wasser-, Wärme-, Lichtanwendungen, manuelle Behandlungen – Essentials der Naturheilkunde – kamen für ihn mit seiner Scheu, sich vor anderen zu entblößen, niemals in Frage. Es war ihm zuwider und völlig gegen seinen Führungsstil, Abhängigkeit, und sei sie auch noch so verständlich, zuzugeben. Deshalb gab es keine »ärztlichen Bulletins«, und seine engste Umgebung im Sperrkreis I eines Führerhauptquartiers übersah stillschweigend, wenn der »Chef« einmal einige Tage in seinem Bunker blieb.

Unauffälliges Kranksein erfordert unauffälliges Behandeln und führt folgerichtig zum Einnehmen von Medikamenten. Daß Dr. med. Theo Morell, dem Hitler sich seit 1937 zeitweise, seit 1941 aber immer häufiger als krank, elend, leidend, ja schwerleidend entblößt zeigte, von Anfang an, eigentlich schon vor der Diagnose, auf Medikamente setzte, kam ihm sehr entgegen und war vielleicht mit Anlaß seiner Wahl zum Leibarzt. *Morell* seinerseits sah in der Arznei das Alpha und Omega der Medizin. Polypragmatisch betrieb er mit ihr viel und vielerlei und fand bei jedem seiner Patienten, wenn auch nicht immer behandlungsnotwendige, so doch stets von einigen Grundvorstellungen geleitet, behandlungsfähige Sachverhalte.

Dem stets im Maximum das Optimum vermutenden Hitler war das nur recht. Und so verlangte der eine, verordnete und applizierte der andere.

Wozu dies führte, wird im folgenden dargestellt.

Wenn, woran kein Zweifel besteht, zutrifft, daß Hitler von Morell zahllose Injektionen erhielt, so würde dies bedeuten, daß er sie nicht nur duldete, sondern sogar selbst forderte. Es würde aber auch bedeuten, daß zwischen den beiden Männern eine geradezu paradoxe Beziehung bestanden haben muß, die sich offenbar erst während des Krieges vertiefte, jedoch von einem Augenblick zum anderen begann.

Augenscheinlich handelte es sich bei jenem ersten Kennenlernen von Hitler und Morell am 25. 12. 1936 im Hause des beiderseitigen Freundes, Professor Heinrich *Hoffmann*[6], um so etwas wie das aus der »Hunecke-Therapie« bekannte »Sekundenphänomen«.

Hitler, damals voller Vorbehalte gegen Ärzte, nahm einen Doktor, der ihn von seinem Äußeren her keineswegs ansprechen konnte, sofort an. Weshalb? Das läßt sich späteren Äußerungen Hitlers entnehmen. Anders als die früher konsultierten, nach einer Äußerung Hitlers »herbeigeschleppten« Kliniker bagatellisierte *Morell* als geübter Behandler exzentrischer und »anbrüchiger« Menschen Hitlers Beschwerden nicht und belehrte ihn, der sich über sich selbst ein unumstößliches Bild gemacht hatte, nicht von oben herab. Anders als seine Vorgänger verlangte er auch keine persönlichkeitseingreifenden und vor der Öffentlichkeit nicht zu verbergenden diagnostischen Maßnahmen außerhalb der Reichskanzlei, sondern sagte, nach Schilderung der Beschwerden und kurzer Untersuchung in einem Nebenraum, nicht mehr als etwa: »Geben Sie mir ein Jahr Zeit, mein Führer, dann mache ich Sie gesund.« Diese mit Überzeugung vorgebrachte Bemerkung Morells – wir finden in seinen Aufzeichnungen weitere ähnlicher Art – mußte Hitler aufmerksam machen. Hatte er doch selbst nicht lange vorher vom deutschen Volk gefordert: »Gebt mir vier Jahre Zeit.«

Ein gutes Omen für ihn selbst war es, daß Morells Behandlung Erfolg zeigte und das ihn belästigende Beinekzem bereits nach einem halben Jahr abgeheilt war. Hitler äußerte später, Morell habe ein Jahr Zeit bis zur Heilung gefordert, aber jetzt merke er schon nach einem halben Jahr nichts mehr von dem Ekzem.

Der zur Behandlung angenommene Dr. *Morell* war aber damit keineswegs schon »Leibarzt«, auch wenn ihm Hitler Weihnachten 1938[7] mit der Ernennung zum Professor dankte und ihm 1938 ein sehr ansehnliches Darlehen und Geldgeschenk zum Kauf eines Besitzes auf der Insel Schwanenwerder in Berlin zukommen ließ, nachdem die Honorierung zunächst nicht geregelt worden war[8]. Vielmehr mußte sich der ehrgeizige und eitle Morell, der seinen Dienst bei Hitler als historische Aufgabe auffaßte und sich ihm wirklich verbunden fühlte, seine Position »nahe beim Führer«, wiederholten

Kränkungen ausgesetzt, mühevoll erarbeiten[9]. Zeitgenössischen Berichten zufolge beherrschten die gutaussehenden, hochgewachsenen, uniformierten Männer das Feld bei Hitler und waren bemüht, jeden unmilitärischen Zivilisten, wie Morell ganz und gar einer war, in den Hintergrund zu drängen oder abzuschieben, falls nicht der »Chef« an ihm Interesse zeigte.

Bis zum Beginn des Zweiten Weltkrieges gehörte Morell wahrscheinlich nicht zu Hitlers engster Umgebung. Doch scheint sich dies bereits während des Polen-Feldzuges geändert zu haben. *Nikolaus von Below*[10], der über die Anfänge der Entstehung des Führerhauptquartieres während dieser Zeit berichtet, nennt als Hitlers Begleitärzte lediglich Prof. *Karl Brandt* und dessen Stellvertreter Prof. *Hanskarl v. Hasselbach*. Jedoch muß auch *Morell* bereits zum Gefolge gehört haben, wie aus folgendem ersichtlich ist: Hitler besuchte am 19.9.1939 Danzig. Eine Schauspielerin, die zu dieser Zeit Morells Geliebte war – die einzige Geliebte Morells, von der wir wissen –, bedankt sich mit einem Brief vom 29.9.1939 für Morells Gruß aus dieser Stadt, die er zu damaliger Zeit nur als Begleiter Hitlers betreten haben kann.[11] Aber Morell hatte sich damals noch keineswegs durchgesetzt: Noch im Mai 1940 während des Frankreich-Feldzuges wurde *Morell* weitgehend von Hitler ferngehalten und selbst von »guten« Freunden mißachtet, so daß er an seine Frau schrieb, wenn es nicht um den Führer ginge, wäre er manchmal froh, zu Hause zu sein[12]. In der allgemeinen Siegeseuphorie war er als Arzt nicht gefragt, insbesondere gibt es keinerlei Anhaltspunkte dafür, daß er damals bereits Injektionen machte. Nach Hause schreibt er am 26.5.1940: »Es geht ihm (d.h. dem Führer) wirklich ganz famos. Er ist frisch und munter – bis auf eine große Klage: er hätte immer viel zu großen Appetit.« Seine zufriedene Äußerung zur Ehefrau (14.5.1940): »Sah auch in Hitlers Unterkunft meine Vitamultine stehen«[19], beweist, daß er persönlich nicht beansprucht wurde. Immerhin gehörte er damals doch schon insoweit dazu, daß er Hitler bei seinen Fahrten über die nordfranzösischen Schlachtfelder des Ersten Weltkrieges und beim Besuch von Paris begleitete.

Morells Position festigte sich schließlich entscheidend, als Hitler 1941 kurz nach Beginn des Rußlandfeldzuges in das Führerhauptquartier Wolfsschanze übersiedelte und dort nach kurzer Zeit an einer Infektion erkrankte. Ab 1942 wurde Morell unentbehrlich, was zur Folge hatte, daß man ihn nunmehr hofierte und sich Prominente aller Art von ihm behandeln ließen. Nun fand er aber auch die Gelegenheit, seine geschäftlichen Aktivitäten in ungeahnter Weise zu entfalten, was ihm wiederum Gegner einbrachte. Wie sehr sich Hitler schließlich ständig auf ihn angewiesen fühlte, mag folgendes Beispiel belegen: Als Morell mit Erlaubnis Hitlers wegen des plötzlichen Todes seines älteren Bruders vom 11.–15.11.1944 vom Führerhauptquartier abwesend war, erlitt Hitler mehrere schwere Darmkoliken. Er wurde Morell gegenüber bei seiner Rückkehr »sehr heftig (wie er in den vergangenen 8 Jahren noch nie zu mir war)« und: »Wie ich hörte, war man allgemein ungehalten darüber, daß ich gefahren wäre, besonders die militärischen Herren.«[14] Daraufhin blieb Morell bis zu seiner abrupten Entlassung am 21.4.1945 in der Reichskanzlei in Berlin, ja Hitler machte, als Morell selbst krank war, bei ihm Besuche.[15]

*Morells Hauptwirkungszeit (*1941–1945)

Die Niederschriften: Analyse, kritische Beurteilung, Echtheit

Maßgebliche, da auf tatsächlichen Beobachtungen beruhende Quelle für die nachfolgenden Ausführungen bilden Morells eigene handschriftliche Aufzeichnungen aus den Jahren 1942–45, einige Angaben aus seinen Telefon-Notizen und schließlich, über seine gesamten Dokumente verstreut, Briefe an Dritte über Hitlers Gesundheitszustand.[16]

Außerdem bringt ein von dem amerikanischen Vernehmungsoffizier unterzeichnetes und vom 29.11.1945 datiertes Protokoll[17] aus der Erinnerung des zu jener Zeit bereits gesundheitlich schwer geschädigten ehemaligen Leibarztes die Namen von 29, von ihm bei Hitler verwendeten Medikamenten. Auf diese Liste einzugehen erübrigt sich, da uns jetzt die Aufzeichnungen Morells vom jeweiligen Applikationstag zur Verfügung stehen.[18] Diese Aufzeichnungen wurden 1983 erstmals von David *Irving*[19] veröffentlicht und besprochen, wobei der ärztliche Teil des Kommentars und die Literaturangaben als Ergebnis einer seit 1967/68 bestehenden Zusammenarbeit von mir stammt.

Etwas später, jedoch unabhängig von *Irving*, erwarb ich, nachdem ich bereits sämtliche Filme der »Morell Papers«[20] in Besitz hatte, von »The National Archives of the United States«, Washington, jenen neu entdeckten oder erst freigegebenen Film, Rolle 62 der Morell Papers, welche David *Irving* anscheinend zusätzlich zu den Originalpapieren ausgewertet hatte.[21] Die besagte Rolle 62 habe ich am Lesegerät studiert, Blatt für Blatt entziffert, eigenhändig abgeschrieben und in die Schreibmaschine übertragen lassen. Die Abbildungen einiger Originalseiten, s. S. 166/167, mögen die hierbei zu überwindenden Leseschwierigkeiten verdeutlichen. Gleichwohl ergab der Vergleich der von *David Irving* und mir erstellten Manuskripte eine fast völlige Übereinstimmung und lediglich bei einigen Abkürzungen unterschiedliche Deutungen. Jedoch möchte ich im Gegensatz zu Irving bemerken, daß es sich keineswegs um »Geheimberichte« Morells handelte, sondern lediglich um durchaus übliche Befund-,

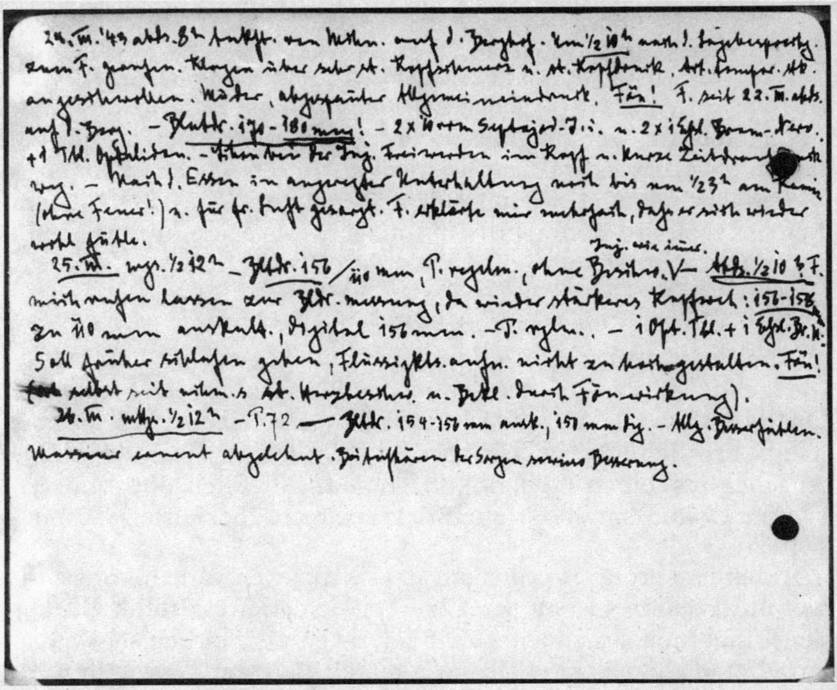

Aufzeichnungen von Leibarzt Morell vom Befinden Hitlers (Juli 1943).

Verlaufs- und Therapieaufzeichnungen, wie sie der Arzt für jeden Patienten anlegt und anzulegen hat.

Morell, ansonsten als Organisator eher dilettantisch, war jedenfalls hinsichtlich der Führung seiner Patienten-Kartei penibel. Einerseits aus der Gewohnheit eines alten Praktikers heraus, bei Hitler zudem, weil er sich vor eine historische Aufgabe gestellt sah, schließlich auch, um gegebenenfalls Rechenschaft ablegen zu können. Er war sich dessen bewußt, daß seine Position eng mit Hitlers Wohlergehen verknüpft war. Diese komplizierte Lage macht verständlich, daß er seine fast täglichen Notizen oft mehrfach wiederholte (in Heften, Kladden, auf Karteikarten, Rezeptformularen, Briefumschlägen, Telefon-Tagesnotizen)[22], daß er korrigierte, ergänzte und durcheinander schrieb. Das Gesamte hat etwas Skizzenhaftes an sich; und in der Tat notiert er mehrfach, ohne dies wie alles sonst Erledigte zu streichen: »Krankengeschichte F(ührer) schreiben«.

Alle Niederschriften wurden wie gesagt von mir ausgewertet; die Notizen und Briefe auf *R 62* sind im folgenden nach Jahren geordnet

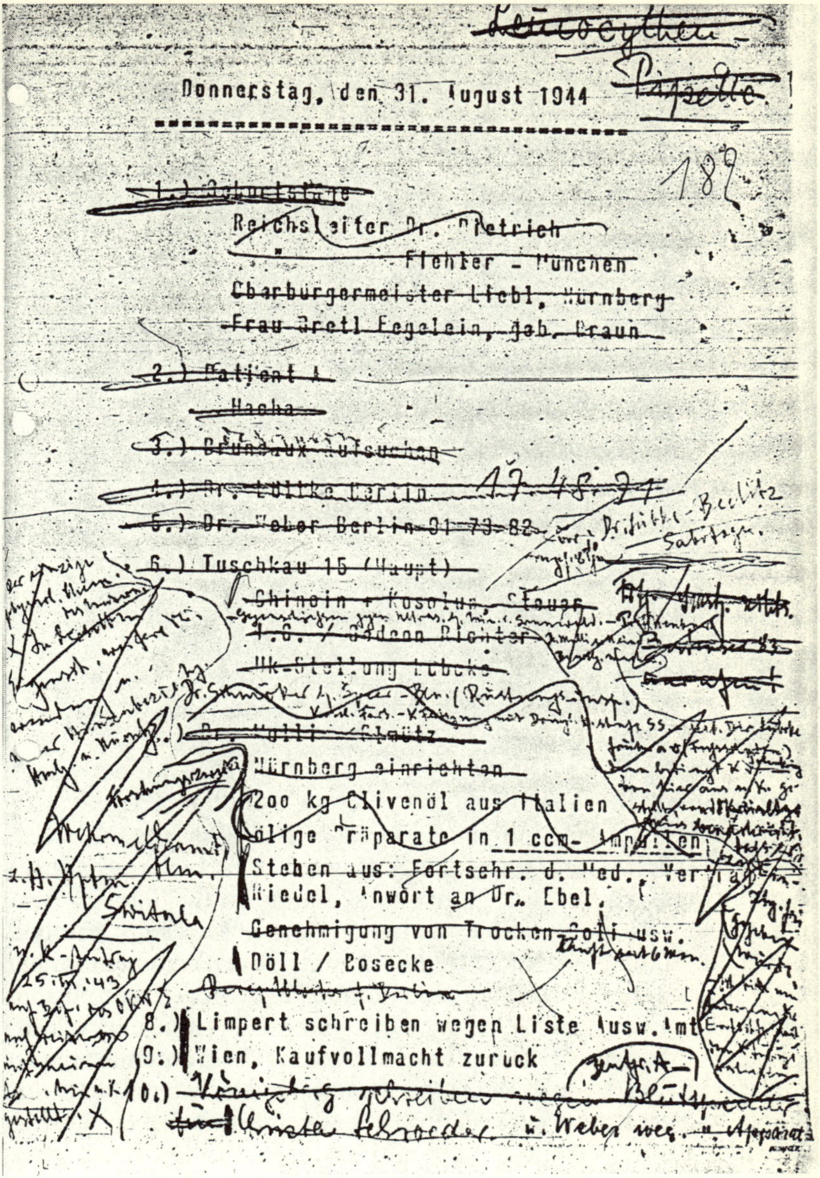

Donnerstag, den 31. August 1944

1.) Geburtstage
Reichsleiter Dr. Dietrich
Fiehler - München
Oberbürgermeister Liebl, Nürnberg
Frau Gretl Fegelein, geb. Braun

2.) Patient A
Hacha

3.) Brünaux aufsuchen

4.) Dr. Lölke Berlin 17 48 27

5.) Dr. Weber Berlin 91 73 82

6.) Tuschkau 15 (Haupt)
Chinoin + Kosolup. Steuer
1.6. % Oddeon Richter
Uk-Stellung Lebeke

Dr. Molli - Glötz
Nürnberg einrichten
200 kg Olivenöl aus Italien
ölige Präparate in 1 ccm- Ampullen
Stehen aus: Fortschr. d. Med., Verlag
Riedel, Antwort an Dr. Ebel.
Genehmigung von Trocken-Coli usw.
Döll / Bosecke

8.) Limpert schreiben wegen Liste usw.
9.) Wien, Kaufvollmacht zurück
10.)

Telefonnotiz für Morell mit den geplanten und erledigten Gesprächen; dazu unübersichtliche, aber oft aufschlußreiche Randbemerkungen Morells.

aufgeführt, wobei jeweils die Dauer des »Berichtzeitraumes« und die Aufenthaltsorte mitangegeben werden:

1. *1940:* Hier findet man nur indirekte Angaben über Hitler in den Briefen Morells vom 12.5., 25.5. und 3.6. an seine Ehefrau
2. *1941:* 7.–31.8. (25 Tage) – Führerhauptquartier »Wolfsschanze«[23]
3. *1942:* 22.7.–31.12. (70 Tage), mit einem Intervall vom 24.11. bis zum 8.12. – Führerhauptquartiere »Werwolf« (Winniza) und »Wolfsschanze«.
4. *1943:* 2.1.–10.12. (344 Tage), Abwesenheit Morells vom 21.–26.11., keine Aufzeichnungen bekannt bis zum Ende des Jahres, obgleich Morell wahrscheinlich im jeweiligen Führerhauptquartier anwesend war – Führerhauptquartiere »Wolfsschanze«, »Berlin«, »Obersalzberg«, »Werwolf«, »Wolfsschanze«.
5. *1944:* 2.1.–31.12. (365 Tage) – Führerhauptquartiere »Wolfsschanze«, »Obersalzberg«, »Wolfsschanze«, »Berlin«, »Adlerhorst« (Bad Nauheim).
6. *1945:* 2.1.–21.4. (81 Tage) – Führerhauptquartiere »Adlerhorst« und »Berlin«.

Insgesamt handelt es sich um Aufzeichnungen über rund 885 Lebenstage Adolf Hitlers. Weitere wesentlich lückenhaftere Notizen mehr allgemeiner Art finden sich auf Telefon-Tagesnotizen lediglich aus dem Führerhauptquartier »Wolfsschanze« aus den Jahren 1943 und 1944.[24]

Relativ detaillierte Angaben liegen mithin für eine nur begrenzte, wenn auch für die Beurteilung von Hitlers Gesundheitszustand entscheidende Lebensspanne vor. Es fragt sich, ob über die fehlenden Zeiten Niederschriften nicht gemacht wurden, was ich in Kenntnis Morellscher Arbeitsweise für unwahrscheinlich halte, oder ob diese an anderer Stelle aufbewahrt wurden und dort schließlich verlorengingen. So fehlen z.B. wesentliche und mit hoher Wahrscheinlichkeit angefertigte Notizen aus den Jahren 1941/42. – Einer persönlichen Mitteilung von *Heinrich Hoffmann* jun.[25] zufolge, der zu jener Zeit seinen Vater, Hitlers Photographen, im Führerhauptquartier vertrat, zusammen mit *Morell* in Baracke 9 wohnte und dem von ihm geschätzten Arzt häufig behilflich war, schrieb dieser nämlich alle bei Hitler vorgenommenen Maßnahmen in eine schwarze Kladde und klebte sogar die verwendeten Injektionsnadeln mit ein. Dies geschah etwa ein Jahr, bevor der Jurist und Sanitätsfeldwebel Dr. Rolf *Makkus* ab 1943 Ordnung in Morells Dienstbetrieb brachte.

Aufzeichnungen aus den Jahren ab 1937, als Morell Hitlers Arzt wurde, sind ebenfalls nicht bekannt, was damit zu erklären sein dürfte, daß Morell seine gesamte Patientenkartei in seiner Berliner Praxis am Kurfürstendamm aufbewahrte.[26]

Wahrscheinlich führte er auch Hitlers Kartei während des Krieges (z. B. im Winter 1939/40 und 1940/41) dort, wenn dieser in Berlin weilte, und Morell Gelegenheit fand, sich seiner sonstigen Praxis zu widmen.

Diese Kartei, in welcher ja auch seine anderen prominenten Patienten aus Partei, Diplomatie, Wehrmacht, Wirtschaft und Kunst enthalten waren, muß sehr umfangreich gewesen sein. Dies geht aus Listen mit zahlreichen Patientennamen und jeweiligen Zahlungen hervor, die Morell sich für seine Steuererklärungen anfertigen ließ.[27] Einem Brief Morells an einen um Auskunft über eine frühere Krankheit bittenden Patienten ist zu entnehmen, daß die Kartei spätestens 1944 an einen sicheren Ort außerhalb Berlins verlagert worden war. Sie ist später nirgends wieder aufgetaucht. Er schreibt am 7.9.1944 an einen Herrn *von Oppen*: »Mein Archivmaterial ist mir zur Zeit nicht zugänglich, da ich es verpackt und von Berlin habe fortschaffen lassen.«[28]. Sehr wahrscheinlich also befanden sich hierin auch Aufzeichnungen über den Patienten Hitler aus der *Vorkriegs*- und ersten Kriegszeit.

Wir können annehmen, daß Morell für Hitler ab 1937 zunächst lediglich auf Abruf zur Verfügung stand. Zu seiner ständigen Umgebung gehörte er ab 1939. Dies führte dazu, daß Morell für seine Praxis Assistenten einstellen mußte: 1939 bis Mai 1940 Dr. *Wolfgang Wohlgemuth*, ab Anfang 1941 bis Ende 1944 Dr. *Richard Weber*, welcher zeitweise den kranken Morell und auch Hitler behandelte und wiederum für sich einen Vertreter erhielt[29]. Die letzten Kriegsmonate verbrachte Morell ausschließlich in der Reichskanzlei und in nächster Nähe Hitlers.

Die »Odyssee« der Niederschriften – bis sie zu »Morell Papers« wurden.

Obgleich also die Praxiskartei Morells als verloren gelten kann, blieb anderweitiges umfangreiches Aktenmaterial (ca. 15000 Blätter) erhalten und der wissenschaftlichen Auswertung zugänglich[30]. Hierbei handelt es sich offensichtlich um jenes Material, das Morell in 54 Kisten – darunter vier Kisten mit Akten – am 15.3.1945 aus seinem Hause Schwanenwerder mit einem Lastkraftwagen der Kurierstaffel des Führerhauptquartiers, der vom Obersalzberg Gemüse für die Führerküche holen sollte, in sein »Privates Forschungslaboratorium Prof. Dr. Th. Morell« nach Bayrisch-Gmain schickte.[31] Offenbar ist es der Inhalt jener vier Kisten, der einen wesentlichen Bestand der Morell-Papers ausmacht.[32]

Laut handschriftlicher Aufzeichnungen Morells gingen aber am 6.3.1945 andere Unterlagen in den Ausweichstandort des Führerhauptquartiers nach Franken.[33] Nicht auszuschließen ist, daß weitere wesentliche Morell-Dokumente hier ausfindig gemacht werden könnten, sofern die Führerhauptquartierakten noch nicht völlig aufgearbeitet wurden. Einige Kisten mit Akten etc. ließ Morell im März 1945 auch in seine Heimat nach Münzenberg zu Verwandten bringen; er erkundigt sich, ob sie eingetroffen seien. Die Antwort ist nicht erhalten. Wahrscheinlich gingen sie auf dem Transport verloren.

Nun führen aber Morells Niederschriften über das oben angegebene Datum vom 15.3.1945 hinaus bis zum 1.5.1945, was besagt, daß er bei seinem Abflug von Berlin am 22./23.4.1945 mindestens noch einige Aufzeichnungen persönlich nach Bayrisch-Gmain mitgenommen haben muß. Dort verbrachte er noch etwa acht Tage recht aktiv mit der Durchsicht von Briefschaften und ähnlichen Dingen sowie mit der Beschaffung von Medikamenten aus seinem Olmützer Werk, bis er schließlich am 2.5.1945 in das Krankenhaus Bad Reichenhall eingeliefert werden mußte.[34]

Das Schicksal der Morell-Papiere, die nach Bayrisch-Gmain in das dortige Morellsche Forschungsinstitut, vielleicht aber auch noch zum Teil in die Bunkeranlagen des Obersalzbergs gelangt zu sein scheinen, verlief nunmehr äußerst verworren. Den Morell-Notizen ist darüber nichts mehr zu entnehmen.

Jedoch machen *David Irving*[35] und *Leonard* und *Renate Heston*[36] Aussagen, die freilich sämtlich lediglich auf Hörensagen beruhen, aber deutlich machen, welch turbulente Vorgänge sich beim Einrükken der amerikanischen Truppen in Berchtesgaden und Reichenhall abspielten.

Mir berichtete Dr. Rolf *Makkus*[37] 1982, nach der Entlassung durch Hitler am 21.4.1945 sei Morell von der bekannten Fliegerin Hanna *Reitsch* aus Berlin ausgeflogen worden. Jedoch ist dies eine Erinnerungstäuschung, da Morell selbst[38] noch verzeichnet: »23.4. Ungefähr 2 Uhr Start einer Kondor nach München.« Hanna Reitsch war mit dem verwundeten Oberbefehlshaber der Luftwaffe Ritter *von Greim* nachts am 28. oder 29.4.1945 mit einem Schulflugzeug Typ Arado aus Berlin ausgeflogen.[39]

Dr. *Makkus* kam nicht in Morells Flugzeug unter, sondern flog in der gleichen Nacht mit einer Junkers-Maschine, die mit Personal und Gepäck vollgepackt war, nach München und traf in Bayrisch-Gmain mit seinem Vorgesetzten wieder zusammen; Morell war ein völlig gebrochener und kranker Mann, so daß Dr. *Makkus* ihn Ende April in das Berchtesgadener Krankenhaus brachte. Seitdem hat er ihn nicht mehr gesehen.

Während ich mit Dr. Makkus nicht über die Morrellschen Aufzeichnungen sprach, berichtete er Herrn und Frau *Heston*, Morell habe eine verschlossene Kiste mit den Aufzeichnungen über seine

Behandlung Hitlers mit sich geführt und habe diese vor dem Einrükken der Amerikaner in panischer Angst in eine Mauer, die ein Feld begrenzte, eingemauert und einzementiert. In ebensolcher Angst und um einer peinlichen Befragung zuvorzukommen, habe er diese Kiste dann wieder hervorholen lassen und sie französischen Truppen, die von einer Amerikanerin, einer, wie Dr. Makkus meint, Korrespondentin begleitet waren, übergeben. Seitdem hat Dr. *Makkus* diese Kiste nicht mehr gesehen. Die *Hestons* vermuten ebenfalls Morells Aufzeichnungen über Hitler darin und suchten sie ohne Erfolg in französischen und amerikanischen Archiven.

Die von Dr. *Makkus* erwähnte amerikanische Korrespondentin dürfte *Tania Long* gewesen sein, welche als erste den kranken und geistig nicht mehr voll vernehmungsfähigen Morell im Krankenhaus interviewte[40]. Sie spricht von der Kiste und ihrem eventuell wichtigen Inhalt jedoch nicht.

Ich erwähnte bereits den größeren Transport, den Morell am 15.3.1945 unter anderem mit 4 Aktenkisten in sein Institut nach Bayrisch-Gmain schickte. Es ist aber durchaus wahrscheinlich, daß Morell einer fünften Kiste (Offizierskiste), von der oben die Rede war, größte Wichtigkeit zumaß. Er *muß* sie persönlich bei sich gehabt haben, da anderenfalls Aufzeichnungen von ihm bis zum Abflug aus Berlin am 23.4.1945 nicht hätten dabei sein können. In dieser Kiste müssen sich also die Notizen über Hitler befunden haben, welche jetzt als Film T 253 R 62 archiviert sind.

Die Aufzeichnungen waren bereits im Sommer 1945 in Europa in amerikanischer Hand; sonst wären eine Reihe von Angaben in dem Aufsatz von C. F. *Enloe* und H. H. *Reese*[41] und bei Hugh *Trevor-Roper* resp., E. *Giesing* nicht möglich gewesen.

Wenn *Irving*[42] von Kisten spricht, die im Keller des Morellschen Forschungsinstitutes in Bayrisch-Gmain vergraben, schließlich aber amerikanischen Soldaten übergeben wurden, dann könnte es sich um diejenigen aus dem Transport vom 15.3.1945 handeln, welche Morell-Akten, besonders über den Aufbau seines »Pharma-Imperiums« im Protektorat Böhmen-Mähren, enthielten. Sie sind ebenfalls archiviert.[43]

Echtheit der Aufzeichnungen Morells

Aus gegebenem Anlaß erscheint die Überprüfung der *Echtheit der Morellschen Niederschriften* erforderlich. Sie bereitet keine Schwierigkeiten, da sonstige, unzweifelhaft von Morell stammende und für seine Handschrift wie seinen Stil charakteristische Schriftstücke in hinreichendem Umfang zur Verfügung stehen. Es handelt sich in den bereits genannten Filmrollen T 253 R 34–44 der in Washington abgelichteten »Morell-Papers« um Tausende von Notizen und Ausführungen zu seinen geschäftlichen Unternehmungen, zu Steuererklärungen, Käufen und Verkäufen, um Privatbriefe, dienstliche Schreiben etc., die sämtlich derart übereinstimmen, daß keinerlei Zweifel besteht, daß die Handschrift auf R62, die in der Hauptsache Hitler betrifft, und auf den anderen Rollen die der gleichen Person, nämlich Morells, ist.

Erscheint gelegentlich zwischen der Morellschen Handschrift eine andere, so handelt es sich, wie aus den Unterschriften ersichtlich, um die seines Dienststellenleiters Dr. *Makkus*, der als Jurist in Morells Auftrag Verträge entwarf, Berichte erstellte, Telefonate fixierte und die Verwaltung der Morellschen Hand- und Hausapotheke im Führerhauptquartier Wolfsschanze und auf dem Obersalzberg innehatte.

An der Echtheit der Morellschen Aufzeichnungen, die Hitler betreffen, kann nicht der geringste Zweifel bestehen.

Morells medizinische Vorstellungen, die Grundlagen seiner Therapie

Welche Art von Vorstellungen leitete Morell bei der von jeder allgemeinen ärztlichen Übung weit abweichenden Behandlung seines wichtigsten Patienten? Trieb er systemlose Polypragmasie sowohl hinsichtlich der Zahl der verwendeten Arzneimittel wie auch der Häufigkeit ihrer Applikationen?

Dies war sicherlich in gewissem Umfang der Fall, da er in seiner Therapie zum Erfolg verdammt war und dieser sich im Laufe der Jahre immer mehr minderte. Darüber hinaus bleibt aber festzustellen, daß wesentliche Teile der Morellschen Basis- oder Langfrist-Therapie ihren Ursprung aus der offenbar seit Jahrzehnten in ihm gewachsenen Überzeugung nahmen, daß allein die richtige Konstellation von Hormonen, Vitaminen, Gewebsfermenten und -kofermenten wie auch der verschiedenen Mineralstoffe die volle Gesundheit und Leistungsfähigkeit eines Menschen garantiere.

Diese Gedankengänge waren damals durchaus nicht abwegig; sie entsprachen vielmehr denen, die in den zwanziger und dreißiger Jahren in der deutschen wissenschaftlichen Medizin aktuell waren. Man setzte die größten Erwartungen auf die Entwicklung der Hormon- und Vitaminchemie und die Erforschung des Intermediär- oder Zwischenstoffwechsels, d.h. des Ab-, Auf- und Umbaus der körpereigenen Substanzen. Man erwartete davon für die Pathologie und Klinik, aber auch für die Arbeits- und Sportmedizin reiche Ausbeute. Man braucht nur an die Biochemiker Emil *Abderhalden*, Gustav *Embden*, Joachim *Kühnau*, Otto *Mayerhof*, Otto *Warburg*, Richard *Willstätter*, an die Kliniker Max *Bürger*, Hermann *Königer*, Alfred *Schittenhelm*, Wilhelm *Stepp* und Hermann *Zondek*, an die

Arbeitsmediziner und Pharmakologen Edgar *Atzler*, Gunther *Lehmann*, Hermann *Straub* und viele andere bedeutende Wissenschaftler und Ärzte allein im mitteleuropäischen Sprachraum zu erinnern.

Dies war die *eine* Gedankenkette, die natürlicherweise praktische Konsequenzen hatte: man glaubte durch Zufuhr von körpereigenen Stoffen, zu deren Kenntnis man sich gerade erst das Tor erschloß, die physiologische und psychologische Leistungsfähigkeit des Menschen heben zu können und sammelte erste Erfahrungen an Sportlern. Man glaubte aber auch, auf diese Weise krankheits- oder erschöpfungsbedingtem Leistungsabfall begegnen oder einen solchen bei überarbeiteten – erst nach dem Kriege sprach man von gestreßten – Menschen überhaupt hintanhalten zu können.

Dabei war man durchaus der Ansicht, daß Viel viel hilft und Allzuviel nicht schadet, und daß jeder Naturstoff mehr oder weniger für sich allein einen Funktionsbereich habe, in welchem er unabhängig von anderen seine Regulationsaufgaben erfülle.

Zu einer Zeit, als Physikochemiker erst mit der Erforschung von anorganischen Gleichgewichtssystemen begannen, in welchen drei oder vier Substanzen sich gegenseitig beeinflußten, kam der physiologische Chemiker, der damals vornehmlich auf der Jagd nach neuen Naturstoffen resp. Körperbaubestandteilen war, überhaupt noch nicht auf den Gedanken, daß jeder Organismus ein System ist, in welchem Hunderte von Stoffen sich gegenseitig auspendeln, sich niemals statisch verhalten, sondern sich zueinander in einem fließenden Gleichgewicht befinden. (Von einer Dynamik der Naturvorgänge wagten nur Vereinzelte zu sprechen: v. Bertalanffy, Schenck.)

Wenn *Morell* die Erkenntnisse, von denen oben gesprochen wurde, sich zu eigen machte, so befand er sich in guter ärztlicher Gesellschaft, jedoch bestand sein Fehler in einer polypragmatischen Übersteigerung der daraus resultierenden Therapie.

Der zweite Gedanke, der Morells Vorstellungen entscheidend beherrschte, war der, daß die »*richtige* Konstellation« der Körperbaukomponenten sehr häufig durch eine entartete und abartige Bakterienflora des Darmes gestört werde, in deren Folge es zu Hormon-, Vitaminmangelerscheinungen und zur Stoffwechselinsuffizienz käme. Dies äußere sich in körperlichem und seelischem Leistungsabfall und mache schließlich krank.

Anhänger dieser sogenannten Dysbakterie-Lehre war *Morell*, seitdem er von Ende 1909 bis Mitte 1910 als Medizinstudent Vorlesungen des berühmten Bakteriologen *Ilja Metschnikoff* am Institut Pasteur in Paris gehört hatte. Dieser lehrte schon damals, eine Besiedlung des Darmes mit »entarteten« Bakterien führe zur Selbstvergiftung, und empfahl, mit Yoghurt und ähnlichen Milchprodukten eine bakterielle Umstimmung zu erwirken.

Metschnikoff hatte Morell in dieser Hinsicht auf Dauer geprägt und seiner Art entsprechend stilisierte dieser sich später als »Leibarzt Hitlers«, z.B. Erwin *Becher* gegenüber, zum Mitarbeiter Metschnikoffs und zu einem »Ahnherren der Dysbakterie-Lehre« empor.

Wann *Morell* mit Professor Alfred *Nißle* in Beziehung trat, der die Lehre in Deutschland weiter entwickelt und die Entartung der Coli-Bakterien im Darm als wichtigste Ursache der durch Dysbakterie verursachten Krankheiten erkannt hatte, ist Morells Unterlagen nicht zu entnehmen. Jedoch standen beide bereits 1941 in einem fast freundschaftlichen Schriftwechsel,[44] und *Morell* förderte aus seiner Position heraus das Privatinstitut des emeritierten Hygienikers in Freiburg nach Kräften, indem er Hitler zu finanzieller Unterstützung bewog, wie folgende Dankesäußerungen Nißles bezeugen: »Besten Dank für die Absicht, unserem Führer meine neue Arbeit über Dysbakterie und Krebs vorzulegen... Wenn sich unser Führer überzeugen ließe, daß in dem von ihm gestifteten Institut wertvolle Fortschritte erreicht werden, sogar unter ungünstigeren Bedingungen als im K. W. I..., die vor einem Institut bevorzugt werden, dessen Gründung der direkten Initiative unseres weitschauenden Führers zu verdanken ist.«

Die engen Beziehungen währten bis in das Jahr 1943 hinein, als *Nißle* – nicht zu Unrecht – vermutete, Morell wolle ihn seines geistigen Eigentums berauben. Doch setzte sich *Morell* noch 1944 zu Nißles Gunsten ein.[45]

Auch wenn die *Dysbakterie-Lehre* in damaliger Zeit in der wissenschaftlichen Medizin nur gelegentlich Anerkennung fand, so fanden sich unter praktischen und Krankenhausärzten doch zahlreiche und engagierte Anhänger.

Mit den meisten von ihnen stand Morell im Briefverkehr; man bestätigte sich gegenseitig und regte einander an. In diesen Kreis gehörten z. B. der Gynäkologe Dr. *Burghardt*, Chefarzt einer Abteilung in Zwickau, Prof. *Anselmino*, Hebammenlehranstalt der Rheinprovinz (»sehe ungeheure Bedeutung der Frage der Darmflora ein«), Prof. I. *Cramer*, Institut für Geschwulstkrankheiten am Rudolf-Virchow-Krankenhaus (an Morell: »Ich persönlich finde Ihre Einstellung zu diesem Problem sehr fortschrittlich und interessant«), Dr. *Lange*, prakt. Arzt, München (Bericht über Abstoßung eines Darm-Ca. unter Mutaflor), Prof. *Druckrey* – Freiburg (pathol. Darmflora vermag krebserzeugende Stoffe zu bilden), Dr. *Baumgärtel*, Bakteriologe in München.

Am nächsten stand ihm jedoch der Internist Prof. Dr. Erwin *Becher* von der Medizinischen Universitätsklinik in Frankfurt/Main, deren Direktor einer der bedeutendsten Kliniker seiner Zeit Prof.

Franz *Volhard* war. *Becher* war es, den Morell zu seinem Nachfolger als Leibarzt Hitlers ausersehen hatte.[46]

Was war nun zu jener Zeit unter »Dysbakterie« zu verstehen? Wie gesagt, eine krankhafte Entartung aller oder eines Teiles der Koli-Bakterien, die die Hauptmasse der Bakterienflora des menschlichen Darmes ausmachen. Diese Entartung führte angeblich zu Verdauungsstörungen, da die Resorption von Nahrungsmaterial gehindert, normale fermentative Abbauprozesse gestört und von den entarteten Bakterien Toxine gebildet wurden und vieles andere mehr, was hier nicht weiter ausgeführt werden soll. Es entstand nach Ansicht der Vertreter dieser Theorie ein höchst komplexes und von Mensch zu Mensch variierendes Krankheitsbild – eine Selbstvergiftung vom Darme her.[47]

Die Behandlung lag auf der Hand: Sie bestand in der Verdrängung der entarteten reaktionsschwachen Darmbakterien durch hochaktive optimal gezüchtete Koli-Stämme. Als Medikamente, die solche enthielten, standen zur Verfügung: *Mutaflor* nach Prof. Nißle[48] (Koli-Kulturen mit Fett emulgiert und in Kapseln gefüllt), *Enterofages* nach Baumgärtel (Trinkampullen mit Phagen [d. h. bakterienstörende Viren]) und ab 1944 *»Trocken-Coli-Hamma«* nach Prof. *Morell* (im Vakuum getrocknete Koli-Kulturen, standardisiert durch Zusatz von Milchzucker). Der Ersatz der geschädigten durch »kraftvolle« Bakterien benötigte selbstverständlich Zeit, weshalb die Behandlung kurmäßig erfolgte.

Welche Erwartungen die Anhänger der Dysbakterie-Lehre damals in diese Medikamente setzten, möge die Aufzählung der *Indikationen* deutlich machen, die 1939 wörtlich zu *Mutaflor* genannt wurden:[49]

Colitis, chronische Ruhr, Fäulnis- und Gärungsdyspepsie, Magen- und Darmgeschwüre, chron. Verstopfung, mangelhafte Ausnutzung der Nahrung, Ekzeme, Urticaria, Arthrosen, Ischias, Polyneuritis, Coli-Cystitis und Pyelitis, perniciöse Anämie, Hypertonie, Störung der Eierstocktätigkeit, Migräne, erhöhte geistige Ermüdbarkeit, Schlaflosigkeit. Mittelbar beeinflußt wurden Meteorismus bei stenocardischen Anfällen, Besserung des Gesamtbefindens bei Darmkrebskranken. –

Später erweiterte Nißle dann noch auf: Darmkrebs und Angina pectoris, paroxysmale Tachycardie, chronische Albuminurie.

Das Verfahren geriet nach 1945 in die wissenschaftliche Kritik,[50] als Nachuntersucher feststellten, daß maßgebliche Eigenschaften der Koli-Bakterien sich weitgehend verändert hatten, wenn der Stuhl erst einige Zeit nach Entnahme untersucht wurde, d. h. man konnte nicht retrospektiv auf die Eigenschaften, Fähigkeit, Pathogenität u. s. w. der untersuchten Stämme zur Zeit ihrer Ansiedlung im

Darm schließen. Diese Entdeckung erschütterte die Lehre von der Dysbakterie, welche heute in dieser Form nicht mehr vertreten wird. Wie so vieles andere in der Heilkunde verschwand sie im Strome der Zeit, bevor ein abschließendes Urteil über sie gefällt werden konnte.

Hieraus kann man schließen, daß die z.B. bei Hitler erhobenen Befunde kaum beweiskräftig waren, läßt sich doch errechnen, daß Stuhlproben aus einem Führerhauptquartier nach Freiburg oder Olmütz in den Jahren 1943/44 schließlich 7–8 Tage und länger unterwegs waren.

Doch hiervon war damals noch keine Rede; im Gegenteil, die Theorie und Therapie gewann an Bedeutung, da man einerseits bei der Behandlung von Darmkrebsen Erfolge glaubte aufzeigen zu können, andererseits nicht verborgen gehalten wurde, daß Hitler und viele Prominente regelmäßig »Mutaflor-Kuren« machten.

Morells Vorstellungen waren sicherlich komplex, aber sie waren auch verworren. Das macht eine handschriftliche Niederschrift deutlich, welche undatiert ist, aber aus der Zeit September/Oktober 1944 stammen muß, da sich *Morell* nur in dieser Zeit mit »Autovakzinen« und »Pyocyaneus« beschäftigte.[51] Sie ist gleichzeitig auch Ausdruck dafür, daß er sich über Hitlers damaligen Gesundheitszustand große Sorgen machte – verständlicherweise, da es in diesen Wochen (Ärztestreit) auch um seine Existenz ging.

Die Niederschrift lautet – unter Beibehaltung der Originalschreibweise und -abkürzungen:[52]

»Krankheiten der Atmungsorgane

Bei Schlimmwerden von Erkrankungen der Nasen-Rachenhöhle immer Verschwinden von Streptococcen und Ansiedlung von Staphylococc. konstatiert. Normale Tonsillenbewohner: Streptococcen.

Obligater Darmbewohner ist nur das Bact. Coli. Lungenabsceß: nach Herstellung normaler Keimverhältnisse im Beginn (Darm??) nahm der Proceß nicht mehr zu. Anwendung von Auto-Mischvakcine (Sputumkeime) und Aufzucht eigener Kolibaz.) schnelle Besserung. Nur Sputumkeim. Vacc. war erfolglos. (durch Koli gebildete Vitamine, Ferm. und Enzyme ??)

Endgültige Heilung der Infektionskrankhtn. der Atmungsorgane ist ohne Verwendung (Vermittlg.?? Sch.) der virulenten Darmflora ausgeschlossen. Pleuritis exsudativa – Sowohl bei Bronchopn. wie bei kruppöser Pn. virulente Darmflora festgestellt. Schnelle Besserung und Heilung nach Auto-Misch-Vaccine.

Erkrankung der Darmorgane

Thyphus, Parathyphus und Ruhr: – Magen-Darmerkrankungen gehen voraus mit Schwächung der Koli-Stämme. Hierdurch Ausbruch der genannten Erkrankungen begünstigt. Bei nicht virulenter Darmflora sind diese Darmerkrankungen nur möglich. – Durch die vir. Darmflora viell. Auffinden der Ty., Para- und R-Baz. anfgs. unmgl. (anfangs unmöglich Sch.). Auto-Misch-Vakzine (sämtl. Faeceskeime einschließl. der Typhusbaz. – Nach Inject. in 5–6 Tagen Heilung!)

Bazillenträger: – sehr wenig Koli, sehr reichlich Parat. B.-Baz., auch in Blase und Harn. Koli nicht virulent. – Behdlg.: nur Kolibaz. meist nur 2–3 Inj. Ev. auch Kolibaz. gezüchtet, abgeschwächt (? Sch.) u. per os gegeben. Um die Parat. aus Blut und Harn zum Verschwinden zu bringen: Kolivaccin-Anwendung.

Darmspasmen: – Pat. mit dauernden Magen-Darm-Klagen leicht als hysterisch angesehen. Ursache der Spasmen: Toxine der giftigen Kolibazillen rufen den Krampfzustand im Magen-Darmkanal hervor. – Krampf der Dickdarmmuskulatur führt leicht zu Krebs, auch schnelle Abmagerung und Senkg. der Baucheingeweide. – Behdlg. von Darmspasmen mit Koli-Vacc. immer von Erfolg.

Appendicitis u. Eiterungen nach Exstirpation. – Bei allen Fällen hohe Koli-Virulenz mit Hämolyse.

Peritonitis nach Blinddarmperforation. Darmbefund: hochvirulente, hämolytische Koli: – Alle Behdlg. erfolgreich.

Erkrkg. der Gallenwege: ... (Ende)«

In diesem Zusammenhang dürfte auch von Interesse sein, welche Gedanken *Morell* sich über Krebsentstehung machte. In einem Brief vom 23.12.1941 an den Radiologen Professor *Cramer* in Berlin äußert er sich wie folgt: »Nach jahrelangen Überlegungen und Arbeiten bin ich schon seit langer Zeit zu folgender Auffassung gekommen, wie eine *Krebsbereitschaft* oder gar Krebs entsteht:

ev. Bildung:

toxische Einwirkung vom Darm her über die Leber. Paracoli – gestörte Vitamin- und Fermentbildung, auch gestörte Vitaminaufnahme im Darm etc.

ev. gestörte Abwehr:

Hormonale Störungen vom Gesamtgenitalsystem her bei besonderer Berücksichtigung der secundären Drüsen – männliches und weibliches Klimakterium – dabei Mehrgefährdung – eine Anteiligkeit des gonadotropen Hormons und dieser Stoffe müssen in engem Zusammenhang stehen (? Sch.) – Nachlassen der Bildung eines dem Vitamin A nahestehenden Stoffes (? im Kollostrun und der ersten Milch vorhanden – auch größte Einwirkung auf das Blut).

Dies als Gerippe. Gerne würde ich mich mit Ihnen unterhalten, wie Sie zu meinen verschiedenen Auffassungen stehen.«

Verdient dies alles durchaus Anerkennung, so nicht die deutlich hervortretende Neigung Morells zu Angabe und Geheimniskrämerei. In einem Interview anläßlich der Verleihung des »Ritterkreuzes des Kriegsverdienstkreuzes« durch Hitler (24.2.1944) und eines Ruhmesartikels über seine Verdienste in der Penicillinforschung führte er seine Behandlungserfolge auf medizinische Urerkenntnisse zurück, die er auf Forschungsreisen ins Innere Afrikas erworben haben wollte.[53] Dabei war er vor Kriegsausbruch 1914 lediglich knapp ein Jahr als Schiffsarzt an der afrikanischen Küste entlang und nach Nordamerika gefahren.

Mithin entsprang Morells praktisches Handeln zahlreichen Quellen. Sein wissenschaftlicher Impetus war nicht unbeträchtlich, und wenn auch ab 1942 hauptsächlich kommerziell, so zunächst doch vorwiegend ärztlich ausgerichtet. Einschränkend muß jedoch gesagt werden: Zu eigenständig schöpferisch-wissenschaftlicher Arbeit ist er niemals gekommen, auch wenn er dies vorgab. Dem Praktiker war Forschung nicht möglich, der arrivierte »Leibarzt« und Pharmaindustrielle ließ sich zuarbeiten und übernahm Forschungsergebnisse anderer als eigene. Die Therapie Morells, die er bei Hitler, aber auch sonst bei Groß und Klein betrieb, war Ausfluß dieser Vorstellungen und durchaus einfach gedacht; er wollte beim Patienten ergänzen, was ihm fehlte und ihn krank machte. Er wollte »Stolperstellen« im Stoffwechsel beseitigen und ihn auf diese Weise zur Normalität hin regulieren. Er betrieb beinahe schon etwas, was man vom heutigen Standpunkt aus als »Servicetherapie« bezeichnen könnte. Nach Morells Überzeugung bedurfte jede überanstrengte oder erschöpfte Person, der Erholungsmöglichkeit fehlte, ständiger Vitalisierung durch Zufuhr von Energieträgern (z.B. Glucose), von Hormonen, Vitaminen, Coenzymen und Mineralstoffen (bes. Phosphorsäure) – und vor allem einer Normalisierung der in aller Regel bei derartigen Menschen entarteten und deshalb pathogenetisch wirkenden Darmbakterien – insbesondere der Koliflora.

Dies war die eine Seite; die andere ist die, daß Morell sich aus einer besonderen ärztlichen Veranlagung heraus seit Begründung seiner Berliner Praxis im Oktober 1918 vornehmlich auch der »psychisch Anbrüchigen« angenommen zu haben scheint, wie Briefe von Patienten und Listen seiner Klientel annehmen lassen.

Man könnte sagen: er betrieb das, was man heute »psychosomatische Medizin« nennt, vor allem mit Arzneimitteln (anfänglich auch mit Elektrotherapie). Er gab »Stärkungsmittel« undefinierter Art; so schreibt er z.B. am 18.11.1944: »F(ührer) lehnt Stärkungsinjektionen für heute ab.«[54]

Was er erstrebte, erscheint dem Betrachter, obgleich sich Morell selbst niemals dahingehend äußerte, als Basis- vielleicht sogar als

Universaltherapie. Mit solchen, wie gesagt, niemals präzise vorgebrachten Anschauungen stand *Morell* freilich – und das ist für die allgemeine Beurteilung, die ihm auch später widerfuhr, charakteristisch – am Rande der Medizin.

Die vornehmliche Aufmerksamkeit der Kliniker galt damals den zahlreichen ungelösten Problemen der somatischen Medizin; nur einige wie Ludolf von *Krehl* seit 1903, seine Schüler Richard *Siebert* und Viktor von *Weizäcker* und natürlich Siegmund *Freud* und seine Schule bezogen auch die Persönlichkeit ihrer Kranken in die Beurteilung und Behandlung ein.

Manche Bewunderer und Adepten Morells hielten seine Vorstellungen für »natürliche Heilweise«, wie z.B. Dr. Georg *Zachariae*, jener tüchtige Arzt, den Morell ab September 1943 zu Benito Mussolini delegiert hatte. Dieser schrieb ihm noch am 3.12.1944 u.a.: »Für Sie halte ich es immer noch für äußerst bedauerlich, daß Ihnen nicht in Berlin die sogenannte Klinik für natürliche Heilweisen... anvertraut werden kann, und Sie dort eine Musterklinik nach Ihren Ideen aufbauen können...; denn nur die Schaffung einer nach physiologischen Grundsätzen aufgebauten Medizin vermag unsere Wissenschaft vorwärts zu bringen...[55]

Eine »nach physiologischen Grundsätzen aufgebaute Medizin« im oben genannten Sinne, die in massiver Weise Medikamente einsetzt, ist jedoch keineswegs »Naturheilkunde«. Diese ist »Subsidiärtherapie«, mit anderen Worten: sie folgt dem Prinzip, durch zumeist »extern« gesetzte Reize die einem Organismus *eigenen* Regulations- und Widerstandskräfte zu stärken und gesundheitlich zur Auswirkung zu bringen.

Der Gegensatz zwischen beiden Denkrichtungen – hier »Ergänzung, Ersatz von außen«, dort »Eigenleistung« – könnte nicht größer sein.

Aus dem bisher Gesagten ergibt sich, daß Morell hinsichtlich Krankheitserkennung und -behandlung überaus einseitig vorging, daß aber gerade diese Einseitigkeit mit zu seinen unbezweifelbaren Behandlungserfolgen bei einer Klientel eigener Art beitrug. Viele wollten von ihm ebenso behandelt werden, wie er den Führer behandelte. Und daß dies geschah, war bereits ein therapeutischer Akt. Er diagnostizierte bei seinen Patienten durchweg die gleichen Störungen und behandelte sie allesamt nach den dargelegten Grundsätzen. Man kann durchaus behaupten: Kein Mächtiger des Dritten Reiches und der mit ihm verbündeten Länder, dessen Stuhl nicht durch seine Hände gegangen und als dysbakterisch befunden worden wäre.

Verständliche Folge war, daß er bei außerhalb seines eingeengten Denkkreises liegenden tatsächlichen Erkrankungen Hitlers, der sich gänzlich auf ihn verließ, zunächst ängstlich, ja geradezu verschreckt reagierte, bis er sich bei dem damals in Kreisen der praktischen Ärzte weit verbreiteten, häufig aufgelegten und auch von ihm hochgeschätzten Kurzlehrbuch »Moderne Therapie« von Rudolf *Franck*[56] Rat geholt hatte.

Jedoch würden Erläuterungen hierzu zu weit führen. Gegenstand dieser Abhandlung sind lediglich die *Arzneimittel*, die Morell bei Hitler anwandte.

Morells Arzneimittel für Hitler (bis 1940/41)

Alles spricht dafür, daß Morell 1937 als sein erstes Medikament bei Hitler Mutaflor-Kapseln verordnete; diese dienten, kurmäßig 3–4 Wochen lang eingenommen, zur Restitution abartiger Darmflora (Dysbakterie) und in ihrer Folge aufgetretener Krankheitserscheinungen. Morell notierte später »links früher Unterschenkelekzem – durch Mutaflor verschwunden«.[57] Mutaflor-Kuren wurden dann in den folgenden Jahren bis in den Krieg hinein ein- bis zweimal jährlich wiederholt, wenn Prof. Alfred Nißle sie nach einer Stuhluntersuchung empfahl.[58]

Zusätzlich wurden etwa ab 1938/39 die Vitamultin-Täfelchen der Firma Nordmark-Hamburg, mit welcher Morell um diese Zeit zusammenzuarbeiten begann, in ihrer ursprünglichen Rezeptur als Roborantien (Kräftigungsmittel) bei Hitler eingeführt und verordnet.[59]

Von Injektionen ist zu diesem Zeitpunkt noch nichts bekannt. Die Behandlung Morells war damals allem Anschein nach eher zurückhaltend als aggressiv und beschränkte sich auf oral einzunehmende Mittel; mehr war wohl auch nicht erforderlich. Denn Hitler beeindruckte bis mindestens 1940 kritische ärztliche Beobachter durch Gesundheit, Frische und Lebhaftigkeit.[60]

Nicht zu vereinbaren hiermit sind freilich Morells Aussagen vor dem amerikanischen Vernehmungsoffizier St. *John*, er habe Hitler 1935–37 Traubenzucker, 1937 Progynon und 1938–1940 Glyconorm injiziert.[61]

Dazu ist zu bemerken, daß *Morell* ab Mai 1945, wie bereits erwähnt, ein geistig und körperlich schwerstgeschädigter Mann mit getrübtem Erinnerungsvermögen war, der sich zudem in hochgradiger ängstlicher Erregung befand. Die Liste der von ihm bei Hitler angeblich angewandten Medikamente ist, nach heutigem Erkenntnisstand, unvollständig. Morell gibt auch nicht an, daß er Injektionen bis in den April 1945 hinein vornahm. Deshalb sind die Angaben über den Zeitpunkt der Erstinjektionen anzuzweifeln, zumal er 1935 noch nicht in Hitlers Dienst stand und ja auch nicht von einem Arzt, sondern einem fachunkundigen C.I.C.-Offizier zur Aussage veranlaßt wurde.

Nochmals sei betont, daß die folgende Darstellung lediglich von den *Arzneimitteln* handelt, diese also nur dann in Beziehung zu den jeweiligen Befindlichkeitsstörungen Hitlers setzt, wenn dies zum Verständnis ihres Einsatzes unumgänglich erforderlich erschien. Zunächst wird summarisch über Medikamente, ihre Anwendungsart und -häufigkeit in den einzelnen Perioden zu sprechen sein, über die uns Aufzeichnungen von Morell vorliegen. Zu diesem Zweck haben wir Morells Notizen einzeln aufgelistet, zunächst nach Applikationshäufigkeiten in Jahren und für einzelne wesentliche Arzneimittel auch nach Monaten.

Die intravenös oder intramuskulär verabreichten Medikamente werden in den Tabellen A, B und C aufgeführt, die peroral (durch Schlucken) aufgenommenen lediglich nach Wirkungsgruppen aufgezählt.

Beim Vergleich der Ausarbeitungen von David *Irving*[62] und mir ergeben sich bezgl. der Häufigkeit der Applikationen hin und wieder Unterschiede von ± 3–5, welche angesichts der Gesamtzahl gerade parenteraler Injektionen ohne Bedeutung sind. Die Differenzen haben ihren Grund in der teilweisen Unleserlichkeit der Niederschriften, vor allem aber in der Gewohnheit Morells, Medikamentennamen abzukürzen, was gelegentlich unterschiedliche Deutungen zuläßt. *Sicher* erscheint mir ebenso wie *Irving*, daß das ständig gebrauchte Kürzel »X« für Traubenzucker-Injektionen steht. Schreibt Morell »XX«, so bedeutet dies, daß er 2 × 10 ml 20%iger Traubenzuckerlösung injizierte. Die Abkürzung I. w. i. oder I. w. g. (Injektion wie immer bezw. gewöhnlich) bedeutet, daß er Glucose (Traubenzucker) intravenös und »Tonophosphan + Vitamultin-Ca« resp. forte intramuskulär injizierte.

Ich stütze mich im folgenden auf *meine* Auszählung, da ich bei Deutung der Abkürzungen über größere Sachkenntnis als *Irving* zu verfügen meine. Jedoch möchte ich annehmen, daß die angegebenen Zahlen auf jeden Fall *Mindestwerte* sind, da man immer wieder beim Textstudium den Eindruck bekam, daß *Morell* nicht eben selten Eintragungen unterließ oder vergaß. Beispielsweise machte er im Dezember 1943, im Gegensatz zu den früheren und den folgenden Monaten, lediglich zwei Eintragungen, obgleich er sich während der gesamten Zeit im Führerhauptquartier aufhielt. Man könnte annehmen, daß Hitler keine Behandlung benötigte, da die allgemeine Lage relativ stabil und ruhig war, jedoch ist auch nicht auszuschließen, daß Morell in diesen Wochen nichts notierte oder daß seine Aufzeichnungen verlorengingen. Für letzteres mag sprechen, daß auch gerade für Dezember 1943 keinerlei Telefon-Notizen vorhanden sind, obgleich er mit seinen Firmen täglich telefonierte.

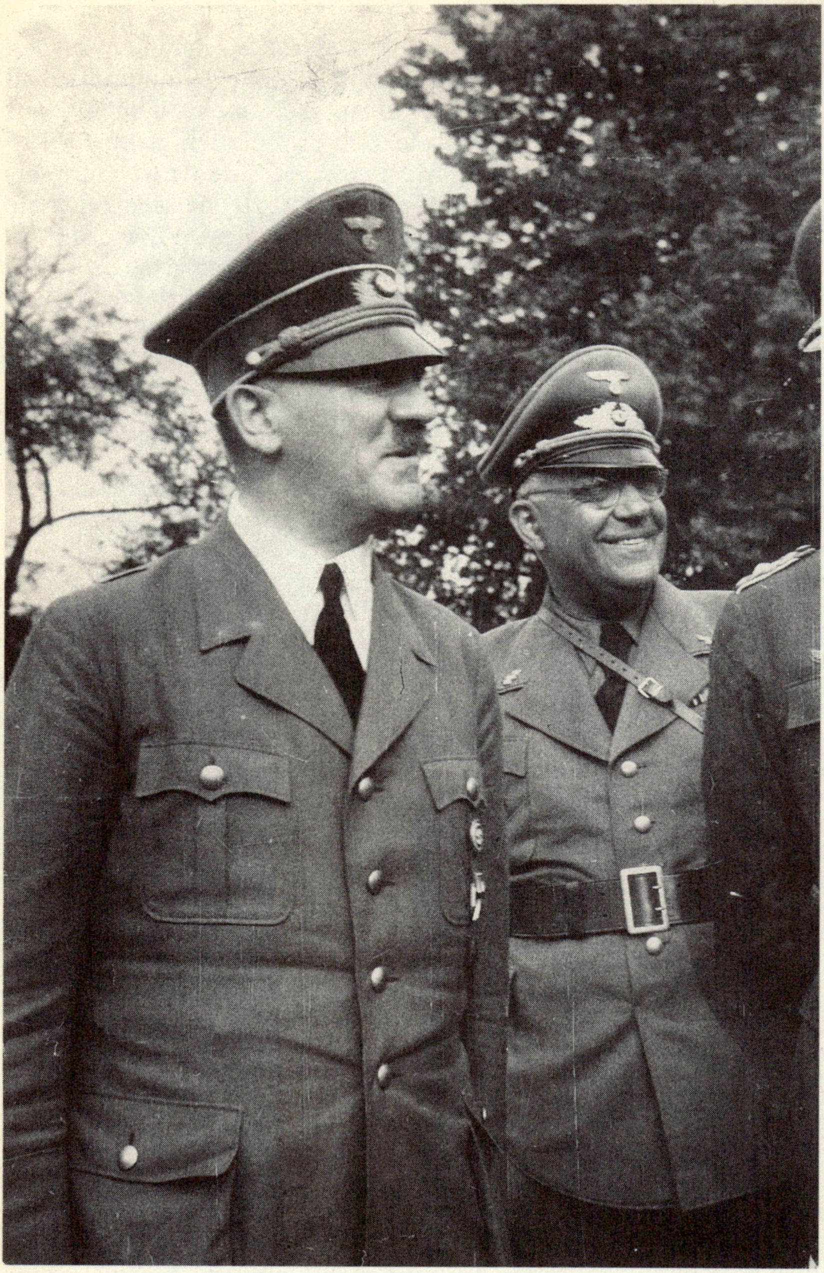

Hitler und Morell im Führerhauptquartier Wolfsschanze (wahrscheinlich 1941/42).

Art und Häufigkeit der Anwendungen

Unsere Aufstellung (Tabelle A, B, C) zeigt, daß Hitler von Morell 15 verschiedene Arzneimittel intravenös, weitere 14 intramuskulär oder subkutan und schließlich 64 oral respektive als Externa (Pinselungen, Einreibungen etc.), insgesamt also 93 erhielt, von denen jedoch einige (»Glyconorm«, »Sangostop«, »Ultraseptyl«, »Vitamultin«) teils injiziert, teils oral eingenommen wurden. Es verbleiben mithin für die Jahre 1941–1945 achtundachtzig *verschiedene* Präparate.[63] Generell ist zu sagen, daß Hitler Medikamente zwar einnahm, sie sich auch nicht ungern injizieren ließ, aber sonstige therapeutische Maßnahmen, die zur Physiotherapie zu rechnen sind, strikt ablehnte[64]. Jedoch ließ er kleine operative Eingriffe ohne Bedenken an sich vornehmen.[65]

Aus den Aufzeichnungen Morells exzerpierten wir für die vermerkten 885 Tage der Jahre 1941–1945 die Anzahl der intravenösen (i. v.) und intramuskulären (i. m.) Injektionen (Tabelle A und B) und können feststellen, daß die Angaben Walter *Hewels*, der Begleitärzte und der einigermaßen unterrichteten Umgebung sich vollauf bestätigen lassen. Während dieser gesamten Zeit erhielt Hitler von Morell (ganz gelegentlich von Dr. *Richard Weber* und Dr. *Ludwig Stumpfegger* in *Morells* Auftrag) über 1100mal Arzneimittel, je etwa zur Hälfte intravenös und intramuskulär – wobei es sich, wie schon gesagt, sicherlich um Mindestzahlen handelte. Jedoch entspricht dies nicht der gleichen Anzahl von Injektionen, da Morell häufig Mischinjektionen setzte (z. B. Traubenzucker und »Strophantin« zusammen). Man kann annehmen, daß es sich um wenigstens 700 bis 800 Injektionen handelte. Dabei verschob sich das Verhältnis zwischen intravenösen und intramuskulären Applikationen nach und nach zugunsten der ersteren[66]. Dies läßt darauf schließen, daß Morell anfänglich noch vor intravenösen Injektionen etwas zurückscheute und erst allmählich nicht nur größere Sicherheit, sondern auch Hitlers Einverständnis gewann, der eine gelungene intravenöse Injektion sicherlich gelassener hinnahm als eine intramuskuläre, welche nachhaltige Schmerzen, Infiltrationen und Sitzbeschwerden machen konnte. Natürlich spielte auch die Tatsache, daß Morell zu anderen Medikamenten überging, eine Rolle.

Erstaunlicherweise kam es bei dieser übergroßen Anzahl von Injektionen (jeden zweiten Tag etwa zwei) niemals zu einem ernstlichen Zwischenfall. Man muß doch bedenken, daß die Sterilisierung der Spritzen, schon nach den damaligen Vorstellungen, nicht befriedigend war. Nirgends ist davon die Rede, daß Morell über einen Heißluft-Sterilisator verfügte; vielmehr notierte er am 7. 8. 1941 »Injektionsbesteck für Führer allein mit Alkohol«.[67] Dies scheint sich auch später nicht geändert zu haben, wenn er anscheinend Injektionsnadeln auch nur einmal benutzte.[68] Mehrmals knickten Nadeln bei der Injektion, einige Male auch spritzte er paravenös oder durchstach, wie er notierte, die Vene.[69]

Jedoch war Hitler bei jeder Maßnahme argwöhnisch und nicht leicht zu nehmen, wie Morells Bemerkung vom 1.11.1944 belegt: »Beim intravenösen Einstich glaubte der F(ührer), ich reibe die Stelle nicht lang genug mit Alkohol ein... und deshalb bekäme er in der letzten Zeit an der Einstichstelle oft ein kleines rotes Pünktchen... F(ührer) führt dies trotzdem (entgegen Einwand Morells) auf Bakterien zurück und meint, vielleicht bekäme er überhaupt durch die Injektionen Bakterien in den Körper.«[70]

Schon vorher schreibt er:[71] »Von Injektionen sah ich heute ab, damit die seitherigen Stichstellen gut abheilen. Linke Armbeuge gut, rechte zeigt noch rote Pünktchen (aber ohne Eiterpusteln!), wo Einstiche waren. F(ührer) meint, daß dies früher nicht der Fall gewesen sei.« Hier ist zu bemerken, daß gerade in diesen Wochen zwischen Hitler und Morell lebhafte Dispute stattfanden, die eine starke Bakteriophobie (Bakterienscheu) Hitlers erkennen lassen. Auch die intramuskulären Injektionen waren des öfteren für einige Tage schmerzhaft, was Hitler zu lebhaften Unmutsäußerungen veranlaßte. Jedoch sind ernsthaftere Komplikationen wie etwa ein Spritzenabszeß nie aufgetreten. Der Arzt war in dieser Hinsicht technisch offenbar ein Meister. *Hermann Göring* hatte ihn, was Morell übelnahm, als »Reichsspritzenmeister« tituliert. Er war vielgeübt und mußte es auch sein. Sicherlich hatte er z. B. in seiner Berliner Praxis Salvarsankuren gegen Syphilis durchgeführt, bei denen er sehr penibel vorgehen mußte, da jedes paravenöse Austreten von Salvarsan in die Umgebung der Vene äußerst schmerzhaft ist und zu Abszessen führen kann.

Offensichtlich verbrauchte sich Morell in diesem Dienst an Hitler. Sein eigener Gesundheitszustand verschlechterte sich zunehmend. Er wurde unsicher, fühlte sich der allgemeinen Endsituation nicht mehr gewachsen und überließ die allerletzten Injektionen (»da ich zu zittrig war«) dem damaligen Begleitarzt Hitlers, Dr. *Ludwig Stumpfegger*.[72]

Der Differenzierung der Morellschen Applikationen nach Jahren (Tabelle A, B) lasse ich eine entsprechende für die wesentlichen Medikamente seiner Basistherapie ab 1943 nach Monaten folgen (Tabelle C 1–4), wobei die Notizen für 1942 wegen der Lückenhaftigkeit der Aufzeichnungen nicht verwertet wurden.

Es ergibt sich, daß die vornehmlichen »Basismedikamente« wie »Glucose«, »Tonophosphan«, »Vitamultin Ca«, und dieses allmählich ablösend »Vitamultin forte« praktisch jeden zweiten bis vierten Tag injiziert wurden, wobei sich in den einzelnen Monaten erhebliche Unterschiede ergaben. Ab 1944 kamen zu den bisherigen Mitteln das Hormonpräparat »Testoviron« und das neue »Leberpräparat« Morells aus dem Hamma-Werk in Olmütz neu hinzu.

Die »Basistherapie« lief dann ab Beginn 1945 aus, vielleicht weil Hitler kein Interesse mehr zeigte, vielleicht auch, weil die betreffenden Präparate nicht mehr zu beschaffen waren. Lediglich Traubenzucker wurde gleichbleibend weiter injiziert, wobei zu beachten ist, daß die ab Februar 1945 vermehrt verabreichte »Strophantose« Strophantin in 20%iger Glucoselösung enthielt, so daß also die reine Glucose nicht mehr gegeben zu werden brauchte. Im letzten Drittel-jahr seines Lebens erhielt Hitler also keine »Stärkungsmittel« und erlitt auch keine Kolikanfälle mehr. In dem so unübersehbaren Erscheinungsbild allgemeinen Verfalls gewann vielmehr das Parkinson-Syndrom gerade für Hitler persönlich an Bedeutung. Morell stand ihm hilflos gegenüber; ja er verwendete die Begriffe »Parkonsonismus«, »Parkinsonsche Krankheit« oder ähnliche niemals.

Man muß, auch wenn Morell hier völlig ratlos war, zugeben, daß eine symptomatische Behandlung der Parkinson-Form, an der Hitler litt, zu jener Zeit nur in Fachkreisen bekannt war.

Tabelle A: Intravenös applizierte Medikamente

Nr.	Medikament	Wirkung resp. Bestandteile	1941 n	1942 n	1943 n	1944 n	1945 n	Gesamt n	a)	b)	
1.	*Benerva* forte / fortissime (Hoffmann-La Roche)	Vitamin (B 1)	–	–	–	–	5	5	ja	–	a) = *1970 noch verwendet!*
2.	*Betabion-forte* (Merck)	Vitamin (B 1)	–	–	–	–	31	31	ja	–	
3.	*Calcium* gluc. 10 % (Sandoz)	Desensibilisierung Kalkbehandlung	–	–	–	–	14	14	ja	–	b) = *aus Morells pharm. Industriebereich stammend*
4.	*Cantan* (Höchst)	Vitamin (C)	–	–	–	12	–	12	ja	–	
5.	*Eukodal* (Merck)	Narcoticum (Betäubungsmittel Ges.)	–	–	5	19	–	26	JA		
6.	*Eupaverinium* (Merck)	Spasmolyticum	–	–	6	20	–	26	ja	–	
7.	*Glukose* / Traubenzucker 20 % *Glycovarin* 20 % (mehrere Firmen)	Roborans	5	26	102	165	20	318	ja	z. T.	
8.	*Glyconorm* (Nordmark)	Organextr. + Vitan ingr. B.	3	–	4	42	–	49	*nein*	*ja*	
9.	*Omnadin* (Behringwerke)	Proteingemisch zur Umstimmung	–	–	–	6	15	21	*nein*	–	
10.	*Prostrophanta* (Hamma)	Cardiacum	–	9	–	4	–	13	*nein*	*ja*	
11.	*Scophedal* (S. E. E.) (Merck)	Narcoticum (Betäubungsmittel Ges.)	–	–	–	1	–	1	ja	–	
12.	*Septojod* (10 ml) (Diwag)	anorg. Jodlsg.	1	3	7	12	–	23	*nein*	–	
13.	*Strophantose* I u. II (Kali Chemie)	Cardiacum	–	–	–	–	33	33	ja		
14.	*Tibatin* (I. G. Farben)	Sulfonamid	–	–	–	4	–	4	*nein*	–	
15.	*Ultraseptil* (Chinoin)	Sulfonamid	–	–	–	5	–	5	*nein*	*ja*	
			9	38	124	290	118	579			

Tabelle B: Intramuskulär applizierte Medikamente

Nr.	Medikament	Wirkung resp. Bestandteile	1941 n	1942 n	1943 n	1944 n	1945 n	Gesamt n	a)	b)	
1.	*Bismogenol* (Tosse)	Wismut-Sal. Infektionen	–	–	–	1	–	1	*nein*	–	a) = *1970 noch verwendet?*
2.	*Cylotropin* (Schering)	Inf. der Harnwege Sal. S. + Urotropin	–	–	–	1	–	1	*nein*	–	b) = *aus Morells pharm. Industriebereich stammend*
3.	*Homoseran* (Asid)	Serum aus Retroplazentarblut	–	–	–	13	–	13	*nein*	–	
4.	*Leber*-Präp. (Hamma)	Organ-Präp.	–	–	1	42	9	52	*nein*	*ja*	
5.	*Neben-Nieren*-Präp. (??)	Organ-Präp.	–	–	–	1	–	1	*nein*	??	
6.	*Progesteron* (Ciba)	Sexualhormon	–	–	1	–	–	1	ja	–	
7.	*Progynon* B. ol. (Schering)	Sexualhormon	–	–	–	7	–	7	ja	–	
8.	*Prostakrin* (Hamma)	Organ-Präp.	–	–	–	1	–	1	*nein*	*ja*	
9.	*Sangostop* (Turon Ges.)	Blutstillendes Mittel	–	–	–	1	–	1	ja	–	
10.	*Testoviron* (Schering)	Sexualhormon	–	–	–	28	1	43	ja	–	
11.	*Tonophosphan* forte (I. G.-Farben)	Phosphor-Säure-Derivat, Tonicum	10	22	106	49	–	187	*nein*	–	
12.	*Vitamultin*-Calc. (Nordmark-Hamma)	Kombin. Vitamin-Präparat	11	25	106	47	–	189	*nein*	*ja*	
13.	*Vitamultin* forte (Nordmark-Hamma)	Kombin. Vitamin-Präparat angereichert	–	–	–	49	9	58	*nein*	*ja*	
14.	*Subcutane Applikation Harmin* (Merck)	Parkinsonsche Erkrankung	–	–	–	–	5	5	*nein*	–	
			21	47	214	240	24	546			

Tabelle C 1–3: Monats-Kalendarium für die parenteral, nicht durch Schlucken oder Einführung in den Enddarm applizierten Medikamente

1942 Monat	I	II	III	IV	V	VI	VII	VIII	IX	X	XI	XII		Summe
Glucose i. v.	keine Aufzeichnungen						2	keine Aufzeich-nungen		12	1	11		26
							2						← Blutegel	
Tonophosphan i. m.	keine Aufzeichnungen						1	keine Aufzeich-nungen		11	1	9		22
										1	1	2	← Prostrophanta (wahrscheinlich öfter)	
Vitamultin-Ca i. m.	keine Aufzeichnungen						2	keine Aufzeich-nungen		12	1	11		26
							2						← Septojod	
1943														
Glucose i. v.	18	18	8	10	9	9	7	7	5	6	5	keine Aufzeichnung ab 10. 12		102
Tonophosphan i. m.	15	14	10	10	12	8	8	10	5	7	6	keine Aufzeichnung ab 10. 12.		105
Vitamultin-Ca i. m.	15	14	10	10	12	8	8	10	5	7	6	keine Aufzeichnung ab 10. 12.		105
Leber-Hamma i. m.										1				1

1943 Monat	I	II	III	IV	V	VI	VII	VIII	IX	X	XI	XII		Summe
Eucodal-Eupaverin i. v.					1		2		1	1		1		6
Septojod i. v.			5		2									7
1944														
Glucose i. v.	3	6	10	10	16	4	13	16	14	20	16	20		148
Tonophosphan i. m.	2	6	6	2	5	3	6	13	1	11	4			59
Vitamultin-Ca i. m.	2	7	2	1	5		5	3		15	4	1		45
Vitamultin-forte i. m.	1		7	7	4	3	1	10	5	1	4	6		49
Prostrophanta i. v.				1	1									2
Eukodal-Eupaverin i. v.	2	2	1						5	2	5	3		20
Leber-Hamma i. m.		6	2	3	6	1		5		6	6	7		42
Testoviron i. m.					13		1	4	5	2	3			28
Homoseran i. m.											6	4		10

1944 Monat	I	II	III	IV	V	VI	VII	VIII	IX	X	XI	XII		Summe
Omnadin i. m.		1		1	1					3				6
Septojod i. v.					3		1		3	5				12
1945 Glucose i. v.	14	9												23
Betabion Beneva i. v.		11	15	10										36
Strophantose i. v. u. a.		8	15	10										33
Tonophosphan i. m.														
Vitamultin-Ca i. m.														
Vitamultin-forte i. m.	6	3												9
Leber-Hamma i. m.	6	3												9
Testoviron i. m.	1													1
Omnadin i. v.	2		6	8										16
Calcium Sandos i. v.	10	4												14

1. *Beruhigungs- und Schlafmittel* (Sedativa, Hypnotika): Brom-Nervazit (ständig nach Bedarf); Brom-Valoton-Bad (1944); Dolantin-Tropfen (1941–1944); Luminal/Luminaletten (oft; bes. 1945); Morphium – Atropin vor Operationen (1944); Phanodorm-Tabl. (1941–1944); Profundol-Tabl. (1942/1944); Quadronox-Tabl. (1943/1945); starkes Schlafmittel (?) (1943); Tempidorm-Tabl. (1943–1945)
2. *Grippemittel; Sulfonamide:* Chineurin-Tabl. (1944); Eubasin-Tabl. (?); Optalidon-Tabl. (1943/1944); Penicillin-Puder (1944); Pervitin-Tabl. (? 1944); Ultraseptyl-Tabl. (1944)
3. *Hustenmittel* (Expectorantia): Pyrenol-Tabl. (1944); Tussamag-Tr. (1944); – Codein-Tr. (1944)
4. *Herzmittel* (Cardiaca): Cardiazol u. Cardiazol/Ephedrin (1944); Esdesan u. Esdesan cum Nitro (1942); Nitroglycerin (1942); Sympatol-Tr. (1944)
5. *Magenmittel* (Gastrica): Acidol-Pepsin-Tabl. (1944); Pepsin-Wein (nach Bedarf)
6. *Abführmittel* (Laxantia): Boxberger-Pillen (1944); Calomel-Pulver (1941–1944); Karlsbader-Salz (1944); Leopillen (1943); Mitilax fl. (1944); Obstinol und Belladonna-Obstinol (1943); Relaxol-Dragees (1943); Rizinus Öl (1943/1944)
7. *Verdauungshilfen* (Digestiva, Choleretica): Dr.-Koesters-Antigas-Pillen (ständig bis Oktober 1944); Enterofagos-Trinkampullen (kurmäßig 1942/1943); Euflat-Pillen (1943/1944); Gallestol liqu. (1944); Kamillen Tee (1944); Luicym-Dragees (1943/1944); Mutaflor-Kapseln (kurmäßig ab 1937); Olivenöl (1942/1944); Spasmopurin-Supposit (1944); Trocken-Coli-Hamma (kurmäßig 1944); Yatren-Pillen (1941)
8. *Blutstillungsmittel:* Koagovit (1944); Nateina (1944); Sangostop fl. (1944); Thrombovit-Tabl. (1942) – Suprarenin Tr. äußerl. (1941)
9. *Organ- und Vitamin-Präparate:* Glyconorm-Bohnen (1943/1944 nach Bedarf); Hämavit (1942); Intelan-Täfelchen (1941); Vitam (als Nährpräparat im Essen); Vitamultin-Täfelchen S. F. (ständig seit 1940); Orchikrin-Bohnen (1943)
10. *Antisclerotica:* Jodpräparat (?) (1944); Homburg 680 Tr. (1945)
11. *Ätzungen-Pinselungen:* Hautdesinficientia: Argentum nitr. (Silbernitrat) 10% Lsg. (1944); Cocain-Adrenalin-Lsg. (1944/1945); Lugol'sche Lsg. (1944); Neo Pyocyanase (1944); Rubefax-Lsg. (1943); Tonsillopanlsg. (1944)

Beurteilung der Medikamente

Daß Morell sowohl hinsichtlich der Anzahl der Hitler verabreichten Medikamente wie auch hinsichtlich der Häufigkeit besonders ihrer parenteralen Applikationen Polypragmasie betrieb, ist nach dem

Dargelegten unbestreitbar. Es gibt wohl kaum einen Menschen, der innerhalb von knapp drei Jahren kontinuierlich so viele Injektionen erhielt wie Hitler, freilich nicht ohne sein Einverständnis, ja vielfach auf sein Verlangen. Nun wurde mehrfach vorgebracht, Morell habe quacksalberhaft mehr oder weniger dubiöse Scheinmittel bzw. Medikamente in ganz unzulänglicher Dosierung verabreicht.[77] Letzteres mag für einige Präparate, aber bei weitem nicht für alle zutreffen, vielmehr hielt Morell sich in der Regel sehr eng an die Angaben des Lehrbuchs von Rudolf Franck, *Moderne Therapie*. So bezieht er sich z. B. Hitler gegenüber am 27.10.1944 auf die dort gemachten Ausführungen.[78]

Die meisten der von Morell verordneten Präparate werden in den offiziellen deutschen Verzeichnissen der Jahre 1937–1939 angeführt, gehörten also zum üblichen Arzneimittelschatz.[79] Ist dies nicht der Fall, dann handelte es sich um Erzeugnisse aus ungarischen bzw. österreichischen Pharmafabriken (z. B. »Ultraseptyl«), oder die Präparate wurden erst, wie die meisten Medikamente aus dem Morellschen Pharma-Imperium, in den Jahren 1943 und 1944 entwickelt und produktionsreif gemacht. Da es während des Krieges keine Neuauflagen der oben genannten »Codices« gab, konnten sie in diese auch nicht mehr aufgenommen werden.

Der *»Roten Liste«* (R. L.) 1971[80] ist zu entnehmen, daß von den von uns ermittelten über 90 verschiedenen Medikamenten des Morellschen Arzneimittelschatzes zu diesem Zeitpunkt noch 47 offiziell geführt wurden, d. h. im Handel waren, während 41 nicht mehr genannt wurden und die restlichen kleinere »Apothekenmittel« darstellten. Mindestens diese 47 Medikamente muß man als »seriös« anerkennen, auch wenn einige von ihnen umstritten sein mochten. Weiterhin bekannt ist, daß es im Zusammenhang mit neuen pharmakologischen Erkenntnissen zu einem »Arzneimittelverschleiß« kommt, weil viele bisher anscheinend bewährte Mittel nunmehr überholt erscheinen und mangels Nachfrage vom Markt verschwinden. Dies trifft auch auf jene 41 Präparate zu, die 1970/71 nicht mehr geführt wurden, wie z. B. auf einige Sulfonamide. Heute ist praktisch keins dieser Medikamente noch auf dem Markt oder im ärztlichen Arzneimittelschatz. Hinzu kommt, daß eine große Anzahl von pharmazeutischen Firmen mit Kriegsende die Produktion aufgab. Somit darf man sagen, daß es sich bei den von Morell bei Hitler verwendeten Arzneimitteln durchweg um offizielle und für den Handel zugelassene Präparate handelte. Soweit gegen einzelne davon Bedenken bestehen, werden diese zu erörtern sein. Der Vorwurf der Unseriosität trifft nicht zu.

Medikamente aus Morells Pharma-Imperium

Zwanzig Medikamente, die Morell bei Hitler regelmäßig einsetzte, stammten aus Fabriken seines eigenen Pharma-Imperiums oder aus von ihm maßgeblich beeinflußten pharmazeutischen Werken. Lediglich drei davon scheinen nach 1945 noch zeitweilig im Handel gewesen zu sein, aber keines wird noch in der »Roten Liste« 1971 angeführt. Mithin überlebte bis auf »Mutaflor« keines der von Morell selbst konzipierten und in seinem Auftrage hergestellten oder von ihm entscheidend geförderten Präparate das Kriegsende über längere Zeit. Es sind dies u. a.: »Glyconorm«, »Prostrophanta«, »Ultraseptyl«, »Leber«- bzw. »Nebennierenextrakte Hamma«, »Prostakrin«, »Vitamultin Calcium« und »Vitania forte« als Injektionspräparate und »Chineurin«, »Eubasin«, »Hämavit«, »Intelan«, »Orchikrin«, »Prostakrin«, »Penicillin-Puder Hamma«, »Rubefac«, »Trokken-Coli Hamma«, »Ultraseptyl«, »Vitamultin« in seinen verschiedenen Formen als Externa oder oral einzunehmende Präparate. Dies ist verständlich, weil wie erwähnt einige Herstellerfirmen im Kriege weitgehend zerstört wurden und ihre Produktion nicht wieder aufnahmen. Was Morells eigene, im damaligen Protektorat Böhmen-Mähren gelegenen Werke betrifft, so wurden sie in der neu entstandenen Tschechoslowakei sofort in der gleichen Weise enteignet, wie Morell dies 1942/43 für sich hatte tun lassen.

Andererseits läßt sich fragen, ob Morells in den späteren Kriegsjahren entwickelte und zur Produktionsreife gebrachte Präparate wie z. B. die verschiedenen Organextrakte (Leber, Nebenniere, Prostata, Testes), sein Penicillin oder das von seinem Mitarbeiter Professor Wolfgang Laves erarbeitete »Trocken-Coli-Hamma nach Prof. Morell« oder »Chineurin« als seriöse Medikamente angesehen werden können, zumal ihre Zulassung seitens des Reichsinnenministeriums zum Teil sehr zögernd oder nicht mehr erfolgte. Vom wissenschaftlichen Standpunkt aus betrachtet entsprachen diese Medikamente dem Forschungsstande zur damaligen Zeit, so daß sie in dieser Hinsicht *meines Erachtens* als seriös angesehen werden sollten; freilich bestehen bei mir in Kenntnis des darüber geführten Schriftwechsels Bedenken an ihrer fabrikatorischen Vollkommenheit.[81]

Morell selbst war sich keines Fehls bewußt, vielmehr empfand er sich durchaus als wissenschaftlichen Vorreiter und trat als ärztlicher Forscher von Rang bei Hitler, der in ihm einen bedeutenden Wissenschaftler sah, selbstbewußt auf. Eindrucksvolles Zeugnis hierfür legt seine Niederschrift vom 8. 11. 1944 ab.[82] Nach einer Eukodal-Eupaverin-Injektion erklärte er dem euphorischen Patienten: »Mein Führer, wenn ein Normalarzt Sie seither zu behandeln gehabt hätte, dann wären Sie so lange Ihren Arbeiten entzogen worden, daß das Reich darüber zugrunde gegangen wäre.«

Es nimmt nicht wunder, daß ein in dieser Art selbstbewußter, unter Hitlers Schutz stehender Mann sich »im Interesse seines Patienten« über gesetzliche Vorschriften und Regelungen hinwegsetzte. So bestellte er die unter dem Betäubungsmittelgesetz stehenden Präparate »Eukodal« und »Pervitin« einfach telefonisch beim Hauptsanitätspark der Waffen SS[83] oder der Engel-Apotheke, so nahm er die sehr minutiöse Anweisung des Reichssicherheitshauptamtes vom 16.7.1944 über die »Sicherstellung der Arzneimittelversorgung für den Führer« zwar unterschriftlich zur Kenntnis (26.6.1944), richtete sich aber, auch nach dem Attentat vom 20.7.1944, niemals danach.[84] Schließlich glaubte er, sich von der gesetzlichen Regelung der Zulassung neuer Arzneimittel ausnehmen lassen zu dürfen, wie aus einem Beschwerdeschreiben an das Reichsministerium des Innern vom 30.3.1944[85] hervorgeht. Hierin bemängelt er die lange Dauer bis zur Erteilung der Zulassungsgenehmigung für ein neues Präparat (gemeint ist sein »Trocken-Coli-Hamma«) und schreibt: »Dazu hat mir der Führer anläßlich der Schilderung der Schwierigkeiten, die ich mit meinen neuen Mitteln habe, folgendes genehmigt: wenn ich die Mittel herausbringe, erprobe und dann im Führerhauptquartier anwende und mit Erfolg anwende, so kann es auch überall in Deutschland angewendet werden und bedarf dann keiner (ministeriellen) Genehmigung mehr.«

Dementsprechend versorgte er im Winter 1943/44 etwa 1000 Angehörige wichtiger Dienststellen des Führerhauptquartieres »Wolfsschanze« mit dem von seinem Mitarbeiter Dr. Kurt *Mulli* konzipierten, aber nicht angemeldeten Grippeprophylaktikum »Chineurin« und 1944/45 auch Hitler selbst, obgleich die Heeres-Sanitäts-Inspektion zuvor die Übernahme für die Truppe abgelehnt hatte[86]. Auch injizierte er Hitler mehrmals, schon vor Freigabe durch das Reichsgesundheitsamt am 3.1.1944[87] sein Leberpräparat Hamma, das, wie aus Prof. Hans *Eppingers* Zurückweisung und *Morells* eigener Beanstandung ersichtlich ist[88], unerwünschte Nebenwirkungen (Histamineffekte) aufwies. Schließlich machte er mit seinem »Trokken-Coli Hamma« bei Hitler und vielen anderen Patienten Kuren, ehe sich das Reichsgesundheitsamt und das Reichsministerium des Innern überhaupt dazu geäußert hatten.

Als Leibarzt des Führers im Führerhauptquartier war Morell ein mächtiger Mann. Diese Machtstellung nützte er nicht nur für Zwecke wie die hier erwähnten, sondern auch für private geschäftliche Aktionen energisch aus, wobei er sich, wie zahlreiche Dokumente belegen, der persönlichen Unterstützung Hitlers erfreute.

Morells »Basis- oder Universaltherapie« – eine kritische Betrachtung

Die Vorstellungen Morells führten zwangsläufig zu einer auf Arzneimittel gestützten Einheitstherapie, die er, wie gesagt, bei praktisch jedem seiner Patienten anwendete, kur- oder längerfristig, je nachdem wie lange seine Hilfe beansprucht oder benötigt wurde, oder dauernd, wie bei dem »Patienten A« (Hitler), der ihn seit 1941 nicht mehr von sich ließ.

Die Anzahl der von Morell Behandelten dürfte in die Hunderte gehen: Benito Mussolini, Ion Antonescu, Emil Hacha, Hermann Göring, Joseph Goebbels, Heinrich Himmler, Joachim von Ribbentrop, Albert Speer, zahlreiche Minister, Reichs- und Gauleiter der NSDAP, Generäle und Offiziere, sonstige Militär-, Partei- und Staatsprominenz und deren Ehefrauen, Adel, Künstler – wenig Wissenschaftler und Ärzte – werden unter den von ihm in stets gleicher Weise Behandelten bzw. auf den ihm von seinem Vertreter in der Berliner Praxis, Dr. Richard Weber, zugesandten Listen der allgemeinen Klientel angeführt.

Jedoch möchte ich nicht verschweigen, daß auch sehr viele sogenannte »kleine Leute« zu seinen Patienten zählten, selbst später, als er durch den Dienst im Führerhauptquartier und pharmazeutisch-industrielle Aktivitäten außerordentlich beansprucht war. Es finden sich in seinen Akten immer wieder sehr einfühlsame, persönlich gehaltene und ausführliche Briefe als Zeugnisse dafür. In diesem vielschichtigen Manne Morell steckte auch vom Kranken her gesehen ein guter Arzt, der weniger den Fordernden als den Bittenden bezeugte, daß »medikamentöse Basistherapie« nicht alles war.

Hauptbestandteil der »Basistherapie« bildeten je länger desto mehr parenteral applizierte Medikamente, auch wenn Morell in jedem Falle anfänglich Stuhluntersuchungen vornehmen und bei den durchweg von der Norm abweichenden Ergebnissen Koli-Ersatzpräparate kurmäßig einnehmen ließ.

Als Injektionspräparate verwandte Morell hauptsächlich und regelmäßig intravenös 20%ige Glukose-(Traubenzucker-)Lösungen verschiedener Hersteller, »Glyconorm« und intramuskulär »Tonophosphan« forte, »Vitamultin-Calcium« und »Vitamultin« forte, »Leber-Hamma«, »Homoseran«, »Testoviron« und dazu gelegentlich Extrakte aus Hoden, Prostata, Nebennieren. Nur einige oral einzunehmende Medikamente können ebenfalls als »Basistherapeutika« im oben gekennzeichneten Sinne angesehen werden: außer Mutaflor die anderen Bakterienpräparate »Enterofagos-Trinkampullen« und »Trocken-Coli-Hamma nach Prof. Morell«, ferner »Glyconorm-Bohnen« (neben intravenöser Applikation), »Intelan-Täfelchen«, »Orchikrin-Bohnen« und »Vitamultin-Täfelchen S. F.« (Sonderanfertigung Führer) und »S. R. K.« (Sonderanfertigung Reichskanzlei), ferner Anregungsmittel.

Die wiedergegebenen Tabellen und Listen ermöglichen ein Urteil darüber, in welchem Ausmaß Morell bei Hitler diese anscheinend um 1941/42 begonnene »Basistherapie« im Laufe der folgenden Jahre kontinuierlich forcierte, bis er schließlich jene Grenze überschritt, die einem therapierenden Arzt Vernunft und Kenntnis setzen sollten. Tat er dies, weil er in dem Maße, wie er sich etablierte, immerwährende Effizienz benötigte, handelte er so, weil er dem imperativen Drang Hitlers zunehmend verfiel?

In den Aufzeichnungen Morells finden wir Hinweise auf beides. Keineswegs erwies er sich durchweg als untertänig, sondern wiederholt berief er sich auf seine ärztliche Erfahrung, auch dann, wenn Hitler sie aus vermeintlich besserer Einsicht nicht gelten lassen wollte und aggressiv diskutierte. Hieran scheiterte schließlich Morell mit seiner zunehmend irrationalen »Universal«-Therapie. Vom Leibarzt verlangte der in der einseitig ausgerichteten Männergesellschaft des Führerhauptquartiers sich immer mehr isolierende und auch isolierte, sich widersinnig gegen Niederbruch und Zusammenbruch stemmende Mann Hitler »Kraft«. Er setzte auf Morell. Der erkannte aber, daß er sie medikamentös nicht mehr geben konnte, er sah seine Mittel erschöpft. Deshalb verstärkte er ab Oktober 1944 seine Vorschläge, Hitler möge sein ganzes »Leben« umstellen, was Hitler strikt ablehnte.

Morell verfügte also durchaus über ein Behandlungskonzept, selbst wenn er zu seiner Zeit als therapeutischer Außenseiter angesehen wurde und auch heute im Rückblick angesehen werden muß. Jedoch überlieferte er ärztliche Details über die Endzeit einer historischen Persönlichkeit, wie sie in der Medizingeschichte bislang einmalig sind.

Exkurs: Beschreibung der wichtigsten, an Hitler verabreichten Arzneimittel

Einleitung »Landsermittel« (nicht ärztlicherseits verordnete Mittel) Neo-Ballistol
Dr. Koesters-Antigas-Pillen, Anlaß des Ärztestreites
Mittel, deren Anwendung nicht zuverlässig erwiesen ist
Kokain (lediglich laut Angaben Dr. E. Giesings)
Pervitin (im Zweifel, ob von Morell bei Hitler angewendet)
Hauptmedikamente Morells
Glukose (Traubenzucker)

Tonophophan
Glyconorm
Hormone und Organpräparate
Jod-Präparate
Mutaflor – Enterofagos-Amp. – Trocken Coli Hamma
Sulfonamide
»Umstimmungsmittel«
Omnadin
Homoseran
Vitamultine: Injektionspräparate, orale Vitamultin-Formen

Die Tatsache, daß die überwiegende Mehrzahl der von Morell bei Hitler angewandten Medikamente in den offiziellen Verzeichnissen geführt wurde, und daß eine erhebliche Anzahl von ihnen, trotz des natürlichen Verschleißes infolge Weiterentwicklung der Medizin, auch noch in der *»Roten Liste«* 1971 enthalten ist, spricht gegen die nach dem Kriege weit verbreitete und auf die Begleitärzte Hitlers zurückgehende These, Morell habe phantastische Geheimmittel angewendet und sei ein Scharlatan und Quacksalber gewesen. Dies trifft nicht zu. Gleichwohl kann man ihn von dem Vorwurf, auch unzulänglich oder gar nicht erprobte Präparate aus seinen eigenen Werken gebraucht zu haben, nicht freisprechen.

Morell wurde nach 1945, wie andere auch, zur »Unperson« im ärztlichen Bereich. Doch scheint es angebracht, die Wirklichkeit seiner unheimlichen Situation herauszuarbeiten und darauf zu verweisen, daß zweifellos Hitler selbst zur Entwicklung seines übermäßigen Arzneimittelgebrauchs beitrug. Erweist er sich doch in den jeweiligen Morellschen Niederschriften als ein auf Mißempfindungen vornehmlich im Gastrointestinalbereich heftig reagierender Mann. Er befand sich seit 1941/42 nicht mehr im Gleichgewicht; bei zunehmender körperlicher und geistiger Erschöpfung reagierte er immer seltener auf Störungen und Mißempfindungen »adäquat«.

Mithin ist nach dem Gesagten die Besprechung sämtlicher Arzneimittel aus Morells Katalog nicht notwendig; dennoch müssen einige wenige, die für Hitler und Morell besonders wichtig waren, oder denen die Biographen Hitlers Bedeutung zusprechen, eingehender behandelt werden. Dies sind:

»Die Landsermittel«
(nicht ärztlicherseits verordnete Mittel)

Neo-Ballistol

In den Vernehmungsprotokollen Prof. Carl *von Eickens* nach dem Kriege finden sich dessen Aufzeichnungen über die Behandlungen

Hitlers während der Jahre 1935 und 1944. Er erwähnt darin, Hitler habe um Weihnachten 1934 eine akute »Neo-Ballistol«-Vergiftung erlitten, welche von dem Internisten Dr. Ernst Robert *Grawitz* behandelt worden sei.[1]

Hitlers Zahnarzt, Prof. Hugo Blaschke, bestätigte dies dem vernehmenden Robert M. W. *Kempner*: »Hitler hätte es empfohlen bekommen.«[2]

Hitler selbst hatte am 3. 10. 1944 *Morell* über diese Vergiftung berichtet. Er habe 1929 nach heftigen Erregungen Bauchkrämpfe gehabt und daraufhin längere Zeit Kapseln eingenommen, die ihm sein Adjutant Wilhelm *Brückner* empfohlen habe. In diesen Kapseln sei Methylalkohol festgestellt worden, wie Dr. Ernst Robert *Grawitz* ihm mitgeteilt habe.[3]

Das Präparat ist im »Gehe Codex 1937« und in der »Roten Liste 1939« verzeichnet. Im ersteren steht: »Gemisch aus Mineral-Oel 85 % und oelsaure Alkalien 15 %, als Rostschutzmittel für Eisen und Stahl (Waffen-Oel), Schmieroel und Imprägnierungsmittel für Lederzeug und Darmsaiten.«

Als Medikament war Neo-Ballistol in Gelatinekapseln zu 0,5 g als Darmdesinfizienz (Darmreinigungsmittel) und Prophylaktikum (Vorsorgemittel) gegen entzündliche Affektionen verschiedener Art im Verkehr. Diese enthielten: unverseifbares Mineralöl 82,2 %, Asche 1,63 %, Amylalkohol 8,5 % und Naphthensäuren als Natrium-Salze 6–7 %. Es folgt die Bemerkung: »Vor dem innerlichen Gebrauch wurde durch ministerielle Bekanntmachung vom 9. 8. 1935 gewarnt.«

Man kann annehmen, daß diese Warnung Folge der Hitlerschen Vergiftung mit diesem »Medikament« war, da der damalige Stadtarzt von Berlin Dr. Leonardo Conti von dieser Affäre wußte.[4]

Das merkwürdige Mittel, das sicherlich kaum je von Ärzten verordnet wurde, aber wie den Gewehrlauf, so auch, meinte man beim Kommiß, den Darm reinigen konnte, wurde in völlig anderer Zusammensetzung, aber mit den gleichen Indikationen von der ursprünglichen Herstellungsfirma F. W. Klever – Köln-Leverkusen auch nach dem Kriege noch einmal unter dem gleichen Namen für Humanzwecke äußerlich und innerlich herausgebracht. Eine Kapsel enthielt jetzt: 0,053 g Kal. oleinicum, 0,028 g Ol. Meth. pip., 0,005 g Ol. Anisi, 0,3 g Paraff. liqu., 0,1 g Reiskeimoel – war also nicht mehr zu beanstanden. Es ist in der »Roten Liste« von 1971 noch angeführt, aber in der »Gelben Liste« 1982 nicht mehr, jetzt also vom Markt verschwunden.

Dr. Koesters-Antigas-Pillen, Anlaß des Ärztestreits

Die harmlosen Dr. Koesters-Antigas-Pillen gelangten zu beinahe historischer Bedeutung; waren sie doch Anlaß dafür, daß wegen des Eingriffs eines von außen hinzukommenden Arztes das labile Gleichgewicht zwischen dem Leibarzt Hitlers und dessen Begleitärzten zerstört wurde, was zur zeitweisen Gefährdung Morells, schließlich aber zur Amtsenthebung der Professoren Karl Brandt und Hanscarl von Hasselbach sowie des Veranlassers Dr. Erwin Giesing führte. Aufgestaute Abneigung, lang unterdrücktes Mißtrauen entluden sich; aber es festigte sich die Bindung zwischen Hitler und Morell.

Die Pillen, die zunächst in Eigenproduktion in Berlin-Wilmersdorf und ab 1939 in Mecklenburg hergestellt wurden, stammten ebensowenig wie »Neo-Ballistol« oder »Bullrich-Salz« aus der offiziellen Medizin. Sie hatten folgende Zusammensetzung:

Extractum Strychnin und Extractum Belladonnae (zu gleichen Teilen) 0,5 g; Extractum Gentianae 1,0 g ad. pill 120. (Im Extractum Strychnin sind nur 1–2 % des Alkaleids Strychnin enthalten.)

Dosierung: 3mal 2–4 Pillen tgl.

Indikation (Anwendung) bei Flatulenz und Meteorismus (Blähungen und Gase im Leib), Obstipation (Verstopfung), Hyperazidität (Magenübersäuerung).

Hitler nahm von diesen Pillen nach Belieben in der Meinung, wie er später (5.10.1944) zu Morell sagte, es handle sich um eine Art »Kohletabletten«[5]. Unter den zahlreichen Karminativa und Digestiva (Verdauungsmittel), mit denen Hitler sich bei und nach den Mahlzeiten selbst versorgte, ließ Morell auch sie mitlaufen, da ihre Wirkung gelobt wurde; er ergänzte lediglich jeweils die Vorräte. Zeitweise nahm Hitler bis zu 16 Pillen täglich.

Dies alles bereitete keine Schwierigkeiten bis zu dem Tage, an dem Dr. Erwin Giesing, zweifellos seine fachlichen Befugnisse überschreitend, die am Frühstückstisch Hitlers angesammelten Medikamente musterte und feststellte, daß »Dr. Koesters-Antigas-Pillen« »Strychnin« (Rattengift) und »Belladonna« (Atropin) enthielten.[6] Zur gleichen Zeit wurde bei Hitler eine Gelbsucht bemerkt (30.9.1944), und Dr. Giesing schloß, daß es sich um eine Strychninvergiftung als Folge der Einnahme der (angeblich) von Morell verordneten Antigas-Pillen handeln müsse. Er, der nicht ganz ein Jahr später berichtet, er habe anläßlich eines Kokain-Kollapses Hitlers auf dessen Tod gewartet (1.10.1944), teilte seine Vermutung den Begleitärzten Hitlers, Prof. Karl Brandt und Hanscarl von Hasselbach, mit. Daraufhin kam es zum Eklat, der freilich nicht mit dem erhofften Sturz Morells, sondern, wie erwähnt, mit dem seiner drei Gegenspieler endete.

Zu dem fundamentalen Irrtum, den Dr. Erwin Giesing bei seiner

Denunziation beging, äußerte ich mich bereits privat 1968/69 zu David Irving und 1973/74 zu Ottmar Katz[7], die meine Angaben, wenn auch mißverständlich, benutzten. Deshalb möchte ich nochmals darauf eingehen. In offenbarer Unkenntnis pharmazeutischer Rezepturen übersah Dr. Giesing, daß die oben angegebene Dosis für insgesamt 120 Pillen galt; er nahm vielmehr an, daß die angegebene Menge in einem Kügelchen enthalten sei, was schon technisch gesehen unmöglich gewesen wäre. In offenbarer Panikstimmung prüften die sehr besorgten und Hitler ergebenen chirurgischen Kollegen Dr. Giesings Angaben im einzelnen nicht nach, sondern stellten anhand pharmakologischer Lehrbücher lediglich fest, daß die in »einer« Pille enthaltene Dosis toxisch sei. Hitler aber nahm bis zu 16 täglich!

Hitler, wohl wissend, daß diese Pillen nicht primär von Morell verordnet, sondern ihm viele Jahre vor dessen Eintritt wahrscheinlich von seinem Adjutanten Wilhelm *Brückner* empfohlen worden waren, stellte sich auf die Seite *Morells* und begann, in seiner »Allwissenheit« getroffen, Karl Brandt mit seinem Haß zu verfolgen. Das führte dazu, daß er ihn später (1945) wegen Defaitismus, da Brandt seine Familie in eine Lazarettstadt hatte bringen lassen, zum Tode verurteilen ließ. (Mit Hitlers Wissen tat übrigens Morell mit Frau, Hab und Gut das gleiche.)

Daß es hier wirklich für beide Seiten um Leben und Tod ging, zeigen zwei handschriftliche Notizen Morells deutlich, die er auf ein Rezept machte.

1.) Gespräch am 3. Oktober 1944 mit Karl *Brandt*:[8]

»Glauben Sie, daß Ihnen irgendjemand Glauben schenkt, wenn Sie behaupten, daß Sie die Anordnung nicht getroffen hätten? Denken Sie, daß Himmler Sie vielleicht anders behandele als irgendjemand anders? Es werden jetzt so viele gehenkt, daß die Sache ganz kalt abgeurteilt würde. Wenn dem Führer irgendwas passiert wäre, können Sie sich denken, was dann weiter passiert wäre. Man hätte nicht etwa *Hasselbach* verantwortlich gemacht, aber Sie und wahrscheinlich auch mich. Es ist deshalb am besten, wenn ich auch stets weiß, was vor sich geht.«

2.) 10.10.1944 um 13^{00} Uhr:

»von *Hasselbach* eingestanden, daß sie mich von hier wegbringen[8] wollten. Dr. *Giesing* im Vorraum die Schachtel mit Antigas-Pillen gesehen und den Prospekt gelesen, darin Strychnin in der Zusammensetzung gefunden. Dies von Hasselbach erzählt. Er ist sofort weggestürzt und mit Brandt besprochen. Dann der hinterlistige Angriff auf mich, um mich auszuschalten.«

Beide Notizen lassen deutlich die Aufregung und Angst erkennen, in welcher Morell sich befand. Er war zwischen beiden Zeitangaben auch körperlich krank und einige Tage nicht bei Hitler gewesen, der sich jedoch telefonisch bei ihm nach seinem Gesundheitszustand erkundigte.

Die toxikologische Analyse ergibt, daß – bezogen auf den Gehalt an reinem Strychnin – Hitler auf einmal 20, täglich 40 Pillen – bezogen auf Atropin – auf einmal 50, täglich 150 Pillen hätte einnehmen dürfen. Die Beweisführung erübrigt sich aber heute, weil Hitler schon am 13.10.1944 Morell die »freudige Mitteilung« machte, Reichsleiter Martin *Bormann* habe die Antigas-Pillen durch den SS-Gruppenführer Dr. Carl *Blumenreuther* (Hauptsanitätspark der Waffen SS) untersuchen lassen.[9] Nach dessen Feststellungen enthielte jede Pille so geringe Mengen von »Stryhnin« und »Belladonna«, daß man bedenkenlos zwölf davon einnehmen könne.

Hitler und Morell fühlten sich vollauf gerechtfertigt und gegenüber den intrigierenden Ärzten in ihrem besseren Wissen bestätigt.

Die Ironie des Schicksals wollte es, daß sich Kliniker und Wehrmediziner gerade um diese Zeit mit »Strychnin« als wertvollem Analeptikum befaßten. Hatte die Furcht vor dem Rattengift »Strychnin«, die wesentlich von dem berühmten und über Jahrzehnte hin aufgelegten *»Lehrbuch der Toxikologie«* bzw. *»Gifte und Vergiftungen«* von L. Lewin[10] beweiskräftig ausging, *Giesing* zu seinem unüberlegten und verhängnisvollen Eingreifen veranlaßt, so erkannte man jetzt, daß wesentlich höhere Dosen, als von den meisten Pharmakologen als tödlich angegeben, bei schweren Infektionen mit bestem Erfolg injiziert werden durften. Der Wiener Kliniker Hans Eppinger[11] hatte in seiner Arbeit *»Pneumonie und Kreislauf«* 1940 über Tagesgaben von 6–48 mg Strychnin berichtet und sich geäußert: »Die ausgezeichnete Wirkung des Strychnins ist anscheinend deswegen so lange unbekannt geblieben, weil beim Menschen in der Regel nur unterschwellige Dosen verabreicht werden. Auf Grund meiner 10-jährigen Erfahrung kann ich somit das Strychnin als das beste periphere Kreislaufmittel empfehlen.« So bewährte sich z.B. Strychnin auch bei Kindern mit schwerer toxischer Diphtherie sehr gut.[12]

Im *»Merkblatt VIII für Fleckfieber«* der Heeres-Sanitäts-Inspektion[13] werden bis zu 30 mg »Strychnin« pro Tag empfohlen, und auf der letzten Tagung der beratenden Wehrmachtsärzte, Fachgruppe Pharmakologie, vom 6.–8.2.1945 war die analeptische Wirkung des »Strychnin« Verhandlungsgegenstand.[14]

Damals entstand das Präparat »Invocen« der Firma Merck, welches in 1 ml. 5 mg. »Strychnin« und 30–40 mg. Strychninoxid in peroxydfreiem Weizenkeimöl enthielt und bis 1970 (Firma Hameln) im Handel war.

Heute ist »Strychnin« als Medikament obsolet, und die Öffentlichkeit neigt eher dazu, es wieder für hochgiftig zu halten.[15]

Medikamente, deren Anwendung fraglich erscheint (Kokain, Pervitin)

Nur dreimal, am 14.7., am 8.10.1944 und 22.3.1945, erwähnt Morell in seinen Aufzeichnungen »Kokain«[16]. Am ersten Tage war Hitler Haarwasser ins Auge gekommen und der Leibarzt behandelte die entstandene Konjunktivitis mit einer »Kokain-Adrenalin-Lösung«, beim zweiten Male – dem Tage, an dem Hitler die Begleitärzte entließ – war ihm ein kleines Äderchen im rechten Auge geplatzt (subkonjunktivale Blutung), und Morell träufelte ihm einige Tropfen einer 1%igen »Kokain«-Lösung ein. 1945 handelte es sich schließlich um eine durch Staub verursachte Konjunktivitis.

Demgegenüber gibt Dr. Erwin *Giesing*, der nach dem Attentat vom 20.7.1944 als einziger schnell erreichbarer Facharzt für Hals-, Nasen-, Ohren-Krankheiten aus dem Kriegslazarett Lötzen zur Behandlung der Trommelfellperforation (Verletzungen) Hitlers herbeigeholt wurde, an, er habe in der Zeit vom 22.7.–7.10.1944 in etwa 50–60 Sitzungen Hitlers Nase und Rachen mit einer 10%igen Lösung von salzsaurem »Kokain« gepinselt, was dieser zunehmend als angenehm und wohltuend empfunden habe, so daß er ihn zu den Pinselungen direkt aufforderte. Dabei sei es mehrmals zu leichteren, aber am 1.10.1944 zu einem schweren Kollaps mit Bewußtlosigkeit gekommen, bei dem er gedacht, ja gehofft habe, der Diktator werde sterben.[17]

Die lokale Anästhesierung mit »Kokain« war zu damaliger Zeit üblich, aber nicht ungefährlich.[18]

Hätte Dr. Giesing[19], wie er in seinem Bericht unterstellt, bei Hitler eine gewisse Kokainabhängigkeit oder -sucht erzeugt, so hätte dieser nach Giesings Entfernung von dem nun zunächst die Behandlung übernehmenden Morell oder von dem später hinzugezogenen Prof. Carl von Eicken eindringlich auch die Fortsetzung der Kokainpinselungen gefordert. Hitler tat dies aber ebensowenig wie er sich über Giesing, der seinem Bericht zufolge in der Behandlungszeit fast zu seinem Vertrauten geworden war, nochmals anerkennend äußerte, sondern ihm vielmehr Vorwürfe machte.[20] Hitler zeigte sich hingegen mit Morells Behandlung vollauf zufrieden und verlangte kein einziges Mal mehr nach »Kokain«.

Morell hat anscheinend von Giesings angeblich umfangreicher Tätigkeit nichts gewußt; er erwähnt ihn in seinen Aufzeichnungen einige Male nur kurz. Ihm als Leibarzt, der Hitler fast täglich aufsuchte und zu dessen nächster Umgebung enge Beziehungen hatte, der zudem eifersüchtig über seine Rechte wachte und voller Mißtrauen die anderen Ärzte in Hitlers Umgebung betrachtete, wäre eine derartige Behandlung nicht verborgen geblieben, zumal Dr. Giesing ja nicht im Sperrkreis I des Führerhauptquartieres untergebracht war, sondern zu jeder Behandlung aus dem Reservelazarett »Karlshorst« herbeigebracht und allen Kauteln, der Überprüfung ausgesetzt worden war.

Dies und anderes mehr veranlaßt mich zur Skepsis gegenüber den Berichten Dr. Giesings. Es ist wohl möglich, daß er bei Hitler mehrmals Pinselungen mit »Kokain«-Lösungen vornahm, aber ganz offenbar kam es niemals in irgendeiner Weise zur »Kokain«-Abhängigkeit oder Sucht. Eine 1%ige Jod-Kokain-(J. K.)Lösung, die mehrfach erwähnt wurde, ist in keinem der einschlägigen Lehrbücher und auch in keiner Pharmakopoe bzw. dem *»Hagerschen Handbuch der pharmazeutischen Praxis«*[21] nachweisbar. Es dürfte sich hier um Jod-Kalium-Lösung handeln.

Pervitin

Unbestreitbar ist, daß das Anregungsmittel Pervitin zum Arzneimittelschatz Morells gehörte. Er forderte es mehrmals bei der Engel-Apotheke, Berlin, und bei Dr. Carl Blumenreuther, dem leitenden Apotheker der Reichsführung SS, an, auch ergänzt er die Liste seiner Apotheke auf dem Obersalzberg handschriftlich entsprechend[22]. Ebenso unbestreitbar bleibt jedoch, daß an keiner Stelle der Morellschen Niederschriften eine Verabreichung von »Pervitin« an Hitler eindeutig nachweisbar erscheint.

Des weiteren kann ich den Ausführungen von Leonard *Heston* und Renate *Heston*, denen zufolge alles dafür spräche, daß Hitlers Verfall Folge einer »Pervitin«-Abhängigkeit sei, aufgrund der Morellschen Niederschriften und eigener klinischer Erfahrungen nicht zustimmen[23]. Der Verfall der Person Hitler ist dem klinischen Bilde nach nicht Folge von »Pervitin«-Abhängigkeit, sondern eher Ausdruck völliger Verausgabung und Erschöpfung eines Menschen sowie der schicksalhaften Entwicklung einer Parkinsonschen Erkrankung wahrscheinlich als Folge einer fortschreitenden und altersbedingten Arterioskleros auch der Gehirngefäße.

Davon abgesehen, bleibe ich durch eigene Erkenntnisse davon überzeugt, daß Morell im Rahmen seiner Basis-/Universaltherapie, deren Notwendigkeit und Nutzen er seinem Patienten zu beweisen hatte, Hitler wiederholt in verdeckter Form ebenso »Pervitin« verabreichte wie er ihm auch »Eukodal«, einen Morphium-Abkömmling, zusammen mit dem rein krampflösenden Mittel »Eupaverin« injizierte.[24]

Hauptmedikamente Morells

Glukose (Traubenzucker) (Präparate: Dextrose – Merck, Glycovarin – Nordmark u. a.)

Die intravenöse Glukosetherapie wurde um die Jahrhundertwende durch Dr. Theodor Büdingen[25], welcher in Konstanz am Bodensee ein bekanntes Sanatorium für Herzkranke leitete, begründet. Er wurde dabei von der Vorstellung geleitet, bei der Herzinsuffizienz handele es sich um eine »hypoglykämische Kardiodystrophie«, der man mit reichlicher Zufuhr von Glukose als unmittelbarer »Herznahrung« begegnen müsse. Seine neue Therapie fand bald allgemeine Anerkennung und wurde in der Regel »kurmäßig« durchgeführt, d. h. Herzkranke erhielten 1–2mal jährlich Serien von je 10–20 Traubenzucker-Injektionen. Die Glukose wurde alsbald in Kombination mit Strophantin und, nachdem Emil *Abderhalden* festgestellt hatte, Traubenzucker werde nur in Gegenwart von Vitamin B_1 hinreichend assimiliert, auch zusammen mit diesem Vitamin verabreicht. Heute ist diese Behandlung kaum noch üblich, nachdem sie verschiedentlich abqualifiziert wurde. Aber Max *Hochrein*[26] beurteilt sie insgesamt günstig: er habe – bei Kuren mit 20–30%igen Glukoselösungen mit Vitamin B_1 besonders bei Koronarinsuffizienz – stets befriedigende Erfolge ohne unerwünschte Zwischenfälle erzielt.

Morell[27] nun behandelte Hitler angeblich von 1937 an, aber sicherlich ab 1942 bis zum Ende regelmäßig auf diese Weise und machte ihm mindestens 350 Traubenzuckerinjektionen. Er verwendete dabei stets 10–20%ige Lösungen und lehnte 40%ige, wie sie ihm der Außenminister Joachim von *Ribbentrop*[28] vorschlug, ab, da er sich bei dem Chirurgen Prof. Paul *Gohrband*[29] über die durch hochkonzentrierte Dextroselösungen möglicherweise verursachten Störungen im Flüssigkeitsaustausch zwischen Blut und Gewebe (Osmose) erkundigt hatte.

Hitler gegenüber begründete Morell diese Behandlung mit der These Büdingens und erweiterte sie mit der Behauptung, er wolle mit Hilfe des Zuckers die Kalorienzufuhr verbessern. Dies war natürlich Unsinn, da die in der Regel mit einer Injektion verabreichte Glukosemenge lediglich 2–4 g, d. h. 8–16 Kalorien betrug, während Hitler in seiner vegetarischen Diät täglich mehr als 2000 Kalorien zu sich nahm.

Es fragt sich, ob die Glukosebehandlung Morells bei Hitler überhaupt indiziert war, und wenn ja, auch in dem Übermaß, in dem er sie anwandte.

An einer Herzinsuffizienz (Herzschwäche) litt Hitler nicht, wenn auch Morell in dieser Hinsicht Befürchtungen hatte,[30] wohl aber an einer seit 1943 fortschreitenden Koronarsklerose (Arteriosklerose der Herzkranzgefäße)[31]. Dies hätte einige Kuren nach Dr. Büdingen wohl als zweckmäßig erscheinen lassen. Aber Morell setzte Glukose entsprechend seinen Vorstellungen von einer Basisbehandlung ununterbrochen über Jahre ein, um die Vitalität und Leistungsfähigkeit Hitlers zu erhalten oder zu verbessern. – Dieses Vorgehen war zweifellos nicht indiziert. Wäre es in der Öffentlichkeit bekanntgeworden, so wäre es sicherlich auf allgemeine Ablehnung der Ärzte gestoßen.

Nach persönlicher Mitteilung von Dr. Hans-Dieter *Roehrs*[32], die nicht nachprüfbar ist, sollen der Münchener Psychiater Professor Oswald *Bumke* und Professor Dr. Franz *Wirz* aus der Dienststelle des Reichsgesundheitsführers Dr. Leonardo *Conti* auf die Gefahr hingewiesen haben, daß eine langfristige Glukosetherapie die Entstehung von Arteriosklerose begünstige. – Jedoch wäre dies vom heutigen Erkenntnisstande her nachzuprüfen.

Tonophosphan

(I. G. Farbenindustrie, Leverkusen)
Zusammensetzung: Natrium-Salz der Dimethyl-amino-methyl-phenyl-phosphinigen Säure mit 11%ig organisch gebundenem Phosphor.

Ampullen zu 1,1 ccm mit 1%iger Lösung; Tonophosphan fortius 2%ige Lösung.

Applikation subkutan; Verwendung: kurmäßig.

Als Indikation werden genannt:[33]

starkes Neurotonikum und Stoffwechselstimulans, psychische und physische Erschöpfungszustände jeder Art, angioneurotischer Symptomenkomplex, Myokarderkrankungen, Hypotonie, Anämie, Rachitis, Osteomalazie.

In ähnlicher Weise wie der »Glukose« sprach man auch dem Phosphor im Intermediärstoffwechsel und zur Leistungssteigerung eine besondere Bedeutung zu, weshalb gerade Sportmediziner auf seine Applikation Wert legten. Das phosphorhaltige »Tonophosphan fortius« gehörte aus diesem Grunde auch zur Morellschen Basistherapie. Er injizierte es Hitler zwischen 1941 und 1944 sehr regelmäßig, insgesamt mindestens 187mal, meist zusammen mit »Vitamultin Calcium« oder -»forte«, so daß eine Wirkungsbeurteilung nicht möglich war und speziell auch nicht erfolgte.

Glyconorm

Das Präparat »Glyconorm«[34] der Nordmark-Werke-Hamburg gehört zu jenen Medikamenten, die für Morells Vorstellungen typisch sind. Es diente, intramuskulär appliziert, seiner »Basistherapie« ab 1941 bis 1944. Er verabreichte es insgesamt 187mal.

Rudolf Franck beschreibt das Medikament so:[35]

»Extrakt aus Nebenniere, Herz und Leber, der den pellagraverhütenden Faktor »Nicotinsäureamid« in seiner körperwirksamen Form als Co-Dehydrase I und II – das eigentlich entgiftende Leberhormon – enthält. Darüberhinaus sind ... die Gesamtvitamine der B-Gruppe, wie sie aus der Hefe gewonnen werden, enthalten. Da zum vollen Wirksamwerden der Vitamine im Körper gewisse Eiweißabbauprodukte, die der Körper selbst nicht zu bilden vermag, notwendig sind, werden die Aminosäuren Histidin, Cystein und Tryptophan zugefügt. Die kohlehydratstoffwechselregelnde Wirkung des Vitamin B_1 erhält durch Vitamin-C-Zusatz volle Abrundung.« (Dosisdeklaration nicht angegeben.)

»*Indikationsbereich:* mangelhafte Fermentsynthese (Dysfermentose), infolge unterwertiger Vitaminaufnahme in der Nahrung oder gestörter Vitaminresorption, Fehlleistungen im intermediären Eiweißstoffwechsel, Fettresorptionsstörungen, Gallenleiden, Achylien jeglicher Genese u. a. m.« –

Dieses Arzneimittel ist lediglich pharmakologisch-historisch von Interesse. Sowohl die Wirkungsbegründung wie auch die Indikationsangaben besitzen keinerlei Gültigkeit mehr.

Hormon- und Organpräparate

Morells Vorliebe galt Organ- und Hormonpräparaten, deren Herstellung er in seinen Hamma-Werken vorantrieb, wenn er auch nicht dazu kam, jemals ein reines Hormonmedikament zu entwickeln. So können die Organextrakte »Orchikrin« und »Prostakrin« der Morellschen Hamma-Werke, die er Hitler nur einmal verabreichte, übergangen werden. Ebenso soll auf »Progynon B-oleosun«, das Morell Hitler 1944 einige Male und »Progesteron«, das er 1941 einmal injizierte, nur verwiesen werden. Interessant ist lediglich das »Testoviron« der Schering A. G., das Morell Hitler 1944 42mal applizierte, und der »Leber-Extrakt Hamma«, den er ab 1943 mehr als 50mal intramuskulär gab.

»Testoviron«[36] war bereits ein reines Hormonpräparat (Testo-Steron-propionat.), dessen Indikationsbereich, abgesehen von hormoneller Insuffizienz beim Mann, sich auch auf pektanginöse Störungen und depressive Zustände erstreckte. Ob und welchen Erfolg diese Behandlung hatte, kann bei der gleichzeitigen Anwendung zahlreicher anderer Medikamente objektiv nicht beurteilt werden.

Anders verhält es sich mit dem »Leber-Extrakt-Hamma«, dessen Produktion niemals zur vollen Zufriedenheit Morells verlief, da es einmal Sterilisierungsschwierigkeiten bei der Herstellung, zum anderen Beanstandungen über unerwünschte Nebenwirkungen bei der klinischen Prüfung (Hans Eppinger) gab. Dennoch förderte Morell die Herstellung dieses Präparates, dessen Rohstoffe aus seiner Fabrik in Winniza (Ukraine-Pharma) stammten und die in seinen Hamma-Werken Olmütz und Kosolup bei Pilsen verarbeitet wurden. »Leber-Extrakt-Hamma« war eines seiner Basistherapeutika. – Zu seiner Geschichte ist zu vermerken, daß die Produktion bei Hamma am 6. Juli 1943[37] aufgenommen und die Prüfung durch das Reichsgesundheitsamt in Berlin am 25. 10. 1943[38] eingeleitet wurde. Bereits am 29. 10. 1943 bemerkte der zuständige Sachbearbeiter im Reichsgesundheitsamt Dr. *Koerber* zu Morells Chefchemiker Dr. Kurt *Mulli*: »Eine Verwendung des Präparates hier im Führerhauptquartier ist unbedenklich.«[39]

Dennoch dauerte die offizielle Zulassung zum allgemeinen Pharmamarkt Morell zu lange. Er schreibt am 15. 12. 1943 an den Präsidenten des Reichsgesundheitsamtes (R. G. A.) Professor Reiter: »Durch die allseitigen Erfolge aufmerksam gemacht, fragte mich der F.[ührer] nach der Verbreitung des Mittels, worauf ich ihm leider antworten mußte, daß die Genehmigung hierzu vom R. G. A. noch nicht erfolgt sei. Auch wurde ich nach dem Zeitpunkt der Beantragung gefragt. Ich erklärte, daß ich mich umgehend an die Dienststelle wenden werde.«[40]

Bald daraufhin erhielt Morell am 3. 1. 1944 seitens des Reichsgesundheitsamtes eine vorläufige Ausnahmegenehmigung zur Herstellung des Mittels. Morell notiert am 9. 1. 1944: »Professor Reiter R. G. A.: Leber genehmigt.«

Offiziell wurde das Mittel durch das Reichsministerium des Inneren (Dr. Grunewald) vermutlich Mitte des Jahres 1944 zugelassen, so daß Morell von diesem Zeitpunkt an seinen Leberextrakt zahlreichen Patienten auch offiziell verordnen konnte.[41]

Jod-Präparate

Abgesehen von »Lugolscher Lösung« (Jodi puri 10,0; Kal. jodati 20,0; Aquae dest. ad 150,0), die Morell lediglich ab Herbst 1944 mehrfach zur Rachenpinselung verwandte, benutzte er das Präparat »Septojod« der Firma Divag-Chemie (Berlin)[42] während der Jahre 1943 und 1944 wiederholt und in Abwechslung mit dem Sulfonamid »Ultraseptyl« bei Hitler, wenn dieser sich wie so häufig eine Erkältung zugezogen hatte oder leichtere Infekte in seiner Umgebung grassierten.

»Septojod« war bereits vor 1937 im Handel. Die von dem österreichischen Chemiker und Nobelpreisträger Fritz *Pregl* angegebene Lösung enthielt 3%iges anorganisch gebundenes Jod (Jodit, Jodat, Hypojodid). Es konnte intramuskulär und, wie Morell es zumeist bei Hitler tat, auch intravenös appliziert werden (10 ml). Man stellte sich vor, daß im Körper freies Jod abgespalten werde, das auf Entzündungsprozesse desinfizierend wirken und die »Abwehrkräfte« steigern würde. Auch nahm man an, Jod sei ein Prophylaktikum und Therapeutikum bei Arteriosklerose.

Morell interessierte sich schon relativ früh für Jod und publizierte 1926 eine Arbeit über das Präparat »Lipojodin«[43].

Mutaflor – Enterofagos-Trinkampullen – Trocken Coli-Hamma nach Professor Morell

Das Koli-Bakterien-Präparat »Mutaflor«[44] war eine Schöpfung des Freiburger Hygienikers und Bakteriologen Prof. *Alfred Nißle.* Dieser war von der Vorstellung ausgegangen, daß verschiedenartigste Verdauungsbeschwerden Folge einer Entartung der nativen ursprünglich vorhandenen Darmbakterien, also einer Dysbakterie, seien und daß man solche Beschwerden beheben könne, wenn man die entarteten Bakterien allmählich von besonders ausgewählten, in ihren biologischen Eigenschaften geprüften, den entarteten Bakterien entgegenwirkenden Koli-Stämmen verdrängen, überwuchern und ersetzen ließe.

Solche besonders gezüchteten, leistungsfähigen und die normalen Verdauungsvorgänge fördernden Koli-Stämme waren in den darmlöslichen »Mutaflor-Kapseln« enthalten, welche nach einem vorgeschriebenen Schema kurmäßig (jeweils drei bis vier Wochen lang) eingesetzt wurden.

Das Indikationsgebiet war breit gefächert und erstreckte sich, damaliger Nomenklatur zufolge, abgesehen von der »Dysbakterie« des Dickdarms, auf die »intestinale Autointoxikation« im Sinne Erwin Bechers (Entstehung von Darmgiften durch bakterielle Eiweißzersetzung, auch Vergiftung durch Bakterien-Endotoxine), auf chronische Obstipation, Meteorismus, Ulcus ventriculi et duodeni, Colicystitis und -pyelitis, Ekzeme, perniciöse Anämie, Migräne, Depressionen und schließlich auch auf Darmkarzinome. Jeder Kur mußte eine Untersuchung eines Stuhles der zu behandelnden Person vorhergehen. Das Präparat erfreute sich in der Vorkriegszeit größerer Beliebtheit bei den Praktikern, während die Klinik sich zurückhielt.

Morell, der sich für die Darmbakterien als Lieferanten von Vitaminen und Kofermenten interessierte, war ein früher Anhänger Alfred Nißles und später nach dem Aufstieg zu Hitlers Leibarzt auch sein Förderer. Er ermöglichte ihm die Einrichtung eines von Hitler finanzierten Forschungsinstitutes.

»Mutaflor« war bekanntlich das Medikament, mit dem sich Morell erfolgreich bei Hitler einführte. Seine Herstellung lag bei der »Hageda« – Berlin, deren Aufsichtsratsmitglied Morell nach 1940 wurde. Die erforderliche Voruntersuchung des Stuhles aller prominenten Patienten Morells, darunter natürlich auch Hitlers, wurde im Freiburger Labor Nißles vorgenommen. Die Befundberichte, die in großer Zahl vorliegen, zeichnen sich durch weitgehende Monotonie aus, was besagt, daß durchweg eine entartete Kolibakterienflora festgestellt und daraufhin stets eine »Mutaflorkur« empfohlen wurde. Morell folgte diesem Ratschlag immer, und es entwickelte sich zwischen den beiden Ärzten ein fast freundschaftlicher Briefwechsel.

Als aber 1942 die Hageda-Produktionsstätten in Berlin mehrfach durch Bombenangriffe zerstört wurden und auch die Ersatzanlagen in Paris und an anderen Orten den Produktionsausfall nicht decken konnten, löste sich Morell nach und nach von Nißle und der Firma Hageda, zumal er ab 1943 mit dem Aufbau seines eigenen Pharma-Imperiums in Olmütz und Hamburg (Hamma-Werke) begann und mit Professor Wolfgang *Laves* einen versierten Bakteriologen als Mitarbeiter einstellte. Dieser schaltete sich auch zunehmend in die bakteriologische Untersuchung der Stuhlproben ein.

Zu ernstlichen Differenzen mit Alfred Nißle kam es jedoch, als Morell mit der Entwicklung eines eigenen Koli-Präparates, dem »Trocken-Coli-Hamma« (späterer Zusatz »nach Prof. Morell«) begann, welches Wolfgang Laves erarbeitete. Verständlicherweise erschwerte dies die freundschaftliche Beziehung zwischen Morell und Nißle, der – was meines Erachtens auch zutrifft – eine Verletzung seiner Rechte und Prioritäten durch Morell annehmen mußte. Morell verwendete ab 1943 »Mutaflor« nur noch gelegentlich, der Briefwechsel endete 1944. Gleichwohl bemühte sich Morell noch Ende 1944, Nißle zum 70. Geburtstag die »Goethe-Medaille« durch Hitler verleihen zu lassen – was aber bis auf die Zeit nach dem Siege aufgeschoben wurde.

In der Periode zwischen Kuren mit »Mutaflor« und mit »Trocken-Coli«, d.h. 1942 und 1943, ließ Morell Hitler mehrfach »Enterofagos-Trinkampullen«[45] sozusagen als »Lückenbüßer« einnehmen (dreimal täglich eine halbe Stunde vor den Mahlzeiten). Sie enthielten ein polyvalentes Bakteriophagengemisch aus Stämmen der Typhus-, Parathypus-, Enteritis-, Ruhr- und Koligruppen in Nährboullion und sollten bei unspezifischen akuten und chronischen Magen-Darmerkrankungen, bei Kolitis, Zystitis und Dysenterie wie auch bei Obstipation helfen. Angaben, ob Hitler hiermit zufriedengestellt wurde, macht Morell nicht.

Das Präparat »Trocken-Coli-Hamma« wurde bei Hitler erstmals 1944 dreimal kurmäßig eingesetzt. Wolfgang Laves begann ab November 1943 »nach Morells Vorschriften« mit den ersten Arbeiten[46] und schrieb diesem: »Wir denken an ein Trocken-Bacterium unter Zusatz von Laevulose, ggf. auch mit Leber.«[47]

Nach dem Herstellungsbeschluß vom 9.2.1944 setzte Laves die

Standardisierung auf 2,2%ige »Trocken-Coli« je Kapsel fest[48]. Eine Verwendungsgenehmigung seitens des Reichsministeriums des Inneren lag bis Kriegsende nicht vor[49], aber Morell begann mit dem Einsatz des zum Teil in Hamburg, zum Teil in Olmütz hergestellten Präparates »großmöglichst« bei Patienten bereits am 17.7.1944.[50]

Wie bereits angedeutet, galt Alfred Nißle in der Schulmedizin als Außenseiter, und die Erfolge der »Mutaflor«-Behandlung waren umstritten. So gab z.B. der beratende Internist der Heeres-Sanitäts-Inspektion Prof. Kurt Gutzeit, Kliniker in Breslau, am 19.1.1943 an, er habe selbst von der »Mutaflor«-Behandlung keinen überzeugenden Eindruck gewonnen.[51]

Nach Ende des Zweiten Weltkrieges wurde eine Schriftenreihe *»Naturforschungen und Medizin in Deutschland 1939–1946«*[52] herausgegeben, in der auch zur Nißleschen Lehre von der »Dysbakterie« Stellung genommen wurde. Andere Bakteriologen (Werner Kollath u.a.) hatten festgestellt, daß die Bakterienflora des Darmes sich bereits völlig verändert hatte, wenn zwischen Entnahme und Untersuchung einer Stuhlprobe nur zwei Tage vergangen waren, auch sagten Abweichungen im Verhalten der Intestinal-Bakterien nichts über ein eventuelles Giftbildungsvermögen aus.

Die Ergebnisse ihrer Untersuchungen, und damit auch die Berechtigung der von Morell veranlaßten Kuren mit »Mutaflor«, mit »Enterofagos« und »Trocken-Coli-Hamma« sind somit in Zweifel zu ziehen. Jedoch gibt es auch heute noch Medikamente auf der Grundlage der beschriebenen Vorstellungen.

Sulfonamide

Sulfonamide stellten etwa ab 1936 in der deutschen Medizin nach der Entdeckung Domagks die führenden Mittel gegen die verschiedensten Arten bakterieller Infektionen dar; sie wurden erst in den vierziger Jahren, wenn auch nicht im Deutschen Reich, so doch bei den Alliierten, durch die Penicilline abgelöst. – Allen diesen Präparaten lag als wirksames Prinzip die Sulfonamidgruppe $HN\ C_6\ H_4\ SO_2\text{-}NH_2$ zugrunde; sie differierten in den Seitenketten der Molekülperipherie. Die Variationsmöglichkeiten waren so erheblich, daß innerhalb weniger Jahre ca. 2000 verschiedene Sulfonamide synthetisiert und zur Patentierung gebracht wurden.

Morell benutzte bei Hitler das Sulfonamid *Ultraseptyl* (Sulfamethylthiazol); einige Male, nachdem Hitler über die Unverträglichkeit von Ultraseptyl-Tabletten geklagt hatte, auch *Tibatin* (Bayer-Leverkusen); bei anderen Patienten als Hitler auch das Nordmark-Präparat *Eubasin*.

Ultraseptyl hat seine besondere Geschichte, die mit Morells pharmazeutischer Tätigkeit engstens verbunden ist. Heute nicht mehr im Handel, war es ein Produkt der ungarischen Chinoin-Werke in Budapest, die es erst 1939/40 auf den Markt brachten und von ihren Filialen in Holland, Schweden, Schweiz, Italien und in den USA aus vertrieben. In Österreich besaß die Wiener Firma *Sanabo* eine Lizenz, und im Deutschen Reich bemühte sich der Pharmaziekaufmann Walter *Haupt* um eine solche – aber ohne wesentlichen Erfolg, da Ultraseptyl hier niemals auf den Markt kam und in der Roten Liste nicht geführt wurde. Wenn es in einzelnen Apotheken dennoch erhältlich war, so kam es nach dem Anschluß Österreichs über Wien und später über das Protektorat Böhmen-Mähren nach Deutschland.

Walter Haupt, der anscheinend schon längere Zeit mit Morell bekannt war, vermittelte 1941 die Beziehung zu den Chinoin-Werken. Dies hatte zur Folge, daß Morell dort Aufsichtsratmitglied, später geschäftsführender Vizepräsident wurde und »Ultraseptyl« zu fördern begann, daran interessiert durch die Bezüge von Chinoin und Lizenzgebühren, die er von Sanabo Wien erhielt. Die Darstellung der Morellschen Aktivitäten in diesem Bereich möge einer anderen Abhandlung überlassen bleiben.[53] Hier sei bemerkt, daß Morell schließlich »Ultraseptyl« bei fast allen seinen Patienten und natürlich auch bei Hitler anbrachte, freilich zumeist unterdosiert und verzettelt, und nicht, wie allgemein empfohlen, als Sulfonamidstoß. Jedoch sollte man hinzufügen, daß Hitler eigentlich niemals ernsthaft hochfieberhafte Infektionskrankheiten hatte, die einen solchen »Stoß« erforderlich gemacht hätten – Morells Sulfonamidtherapie stellte mithin mehr oder weniger eine »Alibitherapie« (Placebo) dar.

Nun war »*Ultraseptyl*« wegen seiner Nebenwirkungen (Auskristallisation im Nierenbecken, Polyneuropathien, d.h. Mehrfach-Nervenschädigungen) von Anfang an umstritten. Es gibt eine ganze Reihe von in- und ausländischen Publikationen hierüber[54], ja, es heißt an einer Stelle: »Es ist bei der Verabreichung dieses Derivates des Sulfonamids größte Vorsicht geboten, zumal die Wirksamkeit des Sulfomethylthiazols nicht besser, sondern eher schlechter ist als die des Sulfathiazols«. Und Prof. Josef *Vonkennel*, seinerzeit der wohl beste deutsche klinische Kenner der Sulfonamide, erwähnte es nicht als »brauchbares« Medikament.

Morell selbst wurde am 1.2.1943 durch Prof. Werner *Haase*[55] über die Schädlichkeit dieser Substanz unterrichtet. Auch wurde er wegen der Gegnerschaft des Pharmakalyns Wolfgang *Heubner*, der die Veröffentlichung einer Arbeit des Ungarn *Issekuts* über das Präparat ablehnte, seinem Medikament gegenüber skeptisch und beauftragte seinen Chemiker Dr. Kurt *Mulli* mit einer Nachforschung bei *Heubner*, auf welche klinischen Erkenntnisse sich seine negativen Äußerungen stützten[56]. Morell war in einem Zwiespalt; einerseits mußte auch er zur Erkenntnis kommen, daß »Ultraseptyl« nicht mehr modern, sondern etwa durch »Cibazol«, »Pyrimal« u. a. überholt war, andererseits war er durch seine Stellung bei Chinoin gebunden und betrieb mit Eifer die Lizenznahme von dort und die Eigenfabrikation in seinem Werk Kosolup bei Pilsen, zu welcher es freilich nicht mehr kam. Am 16.9.1944 unterrichtete er Hitler über die Schwierigkeiten, »Ultraseptyl« selbst zu produzieren; denn Hitler war überzeugt, daß es sich hier um eine große, wesentlich Morell zu verdankende Erfindung handele, und wollte, daß die Produktion im Großdeutschen Reich aufgenommen werde.

»Umstimmungsmittel«

Die »Umstimmung« ist ein in der Medizin häufig gebrauchter, bislang aber niemals hinreichend definierter Begriff. Auch Morell wandte bei Hitler »Umstimmungsmittel« an, und zwar »Omnadin«. Das ab 1937 im Handel befindliche, von dem seinerzeit auch als Schriftsteller bekannten Prof. Hans Much entwickelte und von ihm als Immunvollvakzine bezeichnete Medikament wurde von den Behringwerken, Farbwerke Höchst, hergestellt[58]. Es bestand aus einem Gemisch von Eiweißkörpern verschiedener apathogener, d. h. nicht krankmachender Bakterien mit einem Lipoidgemisch aus Galle und animalischen Fettsäuren. Indikationsbereiche waren Mobilisierung der Abwehrkräfte des Körpers und unspezifische Reiztherapie, akute fieberhafte Infektionen oder grippeartige Erkältungskrankheiten, Furunkulose. Dosis 1–2 ml intramuskulär.

Der Erlanger Internist Hermann *Königer*[59], einer der bekanntesten Therapietheoretiker der damaligen Zeit urteilte:

»›Omnadin‹ stellt ein sehr mild wirkendes und stets gut vertragenes Mittel dar, das unbedenklich auch Schwerkranken täglich gegeben werden darf. Es wird besonders bei Grippe und Grippepneumonie, auch bei sonstigen Bronchopneumonien und bei Anginen gerühmt, ist aber außerdem auch bei Typhus und Scharlach und bei vielen anderen akuten Infektionen mit Erfolg verwendet worden.«

Das von Morell ebenfalls verwendete »Homoseran« der Asid-Werke, Berlin,[60] wurde aus dem Retroplazentarblut, Gebärmutterblut, gesunder Frauen als keimfrei filtriertes Schwangerenserum gewonnen, das Hormone, Vitamine und Aufbaustoffe, sowie »Immunstoffe« spezifischer und unspezifischer Art enthielt. Bei seiner Anwendung bestand keine Gefahr einer Serumkrankheit oder Anaphylaxie (einer bestimmten Art von Überempfindlichkeit). Als Indikation wurden angegeben: Aktivierung der Abwehrkräfte, Prophylaxe bei Infektionen, Depressionszustände, Migräne. Empfohlen wurde jeweils eine Serie von fünf intramuskulären Injektionen zu 10–20 ml. innerhalb von zehn Tagen.

Im November 1944 machte Morell auf ausdrücklichen Wunsch Hitlers dreizehn Injektionen mit Homoseran. Dieser war der Meinung, eine frühere Homoseran-Kur von 1943[61] habe sich auf sein Zittern günstig ausgewirkt. Jedoch blieb die Behandlung im November 1944 ohne Einfluß auf den Tremor. Vielleicht ist nicht ohne Interesse, daß in der modernen Lehre von den Alterskrankheiten Extrakte aus Plazentagewebe (nicht aus Retroplazentalblut) als »Revitalisierungsmedikamente« eine gewisse Rolle spielen.[62]

Vitamultine

Unter dem Sammelbegriff »Vitamultin« werden, wie aus den Aufstellungen ersichtlich[63], eine Anzahl injizierbarer und peroral einzunehmender Medikamente zusammengefaßt, die Morell mit zu den wichtigsten »Basistherapeutika« rechnete und deshalb an seine Patienten in großen Mengen abgab, welche er aber auch in sechs großen Aktionen in den Jahren 1939–1945 über die »Deutsche Arbeitsfront« (D.A.F.) an die Rüstungsarbeiter verteilen ließ.

Ursprünglich stammten diese Präparate von der Firma Nordmark, die sie in den dreißiger Jahren entwickelte, auf den Markt brachte und auch zunächst weiterhin herstellte, bis Morell 1940 zusammen mit »Nordmark« die gemeinsame Vertriebsgesellschaft »Hamma« gründete. Im Zuge der Auseinandersetzungen zwischen den Inhabern übernahm Morell später »Hamma« ganz und baute die Firma zu einer pharmazeutischen Fabrik mit Sitz in Olmütz und Hamburg aus. Diese übernahm dann 1942/43 auch die Herstellung der Vitamultine, zunächst nach den Originalrezepten von Nordmark, im Laufe des Krieges wegen der Schwierigkeiten bei der Rohstoffbeschaffung mit Abänderungen. Diese Änderungen in der Rezeptur wurden nicht mehr deklariert, und manche Fertigungen für Sonderzwecke, d. h. für Hitler, erfolgten labormäßig und Morells Chefchemiker stellte die entsprechenden kleinen Chargen persönlich her.[64]

Die Injektionspräparate

Das Präparat »Vitamultin-Calcium« wurde bereits vor 1939 eingeführt. In 2 ml-Ampullen enthielt es das Calcium – Salz der Ascorbinsäure (Vitamin C), 40000 I.E. pro 100 ml. (2%), Aneurin (Vitamin B_1) – H. U 6000 E (0,012%), Nicotinsäureamid, Bestandteil des Vitamin B_2-Komplexes (0,01%) und Procain (0,3%). Während des Krieges wurde das »Vitamultin forte«[66] entwickelt und am 14.3.1944 erstmals Hitler appliziert; Morell notierte: »wegen Müdigkeit und erforderlicher Frische zum ersten Male Vitamultin forte injiziert. Vor Injektion erschöpft und unruhig, danach sofort lebhaft. Mittags sehr frisch und unterhaltend, auch noch nachts um 1 Uhr. – Führer zufrieden.«

Infolge des Krieges erschien das Medikament in keiner Liste und wurde auch seitens des Reichsministeriums des Innern nicht offiziell registriert. Aber seine Zusammensetzung ist bekannt: In 5 ml-Ampullen enthielt es 60 mg Vitamin C, 3 mg Vitamin B_1 und 100 mg Nikotinsäureamid. Die Produktion blieb beschränkt und allein Morell vorbehalten.

Orale Vitamultinformen

Wie bereits erwähnt, gab es hier zwei Anfertigungen verschiedener Art:

die in mehreren Milliarden Stück fabrizierten »Drops« und »Tabletten« für die Truppe, besonders für die Waffen-SS und die Rüstungsarbeiter sind gleichsam als »Vitamultin« für die »Arbeiter der Faust« zu bezeichnen

und sozusagen die »Nobelvitamine«, welche der Führerschaft des Dritten Reiches und Morells Verwandten vorbehalten blieben. Über erstere wird an anderer Stelle zu berichten sein. Hier geht es um die Sonderanfertigungen (S.) für die Reichskanzlei (SRK) und den »Führer« (S.F.). Es handelte sich um quadratische Täfelchen von meiner Erinnerung nach etwa 3–4 cm Seitenlänge und 0,4–0,5 cm Dicke, welche in Silber- (S.R.K) oder Goldpapier (S.F.) verpackt waren.

Wiederholt wurde, nachdem ich erstmals über sie berichtet hatte, die Existenz solcher Präparate lebhaft bestritten. Aber in Morells Akten finden sich zahlreiche Hinweise auf diese besonderen Präparate, und daß es »Goldtäfelchen« gab, wurde mir von vielen Angehörigen der Reichskanzlei, z. B. auch von Dr. Rolf Makkus, nochmals persönlich bestätigt. Auch Dr. Kurt Mulli erkannte sie anläßlich einer gerichtlichen Vernehmung 1968 an.

Daß es sich bei »Vitamultin S.F.« um etwas Besonderes handelte, geht auch aus einem Schreiben Morells an den Präsidenten des Reichsgesundheitsamtes Prof. Dr. *Hans Reiter* vom 19.3.1942 hervor[68]. Dessen Amt hatte Aufklärung über die Zusammensetzung (Deklaration) gefordert; Morell erwidert dem Amtschef direkt, es handele sich um eine Sonderanfertigung in seinem Auftrage für Sonderzwecke. Daran knüpft er mißtrauisch die Frage, wer sich denn für dieses Präparat kritisch interessiere.

Die offenbar in größerer Menge hergestellten und meist ausreichend zur Verfügung stehende Sonderanfertigung Reichskanzlei (S.R.K.) wurde in der Engelsapotheke in Berlin deponiert und auf persönliche Anweisung Morells bzw. sein Rezept an Persönlichkeiten von Bedeutung abgegeben. Von der Sonderform »F« (Führer) (goldene Täfelchen) wurde erst in späterer Zeit ein Kontingent in der Engelsapotheke deponiert und lediglich Morell oder Hitlers Dienern Junge oder Heiz Linge persönlich ausgehändigt, nachdem sie zuvor stets mit Kurier aus Olmütz bzw. Hamburg vom Hersteller Dr. Kurt Mulli in die Reichskanzlei oder in das Führerhauptquartier geliefert worden waren. – Beide Präparate waren der Öffentlichkeit niemals zugänglich oder im Handel. Die Kosten für die Herstellung usw. wurden von der Reichskanzlei getragen[69] Seinem Patienten Hitler empfahl Morell täglich drei bis vier Täfelchen zu den Mahlzeiten.

Die genannten Vitamultin-Täfelchen auch der Form S.F. erfuhren im Laufe der Jahre offensichtlich mannigfache Wandlungen. Die im Handel befindlichen[70], die man als die »Urprodukte« bezeichnen könnte, bestanden aus Glukose, Glykokoll, Natriumphosphat, 2,5 mg % Vitamin B_1, 100 mg % Nicotinsäureamid, 150 mg % Vitamin C, wurden in süßer und bitterer Verabreichungsform geliefert und als »Vitamin-Tonicum« bezeichnet. Sie waren zunächst noch als Erzeugnis der »Nordmark-Werke« deklariert.

Angaben über die Zusammensetzung aus späterer Zeit, als Morell die Herstellung in seinen Werken Hamma - Olmütz und Hamburg übernommen hatte und sein Chefchemiker Dr. Kurt *Mulli* die Täfelchen, wie gesagt, persönlich herstellte, liegen nicht vor. Wir wissen aus unterschiedlichen Notizen, daß sie Kaffeepulver, wohl auch Koffein enthielten, daß »höchste Stellen« (also Hitler) zeitweise Geschmack und Konsistenz bemängelten oder aus Befürchtung vor einer Obstipation den Gehalt an Kakaopulver verringert wissen wollten. – Die zu verschiedenen Zeiten in relativ geringer Menge hergestellten Chargen der »Sonderanfertigung Führer« waren also unterschiedlich in ihrer Zusammensetzung. Diese wurde anscheinend jeweils in den fast allnächtlichen Telefongesprächen zwischen Morell und Mulli offenbar nur mündlich abgesprochen, jedoch niemals schriftlich fixiert.

Es ist somit durchaus möglich, daß einigen, wenn auch nicht allen Chargen, eine gewisse Pervitinmenge zugesetzt wurde, was, auf meine Veranlassung, an einigen Täfelchen analytisch festgestellt wurde.

Morells Bemühungen um eine Diagnose

Ärzte und Nichtärzte aus Hitlers Umgebung warfen in der Nachkriegszeit dem Leibarzt Morell vor, er habe Hitler niemals richtig untersucht und niemals eine eingehende klinische Untersuchung seines »Pat. A« veranlaßt.[1] In Unkenntnis der wirklichen Natur seines Leidens habe er ihn jahrelang falsch behandelt und schließlich gesundheitlich ruiniert.[2] Lediglich *Hanscarl von Hasselbach*, langjähriger Begleitarzt Hitlers, der Morell scharf ablehnte, meint objektiv, dieser sei dazu vielleicht gar nicht in der Lage gewesen; denn

Hitler habe eine ausgesprochene Abneigung gehabt, sich ärztlich untersuchen zu lassen.[3]

Seit Vorliegen der Morellschen Aufzeichnungen über seine Tätigkeit bei Hitler in den Jahren 1941–1945 wissen wir, wie die Dinge sich wirklich verhielten.

Hanscarl *von Hasselbachs* Vermutung wird in jeder Hinsicht durch Äußerungen anderer bestätigt. Anders als etwa *Benito Mussolini* lehnte es Hitler vehement ab, sich in eine Lage zu bringen, die er für »blamabel« hielt und die dem »Imago« der Vollkommenheit schaden konnte. Auch vermied er streng jeden Anschein der Abhängigkeit von einem anderen, er komme Anweisungen nach oder dulde Eingriffe an sich. Ihm, der sich stets als Subjekt und Herr der Dinge fühlte, mußte es unerträglich sein, einem anderen als Objekt und Handlungsgegenstand zu dienen. Er wies deshalb Vorschläge Morells, ihn zu untersuchen oder andere Ärzte zu einer Gesamtuntersuchung beizuziehen, stets zurück oder schob, wenn er die Richtigkeit des Vorschlags anerkennen mußte, die Erfüllung seiner grundsätzlichen Zusage hinaus, bis der richtige Zeitpunkt verstrichen war.

Diese bei Hitler geradezu ins Extrem gesteigerte Scheu ist, nach meinen Erfahrungen, in unterschiedlicher Ausprägung auch bei anderen Menschen nicht einmal so selten und hat häufig die Unterlassung an und für sich erforderlicher diagnostischer und therapeutischer Maßnahmen zur Folge. Menschen solcher Art widersetzen sich jeder Entblößung über das unbedingt Erforderliche hinaus. Diese Scheu ist nicht als krankhaft zu werten, sondern eher tief verborgener Wunsch, die Individualität auch im somatischen Bereich zu bewahren.

Die Witwe *Morells*, Frau Hanni Morell, erzählte, Hitler habe eine geradezu altjüngferliche Abneigung, sich unbekleidet zu zeigen, eine Eigenheit, die sogar körperliche Untersuchungen von ärztlicher Seite unmöglich machten.[4]

Noch deutlicher wird dies durch eine Bemerkung Heinrich *Hoffmanns*, eines bis 1939/1940 engen Freundes von Morell: »Später vertraute Morell mir an, daß Hitler auch als Patient schwierig sei. Man könnte ihn nicht dazu bewegen, eine Röntgenaufnahme von sich machen zu lassen. Wenn er ihm eine Spritze gebe oder ihn untersuchen wolle, dürfte nur der dazu benötigte Körperteil entblößt werden. Seine Diener seien angewiesen, unterdessen das Zimmer zu verlassen.«

Aus eigener Erfahrung fügt Hoffmann hinzu, daß Hitler ab 1939 keine kurzen Lederhosen mehr trug und eine besondere Scheu hatte, sich unbekleidet sehen zu lassen.

Hierzu paßt, daß er Anproben beim Schneider scheute, weil er nicht berührt werden wollte. Während des Schlafens blieb sein Zimmer verschlossen. Er badete, rasierte und kleidete sich alleine an, auch als er bereits »Leibdiener« zur Verfügung hatte.

Daß diese Eigenschaft bereits bei dem Jugendlichen ausgeprägt war, bezeugt die Angabe *Kubizeks* aus der Wiener Zeit (also 1907), daß Hitler allem Körperlichen gegenüber von geradezu krankhafter Empfindlichkeit war und z. B. mehr unter mangelnder Reinlichkeit als unter Hunger litt. Dies zeigt z. B. eine Notiz *Morells* vom 14. 11. 1944 gegen 14 Uhr: Hitler habe ihm im Stehen, also angezogen, gezeigt, wie stark seine Bauchpartie abgenommen habe. Unter den Rippen war direkt eine tiefe Grube.[5]

Beinahe makaber deutlich fand diese Scheu ihren Ausdruck bei einer Manipulation, die Menschen sich gewöhnlich lieber von anderen machen lassen, nämlich bei einem *Einlauf*. Als Morell einen solchen für erforderlich hielt und geben wollte, erklärte der »Chef«, er versuche dies lieber selbst, ging auf die Toilette, schloß diese – Morell vermerkt »sogar« – ab und ließ den Arzt vor der Türe warten.[6]

Aus dem gleichen Grunde kam es auch nie zu der von Morell wiederholt vorgeschlagenen *Magenausheberung*, bei der Hitler ein, wie er sich vorstellte, klägliches Bild geboten hätte. Selbst Morell sah ihn kaum jemals würgen oder erbrechen, obgleich er ihm berichtete, er habe es getan. Lediglich einmal verzeichnete er: »Nach mehrmaligem Brechversuch, bei dem die verschluckte Luft und Gase nach oben kamen, trat vollständige Entspannung ein, und der Führer war nun vollauf glücklich ...«[7]

Wir finden in Morells Niederschriften auch keinerlei Bemerkung darüber, daß er seinen »Patienten A.« jemals nach dem vorgegebenen ärztlichen Untersuchungsschema von Kopf bis Fuß systematisch palpatorisch, perkutorisch, auskultatorisch oder neurologisch untersucht und den Körper beschaut habe. Wohl wurden der Blutdruck gemessen, der Puls gezählt, gelegentlich das Herz abgehört und die Temperatur bestimmt. Niemals aber wird ein Lungen- oder umfassender Abdominalbefund mitgeteilt. Morells neurologische Untersuchung erstreckte sich allenfalls auf die Prüfung der bekanntesten Reflexe. Darüber hinausgehende Kenntnisse in der Neurologie fehlten dem Praktiker verständlicherweise, wenn er sie auch später, ebenso wie die anderen Hitler-Ärzte, dem nichtärztlichen Vernehmungsoffizier anhand einer vorgelegten »Checkliste« vorspiegelte. Vielmehr durfte Morell, wenn er dringlich zu Hitler gerufen wurde, sich nur ein allgemeines Bild von dessen Beschwerden machen und lediglich den Schmerzbereich abtasten oder abhören. Er besuchte und behandelte Hitler lediglich in dessen Schlafraum und verhielt sich nicht anders als ein praktischer Arzt bei einem Hausbesuch, der lediglich mit seiner Arzttasche anrückt.

Diese immer wieder als richtig erklärten Feststellungen stehen in

Widerspruch zu den Mitteilungen Dr. Erwin *Giesings* von 1945 und 1946, der Hitler mehrfach sehr genau, auch neurologisch, untersucht und eingehend behandelt sowie die Anamnese erhoben haben will.[8] Aus mehreren, an anderer Stelle zu erläuternden Gründen[9] hege ich Zweifel an Giesings Aussagen (s. S. 505).

Hitlers Scheu vor »Entblößung« bestand anscheinend weniger, wenn es um die Behandlung nicht zu entblößender Körperpartien, wie des Kopfes und Gesichtes, und um jene Organe (Stimme und Augen) ging, denen er, seiner Überzeugung nach, zum wesentlichen Teil die Macht über andere Menschen verdankte. Waren diese betroffen, so war es Hitler selbst, der die Behandlung durch die besten Ärzte geradezu forderte. Hier hatte er auch vor eingreifenderer Behandlung keine Scheu, selbst wenn er vor seiner Umgebung echte oder gespielte Zweifel am Gelingen äußerte. Er mußte sich hier nicht zusätzlich entblößen, die Untersuchungen waren technischer Art, was ihn interessierte, und die Ärzte gehörten zu den besten Deutschlands wie Professor Carl Otto von Eicken, Professor Walter Löhlein, beide von der Charité in Berlin. Keinerlei Einwendungen hatte er anscheinend auch gegen die umfangreichen, sicherlich schmerzhaften und zeitraubenden Zahnbehandlungen in seiner Zahnstation in der Reichskanzlei. Er äußerte sich niemals darüber und zog seinen Zahnarzt Professor Hugo Blaschke, wenn er ihn im Führerhauptquartier »Wolfsschanze« zur Behandlung anforderte, in seinen engeren Abend- beziehungsweise Nachtkreis.

Im Gegensatz zu seinen Hemmungen, sich vor anderen zu entkleiden oder etwa nach der Blutegelbehandlung sich mit einem Pflaster hinter dem Ohr im Kasino zu zeigen, hatte er vor seinen ältesten Begleitern, seinen Mitarbeiterinnen, vor allem aber vor Morell keinerlei Scheu, über seine verschiedenen Beschwerden und Mißempfindungen zu reden. Diese waren für ihn Folge seines »steten Einsatzes für Deutschland« oder des »Verrates von Militärs«, der schließlich zum Attentat und zu den Niederlagen führte.

Was nun die Untersuchungen des Magen-Darm-Kanals mit internistischen Methoden und eingehender Röntgenuntersuchung betrifft, so hatte Morell sie wohl, wenn auch nicht sehr energisch, gewünscht, seit er Hitler ab 1943 wegen seiner zeitweise auftretenden schweren Abdominalkoliken behandelte; deren Ursachen konnte er durch das ihm allein mögliche Abtasten des Leibes nicht erkennen. Waren die Schmerzen medikamentös behoben, so bedankte Hitler sich herzlich bei seinem Arzt, wollte aber von einer eingehenden Untersuchung nichts mehr wissen.

Erst ab Oktober 1944 begann Morell immer nachhaltiger auf eine Röntgenuntersuchung zu drängen und zwar auch im eigenen Interesse; denn die für ihn positiv ausgegangene Auseinandersetzung mit den Begleitärzten hatte ihn gelehrt, daß er gegebenenfalls nicht nur um seine Stellung, sondern auch um sein Leben zu fürchten hätte.

Wir dürfen durchaus unterstellen, daß Morell, auch wenn er kein Fachröntgenologe war, doch einige Kenntnisse auf diesem Gebiet besaß. Er hatte in seiner Berliner Praxis am Kurfürstendamm 216 eine Röntgeneinrichtung, zunächst lediglich zum Durchleuchten des Brustkorbs, später auch zur Untersuchung von Magen und Darm. Dies geht aus zwei Zeugnissen hervor, die er seinen Mitarbeiterinnen, Fräulein Hanni *Peschke* am 1.9.1938[11] und Frau *Krause* noch am 25.3.1945[12], ausstellte und worin er unter anderem ihre Fertigkeit in Herz/Lungen-Röntgen und Magenausheberung/Magensaftuntersuchung im ersten Falle und im Röntgen von Herz, Lunge, Magen, Darm, Gallenblase, Niere im zweiten bescheinigte. Sicherlich hatte er aber niemals vor, Hitler in seiner Praxis und mit seinem Röntgengerät zu untersuchen.

Dem Drängen Professor Carl Otto von *Eickens*[13] war es schließlich zuzuschreiben, daß sich Hitler am 19.9.1944 in dem nahe der »Wolfsschanze« gelegenen Kriegslazarett Karlshof, einer früheren Heilanstalt, wenigstens den Schädel röntgen ließ. Er erschien hier als Attentatsopfer und hatte sich vor der soldatischen Öffentlichkeit nichts zu vergeben.

Hingegen hatte Morell mit seinem Anliegen, daß die inneren Organe gründlichst untersucht würden, keinen Erfolg: Am 30.9.1944 hatte er Hitler nach Ausklingen einer schweren Kolik den Vorschlag gemacht, er möge zwei Tage nach Berlin gehen, um das unbedingt nötige und bereits so oft vorgeschlagene Magen-, Darm-, Gallenblasenröntgen bei Chaoul[14] vornehmen zu lassen.

Am 3.10.1944 wurde Morell erneut vorstellig und schreibt: »Ich sagte dem Führer, daß ich von den Ärzten den Vorwurf gemacht bekäme, ich habe ihn nie röntgen lassen noch eine Mageninhaltsuntersuchung gemacht. Der Führer brauste auf: ›Dann sollen solche Herren einmal zu mir kommen! *Sie* haben wie oft diese Vorschläge gemacht, und *ich* habe mich geweigert. Was will denn diese blöde Gesellschaft?‹«

Darauf Morell: »Trotzdem bitte ich Sie, mein Führer, daß ich beides demnächst vornehmen lassen darf.« »Das geht ja jetzt gar nicht«, lehnte dieser erneut ab und Morell schlug vor: »Wenn nicht in einer großen Röntgeneinrichtung bei Berlin, so müsse anderenfalls ein Apparat in der Reichskanzlei in einem Bunkerraum eingebaut werden, und ich wolle dieserhalb mit *Chaoul* reden.«[15]

Morell spricht dann von früheren, aus München stammenden Röntgenunterlagen, die ihm der frühere Adjutant Wilhelm Brückner habe beschaffen wollen, die er aber nie erhalten habe.[16]

Zwei Tage darauf (am 5.10.1944) hatte Hitler abermals einen heftigen Kolikanfall, den *Morell* mit einer Eukodal-Injektion behob. Er benutzte die Gelegenheit zu einer Bitte. Er notiert:

»Bei dem Besuch nachts ersuchte ich den Führer noch, wenn ich diese Bitte an ihn richten dürfe, mir eine kurze Niederschrift zu geben..., daß ich schon stets eine Röntgenaufnahme des Magen-Darmtraktes und eine Untersuchung des Mageninhalts vorgeschlagen habe, daß die Einwilligung hierzu aber nicht gegeben wurde. – Der Führer sagte zu und wollte dies in Form eines Briefes an mich vornehmen.«[17]

Auf einem undatierten Zettel, der aber aus diesen, für Morell aufregenden Tagen stammen muß, vermerkte der Arzt handschriftlich:

»Kurze Niederschrift, daß ich keine Anordnung gegeben habe, Antigaspillen in größerer Menge täglich zu nehmen und weiterhin, daß ich schon stets eine Magen-Darm-Röntgung sowie Mageninhaltsuntersuchung vorgeschlagen habe, die Einwilligung aber nicht gegeben wurde.«[18]

Hitler schrieb den Brief jedoch nicht. Als er am 8.11.1944 wiederum nachts eine Kolik bekam, die Morell wiederum mit einer Eukodal-Eupaverin-Injektion behob, kam dieser nochmals auf das Thema zurück und sagte, wie er wenigstens notiert:[19]

»Weiterhin, mein Führer, muß ich darum bitten, daß ich in Berlin durch Professor Chaoul eine Röntgenaufnahme des Magen-Darmtraktes und der Gallenblase machen lassen darf. Dabei kann man gleichzeitig eine Herz-, Lungenaufnahme machen, damit die Unterlagen komplett sind. Ich habe Sie schon jahrelang um die Röntgung des Magen-Darmes gebeten, und es kann mir von anderen Kollegen der Vorwurf gemacht werden, daß ich dies unterlassen habe. Ich werde *Chaoul* nicht anrufen, damit keine Weiterverbreitung möglich ist, sondern sofort nach Ankunft ein großes Röntgengerät beschaffen und im Bunker aufstellen lassen, damit ohne Aufsehen die Aufnahmen dort gemacht werden können; hierfür möchte ich Sie um die Erlaubnis bitten.« – Hitler: »Ja, so wäre es am besten; nicht telefonieren, sondern erst in Berlin Rücksprache nehmen.«

Man erkennt, daß Morell hier, wie auch früher, die Eukodalbedingte Euphorie Hitlers gut auszunutzen verstand.

Morell verlor einige Tage darauf seinen älteren Bruder und Hitler erlaubte ihm, zu dessen Beerdigung zu reisen. Als Vertreter Morells wurde dessen Berliner Assistent Dr. Richard Weber in das Führerhauptquartier beordert. Hitler vermißte den Leibarzt sehr, zumal er in den Tagen seiner Abwesenheit (12.–16.11.1944) mehrere Koliken hatte, und empfing ihn am 16.11. nachmittags 15.30 bei der Rückkehr unfreundlich. Morell notiert:

»Als ich ihm Berlinreise und dortige Röntgenuntersuchung vorschlug, wurde der Führer *sehr* heftig (wie er in den vergangenen acht

Jahren noch nie zu mir war). *Große Abfuhr*. Er sei kein dummer Schuljunge und wisse, was er zu tun habe u. s. w.«[20]

Einige Tage darauf kehrte Hitler seinem Führerhauptquartier »Wolfsschanze« endgültig (am 20. 11. 1944) den Rücken, ging nicht in das für den Endkampf vorbereitete Führerhauptquartier im Bereich des Zobtens, südwestlich von Breslau, sondern in die »Reichskanzlei« nach Berlin. Noch mehrmals macht Morell den Versuch, Hitler, da er nun doch in Berlin residiere, zur Röntgenuntersuchung zu bewegen.

Am 23. 11. 1944 erinnert er: »Rücksprache wegen Professor Chaoul«[22] und am 28. 11. 1944: »Röntgen durch Professor Chaoul und dessen Institutsregelung vorgeschlagen«.[23]

Morells letzter Versuch in dieser Sache wird schließlich von Hitler glanzvoll abgewiesen. Am 6. 12. 1944 sagt Hitler zu ihm: »Chaoul sei zur Zeit gar nicht nötig«. Morell widersprach, aber Führer behauptet, völlig ohne Beschwerden zu sein, guten Appetit zu haben und somit sei eine solche Untersuchung (Röntgen) überflüssig.[24]

Dann überstürzten sich die Ereignisse, und es kam nicht mehr zur geplanten Aufstellung eines Röntgengerätes im Bunker der Reichskanzlei.

Hitler fuhr am 10. 12. 1944 zur Beobachtung der Ardennenoffensive in das Führerhauptquartier »Adlerhorst« bei Bad Nauheim, von wo er am 16. 1. 1945 nach Berlin zurückkehrte. Am 20. 1. 1945 notierte Morell noch einmal: »an das Röntgen erinnert.« Es fand nicht mehr statt.[25]

Der Vorwurf, Morell habe zu wenig oder nichts unternommen, um die Ursachen der Beschwerden Hitlers zu klären, scheint uns nach dem Gesagten ungerechtfertigt. Er versuchte immer wieder, zu einer Diagnose zu kommen, scheiterte aber an Hitler.

Bleibt also die Aetiologie (Ursache) der schweren Abdominalkoliken Hitlers unbekannt, so stellte Morell doch die Entwicklung der Arteriosklerose der Herzgefäße bei Hitler ab 1942 weitgehend klar. Dies jedoch lediglich deshalb, weil er persönlich Elektrokardiogramme bei Hitler abnehmen und sie zur Auswertung an Professor Dr. Alfred Weber in Bad Nauheim senden konnte.

Aber auch hier verweigerte Hitler des öfteren die Mitwirkung; Morell hätte, wie aus seinen Notizen ersichtlich, häufiger Elektrokardiogramme nehmen wollen, als Hitler es zuließ.

Geringere Schwierigkeiten als die genannten bereitete hingegen die Vornahme von Untersuchungen, die Hitler lediglich »mittelbar« betrafen. Analysen seines Blutes, Urins und Stuhls wurden, wie im folgenden aufgezeigt, wiederholt vorgenommen.[26]

Blutuntersuchungen

Blutgruppe:

Hitler hatte entsprechend dem damaligen Erkenntniszustand *Blutgruppe A*. Dies wurde in 2 Untersuchungen (9.1.1940 und 31.8.1944) übereinstimmend festgestellt. – Im Zusammenhang mit der 2. Untersuchung forderte *Morell* aus seiner Berliner Praxis einen Transfusionsapparat für das F.H.Qu. »Wolfsschanze« an, in dem Hitler sich damals aufhielt. Er zog also offenbar wegen des schlechten Gesundheitszustandes Hitlers in diesen Wochen eine Blutübertragung in Erwägung. Doch scheint es nicht zu einer solchen gekommen zu sein.

Blutuntersuchung auf Syphilis

Am 9.1.1940, als er eine relativ umfangreiche, aber keinesweg umfassende Gesundheitsuntersuchung Hitlers in der Reichskanzlei zu Berlin vorzunehmen beabsichtigte, schickte *Morell* auch eine Blutprobe an das Institut Dr. Schmidt - Burbach, Berlin zwecks Untersuchung auf Syphilis. Der Befundbericht vom 15.1. d.J. lautete:

Wassermann - Meinicke'sche Trübungs- und Kahn - Reaktion: negativ. Hitler hatte nach *damaliger* Erkenntnis keine Syphilis, jedoch kann dies nach heutiger Erkenntnis auch nicht ausgeschlossen werden.

Blutsenkung nach Westergreen

Die Bestimmung der Blutkörperchensenkungsgeschwindigkeit nach Westergreen wurde mehrmals an Blutproben Hitlers am 9.1.1940; 11.5.1943; 24. und 26.11. und 6.12.1944 vorgenommen: Sie war in den ersten Proben normal, in den folgenden drei erheblich beschleunigt, was auf im Körper ablaufende Entzündungsprozesse hindeutete. Als solche kamen nach den damaligen Befunden in Betracht eine chronische Mandelentzündung (Tonsillitis), eine chronische Nebenhöhlenentzündung (Sinuisitis) und eine Ende September / Anfang Oktober als »Gelbsucht« in Erscheinung getretene »Leberentzündung« (Hepatitis), von der nicht bekannt ist, inwieweit sie bereits wieder abgeheilt war. Ein Urinbefund deutet darauf hin, daß dies Anfang November 1944 noch nicht der Fall war.

Morell konnte sich die doch ziemlich erhebliche Beschleunigung der Blutsenkung aus den an und für sich geringen Entzündungsprozessen nicht erklären, sondern glaubte, daß eine von ihm soeben abgeschlossene Behandlungsserie mit intramuskulären Injektionen von *Homoseran* vielleicht dafür verantwortlich zu machen sei. Es handelte sich hierbei um ein Serum aus Retroplazentarblut (Mutterkuchenrestblut), das die allgemeine Widerstands- und Abwehrkraft heben sollte. Er beauftragte deshalb seinen Mitarbeiter Dr. Kurt

Mulli in Olmütz mit der sofortigen Aufnahme von Untersuchungen an Kaninchen; er sollte feststellen, ob Homoseran etwa die Blutsenkung beschleunige. Darüber, wie diese ausfielen und ob sie überhaupt noch in Angriff genommen wurden, wurde nichts mehr bekannt.

Blutbild

Viermal (9.1.1940 – 14.8.1941 (nach der Ruhr) – 11.5.1943 – 24.11.1944) ließ Morell in seiner Berliner Praxis Blutfarbstoffgehalt und Blutkörperchenverteilung untersuchen, wobei er seine technische Assistentin Frau *Krause* zur Blutabnahme in die Reichskanzlei bestellte, beziehungsweise einmal (14.8.1941) die Blutabnahme im F.H.Qu. »Wolfsschanze« persönlich besorgte und die Probe zur Untersuchung im Kurierzug mit nach Berlin nahm, was der Genauigkeit nicht eben zuträglich war, so daß einige Bestimmungen ausfielen. Was nun die speziellen Werte betrifft, so lag die Zahl der roten Blutkörperchen (Erythrozyten) mit 4,7; 4,1; (verspätete Zählung s. oben); 4,5 und 4,38 Mill. an der unteren, ja fast unterhalb der Norm für Männer. Aber eine Blutarmut bestand nicht. Der Hämoglobingehalt (Blutfarbstoffgehalt), 97 u. 98 % normal, war erst bei der letzten Bestimmung am 24.11.1944 leicht auf 88 % abgefallen.

Die Verteilung der weißen Blutzellen (Differentialblutbild der Leukozyten) war in den 3 untersuchten Proben regelrecht resp. nur unbedeutend verändert. Die Zahl der »Eosinophilen« war etwas erhöht, was vielleicht auf die vegetabile Ernährung zurückgeführt werden könnte.

Blutchemische Werte

Die diagnostisch wesentlichen chemischen Blutbestandteile wurden in den Proben vom 9.1.1940; 11.5.1943; 26.11.1944 untersucht; ermittelt wurden die Werte des Blutzuckers (3 x normal), des sogenannten Rest-Stickstoff (2 x normal), des Serumeiweißes (1 x im unteren Normbereich - Vegetarier!), des Serum-Bilirubins, indirekt (1 x, normal – nach Abklingen der Gelbsucht), des Serum-Calciums (3 x, Normbereich), des Cholesterins (1 x, normal) und der Diastase (1 x, normal).

Anläßlich der Untersuchung am 9.1.1940 sollen auch der Spiegel der Vitamine B und C und des Hormons »Cortison« im Laboratorium der »Nordmark-Werke« in Hamburg untersucht worden sein. Eine Mitteilung über das Ergebnis liegt nicht vor.

Insgesamt ermöglicht die geringe Zahl dieser Blutuntersuchungen und der dabei ermittelten Parameter in der Zeit von 1940 bis April 1945 kein Urteil über die Beeinträchtigung des Gesundheitszustandes von Hitler. Lediglich die Beschleunigung der Blutsenkung, vielleicht auch der Abfall des Hämoglobins lassen darauf schließen, daß der »Führer« mindestens seit November 1944 organisch ein krankheitsverdächtiger Mann war.

Interferometrische Untersuchungen auf Abwehrfermente des Blutes

Zweimal, im Januar 1940 und im Mai 1943, ließ *Morell Hitlers* Blutserum mittels der »Abderhaldenschen Reaktion« auf ein etwaiges Vorhandensein anormaler Abwehr- und Abbaufermente untersuchen. Bei dem Interesse, das er seit Jahren für Fermente und Hormone hegte, nimmt nicht wunder, daß er dieses zwar umstrittene und vornehmlich von speziell engagierten Ärzten und Wissenschaftlern benutzte, heute lediglich historisch interessante diagnostische Verfahren auch für seinen »Patienten A.« benutzte.

Der gebürtige Schweizer Emil *Abderhalden*, ein auch als Handbuchherausgeber sehr bekannter Gelehrter und seit Jahrzehnten Ordinarius für Physiologie in Halle/Saale, hatte die Lehre von den Abbaufermenten im Blutserum theoretisch begründet und ein darauf beruhendes diagnostisches Verfahren weitgehend zur Reife entwikkelt. In seinen Büchern »Abwehrfermente« und »Die Abderhaldensche Reaktion – ein Beitrag zur Kenntnis von Substraten mit zellspezifischem Bau und der auf diese eingestellten Fermente und zur Methodik des Nachweises von auf Proteine und ihre Abkömmlinge zusammengesetzter Natur eingestellten Fermenten« (1922), hatte er beschrieben, daß gewisse Seren mit bestimmten Organsubstanzen eine Reaktion ergaben, andere unter genau den gleichen Bedingungen nicht.

Dies besagt: es konnten im Serum eiweißabbauende Abwehrfermente nachgewiesen werden, welche hinzugegebene Organsubstrate mehr oder weniger stark resp. gar nicht abbauten und zur Lösung brachten. Dieses Verhalten ermöglichte angeblich Rückschlüsse auf Normal-, Unter- oder Überfunktionen von Drüsen innerer Sekretion im Körper wie auch auf Entartungen (Carcinom, Geisteskrankheiten, Tuberkulose, Schwangerschaft) und schien von großer diagnostischer Bedeutung.

In einer Zeit, in der man über Fermente und Hormone erste Erfahrungen sammelte und von den komplexen Zusammenhängen, an deren Klärung man bis zum heutigen Tage arbeitet, nicht einmal etwas ahnte, wirkten Abderhaldens Vorstellungen im höchsten Maße anregend.

Sie waren dies auch in methodischer Hinsicht; denn bei der Bedeutung, die man der »Abderhaldenschen Reaktion« zumaß, bemühten sich alsbald Physiker, das von Emil Abderhalden benutzte, recht unzulängliche »Dialyse-Verfahren« durch elegantere und vor allem den Abbau von Subtraten exakter bestimmende Verfahren zu ersetzen. F. *Loewe*[27] hatte ein Flüssigkeitsinterferometer konstruiert, das es ermöglichte, geringste Konzentrationsunterschiede gleicher Substanzen in 2 Behältern vergleichend zu bestimmen.

P. *Hirsch*[28] adaptierte die Apparatur für die »Abderhaldensche Reaktion«, und man benutzte seine Methode bis in die dreißiger Jahre. Sie war in der damaligen Zeit durchaus anerkannt und beruhte, wie gesagt, auf der Messung des Konzentrationsunterschiedes, der sich beim Vergleich zweier Sera eines Probanden ergab, von denen das eine unbehandelt blieb, das andere aber 24 Std. lang im Thermostat auf ein Organsubstrat hatte einwirken können. Die jeweils erforderlichen Serummengen waren so gering, daß sie für die verschiedensten Ansätze mit Organsubstraten aus Drüsen innerer Sekretion gut ausreichten.[30]

Natürlich handelte es sich um diffizile Laboruntersuchungen, welche Instituten vorbehalten blieben, die sich auf solche Untersuchungen spezialisiert hatten. – *Morell* arbeitete zunächst mit dem »Medizin-diagnostischen Institut Dr. med. A. *Schmidt-Burbach*« (Berlin NW 7, Schiffbauerdamm 3) zusammen, wandte sich aber, als er Dr. Kurt *Mulli* als Mitarbeiter an sich band, dessen »Diagnostisches Zentral-Institut, Berlin C 2 - Landsberger Str.« zu. Jedoch muß er sich schon relativ früh mit Hormonuntersuchungen dieser Art befaßt haben[31], wobei nicht nur ärztlich-wissenschaftliche, sondern auch wirtschaftliche Interessen von Bedeutung waren, da er mit den Inhabern der »Nordmark-Werke« bei Entwicklung und Vertrieb von Medikamenten in einer gemeinsamen Firma »Hamma« sehr eng zusammenarbeitete.[32]

Die damaligen, von vielen Ärzten enthusiastisch begrüßten, von der Klinik allgemein mit Skepsis betrachteten Vorstellungen über eine »Hormondiagnostik« gehören inzwischen der Medizingeschichte an und sind völlig überholt. Doch war mit vielen anderen Ärzten Morell von ihrer Bedeutung überzeugt; denn man glaubte oder hoffte, feststellen zu können, ob und wie Drüsen innerer Sekretion im menschlichen Organismus funktionierten. Sonderten sie ihre Sekrete in die Blutbahn in ausreichender, in übermäßiger oder unzureichender Menge ab, wobei man über Natur und Art dieser Stoffe völlig im unklaren war.

Heute hat man sie in den Händen und kennt ihre chemische Struktur und mindestens pharmakologische Wirkung.

Es ist mithin verständlich, daß der derart interessierte Leibarzt Morell auch Hitlers Blut introferometrisch hinsichtlich der Effizienz seiner Drüsen innerer Sekretion in dem erstgenannten Institut untersuchen ließ. Er schickte es am 10.1.1940 ein und erhielt folgende Werte (ausgedrückt in Abweichungen vom Serumleeransatz, die die Abbaugröße der Substrate kennzeichnen sollten, mit folgender Beurteilung:

	Normwert /	*Hitlerwert*
Hypophyse		
Pars anterior	13	13
Pars posterior	17	12
gesamt	14	–
Nebenschilddrüse	18	18
Schilddrüse	19	*14*
Thymusdrüse	18	18
Hoden für den Mann	20	*9*
Hoden für die Frau	10	–
Ovarium für den Mann	19	14
Ovarium für die Frau	16	–
Nebennieren-Rinde	15	18
Nebennieren-Rinde gesamt	12	11
Haut	24	–
Milz	12	13
Leber	11	10
Bauchspeicheldrüse	11	12
Niere	14	–
Corpus luteum (Gelbkörper im Ovarium der Frau)	13	–
Folliculinphase	10	–

»leicht disharmonisch herabgesetzte und paradox differenzierte Keimdrüsenwerte. Auch die Werte für Thyreoidea und Hypophyse sind leicht herabgesetzt. Sonst weist der Befund annähernd normale Werte auf. 18. 1. 1940 Berlin. Dr. Sch. B.«

Diese Aussagen sind ohne diagnostischen Wert, dienten jedoch zur Empfehlung der Organpräparate »Orchikrin (Hoden), Thyreidea (Schilddrüse) und Hypophyse«.[33]

Es gibt keinerlei Hinweis darauf, daß *Morell*, der Hitler 1943 / 1944 entsprechende Hormonpräparate eigener Herstellung verabreichte, sie schon 1940 einsetzte.

Eine spätere Untersuchung vom 11. 5. 1943 wird vom Institut des Dr. *Mulli* weniger ausführlich dokumentiert. Es heißt, in gewissem Sinne gegensätzlich zum erstgenannten Bericht: »Beide Hypophysen – und beide Nebennierenwerte sind deutlich erhöht.«

Den »interferometrischen« Untersuchungen Hitlers wurde deshalb eine eigentlich ungebührliche Aufmerksamkeit geschenkt, weil verschiedentlich aus den mitgeteilten Minuswerten für die »Geschlechtsdrüsen« auf eine sexuelle Minderwertigkeit, wenn nicht Abartigkeit geschlossen wurde. – Dies ist unzulässig; denn die Voraussetzungen dieses diagnostischen Verfahrens, auf welches gewisse Ärztekreise damals erhebliche Hoffnungen setzten, erwiesen sich als unzutreffend.

Urinbefunde

Aus der Zeit von Januar 1940 bis Dezember 1944 liegen 16 Urinuntersuchungen vor, die in der Morell'schen Berliner Praxis, im diagnostischen Institut Dr. Schmidt-Burbach, im Krankenrevier des Führerbegleitkommandos, bei der Hamma/Olmütz, in der Untersuchungsstelle des Wehrkreises III., im Feldlabor des O.K.H. und im Reserve-Lazarett Bad Nauheim unter verschiedensten Code-Bezeichnungen (Dr. Schmidt, Pat. X (A. A.) u. s. w.) vorgenommen wurden.[34]

Daten: 1940: 11. u. 23. Januar; 23. Dezember
1941: 6. September
1942: –
1943: 11. Mai
1944: 3. u. 10. Oktober; 10., 19., 24,. 26., 27., 28., 30. November und 10. u. 11. Dezember.

Eine *Analyse* im einzelnen erübrigt sich, da sich alle Befunde hinsichtlich der in üblicher Weise untersuchten Parameter als völlig normal erwiesen.

Auffällig ist allein, daß Anfang Oktober (3. u. 10.) 1944 während der Gelbsucht Hitlers keine Angaben über Gallenfarbstoffe oder deren Abbausubstanzen gemacht werden. Die Proben wurden entweder nicht entsprechend untersucht oder die Befunde auffälligerweise nicht mitgeteilt. Hingegen wird am 11. November, also fast 1 Monat nach dem angeblichen Abklingen der Gelbsucht Hitlers, angegeben: »Urobilin und Bilirubin« (also die betreffenden Stoffe) seien nachweisbar. Der offensichtlich erstaunte *Morell* notiert abends 7^{00} h handschriftlich »Urobilin und Bilirubin ›plus‹ durch zeitweisen Verschluß der Abflußwege der Leber und Gallenblase.«

Wenige Tage später sind die Farbstoffe (19.11.) nicht mehr nachweisbar, jedoch sieht Morell den Urin vom 10. Dezember (im F.H.Qu. Adlerhorst) wiederum »bierbraun«, hat aber an diesem Tage keine Möglichkeit zu eingehender Untersuchung. Am folgenden Tage (11. Dezember) ist der Gallenfarbstoff Bilirubin noch »leicht positiv«, aber der Befund sonst normal.

Da Gallenfarbstoffe und deren Umsetzprodukte bei einer »Hepatitis« (Leberentzündung) nicht von einem Tage zum anderen aus dem Urin zu verschwinden pflegen, sollte man eine Unzulänglichkeit der

Laboruntersuchungen an einem »alten« Urin annehmen. Jedoch möchte ich meinen, daß Hitlers »Hepatitis« auch am 10. November 1944 noch nicht völlig ausgeheilt war, selbst wenn ein »Icterus« (Gelbsucht) ab Anfang Oktober nicht mehr bemerkt werden konnte.

Eher in diesem Zusammenhang anekdotisch zu werten, ist ein Schreiben *Morells*[35] vom 10. 10. 1944 – also zur Zeit des Höhepunktes des ominösen Ärztestreites zwischen ihm und den Begleitärzten Hitlers – worin es heißt:

»Bitte um eingehende Untersuchung beiliegender Urinprobe nach den üblichen Gesichtspunkten und Feststellung des Strychnin-Spiegels. Besondere Bitte um schnelle Erledigung und schriftliche Mitteilung.«

Diese Anfrage steht im Zusammenhang mit dem Vorwurf der Begleitärzte, Morell habe durch Verordnung der »Dr. Koesters-Antigas-Pillen« bei Hitler eine Strychninvergiftung bewirkt, in deren Folge es zur Gelbsucht gekommen sei.

Eine Antwort liegt nicht vor. Da es sich nicht um eine Vergiftung handelte, sondern Strychnin lediglich in weit unterschwelliger Dosis zugeführt worden war, wäre ein Nachweis auch nicht zu erbringen gewesen.

Stuhlbefunde

Auf die häufigen Stuhluntersuchungen Hitlers durch die Professoren A. *Nißle* und W. *Laves* wird in den Kapiteln »Ernährungsweise« (s. S. 360) und »Magen-Darm- (abdominelle) Beschwerden (s. S. 60) eingegangen.

Möglichkeiten Morells zu einer nichtmedikamentösen Behandlung

Das bisher Gesagte macht verständlich, daß eine sogenannte physiotherapeutische Behandlung mit physikalischen Maßnahmen verschiedener Art und auch Massagen Hitlers, weil sie Hilfskräfte benötigte, also in gewissem Sinne öffentlich war, und Hitler als Behandelten in eine passive Rolle drängte, auf Schwierigkeiten stoßen mußte, ja, wegen seiner Charakterstruktur unmöglich war.

Hitler duldete oder verlangte nur, was Morell persönlich bei ihm in seinem Schlaf- oder Bunkerwohnraum, also unter vier Augen, vornehmen konnte, wozu vor allem die Injektionen von Medikamenten gehörte.

Tabletten, Pillen, Tropfen standen an seinem Eßtisch bereit; er nahm sie nach eigenem Ermessen oder nach Anweisung des Leibarztes.

Die *Pinselung* von Rachen, Tonsillen und Nasenschleimhaut durch Dr. Erwin *Giesing*, Prof. Dr. Carl von *Eicken* und Prof. Dr. Theo *Morell*, bereitete, da sie in Hitlers Wohnbezirk vorgenommen wurde und keine von anderen erkennbare Spur hinterließ, ebensowenig Schwierigkeiten wie die örtliche Behandlung eines Blutergusses in der Bindehaut des rechten Auges, welche durch Platzen eines Äderchens verursacht worden war, mit Kokain-Adrenalintropfen (Morell 23.9. und 8.10.1944).

Auch gegen das Einträufeln einer Kokain-Suprarenin-Lösung bei der Bindehautentzündung im März 1945 machte er keine Einwendungen, aber Kamillen-Aufschläge und das Tragen einer Augenschutzklappe lehnte er als zu auffällig ab. Die Empfehlung des Leibarztes, nicht zu lesen, das Kartenstudium aufzugeben und die »Nachtlage« stark abzukürzen, befolgte er schon gar nicht, so daß es nicht zur Besserung kam, und später der Augenarzt Prof. *Löhlein* konsultiert werden mußte.

Gewisse technische oder manuelle Maßnahmen hatte Hitler wie erwähnt stets mit Interesse verfolgt, so auch, anscheinend amüsiert, das Ansetzen von Blutegeln, die Morell am 11. und 23.8.1941 und am 26. und 28.7.1942 »wegen Anfällen erhöhten Blutdruckes und Gefäßkrämpfen im Gehirn« – so eine Diagnose – bei ihm applizierte. Sie brachten ihm sofortige Erleichterung, ja beseitigten »Kopfdruck« und ließen ihn wieder klar denken. Daß er wegen der Heftstreifen hinter den Ohren nicht zum allgemeinen Essen ging, wurde bereits erwähnt. Er wollte kein Aufsehen erregen.[1]

Die Befürchtung, bemitleidenswert, nicht voll leistungsfähig oder gar für krank gehalten zu werden, ließ ihn weitere von Morell vorgeschlagene physikotherapeutische Maßnahmen konsequent ablehnen.

Der Leibarzt notierte am 4.5.1944[2]: »Empfohlen – aber nicht befolgt – Massage, längerer Aufenthalt in frischer Luft, Beschränkung der Flüssigkeitseinnahme. Weiterhin erforderlich 2–3 x täglich Einatmen reinen Sauerstoffs.«

5.5.1944: »Massage trotz ernsthafter Empfehlung verweigert. Völlige Bettruhe über 10 Stunden täglich erforderlich. Früheres Zurückziehen wegen der Luftangriffe nicht möglich. Der Flüssigkeitsbeschränkung (aus 1200 ccm täglich) zugestimmt.«[3]

15.9.1944 »Anraten: Reichliche Sauerstoffzufuhr entweder durch 8-10 Tage Berghof oder jeden 2. Tag Spazierfahrt in offenem Wagen mit oder ohne Unterbrechung durch eine halbe Stunde Spazierengehen unterwegs. Massage wegen Schaffung besserer Durchblutungsverhältnisse und wegen linker Fuß-Unterschenkelschwellung.

Am 27. 10. 1944[4] notiert Morell: »weder Halsumschläge, noch Inhalationen vorgenommen… so ist der langsame Heileffekt nicht verwunderlich«.

Und am 29. 10. 1944[5]: »Abgelehnt wurden bisher Halswickel und -umschläge, Gesichtsdampfbad, wollener Schal nachts, (da er dies nicht leiden könne), Milch mit Bienenhonig, Paraffineinlagen in die Nase, warmes Zimmer ohne Zugluft etc.«[6]

8. 11. 1944: »Mein Führer, eine Bitte habe ich noch: Sie müssen folgsam sein, was medizinische Anordnungen betrifft; denn *ich* muß die ganze Verantwortung tragen und kann es wirklich nicht, wenn Sie nicht folgen. Sie hätten schon lange aus dem Bunker und von hier für einige Wochen weg gemußt und müssen es noch jetzt. Das Tageslicht und die Außenluft sind so wichtig für Sie und auch eine Klimaänderung.«

Hitler: »Ich werde morgen in den großen Bunker ziehen und im großen Raum nach außen arbeiten.«

Morell: »Das ist recht schön und gut für den Moment, macht aber nicht den Klimawechsel unentbehrlich. Ich bitte Sie daher innigst darum, wenigstens für 8-10 Tage, wenn es nicht länger sein kann, von hier wegzugehen.«

Hitler: »Ich will sehen, daß es sich in der kommenden Woche machen läßt. Im Moment habe ich noch eine Reihe schwerwiegender Entschlüsse zu fassen.«[7]

Hitler zog am 8. 11. 1944 nachmittags in den neuen, großen Bunker.

Auffällig, aber aus Hitlers Grundeinstellung verständlich, ist die mehrfache Ablehnung einer regelrechten Körpermassage durch einen Fachmann, obgleich ihm hierzu nicht nur *Morell*, der im F.H.Q. einen eigenen Masseur hatte, sondern auch der ihm sehr vertraute Botschafter Walter Hewel, der eine gute Gymnastin kannte, und schon in früherer Zeit sein Adjutant Wilhelm *Brückner* geraten hatten. Einzig durch *Morell* ließ Hitler gelegentlich eine gelinde Arm- und Beinmassage vornehmen, bis er sie wegen »Unverträglichkeit« ablehnte. Auch Leibmassagen durfte Morell zur Anregung der Darmtätigkeit, das heißt zur Behebung von Meteorismus (Ansammlung von Darmgasen) und Darmspasmen, nur ab und zu ausüben. Bei solcher Gelegenheit palpierte Hitler selbst seinen Leib nach Abklingen einer Kolik sehr sorgfältig und machte den nachuntersuchenden Morell auf den von diesem gewöhnlich bestätigten Befund aufmerksam.

Im Januar/Februar 1945 erlaubte Hitler eine Elektrotherapie der Arme wegen des Zitterns wohl nur deshalb, weil Morell den erforderlichen Galvanisationsapparat aus seiner Berliner Praxis in die Reichskanzlei bringen ließ.

Zusammenfassend läßt sich sagen,

1. daß *Morell* durchaus bemüht war, Hitler zu diagnostischen Untersuchungen zu veranlassen, daß er dabei aber keinen Erfolg hatte und
2. daß eine nichtmedikamentöse, physiotherapeutische Behandlung gegen Hitlers Allgemeinbeschwerden praktisch kaum stattfand. Dies war Folge der Persönlichkeitsstruktur Hitlers, der eine »körperliche« Behandlung aus tief verborgen gehaltenen Gründen energisch ablehnte, entsprach aber auch den medizinischen Vorstellungen Morells, dessen Interesse in erster Linie den Arzneimitteln galt.

Bemühungen Außenstehender um Einfluß auf Morells Therapie

Einer der ganz wenigen Staatschefs aus neuerer und neuester Zeit, über deren Krankheiten niemals ein ärztliches Bulletin herausgegeben wurde, dürfte Hitler gewesen sein. Dies hing damit zusammen, daß er vor der Öffentlichkeit, wie ein Volk von seinem Führer erwarten könne, als ein Mann von vorzüglicher Gesundheit und außerordentlicher Leistungsfähigkeit erscheinen wollte. So drang z. B. von den beiden Stimmbandoperationen 1935 und 1944 offiziell niemals etwas aus dem Bereich der Reichskanzlei nach außen.

Eine Pathokratie, wie sie zu Ende des Ersten Weltkrieges Präsident Thomas Woodrow *Wilson* und im zweiten Franklin Delano *Roosevelt* ausübten, und wie wir sie zur Genüge seither in Ländern erfuhren, deren Lenker ärztlicherseits über Wochen in statu moribundi regierungsfähig gehalten wurden, empfand er für sich als unmöglich und als seiner Berufung abträglich, obgleich es schließlich doch dazu kam.

Diese Hitler'sche Eigenheit kam dem Leibarzt *Morell* entgegen, der seinerseits über Behandlungsmaßnahmen anderen gegenüber niemals Auskunft gab und sie zudem mit dem Schleier des Geheimnisvollen, Besonderen und – wenn für den Führer – des Einmaligen umgab. Selbst den Begleitärzten gegenüber, zu denen ein kooperativ eingestellter und möglicherweise auf sie angewiesener persönlicher Arzt Verbindung gesucht und eine Vertrauensbasis hergestellt hätte, schwieg er eisern. Er mißtraute ihnen vielmehr heftig und war zufrieden, als sich schließlich zwischen ihm und den Professoren K. *Brandt* und *Hasselbach* so etwas wie ein »labiles Gleichgewicht« einstellte, mit welchem beide Seiten miteinander unter Hitlers Augen auskommen konnten.

Bei aller Geheimniskrämerei brüstete sich Morell dennoch mit seiner Position und verwandte Rezeptformulare mit dem Aufdruck:

Prof. Dr. Theo Morell
Leibarzt des Führers
Führerhauptquartier

Da er sich auch sonst in der engsten Umgebung Hitlers über dessen Gesundheit äußerte, konnte es nicht verborgen bleiben, wenn der »Chef« sich über Zeiten hin nicht wohlfühlte.

Weil niemand erfuhr, was *Morell* betrieb, und weil ihm viele, selbst wenn sie in seiner Behandlung standen, mißtrauten, kamen natürlich Gerüchte auf, die an Umfang zunahmen, je weiter sie nach außen drangen. Trotzdem wagte kaum einer der damals Mächtigen und schließlich auch für Hitlers Person Verantwortlichen einzugreifen und Morell zu einer Stellungnahme zu veranlassen.

Martin *Bormann*, Hitlers Sekretär, tat es nicht, obgleich er *Morell*, wie sein Brief vom 25.12.1944 aus dem F.H.Q. Adlerhorst an seine Ehefrau beweist, aus Herzensgrund verabscheute.[1]:

FHQ. 25.12.1944 *Im Westen!*
Heute war ich wieder wütend mit Morell. Der Fahrer von unserer Obersalzberger Dienstwagenhallen-Einheit, der ihm zugeteilt ist, ist von allen anderen Diensten freigestellt mit dem Resultat, daß er den ganzen Tag in Morells Räumen herumlungert und sogar dort schläft! Selbst mein Fahrer kommt nur zu mir, wenn ich irgendwo hinfahren muß, und für die übrige Zeit macht er seinen normalen Dienst mit der Einheit. Aber nicht so natürlich der Herr, der Morell dient! Dieser faule Schurke, – »der typische österreichische Bummler«, hat den ganzen langen Tag nichts zu tun; denn Morell braucht kaum irgendwo hingefahren zu werden. In Anbetracht seiner Verdienste hat Morell ihn für vorzugsweise Beförderung vorgeschlagen, bitteschön!!! Ich habe ihm (Morell) gesagt, daß der Bursche erst einmal zumindest drei Monate Front-Dienst vorweisen muß! Daraufhin eilte Herr Morell sofort zum Führer, der, ohne weiter zu fragen, das Märchen schluckt, das Morell ihm über seinen lieben Fahrer vormacht, und anordnet, daß der Mann bleibt wo er ist! Jetzt werde ich zum Führer gehen müssen und ihm die ganze Geschichte über Herrn Morell und seine Tricks erzählen. Ich werde weissgott froh sein, wenn ich nichts mehr mit Morell und all seinen Arbeiten zu tun habe, er ist eine regelrechte Pest!

Keine Gelegenheit hier – es tut mir leid – für eine friedliche Stunde oder so mit einem Buch; ich werde später die verlorene Zeit einholen müssen.

Daß Morell wirklich hinterhältig arbeitete, zeigt seine Reaktion auf den Vorfall. Am 10.1.1945 schreibt er an Hitler: »Mein Führer! Ich bitte aus besonderen Gründen anordnen zu wollen, daß mein Personal ohne meine vorherige Zustimmung einer anderen Verwendung nicht zugeführt oder versetzt werden darf.«

Als Personal benannte er die Unteroffiziere Freitag und Weinert, den SS-Rottenführer Stelzer und den Feldwebel Dr. Makkus.

Es kann also keine Rede davon sein, daß – wie des öfteren behauptet – Bormann und Morell Hand in Hand arbeiteten, um Hitler gemeinsam zu beeinflussen und zu steuern. Diese Klärung allein macht den unerheblichen Vorfall mitteilenswert.[1]

Auch Heinrich *Himmler* sammelte Dossiers über Hitler, wie z. B. über dessen »Nervensyphilis«, worüber der Masseur *Felix Kersten* berichtete.[2] Himmler hätte Morell sicherlich liebend gerne gestürzt, aber er wagte es selbst im September/Oktober 1944 nicht, als Morells Existenz auf des Messers Schneide zu stehen schien.

Die einzigen Mächtigen, mit ihren Angehörigen selbst *Morells* Patienten, die etwas von ihm zu erfahren und auf seine Hitler-Behandlung Einfluß zu nehmen versuchten, waren der Reichsaußenminister Joachim von *Ribbentrop* und in wesentlich zurückhaltenderer Form der Reichsmarschall Hermann *Göring*.

Über beider Einflußnahmen berichtete Morell selbst. Über sein Gespräch mit *Ribbentrop* machte er verärgert die folgende Niederschrift, die er jedoch, entgegen dem sonst bei ihm üblichen Verhalten, Hitler nicht vorgelegt zu haben scheint.

Aufzeichnung Morells

über seine Unterredung mit dem Reichsaußenminister Joachim von Ribbentrop über den Gesundheitszustand Hitlers und Morells Behandlung am Sonntag, den 6. Juni 1943 in Ribbentrops Residenz, dem Schloß Fuschl am Fuschl-See – nahe dem »Berghof« Obersalzberg, wo Hitler und, als sein Leibarzt, Morell damals weilten:

»R.A.Min. v. Ribbentrop hatte mich zum Essen nach Fuschl eingeladen um 1^h mittags (kam aber erst nach mehrmaligem Rufen seiner Gattin um etwa 1/2 3 oder noch später.)

Erst Unterhaltung mit Frau v. R. über Bevölkerungspolitik (Ehe auf Zeit – 20 Jahre – staatliche Zahlungen bei unehelichen Kindern, damit die Mutter nicht nur eines bekomme, Schlangestehen der Frauen für Lebensmittel, dadurch nutzloser Zeitverlust etc.) Frau Scholz-Klink anscheinend nicht geeignet.

Nach dem Essen er mich nach oben gebeten, um etwas zu besprechen. Nun kam heraus, daß er mich deshalb zum Essen gebeten

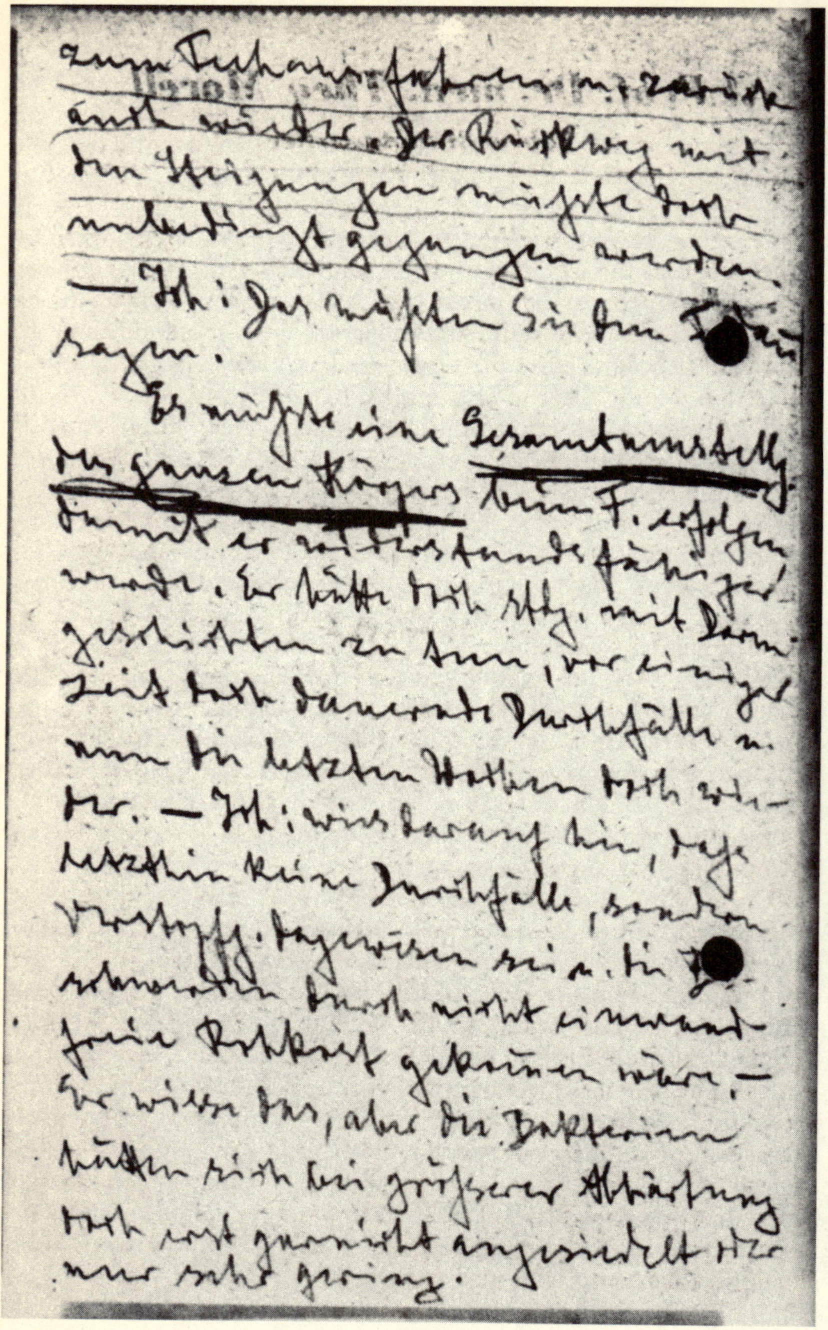

Handschriftliche Aufzeichnung des Gesprächs Morell mit Reichsaußenminister von Ribbentrop am 6. Juni 1943 in Schloß Fuschl.

hatte, um wegen der Gesundheit bzw. wegen der Behandlung des Führers mit mir zu sprechen.

Ob es gut sei, daß der Führer so viel Spritzen bekäme? (Sein Oberfeldarzt Dr. Conrad ist nämlich hauptsächlich Sportarzt und gegen Spritzenbehandlungen eingestellt nach mir gemachten Mitteilungen, Limpert). *Ob er außer dem Traubenzucker noch anderes bekäme?* – Ich: Jod sei für jeden Menschen nach dem 50. Lebensjahr sehr angebracht. – *Ob er aber nicht zuviel bekäme?* – Ich: ich dürfte soviel der gebrauchten Jodzusammensetzung auf einmal (allerdings für 1-2 Wochen) geben, als ich erst in 40 Einzelanwendungen mache. – *Ob ich noch anderes gäbe?* – Ich: das, was notwendig wäre. Er (R.) ließe sich ja auch Traubenzucker geben (die ich ja früher stets bei ihm machte und später wegen des niedrigen Blutdruckes sehr empfahl). *Er* bekäme wegen etwas Schlaffheit des Herzmuskels 40%-Lösung. *Ich*: solche Injektionen seien mir zu stark wegen Thrombosegefahr. Wies auf das Gerinnen des zurückgezogenen Blutes in Merck'scher Traubenzuckerlösung in Shitomir hin (offenbar hatte Morell ihn 1942 nahe Führerhauptquartier ›Werwolf‹ bei Winniza in seiner Residenz im ›Sonderzug R.A.M.‹ entsprechend behandelt. [Es ist richtig, daß Blut in einer derart stark hypertonen Traubenzuckerlsg. koaguliert] Verf.). Ich nähme nie über 20%.

Nun kam er mit der Notwendigkeit kräftigster Bauchmassagen für den Führer (er dachte dabei sicher an seinen Kersten, den er schon jahrelang beim Führer anbringen wollte); auch Wolff bei Himmler bemühte sich darum, daß ich Kersten beim Führer in Aktion treten lassen solle.

Dieser [Kersten] hat mich einmal bei Shitomir 1942 massiert, daß ich noch 14 Tage später Schmerzen hatte. Nervenmassage! Seine Diagnose, der er dabei [als Morells Krankheit] äußerte: – 1. Kehlkopfschl., ? Magenausgang bzw. nach dort ziehender, nicht funktionierender Nerv [??] gingen gänzlich vorbei an der chron. Nierenentzündung und dem chronischen Herzmuskelschaden mit Coronarverkalkung. [Kriegsleiden Morells].

Ich: lehne diese kräftigen Bauchmassagen für den Führer sehr ab, bin aber für leichte Körpermassage zur Anregung der Zirkulation. – Sie meinen wegen der Spasmen? – Ja, im allgemeinen, da ich sehr für Massage bin, und besonders beim Älterwerden. Im übrigen rede ich darin dem Führer seit Jahr und Tag zu und hatte sogar schon einen Masseur [Horn] aus München bestellt, der dort eine Reihe von Bekannten wie Hoffmann, Schoenemann, Minister Wagner etc. massiert und bei dem ich ebenfalls massieren ließ, um zu sehen, wie er massierte. Der Führer lehnte aber bis in die letzte Zeit energisch ab. – Ob ich dann nicht gesagt habe, daß ich dann nicht die Verantwortung übernehmen kann etc. –

Jetzt kam er auf die Atemgymnastik, wahrscheinlich von Hewel angeregt, der sich während eines Krankenhausaufenthaltes bei Prof. Koch, Berlin mit einer hübschen Gymnastik-Assistentin anfreundete, und die er nach seiner Rückkehr unbedingt beim Führer anbringen wollte und mehrmals mit solchem Vorschlag an mich herantrat, daß der Führer unbedingt solche Übungen durch die Genannte ausführen müsse. Ich: wies darauf hin, daß der Führer *dafür* wohl wenig Zeit habe. Bei Spazierengehen ab und zu stehenbleiben und tief atmen, einen Stock zwecks aufrechter Haltung quer über den Rücken unter den Arm nehmen, hielt ich für angebracht. Nun ging er auf das große Kapitel des *Spazierengehens* über. Der Führer müsse jeden Tag mehrere Sunden spazieren gehen. (Glücklicher Außenminister, der soviel Zeit erübrigen kann.) – Der Führer müsse dabei Berge steigen und sich anstrengen, um den Körper zu trainieren (Sportarzt-Einflüsterungen!) –

Ich: Muß dem heftigst widersprechen, da dies ganz ungeeignet für den Führer ist. Er soll viel spazieren gehen, aber auf ebener Erde und nicht mit Überanstrengungen.

»Warum? Er hat doch nichts am Herzen oder denken Sie wegen der Spasmen oder der Zirkulation?« – Ich: »ja, ich habe ja nicht die Berechtigung, mit anderen über die Herzbefunde zu reden.« – »Der F. dürfe aber nicht zum Teehaus fahren und zurück auch wieder. Der Rückweg mit den Steigungen müßte doch unbedingt gegangen werden.« – *Ich*: »das müssen Sie dem Führer sagen.«

Es müßte eine Gesamtumstellung des ganzen Körpers beim Führer erfolgen, damit er widerstandsfähiger werde. Er hätte doch ständig mit Darmgeschichten zu tun, vor einiger Zeit doch dauernde Durchfälle und nun die letzten Wochen doch wieder. – Ich wies darauf hin, daß letzthin keine Durchfälle, sondern Verstopfungen dagewesen seien und die Beschwerden durch nicht einwandfreie Rohkost gekommen wären. – Er wisse das, aber die Bakterien hätten sich bei größerer Abhärtung doch erst gar nicht angesiedelt oder nur sehr gering. Er hätte mir hier alles sagen wollen und mich deshalb zu sich gebeten. Es handle sich also 1. um die Massage, 2. um die Gymnastik, 3. um das Spazierengehen, worauf ich Gewicht legen solle. –

Ich: wies darauf hin, daß dies alles ja nichts Neues sei und weitgehend von mir in Berücksichtigung und Anregung. –

Als er beim Herabgehen auf der Treppe nochmals damit anfing, wies ich darauf hin, daß *er* schon ein recht schwieriger Patient sei, der Führer aber noch viel mehr, da von vorneherein das meiste abgelehnt würde. Beim Verabschieden (inzwischen war auch seine Gattin gekommen) wies er nochmals auf seine 3 Punkte hin, da er anscheinend immer noch der Überzeugung war, mir etwas Neues aufzutischen. Wie unbeschwert und einfältig doch oft Laien in ihren medizinischen Beurteilungen sind!«

(Aufzeichnungen gemacht am Montagmorgen in München, Hotel Regina.)

Auch Hermann Göring machte sich Gedanken über Hitlers Gesundheitszustand und versuchte, auf diesen selbst oder mittelbar über Morell Einfluß zu nehmen; dabei ging er von der Überzeugung aus, daß Medikamente, die sich bei ihm bewährt hatten, auch Hitler hilfreich sein würden. In Morells Niederschriften finden sich aus den Jahren 1942 und 1943 zwei Bemerkungen, die dies verdeutlichen:

Einmal: »abends vom Führer gerufen und befragt über Cardiazol. Göring ihm erzählt, wenn er etwas schwach und schwindlig wird, nähme er eine Tablette Cardiazol. Ob ihm, dem Führer, das nicht auch gut täte, wenn ihm bei wichtigen Angelegenheiten etwas komisch würde. – Riet ab, da bei Göring niedriger Blutdruck in Frage käme (also Blutleere im Kopf) und bei ihm bei Erregung oder Aufregung Blut*fülle*, hoher Blutdruck. Man könne dann durch Vermehrung des Druckes unter Umständen ein Gefäß zum Platzen bringen. Wies auf Zeit vor 1 Jahr hin (Blutdruck gegen 200) und 1 mal vor einem Jahr in Winniza Gehirnödem mit Sehstörung rechts und hohem Blutdruck (über 170)«[4]

Sodann: Ganz offensichtlich aus wirklicher Sorge um Hitler, der sich vor der entscheidenden Besprechung mit Benito Mussolini in Feltre kurz vor dessen Sturz unwohl fühlte, sehr schlecht aussah, schwindelig war und von Morell wegen heftiger Darmspasmen zum ersten Male eine ganze Eukodal-Ampulle intramuskulär erhalten hatte, fing Hermann *Göring* Morell am Rande des Flugplatzes ab, um ihm einen Ratschlag zu geben. *Morell* notierte beleidigt und belustigt: »Reichsmarschall Göring wollte mir am Rande noch Ratschläge erteilen (hinter ihm stand von Ondarza)[5]: – Sie müssen Euflat geben, das hat mir einmal sehr geholfen. – Ja, 3 mal täglich 2 Stück hat er schon. – Das muß aber lange gegeben werden; ich habe es 1½ Jahre genommen. Dann müssen Sie auch noch Luizym geben. – Haben wir auch schon (da erst der Name falsch ausgesprochen wurde, verbesserte von Ondarza)«. Diese Aufzeichnung läßt das Mißtrauen erkennen, daß Morell anderen Ärzten, hier Dr. von Ondarza[6], gegenüber hegte.

Andererseits versuchten auch völlig Außenstehende aus echter Sorge um Hitlers Gesundheit und aufgrund persönlicher Erfahrungen, *Morell* Behandlungsverfahren zu empfehlen, die Hitlers Gesundheit stählen würden. So schlägt ihm z. B. Korvettenkapitän a. D. Max *Andre* am 2. 12. 1944 aus Sorge um den Führer die »Entspannungstherapie« nach Dr. Johannes *Faust* – Hannover vor, die ihm und anderen völlig Erschöpften entscheidend geholfen habe. Er schickt ihm sogar *sein* eigenes Exemplar *der Methode Faust* zu.[7]

Anregungen solcher Art nahm Morell, gelegentlich mit einem Dankschreiben, zur Kenntnis. Handelte es sich aber um besondere und ihm bemerkenswert erscheinende Rezepturen, so ließ er sie in seinen Fabriken in Olmütz prüfen.[8]

Ärztlicherseits wurde, wie bereits erwähnt, Morells Therapie insgesamt und insbesondere bei Hitler abgelehnt. Prof. *Werner Zabel*, Besitzer eines Diätheimes in Berchtesgaden, war von *Morell* zunächst als Diätberater hinzugezogen worden und besaß einigen Einfluß. Der von sich überzeugte, geltungsbedürftige Zabel versuchte nun, sich sozusagen in Morells Behandlung einzudrängen und persönliche Angaben über Hitler zu erlangen, die über das für ihn Wissensnotwendige hinausgingen. *Morell* intervenierte deshalb 1942/43, wie im Kapitel »Vegetarische Extremernährung«[9] s. S. 59ff ausführlich geschildert, bei Hitler und vermochte Zabel völlig auszuschalten.

Existenz- ja sogar lebensgefährlich für Morell wurden schließlich Einmischungen und die schweren Angriffe der Begleitärzte Hitlers im September/Oktober 1944, welche, wie anzuerkennen, aus großer Sorge um Hitlers Gesundheit gestartet wurden, aber nicht begründet waren.

Der betriebsame Hals-, Nasen-, Ohrenarzt Dr. E. *Giesing*, welcher Hitler nach dem Attentat am 20. Juli 1944 an Gehörgangs- und Trommelfellverletzung behandelte, nachdem er von außerhalb des Führerhauptquartiers hinzugezogen war, überschritt ganz offenbar seine Befugnisse, als er die auf Hitlers Frühstückstisch angesammelten Medikamente prüfte, auf Dr. Koesters-Antigas-Pillen stieß und in falscher Deutung der Rezeptur schloß, Morell habe Hitler mit Strychnin vergiftet und die bei ihm in dieser Zeit aufgetretene Gelbsucht sei Ausdruck hierfür. Er unterrichtete aufgeregt Prof. v. *Hasselbach*, der sich überzeugen ließ und Prof. *Brandt* in Berlin zu Hilfe rief, welcher sofort anreiste und Morell persönlich massiv angriff. Dieser rettete sich, wie seine Notizen von diesen Tagen[10] und Ausführungen an anderer Stelle[11] erweisen, zu Hitler und unterrichtete ihn. – Dieser »Ärztestreit« muß auch Hitler sehr aufgeregt haben. Schließlich wurde Brandt und seine Gefährten angesichts der Haltung Hitlers auch von *Bormann* und *Himmler* fallengelassen und aus dem Dienste Hitlers entfernt. Ja, Hitler verfolgte *Brandt* seitdem mit geradezu fanatischem Haß und unterschrieb angeblich sein Todesurteil persönlich.[12]

Die Aufzeichnungen Morells[13] berichten über diese für ihn höchst gefährliche Episode: »Besprechung über eine Rücksprache Dr. Brandts bei mir, vordem ich zum Führer ging: Führer hätte tgl. 16

Antigaspillen genommen, die soviel Strychnin enthielten, daß dies nahe an die Höchstdosis herankomme. Die jetzige und die ganzen seitherigen Erkrankungen seien eine chron. Strychninvergiftung. Ich erklärte, daß ich dies hochgradige Einnehmen von Antigas-Pillen nicht angeordnet habe, ich es dieser Tage mit Entsetzen gehört hätte. Nach seiner [Brandt] Anschauung ginge es jetzt deshalb besser, weil der F. in den letzten 5 Tagen, in denen er liege, keine Antigas-Pillen mehr genommen hätte, weil keine mehr da waren. Und das Zittern wäre auch darauf zurückzuführen. (Ich bin anderer Ansicht, da das Bein- u. Händezittern ruckartig mit dem Vorfall des Attentats verschwunden war, trotzdem – wie jetzt feststeht – die Antig. Pillen weitergenommen wurden.) – Weiter ist zu bemerken, daß der F. – wie er heute abend selbst angegeben hat – schon seit 1929 nach damals sehr großen Erregungen die Bauchspasmen u. Gasansammlungen hat. Später wieder heftig nach langem Einnehmen von Kapseln, die von Brückner empfohlen waren, und in denen Dr. v. Grawitz Methylalkohol feststellen lassen konnte. Dann immer nach großem Ärger, den er in letzter Zeit fast dauernd gehabt habe. Seit ungefähr 2 Jahren nähme er Antig. Pillen ab und zu, seit einigen Monaten allerdings 16 Stück am Tage. Er habe auch Brandt gesagt, daß ich dies nicht angeordnet habe und er dies von sich aus tue; er habe übrigens gedacht, daß diese Pillen ähnlich wie Kohle-Tabletten seien.

Dr. Brandt malte noch den Teufel an die Wand und sprach von der Verantwortung auch ohne die Selbstanordnung und sagte: »Glauben Sie, daß Ihnen irgend jemand Glauben schenkte, wenn Sie behaupten, daß Sie diese Anordnung nicht getroffen hätten? Denken Sie, daß Himmler Sie vielleicht anders behandelte als irgend jemand anders? Es werden jetzt so viele gehenkt, daß ganz kalt die Sache abgeurteilt würde. Wenn dem F. irgendwas passiert wäre, können Sie sich denken, was dann weiter wäre. Man hätte nicht etwa Hasselbach verantwortlich gemacht, aber Sie und wahrscheinlich auch mich. Es ist deshalb am besten, wenn ich auch stets weiß, was vor sich geht. – Ich habe die Beweise in der Hand, daß es sich hier um eine glatte Strychnin-Vergiftung handelt, muß ja im Urin zu sehen sein. Ich kann Ihnen offen sagen, daß ich in den letzten 5 Tagen nur hier geblieben bin, wegen der Erkrankung des Führers.«

Die Bemerkung Brandts bei dem Gespräch, daß durch »Magenausgang-Zwölffingerdarm(katarrh Sch.) mit Rückstauung nach der Gallenblase n (nach) Ikterus aufgetreten sei« ist die genaue Angabe, die ich Dr. v. Ondarza gegeben hatte, als er im Namen des Reichsmarschalls anrief, und wegen der ich einige Tage später v. O. keine weiteren medizinischen Auskünfte mehr gab, da die Mitteilung Beine bekommen hätte und wieder zu mir zurück gelangt sei (beim Reichsmarschall nach der Mitteilung noch Greim u. Loerzer zugegen. Der

Reichsmarschall gab an, schon am Abend zuvor von Schaub die Krankheit erfahren zu haben). Vermutlicherweise haben Brandt und v. Ondarza über das Ganze geprochen. Interessante Äußerungen machte H. H. [Heinrich Himmler oder Heinrich Hoffmann??] – Ich sagte dem Führer, daß ich von den Ärzten den Vorwurf gemacht bekäme, ich habe ihn nie röntgen lassen noch eine Mageninhaltsuntersuchung gemacht.

Der Führer brauste auf: »Dann sollen *solche* Herren einmal zu mir kommen! *Sie* haben mir oft diese Vorschläge gemacht und *ich* habe mich geweigert. Was will denn diese blöde Gesellschaft?«

»Trotzdem bitte ich Sie, mein Führer, daß ich beides demnächst vornehmen lassen darf«, entgegnete ich.

Er: »Das geht ja jetzt gar nicht.« – »Wenn nicht in einer großen Röntgeneinrichtung bei Berlin, so müsse andernfalls ein Apparat in der Reichskanzlei in einem Bunkerraum eingebaut werden, und ich wolle dieserhalb mit Chaoul sprechen. – Von Brückner hätte ich früher die Unterlagen von vor meiner Zeit gemachten Aufnahmen haben wollen (aus München stammend), aber nicht erhalten.«

Eine weitere handschriftliche Notiz Morells findet sich über das soeben angeführte Gespräch am 3. Oktober 1944 mit Brandt auf einem Rezept gleichen Datums.

Und noch eine weitere handschriftliche Notiz Morells liegt auf einem Rezept zum 10. 10. 1944 mittags 1 Uhr vor:

»V. Hasselbach eingestanden, daß sie mich von hier wegbringen wollten. Dr. Giesing im Vorzimmer die Schachtel mit Antigas-P. gesehen und den Prospekt gelesen, darin Strychnin in der Zusammensetzung gefunden. Dies v. H. erzählt. Er ist sofort weggestürzt und mit Br. besprochen. Dann der hinterlistige Angriff auf mich, um mich auszuschalten.[15]

Bezüglich der Äußerung Dr. Brandts fiel mir noch ein, daß er behauptete, den Nachweis des Vorhandenseins von Strychnin erbringen zu können. Da er dann von den bei jeder Mahlzeit genommenen 8 Stück sprach, fiel mir die Bemerkung nicht auf. Später erwähnte er noch, daß man den Strychninspiegel ja im Urin nachweisen könne (wenn Strychnin in irgendeinem Medikament war, ist es selbstverständlich, daß man dann ein positives Resultat bekommt.) Anscheinend hat Brandt den Urin, den ich am 3. 10. morgens aufs Krankenrevier zur Untersuchung sandte und der dann wegen der Indikanprobe nach dem Lazarett Carlshof ging, auf Strychnin untersuchen lassen. – Bei der Unterhaltung über Äußerungen Brandts frug der Führer erbost auffahrend, ob Brandt etwa behauptet hätte, daß ich die Einnahme der Antigaspillen angeordnet hätte; denn *er* hätte ihm schon zuvor gesagt, daß er sie von sich aus eingenommen habe. – Ich entgegnete: »Nein, aber ich wäre dankbar, wenn ich die Ausfertigung zu *meiner* Sicherung habe. Im übrigen sei Brandt ja von mir erst zu ihm gegangen, was der Führer als unwahr bezeichnete, da Brandt *erst* zu ihm gekommen sei und dann erst von ihm zu mir. Ich entgegnete, ob dies nicht doch ein Irrtum sei; denn Brandt hätte extra gesagt, daß er die Angelegenheit natürlich dem Führer mitteilen müsse und jetzt zu ihm gehe. – Der Führer: »Nein, von mir aus ist er zu Ihnen gegangen.«[16]

– Führer mir mitgeteilt, daß Dr. v. Hasselbach zurückgeschickt würde und Brandt nur noch seine Berliner Obliegenheiten wahrzunehmen hätte. Als chirurgischer Begleiter käme ein junger Arzt namens Stumpfegger, der seither den Reichsführer SS begleitete.[17]«

Entlassung Brandts

Der Sekretär des Führers Führerhauptquartier 10. 10. 1944
Reichsleiter Martin Bormann

Sehr verehrter Herr Dr. Dietrich [Reichspressechef]
Wegen seiner Tätigkeit als Reichskommissar schied Professor Dr. Brandt mit Wirkung vom 10. 10. 44 als Begleitarzt des Führers aus, desgleichen Prof. von Hasselbach, der ihn längere Zeit als Begleitarzt vertrat.

Der Führer ernannte mit Wirkung vom 10. 10. 1944 zum Begleitarzt des SS-Obersturmbannführer Dr. Stumpfegger.

Heil Hitler[18]
Ihr

Dr. Giesing wird nicht erwähnt; ein Zeichen, daß er keinerlei offizielle Funktion wahrnahm.

Schon wenige Tage nach der Entlassung stellte sich heraus, daß die von Hitler bereits lange vor der Morell-Ära eingenommenen Pillen wirklich harmlos waren.

13. 10. 1944
»... Dann möchte mir der Führer noch eine freudige Mitteilung machen, und zwar sei diese von Reichsleiter Bormann gekommen. Dieser habe die Antigaspillen bei Gruppenführer Dr. Blumenreuther untersuchen lassen und den Befund erhalten. Die Pillen seien gänzlich ungefährlich, enthielten in winziger Menge Belladonna und Strychnin. Wenn, wie angegeben, zwei bis vier Pillen zu den Mahlzeiten genommen würden, seien sie gänzlich ungefährlich, auch bei doppelter Dosis, und wenn übermäßiges Einnehmen von etwa zwölf und mehr erfolge, würden sie auf keinen Fall Schaden anrichten.

Führer: »Die Pillen sollten also nur Ihnen schaden!« Ich wies darauf hin, daß ich ja schon neulich, als es bekannt wurde, daß er so viele Antigaspillen genommen habe, dieser Auffassung gewesen sei.[19]«

Insgesamt gesehen handelt es sich um ein durch die Voreiligkeit und Unwissenheit eines Dr. E. *Giesing* hervorgerufenes Ereignis. Das, wie wir es nannten, »labile Gleichgewicht« zwischen Morell und den Begleitärzten wurde zerstört. Wäre es nicht dazu gekommen, so hätte der letzte Arzt Hitlers in der Reichskanzlei Ende April 1945 wohl *Brandt* oder von *Hasselbach* geheißen und der schwerkranke Werner *Haase* hätte nicht für seine alten Freunde freiwillig einzuspringen brauchen.

Morell als Hitlers Gesprächspartner

Einführung und Gesprächsinhalte

In den Aufzeichnungen über die Behandlung Hitlers [1] und in den Tages-Notizen [2] vermerkt Morell zu wiederholten Malen »Zum Abendessen resp. Tee beim Führer allein«. Doch verzeichnet er nur gelegentlich, worüber gesprochen wurde. Sicher ist, wie stichwortartig aus den Tagesnotizen hervorgeht, daß es oftmals um seine persönlichen Geschäfte ging: Er erwirkt »Führerbefehle« im Zusammenhang mit dem Aufbau seines »Pharma-Imperiums« im Protektorat Böhmen-Mähren und in der Ukraine; er erbittet und erhält Geldmittel aus der Privatschatulle Hitlers für seine »Penicillin«-Forschungen oder den Kauf eines Elektronen-Mikroskops und macht Vorschläge, die seine Einstufung und Besoldung als »Leibarzt« in der militärischen bzw. ministeriellen Hierarchie betreffen. Er denkt aber auch an die Förderung von Männern, die ihm selbst bei seinen Angelegenheiten behilflich waren. Er betreibt mit Erfolg die Ernennung des Dr. med. Werner *Bockhacker*, Leiter des Amtes »Gesundheit und Volksschutz« der Deutschen Arbeitsfront [3], zum Professor, da dieser seine »Vitamultin-Aktionen« in der Rüstungs-Industrie durchgesetzt und organisiert hatte, ebenso wie auch die des Oberfeldarztes Dr. Friedrich-Wilhelm *Bickert*, des aktivsten Förderers des Einsatzes von »Rußla-Puder nach Prof. Morell« [4] bei Bekämpfung der Läuseplage an der Ostfront. Weniger Erfolg hatte er bei seinem Bemühen, den Repräsentanten der »Dysbakterie-Lehre«, Professor Alfred Nißle, anläßlich seines 70. Geburtstages mit der Verleihung der Goethe-Medaille und den Nestor der deutschen Hygieniker, Geheimrat Paul Uhlenhut, beide in Freiburg i. Br., anläßlich seines 80. Geburtstages mit der des »Adlerschildes« des Deutschen Reiches auszuzeichnen. Daß er bei Gelegenheit solcher Gespräche unter vier Augen Hitler aber auch gegen Ärzte beeinflußte, die sich gegen ihn stellten, wie Prof. Karl *Brandt* und Prof. Werner *Zabel*, ist an anderer Stelle ausführlich erörtert. [5]

Schließlich unterrichtete er Hitler – und dies in nicht gerade zurückhaltender Weise – über seine eigenen Forschungen und die ihm ständig seitens der Reichsbehörden bereiteten, gegen Kriegsende zunehmenden und Erfolge verhindernden Schwierigkeiten. Er scheint sich sozusagen als Opfer der Bürokraten hingestellt zu haben, die ihn am vollen Durchbruch hinderten, und fand damit bei Hitler ein offenes Ohr, der sich ja selbst als Opfer seiner Generalität fühlte.

Unzweifelhaft infolge dieser Gespräche wuchs Morell schließlich bei Hitler zu dem bedeutenden Arzt und nicht nur verkannten, sondern aus Mißgunst behinderten Forscher und verleumdeten Wissenschaftler empor, den es gerade deshalb zu fördern galt. Konnte man dies bereits den Andeutungen entnehmen, die Morell kursorisch niederschrieb, so wird dies deutlich erkennbar in den ausführlichen Aufzeichnungen, die er über Gespräche mit Hitler anläßlich seiner Behandlungen fertigte[6]. Sie stammen hauptsächlich aus der zweiten Hälfte des Jahres 1944 und verraten für jene Monate eine seltsame Vertraulichkeit zwischen Hitler und seinem Arzt. Aus dem Jahre 1941, für das jedoch nur Niederschriften aus dem August vorliegen, stammen sieben, aus 1942 (Niederschriften Juli und Dezember) nur eine, aus dem Jahre 1943 ebenfalls nur zwei aus dem Monat Juli, obgleich Aufzeichnungen fast über das ganze Jahr vorliegen. Letzteres trifft auch für 1944 zu; denn es kam bis zum Attentat am 20. 7. 1944 nur einmal, hingegen vom August bis Jahresende 29 mal zu zum Teil sehr persönlichen Unterhaltungen. Im Jahre 1945 waren es dann nur noch sechs. Insgesamt verzeichnet Morell sechsundvierzig »privatere« Gespräche. Dabei wäre jedoch hinzuzufügen, daß im Juni/Juli 1943 und Anfang Oktober 1944 einige sehr wesentliche, von Morell emotionell geführte Unterhaltungen stattfanden, bei denen es einmal um Prof. Werner *Zabel* und dann um Prof. Karl *Brandt* ging.

Die Gespräche befassen sich mit folgenden Themen:

1. Lebensweise, Diät Hitlers – Vorschläge zur Abänderung
2. Medikamente – Verträglichkeit/Unverträglichkeit
3. Reaktionen/Zornausbrüche Hitlers – Zeichen von Betroffenheit
4. Medizinische Probleme – Infektionen, Mißbildungen
5. Hitlers »Bakteriophobie«
6. Vorstellungen Hitlers über Ursachen seiner Gesundheitsstörungen und Leiden (Koliken)
7. Beurteilung seines »Nervenleidens-Zitterns« durch Hitler selbst
8. Morells Beurteilung der Krankheiten des Führers
9. Ursachen der schweren Befindlichkeitsstörungen Hitlers
10. Hitlers Beurteilung seines Leibarztes Morell und Dankbarkeitsäußerungen, Fürsorge für ihn
11. Morells Selbsteinschätzung Hitler gegenüber
12. Beurteilung anderer Ärzte

13. Betroffenheit, Launen, Mißempfindungen, Verstimmungen Hitlers (s. auch Nr. 3)
14. Morells geschäftliche Unternehmungen, seine Erfindungen.

Im folgenden bringen wir lediglich eine Auswahl dieser Gespräche, unverändert, wie Morell sie niederschrieb, kennzeichnen jedoch deutlicher als er den jeweils Sprechenden. Soweit Äußerungen das Beschwerdebild betreffen, finden sie sich an den entsprechenden Stellen dieses Buches.

Selbstverständlich bleibt zu fragen, ob den genannten Niederschriften ein Wahrheits- und Wirklichkeitswert zukommt, sie also historisch bemerkenswert sind. Hierzu wäre zu sagen, daß Morell sie in aller Regel kurz nach seinem Besuch, also am gleichen Tage und aus frischer Erinnerung heraus fertigte, so daß Hitlers Äußerungen in hohem Maße als »wörtlich« gewertet werden dürfen. Allenfalls könnten Morells Darlegungen, mit denen er sich Hitler gegenüber in Position brachte, als etwas übersteigert und im nachhinein »beschönigt« beurteilt werden. Der Gesprächston zwischen den beiden Partnern schien durchaus frei, offen und seitens Morell nicht unterwürfig gewesen zu sein. Das geht aus mehreren seiner eher skeptischen Zusatzbemerkungen hervor, mit denen er einige von Hitlers geradezu bombastisch klingenden Aussagen relativierte. Aber gerade diese, die an Wendungen in seinen Reden erinnern, erscheinen echt und entsprechen anderweitigen Aussprüchen.

Nicht ohne Interesse dürfte sein, daß Hitler manche Bemerkungen Morell gegenüber, besonders solche in der zweiten Hälfte des Jahres 1944, im Zustande einer Eukodalbedingten Euphorie und Enthemmung tat. Auf einer solchen könnte möglicherweise auch sein Auftritt vor Benito *Mussolini* in Feltre am 19.7.1943 beruhen. Alles in allem dürften demnach Morells Aufzeichnungen als glaubwürdig anzusehen sein. Sie besitzen eine gewisse historische und für Hitlers Vorstellungen und Gedanken aufschlußreiche Bedeutung, selbst wenn sich dieser Morell gegenüber niemals zu Gedanken geäußert haben dürfte, die ihn im Innersten bewegten.

Auch wenn Hitler Morell einige Male mit Zornausbrüchen kam – so schätzte er ihn nach Können und Wissen doch wohl wesentlich höher ein, als es diesem Manne, objektiv gesehen, zukam. Andererseits blieb der Leibarzt sein treuer, und wenn auch nicht sklavisch ergebener Gefolgsmann. Von seiner ärztlichen »Besonderheit« überzeugt, unterwarf er sich kaum jemals Behandlungswünschen, die Hitler wiederholt äußerte, sondern schloß Kompromisse, die seine bei dem »Patienten A.« zweifellos vorhandene Autorität nicht gefährdeten.

Allem Anschein nach blieb er bis zuletzt der Überzeugung, zu seiner historischen Aufgabe berufen worden zu sein, nämlich zu der, Hitler wenn auch nicht gesund, so doch in menschenmöglichster Weise leistungsfähig und seiner Aufgabe gewachsen zu erhalten.

War es bei Morell Selbsttäuschung oder schon »Desinformation«, wenn er sich, gewiß, daß seine Äußerung weite Verbreitung fand, Freunden gegenüber zuletzt noch günstig über Hitlers Gesundheit äußerte? Führerhauptquartiere und Führerbunker waren in ihrer Weise ein »Zauberberg« im Sinne Thomas Manns. Illusionen wucherten aus sich selbst heraus bei den eingesperrten »Kriegskranken«. Siege waren Balsam, brachten vielleicht Heilung, Niederlagen machten Fieber und brachten Todesgefahr, Hoffnungsträger war der »Führer«. Um ihn rankte sich alles. Er, der der ganzen Welt Widerpart bot, konnte vielleicht angeschlagen, aber sicherlich niemals krank und untauglich werden. Der »Chef« würde immer Rat wissen.

Morell, ein ebenfalls alternder, stark kränkelnder und erschöpfter Mann, gehörte, auch wenn er eine Randexistenz führte, von 1940 bis zum Ende, länger als viele andere, zum Führerhauptquartier und engsten Kreis Hitlers. Er war in den Kokon eingesponnen.

Äußerungen und Gespräche

18./19.8.1941 – Montag 24^{00}–1^{00} Uhr. *Morell:* Gestern und heute besprochen: zu wenig Sauerstoff-Aufnahme und zu wenig Sonne, daher wenig Blutfarbstoff und Verringerung der roten Blutkörperchen.

Die Bunker feucht und ungesund, Idealtemperatur für Pilzwucherung. Meine Stiefel einmal nach 2-tägigem Stehen schimmelig, Kleider klamm im Schlafraum. Anfänglich stärkste Ausdünstung und Ausschwitzen der Wände.[9] Alles Rheuma bekommen und alle Ekken/Winkel (?) im Körper, wo einmal etwas los war, schmerzhaft. Ich selbst für 2 Tage links Ischias hauptsächlich Kniegelenk und Zahnschmerzen allgemeiner Natur. Erkältungen durch Luftzug der Exhaustoren. Nach 4 Tagen Bunker ich darauf hingewiesen. Alles widersprach, jetzt alles mit meinem Urteil einig. Brustbeklemmungen, Bleichsucht, Bunkerpsychose. Ich anfänglich öftere Autofahrten oder 5 Tage Zug vorgeschlagen mit vorübergehender Platzänderung mit größerer Höhenlage.

Führer: Damals erklärt, es ginge nicht wegen der Centralisation der Nachrichten etc.

Morell: Auch 8–14 Tage Berg vorgeschlagen. – Jetziger Vorschlag: wolle mit Hewel Autoausflüge mit Seefahrt arrangieren.

Führer: Morgen Besprechungen, da ginge es nicht. – Aber übermorgen: Besprechung mit *Hewel* und *Engel.*[10]

Führer: Gestern abend habe er einen halben Eßlöffel Brom-Nervazit genommen, habe einigermaßen gut geschlafen, wolle aber sich nicht an Schlafmittel gewöhnen – und wieder aufhören.

Morell: Ich redete zu für einen Eßlöffel abends.[11]

18. 8. 1941: *[Gespräch über Krankheit von Frau Dr. Renate Ley]*[12]

Morell: – ist nicht da, bei Hochrein / Leipzig – für 8–10 Tage in der Klinik zur eingehenden und vollständigen Durchuntersuchung. Gleiche Meinung mit mir: Darm. Habe dort noch Achylie (Fehlen von Salzsäure im Magensaft) festgestellt – nach meiner Ansicht alles von der Dysbakterie ausgehend; die Rückwirkung auf Leber, Gallenblase und Magen. – Hysterie – Dabei halte ich ihr die toxischen Einflüsse vom Darm her zugute. Aber sie muß endlich eine Darmkur machen, nicht nur vornehmen.

31. 12. 1941 Notiz *Morell*: »ernst« (F.)

vorgestern abend Frau Dr. Ley gestorben.[13]

22. 8. 1941 – Freitag (Rezept, Rückseite handschriftlich ohne Datum, aber auf 22. 8. festzulegen.)

[Erklärung des Elektrokardiogrammes – Hitlers Klage über zu kleines Eßrepertoire – Verkalkung u. Arteriosklerose.]

Morell: Auslegung des Elektrokardiogramms von Prof. *Weber*: vorangegangene Infektion oder Koronarsklerose.

Führer: Äußerung gestern abend: Eßrepertoire sei sehr klein.

Morell: In Wirklichkeit Ablehnung vieler vorgeschlagener Dinge und, da Vegetarier, Vorschläge *sehr* schwer, weil Kohlenhydrate Gasbildung verursachen. Habe Enzynorm zum Essen vorgeschlagen, seither abgelehnt.

Ich möchte vor der Ankunft Mussolinis noch einmal Blutegel ansetzen, damit der Kopf völlig frei ist.

Führer: Aber ich kann noch keine Zeit angeben; denn ich bin jetzt so sehr beschäftigt, möchte es natürlich auch.

Morell: Ich muß es im voraus wissen, weil ich nur frische Tiere ansetzen möchte.

23. 8. 1941 Samstag

Morell: 3 Blutegel angesetzt.

Führer: Kopf freier und leichter. Das Absaugen nicht unangenehm.

1942

17. 12. 1942: *[Morell: Erläuterungen über Blutunter- und Bluthochdruck, Koronarsklerose, Angina pectoris – Anfälle – wirksame Medikamente ggf. zur Verfügung.*

Hitler: Unterrichtung über Krankheitszustand erbeten, Bekräftigung seines Vertrauens zu Morells Behandlung. Morells selbstbewußte Begründung seiner Alleinbehandlung.]

Führer: will von mir gesagt bekommen, wenn es einmal sehr schlimm um ihn stände, da er dann noch sehr wichtige Entscheidungen treffen müsse bezüglich Deutschland. Er fürchte den Tod nicht;

denn der sei eine Erlösung für ihn. Er hätte ständig nur Aufregungen und keine Zeit für sich. Er lebe nur für sein Vaterland, für Deutschland. Gegen den Tod sei kein Kraut gewachsen, das wisse er. Aber bei gefahrdrohenden Zuständen müsse ich ihm dies mitteilen.

Morell: Ich erinnerte an den einen Tag im vorigen Dezember und daß ich niemanden zugezogen hätte, weil ich mir gesagt hätte: etwas Besseres kann doch niemand machen und unter Umständen wird dann etwas verkorkst. Ich wolle lieber die Verantwortung voll und ganz alleine tragen, wenn es auch schwer gewesen wäre. Auch an den Gehirnzustand in W. (Winniza) erinnerte ich und daß ich, wenn nicht in einem Tage Besserung eingetreten wäre, zu intensiven Maßnahmen hätte schreiten müssen.[14]

Führer: Er hätte voll und ganz Vertrauen auf mich, und ich solle ihn in solchen Fällen auch nur ruhig alleine behandeln.

Morell: Bei der Erklärung, stets über seinen Zustand von mir orientiert zu werden, wies ich auf die bestehende Koronarsklerose hin, weshalb ich auch schon lange immer Jod gäbe. Durch das spätere EKG habe sich die Annahme als richtig erwiesen. – Bei manchen etwas schnellere Verkalkung mit 45 beginnend. Durch Verengung der Blutgefäße der Herzkranzarterien könnte es einmal zu Angina-pectoris-Zuständen kommen. Dafür auch stets Mittel bei mir und ihm – für den Fall, daß ich einmal nicht da sei – Nitroglycerin Tabletten und Esdesan cum Nitro dagelassen. Durch Traubenzukker-Injektionen sorgte ich für Starkerhaltung des Herzens.

3. 7. 1943

[Sonderaufzeichnung Morells über ein ausführliches, sich auch über das Abendessen ausdehnendes Gespräch mit Hitler.

Diät, Diätküche, Auseinandersetzung mit Professor Werner Zabel, Herz- Kreislaufbehandlung, Therapie in Sanatorien – »Läusepulver« (Rußla-Puder) – Schwierigkeiten mit der Konkurrenz, Entflammungspulver.]

14^{00} Uhr nachmittags beim Führer. Während der medizinischen Behandlung Rücksprache über die Diäteneinrichtung.

Führer: Führer frug, wie es mit der Diätküche werden solle.

Morell: Wies meinerseits darauf hin, daß ich mit Prof. Hans Eppinger[15], Wien, die Vereinbarung getroffen habe (schriftlich!), daß bis zum Freiwerden der Leiterin der Diätabteilung (momentan noch bei Marschall Antonescu) die beste Gehilfin nach ihr herkommen soll und sich zu ständigem Abruf bereithalte. In acht bis zehn Tagen werde die Küche fertig sein.

Ich kam dann auf Dr. Werner Zabel (s. S. 59ff.) zu sprechen, der sich etwas eigenartig verhalte und früher anders (devoter) war. Schon neulich habe er vor der Diätabgabe unbedingt selbst untersuchen wollen, obwohl ich genauestens angab, was fehlte. Dabei machte er sich über die in meinem Auftrag ausgeführten Untersuchungsangaben genaueste Notizen, was nun eigentlich, soweit sie das Magen-Darmleiden nicht betrafen, unangenehm war, da ich alles immer unter strengster Geheimhaltung vornehmen lasse mit Angabe anderer Namen etc. Ich hatte deshalb auch keine Angaben über den Herz- bzw. Zirkulationsbefund gemacht.

Führer: Der Führer gab mir hierin sehr recht, und daß dies Zabel nichts angehe; *ich* sein sein Arzt.

Morell: Ich wies noch darauf hin, daß mir Dr. Zabel mitgeteilt habe, ihm sei vom Berg aus berichtet worden, daß ich Salat in besonderer Herrichtung gäbe. Ich sagte dem Führer, daß ich froh sei, immer Neues zufügen zu können, aber nichts wegnehmen wolle.

Führer: Führer erwähnte, wie gerne er Erbsen- und Bohnensuppe und dergleichen äße; aber wegen Befürchtung der Blähungen es nicht nehme.

Morell: Ich beruhigte ihn mit der Hoffnung, wieder soweit zu kommen, daß man alles geben könne. Auch erwähnte ich, daß nach einer telefonischen Anfrage Dr. Zabels über sein Befinden ich dies als gut bezeichnet hätte und mir Dr. Zabel eine eingehende Bestätigung des Telefongesprächs zugesandt habe mit nochmaligem Zurückkommen auf das Blattgemüse. Im Verlaufe der Unterhaltung sagte ich noch zum Führer, daß ich – wenn jemand zuzuziehen sei – dies bestimmt tun würde, ich müßte nur noch erwähnen, was ich sonst nicht gerne täte.

Führer: (hier fiel der Führer ein, dies sollte ich nach der Injektion erzählen, und er erinnerte mich dann daran).

Morell: Ich erzählte dann, daß Benno von *Arent* im vollen Recht sei zu schimpfen, da eine falsche Diagnose gestellt worden sei.

Wenn Dr. Zabel ihm Traubenzuckerinjektionen gemacht hätte, so würde er einen ebenso begeisterten Anhänger und Propagandisten in ihm haben. Auch eine Dysbakterie hätte ich außer der Herz-Kreislaufschädigung bei ihm festgestellt. Nachdem er von Zabel weg gewesen wäre, hätte ich ihn in eineinhalb bis zwei Monaten geheilt. Dr. Zabel sei von früher Augenarzt und hätte anscheinend in Herz-Kreislaufangelegenheiten wenig Ahnung und deshalb könne ich nicht dulden, daß er in der Behandlung (des Führers) mitrede.

Als ich meine Sachen verpackt hatte und durchs Zimmer ging, in dem der Führer ganz allein saß und aß, lud er mich zum Essen ein.

Morell: Ich erzählte, daß ich mit Frühstück ausgesetzt habe, um etwas schmäler zu werden; 20 Pfund müßten noch runter.

Führer: Der Führer war sehr besorgt um mich, ich solle keine forcierten Kuren machen, damit ich mich nicht schädige.

Morell: Erklärte, daß ich dies nur nach und nach vornähme, nicht wie in der Berliner Klinik mit *Hewel* mit Hilfe von Quecksilber-Injektionen (Salyrgan), die bis zum gewissen Grad gefährlich seien. Mit Hewel hätte man zwei Tage in Berlin sehr in Angst geschwebt. Im Sanatorium sei dies am Schluß der Kur oft üblich, wenn durch andere Methoden der genügende Abnahmeeffekt erreicht worden sei; aber in drei bis vier Wochen sei dann der Gewichtsverlust von 6 bis 8 kg durch Durststillung wieder aufgeholt. Generalfeldmarschall Brauchitsch[16] habe nach der Kur auf dem Weißen Hirsch (in Dresden)[17] ihm dasselbe gesagt.

Ich kam dann auf Läusepulver zu sprechen. In zwei Monaten höre die Lieferung auf, da die Inspektion erklärt habe, die Depots seien gefüllt. Auf Frage, wieviel am Tage hergestellt werde, gab ich 1000000 Kleinpackungen = 250000 Kurpackungen an,

Führer: worüber der Führer sehr staunte, wie dies möglich sei.

Morell: Durch die etwa 600 bis 700 Mädel, die die Abdosierung machten, da durch die Sackung (?) des Pulvers Maschinen schlecht zu gebrauchen seien. Vier Maschinen seien da, erfordern aber drei bis vier Mann Wartung und seien oft defekt. Dabei leisteten sieben Mädel das gleiche. Schreiber[19] hätte von Anfang an Imprägnierung haben wollen, und Dr. Bickert[20] Puder. Es sei dann Puder bestellt worden, das bei richtiger Anwendung 100%igen Erfolg habe. Nur der Geruch habe gestört. Deswegen und aus Bequemlichkeit sei es nicht immer und überall richtig zur Anwendung gekommen. Nun wolle die Inspektion Imprägnierungen machen lassen. Nachdem ich mit allem angefangen hätte, seien die Firmen hellhörig geworden, und die I.G. Farben hätten ein Präparat hergestellt nach Schweizer Patent, das nicht schlecht sei, aber nur für etwa 400000 Mann. Eine andere Firma hätte sich an die Inspektion gewandt wegen Imprägnierung, mache diese aber auf derselben Grundlage wie ich (K-Xanthogenat). Ihr Patent liege nicht aus, weil im Kriege dies alles geheimgehalten werde. Ich wisse aber, daß die Firma dasselbe Mittel benützte. Ich würde daher von der Inspektion verlangen, daß die Hälfte von mir zu fabrizieren sei, worin ich vom Führer sehr recht gegeben bekam. Ich wies noch darauf hin, daß man in Deutschland nur Verfahren geschützt bekäme (Erfindungen), nicht aber Entdekkungen wie in verschiedenen anderen Ländern. Auch wir hätten schon vor längerer Zeit das Oxydationsprodukt hergestellt und dabei die Entflammung gefunden, die ich zum Patent angemeldet hätte, weil dies noch nirgends veröffentlicht sei. Der Inspektion hätten wir dies nicht als Imprägnierung angeboten wegen der Entflammung.

Nun habe die Firma Delizia Tabletten gepreßt, wodurch Entflammung angeblich nicht vor sich gehe und die Inspektion wolle diese daher nehmen. (Delizia, eine sächsische Firma, hatte die Substanz

Kalium-Xanthogenat erfunden und auch das Problem des Wäsche-Imprägnierens gelöst. Die Firma Boehringer hatte aber ein Läuse-Präparat mit einer viel wirksameren Substanz entwickelt. Im Jahre 1943/44 ist deswegen der Verkauf von Rusla stark zurückgegangen.) Da ich das Mittel aber zuerst herstellte, verlangte ich die Hälfte der Bestellung.

gez. Dr. M.

(Da der Führer noch etwas ruhen sollte, verabschiedete ich mich.)

3.10.1944

Hitlers Beschreibung seiner Beschwerden und Empfindungen seit 20.7.1944 (Attentat) bis zum 3.10.1944

Auf eine Äußerung Morells, er betrachte Hitlers derzeitigen Zustand noch »als kleineren Zusammenbruch« infolge des 20. Juli, steigert Hitler sich in eine Darstellung seiner Beschwerden hinein, die Morell aufzeichnet, der er aber skeptisch gegenübersteht.

»Wochen seit dem 20. Juli die schlimmsten seines Lebens. Ein Heldentum durchgemacht, wie es sich niemand, kein Deutscher, träumen läßt. Trotz größter Beschwerden, stundenlangem Schwindel und üblen Befinden (von dem allen er trotz Befragen nie etwas mitteilte) habe er sich aufrecht erhalten und mit eiserner Energie gegen all dies angekämpft. Häufig hätte die Gefahr des Zusammenbruchs bestanden, aber er habe durch seinen Willen stets den Zustand beherrscht.«

Morell: Diese Eröffnungen wurden nach meiner Äußerung gemacht, daß ich den jetzigen Zustand auch noch außer den körperlichen Erscheinungen als einen kleinen Zusammenbruch infolge des 20. Juli betrachte, trotzdem er erst recht spät gekommen sei. –

Die Nervenunruhe im linken Bein und teilweise auch in den Händen, nicht wie Brandt meint, eine Folge von Strychnin, sondern infolge des Gehirntraumas in Windungen rechterseits (?) (unleserlich)... seit dem diese Erscheinungen nach Aufregungen erhöht vorhanden sind.

4.10.1944 – 1^{30} Uhr morgens.

[Behandlungsempfehlungen Morells und dessen Verwahrung gegen Vorwürfe – Äußerungen Hitlers hierzu und Hinweis auf seine Beschwerden. Morells Verbot an Leibdiener Hitlers.]

Führer: Er habe viel gearbeitet und hätte daher eine gewisse Unruhe, die ihn nicht vor morgens schlafen lassen würde.

Morell: Sie müßten einmal monatelang aussetzen können.

Führer: Mein lieber Doktor, dann müßten Sie mit, damit Sie auch einmal Ruhe hätten. Fräulein Schroeder und die Dara[21] waren da und haben einen Angriff auf mich gemacht. Dabei hat die Schroederin in sehr geschickter Form agiert und alle Widersprüche vorweggenommen, so daß ich mich fügen mußte; aber ich sagte Ihnen ja schon zu, daß ich in den *großen* Räumen mit den *großen* Fenstern arbeiten wolle und nur in den Innenräumen schlafen[22].

Morell: Schlafmittel soll er heute nacht nicht nehmen, auch von einer Spritze würde ich Abstand nehmen. – Zuvor erwähnte ich noch, daß die Kollegen mir die vielen Spritzen zum Vorwurf machten; aber es sei besser, mit Umgehung des Magens die Medikamente in den Körper zu bringen, als diesen zu irritieren oder zu überlasten.

Führer: Bei Weggehen sagte er noch: »Doktorchen, ich freue mich ja so, wenn Sie morgen kommen.«

Durch das Arbeiten heute nachmittag und abend hätte er etwas Schwindel im Kopf, wie schon häufiger seit dem Attentat, nach welchem er sich wochenlang nur mit Auferbietung aller Energien aufrecht halte. Er merke doch, daß er doch wie fast alle übrigen mehr oder weniger dieselben Symptome habe. –

Morell: Beim Weggehen mit Arndt[23] gesprochen und strengstens untersagt, daß der F. irgendein Mittel erhält ohne meine Erlaubnis. – Frug nach Antigas-Pillen. Die gäbe es nicht mehr. – Der F. hätte 16 Stück pro Tag genommen, worauf er (Arndt) mich angerufen hätte vor etwa 14 Tagen und ich nur 2 erlaubt hätte.

5.10.1944 – 12^{00} Uhr mittags.

[Ablehnung einer Behandlung seitens Hitler – Bitte Morells um Ausstellung einer Bescheinigung in Sachen Ärztestreit.]

Führer: Schon die zweite Nacht ohne Schlafmittel. F. glaubt, daß ihm die leichte Gliedermassage mit Franzbranntwein nicht bekommen wäre, da er nicht schlief und nachts einmal gefroren und Hitzegefühl gehabt habe. Er fühle sich stärker als gestern.

Morell: Bei dem Besuch nachts, kurz nach 12^{00} Uhr ersuchte ich den Führer noch, wenn ich diese Bitte an ihn richten dürfe, mir eine kurze Niederschrift zu geben, daß ich niemals eine Anordnung gegeben habe, Antigas-Pillen in größerer Menge täglich einzunehmen und weiterhin, daß ich schon stets eine Magen-Darmröntgung und eine Mageninhaltsuntersuchung vorgeschlagen habe, daß die Einwilligung hierzu aber nicht gegeben wurde. –

Führer: Der F. sagte zu und wollte dies in Form eines Briefes an mich vornehmen.

Hierzu handschriftliche Notiz von Morell – ohne Datum – aber wohl aus diesen Tagen zur Vorbereitung seiner Bitte an Hitler:

Morell: »Kurze Niederschrift, daß ich keine Anordnung gegeben habe, Antigaspillen in größerer Menge tgl. zu nehmen und weiterhin, daß ich schon stets eine Magen-Darm-Röntgung sowie Mageninhalts-Untersuchung vorgeschlagen habe, die Einwilligung hierzu aber nicht gegeben wurde.«

[Ob Hitler den erbetenen Brief an Morell schickte, ist nicht bekannt, aber nicht anzunehmen.]

19.10.1944 – 13^{30} Uhr:

[– Hitlers Medikamenten-Unverträglichkeit.]

19^{00} Uhr. F. telefoniert, daß er Ultraseptyl nicht weiter nehmen könne, da er nach 3 Tabletten ähnliche Magenblähungen habe wie neulich, und er glaube, daß der kürzliche Zustand mit der Einnahme der großen Menge Ultraseptyl in Zusammenhang stände.

Morell: Ich erklärte, daß dies ausgeschlossen sei, aber wir wollten mit weiteren Ultraseptylgaben aufhören. Allerdings dauere die Erkrankung dann etwas länger. Ich hätte nur deshalb soviel geben wollen, weil ich gedacht hätte, daß er unter allen Umständen *umgehend* wieder heil sein wolle. Im übrigen bekäme ich morgen Neo-Pyocyanase und Tonissan, das durch Versäumen des Zuges nicht überbracht worden wäre.

23.10.1944 – Montag 13^{00} Uhr

[Disput über »Stimme«, »Bakterienherde« und »Behandlungsmöglichkeiten.«]

Führer: klagt darüber, daß trotz ungefähr 5-wöchiger Behandlung die Stimme noch nicht frei sei.

Morell: Ich habe diese Behandlung erst seit kurzem. Ich wies auf die Sulfonamidfestigkeit der Bakterien hin, die durch lang dauernde Ultraseptyleinnahme… (verursacht worden sei)[24].

Führer: möchte, daß durch ein anderes Sulfonamid (aber nur eines zum Injizieren) der Versuch gemacht wird, die Bakterien abzutöten. Nach seiner Ansicht müsse noch irgendwo ein Bakterienherd sein und zwar einer, der *nicht* in den Mandeln liege.

Morell: Ich schlug Tibatin vor und Antiphlogistin-Aufschläge. Letztere sollen – wenn unbedingt nötig – abends für einige Stunden gemacht werden. Über die Schwierigkeiten der Beschaffung ist der F. orientiert. – Schlaf in letzter Nacht nur 3 Std., daher ist die Stimmung schwach.

27.10.1944 – 13^{30} Uhr

[Fortsetzung des Disputs über die Stimme, über Bakterien, über verschiedene Sulfonamide. Morells Beurteilung des Gesundheitszustandes Hitlers.]

Führer: in schlechter Laune; Stimme sei nicht gut, *so* könne er nicht vorm Deutschen Volk ins Mikrophon sprechen. Ich könne es ja hören, wie schlecht die Stimme sei.

Morell: (Die Stimme ist wohl etwas rauh, aber nicht sonderlich stark.)

Ich wies auf etwaigen kleinen Reiz durch die neue Naseneinspritzlösung hin, die man bei chronischem Kehlkopfkatarrh nach *Franck* (Moderne Therapie) anzuwenden pflege. Da in dieser Campher und Menthol wären, so wären vorübergehende Reize möglich, die aber durch Hyperaemie der Schleimhäute eine günstige Auswirkung hätten, weil dann mehr Abwehrstoffe hinkämen.

Führer: Was hilft mir die Durchblutung, wenn die Bakterien nicht abgetötet werden. Auf die kommt es doch an.

Morell: Entgegnete: »Es müssen nicht Bakterien sein, die die Rauhigkeit veranlassen, sondern der mechanische Reiz, den die Stimmbänder ständig aushalten müssen.« (Morell untersucht Rachen und Mandeln und behandelt. Er ist mit dem Befund zufrieden.)

Führer: Der Patient fing wieder vom Abtöten der Bakterien an, und er sei nun schon seit dem 20. Juli in ärztlicher Behandlung und die Stimme sei schlechter wie zuvor.

Morell: Ich wies darauf hin, daß ich erst seit ganz kurzem die oberen Luftwege behandle (1½ Wochen) und genau nach den besten Vorschriften gehe und ja auch schon alles bis auf die Stimmirritierung abgeheilt sei. –

Führer: »Ja, aber dies ist ja das Wichtigste. Sie hätten damals, als Sie Ultraseptyl anwendeten, am besten auch einen kräftigen Stoß gemacht und nicht nur so vereinzelt Anwendungen.«

Morell: »Mein F., ich habe 2 Tage hintereinander Ultraseptyl-Injektionen gemacht!«

Führer: »Wahrscheinlich war dies zu wenig; Sie hätten sie weiter machen sollen.«

Morell: »Ab heute nachmittag oder morgen bekommen Sie einen neuen Sulfonamidstoß, und zwar mit Tibatin, weil dies am raschesten wieder ausgeschieden wird, nämlich in 24 Stunden. Gleichzeitig möchte ich eine Paraffineinlage in die Nasenlöcher machen, wodurch die Stimme geschmeidiger wird.«

Führer: »Das hilft ja nicht. Die Bakterien müssen abgetötet werden. Das ist genauso wie bei den seitherigen Einspritzungen in die Nase, wodurch auch keine Heilung gebracht wurde.«

Morell: »Mein Führer, sowohl Campher als Menthol tun auf wunder Schleimhaut weh und reizen, aber sie desinfizieren auch. Der Reiz wird aber durch Paraffin herabgemildert, und die Schleimhaut entspannt sich und heilt aus. Kann ich mit der Behandlung heute nachmittag beginnen?«

Führer: »Nein, morgen. Im übrigen bin ich gestern spazieren gewesen, aber eine Besserung ist dadurch nicht eigetreten.« –

Morell: (Vollständig objektiv beurteilt ist momentan der gesundheitliche Zustand recht gut bis auf die ganz gering belegte Stimme.)

Da tagsüber und abends (bis ungefähr 3^{00} Uhr nachts) ständig viel von dem Patienten ausgelegt und gesprochen wird, der Patient sich stets im Bunkerraum ohne Tageslicht aufhält und täglich höchstens

10–15 Minuten in freie Außenluft mit natürlichem Licht kommt, im Bunkerraum durch den Exhauster kalte Luftströmung vorhanden ist, weder Halsumschläge gemacht, noch Inhalationen angewandt werden, so ist der langsame Heileffekt nicht verwunderlich.

Auf größere Vitaminzufuhr wegen Erhöhung der Widerstandsfähigkeit hinweisend, sollte der Patient 3 x tgl. je 2 Vitamultin-Täfelchen nehmen.

Führer: Er befürchtet Stuhlverstopfung wegen des Kakaozusatzes, bisher habe er 2 Stck. pro Tag genommen.

Morell: ich vereinbarte versuchsweise 2 x 2 Stück.

28.10.1944 14^{00} Uhr

[Stimme – Wasserbakterien – Harnwegs-Infektionen und Mißbildungen.]

Morell: Stimme besser.

Führer: nach Angaben des Patienten besser, aber noch nicht wesentlich besser.

Morell: Unterhaltung über das hiesige Wasser im Führerhauptquartier: es sei »hart« und voller zwar nichtpathogener, aber doch stoffwechselstörender Bakterien. Hitlers Urin sei sicher wieder bakterienhaltig.[25] Gefahr einer Cysto-Pyelitis (Blasen-Nierenbeckenentzündung) durch Besiedlung mit Coli-Bakterien. Deren Hauptsitz sei die Prostata. »Letztere müßte demnächst von mir mit durchuntersucht werden.[26]

(Von hier aus kam man auf Blasen- und Niereninfektionen, Mißbildungen im Bereich der Wirbelsäule (Spina bifida) und der männlichen Harnröhre (Hypospadie) zu sprechen.)

29.10.1944 – Sonntag 11^{30} Uhr

[Fortsetzung Disput Stimme, Bakterien – Rechtfertigung Morells bezüglich seiner Behandlung.]

Führer: Bei Vorschlag, einige Tage fast nicht zu sprechen, wird dies als unmöglich erklärt und der Vorschlag zurückgewiesen.

Morell: Als ich nochmals vorschlug, die gereizten Schleimhäute des Kehlkopfes zu besänftigen durch Herabfließenlassen von Hühnereiweiß oder Paraffin.

Führer: wird dies sehr heftig zurückgewiesen mit der Begründung, daß nicht gereizte Schleimhäute, sondern Bakterien die Ursache wären. Anschließend wurde geäußert, daß die Erkrankung nun schon Monate dauere und trotz Ärzte-Spezialisten nicht abheile.

Morell: Ich wies darauf hin, daß ich diese Behandlung nicht geleitet habe, sondern von den Spezialärzten in Ausführung gekommen sei; erst in der allerletzten Zeit hätte ich die oberen Luftwege behandelt und doch die Tonsillen zur Abheilung gebracht. Da ich nicht gut sähe, hätte ich die Überprüfung des Kehlkopfes Prof. v. Eicken überlassen müssen, wie auch die Beurteilung und eventuelle Spülung der

Nebenhöhle ihm überlassen waren. Ob ich diesen morgen kommen lassen könne?

Führer: Ich soll noch 1–2 Tage warten, um den Effekt der Tibatin-Injektion abzuwarten. Er sei kein kleines Kind mehr, und in früherer Zeit hätte er genug Katarrhe gehabt und wisse, daß nur Bakterien in Frage kämen. In den letzten Jahren seien solche immer nach ein paar Ultraseptyl-Tabl. im Keime erstickt worden oder gar nicht erst gekommen. Und jetzt dauere die Erkrankung schon monatelang ohne Abheilung.

Morell: Abgelehnt wurden bisher:

Halswickel und -umschläge, Gesichtsdampfbad, wollener Schal nachts, Milch mit Bienenhonig, Paraffineinlagen in die Nase; warmes Zimmer ohne Zugluft etc.

30. 10. 1944 – Montag morgens 6^{00} Uhr

[Lob des »Eupaverin« – Zurückkommen auf Ärztestreit – Vorschlag Morells zur Arbeitsentlastung – Fürsorge Hitlers für Morell.]

Morell: bei starken spastischen Schmerzen Injektion von Eukodal-Eupaverin. – Euphorie.

Da ich bei der Injektion einmal absetzen mußte, trat dann noch während des Injizierens die Entspannung ein, und der Schmerz war weg.

Führer: Der F. war sehr glücklich darüber und preßte mir dankbar die Hand und sagte: »Was ist es doch für ein Glück, daß wir das Eupaverin haben.«[27]

Morell: »Mein Führer, diesmal ist aber keine Einnahme von Antigaspillen vorangegangen, und Brandt hatte bei mir behauptet, die ganzen Schmerzen der letzten Jahre seien nur durch die Anti-Gas-Pillen gekommen« erwähnte ich.

F.: Diese Dummköpfe und Idioten, die hätten sich besser darum bekümmert, wie sie meine Beschwerden mit dem Kehlkopf weg brachten, – mitsamt diesem »Spezialisten« Giesing. Mein lieber Doktor, Sie glauben nicht, wie ich mich damals geärgert habe!«

M.: Ich machte dem F. dann noch Vorhaltungen, daß er so schwerwiegende Sachen zur Bearbeitung noch *nachts* vornähme; dadurch bringe er sich doch absolut um den Schlaf. –

F.: Aber es hätte sein *müssen*, und er müsse auch der großen schweren Belastung ledig werden, entgegnete er. – Bei meinem Weggehen bedankte er sich noch vielmals und entschuldigte sich, daß er mir den Schlaf weggenommen habe.

M.: Ich beruhigte ihn und sagte ihm, daß ich stets nur von 2–6 Uhr morgens schlafe und stets pünktlich um 6.00 Uhr wach würde. Eventuell könnte ich später manchmal noch 2 Stunden schlafen.

30.10.1944 – 14.00 Uhr mittags

Hitlers Erklärung über die Entstehung seines Zitterns – Äußerung über die Generalität – Dank für Hilfe.

M.: F. ganz ohne Schmerzen, aber nicht geschlafen, sondern weiter gearbeitet.

F.: Teilte mit, daß er nach dem Schmerzanfall viel stärkeres Zittern in Bein und Händen gehabt habe wie früher. Schon gestern habe er eine *ganz große Aufregung* gehabt und in der Nacht noch eine *erregende Arbeit*. Es sei daher kein Wunder, daß es zu den Krampfschmerzen kam. Er klagte über die Untreue eines Generals und die geringen Leistungen so vieler Generalstäbler; der Wahlspruch »mehr sein als scheinen«, sei durch Einbildung geboren. Wer was könne, der könne sich auch ruhig was drauf einbilden.

M.: Auf meine Äußerung, daß erst nach dem Weltkrieg die schlechten Eigenschaften des Generalstabes sich so herausstellen,

F.: meinte er, daß auch schon in diesem die Isolierung dieser Clique bestanden hätte etc.

M.: F. ließ sich nochmals aus dem Adjutantenzimmer zurückrufen und sagte:

F.: daß er durch das schnelle Eingreifen gestern morgen eine Sofortherstellung hatte, daß keine Spasmen mehr gefolgt wären, und er reichlich Stuhl gehabt hätte. Wenn wieder einmal solcher Zustand käme, möchte er doch wieder sofort rufen, auch wenn es in der Nacht wäre. Nur befürchte er, daß er mir dadurch den Schlaf wegnähme.

M.: Ich versicherte ihm nochmals wie neulich, daß ich immer erst um 2.00 Uhr einschlafe und um ½6 oder 6.00 Uhr munter würde und ich zudem doch nur wegen ihm da sei und stets 20 Minuten nach der Benachrichtigung erscheinen könne. Die größte Befriedigung würde er mir geben, ihm helfen zu können.

1.10.1944 – 14.30 Uhr

Weiterführung der Dispute über »Bakterien« und »Stimme«.

F.: mit einem Schlafmittel gut bis ½2 Uhr (d.i. 13.30!) geschlafen. Beim intravenösen Einstich glaubte der F., ich reibe die Stelle nicht genügend lang mit Alkohol ein (ich täte dies immer zu kurz) und deshalb bekäme er in der letzten Zeit an der Einstichstelle oft ein kleines rotes Pustelchen.

M.: Blut durch das monatelange Bunkersitzen ohne Tageslicht und Luft sauerstoffarm und venös, wie sich beim Abstauen des Armes zeigt und hierdurch nicht genügend gerinnungsfähig und die Einstichstelle rot bleibend.

F.: führt dies trotzdem auf Bakterien zurück und meint, vielleicht bekäme er überhaupt durch die Injektionen Bakterien in den Körper.

F. M.: Als ich die Mandeln und den Rachen kontrollieren und die

Tonsillen abtupfen wollte, mochte er nicht, da dies ja zwecklos sei; denn die rauhe Stimme (im übrigen kaum zu merken) ginge dadurch doch nicht weg. Infolgedessen unterließ ich dies. Der F. konstatierte dann: »Sie haben ja auch eine rauhe Stimme!«

M.: »Ja, seit gestern, da ich nachts oft für einige Minuten das Fenster im zu heißen Schlafzimmer öffne.«

F.: »Nein, Sie haben die rauhe Stimme schon tagelang.«

M.: (Meine Stimme ist heute tatsächlich rauh, da ich gestern abend die Abschiedsfeier für Oberstleutnant v. Armsberg mitmachte und im verqualmten Zimmer saß und viel gegessen und getrunken habe und infolgedessen nachts spie – etwas Galle und Magensäure in den Kehlkopf gekommen.) »Es kommt durch den kalten Luftzug, wenn ich verschwitzt bin.«

F.: »Nein, es kommt durch Bakterien.«

M.: Ich machte nun den Vorschlag, heute röntgen zu lassen und für morgen v. Eicken zu bestellen. Einwilligung wurde zurückgestellt....

Ich ging dann.

3.11.1944 – Freitag 13.00 Uhr

Über das »Zittern« und die Möglichkeiten einer Behandlung.

F.: Schlaf gut, allerdings mit Schlafmittel. (Aussehen gut. Stimme nur gering belegt.)

F. klagt sehr über das Zittern des linken Beines und der Hände. (Morell: Letztere zeigen ausgestreckt mit gespreizten Fingern jedoch keinen Tremor.) Mit dem 20. VII. war alles Zittern plötzlich vorbei, jetzt aber ganz allmählich wiedergekommen und nun *sehr* stark.

M.: Ich führte dies auf die ständig großen Belastungen und Aufregungen und großen Ärger zurück. –

F.: Was man dagegen tun könne?

M.: Ruhe, Fernhalten von Erregungen, alles Sachen, die unmöglich seien. Eventuell könne man elektrische Ströme und Wasseranwendungen versuchen (Vierzellenbad, reine Hochfrequenz etc. Bromvaloron-Bäder.)

F.: Ob man keine Medikamente oder Spritzen dagegen geben könne?

M.: Vitamin B1 und Nikotinsäureamid, sowie beruhigende Medikamente, die aber im Übermaß angewendet, alles bremsten.

F.: Er nähme schon Brom-Nervazit, wenn es schlimm wäre. –

M.: Sehr angebracht wären hier auch Massagen![28]

Undatierte handschriftliche Aufzeichnungen Morells, sehr wahrscheinlich von Oktober/Anfang November 1944, als sich Koliken häuften. Zu den Ursachen der spastischen Koliken.

M.: Im allgemeinen ist zu sagen, daß große Aufregungen und Belastungen sowie sehr großer Ärger umgehend Meteorismus und sehr starken Gasbauch auslösen; dann in letzter Zeit zumeist Druckschmerz in Gallenblasengegend, Leberzipfel und tief unter dem linken Rippenbogen bis zur Flexura lienalis hinziehend. Nach dem Spasmus alles wieder weich werdend. – Durch große Aufregungen mit dem 20. Juli und dem fortgesetzten Ärger sind häufig Anfälle ausgelöst worden.[29]

7. 11. 1944 mittags

Mißempfindungen – weiter Vorschläge zur Änderung der Lebensweise. Morells Lob des »Homoseran's.«

F.: Meint, daß er auch in der rechten Eustachischen Röhre (Verbindungsgang von Rachen zum Mittelohr) eine Infektion gehabt habe; das rechte Nasenloch sei übrigens auch verstopft.

M.: (Stimme noch kaum merklich rauh)

F.: Die Gurgelungen mit Neo-Pyocyanase hätten recht gut eingewirkt. Ich soll es stets vorrätig halten. Von vorgestern auf gestern wäre er erst morgens eingeschlafen, hätte dumpfen Kopfdruck gehabt, quer über den Kopf, beklommenes Gefühl, Arbeitsunlust etc. Übrigens hätte Himmler gestern auch ähnliche Beschwerden gehabt.

M.: Ich könnte dies auch von mir bestätigen und zwar alles in gleicher Weise. Es kam von einer Art Fönstimmung, klimatische Auswirkungen.

F.: Der F. zeigte mir im Stehen, wie stark seine Bauchpartie abgenommen habe. Unter den Rippen war direkt eine tiefe Grube; da der F. sehr drauf hält, schlank zu bleiben, freute er sich über diese Abnahme!

M.: Ich erinnerte nochmals an ein 8–10tägiges Weggehen. –

F.: Er müsse zuvor erst noch einige große Entschlüsse fassen und Entscheidungen treffen, entgegnete er. –

M.: »Prof. Blaschke erwartet Sie zur Zahnbehandlung; er ist schon seit vorgestern hier. Er hat übrigens neulich auch *Homoseran* von mir bekommen und seiner Frau ordnete ich es auch an, und beide hatten einen sehr großen, günstigen Effekt.«

8. 11. 1944

Erinnerung an Ärztestreit; nochmals Antigas-Pillen – Bedeutung für ihm. – Hitlers Dank an Morell. Morells Selbsteinschätzung und seine Vorschläge zur Änderung der Lebensweise – Situation im Bunker des Führerhauptquartiers. – Durchuntersuchung von Hitler demnächst in Berlin. – Prof. Heinrich Hoffmann.

0.30 Uhr nachts: heftige Kolik; Morell hat Eukodal-Eupaverin i.v. (intravenös) injiziert. Euphorie Hitlers.

F.: Der F. bedankt sich vielmals für diese sofortige Hilfe.

M.: (Nach nochmaligem Brechversuch... trat völlige Entspannung ein.)

F.: und der F. war nun vollauf glücklich und erzählte mir, wie sehr er sich neulich geärgert habe bei den Intrigen gegen mich, das glaube ich gar nicht. »Daß diese Blödels sich dabei gar nicht überlegt haben, was sie dadurch *mir* angetan hätten! Ich hätte dann doch plötzlich ohne Arzt dagestanden, und dann mußten diese Menchen doch wissen, daß sie in den 8 Jahren, die Sie bei mir sind, mir schon mehrfach das Leben gerettet haben. Und wie ging es mir zuvor! Alle Ärzte, die herangeschleppt wurden, versagten. – *Ich* bin kein undankbarer Mensch, lieber Doktor. Wenn wir Beide glücklich durch den Krieg kommen, dann sollen Sie einmal sehen, wie groß ich Sie nach dem Kriege entlohnen werde!«

M.: Ich wies nochmals auf die Unschuldigkeit der Antigas-Pillen hin, worauf

F.: der F. sagte, »Die dummen Menschen suchten ja nur einen Grund.«

M.: »Mein Führer, wenn ein Normalarzt Sie seither zu behandeln gehabt hätte, dann wären Sie solange Ihrer Arbeit entzogen worden, daß das Reich darüber zugrunde gegangen wäre. Ich *mußte* stets Kurzbehandlungen mit Hochdosen machen und *mußte* bis an die Grenzen des Zulässigen gehen, obwohl ich von vielen Kollegen deshalb eventuell verurteilt würde, aber ich habe und kann die Verantwortung tragen; denn wenn Sie längere Zeit hätten aussetzen müssen in der jetzigen Zeit, wäre Deutschland in die Brüche gegangen.«

F.: »Mein lieber Doktor, ich bin froh und glücklich, daß ich Sie habe«, dabei nahm er meine Hand und preßte sie innig und schaute mich mit langem, dankbaren Blick an.

M.: »Mein F., eine Bitte habe ich noch, Sie müssen folgsamer sein, was medizinische Anordnungen betrifft; denn *ich* muß die ganze Verantwortung tragen und kann es wirklich nicht, wenn Sie nicht folgen. Sie hätten schon lange aus dem Bunker hier und einige Wochen weggemußt und müssen es auch noch jetzt. Das Tageslicht und die Außenluft sind so wichtig für Sie und auch eine Klimaveränderung.«

F.: »Ich werde morgen in den großen Bunker ziehen und im großen Raum nach außen arbeiten.«

M.: »Das ist wohl recht schön und gut für den Moment, macht aber nicht den Klimawechsel unentbehrlich. Ich bitte Sie daher innigst darum, wenigstens für 8–10 Tage, wenn es nicht länger sein kann, von hier wegzugehen.«

F.: »Ich will sehen, daß es sich in der kommenden Woche machen läßt. Im Moment habe ich noch eine Reihe schwerwiegender Entschlüsse zu fällen.«

M.: »Weiterhin, mein F., muß ich darum bitten, daß ich in Berlin durch Prof. Chaoul eine Röntgenaufnahme und Durchkontrolle des Magen-Darmtraktus und der Gallenblase machen lassen darf. Dabei kann man gleichzeitig auch eine Herz-Lungenaufnahme machen, damit die Unterlagen komplett sind. Ich habe Sie schon jahrelang um die Röntgung des Magen-Darmes gebeten und es kann mir von den Kollegen zum Vorwurf gemacht werden, daß ich dies unterlassen habe. Ich werde Chaoul nicht anrufen, damit keine Weiterbverbreitung möglich ist, sondern sofort nach Ankunft ein großes Röntgengerät beschaffen und im Bunker aufstellen lassen, damit ohne Aufsehen die Vornahmen dort gemacht werden können; hierfür möchte ich Sie um die Erlaubnis bitten.«

F.: »Ja, so wäre das am besten, nicht telefonieren, sondern erst in Berlin Rücksprache nehmen.«

(Sehr herzlich und sich auch vielmals bedankend und bedauernd, daß er mir einen Teil des Schlafes weggenommen habe, nahm er Abschied.)

8. 11. 1944 – 14.00 Uhr

F.: will für morgen Carl *von Eicken* nicht bestellt haben, denn eine Besserung käme dadurch auch nicht. Am meisten Erleichterung verschafft hatte ihm die von mir angeordnete Neo-Pyocyanase, die ich immer in größerer Menge vorrätig haben solle.

M.: (Im Bunkerraum zieht es ständig), ich bat deshalb schon gestern abend, daß der Führer ein wollenes Halstuch um den Hals nehmen solle, besonders weil er ständig leicht transpiriere,

F.: aber er erklärt, daß er dies nicht leiden könne.

M.: Ich legte noch von Heinrich Hoffmann zugesandtes Schreiben[30] und Fotokopien der Stuhlbefunde vor. Da das Krankenhaus und die Untersuchungsstellen und die Ärzte nicht klar hervorgingen und kein Arztbericht

F.: beilag, ließ der Führer Kriminalkommissar *Hoegl* (Reichssicherheitsdienst) rufen und beauftragte ihn zur Feststellung bezüglich Krankenhauseintritt Hoffmanns, Krankenhaus, behandelnder Ärzte, Befundsprüfungen, Behandlungen etc. Der Führer vermutet, daß Hoffmann gar nicht im Krankenhaus ist, und der Arzt, wohl Ernas Bruder, gar keine Behandlung macht, weil die Zuschrift fehle.[31]

Morell an Chefarzt Reserve-Lazarett Wien: 10. 11. 1944
Im Auftrage des Führers frage ich bei Ihnen an, wann Herr Professor Heinrich Hoffmann aus München bei Ihnen aufgenommen wurde und welche Maßnahmen Sie bei ihm getroffen haben.[32]

9. 11. 1944 – Donnerstag

Bezug des neuen Bunkers – Vorahnungen Hitlers – Über Medikamente – Morells Wiederholung des Vorschlags zu Röntgen usw.

5.30 morgens: (heftige Kolik; nach Injektion Euphorie Hitlers.)

F.: hat geblähten Leib und Schmerz... Ursache: die Entscheidung über sich später sehr stark auswirkende Maßnahmen, die z. Zt. (seit mehreren Tagen) eine Riesenbelastung herbeiführen, die erst in mehreren Wochen abebbt.

M.: Eukodal-Eupaverin i.v. (intravenös), wie immer sofortiges Aufhören von Schmerz und Krampf.

F.: erzählt, daß er beim Weggang vom Berge vor dem 20. VII. eine Vorahnung gehabt habe, daß er in Kürze in größte Schwierigkeiten käme. Er habe dies auch beim Abschied E. (Eva Braun) mitgeteilt und noch jemand und auch dahingehende Dispisitionen getroffen.

F. u. M.: Ich soll Sympatol zu ihm senden, da ihm dies von Herzmitteln am besten bekäme. Neo-Pyocyanase bilde beim Schütteln der 2. Flasche Schaum und hätte auch nicht die starke Wirksamkeit (vielleicht wegen Aufbewahrung im kalten Raum). *Schaub* bekam sofort den Auftrag, mir umgehend einen Eisschrank zu besorgen, und ich solle genügend Mengen vorrätig halten. Für eine Röntgenung von Magen-Darm-Gallenblase und Lunge-Herz bei einem eventuellen Berliner Aufenthalt gibt der F. endlich halb und halb seine Einwilligung. Für eine gleichzeitig zu machende Mageninhaltsuntersuchung ist er weniger zu haben. –

11.11.1944 – Samstag 15.30 – 17.00 Uhr

Morell: Mitteilung des Todes seines Bruders – Hitlers Reaktion.

(Morell: Tee soll vergangene Nacht bis ½5.00 Uhr gedauert haben).

F.: sehr gut und lang geschlafen (bis 15.15 Uhr nachmittags) mit 1 Phanodorm-Tablette. – Sehr gutes Aussehen und Wohlbefinden. Zittern sei weg (wahrscheinlich durch das Homoseran, während Vitamultin forte der jetzigen Herstellung nicht mehr so wirksam sei wie das frühere).

F.: Nach Mitteilung des Todes meines Bruders war der F. sehr bekümmert wegen meiner Reise, da der Westen sehr gefährdet sei... Ich solle sofort Dr. Weber kommen lassen wegen der Injektionen.

M.: Bei Dr. Stumpfegger, den ich vorschlug, meinte er, daß dieser vielleicht nicht so gut injiziere, was ich aber, da er Chirurg ist, bezweifelte.

Hitlers Erregung über M's. Abwesenheit:

M.: 16.11. – Dienstag. Ich mittags zurück. Wie ich hörte, war man allgemein ungehalten darüber, daß ich gefahren wäre, bes. die militärischen Herren. – Von F. hatte ich die Erlaubnis, und da ich annahm, daß kein Anfall auftreten würde, trat ich die Reise an, zudem weder meine Schwester noch meine Frau zur Beerdigung gehen konnten; der hinterbliebene 14jährige Junge ohne Mutter dann allein am Sarge gestanden hätte. ½ *4.00 Uhr* beim Führer. Pat. unfreundlich, keine Fragen. Als ich Berlin-Reise und dortige Röntgung vorschlug, wurde der F. *sehr* heftig (wie er in den vergangenen 8 Jahren noch nie zu mir war). – Patient machte eingefallenen Eindruck, war sehr blaß; Stimme belegt. Mit Vorschlag: Besuch v. Eicken einverstanden.

Hitlers Erregung war offensichtlich nicht nachhaltig:

F.: 17.11. 15.30 Uhr nachm.: Mit *v. Eicken* zum F. – F. sich mit *v. Eicken* lange unterhalten, auch über die Intrigen gegen mich (*Brandt* und *v. Hasselbach*).

1.12.1944 – 13.00 Uhr

Hitlers Wunsch nach bestimmtem Medikament – Angaben über Zeiten besonders heftiger Koliken.

F.: Wünscht Homoseran-Injektionen zu bekommen, da das Zittern dadurch weggegangen sei.

M.: Ich mache immer je 5 Injektionen (5 ccm) in Abständen. –

F.: Ganz große Spasmen nach Gemütserregungen:

1924 Prozeß (Leben)

1929 Wechselfälligkeit (Völkischer Beobachter Eher-Vlg.)

1935/1936 Militärische Unzuverlässigkeit – hinzugekommen Dysbakterie, wohl durch die Spasmen entstanden

1943 nach Zusammenkunft mit Duce und schon in Ahnung bzw. im Wissen des bevorstehenden Attentats

1944 nach Attentat.

6.12.1944 – 12.30 Uhr

Hitlers Befinden – Hitlers Erklärung der Ursachen seiner verschiedenen Beschwerden.

F.: Wegen des l. Auges solle ich Prof. Löhlein kommen lassen. Chaoul sei z. Z. gar nicht so nötig.

M.: Hierin widerspreche ich.

F.: F. behauptet vollständig ohne Beschwerden zu sein, guten Appetit zu haben und eine solche Untersuchung somit überflüssig wäre....

F. erklärt, seine Erkrankung sei der 11 Jahre lange Ärger über die Generäle des 20. Juli...

Vor dem Duce-Besuch in Veltre um den 20.6.1943 war eine große Attaque in der Wolfsschanze beginnend und tags darauf auch auf dem Berghof, dann wieder eine ganz große und allerheftigste nach Luftwaffenärger ungefähr am 28.9.1944 mit vorgehenden Stoßstörungen beginnend mit dem 20.7.1944.

8.12.1944 – Freitag 6.00 Uhr morgens

Hitler über Ursachen seiner Spasmen (Koliken) – Änderung der Lebensweise – Fürsorge für Morell.

(wegen schwerer Kolik Morell rufen lassen –)

F.: Gestern großen Ärger in der Lage (Luft?) – Momentan angeblich stärkste Belastungen seines ganzen Lebens. In allergrößten Nervenanspannungen durch bevorstehende Entscheidungen und die ständigen Terrorangriffe auf deutsche Städte. Es bedürfe daher nur geringster Ursachen, um krampfauslösend zu wirken. Er sei sich darüber klar, daß er am Darm nichts habe; denn er habe noch nie Blut im Stuhl gehabt oder erbrochen. Der Stuhl, einmal am Tage, sei normal gefärbt und weder dünn noch sehr hart.

M.: (Um 7 ¼ morgens ging ich wieder, nachdem ich mich von der Wirkung der Injektion überzeugt hatte.)

F.: Der Führer sagte noch, ich solle die Treppen (aus dem Bunker nach oben) sehr langsam gehen, damit ich keine Herzbeschwerden bekäme.

Zuvor sprachen wir noch über seinen wenigen Schlaf, da er zumeist bis 7.00 Uhr morgens arbeite.

M.: Ich hielt eine Änderung für dringendst notwendig.

F.: »Es ginge momentan nicht anders«

8.12.1944 – 18.30 Uhr

Hinzuziehung von Dr. Ludwig Stumpfegger – Diät

Kolik vom Morgen behoben.

M.: Ich sagte, daß Dr. Stumpfegger draußen warte und sich nach seinem Befinden erkundigen wolle. Ob er hereinkommen könne und ob er auch einmal den Leib abfühlen könne, wie weich dieser sei und wie gut alles aussehe.

F.: Der F. sagte, es genüge, wenn *ich* es konstatiere; er möchte nicht, daß noch jemand nachsehe.

M.: Ich entgegnete, es wäre mir ganz lieb gewesen, wenn noch ein Arzt den Befund bestätige.

F.: Zum Essen nähme er Haferschleimsuppe (die könne er heute 2 × essen, setzte ich hinzu) und die angenehme Wärmeapplikation mache er ständig (Heizkissen).

M.: Ich bat darum abends nochmal nachschauen zu dürfen.

F.: »Wenn ich Beschwerden habe, rufe ich schon« erklärte er, »aber sonst ist es unnötig.«

M.: »Darf Herr Dr. Stumpfegger einmal hereinkommen?«

F.: »Ja.«

M.: »Soll ich dabei bleiben?« –

F.: »Nein, ich möchte ihn einmal allein sprechen.«

M.: Ich verabschiedete mich dann.

9.12.1944 – 11.00 Uhr

Selbstuntersuchung Hitlers – Selbsteinschätzung Morells.

F.: F. hat im ganzen 11 Std. geschlafen (5 plus 6) und befindet sich sehr wohl und sieht sehr gut aus. Gibt mir an, der Leib sei völlig weich, was ich bei der Untersuchung bestätigt finde. An der Gallenblasengegend angelangt, soll ich tief eindrücken, da auch dort keine

Schwellung mehr sei und in der Tiefe nur geringe Irritierung; es stimmt!

M.: Ich sagte: »Da sollen einige Herren mal diesen Befund sehen, die da behaupten, Sie würden falsch behandelt, die Diagnosen stimmten nicht und die für solche Fälle schwarze Männer an die Wand malen.« –

10.12.1944 – 4.30, 11.30, 13.30, 17.00 Uhr nach heftigem Spasmus: Eukodal + Eupaverin i.v. (intravenös) Euphorie.

Erregung Hitlers über bevorstehende Entscheidungen – Kritik Hitlers an Dr. Erwin Giesing.

F.: hat wieder Spasmen. Aufregendste Tage des ganzen Lebens: *Es muß ein großer Sieg errungen werden.* –

M.: ½12.00 Uhr mttgs.: F. hat noch Spasmen und kein Schlaf gehabt, dabei sind große Besprechungen ständig notwendig. Abfahrt abhängig von ein paar wichtigen zu erwartenden Nachrichten, evtl. Verschiebung auf morgen[33]. – Große Injektion im Zuge nicht möglich wegen nötiger Frische beim Aussteigen, aber unbedingt nach seiner Auffassung noch eine große Injektion nötig. Eine Eupaverin i.m. (intramuskulär) gemacht.

½2.00 Uhr v. Eicken: rechte Mandel zeigt beim Spülen 3 Eiterpröpfe, sonst alles gut.

F.: Dr. Giesing hätte den Polypen sehen müssen. –

Morell und v. Eicken: v. Eicken etwas verlegen und eine Geschichte erzählt über einen Professor, der den Kaiser Wilhelm behandelt hätte und einen Polypen nur teilentfernte. Erst Professor Spieß-Frankfurt, der nur phonetische Nachbehandlung machen sollte, fand den restierenden Teil und entfernte ihn.

12.12.1944

Morell über Hitlers Zustand.

Montag 11.30 Uhr (Ankunft »Adlerhorst« 1.27 Uhr)

M.: zum Tee von 8–11.00 Uhr. F. hatte zuvor vielstündige Besprechung mit etwa 40–50 Generälen. F. soll sehr frisch und lebhaft gewesen sein, begeisternd und impulsiv. Nach 3stündiger Besprechung dann etwas müde. (Fegelein). Um 8.00 Uhr aber bei Teebeginn und den weiteren Verlauf sehr unterhaltend, lebhaft und ausgesprochen guter Stimmung. Bei der Verabschiedung nochmals Nachfrage nach dem Befinden. Gänzlich ohne Beschwerden.

1945

2.1.1945

Seelische Spannung Hitlers wegen Offensive – Das »Zittern« und seine Behandlung.

F.: 13.00 Uhr, fühlt sich wohl, abgerechnet die Spannung wegen der laufenden Offensive. Er fragt wegen der Beseitigung des Zitterns der l. Hand:

M.: hierzu Beruhigungsmittel möglich, die aber wegen der ständigen, intensiven Denkprozesse von größter Wichtigkeit, da kommend, nicht gegeben werden können. Elektrizität wohl etwas wirksam, aber nicht intensiv.

17.2.1945 – mittags

Hitlers Mitteilung über seinen Zustand und Verlangen nach Medikament, aber auch Ablehnung – Eindruck auf Morell.

F.: sagt, es gäbe keine Beschwerden irgend welcher Art, ausgenommen das Zittern, das, wie beim Tee beobachtet, in der l. Hand besonders stark war. Während der Unterhaltung, gab er dem Wunsch Ausdruck, ich solle einige (ev. 3) Strophantin-Injektionen geben, die früher einmal ein ganzes Jahr vorgehalten hätten. Auch auf das EKG, das ich schon vor einer Woche machen wollte, wurde hingewiesen.

M.: Seit 4–5 Tagen ist der Pat. äußerst nachdenklich, macht einen müden, unausgeschlafenen Eindruck – geringe Conjunctivitis besonders rechts, aber Behandlung abgelehnt.

F.: will versuchen, ohne Beruhigungsmittel auszukommen, selbst Luminaletten werden noch nicht genommen.

Fürsorge Hitlers für Morell.

4.3.1945 *Morell* lag wegen einer Thrombophlebitis am linken Unterschenkel zu Bett im Bunker, und verzeichnet: »Führer mich besucht und darauf hingewiesen, wie gut es gewesen sei, daß er mich gestern nicht habe mitfahren lassen bei der Frontfahrt nach Wriezen etc., was er aber wegen des Besuches angeordnet hatte.«

5.3.1945

Fürsorge Hitlers für Morell.

M.: F. mit Schaub bei mir. Ich sollte bei größeren Fahrten, besonders bei Frontfahrten nicht mitkommen; denn dabei könnte es nur zu schweren Verletzungen kommen durch Unfall oder Tiefflieger. Wenn mir was passiere, hätte er keinen Arzt mehr, oder ich falle für längere Zeit aus. Viel wichtiger sei ihm, unterwegs zu wissen, daß er mich stets zuhause für ihn bereit vorfinden würde.[34]

6.3.1945 – mittags

Ursache des Zitterns.

F.: Massage des l. Armes abgelehnt; wenn er nicht aufgeregt werde, sei auch das Zittern weg. Durch falsche Maßnahmen werde er so sehr geärgert und hintennach stelle es sich stets heraus, daß er recht gehabt habe.

31.3.1945 – Ostersamstag – mittags

Versuch Morells zur Erhebung einer Krankheitsvorgeschichte bei Hitler.

M.: Nochmalige Untersuchung des r. Auges vorgeschlagen, auch an das Röntgen erinnert. Nach irgendwelchen Beschwerden gefragt.

F.: Verneint.

M.: Besonders noch einmal nach Kopfschmerz oder -druck befragt.

F.: Nochmalige Verneinung.

M.: Bei mehrmals vorgehabter Aufzeichnung einer Krankengeschichte (wie schon in früheren Jahren) als Antwort erhalten: ich war nie krank. Es gibt darüber nichts aufzuzeichnen. – Ich erinnerte an die lk. Schlüsselbein-Oberarmverletzung vor Beginn der Festungshaft, was ich erst durch Zufall vor kurzem erfuhr. Hierbei war der l. Arm längere Zeit paralysiert. Durch anstrengendste Eigenübungen wieder voll gebrauchsfähig geworden.

F.: Es gäbe nichts darüber aufzunotieren, da dies unwichtig sei und er jetzt ja wieder volle Bewegungsfähigkeit habe.

Anhang

Dr. Morells non medical report on Hitler[35]

Im Jahr 1938 (1939?) begleitete Dr. Morell Hitler, als er das Grab seiner Eltern besuchte. Hitler verehrte seine Eltern; in jedem seiner Zimmer befanden sich Bilder von Vater und Mutter. Sein Vater war streng, gerecht. Er zog vom Waldviertel (Österreich) nach Braunau (Österreich) und erhielt eine Zollstelle und bezog eine Pension. Die Mutter war freundlich und sorgte gut für die Kinder. Zwei Schwestern kannte Dr. Morell; eine lebte in Dresden und war mit einem Professor an der Technischen Hochschule verheiratet, (bei Kriegsbeginn trat er als Ingenieur-Offizier ins Heer), die andere lebte verheiratet in Wien. Hitlers Dresdner Schwester war im Haushalt auf dem Obersalzberg tätig und wurde später von Frau Endres aus München abgelöst.

Hitler war als Kind unruhig, fröhlich, gescheit und von Natur aus bei Spielen der Anführer. Er besuchte die Volksschule und die Realschule in Linz ohne Abschluß; dann ging er nach Wien. – Hitlers Ideal war, ein Künstler zu werden, und weil Wien »die Kunststadt« war, machte er sich dorthin auf, um seinen Wunsch zu realisieren. In Wien war er gezwungen, seinen Lebensunterhalt zu verdienen und so wurde er mit sozialen und politischen Verhältnissen bekannt. Zeitweise arbeitete er als Maurer und während der Nachtstunden las und studierte er. Hitler erzählte, er habe während der Zeit in Wien hunderte von Büchern gelesen, meist geschichtlicher Art. Hitler war römisch-katholisch; er hatte Neigung zur Kirche und war einige Zeit Meßdiener. Als junger Mann und später war er nicht religiös und besuchte Kirchen lediglich, um sie von der künstlerischen Seite her zu studieren. In früher Jugend war er von den Büchern Karl Mays fasziniert, aber später traten wissenschaftliche und künstlerische Neigungen immer mehr in den Vordergrund. Hitler war auch musikalisch interessiert, besonders Wagner und Bruckner bevorzugte er. In philosophischer Hinsicht war er beschäftigt mit den Schriften von

Nietzsche, Kant, Hegel, Schleiermacher, Schopenhauer. Von Kants Philosophie war er sehr beeindruckt, jedoch Nietzsches Übermensch und die Auswahl und das Überlebensrecht des Besseren beeindruckte ihn stark. Hitlers Antisemitismus entstand in Wien und, als er Wagners Biographie studierte, in der der Antisemitismus hervortrat, war er davon überzeugt, daß jede Anstrengung zur Schaffung eines besseren Deutschland den Antisemitismus einbeziehen mußte. Auch beim Studium Wagners entwickelte sich sein Interesse für die germanische Mythologie, die Nibelungensage usw. Hitler war an österreichischer und deutscher Literatur interessiert, besonders Grillparzer, Ferdinand Raimund, Goethe, Schiller, Lessing, Klopstock usw. Am Malen und Zeichnen hatte Hitler großes Interesse. Er erwähnte oft Albrecht Dürer, Rubens, Lenbach, Defregger usw. Hitler selbst neigte nicht zu einer bestimmten Stilart beim Malen. In der Architektur fand er sein Ideal in der klassischen griechischen Kunst verwirklicht, deren Klarheit, Glattheit, und vorwiegend gerade Konturen Anwendung in der Architektur seiner Zeit und unter seiner Leitung fand. Andererseits machte die Gotik mit ihren mysthischen Tendenzen zur Unendlichkeit hin, wie sie sich in den Kirchtürmen ausdrückte, keinen Eindruck auf Hitler. – Ein großer Künstler der Renaissance, den Hitler verehrte, war Leonardo da Vinci, in dem er das Vorbild eines Übermenschen sah. Die neuen Stilarten des Futurismus, Kubismus lehnte er als Perversion und Degeneration der Kunst ab. Was den Jazz betraf, so betrachtete Hitler ihn als eine negroide Degeneration der Musik. Das Studium der Geschichte beschäftigte ihn sehr, besonders die mittlere und moderne Zeit und große Persönlichkeiten wie Napoleon, Bismarck, Hindenburg u. a. – Von ausländischen Schriftstellern waren ihm Maupassant, Victor Hugo, Voltaire, Madame de Staël, Racine, Rabelais, Emile Zola, Dostojewski, Tolstoi, Shakespeare, Milton, Sinclair Lewis, Upton Sinclair u. a. wohl bekannt. Der theoretische Untergrund von Hitlers wirtschaftlichen Vorstellungen war denen des Marxismus diametral entgegengesetzt. Er meinte, daß Kollektivierung, Enteignung den Individualismus unterdrücken würden und die geistige Substanz verringerten. – Deutschland als Kulturträger sollte nach Hitler im europäisch-asiatischen Raum eine beherrschende Rolle spielen; jeder Deutsche sollte ein Übermensch sein, bestimmt, die niederen Rassen zu beherrschen. Eugenische Theorien vom Standpunkt des Nationalsozialismus aus waren in Gang gesetzt, um den Übermenschen zu züchten. – Hitler war sehr beeindruckt von den geopolitischen Lehren Karl Haushofers, dessen Lehren gut in den Plan von Hitlers zukünftigem Deutschland paßten. – Die chaotisch-ökonomischen Verhältnisse überall in der Welt und besonders in Deutschland vor der Machtübernahme Hitlers waren das Ergebnis des internationalen jüdischen Kapitalismus, und die Beseitigung der Juden aus dem öffentlichen Leben war einer der ersten Schritte nach seiner Regierungsübernahme.

Maßnahmen zum Schutze Hitlers vor Gefährdung durch Medikamente und Nahrungsmittel

Schon vor 1933 wurden innerhalb der NSDAP umfassendste Sicherungsmaßnahmen für Hitler getroffen, die nach der Machtergreifung unter Beteiligung verschiedener Sicherheitsdienste außerordentlich verstärkt und in der Kriegszeit mit Hilfe von SS und Wehrmacht weiter ausgebaut wurden.

Die Sicherheitsvorkehrungen waren so perfekt und geheim gehalten, daß kaum ein Außenstehender je erfuhr, welch komplexes Sicherheitssystem entwickelt worden war. Erst Peter *Hoffmann*[1] schilderte es in eindrucksvoller Weise. Retrospektiv erscheinen demjenigen, der diese Jahre in einer Position mittlerer Verantwortlichkeit miterlebte, wie ich es in der Reichsgesundheitsführung, im Reichsministerium für Ernährung und Landwirtschaft, Wehrmacht und Waffen-SS tat, die Vorkehrungen unverständlich, ja geradezu anormal und um vieles tiefer gestaffelt, als es die damalige Sicherheitssituation Regierender wahrscheinlich erfordert hätte.

Dennoch hatte der um Hitler gezogene Sicherheitskordon unübersehbare Lücken, die offenbar auch Hoffmann entgangen sind. Wie neuere Dokumente belegen, gab es in einigen Bereichen kaum Schutzmaßnahmen. Man hatte sie zunächst schlicht vergessen und es für unmöglich gehalten, daß von ihnen aus Hitler gefährdet werden könne. Hierzu gehörten die Medikamente und Nahrungsmittel, von denen man aus einer gewissen Naivität heraus angenommen hatte, etwas der Gesundheit Dienendes könne nicht schädigend sein.

Erst 1943/44 begannen sich die Sicherheitsbehörden hiermit zu befassen.

Wir werden folgende Fragen zu erörtern haben:

1. die einer potentiellen Gefährdung Hitlers durch Nahrungsmittel und Speisen sowie dagegen eingeleiteten Vorsichtsmaßnahmen,
2. die einer potentiellen Gefährdung durch Medikamente und Maßnahmen zu deren Verhütung,
3. die, ob *Morell selbst* als »Chef« eines Pharmaimperiums, selbst einen Risikofaktor für Hitler darstellte,

4. oder ob er einen solchen wegen seiner unklaren Dienststellung als »Leibarzt« abgab.
5. Schließlich stellt sich die Frage, ob die unzulängliche ärztlich-technische Ausstattung Morells Hitler gefährdete.

Potentielle Gefährdung durch Nahrungsmittel und Speisen
Über die Möglichkeiten einer Gefährdung Hitlers bei der Beschaffung der Nahrungsmittel wurde bereits an anderer Stelle gesprochen und auf einige irrtümliche Angaben aus Offizierskreisen hingewiesen. Hier sei jedoch nochmals erwähnt, daß der Leibarzt Dr. *Morell* bei Hitlers Mahlzeiten keine »Vorkosterfunktion« innehatte, wie mir Herr H. *Hoffmann*[2] für die Jahre 1941/42 und Herr Dr. *Makkus*[3] für die Jahre 1943 bis 1945 bestätigten. Nach der Methode »Dschingiskan« wurde die Ungefährlichkeit der Hitlerschen Speisen *nicht* eruiert. Immerhin muß zugegeben werden, daß mindestens die Herkunftskontrolle der für den »Führertisch« angelieferten Lebensmittel recht lasch erfolgte. Erst nach einer Warnung der Diätassistentin Marlene v. *Exner* im Sommer 1943 beobachtete man die Gemüse- und Obstanlieferung aus der Umgebung des F.H.Q. »Wolfsschanze« genauer, wie bereits mitgeteilt. (s. S. 62)

Im engsten Kreise der Sperrzone I gab es keine Gefährdung Hitlers durch irgendeinen der dort Beschäftigten und wenn P. *Hoffmann* sich, dies bestätigend, wundert: »nicht einmal die jüdische Diätassistentin, die lange Zeit – in Wirklichekit etwa ½ Jahr – bei Hitler beschäftigt war... hatte ein Interesse an einem Attentat«, so verkennt er den Geist, der dort herrschte. Selbst die – nichtjüdische, jedoch nicht rein-»arische« – Diätassistentin machte sich noch Anfang 1944 nach ihrer sie sehr belastenden und kränkenden Beurlaubung und anschließender Entlassung Sorgen, ob der Führer auch richtig versorgt werde. (s. S. 63). Aus seinem unmittelbarsten Kreis heraus droht Hitler bis zu allerletzt niemals eine Gefahr, wie an diesem Beispiel ersichtlich. Dies macht verständlich, daß bis in das Jahr 1944 hinein keine systematische Kontrolle bzw. Überwachung der für Hitlers Tisch vorgesehenen Lebensmittel, Getränke und zubereiteten Speisen stattfand.

Dies änderte sich nach dem Attentat vom 20.7.1944. *Martin Bormann* erließ den Befehl, daß Nahrungsmittel und Getränke unbekannter Herkunft vom Tisch Hitlers und seiner Gäste fernzuhalten seien, da sie nicht überprüft werden könnten. Neue Firmen dürften nur mit Zustimmung des Reichsleiters hinzugezogen werden. Durch Überprüfung der Lieferfirmen, der Herkunft der Sendungen und Feststellung der Personalien der Überbringer sei zu gewährleisten, daß die Nahrungsmittel aus bekannten Quellen stammten.

Martin *Bormann* unterrichtete *Heinrich Himmler* in einem

Schreiben vom 30. 7. 1944 »Maßnahmen für die Sicherheit des Führers« – Geheime Reichssache – »Persönlich«[4], sämtliche für den Führer zur Verwendung an einem seiner Aufenthaltsorte gekauften Sachen seien einer Überprüfung unterzogen worden. Es seien einige Veränderungen in den bisherigen Handhabungen erforderlich. Gemüse, Früchte, Kartoffeln für Hitlers Diätküche würden entweder in Gärten und Treibhäusern auf dem Obersalzberg unter seiner, Bormanns, Kontrolle gezogen oder in solchen Mengen eingekauft, daß nach menschlichem Ermessen Gefahrenquellen nicht bestünden. Anders verhielte es sich mit den nur in geringer Menge erhältlichen (rationierten) Lebensmitteln, Gewürzen und anderen Speisezutaten. Hier sollte das Verfahren zur Sicherung und Kontrolle dem für die Arznei- und Heilmittelbezüge Morells geltenden angeglichen werden, d. h. die Sanitätszeugmeisterei der Waffen-SS hätte die erforderlichen Waren in größerer Menge zu besorgen und zu lagern. Bei Bedarf würden gewisse Mengen von der Diätküche angefordert und von Kurieren abgeholt.

Davon, daß Morell oder ein anderer jemals die lebensmittelchemische Untersuchung eines Nahrungsmittels oder einer Speise hätte vornehmen lassen[5], ist nichts bekannt, obgleich Hitler häufig über Unverträglichkeit dieses oder jenes Essens klagte. Morell bezog diese Klagen vornehmlich auf Hitlers empfindlichen Magen und Darm, niemals aber etwa auf verdorbene oder vergiftete Nahrungsmittel, obgleich ihm dieser Verdacht hätte kommen können.

Wir werden später erfahren, daß Morell sich über dieses Kontroll-Verfahren hinwegsetzte, und müssen hinzufügen, daß der als Kontrolleur vorgesehene »Sanitätszeugmeister« zwar für sanitäres Material und Medikamente, aber keineswegs für Lebensmittel zuständig war. Er konnte diese weder besorgen, da dem die Rationierungsbestimmungen entgegenstanden, noch fachgerecht lagern, was zum Ressort der Truppenwirtschaftslager und, wenn es um die Waffen-SS ging, schließlich des SS-Wirtschafts- und Verwaltungshauptamtes gehörte. Dieses wurde anscheinend später jedoch damit befaßt, wie ein (inhaltlich nicht bekanntes) Schreiben des Chefs dieses Amtes, *Oswald Pohl*, vom 20. 12. 1944 betr. »Versorgung der Hausintendantur des Führers mit Lebensmitteln« bezeugt[6]. Letzten Endes war aber der Hausintendant Hitlers, Arthur *Kannenberg*, für diese Seite der Beschaffung und Sicherung ebenso verantwortlich wie *Morell* für die ärztliche.

Während die polizeiliche Sicherung Hitlers als fast perfekt anzusehen war, trifft dies, wie wir darlegten, für die Lebensmittel und Speisen nicht unbedingt zu. Die von *Bormann* nach dem Attentat vom 20. 7. 1944 getroffene Regelung war undurchführbar, da sie mit den im zivilen und militärischen Bereich geltenden Bestimmungen und seit Kriegsbeginn eingefahrenen Organisationsformen unvereinbar war. Ein erfahrener Agent wäre sowohl vor wie nach dem Attentat von 1944 in der Lage gewesen, an irgendwelche für Hitler persönlich bestimmte Lebensmittel heranzukommen und sie zu vergiften.

Die potentielle Gefährdung durch Medikamente. Maßnahmen zur Verhütung

Während *Morell* wie wir sahen, die Verantwortung für die Unbedenklichkeit der für Hitler bestimmten Nahrungsmittel und der für ihn speziell zubereiteten Speisen mit anderen (Diätköchin, Hausintendant, S.D., (Sicherheitsdienst) Martin Bormann) teilte, trug er sie für die Arzneimittel, die er seinem »Pat. A« applizierte, alleine.

Wie gefährlich sich dies für ihn auswirken konnte, zeigt seine, anläßlich des Streites um die Dr. Koester-Antigas-Pillen, in Erregung und Angst gefertigte Niederschrift.[7]

Die Beschaffung der Medikamente für Hitler war und blieb bis Kriegsende *Morells* Aufgabe, bei der er keinerlei Kontrolle unterlag. Er verwendete lediglich Originalpräparate in Originalpackungen, die über Apotheken geliefert wurden. Unter diesen hatte er einen bestimmten Stamm, von denen er persönlich Rabatt erhielt.[8]

Für die medikamentöse Versorgung Hitlers, der Reichskanzlei, der Führerhauptquartiere und der sonstigen prominenten Patienten benutzte er ab 1941 bis zum Kriegsende lediglich die »Engel-Apotheke«, Berlin W 8, Lindenstraße, bei der er – abgesehen von den per Kurier an ihn persönlich gehenden – alle Medikamentenlieferungen, auch die aus seinen Fabriken, konzentrierte und verrechnen ließ. Der Besitzer *Jost*, mit dem er offenbar freundschaftlich verbunden war, verwahrte die für Morell bestimmten Arzneimittel in einem Tresor und händigte sie lediglich *Morell* persönlich oder den ihm bekannten Dienern Hitlers, *Hans Junge* und *Heinz Linge*, aus. Es kam im Laufe der Jahre nie zu irgendwelchen Beanstandungen. Als *Morell* einmal die Qualität von »Mutaflor-Kapseln« bemängelte und sie von der Herstellerfirma »Hageda« untersuchen ließ, äußerte diese, die »Engel-Apotheke« habe einwandfrei gearbeitet.[9] Die Beziehungen wurden so eng, daß Morell aus dem Führerhauptquartier auch solche Medikamente telefonisch anforderte, die dem Opiumgesetz unterlagen wie Eukodal und Pervitin. Er hätte hierfür spezielle Rezepte einreichen müssen.[10]

Als nach dem Attentat am 20. 7. 1944 die Kontrollen in jeder Hinsicht verschärft wurden, schaltete er außer der Engel-Apotheke, ohne jedoch die Verbindung zu ihr aufzugeben, den Sanitätszeugmeister der SS und Polizei Dr. Carl *Blumenreuther* ein. Am 24. 7. 1944, kurz nach dem Attentat, ließ er z. B. über diesen per Kurier sehr dringend 20 Packungen Vitamultin-Täfelchen aus seiner Firma Hamma/Olmütz holen und ins Führerhauptquartier bringen[11]. Zu dieser Dienststelle vertieften sich im Laufe der nächsten Jahre die Beziehungen. Man half sich gegenseitig aus, und Morell gratuliert Dr. *Blumenreuther* zum 40-jährigen Dienstjubiläum und schreibt ihm: »Ich benutze die Gelegenheit, Ihnen mit dem heutigen Kurier einige Heilmittel zu übersenden, die ich noch vor dem neuen Verfahren über die Engel-Apotheke bezogen habe und gerne verwenden möchte. Es wird gewünscht[13], daß eine Untersuchung auf etwaige schädliche Stoffe durch Sie durchgeführt wird, um die ich Sie bitten möchte. Sollte die Untersuchung nichts Positives ergeben, so bitte ich Sie um Rücksendung mit dem nächsten Kurier. Ich muß diesen Weg wählen, da es sich durchweg um Sachen handelt, die z. T. nicht oder nicht mehr zu bekommen sind:

2 O.P. zu 50 Glyconorm-Ampullen, 4 O.P. Vitamultin-F., 5 O.P. Profundol, 7 O.P. Koagovit-Dragees, 2 O.P. Jodtropon-Struma.« (O.P. = Original-Packungen)

Man gewinnt fast den Eindruck, daß es sich bei der erbetenen Untersuchung auf »etwaige schädliche Stoffe« um eine vielleicht vorher telefonisch abgesprochene Scheinuntersuchung handeln sollte. Denn, wäre wirklich eine Kontrollanalyse vorgenommen worden, so wäre dabei mindestens ein Teil der raren Medikamente für die arzneiliche Verwendung verloren gegangen, und diese hätten Morell nicht, wie er wünschte, zurückgegeben werden können. Weiteres über diese Angelegenheit ist nicht bekannt; aber Morell bezeugte seine Umsicht und Sorgfalt.

Innerhalb des um Hitler immer undurchlässiger gestalteten Sicherheitskordons blieb Morell so etwas wie ein weißer Fleck. Erst im Jahre 1944, aber noch vor dem Attentat vom 20. Juli, befaßt sich der S.D. (Sicherheitsdienst) mit der Frage, ob die Medikamente, die Hitler von seinem Leibarzt *Morell* erhielt, eine Sicherheitsgefährdung darstellen könnten. Dies bezeugen folgende interessante und in mancher Hinsicht aufschlußreiche Schreiben:[14]

Chef der Sicherheitsdienste und des SD — Berlin, 9. Juni 1944

Geheime Reichssache

An Reichsführer SS – Feldkommandostelle

Maßnahmen für die Sicherheit des Führers hinsichtlich der medikamentösen Versorgung

1.) Die von Herrn Prof. Morell für den Führer benötigten Arzneimittel... bezieht der Sanitätszeugmeister SS und Polizei gegen Barzahlung

a.) von den Fabriken des Herrn Prof. Morell

b.) soweit erforderlich, von der Großindustrie.

2.) die unter 1.) genannten Medikamente werden stichprobenmäßig in den Laboratorien des Reichsarztes SS und Polizei auf Verunreinigung überprüft, ohne daß in den genannten Laboratorien die mit der Prüfung Beauftragten wissen, für welchen Zweck die betreffenden Medikamente vorgesehen sind.

3.) Herr Prof. Morell soll baldmöglichst gebeten werden, dem Sanitätszeugmeister Angaben darüber zu machen, welche und wieviel Medikamente für den genannten Zweck er monatlich zu verbrauchen gedenkt.

Um die Sicherheit noch weiter zu vergrößern und im Interesse der vereinfachten Handhabung für Herrn Professor Morell sowie, um für alle vorkommmenden Möglichkeiten die Sendung reichhaltiger ausgestalten zu können, wird vorgeschlagen, daß Herr Professor Morell dem Sanitätszeugmeister hierzu nicht nur die für den Führer selbst benötigten Medikamente, sondern darüber hinaus den Monatsbedarf angibt, den er für weitere führende Persönlichkeiten im Führerhauptquartier voraussichtlich zu verwenden gedenkt.

4.) Auf Grund der von Herrn Professor Morell unter Ziffer 3.) gemachten Angaben stellt nach durchgeführter Prüfung der Santitätszeugmeister SS- und Polizei den Monatsbedarf in besonderen Paketen zusammen (»Monatspakete«), die auf Paket, Einzelpackung und, soweit als möglich, auch auf der Ampulle durch laufende Numerierung kenntlich zu machen sind. (z. B. für die erste Sendung »1/44«), während zugleich das Paket auf der äußeren Umhüllung eine noch genau festzulegende Beschriftung mit persönlicher Unterschrift des Sanitätsmeisters, im Urlaubs- oder Krankheitsfall eines verantwortlichen Vertreters trägt.

5.) Die vorbereiteten Pakete werden im Panzerschrank abrufbereit gelagert

a.) bei der Dienststelle Reichsarzt SS und Polizei
b.) im Bunker des Reichsführers SS, Berlin
c.) bei der Dienststelle des Befehlshabers der Sicherheitspolizei und des Sicherheitsdienstes in Salzburg
d.) bei der Dienststelle des Inspekteurs der Sicherheitspolizei und des Sicherheitsdienstes in München.

6.) Der Sanitätszeugmeister übermittelt unter Inanspruchnahme eines vom Reichssicherheitshauptamt abzustellenden Kuriers monatlich rechtzeitig im voraus Herrn Professor Morell gegen Erstattung einer vorbereiteten Quittung, um deren Unterschrift Herr Professor Morell vom Kurier persönlich zu bitten ist, ein unter Ziffer 4.) beschriebenes Monatspaket.

7.) Benötigt Herr Professor Morell über den Inhalt des Hauptpaketes hinaus mehr oder andere Medikamente, so wird er gebeten, diese beim Sanitätszeugmeister anzufordern. Von hier wird wieder unter Inanspruchnahme eines Kuriers des Reichssicherheitshauptamtes die Ausfertigung in der von Herrn Professor Morell angegebenen Zeitspanne durchgeführt.

8.) Wünsche für Änderung in bezug auf Mengen und Zusammensetzung des Monatspaketes wird Herr Professor Morell gebeten, ebenfalls dem Sanitätszeugmeister mitzuteilen.

Vermerk: Es wurde vereinbart, daß die Medikamente von Professor Morell von der Dienststelle des Sanitätszeugmeisters z. Hd. SS-Brigadeführer Dr. Blumenreuther angefordert werden.

Kenntnis genommen
gez. Prof. Dr. Th. Morell 26. 6. 1944

Begleitschreiben an Morell

Reichsleiter Martin Bormann Führerhauptquartier 26. 6. 1944
Der persönliche Referent Mü (Müller)

Persönlich – Eigenhändig
Geheime Reichssache

Herrn Prof. Dr. Morell
Berchtesgaden
Berchtesgadener Hof

Sehr geehrter Herr Professor!

Unter Bezugnahme auf unsere heutige mündliche Besprechung übermittele ich Ihnen vereinbarungsgemäß Abschrift des Schreibens des Chefs der Sicherheitspolizei und des SD an den Reichsführer SS vom 9. 6. 1944.

Heil Hitler
Ihr sehr ergebener
Müller.

Auffallend an diesen Schreiben ist die äußerst höfliche Form, mit der um Beteiligung, ja Zustimmung *Morells* zu dem vorgesehenen Kontrollverfahren geradezu geworben wird. Da man bei Vorhaben und Maßnahmen des S.D. eine völlig andere Tonart gewöhnt ist, spricht dies für die starke Position, in der Morell sich als Leibarzt Hitlers befand. Auffallend ist weiterhin, wie diese im Grunde unpraktikable, ja fast lächerliche Konstruktion für die Sicherung der für Hitler und seinen Kreis bestimmten Medikamente (welche lediglich den Obersalzberg und Berlin, nicht aber »Wolfsschanze« betraf), in einer Besprechung Morells mit dem Referenten des Reichsleiters Bormann geradezu vom Tisch gewischt wird.

Morell nahm das Schreiben am 26. 6. 1944 lediglich »zur Kenntnis«, fühlte sich aber keineswegs zur Befolgung verpflichtet und verfuhr in der bisherigen Weise weiter. Wie hätten sich auch aus den 92

Medikamenten, die Morell damals in wechselnder Folge bei Hitler anbrachte, »Monatspakete« zusammenstellen und verbrauchsgerecht sicherstellen lassen?

Nach dem Attentat änderte sich natürlich auch für Morell die Lage, aber ganz offensichtlich nicht derart, daß er nunmehr die Regelung des S.D. für sich als verbindlich erklärt hätte; er befolgte sie vielleicht verbal, wie das oben angeführte Schreiben an Dr. Carl *Blumenreuther* erkennen läßt. Aber in keiner seiner vielen Niederschriften und Notizen, in keinem Telefongespräch mit seinen Mitarbeitern, Behörden und der Engel-Apotheke erwähnt er sie. Auch anläßlich des Ärztestreites wird dem Leibarzt seitens des S.D. eine Gefährdung Hitlers durch Medikamente nicht vorgeworfen.

Morell als Chef eines Pharmaimperiums ein Risikofaktor?

Wirft man die Frage auf, ob Morell selbst als Chef eines »Pharmaimperiums« einen Risikofaktor für Hitler darstellte, so muß man sich unwillkürlich an den Kopf greifen!

Es besteht eine Situation, wie man sie sich abstruser kaum vorstellen kann. *Einmal:* Soweit es die Arzneimittel der reichsdeutschen Pharma-Industrie, die Morell benötigte und anforderte, anging, war eine Gefährdung äußerst unwahrscheinlich. Sie wurden in so großen Chargen produziert, daß die Kontamination spezieller Originalpackungen mit Gift und sodann deren gezielte Einschleusung in die Berliner »Engel-Apotheke« völlig außer Betracht bleiben konnte.

Zum anderen: Morell selbst, und zwar in seiner privaten Eigenschaft als »Pharma-Industrieller«, stellte einen bedeutenden Risikofaktor für Hitler und dessen Umgebung dar, soweit er sie mit Arzneimitteln aus eigener Produktion versorgte.

Ungezählte Schriftsachen, die allnächtlichen Telefonate zwischen Olmütz und dem jeweiligen Führerhauptquartier, Morells Weihnachtsbriefe an seine Belegschaften im Protektorat Böhmen-Mähren machten für jedermann klar, wer Morell war und in welcher Position er sich befand.[15]

Man war sich bewußt, daß er Spezialmedikamente für Hitler fertigen und sie ohne jede Kontrolle mit Kurier direkt oder über die Reichskanzlei bzw. Engelapotheke in das Führerhauptquartier bringen ließ.

Auch nach dem Attentat vom 20. 7. 1944 änderte sich nichts Entscheidendes an dieser Verfahrensweise. Die Gefahr bestand darin, daß in Morells Firmen, dem Hamma- und Milo-Werk in Olmütz und in Kosolup bei Pilsen nur wenige Reichsdeutsche und eine Anzahl »Volksdeutscher«, in der Hauptsache aber Tschechen und sogar einige russische, aus Charkow zurückgeführte Fachkräfte eingesetzt und arbeitsverpflichtet waren. Sie arbeiteten überall in der Produktion und in den Magazinen, sowie auch in den Laboratorien, wo direkt für Hitler bestimmte Präparate wie etwa »Vitamultintäfelchen SF und SRK« (Sonderanfertigung Führer und Sonderanfertigung Reichskanzlei) von Dr. Kurt *Mulli* immer wieder und in wechselnder, von der jeweiligen Rohstofflage abhängiger Zusammensetzung in kleinen Chargen hergestellt wurden.

Es gab weitere Merkwürdigkeiten, die damals in jedem anderen Fall nicht nur Mißtrauen erweckt, sondern zu intensiven Nachforschungen veranlaßt hätten. Das Schicksal der Frau Marlene *von Exner*, der ersten Diätassistentin Hitlers, wurde besprochen[16]. Morell beschäftigte aber abwechselnd in Olmütz und Hamburg den bekannten Hygieniker, Professor Dr. Wolfgang *Laves*, welcher als »Nichtarier« sofort nach dem Anschluß Österreichs 1938 von der Universität Graz entlassen worden war. Hitler mußte hiervon unterrichtet gewesen sein, hatte er doch im Jahre 1943 Wolfgang *Laves* und seine Mitarbeiterin durch einen von Morell erwirkten »Führerbefehl« von den »Asid-Werken« in Warschau freistellen und für die Hamma-Werke verpflichten lassen. Außerdem berichtete Morell Hitler des öfteren über die von *Laves* entwickelten neuen Medikamente und zeigte ihm die von ihm unterzeichneten Protokolle der Stuhlanalysen. Wolfgang *Laves* war sicherlich kein Risikofaktor, aber der SD hätte ihn als solchen einstufen und überwachen müssen. Er tat es nicht; denn der Professor konnte sich mit von Morell beantragten Parteikanzlei-Ausweisen ungehindert im Reich, im Protektorat Böhmen-Mähren, im Generalgouvernement (= Polen) und sogar im Reichskommisariat Ukraine bewegen – ein sehr merkwürdiger und einmaliger Sonderfall bei der sonst allgemein üblichen Diskriminierung von Personen jüdischer Abstammung. *Morell*, von dem nirgends eine antisemitische Äußerung vorliegt direkt, und damit indirekt Hitler, hielten ihre Hand über diesen Mann.

Entsprechend der Sonderregelung für das Protektorat Böhmen-Mähren waren dort produzierte Medikamente für das Gebiet des Deutschen Reiches nicht zugelassen und durften in ihm nicht in den Handel gebracht werden. Bemühungen Morells um eine Änderung der Vorschriften wurden hinhaltend bearbeitet und blieben ohne Erfolg. Dennoch wandte er eigene Präparate von dort, sogar bevor sie hinreichend klinisch geprüft worden waren, bei Hitler persönlich oder im Führerhauptquartier an. So betrieb er zum Beispiel am 12. und 13.1.1943 im Führerhauptquartier »Wolfsschanze« Grippeprophylaxe mit seinem »Chineurin« (Bestandteile: Hexamethylentetramin, Chinin Vitamine B1 und C), das er an 800–1000 Mann der Dienststellen Hans *Rattenhuber* (Reichssicherheitsdienst), Hans *Baur* (Chefpilot, Fliegerstaffel), Erwin *Kempka* (Fahrbereitschaft) ausgab, wie er stolz mitteilte. Ein Saboteur hätte bei entsprechender Präparation des Medikamentes mit einem Schlag Hitlers Umgebung ausschalten können. Dabei hatte die Wehrmacht, der Morell für den Truppengebrauch Chineurin hatte anbieten lassen, die Verwendung abgelehnt. Gefährdungsstellen also in hinreichender Zahl! Aber dem Leibarzt kam offensichtlich niemals der Gedanke, in seinen außerhalb der Reichsgrenzen gelegenen Produktionsstätten könnten präparierte und vergiftete Medikamente hergestellt und ihm, einen Nichtsahnenden, in die Hand gegeben werden, damit durch sie sein »Pat. A« umkäme. Vermutungen in dieser Richtung wurden erst nach dem Kriege laut.[19]

Dabei bestand ganz konkret die Gefahr, daß in den beiden Olmützer Fabriken Morells, dem Milo- und dem Hamma-Werk, eine Sabotageorganisation begründet und Sabotageakte unternommen wurden, wie ich persönlich von Herrn *Zboril* erfuhr. Dieser, ein mit einer Deutschen verheirateter Tscheche, der heute in der Bundesrepublik lebt, berichtete mir[20], er sei im Hamma-Werk wegen seiner Sprachkenntnisse Aufsichtsorgan über die zumeist tschechischen Arbeiterinnen und Arbeiter gewesen, zu denen z. B. auch die arbeitsverpflichteten Künstler des Ölmützer Theaters gehörten. Ein Gestapo-Mann, der für die Fabrik zuständig gewesen sei, habe ihn darauf aufmerksam gemacht, daß Sabotagepläne vorbereitet würden. Dieser Gestapo-Mann sei ein in seiner Nachbarschaft aufgewachsener Tscheche gewesen, mit dem er manches habe regeln können, so auch dieses Problem. Er habe die Belegschaft zusammengerufen und erklärt, Sabotage sei töricht, sie würde lediglich zur Folge haben, daß alle Arbeiter verhaftet und von den Angehörigen getrennt würden. Erreicht werde nichts. Man habe das eingesehen und den Plan fallenlassen. Dem Gestapo-Mann, der ihm in diesem Falle geholfen habe, die Sache stillschweigend zu erledigen, habe er später nach dem Einmarsch der Russen seinerseits auch helfen können.

Nach dem Eindruck, den ich von dem Berichtenden gewann, dürfte seine Erzählung glaubhaft gewesen sein.

Merkwürdigerweise fielen Möglichkeiten dieser Art dem sonst doch argwöhnischen *Hitler* nicht ein, selbst der allmächtige Heinrich *Himmler* mit seinen Sicherheitsorganen und der für Hitlers unmittelbare Sicherheit zuständige Hans *Rattenhuber* zeigten kein Mißtrauen. Und auch Martin *Bormann*, der auf Morell wegen seines ungehinderten Zutritts zu Hitler eifersüchtige Sekretär, witterte nichts, obgleich er sonst seine Augen überall hatte.

Dem Leibarzt gehörte auch in dieser Beziehung das Ohr des Führers. Der vertraute ihm, hielt ihn für einen Arzt besonderer Qualifikation und verschloß sich nachweislich jedem, der etwas gegen ihn vorbringen wollte.

Damit bestätigt sich das Wort, daß sicher ist, wer sich im Auge des Taifuns aufhält.

Doch hätte ein *Morell* im *Kreml* je bei Stalin so agieren können wie er es in der »*Wolfsschanze*« bei Hitler tat?

Die ungeklärte »Dienststellung« des Leibarztes

Morells Stellung als »Leibarzt des Führers« war sozusagen stets »freischwebend«.

Seine Bemühungen, in die Hierarchie des Heeres-Sanitätswesens eingegliedert zu werden, scheiterten teils an seinem Anspruch, da er sehr hoch oben eingestuft werden wollte, teils an der Ablehnung seiner Person durch die leitenden Sanitätsoffiziere, obgleich er es im Ersten Weltkrieg anscheinend bis zum Stabsarzt gebracht hatte.

Dem Wunsche des Reichsführers-SS *Heinrich Himmler*, ihn, wie fast die gesamte Führung des Reiches, wenn auch nur »ehrenhalber«, in sein »Führerkorps« aufzunehmen, entzog er sich in der instinktiv richtigen Erkenntnis, daß ihm eine solche Stellung bei Hitler eher abträglich gewesen wäre, und irgendeinen Rang innerhalb der NSDAP hatte er ebenfalls nicht.

In Hitlers Umgebung war er, soviel man sehen kann, neben Professor Heinrich *Hoffmann*, dem Fotografen, die einzige Privatperson.

Hoffmann dürfte auch der einzige gewesen sein, der Hitler bis zuletzt nicht mit »Mein Führer«, sondern »Herr Hitler« ansprach.[21]

Jener trat niemals in irgendeiner Uniform auf, jedoch *Morell* entwarf für sich, der sich stets nahe dem Führer aufzuhalten und häufig neben ihm abgelichtet zu werden hatte, eine eigene mit Äsculap-Stab am Kragen, welche Hitler billigte, die aber sonst allenthalben Gegenstand eines mehr oder weniger böswilligen Spottes bildete.

Als Privatperson verfügte Morell, auch wenn ihm im Sperrkreis I des jeweiligen Führerhauptquartiers ständiger, wenn auch beschränkter und ihm gesundheitlich belastender Wohnraum eingeräumt wurde, natürlich über keine Dienststelle, d. h. er hatte keine Schreibkraft, keinen sachkundigen Gehilfen, der die Medikamentenverwaltung besorgte, sondern lediglich als Ordonnanz und Fahrer den ihm zugeteilten Stabsgefreiten *Freitag*.

Man kann nicht behaupten, daß Morell in seinem engsten Lebensbereich etwas zu organisieren verstand. Er scheint eher ein unordentlicher Mensch gewesen zu sein, in dessen Schlaf- und Wohnraum, den er mit Prof. *Hoffmann* teilte, Unterlagen und Medikamente herumlagen und -standen. Als Wohnbaracke diente in der *Wolfsschanze* bei Rastenburg die von den Militärs so getaufte »Drohnenbaracke« (Nr. 9), weil hier für Hitler unentbehrliche »Zivilisten« untergebracht waren. Einzelheiten aus dieser Zeit verdanke ich Herrn *Hoffmann* jun., der in den Jahren 1941/42 als Vertreter seines Vaters im F.H.Q. »Wolfsschanze« weilte und dem um 20 Jahre älteren Morell hilfreich verbunden war, sowie Herrn Dr. *Makkus*[22], der sich 1943 zum Dienst bei Morell gemeldet hatte und ihm schließlich doch noch so etwas wie eine »Ein-Mann-Dienststelle« organisierte. Seit seiner Zeit sind Morells Niederschriften nicht mehr lediglich handschriftlich auf Zetteln und Rezepte hingeworfen. Einen unbezahlbaren Vorteil bot ihm seine Position in nächster »Führernähe«. Sie war freilich nicht für den Arzt, sondern für den »Kaufmann« von Wichtigkeit, der von dort aus sein »Pharma-Imperium« zu begründen begann: Ihm standen unentgeltlich sämtliche Nachrichtenstränge in jegliche Außenwelt zur Verfügung, die ein Führerhauptquartier und die Reichskanzlei zu bieten hatten, und war zugleich der Außenwelt an einem erhabenen Ort entzogen. – Jederzeit konnte er vom »Sonderplatz« unkontrolliert überall hin telefonieren.

Dies sei zur Erläuterung der völlig unkonventionellen Stellung vorausgeschickt, die, nach Positionskämpfen mit anderen Ärzten, dem Freunde Hoffmann, u. a. m. ab Sommer 1941 unangefochten blieb und sich ständig festigte.

Arbeitsmäßig ausgelastet war *Morell* als Leibarzt *Hitlers* zunächst sicherlich nicht. Von wann an er ihn regelmäßig aufsuchte, ist nicht feststellbar, auch nicht, ab wann er ihn auf den Spaziergängen im Ostteil des Sperrkreises I begleitete. Benötigte Medikamente und medizinische Geräte besorgte er über die Reichskanzlei in Berlin oder bei der »Engel-Apotheke«. Die Lieferungen erfolgten meist umgehend »per Kurier«. Als seine Fabriken im Protektorat Böhmen-Mähren produzierten, ließ er sich die Arzneimittel von dort ebenfalls auf diese Weise bringen.

Morells Handapotheke war leicht zugänglich in seinem Wohnraum in der »Drohnenbaracke« untergebracht, und laut *Hoffmann* jun. 1941/42 nicht sehr reichlich bestückt. Sie enthielt die allein dem Führer vorbehaltenen »goldenen Vitamintäfelchen«, und unter anderem auch Flaschen mit »Pervitin-Tabletten«. Morell verteilte daraus gelegentlich einige an junge Offiziere, die eine Aktion planten und an Generale, die sich bei Hitler zu melden hatten. Jedoch erinnert sich *Hoffmann* auch, daß Morell vor regelmäßiger und längerfristiger Einnahme dieses Aufputschmittels warnte, das in den beiden ersten Kriegsjahren unter Fliegern und Panzerbesatzungen verhängnisvoll verbreitet war.

Um sich die Zeit zu vertreiben, übernahm Morell von Zeit zu Zeit innerhalb des Sperrkreises I bei den 500–600 hier nur tagsüber Beschäftigten auch die Funktion des Truppenarztes, wie unsere vorhergehende Bemerkung über die »Chineurin«-Behandlung bezeugt; weil sich hier keine militärische Sanitätsdienststelle befand. Auch wurde er bei Erkrankungen engster Mitarbeiter Hitlers zugezogen, und dieser forderte selbst Offiziere auf, sich von Morell untersuchen zu lassen.[23]

In den ersten, anscheinend so glückhaften Monaten des Rußlandkrieges ging es innerhalb des Sperrkreises I offenbar recht leger zu. Man war sorgenfrei und hoffnungsfroh. Hitler bewegte sich ohne Begleitung innerhalb seines Sperrkreises I, und Morell suchte ihn zur Behandlung privat in seinem Schlafraum auf. Jede Injektion beim »Chef« trug der vorsichtige Arzt – so Hoffmann jun. – damals in eine schwarze Kladde ein. Keine dieser Kladden, die auch von anderen erwähnt werden (u. a. Christa Schroeder) scheint erhalten geblieben zu sein.

Im Zentrum der Macht, kam wohl keinem der dort Tätigen 1941/42 jemals der Gedanke, daß Hitler von außen her durch ein Attentat oder von innen her, durch eine Vergiftung gefährdet sein könne.

Nach der Niederlage von Stalingrad im Jahre 1943 sah vieles schon anders aus und der allgemeine Optimismus war auch im Sperrkreis I weitgehend geschwunden. In dieser Zeit nun trat Dr. *Makkus* in Morells Dienste. Er hatte weder Heinrich *Hoffmann* jun., der wieder zur Truppe eingerückt war noch dieser ihn kennengelernt. Doch ergänzen sich die Gespräche, die ich mit beiden führen konnte, recht gut.

Da Dr. *Makkus* wie schon erwähnt Ordnung und Übersichtlichkeit in Morells Büro und Hausapotheken brachte, wurde er nicht nur zu dessen rechter Hand, sondern geradezu zu einem Sicherheitsfaktor für ihn. Es ist deshalb hier der Platz, einiges zur Biographie dieses Mannes mitzuteilen, der Morell erst Ende April 1945 verließ, nachdem er den Schwererkrankten in das Krankenhaus Reichenhall eingeliefert hatte. Er hatte sich freiwillig zum Heeresdienst gemeldet und war auf einigen Umwegen im Führerbegleitkommando gelandet, das praktisch nur in Bereitschaft stand. Des »Gammeldienstes« überdrüssig, meldete er sich Anfang 1943 von dort zum Dienste beim Leibarzt Morell, als ihm zu Ohren kam, jener suche einen Juristen für mannigfache Aufgaben. Morell übernahm ihn als Sanitätsfeldwebel, und Dr. *Makkus*, der fortan Morell begleitete, regelte nicht nur dessen dienstliche Angelegenheiten in den Führerhauptquartieren, in der Reichskanzlei und auf dem Obersalzberg, sondern als juristischer Berater, Verhandler und Vertragsschließender auch dessen privat-geschäftliche Unternehmungen. Auf seine Veranlassung wurden auch auf dem Obersalzberg und wahrscheinlich auch in der Reichskanzlei

Berlin »Handapotheken« eingerichtet, aus welchen Medikamente an Hitlers Umgebung und Gäste ausgegeben wurden. Darüber unterrichtet ein Schreiben des persönlichen Referenten *Bormanns*, des Landgerichtsdirektors Müller an Morell vom 30. 8. 1944[24].

Ein Medikamentenverzeichnis vom Mai 1944, als Hitler und Morell auf dem Obersalzberg weilten, zeigt, daß die Ausstattung mit Arzneimitteln dort gut war.[25]

Trotz des Sicherungsplanes, von dem oben berichtet wurde, liefen die Medikamentenanforderungen bis Kriegsende unverändert nach dem gleichen Verfahren weiter, wie es sich allmählich in den Führerhauptquartieren eingefahren hatte. Die Monopolstellung der »Engel-Apotheke« als Sammelzentrale blieb unumstritten.[26]

Die vorgeschlagene unpraktikable Regelung erkannte Morell niemals als für sich verpflichtend an. Nach wie vor forderte er, was er benötigte, formlos, häufig auf undatierten Zetteln an und ersuchte Dr. Kurt *Mulli*, den Chemiker, oder Dr. Rolf *Makkus* um Bestellung, was unzulässig war. So findet sich ein Zettel dieser Art aus dem Jahre 1944[27], mit dem er Dr. Kurt Mulli unter anderem auch um die Bestellung von Eukodal-Ampullen bittet, welche an und für sich nur auf Sonderrezept mit persönlicher Unterschrift und Begründung an den Arzt abgegeben werden durften.

Weitere mit den Absichten des SD unvereinbare, sonderbarerweise aber nicht beanstandete Anforderungen Morells liegen auch nach dem Attentat vom 20. 7. 1944 vor[28].

Unerklärlich bleibt die Absicht, die *Morell* mit der letzten Medikamentensendung verband[29], die er noch am 24. 3. 1945 durch Kurier von seiner Firma *Hamma* in Olmütz in die Reichskanzlei hatte bringen lassen, aber an die »Engel-Apotheke« weitergab. Am 29. 3. 1945[30] teilt er der Hamma mit: »Die mit Kurier am 24. 3. 45 geschickte Sendung wurde an die »Engel-Apotheke« abgegeben, welche auch die Rechnung erhält.«

Wollte er sich auf diese Weise ein Polster für die Zeit »danach« schaffen?

Eine Lücke gab es jedoch, die Morell und seine Mitarbeiter nicht hinreichend bedacht hatten, und die schließlich anläßlich des Ärztestreites zur fast tödlichen Gefahr auch für Morell wurde, Hitler selbst mit erregte und schließlich auch zu einer hartnäckigen, bis zum heutigen Tage dauernden Legendenbildung beitrug.

Abgesehen von den Arzneimitteln, die er ihm selbst verordnete und auch zuteilte, hatte Morell keinen hinreichenden Überblick über die zahlreichen Medikamente, die auf Hitlers Frühstückstisch lagen, oder die er bei den anderen Mahlzeiten oder sonst tagsüber einnahm, um sich frisch, verhandlungsfähig und dominierend zu erhalten.

Hier hatte Morell nur allgemeine, von ihm nicht überwachte Anweisungen gegeben und von ihm nicht verordnete, sondern vor seiner Zeit empfohlene Mittel, weil dem medikamentenfreudigen »Chef« hilfreich, toleriert. Er hielt sie, nach Hitlers Äußerungen für wirksam, ärztlicherseits zulässig und hatte offenbar nichts einzuwenden, wenn Hitlers Leibdiener *Arndt, Linge* oder *Junge* sie je nach Bedarf in der »Engel-Apotheke« ohne sein Rezept besorgten. Hitler selbst kam niemals auf den Gedanken, diese seit Jahren eingenommenen Pillen, Tropfen, Tabletten seien irgendwie bedenklich. Er hielt z. B. die den verhängnisvollen Ärztestreit auslösenden »Dr. Köster-Antigas-Pillen« für so etwas wie Kohletabletten.[31]

Hierüber wird an anderer Stelle zu berichten sein. Morell zog jedoch aus einer Situation, die ihn sicherlich um die Existenz, vielleicht auch um das Leben gebracht hätte, die Lehre, von nun an, auch Hitlers »kleine« Arzneimittel und deren Einnahme entsprechend seinen Möglichkeiten zu kontrollieren, was ihm nicht ganz gelang.[32]

Fassen wir zusammen, so bleibt, daß für Hitlers ärztliche Versorgung an entscheidender Stelle lediglich ein Arzt stand, der nicht über umfassende medizinische Kenntnisse, sondern nur über recht beschränkte und einseitige theoretische Vorstellungen verfügte.[33] Einem Notfall wäre der »Praktiker« weder behandlungs- noch versorgungsmäßig gewachsen gewesen, wie sein Verhalten bei akuten und folgenlos verlaufenen Erkrankungen Hitlers in den Jahren 1941 und 1942 erweist.

Wenn auch die chirurgisch optimal vorgebildeten Begleitärzte wie Prof. v. *Hasselbach* sofort zur Verfügung gestanden hätten, so hätten sie doch nicht über die Kompetenz des »Leibarztes« verfügt, der das Vertrauen Hitlers besaß.

So bleibt: daß der »Führer« Adolf Hitler etwa ab 1940/1941 ärztlich nicht wesentlich besser, ja in gewisser Hinsicht schlechter versorgt war als etwa Bürger einer deutschen Großstadt, wobei er vor diesen freilich den unschätzbaren Vorteil hatte, daß sein Hausarzt mit Arzttasche binnen weniger Minuten erschien, wenn er nach ihm verlangte.

Zu gleicher Zeit verfügte Josef Stalin und seine nächsten Mitarbeiter nebst Familien auf dem Kremlgelände über ein Krankenhaus mit allermodernsten Einrichtungen und hervorragenden, freilich, wie das Exempel lehrte, ihres Lebens nicht durchaus sicheren Ärzten.

Ärztlich-technische Ausstattung Morells im F.H.Q. ein Risikofaktor?

Bevor ich mich zu *Morell* als dem »Hausarzt« äußere, der sofort nach Abruf mit seiner Arzttasche zu Hitler eilte, um dieser Spritzen und Ampullen zu entnehmen, möchte ich der vielfach erhobenen Behauptung entgegentreten, er sei als *Agent der Feindseite* ein Risikofaktor für Hitler gewesen. Als solcher habe, so die mehrfach geäußerte Meinung, er durch seine zahlreichen, in ihrer Wirkungsart nicht bekannten Injektionen dessen Persönlichkeit systematisch zerstört und ihn schließlich zum hilflosen Wrack gemacht. Ich selbst war während des Krieges dieser Überzeugung[34]. Heute bin ich es nicht mehr. Denn: An keiner Stelle seiner privaten Niederschriften findet sich auch nur der geringste Hinweis hierauf. Vielmehr scheint, daß er Hitler treu, wenn auch nicht sklavisch ergeben war und seine ärztliche Tätigkeit bei ihm als historische Aufgabe auffaßte. Es wird auch nicht erkenntlich, daß er aus der Reichskanzlei fliehen wollte, vielmehr wurde er von der Entlassung durch Hitler am 21.4.1945 überrascht. Es gibt mehrere Varianten über diesen Vorgang; doch scheint am glaubwürdigsten, daß Hitler, selbst schon in desolater Verfassung und zum Ende bereit, den kranken, zerebral abgebauten, weinerlich-klagenden Mann nicht mehr in seiner Umgebung haben mochte. Er schickte ihn weg, ebenso wie zwei seiner Sekretärinnen und den Adjutanten v. *Below*, denen er angeblich noch sagte, er würde sie für »später« benötigen[35]. Es scheint sicher: Morell war Hitler ergeben, auch wenn er sich über ihn des öfteren ärgerte – aber er war von den Generalen, Diplomaten, Parteigenossen und Ministern tat dies nicht?

Jedoch ist dies nur die *eine* Seite, die andere betrifft den behandelnden Arzt Theo Morell. Schadete er Hitler gesundheitlich nicht so sehr durch seine Therapie als durch seine begrenzten Kenntnisse und technischen Behandlungsmöglichkeiten? Seine Ausstattung in den verschiedenen Feld-Führerhauptquartieren war und blieb die einer relativ primitiv eingerichteten ärztlichen Praxis. Sie entsprach keineswegs dem Stande der damaligen ärztlichen Wissenschaft, geschweige denn den Ansprüchen, die ein Staatsoberhaupt stellen konnte und auch stellte. Die Ärmlichkeit der Ausstattung seiner »Sanitätsstuben« in den Führerhauptquartieren »Wolfsschanze« und »Werwolf« duldete keinen Vergleich zur Einrichtung seiner Praxis am Kurfürstendamm in Berlin, die allen Angaben von Patienten zufolge, auf der Höhe ihrer Zeit gestanden haben muß und entsprach auch kaum der Ausrüstung eines Truppenarztes. Das könnte freilich damit erklärt werden, daß Morell ein größeres chirurgisches Besteck und Verbandsmaterialien nicht benötigte, sondern sich ganz und gar auf seine medikamentöse, und zwar die Injektionsbehandlung, verließ.

Aber gerade hier lag ein erhebliches Gefahrenmoment: Morell machte[36] bei dem »Pat. A« während der Jahre 1941–45 gegen tausend intravenöse und intramuskuläre Injektionen – angeblich eine jede von 1941/42 (ob auch später noch?) mit einer neuen Injektionsnadel. Die Nadeln waren von handelsüblicher Qualität. Nur einmal erwähnte Morell eine Platin-Nadel, die ihn sehr befriedigte. Einweg- und Wegwerf-Spritzen, wie heute üblich, kannte man in jener Zeit nicht. Verwendet wurden die Pravazspritzen aus Glas und Metall, die nach jeder Verwendung auseinander genommen, gesäubert und dann neuerlich sterilisiert wurden. Hierzu hatte Morell keinen Heißluft- oder Wasserdampfsterilisator, wie sie schon damals verwendet wurden, sondern er legte Spritzen (und Nadeln) lediglich in Alkohol, worin er sie bis zur nächsten Verwendung aufbewahrte – ein Verfahren, das damals schon obsolet war und nicht als sicher galt. Immerhin hatte er Jahre hindurch Glück; es kam niemals zu einem Abszeß, gelegentlich zu Infiltraten und kleinen Pusteln, die der sehr empfindliche Hitler[37] darauf zurückführte, daß Morell die Injektionsstelle nicht hinreichend lange und gründlich mit dem Alkoholtupfer eingerieben habe.

Morell behandelte Hitler durchweg in dessen kleinem Schlaf- oder Arbeitsraum und ging mit seiner Arzttasche in der Hand aus seinem »Drohnenbunker«, wo er alle Vorbereitungen traf und seine Vorräte und Sterilisations-Einrichtungen hatte, zu ihm hinüber.

Wie es mit der chirurgischen Ausrüstung des ebenfalls ständig im Sperrkreis I anwesenden Begleitarztes stand, entzieht sich unserer Kenntnis. Aber er scheint auch nur für kleinste Eingriffe eingerichtet gewesen zu sein.

Das Krankenrevier und die Krankenstube für die Angehörigen des Führerbegleitbataillons der Wehrmacht befanden sich außerhalb im Sperrkreis II, obgleich im Sperrkreis I täglich mehrere hundert Soldaten und ab Ende 1943 hunderte von Bauarbeitern eingesetzt waren.

Der unvollkommenen Einrichtung entsprachen Schwierigkeiten bei der Beschaffung von Geräten und Instrumenten, wobei nicht zu entscheiden ist, ob diese auf einer mangelnden Organisationsfähigkeit Morells, auf der Länge des Dienstweges vom Führerhauptquartier über Reichskanzlei zu den Lieferanten oder auf Mangelzuständen beruhten. Zwar urgierte Morell die betreffenden Stellen immer wieder heftig, aber die Lieferung des für Hitler benötigten Elektrokardiographen von Siemens-Reiniger nach »Wolfsschanze« dauerte 1943 viele Monate, und der schließlich gelieferte Apparat arbeitete zunächst nicht zufriedenstellend. An die Aufstellung eines Röntgengerätes im Führerhauptquartier dachte Morell wohl niemals, aber er konnte auch keine Blut-, Harn- und Stuhluntersuchungen vornehmen, sondern machte sie, wurden sie bei Hitler notwendig, bei Aufenthalten in Berlin, resp. schickte er Untersuchungsmaterial nach Olmütz oder Freiburg i. Br. Eine *Zahnstation* im Sperrkreis I scheint es ebenfalls nicht gegeben zu haben; der Zahnarzt Professor Hugo *Blaschke* mußte im Bedarfsfalle mit dem Gerät aus Berlin anreisen.

Monate dauerte auch die Lieferung einer *Sauerstoffbombe* für Hitlers Schlafzimmer; ob ein mehrfach beantragtes kleines chirurgisches Handbesteck doch noch eintraf, ist nicht zu ermitteln. Am 2.9.1944 bestellte Morell[39] seinen Assistenten *Weber* von Berlin nach der »Wolfsschanze« und wies ihn an, einen *Bluttransfusionsapparat* mitzubringen, da er anscheinend eine Transfusion bei Hitler in Erwägung zog; doch ist von der Untersuchung eines potentiellen Spenders nichts bekannt. Schließlich bemühte er sich, ebenfalls bei *Weber*, um eine *Klistierspritze* und einen *Irrigator* für Hitler: »Außer dem Irrigator habe ich eine Klistierspritze in Aussicht gestellt, damit dosierte Anwendungen auch im Bett selbständig ausgeführt werden können.«[40]

Was für »Wolfsschanze« galt, traf auch auf »Werwolf«, »Felsennest«, »Adlerhorst« zu; dort waren die Arbeitsmöglichkeiten wegen der kürzeren Aufenthalte wohl noch unzureichender. Gelegentlich behandelte Morell Hitler im Sonderzug aus der Arzttasche. Auch in der Reichskanzlei in Berlin hatte er kein Arbeitszimmer. Er mußte Hitler in dessen Räumen aufsuchen, konnte aber Laboruntersuchungen wenigstens in seiner Praxis vornehmen lassen, seine Mitarbeiterinnen in die Reichskanzlei bestellen und auch Geräte (z. B. Elektrokardiograph, Galvanisationsapparat) in die Reichskanzlei bringen lassen. Erst Ende Januar 1945 kam es dann zur Einbunkerung. Morell wohnte von da an in der Reichskanzlei. In den Jahren zuvor hatte er alle Patienten außer Hitler noch in seiner Praxis behandelt oder sie zu Hause aufgesucht.

Auf dem *Berghof* war es komfortabler; Morell hatte ein eigenes Zimmer und in der Nähe Hitlers und Eva Brauns einen eigenen Bunkerraum. Die apparative Einrichtung war sicherlich nicht besser als andernorts; auch hier behandelte er Hitler in dessen Räumen. Doch zog Morell es ab 1944 vor, sich zu distanzieren; er wohnte, da er die Höhenluft nicht vertrug, unten in Berchtesgaden im »Berchtesgadener Hof« und betrieb von dort aus seine ärztlichen und sonstigen Geschäfte. Zwanzig Minuten nach Anruf konnte er bei Hitler sein.

Man darf zusammenfassend durchaus sagen: Hitlers Leibarzt war geradezu ärmlich und unzulänglich ausgestattet und insofern ein Risiko.

Hitler erkrankte 1941/1942/1943 jedesmal so ernstlich, daß Morell nicht nur besorgt, sondern ganz offensichtlich auch geängstigt war. Er war aus einem gewissen Minderwertigkeitsgefühl und Mißtrauen heraus – auch wenn er Spezialisten, deren Fachbereich sein Arbeitsfeld nicht tangierte, ohne Widerstreben zuzog – kein Mann des »Consiliums«, d. h. gemeinschaftlicher Beratung, sondern zog lieber seinen *»Franck«* zu Rate.[41] Er lavierte bei jeder dieser Krankheiten zwischen Scylla und Charybdis, d. h. eigenen, unsicheren Überlegungen und Äußerungen seines »Patienten A« zur Sache. Er hatte Glück; Hitler wurde stets nach relativ kurzer Zeit wieder gesund.

Morells Notizen machen deutlich, daß er mehr oder weniger lediglich von Tag zu Tag dachte. Aus keiner Bemerkung geht hervor, ob und wie er sich auf den Fall einer jederzeit möglichen schweren Erkrankung Hitlers vorbereitete. Dabei mußte er mindestens seit 1943 mit einem Herzinfarkt oder aber auch mit einem Darmverschluß (Ileus), einer Magen- oder Darmperforation rechnen und eigentlich vorsorglich vorbereitet sein. Es war es offenbar nicht; – vielleicht auch wegen einer richtigen Einschätzung Hitlers, der sich selbst bei schwerster Erkrankung nicht ohne weiteres in die Hände anderer Ärzte begeben hätte.

Infolgedessen hätte Morell einen akut erkrankten »Patienten A« unter möglichster – sicher auch von Hitler gewünschter – Verhehlung des Zustandes selbst medikamentös behandelt, bis ihn der Krankheitsverlauf zum Offenbarungseid gezwungen hätte.

In Berlin oder Berchtesgaden hätten binnen kürzester Zeit Koryphäen der Medizin zur Stelle sein können. Ohne weiteren Verzug wäre die dann erforderliche Behandlung eingeleitet worden. In den Führerhauptquartieren »Wolfsschanze« und »Werwolf« wäre es anders gewesen. Man hätte den kranken Mann nach Berlin fliegen oder in eines der Kriegslazarette der Umgebung bringen müssen. Letztere, für Normalfälle angelegt und darauf vorbereitet, wären der Behandlung des »Führers« und den Forderungen seiner wahrscheinlich massiv Einfluß nehmenden nächsten Begleiterschaft kaum gewachsen gewesen. Nur psychisch außerordentlich robuste Ärzte hätten sich dem Kranken und seiner Umgebung gegenüber durchsetzen und die ihrer Überzeugung nach erforderliche Therapie einleiten können.

Abschließende Beurteilung

Nach Erwägung all dieser Probleme kommen wir zu dem Entschluß, daß Morell aus mehreren Gründen sehr wohl selbst ein Risiko für Leben und Gesundheit Hitlers darstellte:

1. Wegen seiner geschäftlichen Aktivitäten im Protektorat Böhmen und Mähren:

   Von den dort in seinen Firmen Hamma und Milo beschäftigten Arbeitern, Angestellten und Wissenschaftlern hätten Sabotageakte an den für Hitler manufakturierten Medikamenten vorgenommen werden können. Morell zog eine solche Möglichkeit niemals in Betracht.

2. Wegen seiner medizinisch-wissenschaftlichen Unzulänglichkeit:

   Morell war zweifelsohne ein Arzt mit großem Einfühlungsvermögen und der Fähigkeit, seine Patienten psychologisch richtig zu erfassen. Er war ein Arzt mehr der psychisch Anfälligen als der organisch Erkrankten. Dies war seine Stärke; seine Schwäche beruhte auf der Begrenzung seines Gesichtsfeldes. Sein diagnostisches »Repertoire« umfaßte nur einige Grundkrankheiten, denen er sämtliche, ihm vorgetragene Krankheitssymptome zuordnete. Entsprechend behandelte er Krankheiten durchweg nach ein und demselben Schema. Er hatte sich auf eine »Basistherapie« festgelegt. Demgegenüber blieben ihm weite Bereiche der allgemeinen und inneren Medizin sowie anderer Fachgebiete fremd. Bekam er es mit ihnen zu tun, wie wiederholt bei Hitler, so verfuhr er unsystematisch, zog sein bevorzugtes kleines Lehrbuch, den *»Franck«* [41] zu Rate und therapierte polypragmatisch.

   Trotz dieser Mängel konnte er seine feste Position bei Hitler von 1937 an bis zum 21.4.1945 halten. Dies spricht dafür, was auch wiederholt im Verlauf seiner Gespräche mit Hitler zum Ausdruck kommt, daß er eine eigenständige Persönlichkeit war – und nicht etwa eine Kreatur seines Patienten, wie ihm häufig nachgesagt wurde. Ein Risiko als *Arzt* stellte er deshalb dar, weil er sich für mehr als einen »Durchschnittsarzt« hielt. Er kannte die ihm gesteckten Grenzen nicht, kam aber zu seinem Glück niemals in die Lage, sie bei Hitler ausloten zu müssen. Jedoch mußte er einige Male erkennen, daß er sich am Abgrund bewegte. Er hätte jederzeit straucheln und seinen »Pat. A« mit sich hinabreißen können.

3. Wegen seiner technisch-unzulänglichen medizinischen Ausstattung.

   Morells Stellung zu Hitler war im Grunde vom Ärztlichen her gesehen unzeitgemäß. Er war Praktiker und Hausarzt. Und über ihn als solchen spottete man dann auch unter den Militärs. Dies zeigt der undatierte handschriftliche Entwurf eines Morellschen Beschwerdeschreibens an den Heeres-Sanitäts-Inspekteur Prof. Siegfried *Handloser*[42], in dem es heißt: »der gute alte Hausarzt, der noch so aus Gnade mitgeschleppt wird, bis man ihn entläßt... Für seine Betriebe gibt man ihm ab und zu noch etwas... Ich werde persönlich, medizinisch, wirtschaftlich und familiär schlecht gemacht«.[42]. Aber trotz der Zurückweisung einer wörtlich nicht genau zu fassenden Bemerkung, ist etwas Richtiges an ihr. Zu Hitler kam Morell wie ein Hausarzt in der Land- und Stadtpraxis, der mit der Arzttasche in der Hand seinen Patienten in dessen Stube oder Schlafkammer aufsucht. Ganz offenbar wollte Hitler eben dies – aber ärztlich-technisch-hygienisch gesehen, stellte Morell für den ersten Mann im Reiche ein erhebliches Gesundheits- und Sicherheitsrisiko dar.

4. Wegen seiner besonderen Vertrauensstellung bei Hitler:
   Er lebte, wie wir sagten, im Auge des Taifuns. Er war dort derart geschützt, daß diejenigen Männer und Dienststellen, deren Lebensinhalt Wachsamkeit und Mißtrauen ist, nicht wagten, sich mit ihm zu befassen, und mehr noch, sie überwachten nicht einmal seine Umgebung, was sie bei jedem anderen, der für Hitler in einem besetzten Lande Heilmittel fertigte, mit Hingabe getan hätten. Jedoch kann man sämtliche Beteiligten insofern entschuldigen, als ihnen der Wille Hitlers entgegenstand, der, so mißtrauisch er war, so sehr er Sicherungsvorkehrungen um sich herum auch forderte und förderte, bei *Morell* eine Ausnahme machte, wie sonst anscheinend nur bei einigen Künstlern und Architekten. Bei denen gab er sich nicht als Staats-, nicht als Parteimann, nicht als Politiker oder Feldherr – unter ihnen bestimmte zwar er auch, fühlte sich jedoch als einer von ihnen und sicher!

Kontrollmaßnahmen auf direkte Veranlassung Hitlers

Hitler scheint Mißempfindungen unterschiedlichster Art häufig auf die ihm von Morell verabreichten Medikamente zurückgeführt zu haben. Wiederholt beklagte er sich über die hygienischen Verhältnisse in seiner Umgebung und war Lebensmittelgeschenken gegenüber mißtrauisch. Diese Empfindlichkeit, die sich nach dem Attentat vom 20. 7. 1944 und mit der Verschlechterung seines Allgemeinzustandes steigerte, bewog Morell, auf Weisung Hitlers, aber auch aus eigenem Interesse, Proben von Medikamenten u. a. in Laboratorien, zumeist des Heeres, chemisch-bakteriologisch untersuchen zu lassen.[1]

So wurden analysiert:

1. Das Präparat »Mutaflor« auf wirksame oder abartige Keime (Oktober 1941, Dezember 1943, Februar 1944).
2. Das Sedativum »Brom-Nervazit« auf gärende Kohlenhydrate (Oktober 1944).
3. Das Abführmittel »Mitilax« auf die richtige Zusammensetzung (Oktober 1944).
4. Zwei Slibowitz-Sorten, die Hitler geschenkt worden waren, auf Methyl- und Fuselalkohole (Januar/Februar 1944).
5. Das Wasser im Führerhauptquartier »Wolfsschanze« auf pathogene Bakterien (Oktober 1944).
6. Harn auf »Strychnin« (Oktober 1944).

1. Mutaflor

Morell, überzeugter Bejaher der »Dysbakterie-Theorie« Professor Alfred Nißles, behandelte fast sämtliche Patienten mit dem von diesem konzipierten Präparat »Mutaflor«, einer Suspension von Koli-Bakterien besonders aktiver Stämme. Hitler, den er dieses Medikament seit Anfang 1937 kurmäßig einnehmen ließ, bemängelte im Oktober 1941, daß es ihm übles Aufstoßen verursache. Die von Morell zur Untersuchung an die Hersteller-Firma »Hageda« eingesandten Kapseln erwiesen sich jedoch[2] als völlig in Ordnung und aus der neuesten Produktionscharge stammend. Zwar erklärt die Firma, infolge der enormen Produktionsausweitung durch positive Erfolge bei der Krebsbehandlung, wären bei den Gelatinekapseln gewisse farbliche Unterschiede eingetreten, aber Wirkungsunterschiede bestünden nicht. Eine anschließende Belehrung über die möglichen Ursachen des üblen Aufstoßens schließt mit den Worten:

»Es würde uns freuen, von Ihnen zu hören, daß die Behandlung Ihres Patienten weiter durchgeführt werden konnte.«[3] Morell war Aufsichtsratsmitglied der »Hageda«, und man wußte dort wohl, um welchen Patienten es sich handelte.

Zwei Jahre darauf kam es im Oktober 1943 wiederum zu einer Beanstandung der »Mutaflor«-Kapseln, sehr wahrscheinlich von Morell selbst. Inzwischen waren nämlich die Fabrikationsanlagen der »Hageda« in Berlin ausgebombt worden, und Ausweichfabriken arbeiteten nicht zufriedenstellend. Zudem hatte nunmehr Morell selbst mit dem Aufbau seines Pharma-Imperiums und unter anderem mit der Entwicklung und Herstellung eines eigenen Koli-Präparates »Trocken-Coli-Hamma« begonnen. Er benötigte deshalb sozusagen ein Alibi, um sich von »Hageda« und Professor Alfred Nißle zu lösen. Das »Mutaflor« wurde nunmehr von seinem zuständigen Mitarbeiter Professor Wolfgang Laves in Olmütz untersucht.[4]

Dieser kommt zu weitgehend negativen Ergebnissen und meldet am 11.10.43 u.a.... »Anfänglich überhaupt nichts gewachsen, jetzt nach vieler Mühe etwas... Coli nicht mehr lebensfähig... es wächst auch noch etwas anderes mit, fadenziehender Schimmelpilz (Mucos).« Im Gegensatz dazu aber am 20.10.43: »...alle Proben in Ordnung, kräftige Colistämme.«[5] Jedoch am 21.10.43 folgt erneut ein negativer Bericht: »...Prüfungsbefund der mit Führerpost an mich gelangten Mutaflorproben:... »Kein zur weiteren Verarbeitung geeignetes Coli-Wachstum. Die Kapseln waren außerdem stark eingetrocknet.«

Später, am 14.12.43 untersuchte Proben waren wiederum wirksam: »Die übersandten Proben enthalten normal Escheria coli mit lebhafter Beweglichkeit und intensivem Kohlenhydratvergärungsvermögen.« Dies traf auch auf weitere Chargen zu, die 1944 (20.1.; 1. und 12.2.) untersucht wurden.[6]

Morell hatte jedoch Mutaflor aufgegeben und verwendete bei Hitler sein Trocken-Coli-Hamma. Sofern Mutaflor 1944 überhaupt noch verfügbar war, verordnete er es anderen prominenten Patienten.

2. Brom-Nervacit

Im September 1944 fragte Hitler, ob das von ihm häufig eingenommene Sedativum (Beruhigungsmittel) »Brom-Nervazit« »gasbildende« Zucker enthielte, da er danach Leibbeschwerden bekomme. Morell ließ es von seinem Chefchemiker Dr. Kurt Mulli und dem Chefapotheker der Waffen-SS Dr. Carl Blumenreuther untersuchen.

Dr. Kurt *Mulli* berichtete (13.10.44): »...bakteriologisch einwandfrei. Vergärung des Zuckers bei Hefezusatz – mit Pepsin und Trypsin keine Gasbildung –. Der Diastaseversuch steht noch aus, der von besonderer Wichtigkeit, um den Darmvorgängen analog einen Schluß bezüglich Gasbildung zu ziehen.«...

Dr. *Blumenreuther* findet keine andere Zusammensetzung als deklariert. – »Eine Nachricht zur neuerlichen Anfrage, ob bei der biologischen Dekomposition Gase entstehen, erfolgt bald.« (16.9.44).

Ob nun gasbildend oder nicht, Hitler verlangte ein »Brom-Nervazit« ohne Kohlehydrat-Zusatz und erhielt dieses schließlich noch geliefert.[7]

Nach heutiger Auffassung ist Brom obsolet, und Präparate mit Bromverbindungen sind nicht mehr im Handel.

3. Mitilax

Auch das ihm von Morell verordnete flüssige Abführmittel »Mitilax« machte Hitler für abdominelle Gasbildung und nachfolgende Koliken verantwortlich, weshalb er es ebenfalls auf Gehalt an gärenden Kohlenhydraten untersucht wissen wollte.

Morell schrieb darauf am 9.10.44 an Dr. *Blumenreuther*, er möge auf »besonderen« Wunsch Mitilax auf schädliche Stoffe beziehungsweise gasbildende Substanzen untersuchen. Er vermutete freilich einen »negativen Ausfall«, wollte aber etwas Schriftliches in den Händen haben.[8]

Am 13. 10. 44 erhält er vorab die telefonische Auskunft, Mitilax enthalte lediglich die angegebenen Bestandteile, bestehe fast nur aus Paraffin, habe keine schädlichen Beimischungen und sei bakterienfrei. Auch in stärkerem Maße nach Vorschrift eingenommen, könne es keine schädigenden Folgen haben. Der angekündigte schriftliche Befund liegt nicht vor.[9]

4. Slibowitz

Zum Weihnachtsfest 1943 erhielt Hitler vom »Poglavnik« Pavelić, dem Regierungschef Kroatiens, Slibowitz geschenkt. Obgleich er diesen sicherlich nicht selbst zu trinken gedachte, befürchtete er doch, der Schnaps könne hochgiftigen Methyl- und katererregende Fuselalkohole enthalten und befahl eine chemische Untersuchung. Morell nahm die Angelegenheit sehr wichtig, wie sein Schreiben vom 11. 1. 44, mit dem er eine zweite Probe schickte, bezeugt:

An den Leiter
des Feld-Laboratoriums OKH
Lötzen
Sehr geehrter Herr Kollege!
Anbei übersende ich eine weitere *Slibovicz*-Probe,
die nicht der neulich untersuchten entspricht, und die ich umgehend zu untersuchen bitte, besonders auf Methylalkohol und andere schädliche Stoffe.

Da der Auftrag ein Führerbefehl ist, so bitte ich um sofortige Ausführung und fernmündliche Benachrichtigung an mich unter Wolfsschanze 425. Einen kurzen schriftlichen Bescheid bitte ich nachzureichen.

Mit besten kollegialen Grüßen und

Heil Hitler
(gez.) Prof. Dr. Theo Morell
Leibarzt des Führers[10]

Beide Slibowitz-Proben erwiesen sich als einwandfrei, wie umfangreiche Prüfungen verschiedener Heereslaboratorien ergaben.[11]

Sehr wahrscheinlich auf Veranlassung Morells, verfaßte Dr. *Bikkert* ein Memorandum über »Vergiftung durch Methylalkohol«, das der Leibarzt dem an dieser Prüfung offenbar sehr interessierten Hitler vorlegen wollte.[12]

Morell wählte diesen Weg mehrmals, um die Aufmerksamkeit Hitlers auf seine tüchtigen Mitarbeiter zu lenken. Dr. *Bickert* gehörte dazu; denn er war der Hygieniker, der den Einsatz des Morellschen »Rußla-Puders« zur Entlausung bei der Truppe am stärksten förderte.[13]

5. Das *Trinkwasser* im Führerhauptquartier »Wolfsschanze«

Offenbar auf der Suche nach den Ursachen der Verdauungsstörungen und der Gelbsucht Hitlers ließ Morell auch das Wasser in »Wolfsschanze« untersuchen. Am 9.10.1944 schickte er eine Probe davon zur chemischen und bakteriologischen Untersuchung an den damals in der Morell-Firma »Hamma«, Hamburg, beschäftigten *Mulli*.[14] Dieser teilte bereits am 13.10. einen unbefriedigenden Befund mit und erbat eine größere Probe, um Nährböden ansetzen und etwa anwachsende Bakterien hinsichtlich ihrer Pathogenität differenzieren zu können.[15]

Am 23.10.44 schickt er Morell den Abschlußbericht in Zusammenfassung, es heißt:

»Bei der... Wasserprobe fällt die außerordentlich hohe Härte auf. Die Probe ist jedoch frei von Ammoniak und fäulnisfähigen Substanzen...

In bakteriologischer Hinsicht ist das Wasser verunreinigt, die Bakterien jedoch weder Coli noch Typhus. Es ist auf Grund der angestellten Versuche nicht anzunehmen, daß durch den Genuß des Wassers schwere, die Gesundheit bedrohende Störungen auftreten können. Es ist jedoch nicht von der Hand zu weisen, daß infolge des Gehaltes an Bakterien nichtpathogener Art bei Personen, die an mangelnder Salzsäureproduktion im Magen leiden, durch das Trinken des Wassers Verdauungsstörungen zur Beobachtung gelangen können.«

Einige Tage später, am 28.10.1944 äußert er sich erläuternd über die »Härtegrade« und meint, hartes Wasser könne bei empfindlichen Menschen zu Hautreizungen und zu Verdauungsstörungen führen.[16] Der Befund wurde vom Hygienischen Staatsinstitut in Hamburg bestätigt.[17]

Die Ausführungen Dr. *Mullis* über die Verträglichkeit beziehungsweise Unverträglichkeit des Wassers für empfindliche Personen dürften indirekt an Hitler gerichtet sein; und in gleicher Weise, wie bei Dr. *Bickert* erwähnt, bemerkt Morell in diesem Zusammenhang zu ihm, er möge den Bericht deutlich unterschreiben, damit er sich dadurch in Hitlers Gedächtnis einpräge.

6. Untersuchung von Hitlers Harn auf »Strychnin«.

Mehr als Kuriosum, weil die Auseinandersetzung mit den Begleitärzten Karl *Brandt* und Hanscarl von *Hasselbach* bereits zu seinen Gunsten entschieden war, ist der Auftrag Morells vom 11.10.1944 an *Mulli* anzusehen, den »Strychnin-Spiegel« in einer Harnprobe Hitlers festzustellen.[18]

Mullis Antwort ist nicht erhalten; mit allergrößter Wahrscheinlichkeit wäre Strychnin nicht feststellbar gewesen.

III. Hitlers Krankheiten – Pathographie

Jugendkrankheiten, Verwundungen, Verletzungen, Vergiftungen

Die erste Erwähnung einer Erkrankung Hitlers findet sich als Anzeige an den löblichen k.k. Bezirksschulrat im Gestions-Protokoll seiner Schule unter Februar, März 1897. Sie lautet: *»Adolf Hitler ist an Scharlach erkrankt.«*

Der Schuljunge überstand die damals sehr verbreitete, gefürchtete und mit einer mehrwöchigen Isolierung verbundene Krankheit offenbar ohne Folgen. Jedoch blieb er »von zarter Gesundheit«. Der Jugendfreund A. *Kubizek*[1] berichtet im Jahre 1904, es sei mit Hitlers Gesundheit ziemlich schlecht bestellt gewesen. Er sei öfters unpäßlich, habe bei schlechtem Wetter viel gehustet und sei »auf der Lunge schwach«. Im Jahre darauf, so der Freund, erkrankte er an einem »Lungenspitzenkatarrh« mit Hustenanfällen und widerlichen Erkältungen. Hitler selbst bezeugt dies[2] mit den Worten: »Mein schweres Lungenleiden ließ einen Arzt der Mutter auf das dringendste anraten, mich später einmal unter keinen Umständen ins Büro zu geben. Der Besuch der Realschule mußte ebenfalls auf mindestens ein Jahr eingestellt werden.«[3]

Daß Hitler zu dieser Zeit erkrankt war, wird auch von Biographen erwähnt, welche leider die Zeugen, auf die sie ihre Aussagen stützen, nur ungenau angeben: So vermerkt A. *Bullock*[4]: »Hitler erkrankte im Alter von 16 Jahren – Lungen angegriffen. – Zur Ausheilung wurde er auf das Land zur Schwester der Mutter, Therese Schmidt nach Spital geschickt.«
Ausführlicher berichten *Goerlitz* und *Quint*[5], der Arzt *Dr. Keiß* in Weitra, Niederösterreich, habe Hitler im Herbst 1905 behandelt, als dieser anläßlich eines Besuches bei seiner Tante Therese *Schmidt* ernsthaft erkrankte. Es heißt: »Das Erbe des Vaters, die Jugendschwindsucht, griff auch nach ihm, und ein Arzt... ließ wenig Hoffnung. Jedoch genaß er wider Erwarten verhältnismäßig rasch.«

Hierbei bleibt offen, ob Hitler von der Mutter *wegen* der Erkrankung auf das Land geschickt wurde, oder ob er erst während seines dortigen Aufenthaltes krank wurde.

Fest steht, daß Hitler relativ rasch wieder gesundete und 1906/

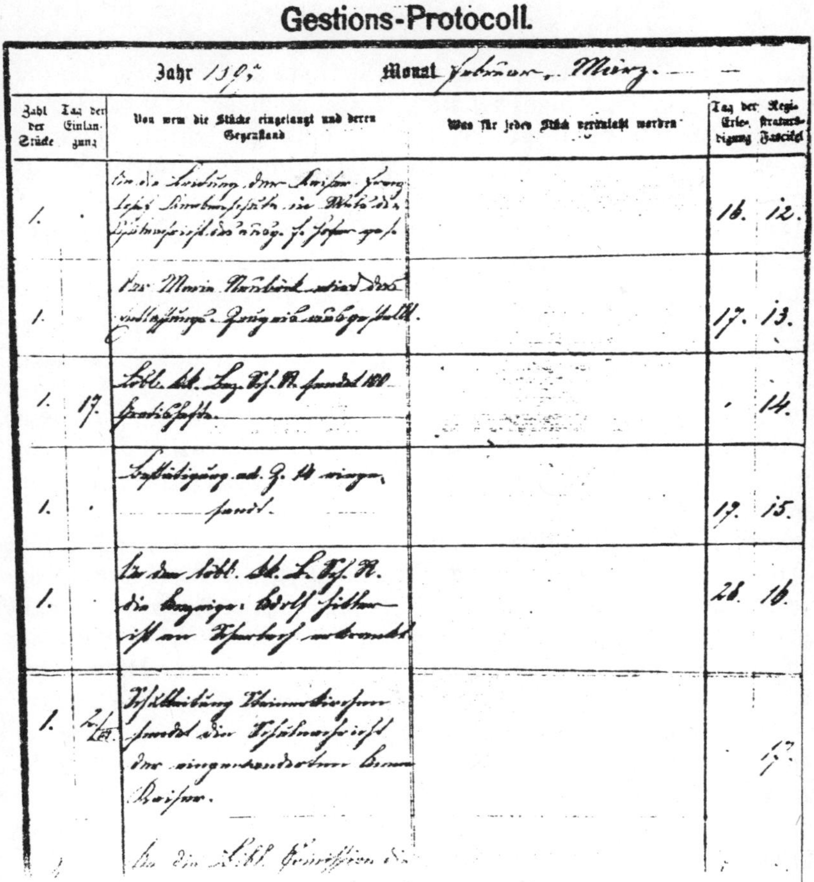

Gestions-Protocoll.

Jahr 1895 Monat Februar, März

Zahl der Stücke	Tag der Einlangung	Von wem die Stücke eingelangt und deren Gegenstand	Was für jedes Stück veranlaßt worden	Tag der Erledigung	Registratur-Fascikel
1.	.	An die Leitung der Kaiser Franz Josef [illegible] [illegible]		16.	12.
1.		An Maria [illegible] wird das Entlassungs-Zeugnis ausgestellt.		17.	13.
1.	17.	Löbl. k.k. Bez. Sch. R. sendet 100 [illegible]		.	14.
1.	.	Bestätigung ad. Z. 14 eingesandt.		17.	15.
1.	.	An den löbl. k.k. B. Sch. R. die Anzeige: Adolf Hitler ist an Scharlach erkrankt		28.	16.
1.	2/3	Schulleitung [illegible] sendet die Schulnachricht der [illegible] [illegible]			17.
		An die löbl. [illegible]			

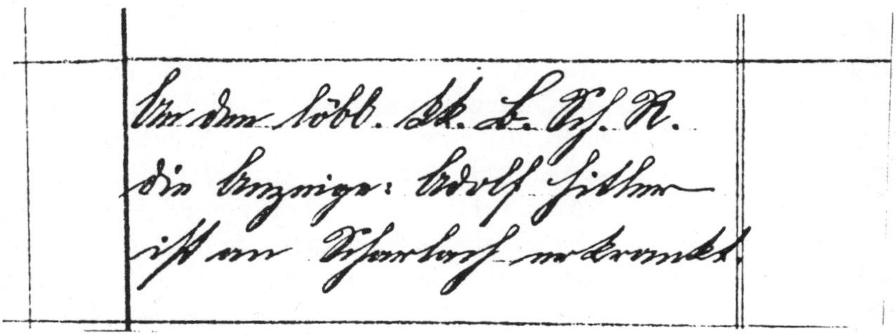

An den löbl. k.k. B. Sch. R. die Anzeige: Adolf Hitler ist an Scharlach erkrankt.

1907 keinerlei Anzeichen mehr für eine Lungenkrankheit bot. Denn Wilhelm *Hagmüller*, welcher in diesen Jahren einen Kostplatz bei Frau Clara *Hitler* in Linz innehatte, schreibt am 17. 7. 1933 an die dortige Bezirkshauptmannschaft[6]: »Während dieser 2 Jahre hat mir Hitler vieles gelernt und gezeigt, da er doch um vier Jahre älter ist, als ich bin. ... Wir lernten und spielten zusammen. Wenn ich etwas nicht wußte, so zeigte er es mir.« ...

Daß von einem »schweren Lungenleiden« Hitlers zu damaliger Zeit nicht die Rede sein kann, bezeugt auch der Sanitätsrat Dr. Eduard *Bloch*, praktischer Arzt in Linz und Hausarzt der Familie Hitler. (s. ausführlich S. 517)

Er verneinte energisch, daß der junge Hitler lungenkrank gewesen sei.

Angesichts dieser unterschiedlichen Äußerungen stellte sich dem begutachtenden Kliniker die Frage, an welcher Krankheit der 16jährige Hitler Ende des Jahres 1905 litt: Handelte es sich um eine Lungentuberkulose?

Der Verdacht liegt nahe:

Tuberkulose war in damaliger Zeit sozusagen »Hauskrankheit«. Die beiden ersten Ehefrauen des Vates Alois Hitler starben an »Lungenschwindsucht«, und auch der Vater, der freilich 1903 von einem Augenblick zum anderen an einem Schlaganfall oder Herzschlag starb, soll einmal einen »Blutsturz«, Anzeichen für eine Tuberkuloseerkrankung, erlitten haben. Aber Hitlers Mutter Clara starb an einer Krebserkrankung (Folgen eines Brustkrebses), und weder seine Halbschwester noch Schwester waren lungenkrank.

Auch der jugendliche Hitler erholte sich, wie wir hörten, wider Erwarten schnell von seinem »Lungenleiden«, was bei einer spezifisch tuberkulösen Erkrankung höchst unwahrscheinlich gewesen wäre.

Er muß also an einer anderen akuten Erkrankung der Atmungsorgane gelitten haben. Als solche kommen differentialdiagnostisch in Betracht: eine sogenannte *crupöse Lungenentzündung* mit Beteiligung mehrer Lungenlappen, die heutzutage in ihrem typischen Verlauf wegen der wirksamen Frühtherapie kaum noch bekannt ist, oder aber eine schwere *»chronische Bronchitis«* mit Fieber, Atembeschwerden, Husten und Auswurf. Da von einer für eine Lungenentzündung (Pneumonie) charakteristischen kritischen Entfieberung nach neun Tagen – ein entscheidendes Anzeichen für jeden Arzt in damaliger Zeit – an keiner Stelle die Rede ist, wird man annehmen dürfen, daß es sich bei dem »schweren Lungenleiden« Hitlers im Jahre 1905 um eine infektiöse Allgemeinerkrankung – man spricht heute verallgemeinernd von einer Grippe – mit besonderer Beteiligung der Atmungsorgane handelte. Hierfür spricht auch ein Brief von ihm aus dem Jahre 1908 (17.8.) an den Jugendfreund *Kubizek*, in dem er einen soeben überstandenen »starken Kartarrh« erwähnt. – Dafür spricht aber auch, daß Hitler, zumal in den letzten genauer beobachteten Lebensjahren, immer wieder an »Erkältungen« litt und, wie wir sehen werden, eine geradezu panische Angst vor Ansteckungen aus seiner Umgebung hatte.

Aus den Jahren zwischen 1907 und 1914, also denen der Wiener und Münchener Aufenthalte, wurde von irgendwelchen Krankheiten nichts bekannt. Doch war Hitler in dieser Zeit kein herausragend kräftiger, sondern ein eher einseitig und kalorisch unzureichend ernährter, junger Mann, der sich körperlich wenig betätigte. Er hatte sich, aus welchen Gründen auch immer, der Musterung zum Militärdienst in Österreich durch den Aufenthaltswechsel von Wien nach München entzogen, mußte sich aber, um unangenehme Konsequenzen zu vermeiden, schließlich doch stellen. Er tat dies 1914 in Salzburg und wurde wegen Körperschwäche und schlechtem Gesundheitszustand für wehrdienstuntauglich erklärt.[9]

Dies änderte sich jedoch von einem Tag zum anderen. Am 1. August 1914 meldete Hitler sich als Kriegsfreiwilliger und erreichte durch Immediatgesuch beim König von Bayern, daß er als Österreicher in die bayerische Armee eintreten durfte. Nun war er auf einmal nicht mehr wehrdienstuntauglich, sondern wurde angenommen und machte, wie wir wissen, den Krieg an der Westfront bis zum Ende mit.

Von irgendwelchen internen Erkrankungen während dieser Jahre oder von Ausfällen wegen körperlichen Unvermögens ist nirgends die Rede, auch suchte er kaum um Urlaub nach.

Lediglich eine *Verwundung* und eine *Gasvergiftung* veranlaßten die zeitweilige Verlegung in die Heimat.

Durch einen Granatsplitter wurde Hitler am 7.10.1916 am linken Oberschenkel verwundet und mit Lazarettzug sofort in das große Reservelazarett Beelitz bei Potsdam gebracht, wo er am 9.10. eintraf. Zu einer Verletzung des Oberschenkelknochens (Femur) war es offenbar nicht gekommen, aber die der Weichteile und Muskulatur muß doch erheblich gewesen sein, da er erst im März 1917 wieder zur Fronttruppe zurückkehrte. Hitler[10] schreibt selbst: »Als ich wieder richtig gehen konnte...« – Diese Verwundung heilte folgenlos aus, und die verbliebene Narbe scheint in keiner Weise auffällig gewesen zu sein, da sie nicht genau beschrieben wurde. In dem zusammenfassenden Report: »Hitler as seen by his Doctors«[11], bemerkt der Leibarzt *Morell* lediglich: Narbe am linken Oberschenkel, vom 1. Weltkrieg herrührend« und der H.N.O.-Arzt Dr. *Giesing*: »reizlose Narbe am linken Unterschenkel und am linken Oberschenkel; Folge einer Kriegsverwundung aus dem 1. Weltkrieg – möglicher-

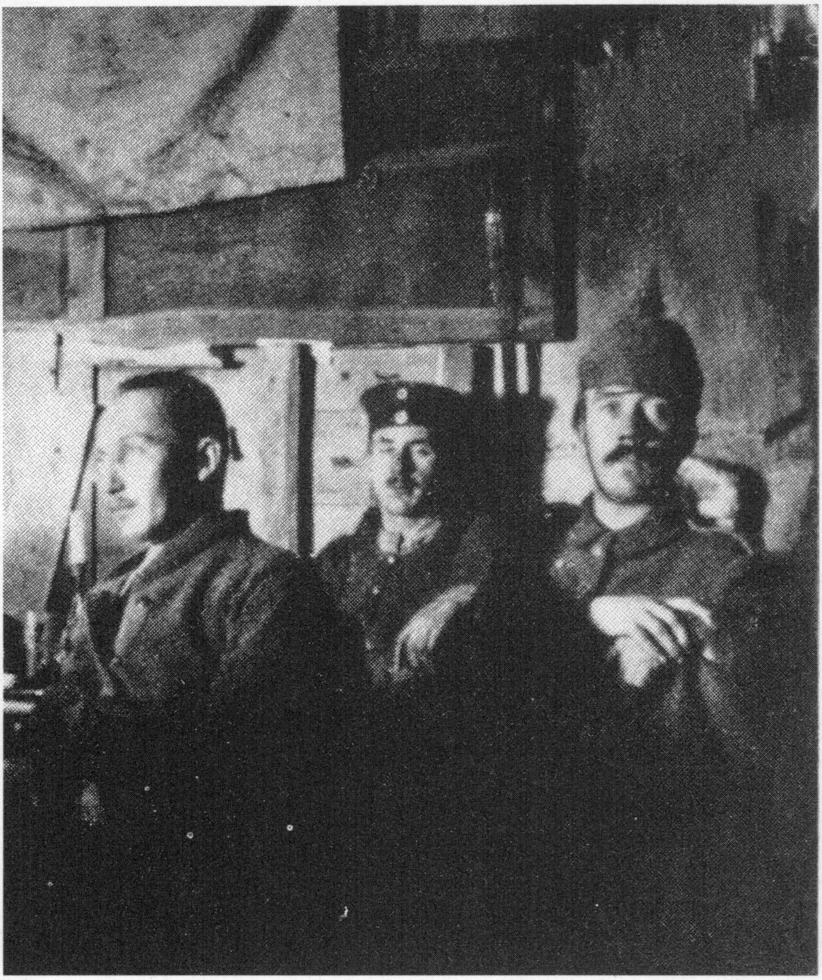

Adolf Hitler (mit Pickelhaube) während des 1. Weltkrieges
in einem Unterstand an der Front.

weise Splitter in der Umgebung«. Hingegen erwähnen die beiden chirurgischen Begleitärzte, die Professoren *Brandt* und *v. Hasselbach*, diese Narben nicht, und es bleibt fraglich, ob bei der so deutlichen Scheu Hitlers vor Entblößung über das unbedingt Notwendige hinaus diese Narbe überhaupt jemals eingehender betrachtet und nicht nur rein zufällig gesehen wurde.
Sicherlich aber hatte Hitler von daher keinerlei Gehbeschwerden zurückbehalten.

Am 16./17. Oktober 1918 geriet die Einheit Hitlers in einen

schweren Gasangriff (Lost/Gelbkreuz); Hitler beschreibt selbst[12], daß fast alle Kameraden betroffen und »die Augen in glühende Kohlen verwandelt« wurden. Die Gasvergifteten wurden in die Heimat zurückverlegt, und Hitler gelangte in das pommersche Reservelazarett *Pasewalk* nahe Stettin.

Entgegen den zahlreichen, ausführlichen Berichten über die hier eingetretene »hysterische Erblindung«[13], bemerkt Hitler über den Verlauf der Sehschädigung selbst, daß es nach einiger Zeit zu einer Besserung kam und er wieder seine Umgebung in groben Umrissen sehen konnte (s. S. 306/307).

Die durch das »Senfgas« hervorgerufene schwere Bindehaut- und Augenlidentzündung (Conjunctivitis und Blepharitis), bei der die Augen völlig zugeschwollen waren, so daß man nicht sehen konnte und sich als blind empfand, klang also ab. Jedoch kam es zu einem Rückfall, als er am 16. November – so Hitler selbst – das »Ungeheuerliche der Revolution« erfuhr und der Lazarettgeistliche dem Kranken ausführlich über die Ereignisse beim Umsturz berichtete. »Kein Auge konnte die Tränen zurückhalten.« Zum ersten Male nach dem Tode der Mutter habe er wieder geweint, sich auf das Bett geworfen und den Kopf in das Kissen vergraben. Es wurde ihm vor den Augen wieder schwarz. Zweifellos rieb er sich dabei auch heftig die noch entzündeten Augen, wobei es höchstwahrscheinlich erneut zur Schwellung des noch empfindlichen Gewebes kam, so daß er wiederum nichts mehr sah.

Ein solches Verhalten in höchster seelischer Erregung und Ergriffenheit ist verständlich; es hat mit »Hysterie«, einer damals in der Öffentlichkeit negative Empfindungen hervorrufenden psychiatrischen Diagnose, nichts zu tun.

Auf dem Wege zur Macht erlitt Hitler nach seinem Putschversuch am 9. November 1923 nochmals eine Verletzung, als er und seine Begleiter auf dem Marsch zur Feldherrenhalle in das Feuer der bayerischen Landespolizei gerieten. Der neben ihm gehende Max-Erwin von Scheubner-Richter stürzte, wie von einigen überliefert wird, tödlich getroffen zu Boden und riß Hitler im Fall mit sich. Dieser konnte sich von dem über ihm Liegenden befreien und lief mit der verwirrten Masse der anderen zurück. Der Arzt Dr. med. *Walter Schultze* (1894–1979) war als Leiter des Sanitätswesens der SA dem Zuge in einem Sanitätsauto gefolgt, sah Hitler, nahm ihn auf und brachte ihn zur Villa Ernst Hanfstaengls. Hitler, der über starke Hüftschmerzen klagte, vermutete eine Verwundung dort; jedoch fand *Schultze* bei der Untersuchung eine Verletzung des linken Oberarmes und nahm einen Gelenkkapselriß, eine Auskugelung des Oberarmknochens (Humeruskopfes) sowie einen Schlüsselbeinbruch an. Eine Behandlung an Ort und Stelle war ihm offenbar nicht möglich[14].

Hitler wurde verhaftet und am 11. November 1923 um 22 Uhr in die Festungshaftanstalt Landsberg eingeliefert, wo der aufnehmende Obermedizinalrat Dr. Joseph *Brinsteiner* eine Luxation der linken Schulter und – ob auf Grund einer Röntgenaufnahme? – einen Bruch des Oberarmkopfes feststellte und den Gefangenen in eine Zelle der Krankenabteilung verlegte.[15]

In einem Gutachten über den Geisteszustand des Untersuchungsgefangenen A. H. schrieb der gleiche Arzt am 8. Dezember 1924: »Bei dem Putsch am 8. November hat Hitler eine Luxation der linken Schulter mit Bruch des Oberarmkopfes und einer nachfolgenden sehr schmerzhaften traumatischen Neurose erlitten. H. steht jetzt noch in ständiger ärztlicher Behandlung und wird wahrscheinlich eine teilweise Versteifung und schmerzhafte Affektion der linken Schulter bleibend davontragen.«

In einem späteren hausärztlichen Befundbericht Dr. Brinsteiners einen Tag nach der Verurteilung Hitlers (1. April 1924) wird aber diese Verletzung oder eine besondere Behandlungsbedürftigkeit nicht mehr erwähnt. Auch seitens der Mitgefangenen liegen aus der folgenden Zeit keine Aussagen mehr über eine eingeschränkte Beweglichkeit des linken Armes vor.

Fassen wir zusammen, so ergibt sich, daß *Hitler* durch den Sturz bei der Feldherrnhalle außer einer Hüftprellung, welche nur kurze Zeit Schmerzen verursachte, wahrscheinlich eine Luxation des linken Armes im Schultergelenk erlitt. Ob es dabei auch zu einem Bruch des »Humeruskopfes« kam, erscheint fraglich. Einerseits spricht Dr. *Brinsteiner*, nachdem er Hitler zwei Monate lang behandelt hatte, davon und, wie man annehmen sollte, nach Anfertigung einer Röntgenaufnahme, von der aber nirgendwo die Rede ist. Andererseits wurde offenbar kein für einen Oberarmbruch damals typischer Ruhigstellungsverband angelegt, und die Beweglichkeit war entgegen der anfänglich geäußerten Erwartung des Festungsarztes offenbar nach 4 Monaten so weit wieder normalisiert, daß er eine Bewegungsbehinderung nicht mehr erwähnte. Von einem Schlüsselbeinbruch ist späterhin, außer bei der den Umständen entsprechend nur flüchtigen Erstuntersuchung nicht mehr die Rede; diese Diagnose bestätigte sich also nicht. Mit ziemlicher Sicherheit steht also als Folge des Novemberputsches vom 9. 11. 1923 lediglich eine Luxation (Auskugelung, starke Prellung) des linken Schultergelenkes fest.

Eine Dauerbehinderung trat nie ein und wurde auch von seiner engsten Umgebung nie erwähnt. Wenn Hitler bei Vorbeimärschen mit der linken Hand stets das Koppelschloß umgriff, so ergab sich dies aus der Art seines persönlichen Grußes.

Prof. Carl von *Eicken*, welcher Hitler im Mai 1935 einen Stimmbandpolypen rechts entfernte, bemerkte zur Vorgeschichte: »Dr. Grawitz hat M. F. [Meinem Führer] Weihnachten 1934 an acuter Intoxikation durch *Neo-Ballistol* behandelt, das Fuselöl enthält. Kopfweh, Diplopie [Doppelsehen], Schwindel, Ohrensausen.«

Es handelt sich hierbei um eines der sogenannten »Landser-Mittel«, das in Soldaten- und Jägerkreisen bekannt war, aber sicherlich niemals ärztlich verordnet wurde (s. S. 197 ff.). Einem persönlichen Bericht von Frau E. *Conti* zufolge soll Hitler wegen dieser Vergiftung heimlich aus der Reichskanzlei in das »Westend-Sanatorium« gefahren sein, wo er angeblich geröntgt und auch eine Magenaushebung vorgenommen wurde. Weitere Berichte oder Unterlagen hierzug gibt es nicht. Jedoch berichtet Prof. Johannes *Blaschke* bei einer Vernehmung von Robert Kempner über dieses Ergebnis[16] und machte sich darüber lustig, daß der behandelnde Arzt, der Reichsarzt-SS Prof. Grawitz, das Mittel (Pillen) nicht kannte. »Ich wußte, daß Neo-Ballistol ein Gewehröl war, das die Jäger brauchen, um die Flinten zu reinigen, und sehr gut bei Hunden war, wenn sie Räude hatten.«

Reinigt ein solches Öl den Gewehrlauf, so nach Landser-Auffassung auch den Magen-Darmkanal: es gab in der Tat eine medikamentöse Variante des Öls. Daraus läßt sich schließen, daß Hitler Ende 1934 Magen-Darmbeschwerden hatte, keinen Arzt zu Rate zog, sondern Mittel anwandte, welche ihm Kameraden empfohlen hatten. Er nahm offenbar zuviel davon ein, vergiftete sich, genas aber wieder.

Zeitlich freilich zwei Jahrzehnte vorausgreifend sollen des medizinischen Zusammenhangs wegen hier auch die Verletzungen besprochen werden, welche Hitler beim Attentat vom 20. Juli 1944 erlitt, wobei über die des Innenohres an anderer Stelle berichtet wird (s. S. 317 ff). Der chirurgische Begleitarzt Prof. *v. Hasselbach* wurde unmittelbar nach der Detonation der Bombe von der Ordnonnanz Linge in den Führerbunker geholt und nahm die Erstversorgung vor. Alle Verletzungen Hitlers waren oberflächlicher Art; Splitter vom Eichenholztisch, an dem er gestanden hatte, waren in die Haut der Beine tief eingedrungen, und *v. Hasselbach* mußte mehr als hundert mit der Pinzette herausziehen. An der rechten Wade befand sich eine etwa handgroße Brandwunde zweiten Grades und ebenso Brandblasen auf der Rückseite des 3. und 4. Fingers der linken Hand. Ferner sah man am linken Unterarm einen Bluterguß mit starker Schwellung und Bewegungsbehinderung. Außerdem waren die Haare am Hinterkopf teilweise oder ganz weggebrannt, ohne daß jedoch die Haut mitbetroffen war. Außerdem Prellungen. Es wurden Salbenverbände angelegt. (Die Befundbeschreibungen von *v. Hasselbach* und *Morell* stimmen nicht ganz überein, decken sich aber hinsichtlich des Grades der Verletzungen.)[17]

Trotz der starken Explosionswelle in dem engen Raum war Hitler nicht gegen eine Wand oder ähnliches geschleudert worden; es kam allenfalls zu einer leichten Gehirnerschütterung, nicht aber zu einem Schock. Ja, er erschien sogar irgendwie erleichtert und im Bewußtsein bestärkt, von der »Vorsehung« zu einem besonderen Werk bestimmt worden zu sein. Hätte er sonst diese und frühere Attentate so gut überstanden, daß er unversehrt weiter wirken durfte?

Er entledigte sich der zerfetzten Uniform, ließ sich behandeln und soll schon wenig später wieder zum Attentatsort zurückgekehrt sein[18]. Wenige Stunden später empfing er den Duce auf dem Bahnhof Goerlitz des F.H.Q. »Wolfsschanze« und demonstrierte ihm den Attentatsort; nach Mitternacht hielt er eine Rede an das deutsche Volk.

Lediglich die Verletzung der Innenohren beanspruchte eine längere Heilungszeit. Die oberflächlichen Brand- und »Stichelungswunden« kamen schnell in Ordnung. Morell scheint auch die chirurgische Seite der Behandlung übernommen zu haben. Durch Kurier ließ er sich von seiner Firma Hamma »Penicillin-Puder« kommen (der kein Penicillin mehr enthielt!) und versah den geschwollenen Ellbogen und Unterarm mit Aufschlägen, die mit essigsaurer Tonerde getränkt waren. Diese Behandlung führte, wie *v. Hasselbach* später[19] vermerkte, zu einer Hautentzündung, die etwa zwei Wochen anhielt und stark juckte.

Alle oberflächlichen Hautverletzungen heilten völlig und folgenlos aus. Sie werden späterhin in Morells Aufzeichnungen nicht mehr erwähnt.

Bewertung seiner Erkrankungen durch Hitler

Studiert man die wenigen Äußerungen Hitlers über die Krankheit seiner Entwicklungszeit und die Verwundungen während des Krieges, so erkennt man ein Bestreben, diese Geschehnisse als nebensächlich, als Bagatellen abzutun.

Ein bemerkenswerter Hinweis hierauf ist die Notiz Morells vom 31. März *1945*, als er sich, einmal mehr, aber wiederum vergeblich, bemühte, zu einer Krankheitsgeschichte Hitlers zu kommen und die von ihm für wesentlich gehaltenen Krankheiten seines Lebens aufzuzeichnen.

Er notiert:[20]

»Nach irgendwelchen Beschwerden gefragt. Verneint. Besonders noch einmal nach Kopfschmerz oder -druck gefragt; nochmalige Verneinung. –

Bei mehrmals vorgehabter Aufzeichnung einer Krankengeschichte (wie auch schon in früheren Jahren) als Antwort erhalten: »Ich war nie krank. Es gibt darüber nichts aufzunotieren.«

Ich erinnerte an den Schlüsselbeinbruch links und die Oberarm-

'erletzung vor Beginn der Festungshaft, was ich erst durch Zufall vor kurzem erfuhr. Hierbei war der linke Arm längere Zeit paralysiert. Durch angestrengteste Eigenübung wieder voll gebrauchsfähig geworden. »Es gäbe nichts darüber aufzunotieren, da dies unwichtig sei und er jetzt ja wieder volle Bewegungsfähigkeit habe.«

Soweit Morell, der hiermit auch bezeugt, daß Hitler niemals mit ihm über die Jahre vor 1933 gesprochen hatte, und daß er jetzt, ein ruinierter Mann, von diesen frühen Erlebnissen nichts mehr wissen wollte.

Folgerungen

Entgegen jener Verweigerung vermeint der nachdenkliche Betrachter jedoch, daß Erkrankungen und Verwundungen in den Jahren 1905, 1916, 1918, 1923/24 und 1944, insbesondere wegen der jeweils erforderlichen Rekonvaleszenz von ganz wesentlicher Bedeutung für die innere Entwicklung Hitlers waren:

1905: Es gelang ihm wegen seines »schweren Lungenleidens« aus der familiären, mütterlichen Disziplinierung auszubrechen und von da an bis zum Kriegsbeginn im Jahre 1914 ein in jeder Weise uneingefügtes Leben, völlig nach eigener Eingebung, zu führen, während dessen er diese Mutter verlor, schwere Rückschläge erlitt, sich aber behauptete und sich subjektiv vielleicht auch einigermaßen »selbstverwirklichte«.

1916: Der bis zum Jahre 1914 sich selbst gehörende, ja nur »selbst« sein wollende, reifende Mann, wurde als Kriegsfreiwilliger erstmals der militärischen Disziplin unterworfen und erkannte sie an – ja, sie wurde für den Frontsoldaten existenz-essentiell. So blieb es bis zur Verwundung. Die Erfahrungen des Genesenden und in die Hauptstadt Berlin Beurlaubten lehrten ihn, daß in der Heimat die kriegsentscheidende und zusammenhaltende Allgemeindisziplin der Bürger zu zerbröckeln begann, was ihn erregte. Er versuchte, die Verantwortlichen herauszufinden, fand sie in den *»Geschäftemachern«* und in den »Juden«.[21] – Aufgerührt und verstört flüchtete er zur Front zurück, wo er in der soldatischen Disziplin Geborgenheit fand.

1918: Der Zusammenhalt von Heimat und Fronttruppe schien zerbrochen – so empfand es Hitler in Pasewalk – ja, die Ungefährdeten drinnen wandten sich gegen die Gefährdeten draußen, die auf die Rettung des Ganzen bedacht, völlig vereinsamt sich selbst überlassen blieben.

Die Verstörung war vollständig und umstürzend. Hitler beschloß »Politiker zu werden« um eine andere Ordnung zu finden, freilich eine, zu deren Herr er sich aufwerfen wollte.

1924: Mißlingen eines unausgereiften Anspruchs. Aber in erzwungener Festungshaft Entwicklung eines Herrschaftsgebäudes, eines Herrschaftsanspruches, der ihm zwanzig Jahre lang genüge tun sollte. *Er*, der als Jüngling der Disziplinierung entfloh, der sich ihr als kriegsfreiwilliger Soldat ohne Widerstreben fügte, warf sich nunmehr zum Herrn auf und disziplinierte die ihm Vertrauenden. Er wurde »Führer«, setzte Maßstäbe, ja war das Maß und regelte, wenn er auch durchaus nicht stets richtete.

1944: Auf das Attentat gegen ihn reagierte ein der menschlichen Wirklichkeit entfremdeter »Herr«. Zugleich: Ein Verkannter fühlte sich verletzt und verraten, weshalb er verurteilte und wüten ließ.

Die Augen: allgemeine und ärztliche Befunde

Über Hitlers Augen und seinen Blick gibt es so zahlreiche Äußerungen unterschiedlichster Weise, daß es wenig sinnvoll erscheint, sie ärztlicherseits im einzelnen zu dokumentieren; denn sie umfassen einen weiten Bereich: einerseits wird von der magnetisierenden, ja hypnotisierenden Macht seiner Augen gesprochen, andererseits blieben viele, die mit ihm zusammenkamen, schon bei der ersten Begegnung unbeeindruckt, ja manche wurden von der »gewollten Strahlkraft eines fesselnwollenden« geradezu abgestoßen, so daß sie sich auf Dauer von ihm abwandten. Hier ergibt sich eine deutliche Parallelität zu dem Eindruck, den seine Reden vor einem großen Publikum auf diese oder auf jene machten.

Daß Hitler mit Augen und Blick wirken wollte, steht außer Zweifel. Seine langjährige Sekretärin Christa *Schroeder* berichtet von einem Gespräch, in dem er sagte, bei den großen Vorbeimärschen anläßlich der Parteitage usw. wolle er jedem der Tausende, die vor ihm defilierten, die Empfindung vermitteln, er habe gerade *ihn* angesehen.[1] Sie äußert auch: »Hitlers Augen fand ich ausdrucksvoll. Sie blickten meist interessiert – forschend und belebten auch Zusehende während des Sprechens. Sie konnten warmherzig blicken, oder Entrüstung ausdrücken, aber auch Gleichgültigkeit und Verachtung. In den letzten Monaten vor Kriegsende verloren sie an Ausdruckskraft; sie waren von einem verschwommenen, ausgebleicht wirkenden Blaßblau und etwas vorgequollen.«[2]

Professor Hanscarl von *Hasselbach* erklärte 1946: »Es ist sinnlos zu behaupten, daß Hitlers Blick starr oder tot gewesen sei und zwar schon 1933. In Wirklichkeit waren Hitlers Augen außerordentlich belebt und faszinierend und neben dem Wort das entscheidende Mittel seiner ungewöhnlichen Suggestionskraft. Es ist durchaus richtig, daß die Augen die ziemlich groben Gesichtszüge kompensierten.«[3]

Otto *Wagener*, einer seiner Vertrauten von 1929–1932 berichtet von seiner ersten Begegnung mit Hitler: »Vom ersten Augenblick an fesselten mich die Augen. Sie waren klar und groß, ruhig und selbstbewußt auf mich gerichtet. Aber der Blick kam nicht aus dem Augapfel, er kam viel tiefer her, ich hatte das Gefühl wie aus der Unendlichkeit. Man konnte nicht aus ihnen lesen. Aber sie sprachen, wollten sprechen. Sie fragten nicht, sondern redeten.«[4] Dabei war *Wagener* ein absolut sachlicher Wirtschaftler, der sich in gleicher Weise wie Gregor *Strasser* später zu Hitler durchaus kritisch verhielt.

Und der Eindruck 12 Stunden vor dem Tode? »Das Auge, das er auf mich richtete, starrte schmerzhaft. Er schaute nicht mehr strahlend, das Weiße war getrübt...«[5]

Als nach dem Ende des Krieges die Ärzte, die Hitler behandelt und ständig begleitet hatten, befragt wurden, resp. sie vorgegebene Fragen zu beantworten oder abzuhaken hatten, waren ihre Angaben in seltsamer Weise nichtssagend:[6]

1.Prof. Dr. Karl *Brandt*, Chirurg und Hitlers erster Begleitarzt seit 1932: Farbe blau mit einem geringen Einschlag von grau; geringer Exophthalmus. Weitsichtigkeit. – Keine Untersuchung von Augendruck, Beweglichkeit, Lidern, Pupillen, Cornea, Sclera und Augenhintergrund. Keine Veränderung im Gesichtsfeld.

2. Prof. Dr. Hanscarl von *Hasselbach*, Chirurg und Hitlers Begleitarzt ab 1934: Geringer Exophthalmus; Augenbewegung normal und koordiniert. Lider o. B. Keine Untersuchung der Pupillen. Keine Andeutung von Miosis, Mydriasis oder sonstiger Irregularität. Keine Untersuchung der Vorderkammer, der Linse oder des Augendruckes. Conjunctiva normal; Cornea klar ohne Gefäßinjektion. Kein Doppelsehen, Nystagmus, Schielen.

3. Dr. Erwin *Giesing*, Facharzt für H.N.O.-Krankheiten, ab 21.7.1944 (nach dem Attentat) Behandler Hitlers in seinem Fachbereich: Schwach ausgebildeter Exophthalmus, keine Messung des Augendrucks; Lidschlag normal; Pupillen o.B. Normale Reaktion auf Lichteinfall. Eine Glaskörpertrübung wurde von einem Augenarzt 1936 und 1944 festgestellt. Weitsichtigkeit des r. Auges. Conjunctive, Cornea, Sclere o.B. Augenfarbe blau mit Einsprengung von grau. Keine Untersuchung des Augenhintergrundes.

Da Dr. E. *Giesing* niemals Hitlers Augen untersuchte, kann seine Angabe über eine »Glaskörpertrügung« nur von Hitler oder von einem seiner Diener stammen, zumal sie nicht schon im Jahre 1936 sondern erst im März 1944 durch den Augenarzt Prof. Dr. Löhlein, Direktor der Universitäts-Augenklinik der »Charité« in Berlin diagnostiziert wurde.

4. Prof. Dr. med. Theo *Morell*, Leibarzt Hitlers ab Januar 1937: Etwas Exophthalmus; Augendruck altersentsprechend. Augenbe-

wegungen koordiniert und zwar in allen Richtungen. Augenlider o. B.; Pupillenreaktion normal. Conjunctiva, Cornea, Sclera o. B. – Augenfarbe blau mit etwas grau. – Superciliarbögen hervorstehend.

(*Morell*, der bei *Löhleins* Untersuchungen im Jahre 1944 und 1945 zugegen war und dessen Berichte erhielt, hätte sich auf diese beziehen können – tat es jedoch nicht, entweder weil er nicht wollte, oder zu jener Zeit bereits cerebral schon zu sehr abgebaut war.)

Keiner dieser Ärzte untersuchte, was auch niemals Aufgabe eines von ihnen gewesen wäre, jemals fachgerecht Hitlers Augen. Ihre Angaben beruhen deshalb lediglich auf dem allgemeinen Eindruck, den sie von Hitler erhielten, oder auf zwischenärztliche Übermittlungen.

Unsere Beurteilung soll sich jedoch nicht auf die psychologische Seite, d. h. die Wirkung des Hitlerschen Blickes in dieser oder jener Hinsicht erstrecken, sondern, wie in den obigen ärztlichen Niederschriften bereits angedeutet, auf die objektiv erhebbaren und erhobenen ärztlichen Augenbefunde und Sehschwierigkeiten Hitlers.

Hier geht es um zwei völlig getrennt voneinander zu behandelnde Fälle:

1. Um die fragliche *Blindheit* im Oktober 1918, die bei Hitler nach einer »Gelbkreuz«-Gasvergiftung an der französischen Front aufgetreten sein soll und derentwegen er im Lazarett *Pasewalk* bis in den November des Jahres hinein behandelt wurde.

2. Um die *Sehstörungen*, die seit 1941/42 auftraten und die im März 1944 und noch im April 1945 von dem Ophthalmologen Prof. Dr. *Löhlein*, Berlin, eingehend untersucht wurden.

1. Die fragliche zeitweilige Blindheit resp. Erblindung nach Gelbkreuz-Gasvergiftung im Herbst 1918

Hierzu äußerten wir uns bereits so ausführlich (s. S. 298/299), daß wir nur kurz auf das klinische Bild dieser Gasschädigung einzugehen brauchen:

»Gelbkreuz« führt zu einer schweren Conjunctivitis resp. Blepharitis, d. h. einer schweren Bindehautentzündung des Auges, die ein Anschwellen der Augenlider und der Augenbindehaut derart zur Folge hat, daß das Auge selbst als zugeschlossen und nicht mehr sehfähig erscheint. Man wird sozusagen sekundär blind, obgleich der Augapfel selbst lediglich mittelbar betroffen ist, und gerät in die Angst, erblindet zu sein, obgleich lediglich maximal geschwollene Augenlider und schwammigerweichte Augenbindehaut das Öffnen zum Sehen verhindern.

Dieser Zustand kann wechseln; er klingt normalerweise allmählich ab. Aber er kann sich auch neuerlich wesentlich verschlimmern, wenn sich ein Mensch, immer und immer wieder die Augen reibt und derart neue Schwellungen verursacht.

Wir lasen, daß der durch die November-Revolution in hohem Maße erregte *Hitler* in dieser Weise verfuhr.

Wir verfügen über die Aussage des Dr. *Martin Dresse*, Landgerichtsdirektor a. D., die er am 1. 6. 1952 in Starnberg machte. Demzufolge hatte er das Krankenblatt Hitlers aus dem Lazarett Pasewalk gesehen und erinnerte sich genau, daß Hitler nicht blind war, sondern laut Krankenblatt nur starkes Augenbrennen hatte. Im Krankenblatt war von Blindheit nicht die Rede.[10]

Die Entzündung heilte innerhalb einiger Wochen folgenlos ab, Hitler wurde schon am 27. November 1918 entlassen und kehrte zur Demobilisierung zu seiner Einheit in München zurück. Er maß ihr späterhin keine besondere Bedeutung zu und erwähnt sie, als er ab 1941 / 1942 über Sehbeschwerden klagte, weder *Morell* noch bei den eingehenden ophthalmologischen Untersuchungen dem Augenarzt Prof. *Löhlein* gegenüber. Ob die später bemerkbar werdende Lichtempfindlichkeit Hitlers mit jenem Kriegsereignis in einem Zusammenhang steht, dürfte nicht mehr zu entscheiden sein; es sei denn, daß insgesamt bei derart Geschädigten entsprechende Empfindlichkeiten in größerem statistisch significantem Ausmaß ermittelt wurden. Darüber stehen m. W. Unterlagen nicht zur Verfügung.

2. Die späteren Sehstörungen

Wegen Altersfernsichtigkeit (Presbyopie) hatte Hitler, was durchaus normal war, im Jahre 1935 im Alter von 46 Jahren eine Brille verordnet bekommen. Er benutzte sie selten – abends beim Lesen im Bett –, aber niemals vor Menschen, die nicht zu seiner engsten Umgebung gehörten, oder in der Öffentlichkeit. Die Gläser der Brille wurden, obgleich weitere Veränderungen mit fortschreitendem Alter normal sind, bis zum Jahre 1944 nicht mehr an die neuen Verhältnisse angepaßt. Vielmehr wurde für Hitler die sogenannte »Führerschreibmaschine« geschaffen, d. h. eine mit 12 mm großen Lettern, auf der alles ihm Vorzulegende geschrieben wurde (und die auch Morell nicht selten für seine privaten Zwecke benutzte).[11]

Erstmals im Juli 1942 klagte Hitler über Augenschmerzen und schlechtes Sehen mit dem rechten Auge. Die Beschwerden verschwanden binnen weniger Tage; sie sind mit großer Wahrscheinlichkeit als Symptome einer Krankheit aufzufassen, die Hitler damals im F.H.Q. »Werwolf« in Winniza durchmachte und die Morell später Anlaß zu Überlegungen gab, ob es sich um eine »Enzephalitis« gehandelt habe. Ich möchte die damalige Krankheit eher als eine leichte Form der seiner Zeit in der Ukraine in der Truppe weit verbreiteten und mangels Kenntnis eines Erregers unspezifisch als »Russisches Kopfschmerzfieber« bezeichneten Infektionskrankheit ansehen, die u. W. nicht zu Parkinsonismus führte.[12] Jedenfalls klangen die Beschwerden Hitlers rasch ab und für das Jahr 1943 finden sich keine Aufzeichnungen Morells, die die Augen seines »Pat. A.« betreffen.

Beschwerden müssen erst im Februar 1944 wieder so merkbar geworden sein, daß der Berliner Ophthalmologe Prof. *Löhlein* auf den Berghof gerufen wurde, wo er Hitler, der seit ca. 2 Wochen mit dem rechten Auge schlechter sah, eingehend untersuchte. Er stellte eine Glaskörpertrübung rechts fest, deren Ursache nicht ganz klar war. Sie ließ sich nicht durch eine Blutung aus den an sich normalen Gefäßen der Netzhaut erklären; Löhlein deutete sie vielmehr als »Mikroblutung« infolge einer plötzlichen Blutdruckschwankung. Offenbar war er einigermaßen besorgt und empfahl einige Maßnahmen, denen der vielbeschäftigte Hitler nicht nachkommen konnte. Auch scheint er die verschriebene abgeänderte Brille nie beschafft zu haben, wie er auch der empfohlenen Nachuntersuchung nach 6–8 Wochen, d. h. etwa im Mai 1944 nicht nachkam.

Das scheint darauf hinzudeuten, daß er den Befund nicht ernst nahm. Dennoch befragt er am 22.3. *Morell* nochmals »wegen der Augen«, woraufhin dieser sich am folgenden Tage mit Löhlein in Verbindung setzt, welcher – ein völlig unmöglicher Vorschlag – zwei Monate unbedingte Ruhe empfiehlt. Dies muß Hitler sehr getroffen haben; er besucht nämlich an diesem Tage vom Obersalzberg aus in Schloß Kleßheim seinen dort zur Rekonvaleszenz weilenden Minister *Speer*.[13] Dieser schreibt in seinen Erinnerungen (23.3.1944): »... meinte er deprimiert, daß auch seine Gesundheit schwer angegriffen sei. Sichere Anzeichen sprächen dafür, daß er sogar bald sein Augenlicht verlieren würde« – ein makabrer Ausspruch, der durch Löhleins Befund und das vorhergehende Gespräch mit ihm nicht gerechtfertigt wurde. War er bewußte »Angabe«, um sich dem kranken Minister zu verbinden, war er Ausdruck einer zutiefst, wenn auch latent depressiven Haltung? Dieser Angabe entspricht eine andere Äußerung zu *Morell*, dem er sagte: Der einzige, der es schaffen könne – nämlich die erfolgreiche Polypenoperation am Stimmband – sei von *Eicken*. »Aber es könnte sein, daß ich die Stimme verliere.«[14]

Im Verlauf der so ereignisreichen Jahre 1944 und 1945 hat Hitler noch des öfteren Gelegenheit, über seine Augen zu klagen, und Morell die Notwendigkeit zu deren Behandlung. Meist handelt es sich um Bindehautreizungen/-entzündungen im Zusammenhang mit dem Attentat vom 20. Juli, oder als Folge von Kleinunfällen, Überarbeitung und schließlich Staubeinwirkung. Zweimal kommt es auch zu kleinen Blutungen im rechten Auge wegen »geplatzer Äderchen«, die Morell nicht beunruhigen.[15]

Jedoch macht das rechte Auge Hitler weiterhin zu schaffen; er verlangt im Dezember 44 nach erneuter Untersuchung durch Prof. Löhlein; aber dazu kommt es, einmal wegen Abwesenheit Löhleins von Berlin, andererseits wegen der »Ardennenoffensive« und der deletären Entwicklung des Krieges erst kurz vor dem endgültigen Zusammenbruch, am 7.4.1945.

Der ophthalmologische Befund unterscheidet sich nicht grundlegend von dem des März 1944, abgesehen von dem Neuauftreten eines Chalazions (Gerstenkorns) im linken Augenlid. Mit erheblicher Schwierigkeit beschafft Morell am 10.4.1945 die von *Löhlein* rezeptierte Pagenstecher'sche Augensalbe. Zu der von diesem empfohlenen operativen Entfernung der Geschwulst im linken Oberlid kommt es nicht mehr.

Der Zustand des Gebisses

Der außerordentlich schlechte Zustand des Gebisses von Hitler dürfte mit Ursache für seine in hohem Maße abnorme Ernährungsweise, z. T. vielleicht auch für die sehr häufig bei ihm aufgetretenen Verdauungsbeschwerden gewesen sein. Andererseits aber dürfte er zum erheblichen Teil auch Folge sein des seit der Wiener Jugendzeit ständig erwähnten, also lebenslangen Verzehrs reichlicher Mengen süßen Gebäcks und sonstiger Süßigkeiten. Hierüber wird in den entsprechenden Kapiteln ausführlich berichtet, während wir uns an dieser Stelle lediglich mit dem Zustande der Zähne und des Gebisses insgesamt zu befassen haben, über den wir erst seit Ende 1933 genaueres wissen. Von einer Zahnbehandlung vor dieser Zeit ist bislang nichts bekannt geworden, lediglich *Lurker* berichtet, daß der in Landsberg inhaftierte Hitler (also 1923/1924) der Mundpflege besondere Aufmerksamkeit gewidmet habe, da die Nachwirkung der im Kriege erlittenen Gasvergiftung dies erheische; daraus kann man schließen, daß es mit seinen Zähnen schon in der Kriegs- und Nachkriegszeit nicht gut bestellt gewesen sein könnte. Jedoch wird erwähnt, daß Hitler am Tage seines Putsches (9.11.1923) an heftigen Zahnschmerzen gelitten, den Rat, einen Zahnarzt aufzusuchen, aber nicht befolgt habe.[1]

Auch die schon vor 1933 für Hitler tätig gewesene Sekretärin Christa *Schroeder*[2] sagte mir, seine Zähne seien schlecht und gelb gewesen; oft bestand ein unangenehmer Mundgeruch. Ihrer Meinung nach habe er sicherlich sehr häufig Zahnschmerzen gehabt, die er ertrug, da er wenig schmerzempfindlich war. Häufig sei sein Zahnarzt *Blaschke*[3] bei ihm zur Behandlung erschienen und es habe in der Reichskanzlei eine eigene Zahnstation gegeben, in welcher

Blaschke freilich auch andere Angehörige dieser Dienststelle behandelt habe. Nach eigener Erinnerung handelte es sich um ein Zimmer mit dem üblichen zahnärztlichen Instrumentarium und Behandlungsstuhl. Ob ein Röntgengerät zur Verfügung stand, entzieht sich meiner Kenntnis. In den Führerhauptquartieren gab es jedenfalls keine entsprechenden Einrichtungen und *Blaschke* mußte erforderlichenfalls mit seinem Gerät und einem Assistenten aus Berlin anreisen.

Karteikarten und Befundberichte, abgesehen von Röntgenaufnahmen der Zähne vom September 1944, sind nicht erhalten, jedoch gibt es Berichte von *Blaschke*, anderen Ärzten und Zahntechnikern, die uns ein eindeutiges Bild vermitteln. *Blaschke* erhielt in der Nacht vom 20. zum 21. April 1945 den Befehl zum Verlassen Berlins und zum Abflug nach Salzburg. Seine sämtlichen Unterlagen über die Behandlung *Hitlers*, so wurde ihm mitgeteilt, seien bereits verladen und mit einer Transportmaschine dorthin abgegangen. Diese wurde wahrscheinlich abgeschossen und gelangte nicht nach Salzburg. Spätere Bemühungen – wohl amerikanischerseits – sie und die Akten ausfinding zu machen, blieben erfolglos.[4]

Als der in Berlin praktizierende Dentist Hugo *Johannes Blaschke* Ende 1933 erstmals zu Hitler gerufen wurde, fand er in dessen Unterkiefer einen schmerzenden und vier gelockerte Zähne vor. Hitlers Backe war geschwollen, der kariöse äußere Schneidezahn links unten wurde mit Jodoform-Paste (Walkhoff) gefüllt und zeitweilig verschlossen. Größere Aufwendungen erforderte die Behandlung der Oberkieferzähne. Hier mußten rechts und links defekte Zahnüberbrückungen entfernt und durch eine einzige feste Brücke ersetzt werden, da *Hitler* eine abnehmbare Prothese ablehnte. *Blaschke* behandelte und prüfte von da an Hitlers Zähne regelmäßig bis Kriegsbeginn. Danach mußte er warten, bis er gerufen wurde, was nur geschah, wenn Zahnschmerzen auftraten. Wegen einer heftigen Zahnfleischentzündung (Gingivitis) soll Hitler 1935 ein Mundwasser mit Vitamin-C benutzt haben.

Dies war, wie auch Morell in seinen Notizen erwähnt[5] zuletzt am 4. Oktober 1944 der Fall. Es bestand, so Morell, bei dem wegen Gelbsucht bettlägerigen Hitler eine Zahntasche links am Oberkiefer (unter einer Zahnkrone), welche eine längere Behandlungszeit erforderte; denn diese zog sich bis zum 16. 12. 1944 hin. Damals wurden die Zähne auch nochmals geröntgt. Morell erwähnt Behandlungen durch *Blaschke* am 1., 3., 7., 23. 11. und 16. 12. 1944 – an letzterem Tag hielt sich Hitler wegen der Ardennenoffensive im F.H.Q. »Adlerhorst« auf.

Der Zahnstatus Hitlers zu Ende seines Lebens ist aus mehreren Beschreibungen gut bekannt. *Blaschke* schilderte ihn amerikanischen

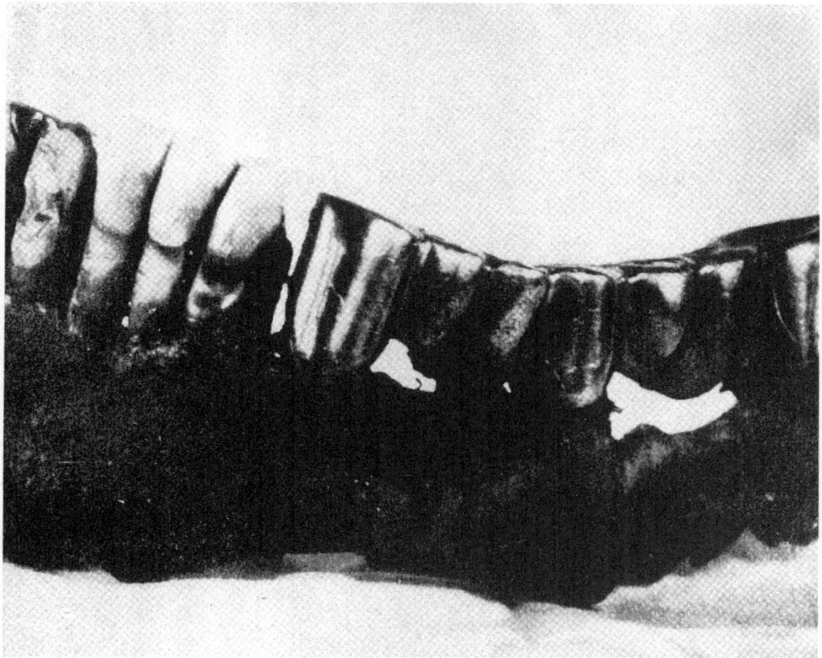

Hitlers Unterkiefer mit zahlreichen Brücken und Prothesen.

Vernehmungsoffizieren und dem amerikanischen Anklagevertreter Robert *Kempner*.[6]

Letzterem macht er, nach der Bemerkung, daß Hitlers Gebiß seit Jahren schlecht gewesen sei und daß die wenigen in natürlicher Weise abgenützten Zähne durch Füllungen, Kronen und Brücken ergänzt worden seien, folgende Angaben über den Zahnstatus: im Oberkiefer 9 Gold- und Porzellanzähne; 4 Schneide-, 2 Eckzähne, der erste links und der 1. und 2. rechte Molarzahn waren durch eine Goldbrücke verbunden, welche mittels Stiften am 2. linken und 2. rechten Schneidezahn befestigt war. – Im Unterkiefer waren 10 von 15 Zähnen künstlich.

Die Angaben *Blaschkes* werden im großen und ganzen durch die Erläuterungen Dr. *Giesings* bestätigt, welche dieser im Juni 1945 vor amerikanischen Vernehmungsoffizieren aus dem Gedächtnis machte.[7] Er beschreibt die Zähne, die zu beurteilen in seiner Kompetenz als Facharzt für H.N.O.-Krankheiten lag, in folgender Weise: »Die oberen und unteren rechten, der linke 2. und 3. Molare fehlten. Der obere rechte und der untere linke seitliche Schneidezahn trugen eine Porzellan-Jacketkrone. Der 2. obere rechte Bicuspidalis, der linke obere 1. Molare und der linke untere 1. Prämolarzahn trugen

Goldkronen. Der untere rechte Prämolar- und der erste rechte untere Molarzahn waren durch eine Brücke miteinander verbunden. – Das Zahnfleisch war etwas zurückgezogen und die rechten und linken oberen Molaren- und Prämolarenhälse standen hervor. Keine Anzeichen für Paradentose oder Caries.« (Freie Rückübersetzung aus dem Englischen.)

Prof. *Karl von Eicken*[8], der Hitler 1935 und 1944 operierte, bemerkte bei seiner bereits am 9.5.1945 in Berlin durch den russischen Oberst *Miroschnitschenko* erfolgten Vernehmung: »Bei der Halsoperation und Behandlung der funiculären Angina (im Oktober/November 1944) bemerkte ich, daß Hitler im Unter- und Oberkiefer vorwiegend künstliche Zähne hatte, jedoch keine abnehmbaren Zahnprothesen. Soviel ich mich erinnern kann, waren diese künstlichen Zähne aus gelbem Metall sowie gleicher Farbe wie die natürlichen Zähne.«

Im Zusammenhang mit der die Weltöffentlichkeit und vor allem die Sowjets ungeheuer beschäftigenden Frage, ob Hitler nun wirklich tot oder dem Zugriff der Sowjetarmee doch noch entkommen sei, wurden, nachdem man in Berlin weder *Morell*, noch den für die Identifikation der bei der verkohlten Leiche »eines unbekannten Mannes« gefundenen Zahnbrücken wichtigsten Mann, *Blaschke*, ausfindig machen konnte, deren Mitarbeiter gesucht, gefunden und zu »Gesprächen« eingeladen. Morell war ein Einzelgänger gewesen, *Blaschke* hatte Hilfskräfte benötigt.

So ermittelte man Frau Käthe *Heusermann*[9] welche seit 1932 eine Lehre bei *Blaschke* begonnen und bis 1945 technische Assistentin in seiner Praxis gewesen war, und den Zahntechniker Fritz *Echtermann*[10], welcher seit 1938 in Blaschkes Praxis am Kurfürstendamm für dessen Patienten Zahnkronen-, Brücken und Prothesen gefertigt und eigene Arbeitsmethoden und technische Verbesserungen ersonnen hatte.

Die »Gespräche« mit Frau Käte *Heusermann* wurden in der Sowjetunion fortgesetzt und dauerten 10 Jahre... Von Fritz *Echtermann* heißt es bei *Besymenski*[9] laut Vernehmungsprotokoll vom 21.5.1945 in Berlin: »Sein Deutsch läßt verschiedentlich sehr zu wünschen übrig, was wahrscheinlich durch seinen zerrütteten Zustand durch die Kriegsgefangenschaft, und die vielfachen Verhöre zurückzuführen ist.« Von seinem weiteren Schicksal wurde mir nichts bekannt.

Frau *Heusermann* teilte bei den Vernehmungen mit, die meisten Zähne Hitlers seien künstlich gewesen und zumeist von Blaschke seit 1932 (richtiger 1934) eingesetzt worden. Hitler habe in ständiger zahnärztlicher Überwachung gestanden. Zuletzt habe sie als Blaschkes Assistentin ab Oktober 1944 bis Januar 1945 sechsmal Hitlers

Zähne mitbehandelt, Zahnstein entfernt und das Zahnfleisch mit Salbe bestrichen. Ihr Bericht darüber, der *Blaschkes* und *Morells* Kurzmitteilungen bestätigt, lautet wörtlich:[10] »Im Herbst 1944 zog Prof. *Blaschke* Hitler in meiner Anwesenheit den sechsten Zahn links im Oberkiefer (erster Molarzahn). Zu diesem Zwecke begleitete ich Prof. *Blaschke* zum Hauptquartier Hitlers in Rastenburg (Ostpreußen). Um diesen Zahn zu ziehen, mußte Professor *Blaschke* mit der Bohrmaschine die Goldbrücke zwischen dem 4. und 5. Zahn im Oberkiefer links durchsägen; dabei hielt ich den Spiegel im Munde Hitlers und beobachtete genau den ganzen Vorgang. Im Oberkiefer links wurde also der 5. künstliche Goldzahn und der 6. natürliche Zahn mit Goldkrone gezogen. Infolgedessen blieb im Oberkiefer links als letzter der 4. Zahn übrig... »Der Oberkiefer Hitlers stellte eine Goldbrücke dar, abgestützt durch den 1. Zahn links mit einer Fensterkrone, die Wurzel des zweiten Zahnes links, die Wurzel des 1. Zahnes rechts mit einer Goldkrone. Der ganze Oberkiefer zählte 4 Zähne links und 5 Zähne rechts. Die künstlichen Zähne waren aus Gold angefertigt und auf der vorderen Seite mit einer Porzellanschicht überzogen. – Der Unterkiefer zählte 14 Zähne und bestand aus 2 Brücken. Der linke Teil hatte acht Zähne, der rechte sechs Zähne. Der rechte Teil zählte fünf natürliche Zähne: den 1., 2., 3., 4., 5.; der sechste Zahn ist künstlich, aus Gold, die Frontseite mit Porzellan überzogen; durch eine Goldbrücke mit dem 3. und 5. Zahn verbunden. Im linken Teil blieben acht Zähne, davon fünf natürliche: 1., 2., 3., 5. und 8., während der 4., 6. und 7. Zahn aus Gold waren und mit einer Goldbrücke am 3., 5. und 8. Zahn befestigt waren.«

Der vom russischen General *Wadis* am 11.5.1945 (Protokoll vom 18.5.1945) vernommene Fritz *Echtermann* machte folgende Angaben:

Er habe für Hitler eine skelettische Prothese anfertigen sollen und zu diesem Zwecke im Januar 1945 von Prof. Blaschke die erforderlichen Röntgenaufnahmen erhalten, diese jedoch auf dessen Wunsch am 20.4.1943 wieder zurückgegeben. Diese »Skelettprothese«, die sehr wahrscheinlich deshalb gefertigt werden sollte, weil sich infolge der Extraktion von 2 Zähnen im Oktober 1944 die Kauverhältnisse geändert hätten, wurde nicht fertiggestellt »wegen der schlechten Kriegslage«.

Doch gibt *Echtermann* für die Zeit *vor* der Extraktion an: »Ich habe nun bewiesen, daß Hitler im Oberkiefer nur 1 Goldbrücke von 9 Gliedern gehabt hat. Außer dieser Brücke befand sich im Oberkiefer kein Zahn mehr. Weiter kann ich beweisen, daß der Unterkiefer von Hitler mit je einer Goldbrücke rechts und links voll bezahnt wird. Im Frontzahngebiß befinden sich eigene Zähne.«

Diese Darstellung könnte detailliert ergänzt werden[11], jedoch gestattet das bisher Mitgeteilte den Schluß, daß Hitlers Gebiß sich schon um 1933, als er also 44/45 Jahre alt war, in einem außergewöhnlich schlechtem Zustand befand und sich ständig verschlechterte, so daß er ab da bis zum Ende dauernd in zahnärztlicher, anstrengender und an Umfang zunehmender Behandlung bleiben mußte. Sehr wahrscheinlich war nicht nur die Behandlung mit Schmerzen verbunden, sehr wahrscheinlich hatte er nicht nur häufig Zahnschmerzen, wie Frau Schroeder meint, sondern hatte auch unter den Zahnbrücken- und Kronen »fokale Infekte« – deren mögliche Allgemein-Auswirkungen in der damaligen, wissenschaftlichen Medizin eine erhebliche Bedeutung zugesprochen wurde – sondern er bekam auch zahlreiche lokalanästhesierende (örtlich betäubende) Injektionen von seinem Zahnarzt, über welche Aufzeichnungen nicht vorhanden sind, und von denen sein Leibarzt Morell nichts wußte oder die er für bedeutungslos hielt.

Dem ärztlichen Gutachter fällt die Würdigung der Bedeutung dieser weiteren Abnormität im Gesundheitsstatus Hitlers schwer, jedoch möchte er sie nicht unterschätzt wissen. Hinsichtlich der Ernährungsweise, hinsichtlich der ständigen Verdauungsbeschwerden unterschiedlichsten Grades dieses Mannes, war sie sicherlich nicht ohne Gewicht.

Ob die *Medikamente* (injizierte Lokalanästhetika?), die der behandelnde Zahnarzt jeweils und wiederholt anzuwenden hatte, als zusätzliche Arzneimittel irgendeinen Einfluß auf die sonstige übermäßige Medikamentation ausübten, entzieht sich, da wir überhaupt nichts von ihnen wissen, sie nur voraussetzen müssen, jeglicher späterer Beurteilung.

An dieser Stelle, an der es um den lebenden Hitler geht, können die umfangreichen Ermittlungen seitens der sowjetischen Militärbehörden, die angestellt wurden, um unter Mithilfe der genannten deutschen Zeugen anhand der Gebißbefunde die im Gelände der Reichskanzlei aufgefundenen, mehr oder weniger verkohlten Leichen zu identifizieren, unberücksichtigt bleiben. Wir verweisen auf *Besymenski* und die dort wiedergegebene weitere Spezialliteratur zum Gebiß Hitlers von R. F. Sognnaes u. a.

Ein »Dentist« als Zahnarzt Hitlers

Immer wieder wird die Frage aufgeworfen, warum Hitler sich von einem »Dentisten« habe behandeln lassen, obgleich ihm in Berlin doch die bedeutendsten Kliniken zur Verfügung standen, die er ebenso wie die Universitätsprofessoren *v. Eicken* und *Löhlein* habe in Anspruch nehmen können.

Eine interessante Deutung hierfür liefert eine kurze Bemerkung

Prof. Karl *Brandts* in einer Denkschrift vom 10.8.1945, in welcher es heißt[12]: (Verhältnis Zahnärzte/Dentisten)

»Dabei spielte z. B. in der Frage der Zahnärzte und Dentisten seine Kenntnis über die Situation in Österreich eine Rolle. Dem Bestreben der deutschen Zahnärzte, den Dentistenstand zu verdrängen, widersetzte sich Hitler und war im Gegenteil eher der Meinung, wie in Österreich lieber nur einen Zahnbehandlerstand, und zwar den der Dentisten zu belassen, statt den umgekehrten Weg einzuschlagen. Nach längeren Debatten in dieser Frage, bei denen die Standesführer der Zahnärzte und Dentisten sich schließlich einigten, schloß sich dann Hitler der Auffassung an, aus beiden Berufen die Vorzüge eines neuen Zahnärzteberufes zu koppeln, d. h. die ausgezeichnete Technik der Dentisten als Vorausbildung für nachfolgende klinische Erziehung der Zahnärzte zu verlangen.«

Beschwerden und Erkrankungen im Ohren-, Nasen-, Mund- und Halsbereich

In Berichten von Kampfgenossen Hitlers findet sich verschiedentlich die Angabe, er sei zwischen 1920 und 1933 einige Male wegen Erkältungen, grippöser Erkrankungen oder Bronchialkatarrhen erkrankt in seiner Wohnung geblieben.[1] Jedoch war dies offenbar nicht häufiger der Fall, als bei anderen Personen von öffentlicher Bedeutung, die sich den Widrigkeiten von Massenversammlungen und ungünstiger Witterung auszusetzen hatten.

Die Ohrgeräusche

Erstmals 1936 klagte Hitler bei einem seiner Besuche der Wagner-Festspiele in Bayreuth über ein starkes und unangenehmes Ohrensummen und metallisches Klingen, das ihn bei den Aufführungen in unangenehmer Weise störe. Winifred *Wagner* empfahl ihm hiergegen Lezithin, das er dann in größeren Mengen zu sich nahm. 1938 hatte er diese Beschwerden verloren, wie er Frau Wagner erfreut berichtete.[2]

Die Richtigkeit dieser Mitteilung bestätigt Prof. *v. Eicken* eindrucksvoll, wenn er am 20.5.1936 notiert: »Seit einigen Tagen Ohrensausen, nachts hohes metallisches Klingen links. – Ohren ohne Besonderheiten; Hörvermögen mehr als 6 m. beiderseits.«

Hitler erinnert sich später hieran sehr genau; denn in Morells Aufzeichnungen vom 7.8.1941 heißt es, Hitler klage über ständiges Summen im linken Ohr, das er schon früher einmal gehabt habe, ohne daß Prof. v. Eicken etwas fand. Interessant in diesem Zusammenhang ist v. Eickens spätere Aussage, diese Ohrgeräusche seien 1934 anläßlich der »Röhm-Affäre« erstmals aufgetreten. Er bringt sie aber auch in Zusammenhang mit der »Neo-Ballistol-Intoxikation«, die Hitler Weihnachten 1934 erlitt.

Über die Ursachen dieser Ohrgeräusche (Tinnitus) ist in medizinischer Hinsicht noch wenig bekannt. Nach neueren Vorstellungen[3] sind sie – permanent oder in Abständen auftretend – Ausdruck pathologischer Veränderungen im Bereich des Hörorgans und damit Krankheitssymptom. Man unterscheidet eine objektive Form, der stets eine meist operativ ausschaltbare Schallquelle zuzuordnen ist, und eine subjektive ohne erkennbare Ursache, welche erst neuerdings therapeutisch einigermaßen zu beeinflussen ist.

Da Hitlers Ohrgeräusche nur gelegentlich und in Abständen von Jahren, anscheinend im Zusammenhang mit anderweitigen gesundheitlichen Störungen, auftraten und v. *Eicken* mit den damaligen Untersuchungsmethoden einen krankhaften Befund nicht festzustellen vermochte, wird man bei Hitler an die subjektive Form des Tinnitus denken müssen.

Hals-, Nasen-, Ohrenerkrankungen 1935/1936

Erstmals ernstlich beim Sprechen beschwert fühlte Hitler sich im Mai 1935. Der von seinem damaligen Begleitarzt Dr. Brandt beigezogene Prof. v. Eicken, Direktor der H.N.O.-Universitätsklinik der Charité-Berlin (Jahrgang 1873) stellte außer *großen zerklüfteten Mandeln* – ungewöhnlich bei einem Manne von 47 Jahren – einen Stimmbandpolypen von etwa 1 cm Größe fest, den er als gutartig ansah. Er konnte deshalb Hitler, der zunächst an den Kehlkopfkrebs Kaiser Friedrichs III. dachte und offensichtlich besorgt war, mit gutem Gewissen beruhigen, ihm völlige Entfernung des Gewächses und Wiederherstellung seiner Stimme versprechen –, woran dem Redner Hitler vor allem gelegen war, denn er war hinsichtlich seiner Sprechfähigkeit, von der seine Massenwirkung im wesentlichen abhing, äußerst sensibel. *Eicken* überzeugte ihn, und die Operation hatte den vorhergesagten Erfolg. Nach nicht einem Monat war er gesund, und die bei dem bekannten Stimmbildner bedeutender Schauspieler und Sänger, Prof. *Nadolesny*, vorgesehenen Sprachübungen erübrigten sich. Der mikroskopische Befund bestätigte zudem v. Eickens Diagnose und beruhigte Hitler völlig. In der Öffentlichkeit wurde diese Operation wenig bekannt; der Redner Hitler zeigte sich als der, der er gewesen war. Einer Erkältung, aber auch eines Fremdkörpergefühls im Rachen wegen behandelte *v. Eicken* Hitler nochmals im August des gleichen Jahres, wobei dieser sich eines Rosendornes erinnerte, den er sich bei Entgegennahme eines Blumenstraußes unter einen Fingernagel gestoßen, mit den Zähnen ausgezogen und verschluckt habe, woraufhin er einige Zeit lang einen stechenden Schmerz empfunden habe. Von Eicken konnte nichts finden, stellte aber einen akuten Rachenkatarrh und Schleim oder Eiter in den Mandeln fest. Der entzündete Bereich wurde mit 2,5 % Silbernitratlösung gepinselt.

Nicht wegen des Rachens, sondern wegen eines seit einigen Tagen bestehenden Ohrensausens und hohen metallischen Klingens besonders nachts, untersuchte *v. Eicken* im Mai 1936 Hitler nochmals und stellte nichts Krankhaftes, auch keine Schwerhörigkeit fest. Er führte die Beschwerden auf Überarbeitung und Kummer über den Tod seines Fahrers Schreck zurück. Dementsprechend waren seine Behandlungsempfehlungen allgemein gehalten: Arbeitspause, Spazierengehen, Wechselbäder der Füße, leichte Schlafmittel. Hierbei ist zu erinnern, daß einigen Mitteilungen zufolge Hitler bei der Röhm-Affäre im Juni 1934 ganz ähnliche Beschwerden gezeigt hatte. Dann sah *v. Eicken* Hitler bis kurz nach dem Attentat vom 20. 7. 1944 nicht wieder.

Erkrankungen während der Kriegsjahre (bis 1943)

Bis zum Ende des Jahres 1943 hatte *Hitler* trotz der immer schwieriger werdenden Kriegslage und längerdauernder Aufenthalte in klimatisch ungünstigen und ihm persönlich unangenehmen Gegenden mit einer Ausnahme keinerlei Klagen über Störungen in dem hier zur Diskussion stehenden Organbereich; wenigstens finden sich keine entsprechenden Notizen Morells. Lediglich wenige Wochen, nachdem er in das F.H.Qu. »Wolfsschanze« / Ostpreußen übergesiedelt war, vermerkt der Leibarzt im August 1941: »Ohrensausen als Neben- / Begleitsymptom eines zeitweiligen Blutdruckanstiegs – in Zusammenhang auch mit einer Darminfektion. Damals bestand auch Druck in Stirn und Schläfe. Morell entschloß sich zum Ansetzen von Blutegeln vor und hinter den Ohren, eine Maßnahme, für die Hitler sich lebhaft interessierte und über deren Erfolg er sich befriedigt zeigte.«

Chronisches Hals-, Nasen-, Stimmbandleiden 1944 / 1945 – Verletzung des Trommelfells und des Innenohres infolge des Attentats vom 20. 7. 1944

Schon Monate vor dem Attentat am 20. 7. 1944, das bei Hitler vornehmlich eine Verletzung des Gehörorgans verursachte, zeigte sich bei ihm eine deutlich zunehmende Erkältungsanfälligkeit.

Dies war sicherlich Folge des langfristigen Bunkerlebens in zwar klimatisierten, aber gerade deswegen zugigen Räumen, in denen es allgemein zu Erkältungen und deren schnellen Verbreitung kam. So wurde Hitler von General *Schmundt* oder von seinem Friseur *Wol-*

lenhaupt, der seine Katarrhe auf Morells Anweisungen mit großen Mengen Ultraseptyl zu heilen versuchte, um den Führer nicht anzustecken, und Unbekannten immer wieder infiziert. Diese Anfälligkeit verschwand auch nicht auf dem Berghof, auf dem Hitler von Februar bis Mitte Juli weilte. Morell verzeichnet in dieser Zeit 4–5mal Katarrhe der oberen Luftwege, Husten, Schnupfen, Kopfdruck, Bronchitis, Grippe und behandelt z. T. prophylaktisch mit Omnadin, Septojod, dem Eigenpräparat Chineurin, Pyrenol, dem Hustensaft Tussamag und wiederholt mit Ultraseptyl; dieses nimmt Hitler bei Erkältungsgefühl auch sonst zu sich, bis er im Mai d. J. darauf kommt, daß es ihm nicht mehr helfe.

Diese Affektionen verlieren jedoch nach dem Attentat am 20. 7. 44 über dem Ohrenbefund für Wochen an Aktualität und Krankheitswert. Der unmittelbar zugezogene, weil als erster greifbare Facharzt für H.N.O.-Krankheiten, Stabsarzt Dr. *Giesing*, hatte sofort nach dem Attentat sämtliche Betroffenen untersucht, behandelt und bei allen Trommelfellrupturen festgestellt. Dazu war es auch bei Hitler gekommen, der direkt in der Nähe der Bombe gestanden hatte und durch den Explosionsdruck weggeschleudert worden war. Dr. *Giesing* erhob am 22. 7. folgenden Befund: »Am rechten Ohr eine große zentrale Trommelfellruptur mit starker Blutung, am linken Riß im Trommelfell. Kombinierte Schwerhörigkeit, rechts stärker ausgeprägt als links.«

Diesen Befund bestätigte am nächsten Tag der aus Berlin herbeigerufene Prof. *v. Eicken*; er sah außerdem auch Blut im Nasenrachenraum und stellte geringe Gleichgewichtsstörungen, aber keinen Nystagmus fest.

Dr. *Giesing* übernahm die weitere Behandlung und ätzte die Risse der beiden Trommelfelle. Hitler lag in den folgenden 4 Wochen kaum zu Bett, sondern arbeitete, regierte – reagierte intensiv! Die Verletzungen heilten außerordentlich rasch aus; denn bereits am 18. 8. fand *v. Eicken*: »Beide Trommelfelle heil. Gehör fast völlig wiederhergestellt. Unsicherheit nur noch beim Gehen im Dunkeln.« Hier besteht zu *Giesings* Angaben ein gewisser Widerspruch, der am 10. 9. nur äußert: »Linkes Trommelfell verheilt, rechtes wesentlich besser.« Erst am 8. 10. – Abschlußuntersuchung zugleich mit seiner Entlassung – konstatiert er, Rupturen auf beiden Seiten abgeheilt und Gehör normal.

Im September d. J. treten nun die Erscheinungen einer chronischen Nasen-Rachen-Entzündung auch für Morell deutlich hervor, welche Dr. *Giesing* seinen Angaben zufolge seit August mit Kokainpinselung (10 % Lsg.) fast täglich behandelte, was, wie er meint, zu einer gewissen Abhängigkeit Hitlers führte. Am 19. 9. macht *Giesing* mit einem in das Führerhauptquartier gebrachten tragbaren

Röntgengerät mehrere Aufnahmen der Hitlerschen Nasennebenhöhlen, wobei sich in der linken Kieferhöhle eine leichte Verschattung und damit der Verdacht auf einen dortigen entzündlichen Prozeß ergibt. *Giesing* telefoniert dieserhalb mit Prof. *v. Eicken* in Berlin und berichtet von der Heiserkeit des Führers, die seit 3 Wochen anhalte, wobei morgens eine leichte Absonderung auftrete. Nach Rücksprache mit Prof. *Morell* und dem Zahnarzt *Blaschke* beabsichtige er, noch 8 Tage abzuwarten und in dieser Zeit eine »Hexaminkronbehandlung« durchzuführen. Ein Kurzwellenapparat sei angefordert worden. Sollte die Sekretion nicht aufhören, dann werde er die Kieferhöhle spülen. Von seinen Kokainpinselungen erwähnt *Giesing* bei diesem Gespräch anscheinend nichts. Aber bereits 2 Tage später ist *v. Eicken* im Führerhauptquartier und nimmt selbst die Spülung vor, wobei zwei Schleimeiterbatzen ausgeschwemmt werden.

Über diese Konsultation und eine weitere, eine Woche darauf, gibt es seitens *Morells* keine Aufzeichnungen. Freilich war dieser gerade in diesen Tagen wegen heftiger Abdominalbeschwerden Hitlers, wegen schnell wieder abklingender Gelbsucht und offenbar schwerem Krankheitsgefühl in erheblicher Aufregung.

Erst am 3. 10. stellt Morell die Fortdauer auch der Rachenerkrankung Hitlers fest und findet dessen linke Mandel stark gerötet mit einem kleinen Belag, sowie Anschwellungen der Sublingualdrüse (der unter der Zunge liegenden Drüse). Jetzt (4. 10.) stützt er sich auf *Giesing*, der seine Diagnose bestätigt und bei Ausquetschung der linken Mandel 4 Eiterpfröpfe herauspreßt. Einen Tag danach klagt *Hitler* wieder über Schmerzen im Mund, und *Morell* findet eine kleine Verletzung durch die scharfen Fingernägel Dr. *Giesings*. (Dann war *Morell* selbst einige Tage krank und anscheinend nicht bei Hitler.)

Nach dem 10.10.1944 (Amtsenthebung der drei Ärzte) übernimmt *Morell* auch die Behandlung der Nebenhöhlen- und Rachenerkrankung in eigener Regie. Die Beschwerden scheinen am 12. 10. fast völlig behoben zu sein. Jedoch wird *Morell* am 14. 10. gegen 23 h wegen erneuter Drüsenschwellung und Kehlkopfbehinderung zu *Hitler* gerufen, findet die linke Mandel gerötet und pinselt mit Jodkalium-Glycerinlösung. Er meint, daß die neuerliche Infektion durch den Friseur *Wollenhaupt* beim Rasieren erfolgt sei. Die Erkrankung zieht sich nun mit wechselnden Beschwerden über längere Zeit hin. Abgesehen von der Lokalbehandlung mit Lugolscher Lösung injiziert *Morell* z. T. auf ausdrücklichen Wunsch *Hitlers* Omnadin, Septojod und Ultraseptyl, bis letzteres schließlich, da es heftige Magenblähungen verursache, vom Patienten abgelehnt wird. *Morell* verteidigt die ausgiebige Ultraseptylanwendung damit, daß

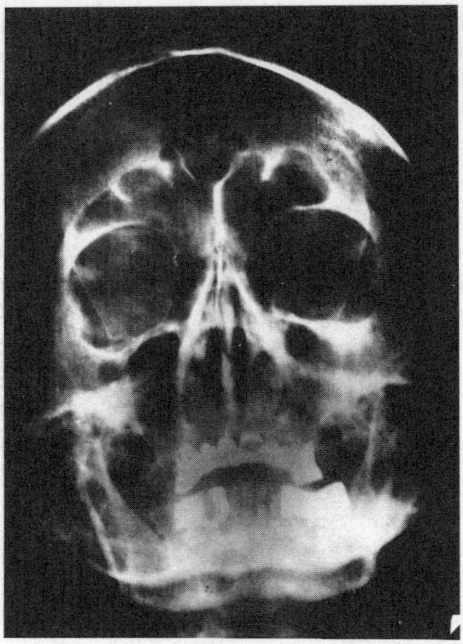

Eine von mehreren Röntgenaufnahmen von Hitlers Schädel (wahrscheinlich vom 19. September 1944).

er geglaubt habe, Hitler wolle *umgehend* wieder heil werden. Ohne dieses Medikament dauere die Heilung etwas länger. Aber er sagt zugleich, er erhalte weitere neue Präparate (Neo-Pyozyanase und Toniosan) und werde sie einsetzen.

In diesen Tagen beginnt nun Hitler mit sich steigender Heftigkeit über seine rauhe, belegte Stimme zu klagen. Wie könne er mit solch einer Stimme am Mikrophon zum deutschen Volke sprechen! Dies zeigt zum anderen Male die außerordentliche Sensibilität Hitlers hinsichtlich seiner Wirkung als Redner. Auch kommt es offenbar zeitweise zu Auseinandersetzungen mit *Morell* über die Ursachen der Heiserkeit, die Hitler, sich mehrere Tage darüber ausbreitend, auf »Bakterien«, Morell auf Schleimhautreizungen zurückführt (s. S. 252 ff). Er beschwert sich auch über *Giesing*, weil dieser von den 4 Eiterpfröpfen aus seiner Mandel keine Kulturen habe anlegen lassen, um die Art der Bakterien festzustellen, was Morell vorsichtshalber einige Tage zuvor mit einem Mandelabstrich schon getan hatte. Ergebnis: »Ohne besonderen Befund.«

Schließlich wird *v. Eicken* am 21.10. wiederum hinzugezogen. Er meint, aus dem linken Nasenraum abfließendes Sekret könne die rauhe Stimme unterhalten. Der Tonsillenbefund ist relativ gut. Eine von *v. Eicken* im Lazarett Karlshof/Rastenburg veranlaßte eingehende Röntgenuntersuchung der Nebenhöhlen ergibt wiederum in der linken Kieferhöhle eine leichte Verschattung, welche *v. Eicken* für zu gering hält, als daß man Entscheidungen treffen müsse. Er verlangt Wiederholung nach einiger Zeit.

In diesem Zusammenhang sei eine Abschweifung gestattet. Ernst *Hanfstaengl*,[4] macht in seinem Erinnerungsbuch Ausführungen über Hitlers Stimme. Als hochmusikalischer und aktiver Künstler dürfte er über den erforderlichen Sachverstand verfügt haben. Er schreibt:

S. 36: Wer Hitler nicht aus früherer Zeit kennt hat keine Vorstellung von dem registerreichen und volltönenden Instrument seiner natürlichen Stimme... Da hatte sein Bariton noch Schmelz und Resonanz, da standen ihm noch Kehltöne zur Verfügung, die einem unter die Haut gingen, da waren seine Stimmbänder noch unverbraucht und befähigten ihn zu Nuancierungen von einzigartiger Wirkung.

S. 84: Vor allem wurde mir bewußt, daß das besondere Geheimnis seiner oratorischen Wirkung weitgehend auch organisch bedingt war. Einerseits durch die... unerhörte Kraft seiner Stimmbänder, und andererseits durch eine ebenso einzigartige Stirnhöhlenresonanz. – – – So konnte er mit seiner Stimme spielen wie auf einem Instrument.

Gerade der letzte Satz ist sehr klug empfunden. Spätere Röntgenbilder zeigen in der Tat bei Hitler Stirnhöhlen von ungewöhnlicher Größe, mithin von starker Resonanz.

Mit Eifer behandelt *Morell* nun fast täglich *Hitlers* Mandeln und Rachen, obgleich er mit Ratschlägen, die die Anwendung physikalischer Beeinflussung betreffen, sich nicht durchzusetzen vermochte. Hitler vermeidet alles, was ihn vor den Augen seiner Umgebung schwächlich oder lächerlich erscheinen lassen könnte oder vermeintlich abhängig macht. Etwas verärgert notiert *Morell* am 29. 10.: »Abgelehnt wurden bisher: Halswickel und Umschläge, Gesichtsdampfbad, wollener Schal nachts, Milch mit Bienenhonig, Parafineinlagen in die Nase, warmes Zimmer ohne Zugluft etc.«

Obgleich *Morell* schriftlich festlegt: »Vollständig objektiv beurteilt ist momentan der gesundheitliche Zustand recht gut bis auf die ganz gering belegte Stimme«, sieht *Hitler* selbst keinen Fortschritt und meint rabulistisch: »Die Stimme ist wohl gebessert, aber nicht wesentlich gebessert.«

Um seinen Patienten nach Möglichkeit doch zufriedenzustellen, bringt *Morell* weitere Medikamente bei, wobei sich Hitler von der Wirkung der Neo-Pyocyanase sehr befriedigt zeigt, wenn er auch die unterschiedliche Qualität verschiedener Flaschen bemängelt. Auch ersetzt *Morell* Ultraseptyl durch ein anderes Sulfonamid, Tibatin, das er mehrmals injiziert, pinselt energisch die Mandeln und tropft Neo-Pyocyanase und Paraffinlösung mit Zusatz ätherischer Öle in die Nasenlöcher. Er erträgt – nicht ohne inneren, manchmal auch geäußerten Widerspruch – Hitlers tägliches Raisonnieren über seine schlechte Stimme und weist, wenn dieser über die nun seit Monaten anhaltenden Beschwerden schimpft, daraufhin, daß *er* die Behandlung ja erst vor wenigen Tagen übernommen habe und daß die *Fachärzte* wochenlang ohne Behandlungserfolg geblieben seien. Hitler will selbst *v. Eicken* nicht sehen, da ja durch ihn auch keine Besserung käme (8.11.). Aber dieser erscheint doch am 16.11. zu erneuter eingehender Untersuchung und stellt u. a. fest, daß der vordere Teil der Stimmbänder nicht zu sehen sei. Die neue Röntgenaufnahme ergibt jetzt eine stärkere Verschattung der 1. Kieferhöhle. Bei ihrer Punktion und Spülung läuft diffus getrübte Flüssigkeit ab, am folgenden Tag (21.11.) findet sich ein dicker Eiterpfropf. Die Mandeln sind groß, zerklüftet, mit einem kleinen Eiterherd in der rechten. Überraschend wird nach Beiholung eines Reichert-Spatels per Kurier aus Berlin ein kleiner Polyp von ca. 2 mm Größe auf dem rechten Stimmband als Ursache der ständig, wenn auch wechselnd belegten Stimme entdeckt.

V. Eicken gibt *Morell* am 21.11.44 schriftlich: Der operative Eingriff könnte heute noch gemacht werden; Voraussetzung letzte Nahrungsaufnahme 4 Std. früher.

Bei *Hitler* bestanden offenbar keine Bedenken gegen die Operation. – In der Nacht vom 21. zum 22.11.44 verließ er sein bereits bedrohtes F.H.Q. »Wolfsschanze« endgültig und kehrte für sein letztes Lebenshalbjahr in die Reichskanzlei nach Berlin zurück. In dessen Bunker wurde dann wenige Stunden nach der Ankunft die Abtragung des Polypen durch *v. Eicken* vorgenommen, die komplikationslos verlief und die Wiederherstellung der Stimme zur Folge hatte. Auch dieses Mal war der mikroskopische Befund zufriedenstellend: »Frühes Stadium eines sogenannten Sängerknötchens« *(Rößle)*. – Nach 4 Tagen war das Stimmband bereits wieder fast geheilt und damit zugleich der sonstige Gesundheitszustand wesentlich gebessert. Morell konstantiert: »Stimme hell und klar, auch bestimmt« und »Stimme gut und bestimmend«.

Von da an übernimmt *v. Eicken* von seiner Klinik aus auch die weitere Behandlung des Nasen-Rachen-Raumes bis zum Jahresende, entfernt mehrfach Eiterpfröpfe aus den Mandeln und ätzt die Nasenhöhle mit 5% Silbernitratlösung. Die nachgewiesene starke Beschleunigung der Blutsenkung führt *v. Eicken* auf die entzündlichen Prozesse in diesem Gebiet zurück. *Hitler* fühlt sich – trotz zunehmender Verschlechterung der äußeren Verhältnisse – recht wohl und bei gutem Appetit, bemängelt aber *v. Eicken* gegenüber, daß *Giesing* den Polypen nicht entdeckt habe, was dieser etwas verlegen zu entschuldigen versucht.

Bei der Abschlußuntersuchung am 30. 12. 44 im »Adlerhorst« ist *v. Eicken* hinsichtlich seines Fachgebietes zufrieden und findet nichts Krankhaftes mehr, während *Morell* noch einen Reizzustand an der rechten Mandel und an der Nasenschleimhaut festzustellen glaubt.

Offenbar war der Patient mit seinem Leib- und seinem Facharzt, dieser wieder mit seinem Kranken zufrieden, wie folgender handschriftlicher Briefwechsel bezeugt.

23. 12.44 Prof. *v. Eicken* an *Morell:*

»Sehr verehrter Herr Kollege! An einem ruhigen Abend sitze ich bei einer köstlichen Zigarre, die ich der Güte des Herrn Reichsmarschalls verdanke und lasse die Ergebnisse und unsere Zusammenkünfte, die wir in den letzten Monaten gemeinsam verlebten, nochmals Revue passieren. Alles in allem darf man wohl sagen, daß sie unter einem glückhaften Zeichen standen, und ich bin froh, dem Führer auch zweimal in meinem Leben von Nutzen gewesen zu sein. – Darf ich Sie bitten, dem Führer beiliegende Zeilen auszuhändigen. Mit meinen besten Grüßen zum Fest und zum neuen Jahr bin ich Ihr ergebener Carl *v. Eicken*. – Einen herzlichen Gruß auch an Kollegen *Stumpfegger* und die nette Tafelrunde nach der Operation.«

Hierauf erwiderte *Morell* am 28. 12. 44:

»Sehr geehrter Herr Kollege! Das Schreiben habe ich an den Führer überreicht, der sich sehr gefreut hat. Ich nehme an, daß er selbst noch ein paar Worte an Sie richten wird. Für Ihre Festwünsche danke ich Ihnen herzlich und erwidere dieselben. Möge uns 1945 wirklich den verdienten Sieg und Frieden bringen. Mit den besten Grüßen und Heil Hitler, Ihr M.«

Im Jahre 1945 war *v. Eicken* nicht mehr zur Konsultation bei *Hitler*.

Vom westlichen Führerhauptquartier »Adlerhorst« bei Bad Nauheim, in dem Hitler sich öfter als jemals zuvor im Freien aufgehalten hatte, kehrte er am 16. 1. 45 mit »rauhem Hals« nach Berlin zurück. Er hatte sich auf der Rückfahrt, im Auto der Kälte ausgesetzt, erkältet und *Morell* behandelt ihn mit Omnadin-Injektionen und Gurgeln mit Salz-Glycerin-Lösung. Die Affektion klingt innerhalb von 3 Tagen ab.

Im März und April 45 wiederholen sich Erkältung und Schnupfen nochmals. *Morell* begegnet ihnen, auch vorsorglich wegen allenthalben verbreiteter Erkältungen und Grippeerkrankungen, stets mit Omnadin-Injektionen. Die letzte Aufzeichnung hierüber stammt vom 4.4.1945.

Zusammenfassend können wir feststellen:

1. Hitler hatte 1935 einen Polypen am rechten Stimmband, der von Prof. v. Eicken am 23.5.1935 entfernt wurde und sich als gutartig erwies.
2. Er hatte 1944 wiederum am rechten Stimmband einen kleinen Polypen. Dieser wurde am 22.11.44 ebenfalls von Prof. v. Eicken abgetragen und erwies sich als gutartig.
3. Anläßlich des Attentats vom 20.7.1944 kam es zur Zerreißung beider Trommelfelle mit Bluterguß in den Gehörgängen. Dabei trat erhebliche Schwerhörigkeit auf, aber kein Nystagmus und kein Schwindel. Die Abheilung erfolgte schnell; am 18.4.1944 waren die Trommelfelle narbig verheilt, und die anfängliche Schwerhörigkeit hatte sich annähernd normalisiert.
4. Seit 1934, dann verstärkt 1936 und nochmals 1941 empfand Hitler Ohrensausen, d.h. hohes metallisches, sehr störendes Klingen ohne organischen Befund bei normalem Hörvermögen.
5. 1935 große, zerklüftete Mandeln beiderseits mit zunehmender Neigung zu Entzündung und Seitenstrangangina, besonders ab Anfang 1944 – verursacht durch Ansteckung seitens der Umgebung und als Folge des Lebens im Bunker, resp. abrupten Klimawechsels.
6. Kieferhöhlenentzündung links, besonders störend ab Herbst 1944.
7. Mit den o.a. Erkrankungen verbunden, eine Hitler in außerordentlichem Maße störende und erregende »Rauhigkeit« der Stimme, wenn nicht Heiserkeit, welche nach der Entfernung des Polypen im November 1944 fast völlig behoben erschien.

Herz- und Gefäßerkrankung

(Milde bis mittelschwere Hypertonie, Koronarsklerose – Herzinsuffizienz [?], Apoplexie [?])

Unmittelbare Untersuchungsbefunde

Morell hatte sicherlich äußerst selten die Möglichkeit, Hitlers Brustkorb, d. h. Herz und Lunge mit dem Stethoskop abzuhören, obgleich er wiederholt auf »Volluntersuchung« gedrängt zu haben scheint. Einen krankhaften *Lungenbefund* konstatierte er nie, und hinsichtlich des *Herzens* finden sich lediglich einige Aufzeichnungen vom September bis November 1944, als Hitler an Gelbsucht erkrankt war. Er notierte am 23.9.: »Herztöne rein, akzentuiert«; am 1. und 19.10.: »Herz ohne Befund, 2. Aortenton akzentuiert« (wie das durchweg der Fall ist); am 20.10.: »Herztöne deutlicher« und schließlich am 8., 9. und 12.11.: »Herz ohne Besonderheiten, 2. Aortenton akzentuiert.«

Insgesamt gesehen, erhob er stets einen Normalbefund, der nicht anzuzweifeln sein dürfte.[1]

Dies bestätigen auch die Angaben, welche er später als Inhaftierter Ende 1945 bei Vernehmungen durch amerikanische Offiziere machte[2]:

Lungen: Verschieblichkeit der Grenzen (beim Ein- und Ausatmen) normal, bei Auskultation beim Abhören keine pathologischen Geräusche.

Und *Herz* (Kreislauf): Blutdruck bei verschiedenen Gelegenheiten um 143/100 mm Hg, bei Erregungen Anstieg auf 170, 180, ja auf 200 mm Hg. – Perkutorisch (durch Abklopfen): geringe Erweiterung der linken Herzkammer mit Verlagerung der Herzspitze nach links von der Medioklavicularlinie (= mittlere Linie, Schlüssel-, Brustbein), aber im 5. Interkostalraum (= Zwischenrippenraum) – Auskultatorisch: Betonung des 2. Aortentones.

Ganz offenbar hat ja auch Hitler ihm gegenüber niemals über Herzbeschwerden oder Herzangst im Sinne einer Angina pectoris geklagt, obgleich Patient und Leibarzt mehrfach über Kreislauf, Kreislaufmittel und Blutdruck sprachen.

Den Puls zählte *Morell* in der Zeit von Januar 1940 bis April 1945 85mal. Er fand ihn stets regulär und zumeist in altersentsprechender Frequenz zwischen 65 und 85 Schlägen je Minute, in verständlicher Abhängigkeit von den Umständen (Ruhe, Aufregungen, Befindlichkeitsstörungen, Krankheit). Eine gewisse Beschleunigung, bis auf 90 Schläge/Minute, fand er lediglich im Februar 1944, als Hitler die Wintermonate im F.H.Q. »Wolfsschanze« verbrachte, sodann unmittelbar nach dem Attentat am 20. 7. 1944, bei dem er ja verletzt worden war, und schließlich zwischen dem 30. 9. und 3. 10. 1944, als Hitler mit einer Gelbsucht und geringem Fieber in seinem Bunker der »Wolfsschanze« zu Bett lag. In der folgenden Zeit, auch während und nach der Operation des Stimmbandpolypen am 22. 11. 1944 in der Reichskanzlei zu Berlin und während des Aufenthaltes im F.H.Q. »Adlerhorst« bei Bad Nauheim von Mitte Dezember 1944 bis 10. 1. 1945, blieb die Pulsfrequenz stets im Normalbereich, und Unregelmäßigkeiten der Herzschlagfolge – die übrigens auch in den Elektrokardiogrammen niemals vermerkt wurden – traten nicht auf. Auch die Pulsqualität war ohne Besonderheit; einmal verzeichnete Morell »schwach«, auch einmal »hart«, aber das waren rein subjektive, eindrucksmäßige Äußerungen. Den amerikanischen Vernehmungsoffizieren gegenüber[2] äußerte er, daß die Pulsfrequenz durchschnittlich 72 Schläge / Min. betrug und eine geringe atmungsbedingte Arhythmie (Herzrhythmusveränderung) feststellbar war. Extrasystolen oder Anzeichen für einen atrio-ventrikulären Block bestanden nicht. Schrittmacher für die Frequenz war der Sinusknoten (d. h. ein durchaus normaler Befund) - Belastungsteste wurden nicht vorgenommen.

Wesentlich häufiger als den Puls maß Morell den Blutdruck (B. D.) nach der zu jener Zeit allgemein üblichen Methode. 127mal finden wir Angaben über den systolischen, aber nur 24mal Werte für den diastolischen Blutdruck. Dies läßt darauf schließen, daß Morell bei den Visiten in Hitlers Bunkerraum zwar üblicherweise den Blutdruckapparat bei sich hatte, den er ja auch für die intravenöse Injektion benötigte, aber nur relativ selten das Stethoskop.

Er tastete den sogenannten systolischen B. D. mit dem Finger, indem er bei langsamem Ablassen der Luft aus der aufgeblasenen Manschette den Manometerdruck in dem Augenblick ablas, in dem er den Puls erstmals wiederkehren fühlte, also die Arterie gerade Blut in die Peripherie durchließ. Der nach heutiger Vorstellung diagnostisch mindestens ebenso wichtige »diastolische« B. D. kann auf diese Weise nicht, sondern nur mit dem Stethoskop in der Armbeuge bestimmt werden, wenn nämlich das dort vernehmbare Wirbelgeräusch bei völlig freier Blutströmung durch die Arterie aufhört. Aus der Morellschen Technik erklären sich die unterschiedlichen Angaben für den systolischen Blutdruck, die er hätte vermeiden können, wenn er ihn ebenfalls »auskultatorisch« mit dem Stethoskop und nicht »palpatorisch« mit dem Finger festgestellt hätte.

Eine weitere Schwierigkeit bestand darin, daß er die Messungen zu unterschiedlichsten Zeiten, wie er gerade zu Hitler gerufen wurde, und unter verschiedensten Bedingungen (Hitler entspannt, erregt, ermüdet, überarbeitet, krank) vorzunehmen hatte.

So sind die erhaltenen Werte im strengsten Sinne des Wortes wissenschaftlich zwar nicht vergleichbar, aber dennoch ermöglichen sie uns in etwa einen Schluß auf Hitlers Blutdruckverhalten.

Die anbei wiedergegebene tabellarische Übersicht über Hitlers Blutdruckverhalten während der Jahre 1940–1945 (s.S. 341 – 344) über die davorliegende Zeit liegen keine Mitteilungen vor – ermöglichen folgende Aussagen:

Die *systolischen B. D.-Werte* lagen während der Darminfektion im August 1941 im F.H.Q. »Wolfsschanze«, d. h. bei Beginn des Krieges mit der Sowjetunion wenig oberhalb dem heute als Grenze zwischen normal und krankhaft angesehen Wert von etwa 150–155 mm Hg. In den darauffolgenden Monaten des Jahres 1941 wurden Blutdruck und Puls nicht mehr bestimmt; weder Morell noch Hitler hielten es für erforderlich.

Aber ein Jahr darauf, im Juli 1942, als Hitler im F.H.Q. »Werwolf« bei Winniza an einer mit einer schweren Kopfschmerzattacke verbundenen Infektion unbekannter Genese erkrankte, maß Morell systolische B. D.-Werte von 170–180 mm Hg im pathologischen Bereich, die allmählich absanken und sich späterhin normalisierten.

Diese Feststellung verunsicherte *Morell* augenscheinlich; denn auf einer »Karteikarte des Pat. A – Wolfsschanze bei Rastenburg« für das 4. Quartal 1942 findet sich die Diagnose: »Variabler Blutdruck durch Arteriospasmen und ›Coronarsklerose‹ – Gefäßspasmen (Kopf).« Die Niederschrift eines Gesprächs zwischen Hitler und Morell vom 17.12.1942 bestätigt, daß Morell an einen bei Hitler bestehenden Hochdruck dachte (s. S. 246)

Mit wenigen Ausnahmen (März / April 1943 auf dem Obersalzberg, Oktober 1943, 20.4.1944 nach dem Attentat – emotionsbedingt) blieb der systolische B. D. in den folgenden Jahren im Normalbereich. Dies war auch der Fall während der Gelbsucht (Ende September bis Anfang Oktober 1944) und der Operation des Stimmbandpolypen (nach 22. November 1944), ja er sank danach bis zum Ende des Jahres stetig bis auf Werte von unter 120 mm Hg ab, um überraschenderweise im letzten Lebensdritteljahr wieder auf die Werte von 1941/42 anzusteigen. Wechselten also die systolischen B. D.-Werte Hitlers zwischen Normalität und zeitweiliger geringer bis mäßiger Erhöhung, so vermitteln uns die *diastolischen Werte*, welchen zu jener Zeit kaum schon ein diagnostischer Wert zuerkannt wurde, nach den heute geltenden Kriterien ein anderes Bild, was zu erklären sein wird. Die von Morell gemessenen Werte des diastolischen B. D. lagen mit 2 Ausnahmen zumeist bei 100–110, einmal bei 117 mm Hg; waren also eindeutig, wenn auch z. T. geringfügig erhöht. Darauf wird zurückzukommen sein.

Die Elektrokardiogramme (EKG)

Eine weitere wesentliche Möglichkeit zur Ermittlung eines eventuellen pathologischen Herzbefundes bot die Erstellung eines Elektrokardiogramms. Anläßlich der ersten etwas umfassenderen Untersuchungen Hitlers am 9.1.1940 in Berlin zog Morell dies anscheinend noch nicht in Erwägung und verzichtete auf ein EKG. Als aber Hitler Anfang August 1941 im F.H.Q. Wolfsschanze akut erkrankte und anschließend einen Kreislaufkollaps erlitt, besorgte sich Morell – wahrscheinlich aus seiner Berliner Praxis – durch Kurier den erforderlichen Elektrokardiographen, machte am 14.8. ein Elektrokardiogramm und fuhr mit diesem und abgenommenen Blutproben zur Untersuchung und Auswertung im Nachtkurierzug von Rastenburg nach Berlin.

Ein zweites EKG wurde am 11.5.1943 während eines Kurzaufenthaltes Hitlers in Berlin abgenommen. Der hierbei erhobene Befund machte Morell offenbar besorgt, und er betrieb mit Energie die Beschaffung eines transportablen *Elektrokardiographen* für das F.H.Q. Dies bereitete offenbar selbst ihm in seiner herausragenden Position große Schwierigkeiten, und das Gerät, das er schließlich Ende August d.J. von der Firma Siemens-Reiniger geliefert bekam, arbeitete nicht einwandfrei und mußte ausgetauscht werden.[3]

Seinen Tages- und Telefonnotizen zufolge[4] drängte Morell ab 23.10.1943 Hitler wieder zur Abnahme eines EKG. Aber erst am 4. und 11. Mai 1944 wurden auf dem Obersalzberg und am 24. September in Wolfsschanze EKGs geschrieben, so daß Morell die entsprechenden Vermerke als »erledigt« streichen konnte.

Machte *Morell* bei Hitler ein EKG, so ließ er sich von niemandem helfen.[5] Obgleich manuell ungeschickt, legte er die feuchten Elektroden auf dem Herzen und an Unterarmen und Unterschenkeln selbst an und betrieb das Gerät persönlich.

Die geschriebenen EKGs schickte Morell zugleich mit einer Karteikarte, auf welcher u.a. auch seine spezielle Diagnose vermerkt war, zur genauen Auswertung an eine Kapazität auf diesem Gebiet, Prof. A. *Weber* in Bad Nauheim, dessen Patient, wie aus dem Briefwechsel ersichtlich, er ebenfalls war. Er besaß aber selbst auf diesem Spezialgebiet Grundkenntnisse; denn seine Diagnose lautete bereits beim 1. »EKG: Coronarsklerose«.[6]

Analyse der Elektrokardiogramme aus damaliger (Prof. Dr. A. *Weber*)[7] und heutiger Sicht (Dr. med. *Pillen*[8] – ohne Kenntnis der Herkunft. 1979).

Wie bereits erwähnt, sind 4 EKGs von Hitler bekannt, nämlich

1. vom 14.8.1941, angefertigt im F.H.Q. Wolfsschanze
2. vom 11.5.1943, angefertigt in R.K. Berlin/oder Wolfsschanze?
3. vom 24.9.1944, angefertigt im F.H.Q. Wolfsschanze.

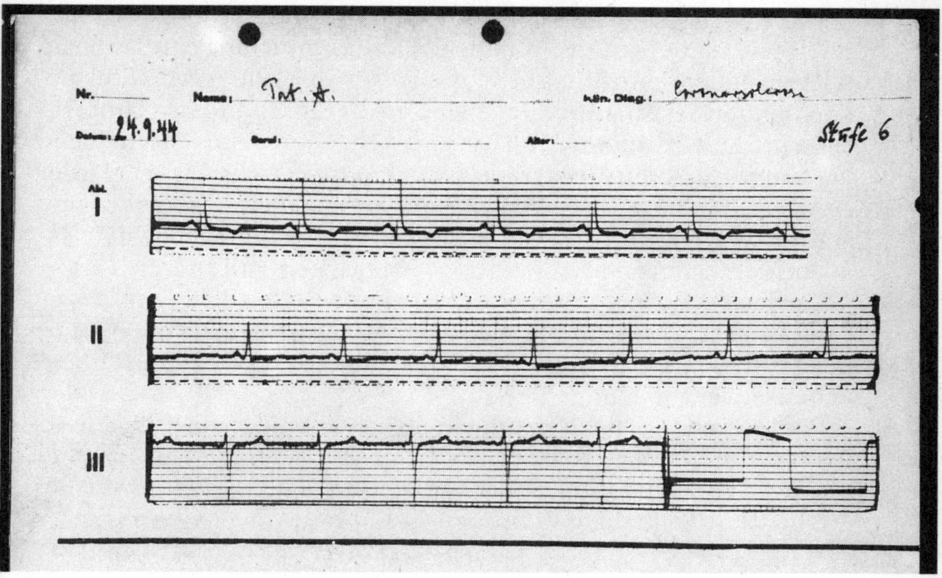

Das letzte Elektrokardiogramm Hitlers vom 24. September 1944
mit ausgesprochen bedrohlichen Veränderungen.

Am 24. 9. 44 wurden 2 EKGs gemacht, davon eines wahrscheinlich nach körperlicher Belastung.

4. Hinzu kommt ein nicht erhaltenes EKG vom 4. 5. 1944, das auf dem Obersalzberg zu einer Zeit angefertigt wurde, als Morell selbst durch seinen Assistenten Dr. Weber an einer Herzinsuffizienz behandelt worden war. Dieses EKG war wegen starken Muskelzitterns nicht auswertbar, doch stellte Morell ein isoelektrisches T als Hinweis auf einen Herzschaden fest.

Dieses EKG wurde nicht an Prof. Weber zur Beurteilung geschickt, jedoch notierte Morell: »Erforderlich (aber nicht durchgeführt) EKG nach Tagesarbeit und ein anderes Mal nach 10 Kniebeugen. – Auch Brustkorbröntgen: Herz – geringe Oedembildung auf Fingerdruck am Schienbein.«

Morell bespricht dieses mißlungene EKG am 22. u. 23. 5. mit Hitler und beginnt mit einer Testoviron- und Strophantin-Behandlung.

An dieser Stelle sollen nun nicht die Einzelheiten der verschiedenen EKGs beschrieben werden, zumal diese bei *Irving* angegeben sind, wir beschränken uns auf die Beurteilung durch Prof. Weber und auf eine weitere Analyse, die 1979 auf unsere Bitte von einem erfahrenen Kardiologen vorgenommen wurde:

1. *EKG vom 14. 8. 1941*

Am 16.8. vermerkt *Morell*, anscheinend als eigenes Urteil: EKG. 1. Ableitung: T stark gedrückt; nervöse (Qu.R.S.??) Schläge.

Weber analysiert wie folgt:

Balneol.-Universitäts-Institut Bad Nauheim, »Direktor: Prof. Dr. A. Weber

(Rückübersetzung aus dem Englischen)

Elektrokardiogramm I

Datum: 14. August 1941

Alter: 51 Jahre

Klinische Diganose: Koronarsklerose

Vorhoffrequenz: 88/Min. P-QRS Intervalle: 0,10–11

Kammerfrequenz: 88/Min. QRS Komplex: 0.08

Rhythmus: Schrittmacher hat offenbar seinen Sitz im oberen Teil des Tawara-Knotens.

Achsenverschiebung: nach links

Ableitung I: leichte Knotung von Q + R, Höhe von T 0,20 mm, leichte Senkung des R-T-Segments, leichte Knotenbildung von P, kleine Q-Welle (1,2 mm). R-Zacke 12 mm, P-Welle 0–0,5 mm.

Ableitung II: Leichte Knotung von R, Höhe von T 0,5 mm, tiefer Abgang des S-T-Segments, R-Zacke 5 mm, P-Welle 0,3–0,4 mm.

Ableitung III: Leichte Knotung von R + S, biphasisches P, R-Zacke 1,8 mm, S-Zacke 5–6 mm. Leichte Arrhytmie.

Anmerkung: Vorliegende Standardisierung

Horizontale Einheit: 0,04 Sek.

Vertikale Einheit: 1 mm

In einem getrennten Schreiben gibt er folgendes Urteil:

Balneol. Univ. Inst. 20.8.1941

Prof. Dr. A. Weber an Morell:

»Es freut mich, daß es Ihnen trotz der sicher sehr großen Beanspruchung gut geht. Hoffentlich sind wir bald so weit, daß wir uns alle eines guten Friedens freuen können.

Das übersandte EKG zeigt: Sinusrhythmus; Linkstyp; Übergang zu Linksverspätung. Beginnende Senkung von S-T_I und S-T_{II}. Erhebliche Abflachung von S-T_I. Falls nicht Digitalis oder eine Infektion eingewirkt haben, muß man in 1. Linie an Coronarsklerose denken. Weitere EKG-Aufnahmen in Abständen von je 14 Tagen sind zu empfehlen...

In der Hoffnung, daß es Ihnen weiter gut geht...«

2. *EKG vom 11.5.1943*

Während der Begleitbrief Morells von Prof. Weber zum 1. EKG nicht erhalten ist, wird der zum 2. EKG geschriebene überliefert. Er lautet:

Prof. Dr. med. Theo Morell 13. Mai 1943

Führer-Hauptquartier

Herrn Prof. Weber – Bad Nauheim

Lieber Herr Kollege!
Vor ungefähr zwei Jahren sandte ich Ihnen eines der beiligenden EKGs zur Beurteilung, wobei ich bemerkte, daß es sich um einen Herrn des Auswärtigen Amtes handele. Sie waren der Meinung, daß eine beginnende Koronarsklerose in Frage käme.

Inzwischen habe ich den betreffenden Patienten, der ungeheure Belastungen zu bestehen hat und sich fast nie Ruhe gönnen kann, zeitweilig immer wieder mit Traubenzucker und Jodinjektionen behandelt (öfters Kuren, wobei ich meist 2–3mal täglich 10 ccm Traubenzuckerlösung 20%ig und anschließend 10 cm Septojod injizierte), was stets vorzüglich bekam. Auch wendete ich zeitweise Blutegel an. Herz- und anginöse Beschwerden sind keine vorhanden, nur Neigung zu Arteriospasmen mit dann rasch ansteigendem Blutdruck (bei Erregung) und im allgemeinen große Schlaflosigkeit. Intramuskulär bewährte sich mir das Vitamultin-Calcium sehr gut, dem ich wegen des Nervensystems noch Tonophosphan forte zufügte.

Bei einer neuerlichen eingehenden Durchuntersuchung, die einen Puls von 72 pro Minute und einen Blutdruck von 146–154/100 mm Hg bei reinen Tönen ergab und sonst durchweg Normalbefunde, stellte ich das 2. beiligende EKG her. Soviel ich sehe, ist eine ganz kleine Verschlechterung zu konstatieren. Würden Sie so freundlich sein und mir Ihre Ansicht 1. bezüglich des jetzigen Befundes, 2. im Vergleich zu früher und 3. bezüglich der Therapie mitteilen. Wenn möglich, in zwei Schreiben, eines das ich dem Patienten zeigen kann, und eines für mich.

Mit Strophantin und Nitroglyzerin hielt ich seither zurück (zwei Wörter unleserlich) noch nicht notwendig.

Mit vielem Dank im voraus und den besten Grüßen
Heil Hitler
Ihr
(Morell)

Weber erwidert
Prof. Dr. A. Weber 17.5.43
Balneol. Univ. Inst.
an Morell
Sehr geehrter Herr Kollege Morell!
Die beiden Aufnahmen vom 11.5.43 zeigen: Sinusarhythmus, Linkstyp, vielleicht schon beginnende Linskverspätung, geringe Senkung von $S.T_I$ und $S.T_{II}$. T_I beginnend negativ, T_{II} in der Nullinie. Im Vergleich zu der Aufnahme aus dem Jahre 1941 ist eine zweifellose Verschlechterung eingetreten, insofern als die ST-Senkung deutlicher geworden ist und T_I, damals noch deutlich positiv, jetzt

negativ verläuft. Auch T_{II} damals noch deutlich positiv fällt jetzt nahezu in die Nullinie. Die Aufnahme vom 11.5.43 bestärkt mich in meiner damaligen Diagnose: *Coronarsklerose;* es handelt sich um einen offenbar progredienten Fall. Ausspannung 3–4 Wochen lang würde ich dringend empfehlen. Man kann ja in solchen Fällen niemals eine bestimmte Prognose stellen, aber die Wahrscheinlichkeit spricht für keinen sehr günstigen Verlauf, nähere Zeitangaben zu machen ist jedoch nicht möglich. Ich empfehle EKG-Kontrolle mit ¼jährlichen Intervallen und intermittierende Kuren mit Theominal oder Deriphyllin oder Jod-Calcium-Diuretin. Drei Wochen lang eines dieser Präparate, dann wieder 3 Wochen Pause und so mehrmals. Etwaige Tabaksabusus absolut einstellen, Flüssigkeits- und salzarme Ernährung, wenn mit dem Beruf irgendwie vereinbar, wöchentlich 1 Obstsafttag (1 Liter), außerdem in diesen 24 Std. nichts essen und trinken und Berufsarbeit auf das unumgänglichste einschränken. Regelmäßige Mittagsruhe von mindestens 1 Std. und soviel wie möglich Nachtschlaf.

Ich sehe wohl ein, daß diese an sich absolut indizierten Maßnahmen bei einem Herrn in verantwortungsvoller Stellung heutzutage schwer oder überhaupt nicht durchführbar sind, aber soviel als möglich sollte doch zur Erhaltung der Arbeitskraft erfüllt werden.

Heil Hitler Herzliche Grüße

Ihr

Interessanterweise sprach Morell, der dies sonst registrierte, mit Hitler nicht über diesen erheblichen Befund und begann auch nicht mit einer spezifischen Behandlung, was damit zusammenhängen mochte, daß Hitler gerade in diesen Tagen an starken gastrointestinalen Beschwerden litt und entsprechend behandelt wurde.

3. *EKG vom 24.9.1944*

Merkwürdigerweise schickte *Morell* die Elektrokardiogramme Hitlers vom 24.9.44 erst am 2.12. an Prof. Weber, obgleich Hitler zwischendurch an einer Gelbsucht, Nebenhöhlenentzündung und Tonsillitis erkrankt gewesen war und eine Kehlkopfoperation durchgemacht hatte. Es hätte näher gelegen, ein neuerlich erstelltes EKG zu schicken. Es mag dies damit zusammenhängen, daß Morell bei dieser Gelegenheit ein eigenes EKG vom 9.10. mitsandte und daß die ganze Situation im Führerhauptquartier turbulenter und unübersichtlicher wurde. Hitler hatte am 20.11. »Wolfsschanze« für immer verlassen.

Morell schrieb an *Weber*, wobei die ihn selbst betreffenden Ausführungen hier nicht wiedergegeben werden sollen:

Morell an Prof. Dr. med. Weber 2.12.1944
Bad Nauheim

Schon einmal sandte ich EKGs eines Herrn vom Auswärtigen Amt zur Beurteilung, die damals zur Diagnose: Coronarsklerose führten. Der Pat. konnte leider nie aussetzen mit Arbeit, hatte stets und besonders in letzter Zeit riesige Belastungen und großen Ärger und Aufregungen. In den letzten Jahren wurde nie vor 4 oder 5 Uhr morgens zu Bett gegangen, da dann erst die letzten Besprechungen und Arbeiten beendet waren. Das Spazierengehen war ein ziemlich fremder Begriff geworden, da ein täglicher Aufenthalt von ¼ Std. in frischer Luft für viele Monate die Norm war, im übrigen seit Jahren ein Leben im Bunker ohne Tageslicht. –

Trotz alledem gelang es mir durch sehr viele Injektionen von 20% Traubenzucker, jedesmal 10 ccm i. v., die ich oft monatelang machte und zweitweise Jod hinzugab (als Septojod) ein noch schnelleres Fortschreiten der Coronarsklerose hintanzuhalten. Zur weiteren Stärkung gab ich noch des öfteren Vitamultin Ca (Vit. C, B_I und Nikotinsäureamid, Calcium etc.), Glyconorm (Herzmuskelpreßsaft, Nebennierenrinde und Leber, Pankreas) und zeitweise Leber. – Es wurde vegetarisch gelebt ohne Nikotin und Alkohol, Flüssigkeitszufuhr beschränkt. Jod-Calcium-Diuretin wurde nicht gegeben, da der Magen überempfindlich ist und stärkstens mit Spasmen reagiert. Bisher sind noch keine anginösen Beschwerden aufgetreten. Für Ihre jetzige Beurteilung und weitere Behandlungsvorschläge, wenn Sie eine Änderung für angebracht halten, wäre ich sehr verbunden. – Massagen hätte ich angeordnet, wurden aber nicht zugelassen.

(Folgt eigene Krankengeschichte.)

Weber erwiderte: (hier ebenfalls lediglich die Hitler betreffenden Ausführungen)

Prof. A. Weber, Nauheim 4.12.1944
an Prof. Morell
(zunächst über Mo selbst)

Nun zu den Kurven des Pat. A.: Befund vom 14.8.41: Sinusrhythmus, Linkstyp, Abflachung von T in allen 3 Ableitungen. Ganz geringe Senkung von S-T in $_I$ und $_{II}$. Initialkomplex etwa 0,09" (sec.) dauernd.

Befund von Mai 1943: Sinusrhythmus, Linkstyp, etwas stärker ausgeprägt als 2 Jahre zuvor; ebenso die Senkung von S-T in $_I$ und $_{II}$. T in $_I$ angedeutet negativ. Q.R.S 0,08–0,09" (sec.) dauernd.

Befund 24.9.44: Linkstyp, noch stärker ausgeprägt. Senkung von S-T in $_I$, die jetzt beginnend nach oben konvexen Verlauf zeigt. T in $_I$. deutlich negativ. S-T in $_{II}$ ebenfalls deutlich stärker gesenkt. QRS nicht mit Sicherheit zu bestimmen, aber anscheinend etwas länger dauernd als im Jahr 1943. – Es handelt sich also um langsam fortschreitende Zeichen von Linkskoronarinsuffizienz und wohl auch der Linksverspätung. Nach allem, was Sie in Ihrem Schreiben mitteilen, dürfen diese Veränderungen ad pejus (zum schlechteren) nicht Wunder nehmen.

Ich empfehle in erster Linie wiederum, wenn irgend möglich, Einschiebung von völligen Ruhetagen, möglichst kochsalzarme Ernährung. Die vegetarische Kost darf nicht zur Eiweißunterernährung führen. Von Zeit zu Zeit morgendliche und abendliche Gewichtskontrolle. Abnahme von 1 kg und darüber während des Tages beweisen gestörten Wasserhaushalt, der bei Eiweißunterernährung leichter eintritt. Wenn Jod-Calcium-Diuretin nicht vertragen wird, machen Sie doch bitte einmal einen Versuch mit Deriphyllin, 1–2 Tabl. pro die. Jedoch können alle ärztl. Mittel den Schaden nicht wieder gut machen, den unhygienisches Leben anrichtet, aber das sind ja nun einmal Kriegskosten...«

Obgleich Morell am 5.12.44 notiert: »Beurteilung des EKG durch Prof. Weber mit Kurier angekommen«, spricht er noch nicht mit Hitler über diesen Befund. (Auch in diesen Tagen hatte Hitler wieder starke Koliken.).

4. Im Gegensatz zu den objektiven Beurteilungen der EKGs von 1941 und 1943 durch Prof. Weber, die er mit Hitler nicht besprach, machte Morell sich anläßlich des mißlungenen EKGs vom 4.5.44, das er verantwortete und am 23.5. zu Hitler erwähnte, ernsthaftere Gedanken, vielleicht deshalb, weil er zu jener Zeit selbst herzleidend war.

So notiert er: »Da es weder anginale Syndrome (Angina pektoris) noch Obstruktionen gibt, ist Kurzzeitprognose günstig. Rauchen und Alkohol glücklicherweise nicht involviert.« Er resümiert sodann seine bisherige Behandlung, bemerkt, daß Sauerstoff-Atmen 2–3x tgl., Strophantin und Herzmuskelextrakt als Medikament sowie Kaffee und Cardiazol wünschenswert seien, und bedauert, daß seine Vorschläge Massage, Spaziergänge, früherer und längerer Schlaf, Flüssigkeitseinschränkung betreffend, nicht befolgt würden.

Zusammenfassend läßt sich auf Grund der Beurteilungen durch Prof. Weber der Schluß ziehen, daß sich bei Hitler eine progrediente Koronarsklerose (Arteriosklerose der Herzkranzgefäße) entwikkelte. Eine bestimmte Prognose war nicht zu stellen, aber sie war wenig günstig, besonders wenn die notwendigen therapeutischen Maßnahmen, wie in diesem Fall, nicht ergriffen werden konnten. Dies wurde 1943 gesagt und 1944 dahingehend erweitert, daß die Veränderungen ad pejus nicht Wunder nehmen könnten.

Dies das objektive Urteil eines der erfahrensten Kardiologen seiner Zeit. Subjektiv konnte Morell sich damit zufriedengeben, daß sein Pat. A. offenbar keinerlei Herzbeschwerden hatte: keine Angina-pektoris-Beschwerden, keine Anzeichen für eine beginnende Herzinsuffizienz. Die von Morell notifizierten geringen einseitigen *Schienbeinoedeme* können nicht als solche bewertet werden.

Aber wie auch immer: nach dem damaligen Erkenntnisstand der Kardiologen war Hitler mindestens seit 1943 ein hinsichtlich des Herzens gefährdeter Mann, und ein etwaiger Herzinfarkt nicht auszuschließen.

Beurteilung in unserer Zeit:

Natürlich stellt sich die Frage, ob eine heutige Beurteilung die damalige bestätigen würde, oder ob sie sich auf Grund wesentlich erweiterter Erkenntnisse über die Elektrokardiographie zur besseren oder schlechteren verändert haben könnte.

Die Beurteilung eines maßgeblichen Kardiologen aus dem Jahre 1979 lautet:

Befundung der vorliegenden Fremd-EKG des Patienten A: EKG vom 14.8.1941

Regelmäßiger Sinusrhythmus, Frequenz 110/Min., P 0,07″. AV-Intervall 0,12″. QRS 0,08″. QT 0,39″. Höchster Ausschlag für R in I, pos. Ausschläge in I und II, neg. Initialkomplexe in III.

ST-Strecken in I und II etwas unter die Nullinie gesenkt. T I deutlich abgeflacht, in III unauff. Initialkomplexe.

Urteil: Regelmäßige Sinustachycardie. Ausgeprägter Linkstyp mit Verdacht auf Linkshypertrophie. Deutliche Störung der Erregungsrückbildung.

EKG vom 11.5.1943:

Regelmäßige Sinustachycardie, Frequenz 95/Min., P 0,09″. AV-Intervall 0,14″. QRS 0,08″. QT 0,37″. Höchster Ausschlag für R in I, pos. QRS-Gruppen in I und II, neg. Initialkomplexe in III.

Die ST-Strecken in I und II sind im Vergleich zur Untersuchung vom 14.8.41 noch stärker unter die Nullinie gesenkt und in I ausgesprochen konvex gekrümmt, das nachfolgende T I ist heute erstmals flach neg. T II ist wesentlich stärker abgeflacht. In III keine Änderung der Kammerendteile.

Urteil: Im Vergleich zur Untersuchung v. 14.8.41 ausgeprägter Linkstyp mit weiterer Drehung des Hauptvektors nach links. Am Vorhof- und Kammeranfangsteil keine Änderung, dagegen Zunahme der Erregungsrückbildungsstörung mit Verdacht auf Coronarinsuffizienz und Linkshypertrophie.

EKG vom 24.9.44: (Stufe 4)

Im Vergleich zur Untersuchung vom 11.5.43 unverändert regelmäßiger Sinusrhythmus mit einer Frequenz von 103/Min., es besteht heute ein ausgesprochener Linkstyp mit patholog. Erregungsablauf, Vorhof- und Kammeranfangsteile erscheinen nach wie vor unverän-

dert, dagegen haben die Erregungsrückbildungsstörungen weiter zugenommen, insbesondere die Senkung der ST-Strecken in I und II mit den Hinweisen auf eine Coronarinsuffizienz.
EKG (Stufe 6):
Es ist heute nicht mehr sicher zu sagen, welche Unterschiede die Bezeichung 4 und 6 ausmachen, wahrscheinlich handelt es sich um verschiedene Belastungsstärken, jedenfalls zeigt dieses ebenfalls am 24.9.44 aufgenommene EKG einen ausgesprochen patholog. Linkstyp und bei unverändertem Vorhof- und Kammeranfangsteilen eine wesentlich stärkere Ausbildung der Erregungsrückbildungsstörungen als in Stufe 4. Das EKG erweckt jetzt den Eindruck des Bildes einer schweren Koronarinsuffizienz bei gleichzeitig bestehender Linkshypertrohpie und allgemeiner myocardialer Schädigung.

gez. Pillen
(Oberarzt Dr. med. Dietrich Pillen)[8]

Im großen und ganzen wird hier 1979 mit etwas anderen Bezeichnungen das gleiche gesagt, was Prof. *Weber* 1944 bereits ausdrückte.

Abschließend eine kurze Stellungnahme zu der wiederholt geäußerten Vermutung, Hitler habe einen *Schlaganfall* erlitten. Sie wurde offenbar bereits im Sommer 1941 in seiner engsten Umgebung geäußert und offenbar auf eine Bemerkung Morells zurückgeführt.

So schreibt z. B. von *Below*[9] in seinen Erinnerungen:

(*1941*: seit 23.6.41 in Wolfsschanze)
... als Hitler Ende Juli für einige Tage wegen einer Erkrankung ausfiel. Nach außenhin wurde vertuscht, daß er nicht an den gemeinsamen Mahlzeiten teilnahm und auch zu den laufenden Lagebesprechungen nicht erschien. Man sah es ihm deutlich an, daß er sich elend fühlte. Dr. Morell deutete an, es handele sich wohl um einen leichten Schlaganfall. Herz und Kreislauf seien nicht in Ordnung, es werde ihm aber gelingen, dem Führer in Kürze seine alte Leistungskraft zurückzugeben. Nach einigen Tagen konnten wir tatsächlich eine Besserung beobachten. Uns wurde über Hitlers Erkrankung strengstes Stillschweigen auferlegt. Da mich diese gesundheitliche Krise... sehr beschäftigte, hatte ich allerdings meinem Bruder am 30.7. davon erzählt.«

Morell spricht in seinen Notizen nicht hiervon, sondern vermerkt unter dem 7.8.1941 als *Diagnose*: »Gefäßspasmen mit Blutüberfüllung im Schläfengebiet nach diversen Einwirkungen.« – Es könnte natürlich sein, daß er den ihn bestürmenden Laien Hitlers Beschwerden »als eine Art von leichtem Schlaganfall« darstellte.

Eine entsprechende Nachricht kolportiert der Reichspressechef Dr. Otto *Dietrich*. Ihr zufolge soll Hitler Anfang Januar 1945 im F.H.Q. Wolfsschanze einen leichten Schlaganfall erlitten haben. Aber hier handelt es sich um Wiedergabe eines Gerüchtes. *Dietrich*, vordem in ständiger Umgebung Hitlers, 1945 jedoch bereits aus ihr verbannt, kannte die damalige Situation nachweislich nur vom Hörensagen und war nicht mehr an Ort und Stelle. Abgesehen davon hielt sich Hitler Anfang 1945 nicht mehr in dem zur Sprengung vorbereiteten F.H.Q. »Wolfsschanze«, sondern im F.H.Qu. »Adlerhorst« bei Bad Nauheim, wenn nicht in Berlin im Bunker der Reichskanzlei auf. Aber das Gerücht gewann über die Grenzen hinaus ein eigenes Leben. Anläßlich eines Transatlantik-Telefongespräches am 25. April 1945 teilte der britische Premier Churchill seinem Gesprächspartner, dem amerikanischen Präsidenten Truman mit: Graf Bernadotte habe am 24. 4. mit Himmler gesprochen. Dieser habe gesagt, Hitler sei verzweifelt krank; er könne bereits gestorben sein und in jedem Falle würde das so in zwei Tagen sein. General Schellenberg von Himmlers Stab erzählte Bernadotte, daß es sich um eine Gehirnblutung handele.[10]

Beurteilung

Fassen wir die im Vorhergehenden gesammelt vorgelegten Fakten zusammen, so können wir feststellen:

1. Hitler hatte einen *Bluthochdruck* (Hypertonie)
2. Hitler litt an einer »koronaren Herzkrankheit« (KHK)
3. Hitler hatte sicherlich niemals einen »Schlaganfall« (eine Apoplexie); dahingehende Vermutungen beruhen offenbar auf falsch verstandenen Äußerungen Morells, die als Gerüchte umgingen. Die angeblichen »Lähmungserscheinungen« lassen sich als Symptome der »Parkinsonschen Krankheit« erklären, an der er litt (s. S. 426).

Wir haben uns also lediglich zur Frage der »Hypertonie« und der koronaren Herzkrankheit zu äußern.

Zu 1.: Der erhöhte *Blutdruck* Hitlers wurde vom Leibarzt Morell festgestellt und in seinem wechselnden Ausmaß erkannt. Die Diagnose lautete: »variabler Blutdruck durch Arteriospasmen« und an anderer Stelle »Blutüberdruck« (beide Äußerungen Ende 1942). Bei dieser Diagnose stützte sich Morell lediglich auf die nach damaliger wissenschaftlicher Meinung ausschlaggebenden »systolischen Blutdruckwerte«. Klinisch würde man in jener Zeit von einem »mäßigen labilen Bluthochdruck« gesprochen haben.

Die medizinische Wissenschaft unserer Tage spricht hingegen bei der Definition »Hypertonie« dem »diastolischen Druck« die wesentlichere Bedeutung zu.

Laut Definition der »Weltgesundheitsorganisation« (WHO) bezeichnet man als »Grenzwerthypertonie« B.D.-Werte von 90–94 mm Hg diastolisch, als »milde Hypertonie« entsprechende von 90–104 mm, als »mittelschwere Hypertonie« solche von 105–114 mm. – Demzufolge würde man bei Hitler nach Morells Werten – unter Berücksichtigung der äußeren Umstände bei der jeweiligen Messung – eine milde bis mittelschwere Hypertonie diagnostizieren müssen.

H. *Holzgreve*[11] zieht für die ärztliche Praxis unserer Zeit folgendes Fazit: »Das kardiovaskuläre Risiko durch eine ›milde Hypertonie‹ ist gering, so daß auch der Nutzen einer alleinigen medikamentösen Blutdrucksenkung bescheiden ist. Diese vermag die relativ seltenen apoplektischen Insulte (Schlaganfälle) sehr gut, die häufigsten Komplikationen: ›Myokardinfarkte und plötzlichen Herztod nur wenig zu beeinflussen.‹«

In den dreißiger Jahren hatte man andere therapeutische Vorstellungen als heute. Ihnen folgend war *Morell* bemüht, den auf einer »Arteriosklerose der Gefäße« beruhenden Blutüberdruck mit *Jod* zu behandeln; denn diesem Element wurde, wie die damals blühenden »Jodbäder« bezeugen, eine günstige Beeinflussung arteriosklerotischer Verkalkungsprozesse zugesprochen. Eine andere Indikation für »Jod« waren die Spätformen der Syphilis. Es ist jedoch augenscheinlich, daß Morell lediglich an eine Hemmung der fortschreitenden Arteriosklerose Hitlers dachte.

Zu 2: Die bei dem 52jährigen Hitler bereits 1941 diagnostizierte und, wie die Auswertung der EKGs ergab, sich seit 1943 progrediert verschlechternde Koronarsklerose oder Koronarinsuffizienz (beide Begriffe wurden gebraucht) war zweifellos ein Menetekel für Hitler und den Leibarzt. Sie ging einher mit einer im EKG nachweisbaren Herzvergrößerung nach links (Linkshypertrophie), was Morell als Ausdruck einer Herzschwäche anhaltend beunruhigt zu haben scheint. Jedoch ist, da nicht geröntgt werden konnte, das Ausmaß dieser Vergrößerung nicht objektivierbar, besteht doch die Möglichkeit wegen der so häufig auftretenden »gastrokardialen Störungen«, daß das Herz durchaus nicht vergrößert, sondern wegen der durch Gasbildung hochgedrängten Zwerchfellkuppe lediglich nach links hin querverlagert wurde.

Auffallend bei diesem sich so rasch verschlechternden Befund ist, daß Hitler allem Anschein nach niemals an stenokardischen (Herzenge) oder an »Angina-pectoris«-Anfällen litt, denn Morell berichtet an keiner Stelle darüber. – Offensichtlich hatte Hitler auch keine

Vorstellung von dem Ernst dieser seiner Erkrankung, über welche ihn der Leibarzt anscheinend nur sehr vorsichtig und eher beschwichtigend unterrichtete.

So notierte dieser ein Gespräch vom 17.12.1942, bei welchem er Hitler gesagt habe, die Koronarsklerose beginne bei manchen etwas schneller durch intensive Arbeit, aber allgemein mit 45 Jahren. Durch Verengung der Blutgefäße der Herzkranzarterie könne es einmal zu Angina-pectoriszuständen kommen. Dafür habe er stets Mittel zur Verfügung. Für den Fall, daß er einmal nicht da sei, habe er »Nitroglycerin-Tabletten« und »Esdesan cum Nitro« hinterlassen.

Späterhin erwähnt Morell nirgends, daß er die genannten Mittel, damals wie heute die der Wahl bei solchen Beschwerden, habe verabreichen müssen.

Er scheint größeren Wert als auf diese gegebenenfalls akut wirksam werdenden Medikamente auf die lokal prophylaktisch wirksamen Jodpräparate gelegt zu haben. – Seine größte Sorge, vielleicht hervorgerufen durch die Feststellung einer Herzvergrößerung, galt aber der Verhütung einer Herzmuskelinsuffizienz, d.h. Herzschwäche. Für eine solche lagen, weil Hitler sich in hohem Maße schonte und in jenen Jahren jede körperliche Anstrengung vermied, keinerlei Anzeichen vor.

Aber der überängstliche und als Kardiologe sicherlich nicht kompetente *Morell* fand am 5. Mai 1944 am Schienbein Hitlers auf Druck leichte Ödeme, die auf eine Herzschwäche hinzudeuten schienen. Sofort empfahl er Einschränkung der Flüssigkeitsaufnahme auf täglich 1200 ccm, eine Ruhe von täglich 10 Stunden und leitete eine »Prostrophanta-Kur«, d.h. eine intravenöse Strophantin-Traubenzucker-Behandlung, ein.

Mit dieser Therapie war Hitler so zufrieden, daß er noch im Februar 1945 unter Hinweis darauf, daß die ersten Injektionen ein ganzes Jahr vorgehalten hätten, eine neuerliche Strophantinbehandlung wünschte. Morell machte ihm daraufhin bis in den April 1945 hinein weitere 33 intravenöse Strophantin-Injektionen. Jedoch berichtigt er am 23.3.1945 jenen ersten Befund, indem er schreibt: »... der linke Knöchel und z. T. der linke Unterschenkel weisen Schwellungen auf... schon vor Jahren Unterschenkelumfang über dem linken Knöchel dicker als rechts... Früher ungefähr 7 Jahre am linken Unterschenkel stets Ekzem, das erst... nach meinem Behandlungsbeginn vor 8–9 Jahren verschwand. Die Schwellung aber blieb.«

Kein Wort mehr von Herzinsuffizienz!

Daraus läßt sich schließen, daß die zweimalige, lang dauernde Strophantinbehandlung, auch wenn sie bei Hitler mindestens subjektiv Erfolg zeigte, im Grund völlig unnötig war. Zu keiner Zeit bestand bei Hitler eine muskulär bedingte Herzinsuffizienz.

Zu jeder Zeit aber hätte er, wie die EKGs deutlich aussagen, an einem Herzinfarkt erkranken oder eines akuten Herztodes sterben können.

In beiden Fällen wäre der Leibarzt völlig ratlos gewesen; hinreichende und sofortige Behandlungsstellen hätten allenfalls in Berlin oder München–Obersalzberg, aber sicherlich nicht in einem der entlegenen Führerhauptquartiere zur Verfügung gestanden.

Man gewinnt abschließend auch hier den Eindruck: Im Rahmen der Möglichkeiten eines »Hausarztes« erkannte Morell, was Herz und Kreislauf betraf, das Wesentliche und tat das Erforderliche, auch wenn er dabei polypragmatisch, wie es ihm gemäß war, mehr als das therapeutisch Notwendige tat.

Dokumentation Herz / Gefäßerkrankung

Tabellarische Übersicht über Blutdruck (B.D.) – Werte – Elektrokardiogramme

(Werte: vor dem Strich systolisch, nach dem Strich diastolisch in mm Hg/Quecksilber) und Bemerkungen Morells.

1940:	*9. Januar*		140 / 100 / – anläßlich einer großen Untersuchung in Berlin
1941	*7. August*	13^{30h}	172 / 104 / – (Darminfektion)
		20^{h}	170 / – Schläfendruck links, Schwindel
		23^{h}	156 / – Übelkeit Aufregung
	8. August	11^{h}	156 / – Ohrensausen
	9. August	1^{00h}	149 / 111 nachts
		11^{h}	148 / 152 / – Ohrensausen
	10. August	$1–2^{h}$	150 / – Ohrensausen
		$12–13^{h}$	146 / – Ohrensausen
	11. August	1^{h}	150 – 160 / – Ohrensausen
		11^{h}	150 – 155 / – 2 Blutegel
	12. August	2^{h}	150 – 155 / – kein Ohrensausen
		12^{h}	150 – 155 / – mehr
		19^{Hh}	145 / –
	13. August	1^{30h}	152 – 155 / –
		11^{30h}	144 / –

	18. August	12–13^{h}	142/–Beschwerdefrei
	20. August		138/–geringes Ohrensausen, Nervosität, Händezittern
	23. August	12–13^{h}	142/–Blutegel; Kopf freier
	24. August	12–13^{h}	136/–Kopf frei, Aufregungen zuvor
1942:	*22. Juli*	2^{h}	170/–Infektion, starke Kopfschmerzen.
		vormittg.	»Gefäßkrampf« –
		abends	150/100
			145/100 Sehstörung rechts
	24. Juli	11^{h}	150/110
	26. Juli	15^{30}	138/95 Blutegel angesetzt, ohne daß sie saugten
	6. Oktober		145/–
	15. Dezember	nachmittg.	130/–niedriger B. D. als Folge der Einnahme des Schlafmittels »Profundol«
	17. Dezember		134/–
	18. Dezember	22^{30h}	144/–
	19. Dezember	*abends*	154/–
	21. Dezember	morgens	137/90
	23. Dezember		137/–
1943	(im F. H. Q. Wolfsschanze)		
	3. Januar		152/110 Kopfdruck
	4. Januar		137/97 B. D. niedrig als Folge der Einnahme von Brom-Nervazit
	13. Januar		137/97 (H. von Wolfsschanze nach Obersalzberg)
	24. März	21^{30h}	170–180/–Hitler müde, abgespannt, Arteria temporalis stark angeschwollen
	25. März	11^{30h}	156/110 stärkere Kopfschmerzen
	25. März	23^{30h}	156–158/110
	26. März	11^{30}h	154–156/–Besserung
	27. März	11^{30h}	152–156/110
	28. März	11^{30h}	152–156/–Bemerkung Hitlers: in der Wolfsschanze sei der B. D. (137) niedriger gewesen
	29. März	12^{30h}	154–156/110
	30. März	12^{15h}	156/–
	31. März	12^{00h}	154–156/–

	1. April	11^{45h}	146–150/–Besserung
	2. April	12^{00h}	142–147/–nach starkem Schlafmittel
	7. April	11^{15h}	154–157/–
	8. April		152–156/–
	9. April		152–156/–
	14. April		153/110
	19. April	11^{00h}	140/–nachts 1 Tabl. Tempidorm
	26. April		142/–
	11. Mai		144–153/–
	19. Mai		140/–
	25. Mai	12^{30h}	154/–
	11. Juni		144–153/–
	1. Juli		Rückkehr vom Obersalzberg nach Wolfsschanze
	11. Juli		135/95
	18. Juli		von Wolfsschanze nach Obersalzberg
	28. Juli		143/95
1943	*1. August*		127/85 – starker Kopfdruck r. oben vorne
	5. August		136/–
	26. Oktober	11^{45h}	160/100
	27. Oktober	11^{45h}	150/100 (Hitler in Wolfsschanze)
1944	*15. Februar*	22^{00h}	146/95
	16. Februar		147/–
	18. Februar		151/–
	20. Februar		151/–
	22. Februar		140/–gemessen im D-Zug von Wolfsschanze nach München u. Obersalzberg
	7. Mai		140/108
	10. Mai		150/110
	10. Juni		150/108
	3. Juli		157/117
	14. Juli		Flug von Obersalzberg nach Wolfsschanze
	20. Juli		– Tag des Attentates
		20^{00h}	165–170/
	23. Juli		133/–
	27. Juli	mittags	140/–F. sprach vom Blutablassen, M: unnötig, da normaler B. D.

	2. August	15^{30h}	160/–Aderlaß 200 ccm; große Erleichterung
	3. August		133–135/–
	5. August		130/–
	9. August		133/–
	31. August		143/–
	8. September		153/–Druck über dem rechten Auge
	10. September		153/–
	12. September		153/–
	14. September		146–150/–
	15. September	18^{00h}	150/–Knöchelschwellung links
	16. September		153/–
	18. September		145/–
	20. September		153/–
	23. September		153/–
	24. September	nachmittg.	143–153/–
	27. September	mittags	143/–
	30. September	12^{30h}	143/–Gelbsucht, subfebrile Temperatur
1944	*1. Oktober*	13^{00h}	140/–
	2. Oktober	13^{00h}	148–153/–sehr matt
	3. Oktober	14^{00h}	118/–
	4. Oktober	13^{30}	120/–
		19^{00h}	120/–
	5. Oktober	0^{30h}	120/–
		12^{00h}	118/–nach Bad
	6. Oktober	0^{30h}	122/–
		18^{00h}	120/–
	8. Oktober	mittags	122/–
	10. Oktober	13^{00h}	108/–nach 1 Tabl. Tempidorm
	12. Oktober	13^{00h}	116/–
	14. Oktober	14^{00h}	110/–
	18. Oktober	13^{30h}	118/–
	19. Oktober	19^{30h}	118/–
	20. Oktober	14^{00h}	125/–
	22. Oktober	13^{00h}	118/–
	25. Oktober		120/–
	30. Oktober		118–120/–
	5. November	14^{00h}	120/–
	8. November	2^{00}u.	118/–
		14^{00h}	118/–
	9. November	14^{00h}	125/–

	16. November	15^{30} h	120/–
	22. *November*	abends	120/– am *21. November* Hitler von Wolfsschanze nach Berlin, am *22. November* nachts Polypenoperation
	23. November	mittags	120/–
	8. Dezember	abends	136/–
	9. Dezember		Hitler von Reichskanzlei Berlin ins F. H. Q. Adlerhorst bei Bad Nauheim – Ardennenoffensive
	16. Dezember	12^{30} h	147–153/– Blutdruck ständig wechselnd
	22. Dezember		145/–
	25. Dezember		151/–
	30. Dezember	24^{00} h	154/– B. D. also erhöht, von Cardiazol abgeraten
1945	*10. Februar*	13^{30} h	154/–
	12. Februar	13^{05} h	156/– Aderlaß von 230 ccm auf Wunsch Hitlers, nach Morell ohne besondere Notwendigkeit nach Aderlaß 143/–
	15. Februar	13^{40} h	138/–
	2. April	15^{00} h	153/–

Die Magen-Darm (abdominellen)-Beschwerden

(Nahrungsunverträglichkeit – Dysbakterie – Meteorismus – gastrocardialer Symptomenkomplex – chronische Magenschleimhautentzündung – Infektionen – Gelbsucht – Spasmen – Koliken)

Frühgeschichte

Wie ein roter Faden ziehen sich durch Morells Aufzeichnungen[1] ab Mitte 1940 bis Ende 1944 die Bemerkungen über mäßige bis heftigste, akute oder länger dauernde Verdauungsbeschwerden Hitlers.

Diese traten aber nicht erstmals während des Krieges auf, sondern hatten eine längere Vorgeschichte.

Als Morell am 31.3.1945 eine Krankengeschichte erheben wollte, wiederholte Hitler wie schon in früheren Jahren bei ähnlichen Versuchen, er sei nicht krank gewesen: »Bei mehrmals vorgehabter Aufzeichnung einer Krankengeschichte, wie schon in früheren Jahren, als Antwort erhalten: ›Ich war nie krank.‹«

Dennoch kommt er bei anderer Gelegenheit im Gespräch mit Morell und auch seinen Sekretärinnen auf »ganz große Spasmen nach Gemütserregungen zu sprechen« (1.12.44) und gibt folgende Jahre an:

1924 z. Zt. des Prozesses.

Jedoch erwähnt der Gefängnisarzt von Landsberg, Dr. *Brinsteiner*, hiervon ebensowenig wie *Lurker* im Bericht über Hitlers Haftzeit oder *Hanfstaengl*.

1929 als sich im Zusammenhang mit der Parteizeitung »Völkischer Beobachter‹ finanzielle Schwierigkeiten ergaben.

1934/35 wegen einer nicht näher bezeichneten »militärischen Unzuverlässigkeit«. Damals stand Hitler in der Behandlung von Dr. *Grawitz*. Dieser vermutete eine Intoxikation nach Einnahme des in Soldatenkreisen bekannten Mittels »Neoballistol«. Anscheinend wurde Hitler zu jener Zeit auch im Krankenhaus Westend eingehend untersucht und geröntgt.[2]

Darüber, daß *Hitler* damals den Internisten Dr. Ernst-Robert *Grawitz*, späteren Reichsarzt-SS, den bekannten Internisten Prof. Gustav von *Bergmann*, und auch den Berliner Stadtarzt Dr. Leonardo *Conti*, Reichsgesundheitsführer ab 1939, abgelehnt habe, weil sie ihn zu einer eingehenden Untersuchung gedrängt und im übrigen geraten hätten, er solle essen, was er wolle und vertrage, liegen beweiskräftige Unterlagen nicht vor.

Um diese Zeit, dem Jahreswechsel 1936/37 wurde Morell Leibarzt, der am 29.11.45 retrospektiv vor einem US-Vernehmungsoffizier folgendes zu Protokoll gab:

Anamnese: 1936, bei Morells erster Untersuchung, litt Hitler akut an gastro-intestinalen Beschwerden und hatte Ernährungsschwierigkeiten. Bei der Palpation Feststellung einer Schwellung im Pylorus-Bereich des Magens und einer Vergrößerung des l. Leberlappens, auch Druckempfindlichkeit im Bereich der r. Niere. Außerdem bestand ein Ekzem am l. Unterschenkel, das mit den Verdauungsstörungen in Verbindung gebracht wurde. (Hinsichtlich des Palpationsbefundes übertreibt Morell offensichtlich, da Feststellungen, wie die seinen an Magen und Leber, dem Internisten dubiös erscheinen.)

Der objektive Beobachter Albert *Speer*[4] erwähnt, Hitler habe etwa 1935 gesagt: »Mir bekommt fast nichts mehr. Nach jedem Essen stellen sich Schmerzen ein. Noch mehr weglassen?»

Dann berichtet er, häufig sei vorgekommen, daß Hitler von Schmerzen geplagt eine Besprechung unvermittelt abgebrochen, sich auf eine halbe Stunde zurückgezogen habe oder gar nicht mehr erschienen sei. Außerdem habe er an übermäßiger Gasbildung, Herzbeschwerden und Schlaflosigkeit gelitten.

Daß aber auch andere Ursachen als irgendwelche Speisen Anlaß zum Auftreten von Beschwerden waren, zeigt die Mitteilung von *Hoffmann jun.*, Hitler habe sich 1939 bei der Eröffnung der Kunstausstellung im Hause der Deutschen Kunst heftig geärgert, sei in das Haus seines Vaters gekommen und habe über starke Magenbeschwerden geklagt. *Morell* habe sie seinerzeit, da sie seit dem ersten Weltkrieg bestünden, auf die damalige Gasvergiftung im Oktober 1918 zurückgeführt.[5] Daß die Kenntnis dieses Leidens über den engsten Kreis hinausgedrungen war, verdeutlicht eine Bemerkung P. *Hoffmanns*: »Die 20-Kammer-Reifen seines 8-Zylinder-Merzedes schüttelten zu sehr und wurden gegen gewöhnliche Reifen ausgetauscht und aus Rücksicht auf Hitlers empfindlichen *Magen* mit Unterdruck gefahren (etwa ab 1934).«[6]

Daraus läßt sich folgern, daß Hitlers Verdauungsbeschwerden etwa vom Jahre 1924 an zu datieren sind. Aber weder er selbst, noch seine Bekannten aus den früheren Jahren, der Jugend- oder Kriegszeit, erwähnen ein »Magenleiden« oder »Verdauungsstörungen«.

Morells Aufzeichnungen ab 1941

In der Zeit von August 1941–20. April 1945 litt Hitler, wie aus Morells Aufzeichnungen ersichtlich, 2x an akuten bakteriellen resp. Virusinfektionen der Verdauungsorgane und zwischen dem 28.5.43 und dem 30./31.12.44 mindestens 24x an heftigsten, aus allgemeinem gastrointestinalen Unbehagen sich entwickelnden schweren abdominalen Koliken.

1941: (Notizen Morells, vorliegend nur für 7.8.–6.9.)

Wenige Wochen nach Übersiedlung in das ostpreußische F.H.Qu. »Wolfsschanze« erkrankte Hitler, wie anscheinend mehrere Angehörige seines Stabes auch, an einer Durchfallerkrankung, über deren Anfänge Morell freilich nichts mitteilt. Aber v. *Below*[7] äußerte sich besorgt darüber, daß Hitler Ende Juli wegen einer Erkrankung einige Tage ganz ausfiel, und daß man ihm ansah, wie elend er sich fühlte. Er erschien nicht bei den täglichen Mahlzeiten und nicht einmal bei den laufenden Lagebesprechungen.

Morells erste Notizen hierzu stammen vom 7.8.41. Below hatte Andeutungen des Arztes entnommen, Hitler habe wohl einen leichten Schlaganfall erlitten, doch werde er die alte Leistungsfähigkeit bald zurückerhalten.

Hiermit stimmt Morells Eintragung vom genannten Tage entfernt überein. Er diagnostiziert »Gefäßspasmen mit Blutüberfüllung im Schläfengebiet nach diversen Einwirkungen«. Von einer Apoplexie ist nicht die Rede, sondern lediglich von »plötzliche Übelkeit mit Blutdruckerhöhung« (s. S. 133 ff).

Im Vordergrund standen vielmehr abdominelle Beschwerden. *Morell* notierte:

7. 8. 1941 mittags: Dabei auch Darmgase, Zunge belegt, Leber von härterer Konsistenz, leicht vergrößert (wobei diese Befunde subjektiv sind, Sch.)

Stuhl: In den letzten 3 Tagen wieder breiig; 1 Yatren-Pille, 20 Tr. Dolantin

20^{00} h: Zunge hinten belegt

23^{00} h: Bauch gespannt, Darmbewegungen, H. nahm 3 Yatren-Pillen

8. 8. 11^{00} h: Bauchdecke stark gespannt; noch kein Stuhl; Morells Vorschlag: Rizinus u. a. Abführmittel, auch Zwetschkenbrühe, wurde, da zu stark gasbildend, abgelehnt.

Es kam zwischen Patient (Notiz Morells »schlechteste Laune«) und Arzt zu Auseinandersetzung über die Dosierung der Yatren-Pillen: F. wollte mehr nehmen, das sei zulässig, stünde auch darauf (auf dem Begleitzettel), *Morell* sagte, er kenne die Vorschriften, man könne 3x tgl. 2 oder auch 3 nehmen. Man werde es mit 2 versuchen. Wenn Stuhl weg sei, sicher große Erleichterung.

Hitler nahm 3 × 2 Pillen.

9. 8. 1^{00}–3^{00} h: bis 3^{00} h nachts mindestens 5x wässriger Stuhl. Bauch noch Spannung und Gurren, Leber noch infiltriert – gute Stimmung

11^{00} h: Zunge noch belegt »es geht wieder«; nach 3^{00} h 1x wässriger Stuhl; 3 × 1 Yatren

mittags: Bauch, Leber weich

10. 8. 1^{00}–2^{00} h: Leib voller Gase, gebläht

13^{00} h: Bauch leicht gespannt, viel Darmbewegungen und Blähungen, etwa 5x Entleerung.

Stimmung mittel

11. 8. 11^{00} h: Magen-Darm noch etwas druckempfindlich, aber weich

vormittags: nachts noch 2x Stuhlgang, nicht mehr flüssig, noch Gase – Beginn Mutaflor-Kur

12. 8. 2^{00} h: Leib fast ganz weich, etwas Gase

12. u. 13. 8. Magen-Darm ohne Beschwerden, Leib weich

Von diesem Tag an bis zum 31. 8., an dem die Morellschen Notizen für *1941* aufhören, werden Abdominal-Beschwerden nicht mehr erwähnt. – Anfang Oktober soll Hitler nochmals in ähnlicher Weise erkrankt gewesen und in der Öffentlichkeit nicht gesehen worden sein. Doch gibt es hierüber keinen authentischen Morell-Bericht.

Erläuterung: Analysiert man obige Aufzeichnungen, so gelangt man zu der Meinung, Hitler habe im Juli/August 1941 eine bakterielle infektiöse Enteritis (Darmentzündung), vielleicht eine Ruhr (Typus Flexner-Ypsilon nach damaliger Bezeichnung, da leichterer Verlauf als bei Typus Shiga-Kruse-). durchgemacht. Gegen Infektionen dieser Art war in ländlicher Umgebung keiner gefeit, und die Ruhr war in der Truppe weit verbreitet. Daß auch Morell dieser Ansicht war, ergibt sich aus seiner Therapie. Er hatte Yatren-Pillen verordnet, deren Indikationsbereich sich damals noch auf Bazillen-Ruhr erstreckte und erst später auf Amöbenruhr beschränkt wurde. Außerdem läßt er sich von Nißle über Ruhr usw. unterrichten (s. S. 363).

1942

Morells Notizen liegen vor

für: 22.7.–29.7.: keine Abdominalbeschwerden

1.10.–25.10.: keine Abdominalbeschwerden

Nach Rückkehr Hitlers aus dem ukrainischen F.H.Q. »Werwolf« bei Winniza am 1.11. diagnostizierte *Morell*: »Dysbakterie des Darmes, Lebervergrößerung.«

Auch litt Hitler, wie aus der Verabreichung des Abführmittels Calomel ersichtlich, an einer ihn belästigenden Verstopfung (Obstipation)

9.12.: Darmgase, Mundgeruch, Unbehagen; 2 × 0,2 g Calomel

10.12.: Effekt fast Null; nochmals 0,2 g Calomel + abends Mitilax

11.12.: Erfolg nicht sehr stark – Diät; abends Enterofagos-Trink-Amp.

12.12.: 2x Enterofagos; leichte Diät

13.12.: Fortsetzung: Enterofagos, in 8 Tagen Mutaflor

14.12.: Befinden gut, Leib ohne Gase (viel Aufregung durch Lage)

15.12.: noch für 4 Tage Enterofagos herausgegeben

21.12.: Beginn mit Mutaflor

1943

(Notizen vorliegend: 1.1.–10.12.)

Den ganzen Januar hindurch sprach Hitler nicht von abdominellen Beschwerden, obgleich Morell ihn fast täglich behandelte.

Erst am

31.1.: Nachts wird notiert: Leibschmerzen und starke Blähungen.

Zwar kommt *Morell* in den folgenden Tagen nicht darauf zurück, aber die Beschwerden müssen weiterhin bestanden haben; denn der Leibarzt veranlaßt einiges:

12.2.: Stuhlproben

27.3.: Ergebnis der Stuhlproben bekannt gegeben

20.4.: abends Enterofagos-Kur begonnen

28.4.: 2 × 0,2 g + 1 × 0,1 g Calomel
3.5.: noch etwas Gase
11.5.: Klage über Darmgase; große Untersuchung (Befund Laves)
17.5.: 2 × 0,2 g Calomel + 4 Leopillen (Luftangriff auf Eder- und Möhnetalsperre)
18.5.: neue Enterofagos-Kus 2 × 1 Trinkamp. tgl.; zuvor Relaxin (Abführmittel)
19.5.: Relaxin ohne wesentlichen Stuhlabgang
20.5.: noch Gase
25.5.: 12^{30} h 2 Tage kein Stuhl, viel Gase, Diät, 5 Leo-Pillen ohne Effekt
26.5.: mittags: 3 Löffel Rizinus; abends noch kein wesentlicher Effekt
27.5.: 2 Tabl. Luizym, je 1 Eßlöffel Obstinol und Belladonna-Obstinol – Diät
abends: noch Gase – wieder 2 Eßlöffel Obstinol + 1 Eßlöffel Belladonna-Obstinol / 3 Luizym – strenge Diät
28.5.: 12^{30} h Bauchspannung noch vorhanden, aber weit weniger 2 × 0,3 g Calomel, Massage, Kurzwelle, Einläufe abgelehnt, ev. warme Aufschläge. F. sehr nervös, leicht erregbar
nachmittags u. *abends*: reichlich Stuhlentleerung, Leib weicher, nur wenig Gase – in den letzten Tagen ungefähr 4 Kg abgenommen
vor Lage: 3 Eßlöffel Olivenöl
nach Lage: 0,015 Eupaverin i. v. *(erstmals!)*
1. Kolik

Umgehende Lösung der Spasmen (damaliger Aufenthalt: Obersalzberg)
1.6.: noch etwas Stuhlverhaltung
2.6.: Telefonat Nißle: massenhaft AerogenesBaz. (s. S. 366)
3.6.: noch etwas Gase
5.6.: Telefonat Laves – entsprechend Nißle (s. S. 366) Wohlbefinden
9.6.: Besprechung des Briefes von Nißle mit Hitler
11.6.: Klagen über Darmgase
12.6.: Bauch ohne Darmgase, dünn
16.6.: Wohlbefinden
17.6.: Beginn Mutaflor-Kur

Hitler war in den Monaten, über die Morell seine Notizen machte, geradezu rastlos zwischen den F. H. Qu. »Wolfsschanze«, »Werwolf«, Reichskanzlei und Obersalzberg hin- und hergereist und geflogen, ohne daß eine Konzeption für diesen gehäuften Aufenthaltswechsel erkennbar gewesen wäre.

Im Laufe des Monats Juli verschlimmern sich die abdominellen Beschwerden Hitlers außerordentlich. Die allgemeinen Verdauungsstörungen werden weiterhin geklagt, aber aus ihnen entwikkeln sich in den folgenden eineinhalb Jahren bis zum 31.12.44 immer wieder schwere Spasmen oder Koliken, die Hitlers Befinden außerordentlich beeinträchtigen und ihn stets mindestens für einen Tag resp. eine Nacht arbeitsunfähig machen. –

Ganz außerordentlich erregt haben muß ihn der tatsächlich drohende und von ihm wohl schon erwartete Sturz Mussolinis. Zu einem Treffen mit ihm flog er am 18.7.43 vom F.H.Q. »Wolfsschanze« zum Berghof.

(Morell Notiz: wichtige Besprechung mit dem Duce bevorstehend).

Morell suchte ihn am *18. 7.* gegen *10^{30}*h auf, und Hitler klagte, seit 3^{00} h nachts habe er heftigste Leibschmerzen und kein Auge zugetan.

Der Arzt fand ihn sehr blaß und hochgradig nervös. Der Leib war brettartig hart gespannt, voller Gase, aber kein lokaler Druckschmerz.

Seine *Diagnose*: Spastische Obstipation mit großem Schmerz und viel Darmgasen, Bauchschmerzen (gastrocardialer Symptomenkomplex).

Behandlung: Bauchmassage; 1 Amp. Eupaverin i. v., dazu Eukodal-Injektion subcutan, 2 Euflat-Pillen und 3 Eßlöffel Olivenöl.

Vor Abfahrt zum Flugplatz (15^{30} h) ist Hitler schwindlig und sieht sehr schlecht aus.

Erstmals injiziert Morell 1 Amp. Eukodal, noch i. m. (Göring verabschiedet Hitler am Flugplatz und empfiehlt Morell, er solle dem Führer Euflat u. Luizym geben, worauf dieser repliziert, das habe er schon seit 1½ Jahren getan, und Görings Leibarzt Dr. v. Ondarza, seinen Chef beim Medikamentennamen korrigieren muß.)

Während des Fluges von Wolfsschanze nach München: Besserung des Zustandes, Winde gehen ab.

Auf dem Berghof: Morell massiert den Leib; verabreicht Luizym-Tabletten.

19. 7.: 6^{30} h Leib weich, viele Winde abgegangen, guter Nachtschlaf. Morells Empfehlung: Vitamultin-Täfelchen vor der Besprechung essen.

7^{30} h Auto – Flugzeug – Bahn zu Mussolini nach Feltre bei Treviso.

Den Berichten mehrerer Zeugen zufolge muß Hitler bei dieser Verhandlung völlig allein das Wort geführt haben. Selbst Mussolini konnte seinen Standpunkt nicht darlegen, so daß man vom Ablauf der Besprechung allseits peinlich berührt war. Hitler muß in einer geradezu manischen Verfassung gewesen sein.

2. schwere Kolik; der Krise folgt Euphorie. Es scheint fast, daß Hitler für die Situation der anderen Seite überhaupt kein Verständnis aufbrachte.

Während der nächsten zwei Monate, die er hauptsächlich im F. H. Q. »Wolfsschanze« verbrachte, hatte Hitler allem Anschein nach keine Verdauungsbeschwerden.

Erst am *23. 9.* notiert Morell:

23. 9.: 20^{15} h: starke Blähungen, Spasmen durch immense Aufregungen – Bauch zeigt stärkren Fettansatz.

Therapie: Eupaverin + ½ Amp. Eukodal i. m.; nach einigen Stunden alles gut. – Diät angeordnet.

3. schwere Kolik

17. 10.: 6^{00} h gerufen wegen Darmspasmen und Schmerzen (viel Aufregungen in den letzten Tagen)

Therapie: Eupaverin und Eukodal 0,01 i. v.

mittags: fast ohne Beschwerden

4. schwere Kolik

Erstmals wagt Morell eine i. v.-Injektion von Eukodal!

27. 10.: zweitweise wieder Blähungen (sehr viel Aufregungen)

5. 11.: zeitweise Gase; – 2 Tabl. Luizym + 1 Tabl. Azidol-Pepsin

26. 11.: Gase (krampfartig) – Mutaflor

1. 12.: 3^{00} h Blähungen

Therapie: ½ Eupaverin – + ½ Eukodal-Amp. i. m. und mehrere Euflat-Pillen

5. Kolik, offenbar weniger schwer als die vorhergehenden

10. 12.: sehr gutes Aussehen; bester Appetit – morgens und abends beim Essen je 2 Glyconorm-Bohnen

1944

(Morell-Notizen vorliegend vom 2. 1.–31. 12.)

4. 1.: abends Spasmen

Eupaverin + Eukodal (i. m. / i. v.?)

6. Kolik

10. 1.: 2^{30} h Blähungen (infolge Aufregungen)

Eupaverin + Eukodal i. m.

Frl. v. Exner: Weisung gegeben für Diätessen (gegen Gasbildung)

7. Kolik

20. 1.: Berichte Prof. Laves

10. 2.: Kontrolle von Mutaflor betr.

12. 2.: abends starke Kolik

13. 2.: 2^{00} h Eupaverin + Eukodal

8. schwere Kolik

17^{00} h 2 × 0,3 g Calomel 22^{00} h Erbrechen, noch kein Durchfall

14. 2.: 0^{00}–2^{00} h heftige Entleerungen 14^{00} h noch viel Gase; die Pulver hätten nicht so wie früher gewirkt. Er müsse gründlichste Entleerung haben. Therapie: 1 Eßlöffel Kajovit gegeben + 2 Eßlöffel Rizinusöl + 4 Boxberger Pillen. – Schwach!

15. 2.: 22^{00} h heftigste Schmerzen – Querkolon (Gase) Brei und Apfelkompott wie auch mittags Kamillentee mit Cognac

Therapie: Mitilax – 2 Glyconorm; 6–8 Antigas-Pillen + Euflat, Luizym Tabl., Leopillen ohne Anordnung genommen. – Heizkissen

9. Kolik

16. 2.: Gase

17. 2.: alles gut

8. 3.: abends: Spastische Obstipation – Gasbildung (viel Aufregung in den letzten 2 Tagen)

Eupaverin + Eukodal i. v. – 2 Calomel, Wärme

10. Kolik

9. 3.: abends wegen Obstipation, kein Stuhl 24^{00} h 2 Eßlöffel Rizinus-Öl + 5 Boxberger Pillen

23. 3.: Wohlbefinden; klagt über Darmgase

28. u. *29. 3.:* Gespräche mit dem Diätetiker Prof. Zabel, Leiter eines Kurheims in Berchtesgaden, über Hitlers Essen

6. 4.: betr. Diät: F. aufmerksam gemacht auf Tatsache, daß Zabelsche Diät den Magen von schwerer Kost entwöhnt hätte und ich deshalb dagegen (an anderer Stelle auf Karteikarten: »Ich mich gegen zu einseitige Kost geäußert.«)

16. 5.: angeblich Magen-Darm, Atemwege usw. alles gut

28. 5.: Untersuchung des Stuhls

10. 6.: Stuhlbefund erhalten. Prof. Nißle u. Laves: weitgehend normal (s. Befunde)

Hitler residierte zu dieser Zeit auf dem »Berghof«; er verließ diesen am 15. 7., um in das F. H. Q. Wolfsschanze zurückzukehren. Dort Attentat am 20. 7. und darauf folgend einige, in persönlicher, politischer und militärischer Hinsicht, sehr aufregende Monate.

Während dieser Zeit notiert Morell nichts über Abdominalbeschwerden resp. Koliken bei Hitler.

Es heißt erst am

24.9.: 4^{30} h: wegen Spasmen nach großen Aufregungen Eupaverin 0,03 und Eukodal 0,02 i. v.
11. schwere Kolik

25.9.: 4^{00} h wegen neuerlichem Spasmus Eupaverin + Eukodal i. v.
12. schwere Kolik

27.9.: 21^{00} h: »Ich zum F. gesagt, daß er etwas gelblich aussähe, ich wollte am nächsten morgen kommen, um Anordnungen zu machen« – (andere Notiz: wollte abends F. untersuchen wegen gelblichen Aussehen; abgelehnt. Dann für morgen gebeten.)

28.9.: 18^{30} h hat mich rufen lassen (andere Notiz: wegen heftigster Spasmen). Sofort nach dem Mittagessen habe er starke Kolikschmerzen bekommen mit Brechreiz. Sehr starke Bauchdeckenspannung, viele Gase. Mageneingang sehr druckempfindlich, etwas weniger Magenausgang, Zwölffingerdarm und *Gallenblasengegend*. Brechreiz, gelbliches Aussehen, kein Fieber, Urin sei bierbraun. (andere Notiz: hinfälliger Zustand.) Er habe Kartoffelbrei und andere leichte Sachen gegessen, aber Milch in die Suppe genommen und angeblich gleich danach Brechreiz und Krampf bekommen.

Therapie: Heizkissen, Glyconorm + Leber (Hamma) Eukodal 0,03 + Eupaverin i. v. – Hungertag angeordnet
13. schwere Kolik

29.9.: 0^{15}–1^{30} h: noch Spasmen und Brechreiz, Blinddarm frei, Bauchdeckenspannung etwas geringer, Magengrube! – starke Blähungen und zeitweiliger Krampf (in den letzten Tagen angeblich sehr viel Ärger gehabt.)

nach Injektion: Schmerzen und Krampf langsam vergehend, starker Schweiß, Temperatur normal, Urin sei bierbraun.

um 1^{30} h weg, da F. sehr müde und Absicht zu schlafen
Therapie: Calomel 0,3 und Rizinus, *Eukodal* 0,02 + Eupaverin i. v. (½ Ampulle), später die andere Hälfte
14. schwere Kolik

11^{50} h: Quälende Blähungen (viel Ärger in den letzten beiden Tagen) – Leib ziemlich gespannt: »er habe zeitweise immer wieder Krampf in den Gedärmen gehabt (Zusammenziehen), noch immer größere Schmerzen.«

wenig Haferschleimsuppe gegessen

Therapie: 0,3 g Calomel, 3 Eßlöffel Rizinus

16^{00} h: 2 × 0,3 g Calomel genommen, gleich wieder erbrochen

19^{00} h: 2 × 0,3 g Calomel genommen mit heißem Tee und Wärmekissen

21^{30} h: Spannung nachgelassen, keine Spasmen mehr seit Mittag – Trotz Rizinus + Calomel keine Entleerung – Quälende Winde

Therapie: nochmals 2 Eßlöffel Rizinus (+ Zitronenstücke gegen Brechreiz) – tagsüber: Bettruhe und Fasten.

23^{45} h 15. Kolik (ohne Eukodal!)

30.9.: 1^{30} h: 1 l. Kamilleneinlauf; Entleerung einer Menge kleiner, harter Bröckel

13^{30} h–17^{00} h: weiteren Kamilleneinlauf und Stuhl von weiter hochkommend. Bauchdecken viel weicher, selbst Magengrube und Gallenblasengegend lassen sich mit wenig Schmerz eindrücken, aber noch Winde vorhanden

Blinddarm frei

12^{30} h Seit 5^{00} h keine Entleerung mehr, daher viel Beschwerden und Angabe, es sei nicht besser, sondern viel schlimmer wie zuvor. Hielt entgegen, daß der obj. Befund weit besser sei: kein Spasmus mehr, ziemliche Entspannung und nur noch in der Magengrube und im Leberzipfel bzw. Gallenblase ein Druckschmerz stärkerer Art vorhanden.

Hoher Öleinlauf sowie Kamilleneinlauf im Bett werden strikt abgelehnt, hingegen Irrigator-Kamilleneinlauf im Cl-raum selbst durchgeführt und zwar in der Art, daß Pat. sich auf das Closett dabei setzte. Ich mußte draußen bleiben (er schloß sogar ab). Die Flüssigkeit bliebe nicht drinnen, sondern er müsse sie sofort herausdrücken (leider!). Nach dem Einlauf Stuhl von weiter oben nach unten gekommen – Heizkissen, auch feuchten Magen-Leber-Aufschlag. 6 Boxberger Pillen genommen. – Abwarten F. soll versuchen zu schlafen (ohne Mittel).

Etwa 18^{30} h gerufen worden: 4^{00}–6^{00} h vier Entleerungen, wovon 2 schwächer und 2 sehr stark waren. Bei der 2. nach Abgang eines Pfropfes explosionsartige wässerige Entleerung. Die 3. und 4. waren sehr stark stinkend und ganz besonders die vierte (wohl zuvor fingerartiger Stuhlgang vorhanden, aber in den Haustrae sich zersetzende Ballen zurück geblieben u. Ursache von Gasen und toxischen Stoffbildungen geworden).

Leib wohl stark entspannt, aber nicht völlig. Magengrube in der Tiefe noch resistent. Auch noch Stuhl vor der lk. Flexur des Colons. – Verhältnismäßiges stärkeres Wohlbefinden und Änderung des Gesichtsausdrucks. – Er habe mich nur gerufen, um mir gleich die freudvolle Mitteilung der Wirkung zu machen. –

Therapie: Karlsbader Sprudelsalz, 5 g in 200 ccm Wasser (warm) mgs. u. abends im Verlauf von etwa 4 Std. zu trinken. – Heizkissen weiter. Nur Schleimsuppe oder nichts. Keine Medikamente, sondern weitere Stühle abwarten.

F. soll sich demnächst selbst mit Mastdarmspritze Kamillentee-Injektionen von Zeit zu Zeit machen (da er mich dieselben nicht ausführen läßt).

Diagnose: Berlin-Aufenthalt (mit unbedingt nötigem und schon so oft vorgeschlagenen Magen-Darm-Gallenblasen-Röntgen durch Chaoul – sicher Schleimhautveränderungen, Verwachsungen der Magen- aus(gang), Zwölffingerdarm, Gallenblasengegend? – ev. Gallensteine – nicht wahrscheinlich, da keine Spannung)

24^{00}h nachts: 2 Stühle seit dem letzten Kommen; nicht mehr riechend, braun. P 88, Temp. 37,3 (Heizkissen bis 1 Std. zuvor) – Kamilleneinlauf mit viel wässrigen und z. T. bröckligen Stuhl nachher. Gallenblase, Leberzipfel und lk. Flexur etwas resistent. 20 Tr. Sympatol. Für nachts *kein* Schlafmittel, 1 Glas Karlsbader Wasser.

1. 10. Sonntag 13^{00}h mittags: 2 × Stuhl inzwischen und zwar mit bröckliger Substanz. Gutes Aussehen, etwas matt. Bauchdecken ohne Spannung; in der Tiefe noch leichter Druckschmerz an der lk. Flexur und tief in der Magengrube, in der Gallenblasengegend fast ganz weg.

Behandlung: Als Essen Haferschleimsuppe mit Wasser angenommen, gedünstetes Obst, dazu 1 Tabl. Acidol-Pepsin versuchsweise. Weiterhin Bettruhe. Massage mit Franzbranntwein wäre sehr gut aber ist nicht erwünscht. Die gute Wirkung der Kamilleneinläufe wird eingesehen und will Pat. diese auch künftig selbständig wiederholen. Außer dem Irrigator habe ich eine Klystierspritze in Aussicht gestellt, damit dosierte Anwendung auch im Bett selbständig ausgeführt werden kann. 18^{30} Leib weich, nur *Magengrube* wieder leicht druckschmerzhaft und Gase dort. Klagen über *Appetitlosigkeit:* zum Mittagessen Schleimsuppe und Apfel, 1 Tabl. Acidol-Pepsin dazu. Für abends 2 Stck. angeordnet. Gelbliche Verfärbung fast ganz verschwunden.

Er könne jetzt nicht viel gehen, sei zu schwach. Beim Weggehen F. sich seitlich aufgerichtet. Angebl. quälende Gase und Druck nach dem Herzen.

22^{00}h abends: Leib weich – Kamillensplg. – Leider kein Acidol-Pepsin mehr genommen. Zu gedünsteten Äpfeln darf Traubenzucker genommen werden. F. verlangte nach Sacharin als Süßstoff (wird besorgt).

2. 10. 13^{00}h: mittags allgem. Unbehagen im Leib mit kleinem lokalisiertem Schmerz. Allgem. Schwäche und Klagen über vieles Aufstoßen. Keine Krämpfe mehr. Gestern abend 1 Stunde nach Einlegen des Tempidormzäpfchen Stuhl; daher angeblich keinen Schlaf. Zum Frühstück (14^{00}h mittags) Haferschleim mit Wasser angenommen und wenig Salz. Obststücke (Birnen).

Mit dem Essen 1 Tbl. Acidol-Pepsin. – Weigerung das angesetzte

Karlsbader Wasser zu trinken, wegen schlechtem Geschmack. – Arme und Beine mit Franzbranntwein abgerieben. Gelbfärbung der Haut jetzt weg.

Von 22^{00} h abds. bis 13^{00} h mittgs. 2 × Stuhl 1 × mit Br. (öckeln?).

17^{00} h: Vorher Lage beim Führer! Sehr matten Eindruck gemacht bei den Herren. Objektiver Befund: wesentliche Besserung; kann auch allein aus dem Bett und sich selbst anziehen. – Kamillen.Splg.

21^{00} h: Leib weich, noch Magengase. –

Soll nach dem Abendessen 2 Euflat-Pillen nehmen, während des Essens 1 Acidol-Pepsin. –

3. 10. nachts 2^{00} h: noch Magengase, die nach dem Herzen drükken, auch Wind vorhanden. Leib weich. – Zum Schlafen: S. E. E.-Inj. i. v. (1 × 0,6) – Bei der Inj. sehr müde geworden, Schmerz weg. (Pat. äußerte, wenn der Schmerz weg wäre, könnte er bestimmt auch schlafen. Er war aber nicht dazu zu bewegen, ein Schlafmittel einzunehmen, sondern wollte eine Injektion haben) (!! Sch.) – *Stuhl* wurde gestern nach Berlin Res.-Laz. 127 an die chem. Unters.Stelle des Wehrkreises III abgesandt – Urin heute mitgenommen, an Krks. Revier F. G. B. (3. 10. 11^{00} mgs.) Probe auf Indikan konnte wegen Fehlen der Reaktionsmittel nicht durchgeführt werden, wird in Carlshof versucht, falls dort nicht möglich im Feldlabor O. K. H.
16. Kolik

12^{30} mttgs.: Schlaf bis 7^{00} h. Noch Klagen über Winde im Magen bzw. Herzdruck. Leib weich, Magengrube in der Tiefe resistent, Gallenblase kaum noch.

20^{00}h abds.: Leib weich, seit mittags 2 × Stuhlgang ohne Einlauf, 1 × recht viel mit dicken Ballen. Guten Gesichtsausdruck, festere Stimme. F. gute Laune: nach Lage sollen Frl. Schroeder und Frl. Christian vorüberkommen. –

4. 10. 1^{30}h.: seit abends nur 1 × Stuhl, fast nur noch Winde, auch nach oben noch viel Gase.

12^{15} h: Leib weich, Stuhl braun, teils wässrig (Karlsbader Mühlbrunnen), teils fest.

19^{00} h: Allgemeinbefinden angeblich noch besser als gestern; Leib etwas gebläht.

5. 10. 0^{30}h: Euflat + Karlsbader Mühlbrunnen 12^{00} h Bauch weich, Magengrube ganz in der Tiefe und l. Colonflexur bei starkem Tiefdruck noch etwas resistent. –

Therapie: 2 Trocken-Coli-Hamma.

Er fühle sich stärker wie gestern

6. 10.: 0^{30} h Bauchdecken weich, Gase wenig

Therapie: 2 Coli-Hamma, 2 × 2 Euflat, 2 Acidol-Pepsin, Karlsbader Mühlbrunnen

18^{00} h Leib weich, großer Stuhlgang, Appetit gut, weiter viel größeres Wohlbefinden, bester Tag bis jetzt

7. 10.: Tel. Anruf von Hitler an Morell: es ginge ihm sehr gut

8. 10.: Beim F. nur normale Konstatierungen gemacht, Leib weich, bes. auch Gallenblase

9. 10.: F. selbst am Telefon: es gehe im vorzüglich

10. 10.: 13^{00} h Pat. macht einen vorzüglichen Eindruck.

11. 10.: Pat. fühlt sich sehr wohl

12. 10.: 13^{00} h Leib weich und eingefallen. Gewichtsabnahme 13 Pfd. in 2 Wochen

Therapie: zum Essen 2 Tabl. Acidol-Pepsin, 2 Euflat, Trocken-Coli-Hamma ständig weiter

13. 10.: 23^{15} h Er habe jetzt im Ganzen 16 Pfd. abgenommen

Therapie: Karlsbader Mühlbrunnen

Weiterer Verlauf

Ab 14.–30. 10. treten die Abdominalbeschwerden völlig in den Hintergrund; Hitler leidet jetzt und weiterhin an einer Nasen-Nebenhöhlen und Rachenentzündung, die ihn sehr belästigt.

Jedoch ist er durch seinen Meteorismus sensibilisiert und befürchtet Blähungen, die durch Kohlenhydrate hervorgerufen werden könnten:

Er lehnt heiße Milch mit Honig aus Angst vor Blähungen ab (14. 10. 23^{00} h) und will das Beruhigungsmittel Brom-Nervacit ohne Zuckerzusatz (16. 10).

Am 20. 10. 2^{30} h klagt er über vorübergehende Magenschmerzen nach Einnahme von 3 Ultraseptyl-Tabletten und am 27. 10. weigert er sich, mehr Vitamultintäfelchen einzunehmen als bisher, da er wegen des Kakaozusatzes Verstopfung befürchte.

Die relative Ruheperiode endete schlagartig am 30. 10. und es setzte eine weitere Periode von Spasmen ein.

30. 10.: 6^{00} h: Ich sollte sofort zum Pat. kommen und Eupaverin mitbringen.

In 20 Minuten dort. F. hatte durchgearbeitet und eine *sehr* schwere Entscheidung zu treffen, bei der er sich innerlich stark aufgeregt hätte. Die Aufregung hätte sich immer mehr potenziert bis schließlich ganz plötzlich wie immer bei großen Anstrengungen der Krampf eingetreten sei. Untersuchung wollte er keine, da diese den Schmerz nur erhöhe. Schnell machte ich eine kombinierte Eupaverin-Eukodal-Inj. zurecht und injizierte intravenös, was durch die vielen Einstichstellen der letzten Zeit recht schwer war; machte daher erneut darauf aufmerksam, daß wir die Venen eine zeitlang schonen müßten. Da ich bei der Injektion einmal absetzen mußte, trat dann noch

während dem Injizieren die Entspannung ein, und der Schmerz war weg.
17. Kolik

Bemerkung: hier stellt sich die Frage, ob Morell Hitler verschwieg, daß er ihm auch das Morphiumderivat Eukodal stets mitinjizierte.

14^{00} h: F.: ganz ohne Schmerzen, Leib weich, nirgends Druckschmerzen.

Therapie: Karlsbader Mühlbrunnen warm und größere Mengen trinken, sowie einige Boxberger Pillen, um gegen Obstipation vorzubeugen.

31.10.: 14^{00} h: F. ließ mich nochmals... zurückrufen und sagte, daß er durch das schnelle Eingreifen gestern morgen eine Sofortherstellung hatte, daß keine Spasmen mehr gefolgt wären, und er auch reichlich Stuhl gehabt hätte.

7.11.: Der F. zeigte mir im Stehen, wie stark seine Bauchpartie abgenommen habe.

8.11.: Mittwoch 0^{30} h nachts: Plötzlich gerufen worden. Ganz plötzlich hat der F. Spasmus im Sternalwinkel mit starker Gasauftreibung des Leibes bekommen. Wie er mir sagte, hat der Pat. momentan die größten Entscheidungen seines Lebens zu fällen und kommt dadurch in immer größere Nervenspannungen. – Eukodal-Eupaverin I. i. behebt anfangs die Schmerzen und den Spasmus nur zum Teil. Auf die Bitte, noch eine halbe Spritze nachzugeben, ev. nur intramuskulär, lasse ich die Tasche zurückholen und sehe, daß ich nur 0,01 Eukodal gespritzt habe statt 0,02. Nach nochmaliger Injektion von 0,01 Eukodal i. v. und etwas Eupaverin (da ich zuvor nämlich auch die 5 ccm Spritze benutzte und wegen Blut- und Luftblasen 2/10 nicht injizierte) setzte sofort Aufhören der Schmerzen und des Krampfes ein. Der F. bedankte sich vielmals für diese sofortige Hilfe. Nach mehrmaligem Brechversuch, bei dem die verschluckte Luft und Gase nach oben kamen, trat vollständige Entspannung ein und der F. war nun vollauf glücklich.
18. schwere Kolik

14^{00} h: Leib zeigt in der Tiefe leichte Resistenz im Oberbauch

9.11.: 5^{30} h: F. hat geblähten Leib und Schmerz (mehr nach rechts vom Sternalwinkel). *Ursache:* die Entscheidung über sich später sehr stark auswirkende Maßnahmen, die z. Zt. eine Riesenbelastung herbeiführen, die erst in mehreren Wochen abebbt.

Eukodal + Eupaverin i. v., wie immer sofortiges Aufhören von Schmerz und Krampf. – Karlsbader Mühlbrunnen, 4 Boxberger Pillen
19. schwere Kolik

14^{00} h: Leib in der Tiefe noch etwas resistent im Leberzipfel

F. gibt halb und halb Einwilligung zum Röntgen bei Berlin-Aufenthalt; für Magenuntersuchung ist er weniger zu haben.

11. 11. Morell-Notiz: Nach den Anfällen ist der Leib stets weich und in die Tiefe hinein abtast- und eindrückbar, ohne einen Widerstand konstatieren zu können, weshalb man auf rein spastische Zustände schließen muß; jedoch ist, wie schon früher erwähnt, die Röntgenkontrolle unbedingt nötig.

12.–16. 11.: Morell zur Beerdigung seines Bruders vom F. H. Q. Wolfsschanze abwesend –

13. 11.: 5^{30} h: Eukodal + Eupaverin i. v.

9^{30} h: Eukodal 0,01 + Eupaverin 0,03 i. v.

22^{30} H: Dolantin-Suppositorium

»Palpationsbefund: leichter Meteorismus, Gallenblasengegend etwas druckempfindlich, ebenso 1 Querfinger breit unterhalb des Proc-Xiphoideus; kein tastbarer Tumor (Dr. Weber, Assistent in Morells Praxis, als dessen Vertreter.)

20. und 21. Kolik

15. 11.: Leib o. B. (Dr. Weber)

16. 11.: Morell nach Rückkehr: Pat. unfreundlich – nach Vorschlag Röntgen … wurde der F. sehr heftig

Pat. machte einen eingefallenen Eindruck, war sehr blaß, F. gibt an, zum ersten Male beim Anfall Erbrechen gehabt zu haben, aber ohne Blut Morell notiert handschriftlich etwa:

In letzter Zeit zumeist Druckschmerz in Gallenblasengegend, Leberzipfel und tief unter dem l. Rippenbogen bis zur Flexura lienalis hinziehend. Nach dem Spasmus alles wieder weich werdend. –

17. 11.: abends »Gallestol« (tgl. 1–2 ×) begonnen

22. 11.: F. im Bett: Bauch überall weich und ohne Resistenz, nirgends Druckschmerz

23. 11.: Leib weich ohne Druckschmerz, in den folgenden Tagen Wohlbefinden, guter Appetit. (2. 12.: Erbsensuppeneintopf gut vertragen)

6. 12.: 12^{30} h F. behauptet, vollständig ohne Beschwerden zu sein, guten Appetit zu haben und somit sei eine solche Untersuchung (Röntgen) überflüssig.

7. 12.: Mittags: Feldsalat gegessen, ohne Beschwerden Abendessen mit Blattsalat. Gleich darauf gemerkt, daß er ihn nicht vertrug. – gestern nachmittag großen Ärger gehabt. (Luftlage und militärische Lage: Nichtbefolgung eines Befehls) 3 Std. später Schmerz an der früheren Stelle (rechts oben im Bauch), nach weiteren 3 Stunden so stark, daß er rufen ließ.

8. 12.: 6^{15} h starke Schmerzen (Gallenkolik)

Befund: Gallenblasengegend resistent und Druckschmerz, aber nicht so sehr wie sonst. Spasmus mehr links (rechten Leberzipfel zu) schwächer werdend. Magenausgang weich und ohne Beschwerden Eukodal-Eupaverin i. v. – Spasmus sofort beginnend löst sich allmählich... Momenten angeblich stärkste Belastung seines ganzen Lebens... es bedürfe daher nur geringster Ursachen, um spasmusauslösend zu wirken... Er sei sich darüber klar, daß er am Darm nichts habe; denn er habe noch nie Blut im Stuhl gehabt oder erbrochen. Der Stuhl, einmal am Tage, sei normal gefärbt und weder dünn, noch sehr hart.

7^{15} h: ging wieder, nachdem ich mich von der Wirkung der Injektion überzeugt hatte

22. Kolik

19^{00} h: Es sei alles wieder gut, Krampfanfall vorbei.

Ther.: 2–3 × tgl. 1 Eßlöffel Gallestol

9. 12.: 11^{00} h: F. sieht sehr gut aus, gibt mir an, der Leib sei völlig weich, was ich bei der Untersuchung bestätigt finde. An der Gallenblasengegend angelangt, soll ich tief eindrücken, da auch dort keine Schwellung mehr sei und in der Tiefe nur geringe Irritierung – es stimmt.

10. 12.: 4^{30} h: F. hat wieder Schmerzen. Untersuche: Gallenblasengegend resistent, wird während der Untersuchung weicher. Aufregendste Tage des ganzen Lebens. Es muß ein großer Sieg errungen werden. Eukodal + Eupaverin i. v.

11^{30} h: noch Spasmen und kein Schlaf

Eupaverin i. m.

17^{00} h: Spasmopurin – Suppositiorium (Eisenbahnfahrt nach Adlerhorst) anhaltend:

23. Kolik

16. 12.: 12^{30} h: Leib ohne die geringsten Beschwerden, daher sei Untersuchung gänzlich unnötig

30. 12.: Seit 2 Tagen Unbehagen im Darm mit Gasansammlungen, angeblich wegen grüner Erbsensuppe, meiner Ansicht nach wegen Aufregung über Bevorstehendes: 1.) Redeaufsetzung und Rede, 2.) anscheinend etwas großes Militärisches.

31. 12.: 5^{00} h: Eukodal – Eupaverin i. v.

24. Kolik

Mit diesem Tage enden die Koliken. In seinen weiteren, bis zum 21. 4. 1945 reichenden Notizen erwähnt Morell niemals mehr abdosionelle Beschwerden, Koliken oder auch nur Speiseunverträglichkeiten. Von diesem Tage an beherrschen andere Beschwerden das Krankheitsbild.

Morells diagnostische und therapeutische Maßnahmen

Darauf daß *Morell* als *Diagnostiker* bei Hitler nur ganz unzulänglich handeln konnte, und daß seine Bemühungen, wenigstens hinsichtlich der Magen-Darmbeschwerden Klarheit zu bekommen, am hinhaltenden Widerstand Hitlers scheiterten, wurde in unserem Bericht wiederholt hingewiesen.

Er mußte sich auf die einzigen ihm verbleibenden Möglichkeiten, nämlich die Untersuchungen von Blut, Harn und Stuhl beschränken. Von Blutuntersuchungen, die relativ selten vorgenommen wurden, war hinsichtlich der Klärung von Stoffwechselstörungen damals kaum etwas zu erwarten, und die Untersuchung des *Urins* konnte nur bei gewissen Stoffwechsel- oder Lebererkrankungen Erkenntnisse erbringen.

Hingegen hatte Morell, Anhänger der »Dysbakterie-Lehre« seit Jahrzehnten, großes Interesse an der Untersuchung des *Stuhls*, und insbesondere dessen »Bakterienflora«, deren Fehlentwicklung er erhebliche, wenn nicht ausschlaggebende Bedeutung für Gesundheit und Krankheit zusprach.

Morell hatte sich bei Hitler bekanntlich mit der Diagnose eingeführt, seine Verdauungsstörungen und sein Ekzem am linken Bein seien, wie die Stuhluntersuchung ergeben habe, auf »Dysbakterie« zurückzuführen. Er hatte entsprechend behandelt, Erfolg gehabt und Hitler damit als Anhänger und Förderer dieser Lehre gewonnen.

So nimmt es nicht wunder, daß er fortan – neben vielen seiner anderen Patienten – auch Hitlers Stühle so oft wie möglich und besonders während der Beschwerdeperioden – kontrollieren und von Prof. Nißle und ab 1943 auch von seinem Mitarbeiter Prof. W. *Laves* in Olmütz kontrollieren und beurteilen ließ.

Dies erwies sich als notwendig, nicht nur weil er den Effekt der vegetarischen Diät zu begutachten hatte, sondern auch weil er die Verdauungsstörungen seines »Chefs« mit der »bakteriellen Fehlbesiedlung« seines Darms erklären wollte. An anderer Stelle (s. S. 73 ff u. 208 ff) berichteten wir über entsprechende Untersuchungen. Wir ergänzen sie im folgenden chronologisch durch Mitteilung weiterer von Morell angeforderter Befunde.

Nißle[7] unterrichtete Morell am 18. 1. 1940 über eine am 15. 1. eingegangene Stuhlprobe: »sehr geringe, knapp ausreichende Menge, saure Reaktion, keine Wurmeier; lediglich pflanzliche Bestandteile, sonst normal,[8] lediglich wenig säurebildende Coli-Bakterien nachweisbar. Diese verhalten sich bei der Kultur nicht typisch und entsprechen serologisch nicht dem Mutaflor-Stamm, sind eher unterlegen und antagonistisch. Bei der Anreicherung wächst allein diese eine Form, keine anderen Bakterien.«

Morell setzte daraufhin die eingeleitete, aber wie ersichtlich, noch nicht erfolgreiche Mutaflor-Kur fort. – Die nächste Stuhlprobe wird im Dezember 1940 an Nißle gesandt, und dieser reagiert, wahrscheinlich auf eine telefonische Vereinbarung hin, mit zwei Schreiben: einem an *Morell* direkt gerichteten Brief und einem »Gutachten«, das dieser dem Pat. A., d. h. Hitler, zur Einsicht geben wollte.

Bakteriol. Forschungsinstitut 28.12.1940
Freiburg

Lieber Herr Kollege!
Anbei das Gutachten für Ihren Pat. A.; ich freue mich, daß die Colibakt. sich jetzt typisch verhalten haben (im Gegensatz zu den letzten Kontrolluntersuchungen) und daß keine störenden Begleit-Bakterien nachweisbar waren. Immerhin würde ich es wegen der im Gutachten geschilderten Unvollkommenheiten doch sehr begrüßen, wenn Sie zur Bekämpfung der physischen Nachteile der hochgradigen Arbeitsüberlastung Ihres Pat. diesen dazu bewegen könnten trotz des sonst befriedigenden Ergebnisses die Mutaflorkur möglichst so lange fortzusetzen, wie diese bes. starke Überarbeitung dauert. Ich bin überzeugt, daß dieselbe dann von dem Pat. auch leichter ertragen wird; ich weiß dies auch aus Selbstversuchen, die ich unter grundsätzlich ähnlichen Bedingungen durchgeführt habe; die Nervenkraft wird dadurch gestärkt.

Nißle.

Gutachten: Nißle: 28.12.1940:
Ergebnis der Kontrolluntersuchung einer am 20.12.40 eingetroffenen Stuhlprobe von Pat. A: Reaktion sauer; auffallend spärliches Wachstum. Nur mäßig zahlreiche kulturell typische Colibact., von denen aber erst der kleinere Teil weitgehend Übereinstimmung mit dem Mutaflorstamm erkennen ließ. – Keine sonstigen Keime, auch keine Wurmeier. – Das Ergebnis befriedigt insofern, als nur kulturell typische Colibakterien angetroffen wurden. Die Tatsache, daß diese, die sicherlich angesiedelten Mutaflorbazillen entsprechen, während der Darmpassage und des Haftens im Darm einen Teil ihrer ursprüngl. Eigenschaften verlieren, deutet ebenso wie die relative Keimarmut der Stuhlprobe darauf hin, daß ein Faktor wirksam ist, der die Fähigkeit besitzt, die normale Ansiedlung des Mutaflorstammes bis zu einem gewissen Grade zu hemmen. Als solcher Faktor ist mit größter Wahrscheinlichkeit die z. Z. starke Überlastung mit Arbeiten anzusehen. Um ihm in seiner Wirkung zu entgegnen, ist dementsprechend trotz der sonst befriedigenden Zusammensetzung der Darmflora eine weitere Fortsetzung der Mutaflorkur zu empfehlen.

Nißle.

Man erkennt, daß *Nißle* und wie er *Morell* der Überzeugung waren, eine erfolgreiche Mutaflor-Kur, die die Darmflora normalisiere, würde zu einer erheblichen Leistungssteigerung führen.

Der Angriff auf die Sowjetunion fand im Juni 1941 statt; Hitler bezog dazu am 21.6. erstmals sein F. H. Qu. »Wolfsschanze« bei Rastenburg. Wenn es auch in *Morells* Notizen nicht deutlich zum Ausdruck kommt, so scheint er doch bereits nach wenigen Wochen an einer Durchfallerkrankung gelitten zu haben.

Jedenfalls wurden Ende Juli 1941 wiederum Stuhlproben des »Pat. A« an *Nißle* geschickt, welcher am 5.8.41 an Morell schreibt:

»Vielen Dank für Ihren gestern erhaltenen Brief, dem die Stuhlprobe von Pat. A. beigelegt war. Ich wollte, ehe ich antwortete, wenigstens das Vorliegen der ersten Aussaat abwarten; irgend etwas Verdächtiges war nicht wahrzunehmen, auch ließ die Stuhlprobe diesmal normales Wachstum mit reichlichen säurebildenden Colibakterien neben Enterokokken erkennen. Die Colibakterien müssen natürlich noch näher geprüft werden; den Befund schicke ich Ihnen sofort, sobald die Untersuchung abgeschlossen ist.«

Es folgen Ausführungen über Ruhrprophylaxe mit polyvalenten Impfstoffen (ETA-Impfstoffen); es heißt, daß *Polyfagin*, das nur Phagen enthält, sich therapeutisch gut bewährt habe, doch sei über seine prophylaktische (vorbeugende) Wirkung nichts bekannt. Dann aber wird wiederum Mutaflor auch als Prophylaktikum (vorbeugendes Mittel) empfohlen. Nißle verweist auf einen Unteroffizier mit besonders hochwertigem Colistamm, der im Gegensatz zu den Kameraden von allen Darmerkrankungen verschont blieb. Deshalb sei bei drohender Gefährdung durch Ruhrinfektion ein ununterbrochener Gebrauch von Mutaflor zu empfehlen. Es verursache keinerlei Reizerscheinungen und habe sich bei akuten und chronischen Ruhrformen bewährt. – außerdem von günstiger Wirkung: Leibbinden und Vorsichtsmaßnahmen beim Essen. –

In Nißles Abschlußbericht hierzu vom 8.8. heißt es:

Prof. Dr. A. Nißle 8.8.1941
Forschungsinstitut

Untersuchung der am 4.8. eingetroffenen Stuhlprobe von »Pat. A.«

Reaktion leicht sauer. – Reichliche kulturell typische Colibakterien, die sich aber nur zu kleinem Teil in ihren Eigenschaften denen des ursprünglichen Mutaflorstammes nähern, zum größeren Teil die antagonistische Hochwertigkeit weitgehend verloren haben, daneben ganz vereinzelte Paracolibakterien und reichliche Enterokokken, keine infektiösen Keime, auch keine Wurmeier. – Persönlich dazu am gleichen Tage:

»In der Anlage übersende ich Ihnen das Ergebnis der heute abgeschlossenen Stuhluntersuchung für Ihren Pat. A.

Die Prüfung der Colibakterien... ergab eine ziemlich weitgehende antagonistische Minderwertigkeit. ...... Für die Beurteilung dieser Befunde kommen 2 Möglichkeiten in Frage: Falls Ihr Pat. A. in letzter Zeit kein Mutaflor genommen hat, so kann es sich um eine allmähliche Degeneration der im Körper angesiedelten Mutaflorbazillen handeln. Falls dagegen auch in letzter Zeit regelmäßig Mutaflor genommen wurde, so wäre die Degeneration schon während der Darmpassage erfolgt, und man müßte erfahrungsgemäß schädigenden Außenfaktoren den Haupteinfluß dabei beimessen. Wie Sie wissen, kommen als solche sehr unregelmäßige Lebensweise, überhetzte Berufstätigkeit, zu kurzer Schlaf, Ärger und Kummer in Betracht.

In beiden Fällen muß aber der Befund die Fortsetzung bezw. die Wiederaufnahme der Mutaflorkur auch bei einigermaßen befriedigendem Gesundheitszustand empfehlenswert erscheinen lassen.«

Ruhr-Bazillen sind nicht nachweisbar, aber die Darmflora ist nicht normal, was nach Nißle Folge »abartiger Außenfaktoren« gewesen sein könnte.

Wichtiger erscheint, daß die Darminfektion Hitlers zu damaliger Zeit doch ernsthafter Natur gewesen sein und Morell Sorge bereitet haben muß. Als es am 7.8.41 zu einem akuten Kollaps kommt, notiert er: »ständig schlechtes Aussehen und Blässe; wollte einiges unternehmen, aber er läßt es nicht zu, fühlt sich wohl.« – Auf eine ernstlichere Erkrankung Hitlers im Juli 1941 lassen auch Äußerungen v. Belows schließen.

Jedenfalls setzte Hitler auf Grund des oben angeführten Befundes die Mutaflor-Kur fort, bemerkte aber im Oktober d. J., daß sie ein unangenehm fauliges Aufstoßen bewirkten. Morell schickte deshalb zwei Packungen zwecks Kontrolle an die Herstellerfirma Hageda/Berlin (28.10.41), erhielt aber von dieser umgehend Bescheid, die Prüfung der aus einer neuesten Charge stammenden Kapsel habe einen völlig normalen Zustand ergeben. Die Belästigung müsse auf eine besondere Disposition des Patienten zurückgeführt werden. Daß man ahnt, um welchen Patienten es sich handelt, bezeugt der Schlußsatz der Antwort (3.11.41)...... »Es würde uns freuen, von Ihnen zu hören, daß die Behandlung Ihres Patienten weiter durchgeführt werden konnte.«

Im Jahre 1942 hielt Hitler sich während mehrerer Monate im ukrainischen F.H.Qu. »Werwolf« auf, wo er im Juli an akuten schweren Kopfschmerzen erkrankte. Untersuchungsbefunde des Stuhls von Nißle liegen aus dieser Zeit nicht vor, aber allgemeine

Verdauungsbeschwerden bestanden offensichtlich, weil Morell am 9.12. (jetzt wieder Wolfsschanze/Ostpreußen) vermerkt: »Darmgase, Mundgeruch, Unbehagen.« Dann gibt er vom 11.12. an das Baumgaertel'sche Coliphagen-Präparat »Enterofagos«-Trinkampullen, dem er ab 21.12. wiederum »Mutaflor« kurmäßig folgen läßt.

Ab Anfang 1943 mehrten sich Leibschmerzen und starke Blähungen (31.1. nach grünen Bohnen), so daß Morell eine erneute Stuhl-Kontrolle vorschlug, zu der es freilich erst im März kam. Erstmals trat hier anstelle von Nißle Prof. *Laves* in Aktion, der in einer sehr eingehenden Untersuchung am 22.3.43 [10] zu dem Ergebnis kam: »Es handelt sich um eine Stuhlprobe nach offenbar vorwiegend pflanzlicher Ernährung, mit überwiegend normaler Bakterienflora. Die im einzelnen geprüften Coli-Stämme verhielten sich in den angeführten Reaktionen der Norm entsprechend. Der Stuhl enthält einzelne Coli-mutabile Stämme (Variationsformen), ferner in der Säurebildung gegenüber Malzzucker und Milchzucker etwas gehemmte Stämme. Para-Coli-Bakterien oder Entartungs-Coli ließen sich nicht nachweisen.« –

Morell bespricht, wie immer, die Angelegenheit am 27.3. mit Hitler und schickt wenige Tage darauf an *Laves* eine weitere Stuhlprobe offenbar mit der Frage, ob etwa auch andere möglicherweise krankheitsverursachende Erreger nachweisbar wären. In der Antwort vom 9.4.43 berichtet dieser über Normalität hinsichtlich der Coli-Flora und sagt des weiteren:

»Die Untersuchung auf anaerobe Bacterien in der eingesandten Stuhlprobe ergab die Anwesenheit von Buttersäurebazillen, vereinzelten Gasbrandbazillen und clostridienartigen Stäbchen. Dieser Befund weicht nicht von demjenigen in anderen normalen Stühlen ab.

Insbesondere ist der Fraenkelsche Gasbrandbazillus ein Darmbacteirum, welches sich in der überwiegenden Mehrzahl der Stühle gesunder Menschen nachweisen läßt.

Es sei bemerkt, daß der Erreger seine pathogene Bedeutung erst nach Eintritt in Wunden erlangt, im Darmkanal sich dagegen völlig apathogen verhält. Auch Tetanus-Bazillen werden zuweilen im Stuhl gefunden, waren jedoch in der übersandten Probe nicht nachweisbar.«

Trotz des befriedigenden Befundes hatte Hitler aber, wie aus Morells Telefon-Notizen ersichtlich, fast ständig Verdauungsbeschwerden und fühlte sich auch nach einer erneuten Enterofagos-Kur (Beginn 20.5.43) nicht besser. Er wurde durch Gase (3.5.) belästigt. Und jetzt ergab die Untersuchung eine nicht mehr normale Bakterienflora. Laves berichtete (5.5.), in der letzten Stuhlprobe seien massenhaft Aerogenes- und Paracoli-ähnliche-Bacterien nachweisbar gewesen. Morell setzte erneut »Enterofagos« ein, aber darauf, da zugleich eine erhebliche Obstipation Unbehagen verursachte, mehrere Tage lang immer wieder unterschiedliche, z. T. starke Abführmittel (Belladonna-Obstinol, Calomel, Leopillen, Relaxol, Rizinusöl), zunächst ohne wesentliche Wirkung. Erst am 28.5. kam es zum durchschlagenden Erfolg: zwei reichliche Stuhlentleerungen, Leib weicher, nur noch wenig Gase, zugleich eine – Hitler befriedigende – Gewichtsabnahme um 4 kg. –

Diese abnormalen Verhältnisse beunruhigen Morell, so daß er zugleich mit Zusendung einer weiteren Stuhlprobe am 30.5.43 an Laves folgendes Schreiben richtet:[10]

Privates Forschungslaboratorium
Prof. Dr. Theo Morell
Olmütz, Kloster Radisch
30.5.1943

Lieber Herr Kollege!
Anbei eine Stuhlprobe, die ich schon ankündigte. Beginnen Sie sofort mit den Untersuchungen, und zwar ist besonders Gewicht darauf zu legen, ob eine Gärung oder Fäulnis bestanden hat!

Nach Genuß von Speisen einer Gemüseplatte traten Obstipation und ungeheure Blähungen auf, wie ich sie selten gesehen habe.

Auch waren diese von starken Darmspasmen gefolgt. Rizinus ohne wesentlichen Effekt, Belladonna-Obstinol mit geringem, und erst 2 × 0,3 Calomel mit vollem gegenüber der Obstipation, die Spasmen ließen erst nach intravenöser Eupaverin-Injektion nach.

Leider wurde der Stuhl erst heute geliefert, nachdem der Patient seit gestern mittag kohlehydratarme Diätkost mit wenig Kartoffeln (statt dessen Reis) und wenig Obst bezw. -säften erhält. Das Befinden ist wieder gut. Senden Sie möglichst bald Befunde, und schauen Sie auch nochmals kurz auf verschiedene Bakterien nach.

Bei der Rückschrift bitte ich um Abschrift meines Schreibens.

Mit den besten Grüßen
Ihr (gez.) Morell

Nißle erhält gleichzeitig eine Probe. Er und Laves reagieren sofort, besorgt und übereinstimmend, telefonisch:

Nißle 2.6.: massenhaft aerogene Bazillen (Salatöl?)

Laves 5.6.: massenhaft aerogene und Paracoli-ähnliche Bazillen.

Nißle äußert sich in Gutachten und Brief vom 5.6. auch grundsätzlich:

Prof. Dr. A. Nißle — Freiburg i. Br., den 5. 6. 1943
Forschungsinstitut

Untersuchungsbefund
Herrn Dr. med. Professor Dr. Morell
Berchtesgaden-Berghof

Die Untersuchung der am 1. Juni 1943 eingetroffenen Stuhlprobe von Patient A hat folgendes ergeben:

Reaktion: neutral

Mäßig zahlreiche, kulturell typische Colibakterien, von denen aber nur ein kleiner Teil volle Übereinstimmung mit dem Mutaflorstamm erkennen läßt; vereinzelte atypische, säurebildende Colibakterien und sehr reichliche Coli-aerogenes-Bakterien, keine sonstigen Keime, speziell keine Paracolibakterien. Keine Wurmeier.

Es sind also neben den zugeführten Mutaflor-Bakterien, die allerdings größtenteils bei ihrer Ansiedlung geschädigt wurden und daher nicht mehr ganz vollwertig sind, sehr reichliche Erreger mit größter Wahrscheinlichkeit durch ein mit dieser Keimart reichlich durchsetztes, kalt genossenes Nahrungsmittel aufgenommen worden.

Bakterioskopisch ließen sich in der Stuhlprobe keine jodophilen Bakterien nachweisen; die Stuhlprobe enthielt eine große Menge Fetttropfen, einige Pflanzenspiralen und nur wenige mit Jod färbbare Kartoffelzellen.

(gez.) Nißle

An
Professor Dr. Morell
z. Zt. Berchtesgaden — den 5. Juni 43
Berghof

Lieber Herr Kollege!
Anbei der gewünschte Befund nach gründlicher Durchuntersuchung der Stuhlprobe. Es wird leider immer noch nicht genügend Sorgfalt auf die Herrichtung jeglicher Form von Rohkost gelegt, trotzdem die betreffenden Pflanzen noch vielfach mit Jauche behandelt werden, und daher nicht selten außerordentlich reich an Darmbakterien, bisweilen auch an Wurmeiern sind. Ich habe im vorigen Jahr hier durch einen Doktoranden derartiges Material untersuchen lassen; es konnten selbst aus der Diätküche der hiesigen Klinik recht unbefriedigende Resultate erhoben werden; es muß daher darauf Wert gelegt werden, daß das Personal, welches mit der Rohkost-

herstellung betraut ist, vorher stets die Hände gründlich mit Wasser und Seife wäscht und daß dann Salatblätter u. dgl. an einem laufenden Brunnen oder am Zapfhahn einer Wasserleitung einzeln gespült werden.

Vermutlich werden Sie neben diätetischen Maßnahmen die Fortsetzung der Mutaflorkur empfehlen, und ich hoffe, daß die Massen von Coli-aerogenes-Bakterien, die mit ganz besonders reichlich infiziertem Material eingewandert sein müssen, schon bald wieder aus der Darmflora verdrängt werden; daher möchte ich Sie auch bitten, schon nach Ablauf von 8 oder 10 Tagen eine weitere Stuhlprobe zur Kontrolle einzuschicken, evtl. einige Zeit später noch eine zweite, falls die Untersuchung der ersten noch nicht befriedigen sollte.

Von seiten chinesischer Ärzte ist vorgeschlagen worden, Rohkostmaterial stets einzeln einige Sekunden in siedendes Wasser einzutauchen; es geschieht dies dort hauptsächlich wegen der weit verbreiteten Verwurmung und der weit verbreiteten Ruhr. Die Maßnahme ist ja ziemlich radikal, und ich teile sie Ihnen nur mit, falls Sie sie in Betracht ziehen wollen; das frische Aussehen der Salatblätter geht natürlich verloren.

Es würde mich freuen, wenn Ihr nächster Bescheid schon wieder recht günstig lautete.

Mit freundl. Grüßen u.
Heil Hitler!
(gez.) Nißle

Laves[11] Äußerung vom 10.6.43 ist kürzer, aber ebenfalls aufschlußreich: Zusammenfassung der Befunde:

»Die übersandte Probe... zeigt reichliche Beimengungen von gallig verfärbten, teilweise emulgiertem Öl (Abführmittel).

Bakteriologisch wurden in der Probe vor allem marode Darmbakterien wie Coli communis, Proteus, Enterococcen und Anaerobier (Buttersäurebazillen) kulturell und mikroskopisch nachgewiesen sowie hinsichtlich ihrer wichtigsten biochemischen Eigenschaften geprüft.

Auffallend war jedoch der Befund reichlicher Coli-aerogenes-Bakterien und einzelner hinsichtlich ihres Verhaltens gegenüber Lactose »fermentschwachen« Coli-Bakterien.

Gutachten: Es handelt sich um eine offenbar alimentär (ernährungsmäßig) bedingte, leichte Dysbakterie, voraussichtlich rasch vorübergehenden Charakters.

Olmütz, 10.6.1943 Prof. Laves

Folgt man den Protokollen, so gelangten die Stuhlproben etwa drei Tage nach Erhalt in die Laboratorien. *Laves*, von Morell auf vorhergehenden Einsatz von Abführmitteln aufmerksam gemacht (was im Falle Nißle anscheinend nicht geschah), findet Spuren davon im Stuhl. Die abnormale Darmflora wurde, von *Laves* mit Vorsicht, von *Nißle* eindeutig auf »alimentäre Noxen«, d.h. auf schlecht zubereitete, hygienisch nicht einwandfreie Speisen zurückgeführt.

Man sollte sich jedoch auch fragen, ob nicht die massive Behandlung mit Abführmitteln unmittelbar und während der Probeentnahmen verantwortlich zu machen wäre.

Hitler und Morell kamen jedoch zu der Meinung, die bislang in der Diätküche des Kurheims Prof. Zabel für Hitler zubereitete Diätkost sei auslösende Ursache.

Medikamentös beginnt *Morell* jetzt nach mehreren Enterofagos-Kuren mit einer erneuten *Mutaflor*-Behandlung. (17.6.)

An dieser Stelle dürfte zu bemerken sein, daß die »Enterofagos-Behandlung« wohl eine Behelfslösung darstellte. Die Produktionsstätte für »Mutaflor« bei der »Hageda-Berlin« war 1943 ausgebombt worden, und das Medikament stand nicht mehr zur Verfügung. –

Nach Abschluß der Mutaflor-Kur schickte Morell wiederum Stuhlproben an seine Mitarbeiter in Freiburg und Olmütz.

Nißle berichtet (am 19.8. (R 62)):

Lieber Herr Kollege!
Anbei der gewünschte Untersuchungsbefund, der sehr befriedigend ausgefallen ist; ich darf danach annehmen, daß sich auch das Befinden Ihres Patienten wesentlich oder vollkommen gebessert hat.

Mit freundlichem Gruß und
Heil Hitler!
Ihr
(gez.) Nißle

Prof. Dr. A. Nißle den 19. August 1943

Untersuchungsbefund
Herrn Dr. med. Professor Morell
Führerhauptquartier.
Die Untersuchung der am 16. August 1943 eingetroffenen Stuhlprobe von Patient A. hat folgendes ergeben:

Reaktion neutral

Reichliche kulturell typische Colibakterien, von denen jetzt etwa die Hälfte volle Übereinstimmung mit dem Mutaflorstamm erkennen läßt, daneben noch spärliche Coli-aerogenes-Bakterien, keine sonstigen Keime, keine Wurmeier.

Die Zusammensetzung der Darmflora ist also wesentlich günstiger als zur Zeit der vorausgegangenen Untersuchung; vor allem sind die vorher in großer Zahl vorhanden gewesenen Coli-aerogenes-Bakterien, die Ursachen der Störungen waren, bis auf geringe Reste beseitigt.

(gez.) Nißle

Äußerst ausführlich und sehr ins Spezielle gehend ist die Analyse von Prof. Laves, von der lediglich die Zusammenfassung der Ergebnisse gebracht werden soll: (20. 8. 1943):

»Die eingesandte Stuhlprobe enthält weder chemische, noch in bakteriologischer Hinsicht pathologische Bestandteile. – Die geringe Erhöhung des Diastase-Gehaltes kann medikamentös bedingt sein. – Die etwas festere Konsistenz ist wohl auf eine leichte Obstipation zurückzuführen.«
gez. Prof. W. Laves

Gleichviel – ob Diät oder Medikamente – Hitler wurde nicht beschwerdefrei. Seine Klagen über Verdauungsbeschwerden hielten bis zum Ende des Jahres 1943 an.

Morell wandte sich in dieser Zeit weitgehend vom Mutaflor ab, sowohl wegen der geschilderten Produktionsschwierigkeiten, vornehmlich aber wegen des Aufbaus seines eigenen »Pharma-Imperiums« im Protektorat Boehmen-Mähren. Dort wollte er ein Medikament entwickeln, das dem Mutaflor entsprach und besser war. Prof. *Laves* schlug ein Präparat aus im Vakuum getrockneten Coli-Bakterien vor und begann mit dessen Entwicklung.

Morell, nunmehr auch engagierter Geschäftsmann, wollte die Notwendigkeit der eigenen Erzeugung begründen und veranlaßte deshalb *Laves* zur bakteriologischen Untersuchung mehrerer Chargen von Mutaflor-Kapseln, die sich mit teils negativen, später positiven Ergebnissen von Oktober 1943 bis Februar 1944 hinzogen, hier aber nicht von Interesse sind.

Späterhin vorgenommene Untersuchungen des Stuhls von Hitler ergaben einigermaßen normale Befunde:

Prof. Nißle vom 8. 5. 44 (Probe erhalten 3. 5. 44) *Bacteriologisch:* in der Kultur einige typische Coli-Bakterien, auch nach Anreicherung keine anderen Arten. Die Coli-Bact. entsprechen vollkommen dem Mutaflor-Stamm. – Bacteriengehalt auffällig vermindert, aber Zusammensetzung befriedigend, weil keine pathologische Flora.

Prof. Laves vom 5.6.1944:

mikroskopisch: vegetabile Fasern, keine Stärke, keine Kristalle; kein Blut oder Fett, keine Muskelbestandteile. (d. h. rein vegetabile Ernährung Sch.)

Schlußfolgerung: »im allgemeinen ein normales Bild. Keine Paracoli-Bacterien, doch zeigen die Coli-Bact. eine leichte fermentative Schwäche, was z. T. durch den Säuregrad des Stuhles verursacht wird. Spezielle Untersuchung einiger Bacterien der aerogenes und aerobacter. Gruppen zeigen keine pathologischen Abweichungen.

Zusammenfassung: normaler Stuhl.«

Diese Berichte wurden an den Obersalzberg gegeben, wo Hitler sich bis Mitte Juli 1944 aufhielt.

Weitere Befunde liegen erst ab Oktober 1944 aus dem F. H. Qu. Wolfsschanze vor. Inzwischen hatte sich das Attentat vom 20.7.44 ereignet. Hitler hatte einige Wochen nicht mehr über abdominale Verstimmungen gesprochen. Aber gegen Ende September 44 nahmen sie wieder außerordentlich zu, und Morell hielt, da sich auch eine Gelbsucht entwickelte, eine sofortige Untersuchung des Stuhls für erforderlich, die dieses Mal in der schnellst erreichbaren Untersuchungsstelle des Reservelazaretts 123 (Wehrkreis III.), Berlin-Zehlendorf vorgenommen wurde:

Feldpost [12]

Prof. Dr. Theo Morell
Leibarzt des Führers

F. H. Quartier
2.10.1944
Berlin W 8, Reichskanzlei

An die
Chemische Untersuchungsstelle des WK III
Res.Laz. 123

Bitte um *umgehende* Untersuchung beiliegender *Stuhlprobe* auf:

Speisereste (Jodbakt., etc. Stärkereste.)
Gärungs- und Fäulniserreger sowie
Bakt. pathogener Art.

Telefonische Benachrichtigung sofort an Reichskanzlei zur Weitermeldung an mich, schriftlichen Befund an meine obige Anschrift.

(gez.) Prof. Dr. Th. Morell

Vorläufiger, telefonisch übermittelter Befund der *chemischen* Untersuchung der am 3.10.1944 der Chem. Untersuchungsstelle des WK III in Berlin übergebenen Stuhlprobe:

In der vorgelegten Stuhlprobe fanden sich ganz vereinzelt Stärkekörner und Fett-Partikelchen. Fleischfasern waren überhaupt nicht auffindbar. Die Hauptmenge der organisierten Formelemente bestand aus Zelltrümmern von Cerealien.

Der bakteriologische Befund soll am Donnerstag, dem 5. 10. 1944, telefonisch erfragt werden.

Durchgegeben von Stabsarzt Dr. Wiesbrock, Leiter der Chem. Untersuchungsstelle des WK III am 3. 10. 1944 um 16^{15} h. Aufgenommen durch Feldwebel Makkus.

F. d. R. (gez.) Makkus
Feldwebel

Urschriftlich der hygienischen Untersuchungsstelle des Wehrkreises III zur weiteren Veranlassung gemäß fernmündlicher Rücksprache mit Herrn Stabsarzt Dr. Wiesbrock weitergereicht.

In der vorgelegten Stuhlprobe fanden sich ganz vereinzelte Stärkekörner und Fettpartikelchen; Fleischfasern waren überhaupt nicht auffindbar. Die Hauptmenge der organisierten Formelemente bestand aus Zelltrümmern von Cerealien.
(gez.) Dr. Diekel (?), 3. X. 44
Oberstabsapotheker.

(Stempel:) Hygienische
Untersuchungsstelle
des Wehrkreises III

Nachträgliche Stempel:
Keine Keime der Typhus-Ruhr-Gruppe. 6. Okt. 1944
Keine pathogenen Keime nachgewiesen
(gez.) Dr. Wiesbrock (Stabsarzt)

Die nur wenige Tage darauf an *Nißle* und *Laves* gesandten Proben beruhigten. Beide Bakteriologen stellten eine nur leichte Dysbakterie fest:

Herrn
Professor Dr. Morell — Nißle an Morell. 25. 10. 1944
Berlin W 8

Die Untersuchung der am 19. Oktober 1944 eingetroffenen Stuhlprobe von Patient -A- hat folgendes ergeben:

Reaktion neutral.

Reichliche, kulturell typische Colibakterien, die aber durchweg keine volle Übereinstimmung mit dem Mutaflorstamm mehr erkennen ließen, sich auch antagonistisch als deutlich minderwertig erwiesen; daneben ziemlich spärliche Aerogenesbakterien, jedoch keine sonstigen Keime. Keine Wurmeier.

Die ziemlich geringe Beimischung von Aerogenesbakterien, die

Erreger vermehrter Gärung bzw. Gasbildung sind, dürfte praktisch wenig Bedeutung haben. Andererseits fällt aber auf, daß die angesiedelten Mutaflorbakterien eine deutliche Einbuße an ihren ursprünglich wertvollen Eigenschaften erfahren haben, so daß vorsichtshalber eine Mutaflornachkur empfohlen werden muß, um zu verhüten, daß sich zufällig mit kalt genossener Nahrung, z. B. Rohkost, aufgenommene schädlich wirkende Keime im Darm festsetzen und vermehren können.

Laves an Morell 30. Oktober 1944

Die Stuhlprobe ist dick breiig, schmutzig braun, das pH entspricht 6,8.

Mikroskopische Untersuchung:

Im ungefärbtem Präparat einer frisch hergestellten Kochsalzaufschwemmung finden sich zahlreiche pflanzliche Bestandteile, Pflanzenhaare, jedoch keine Stärke, keine Wurmeier. Einzelne Kristalle sind nachweisbar. In dem nach Gram gefärbten Präparat stehen grampositive und gramnegative Bakterien in normalem Verhältnis zueinander. Hefezellen sowie Oidium lactis vorhanden.

Chemische Untersuchung:

Benzidinprobe negativ (auf Blut)

Katalasereaktion sehr intensiv gesteigert (Nahrung schlecht)

Diastase 37 ° = 3200 (vermehrt) ausgenützt 24 Std.

Diagnose: Leichte Coli-aerogenes-Dysbakterie, sonst normaler Befund. Anaerob sind vor allem apathogene Buttersäurebazillen nachweisbar.

So gründliche Untersuchungen wie die genannten wurden ab November 1944 nicht mehr vorgenommen.

Ärztliche Beurteilung der Symptome.

Die ernsthaften Verdauungsbeschwerden Hitlers, die über lange Zeit hin Befindlichkeitsbeeinträchtigungen und 24 × ein schweres, wenn auch kurzdauerndes Krankheitsgefühl zur Folge hatten, können auf mehrere, sich auch kombinierende Ursachen zurückgeführt werden.

Es sind dies:

- Besonderheiten der Eßweise –
- Unverträglichkeit gewisser Nahrungsmittel –
- Organische Erkrankungen –
- Infektionen im Bereich des Verdauungstraktes –
- Nebenwirkungen von Arzneimitteln –
- Psychische Belastungen.

Jedoch muß vor Diskussion der *ursächlichen Faktoren* geklärt werden, um welche Art von Schädigungen es sich handelte. Die Stellung einer sicheren Diagnose ist leider unmöglich, weil wichtigste, auch von *Morell* für erforderlich gehaltene Untersuchungen Hitlers hinhaltenden Widerstandes wegen nicht vorgenommen werden konnten. So bleibt man auf Vermutungen angewiesen und muß versuchen, das Beschwerdebild klinisch zu deuten.

Dabei ergibt sich, daß man drei Beschwerdekomplexe im Bereich des Verdauungstraktes zu unterscheiden hat:

1. die als »*Magenschmerzen*« erklärten Leibbeschwerden, welche mindestens seit 1924 in oft mehrjährigen Intervallen zumeist im Zusammenhang mit immensen persönlichen Lebens- und Berufsschwierigkeiten erlitten werden.
2. die Leib- (Abdominal-) Koliken mit schwerem Krankheitsgefühl während der Jahre 1943/1944, und
3. die akute, höchstwahrscheinlich infektiöse Durchfallerkrankung (Juli/August 1941) und die Leberentzündung (Hepatitis epidemica) September/Oktober 1944.

Zu 1.: die periodisch auftretenden »Magenschmerzen«, welche auch mit Herzbeschwerden einhergingen, äußerten sich als ungemeines Völlegefühl bei gespanntem und berührungsempfindlichem Oberbauch, starkem Aufstoßen und Windabgang, allgemeinem Unbehaglichkeitsgefühl und vegetativen Mißempfindungen. Beschwerden solcher Art währen einige Stunden und lassen unter lebhafter, geräuschvoller Darmtätigkeit langsam nach, bis die »gehorteten« Gase ausgestoßen sind. Man hat Erscheinungen solcher Art den »gastro-cardialen Symptomenkomplex« oder das »Roemheld-Syndrom« (s. S. 68) genannt. An ihm litt Hitler offensichtlich und zudem sehr wahrscheinlich auch an einer damals sehr häufig disgnostizierten »*chronischen Magenschleimhautentzündung*« (chronische Gastritis), die man röntgenologisch und mittels Magensaftuntersuchung verifizierte – was, wie gesagt, bei Hitler unmöglich war. Heute hat man hierüber andere Vorstellungen.

Die von Prof. Karl *Gutzeit*, Ordinarius für innere Medizin in Breslau, während des Krieges beratender Internist in der Heeres-Sanitäts-Inspektion, also erster aller beratenden Internisten, im Lehrbuch »Innere Wehrmedizin« 1944 gegebene kurze Beschreibung der »chronischen Gastritis« ist Hitler geradezu auf den Leib geschrieben.

Sie lautet:

»Der Verlauf einer chronischen Gastritis läßt neben schubweisen Beschwerdekrisen oft lange Latenzzeiten relativer Schmerzfreiheit erkennen... Die schubweisen Verschlimmerungen liegen oft im Sommer z. Zeit des Obst- und Gemüsegenusses... Sie schließen sich häufig an Zeiten größerer körperlicher und seelischer Belastungen an und begleiten dann allgemeine, oft mit körperlichen Mißempfindungen und negativer psychischer Einstellung einhergehende Abspannungsphasen im Leben. So erklärt sich auch das oft ganz plötzliche und unverständliche Nachlassen der Beschwerden und das Aufblühen solcher Kranken im Kriege im Angesicht großer Kampfhandlungen oder bei noch so großer zielgerichteter Arbeit auch unter Lebens- und Ernährungsbedingungen, die sich unter anderen Umständen ganz ungünstig auf die Erkrankung auswirken …[13]«

Die Bemerkung *Speers*[14], Hitler habe kurz nach dem Essen heftige Magenschmerzen bekommen, könnten auf ein »Magengeschwür« hindeuten – doch gibt es sonst keinen Anhalt dafür.

zu 2. Niemals wird man jedoch die Ursachen der schweren plötzlich einsetzenden *Koliken* erklären können, da jeder Hinweis, der *Morells* Tastbefunde vertiefen könnte, fehlt. Der Arzt ermittelte während der Anfälle stets starke Bauchdeckenspannung, auch Auftreibung des Oberbauchs, Druckempfindlichkeit mehr im Ober- als im Unterbauch, den er wegen Hitlers Entblößungsscheu wohl niemals völlig zu sehen bekam. Nur einmal gibt er an, daß die Blinddarmgegend frei sei.

Wenn *Morell* von »bretttharter Spannung« des Leibes spricht, so könnte dieser Befund als Ausdruck einer Bauchfellentzündung oder mindestens -reizung gedeutet werden. Da die Spannung mit Abklingen der Kolik nachließ, dürfte eine solche nicht vorgelegen haben. Doch sollte man Morells subtileren Tastbefund wie z. B. »Feststellung einer Schwellung im Pylorusbereich des Magens und Vergrößerung des linken Leberzipfels« nicht ohne weiteres Glauben schenken. – Tastfeststellungen dieser oder ähnlicher Art, die er Hitler wahrscheinlich während der Untersuchung vortrug und anschließend notierte, waren mehr oder weniger Effekthascherei, mit denen er seinen »ersten« Patienten von seinen Fähigkeiten überzeugen wollte und auch überzeugte.

Wie wenig der »Tastbefund« im »Wetterwinkel« des Oberbauches der Wirklichkeit zu entsprechen braucht, möge in kurzer Abweichung vom Gang der Darstellung eine Anekdote bezeugen: In der damals schon auslaufenden Aera der »unmittelbaren Diagnostik«, in welcher der Arzt seinen Kranken, abgesehen von genauer Befragung, noch beschaute, betastete, behorchte und ggf. auch beroch, war derjenige am angesehensten, der diese Künste beherrschte und seine eigenen Beobachtungen zur Krankheitserkennung logisch zu kombinieren verstand. Noch zwischen 1920 und 1940 war Diagnose jedesmal vornehmlich Erkenntnisakt eines einzelnen Arztes, wenn er ggf. auch im Consilium Bestätigung suchte.

Jeder Kliniker war stolz auf seine Fähigkeit des »Ertastenkönnens«, so hatte sich auch der große Ludolf von *Krehl* auf die Palpation der Milz spezialisiert, nachdem er in den Lazaretten des Ersten Weltkrieges tausende von Seuchenkranken untersucht hatte. Bei einem Patienten mit einer besonderen Blutkrankheit ertastete er nun eine große Milz und vermittelte diese Erkenntnis seinen Assistenten. Auch der hinzugezogene Chirurg, Geheimrat Enderlen, bestätigte den Befund und riet zur Entfernung des Organs. Bei der Operation zeigte es sich, daß die Milz ganz klein war. Bei dem Kranken, um den sich die »Chefs« persönlich bemühten, handelte es sich nicht um einen Privat-, sondern um einen diagnostisch interessanten Patienten. Die Entfernung auch der »Mini-Milz« tat ihm übrigens gut.

Im Falle Hitler müssen wir »differentialdiagnostisch« an Organerkrankungen als mögliche Ursachen der schweren Koliken in Erwägung ziehen:

Nierensteine – was auf Grund der Schmerzlokalisation und der Urinbefunde auszuschließen sein dürfte. (Nephrolithiasis)

Gallensteine mit einer Entzündung der Gallenblase und temporärem Verschluß der Gallenwege, so daß es zur Behinderung des Galleabflusses in den Darm und Resorption der Gallefarbstoffe in das Blut, mithin Gelbsucht, kommt. (Cholelithiasis, Cholecystitis, Ikterus)

Aufgrund der einmaligen Feststellungen Morells anläßlich der Gelbsucht Hitlers neigen *Heston & Heston*[15] zur Ansicht, daß es sich bei Hitlers schweren Anfällen um *Gallensteinkoliken* gehandelt haben müsse. Dem widerspricht, worauf in diesem Zusammenhang nicht ausführlich eingegangen werden kann, vieles in der Symptomatik der Krankheitserscheinungen. Diese deuten vielmehr eher auf den Dickdarm als Anlaß der Koliken und darüberhinaus der öfter aufgetretenen »Darmkrämpfe/-spasmen« hin. Auch hier können wir – mangels der nicht durchsetzbaren Röntgenuntersuchungen – lediglich Vermutungen anstellen, die jedoch dem Äußerungsbild der Koliken am ehesten entsprechen.

Wir haben anzunehmen, daß Prozesse *am* oder *im* Dickdarm bei Belastungen physischer oder psychischer Art zu Krämpfen der Dickdarmmuskulatur und damit zu zeitweiliger teilweiser oder völliger Unterbindung der Speisenbreipassage (Subileus, Ileus) führten. Als Ursachen hierfür in Betracht kommen: von außen her Bauchfellverwachsungen (Adhäsionen), welche die Darmbeweglichkeit beeinträchtigen und zu Abschnürungen führen können, von innen her sogenannte »Divertikel«, d.h. mehr oder weniger große sackartige »Brüche(Hernien)« in der Darmwand, in welchen Speisebreireste faulen, gären und Entzündungen verursachen können. In solchen Bereichen, die auch nur einige Dickdarmabschnitte (Haustren) zu betreffen brauchen, kommt es zu vermehrter Bildung und verminderter Entfernung (Resorption) von Darmgasen, zu »Meteorismus« oder, des Schalls bei Beklopfen wegen, zu »Tympanitis«. Dabei erweisen sich auf solche Weise gedehnte oder geblähte Darmabschnitte als besonders empfindlich. Die Darmmuskulatur krampft, es kommt zu dem, was in unserem Falle laut *Morell* »Kolik« oder »Spasmus« genannt wurde. Vorzugsorte für »Darmabklemmungen« sind die Kippstellen des Dickdarms (Flexuren) auf dem rechten, nach oben führenden, oder dem linken abwärts und schließlich zum After führenden Abschnitt. – Man sagte damals (1922): »Meteorismus kann ein gleichmäßiger, aber auch auf einzelne Darmschlingen beschränkter sein.« – Zugegebenermaßen wissen wir nichts von in der Jugend- oder Kriegszeit durchgemachten Krankheiten Hitlers, die zu Bauchfellverwachsungen hätten führen können, geschweige denn von angeborenen Abnormitäten, wie sie die Dickdarmausstülpungen (Divertikel) darstellen; aber die von Morell immer wieder geschilderten Begleitumstände der heftigen Koliken im Zusammenhang mit Bildung eines »Gasbauches« und Stuhlgangsverhaltungen lassen den Kliniker schließen, daß die Krampfschmerzen vom Dickdarm ausgingen. Hierfür würde auch sprechen, daß die Koliken stets unmittelbar auf die Injektion krampflösender und auch darmlähmender Medikamente (Eupaverin – Eukodal) ansprachen, was bei einer Gallensteinkolik so leicht und augenblicklich in dieser Dosierung nicht zu erreichen gewesen wäre.

Zu 3. Was nun die beiden *akuten Erkrankungen* im Bereich des Verdauungstraktes anbetrifft, die Hitler durchmachte, so ist die Erkrankung mit Durchfällen vom Juli/August 1941 kurz nach Bezug des F. H. Qu. »Wolfsschanze«, mit großer Wahrscheinlichkeit als *leichte Ruhr* anzusehen, wie sie in den ersten Wochen des Rußlandfeldzuges bei den nach Osten rückenden Einheiten fast überall beobachtet wurde. Dafür spricht auch der Einsatz von Yatren durch Morell bei Hitler (s. S. 133/134). – Diese Infektion heilte jedoch völlig aus. Die mit schweren Verdauungsstörungen einhergehende Gelbsucht Hitlers (Ende September/Anfang Oktober 1944) ist mit Sicherheit *nicht* Folge einer »Strychnin-Vergiftung« durch übermäßige Einnahme von »Dr. Koesters-Antigaspillen«.

Mit großer Wahrscheinlichkeit wenn auch nicht absoluter Sicherheit ist sie nicht Folge einer Rückstauung von Galle, wie Morell und in seiner Folge *Heston & Heston* annahmen.

Sie ist vielmehr als echte Infektionskrankheit, als Hepatitis epidemica anzusehen, die während der ganzen Kriegszeit überall grassierte, wo es zu Menschenansammlungen unter mehr oder minder primitiven, wenig hygienischen Verhältnissen kam.

Auch Hitler lebte nach dem Attentat vom 20.4. 1944 selbst in der *Sperrzone I* seines Führerhauptquartiers unter relativ primitiven

Verhältnissen. Hunderte von Bauarbeitern wurden täglich in die Zone gebracht, um an der Verfestigung der dortigen Bunker zu arbeiten. Hitler, aber auch sein Stab, standen mit ihnen in unmittelbarer Berührung.

Fassen wir zusammen, so kommen wir zur Erkenntnis, daß Hitlers ungemeine, ihn sehr belästigende Verdauungsstörungen und Koliken organisch zurückgeführt werden könnten:

1. auf den »gastro-kardialen« (Roemfeld-) Symptomenkomplex
2. (mit Wahrscheinlichkeit) auf eine chronische Magenschleimhautentzündung (Gastritis)
3. auf einen nicht zu klärenden »Dickdarmprozeß«.

Folgenlos heilten aus: eine *leichte Ruhr* 1941, eine *leichte Hepatitis epidemica* 1944, welche freilich Mitursache einer starken Gewichtsabnahme war.

Die Erörterung der Diagnosen im Rahmen der gegebenen Möglichkeiten leitet über zur Frage nach den *Ursachen* der Erkrankungen im Verdauungsbereich. Maßgeblich hierfür war ohne Zweifel die abnorme *Eßweise* Hitlers, über welche berichtet wurde (s. S. 68), wahrscheinlich aber auch die Tatsache, daß er bei seinem schlechten Gebiß und der chronischen Mandelentzündung (s. S. 309 ff) Entzündungs- und Eiterherde (Foci) im Rachenraum unterhielt, von denen Eiter in den Verdauungstrakt gelangte. Daß einzelne *Gerichte* der einseitigen und eintönigen Diätkost Hitlers (Spinat, Salat) Magenbeschwerden verursachten, wie er unmittelbar nach dem Genuß bekundete, ist kaum verständlich. Eher könnte die fast völlig ballaststoffarme Diät für die temporäre und quälende Stuhlverhaltung mit verantwortlich gemacht werden. Die Ernährungsforschung erkannte zu jener Zeit die Wichtigkeit der unverdaubaren, für die Stuhlmasse wichtigen Zellulosebestandteile unserer Nahrung.

Sehr wichtig erscheint die Frage, ob Hitlers Magen-Darmbeschwerden etwa »iatrogen«, also durch die therapeutischen Maßnahmen des Leibarztes hätten ausgelöst sein können. Dies war z. B. der Vorwurf des Arztes Dr. H. J. *Roehrs*[17], der Morell vorwarf, er habe Hitler bewußt schaden wollen. Dafür findet sich in den gesamten Morell-Unterlagen kein Hinweis, aber die Frage bleibt aktuell, ob dies »unbewußt« hätte der Fall sein können. Bei der Vielzahl von Arzneimitteln, die *Morell* gleichzeitig einsetzte, hätten durchaus unerwünschte Nebenwirkungen auftreten können, oder wären »Interaktionen« mehrerer Medikamente miteinander und in deren Folgen Mißempfindungen möglich gewesen. Dieses Problem, dem heute große Aufmerksamkeit geschenkt wird, lag damals noch völlig außerhalb der ärztlichen Vorstellungen.

Deshalb ist eine uralte ärztliche Beobachtung nicht uninteressant,[18] derzufolge man durch einige, den Darm nicht direkt treffende experimentelle Eingriffe hochgradigen Meteorismus erzeugen kann z. B. durch intravenöse Einverleibung von Zuckerlösungen. Nun injizierte Morell Hitler 1943: 102×; 1944 165 × 20% Zuckerlösungen. Es wäre also immerhin möglich, daß ein Teil der Beschwerden, wenn nicht Koliken, auf diese Behandlung zurückgeführt werden könnte.

Schließlich kommt als letzte wichtige Ursache der häufigen Anfallsbeschwerden die seelische Komponente hinzu, über deren Bedeutung sich sowohl Hitler wie Morell durchaus im klaren waren. (Äußerungen Hitlers u. a. vom 30. 10.; 8. 11.; 8. 12. 1944)

Morell selbst notiert an einem dieser kritischen Tage: »Im Allgemeinen wäre zu sagen, daß große Aufregungen und Belastungen sowie sehr großer Ärger umgehend Meteorismus und sehr starken Gasbauch auslösen... durch die großen Aufregungen mit dem 20. Juli und dem fortgesetzten Ärger häufig Anfälle ausgelöst.«

Übersieht man die gesamten Aufzeichnungen Morells unter diesem Aspekt, so gewinnt man den Eindruck, daß persönliche Auseinandersetzungen und die mit der Planung von Aktionen verbundene innere Erregung und Anspannung das Auftreten der Beschwerden begünstigten, wohingegen Hitler sich besser fühlte, sobald eine Aktion einmal angelaufen war. Doch bleibt zu sagen, daß Hitler gerade an solchen kritischen Tagen nach Traubenzucker-Spritzen verlangte und sie auch erhielt, so daß im Sinne des oben Geäußerten die angeblich leistungsstärkende Heilmaßnahme zusammen mit der psychischen Alteration die Beschwerden, wenn auch nicht erzeugte, so doch mindestens verstärkte.

Abschließend ein Zitat aus der Arbeit *Viktor von Weizäckers*:[20] »Der neurotische Aufbau bei Magen- und Darmerkrankungen« aus dem Jahre 1936 als Beispiel für damalige ärztliche Vorstellungen, welche wir in der Pathographie eines Menschen jener Zeit nicht unberücksichtigt lassen dürfen: »Ärophagie, Rumination, Brechneurose, Obstipation u. a. (= Luftschlucken, Aufstoßen, Brechreiz, Verstopfung) sind neurotische Erledigungen in dem Konflikt der Willkür mit der Autonomie der Organe und haben daher im Aufbau des weniger mit der Umwelt, als vielmehr mit sich selbst im Kampfe liegenden Neurotikers ihre ausgezeichnete Stelle. Dem Konflikt willkürlicher und autonomer Organgebiete korrespondiert der Konflikt der vernunft- und der triebbetonten Seite der Psyche...«

Ärztliche Beurteilung der Behandlung

Die Ende September 1944 bei Hitler aufgetretene, beim künstlichen Licht im Bunker von »Wolfsschanze« schwer erkennbare, aber nach Urinbefund diagnostizierte »Gelbsucht« erkannte *Morell*, aber auch keiner der anderen tätig werdenden Ärzte als »Krankheit sui generis«. Für *Morell* war sie lediglich ein weiteres Symptom der Verdauungsstörungen, das ihn irritierte, weil er nun auch die Gallenwege in seine differentialdiagnostischen Erwägungen einbeziehen mußte. Da das neue Symptom jedoch zusammen mit den ihm zur Genüge bekannten sonstigen Intestinal (Eingeweide-) Beschwerden in Erscheinung trat, behandelte er in althergebrachter Weise weiter.

Von seiner Grundvorstellung der »Dysbakterie« ausgehend, setzte er sogleich Kolibakterienpräparate ein. Außerdem ließ er Hitler fasten und verordnete zugleich »strenge Diät«, wobei nicht erkennbar wird, woraus diese bestand. Der »Gelbsucht« wegen verordnete er, um die Ableitung der Galle in den Darm zu fördern, das Kräutermedikament »Gallestol«. Mit diesem und anderen von Hitler ständig verwendeten Verdauungshilfsmitteln schadete er nicht, sondern förderte eher den normalen Genesungsprozeß bei dieser nicht schweren Infektion. Eine spezifische Behandlung der »epidemischen Gelbsucht«, hätte Morell sie als solche erkannt, gab es damals zudem nicht. Jedoch war seine Behandlung der Gelbsucht und schweren Koliken Hitlers nicht bedenken- und einwandfrei, wobei man entschuldigend hinzufügen muß, daß er gar nicht wissen konnte, welche organischen Prozesse die Beschwerden bewirkten. Er konnte lediglich die *Symptome* angehen und mußte sich darüber hinaus den jeweiligen Forderungen Hitlers fügen.

Er war ein Reiter über den Bodensee und hatte das Glück, zum Ufer zu kommen, ehe seinem Patienten ein dem Arzt anlastbares Unglück widerfuhr.

Dies hätte bei den Hitlerschen Verdauungskrisen unbekannter Ursache jederzeit geschehen können: Einerseits injizierte er bei den Koliken darmlähmende Morphiumpräparate und gab unmittelbar darauf, wenn die sich naturgemäß anschließende Stuhlverhaltung Hitler beunruhigte und aufregte, drastische Abführmittel wie löffelweise Rizinusöl, über das der so speiseempfindliche Hitler offenbar niemals ein Wort des Widerwillens verlor, oder das Quecksilbermittel »Calomel«, das in der Klinik damals schon in Mißkredit stand.

Beiderlei Arten der Medikamentation bei ungeklärter Diagnose, d.h. Unkenntnis, ob dem Leiden ein organischer Prozeß zugrunde lag, erscheint dem Kliniker als äußerst bedenklich; denn jede hätte zu schweren Zwischenfällen führen können, deren Veranlasser dann der falsch behandelnde Arzt gewesen wäre. Morell, der dies alles wahrscheinlich gar nicht richtig erkannte, sondern sich lediglich auf seinen »Franck«[21] verließ, befand sich in einer Zwangslage in der Enge zwischen »Scilla« und »Charybdis«, d.h. zwischen »Verstopfung« und »Durchfall«.

Er hatte Glück; Hitler dankte es ihm und hatte schließlich eine unerschütterlich gute Meinung von seinem Arzt und dem Forscher Morell.

Daß dem Patienten und dem Leibarzt diese psychische Komponente der Magendarmbeschwerden bewußt war, legten wir bereits dar. Aber wer hätte schon bei Hitler so etwas wie eine Art »Psychotherapie«, betreiben oder überhaupt nur in Erwägung ziehen können!

Das abrupte Aufhören aller Magen-Darmbeschwerden am 1.1.1945 spricht sehr dafür, daß es sich bei Hitler um ein psychosomatisches Leiden oder, wie man es damals nannte, eine schwere Neurose handelte, die aber nicht zuletzt durch seine Eßweise und Eßgewohnheiten mit bestimmt wurde.

Der bereits erwähnte Professor *Gutzeit* äußerte sich zur Behandlung neurotisch Magenkranker wie folgt:

»In rein oder überwiegend psychogen gelagerten Fällen muß stets der Psychiater zu Rate gezogen werden; auch in allen Fällen, in denen die Therapie nicht schnell zum Ziele führt, versäume man nie, die psychiatrische Exploration und deren Ergebnis zur Behandlung zu benutzen. Jede Beschwerdefestlegung muß innerhalb möglichst kurzer Zeit mit allen Mitteln gebrochen werden. Vom ersten Arzt und seinem Verhalten dem Kranken gegenüber hängt es meist ab, ob und in welcher Weise Klagen zur Fixation gelangen... Der Ausgang des Kampfes zwischen Krankheit und Arzt muß gerade bei den funktionellen und psychogenen Magenstörungen stets mit dem moralischen und praktischen Sieg des letzteren enden.«[22]

Hiermit hätte sich der erfahrende Kliniker, der Generalarzt *Gutzeit*, wäre er je in das Führerhauptquartier berufen worden, als Leibarzt Hitlers kaum mehr als einige Tage behauptet.

Der einfühlsame Praktiker *Morell*, erfahren im Umgang mit »anbrüchigen« Menschen, der stets Zweibahnstraße ist, konnte es und blieb. Seine unnachvollziehbare, extrem zwischen Lähmung und massiver Reizung ausschlagende Behandlung seiner Verdauungsbeschwerden stellte Hitler völlig zufrieden, beließ sie ihm doch Eigenes und das Empfinden, daß *er* auch dann über sich entschied, wenn er litt.

Neben dem extrovertierten Leben des »Führers« lebte Hitler zwischen den späten Nacht- und frühen Morgenstunden ein introvertiertes, das des »Opfers«, von dem wahrscheinlich – ohne daß es ihm je zu Bewußtsein kam – nur Morell wußte. Dies könnte die Ursache dafür sein, daß er ihn stets hielt.

Der fortschreitende Allgemeinverfall

(Vom Führer zum Veteranen)

Der Mann, der sich am 30. April 1945 in der Reichskanzlei das Leben nahm, war unerholbar erschöpft und geistig wie körperlich ausgelaugt. Er schleppte sich von Alltag zu Alltag und repetierte als Echo seiner selbst lediglich die Visionen, die er als Aufsteigender gehabt, und die ihn zum Führer gemacht hatten. Seine Ausstrahlung erlosch in dem Maße, wie er sich auf sich selbst zurückzog und nach außen hin erstarrte. Nur gelegentlich noch brach es aus ihm heraus; aber zur grenzenlosen Enttäuschung der letzten Gefolgsleute brachte er dann nicht die rettenden Wundererkenntnisse, sondern lediglich abgegriffene Floskeln der Frühzeit.

Der »Führer«, der »Chef« hatte sich überlebt und war zum »Veteranen« geworden; konnte ihn noch etwas beseligen, so war es die Erinnerung, die er zur Fata morgana machte. Die »Aura der Einzigartigkeit«, eines der wirkungsvollsten Instrumente seiner Macht, verließ ihn, und das Furchtbarste, was geschehen konnte, trat an ihre Stelle: das Mitleid, ja Erbarmen, wie es in vielen der folgenden wörtlichen Äußerungen schon ab 1943 zum Ausdruck kommt.

Der körperliche Verfall, die geistige Erstarrung und mentale Einengung Hitlers, die ihn das Heil des Reiches gleichsam jenseits eines Nadelöhres suchen ließen, durch welchen von allen Deutschen alleine *er* unter Vernichtung alles Widrigen hindurchfinden und Retter werden würde, erwiesen sich insgesamt so verhängnisvoll, daß die kalendarische Darstellung der Nihilisierung einer Persönlichkeit in einer medizinischen Biographie gerechtfertigt erscheint.

Wir bringen deshalb im folgenden Teil authentische Berichte in einer u. E. repräsentativen Auswahl.

Zeugnisse des allmählichen Verfalls

November 1923: Nach Scheitern des Putsches in Festungshaftanstalt Landsberg: »linker Arm in der Schlinge« Ärztliche Feststellung: Luxation (Verrenkung, Auskugelung) der linken Schulter[1]

1923/1924: Nach Scheitern des Putsches Zittern der linken Hand und des linken Beines[2] angebliche Aussage von H. *Esser*. Diese Angabe ist nicht überzeugend und nicht von diagnostischer Bedeutung. H. *Esser* war nicht Mitgefangener Hitlers in Landsberg, sondern lediglich ein gelegentlicher Besucher.

1924: Gemeinsame Spaziergänge im Festungsgarten: ...wenn er... in lebhafter Unterhaltung mit seinen Freunden dahinschritt, war seine kraftvolle Gestalt die Verkörperung unbeugsamen Kraftwillens. Damals befanden sich zusammen mit Hitler 32 politische Gefangene in Landsberg

8. 1. 1924: Feststellung des Amtsarztes Dr. *Brinsteiner*: Nach dem Putsch starke Reaktion mit vorübergehend krankhafter Gemütsdepression – kurze Zeit anhaltend. Außerdem: Luxation der linken Schulter, Bruch des Oberarmkopfes, nachfolgende sehr schmerzhafte traumatische Neurose.[4]

2. 4. 1924: (amtsärztlicher Befund in Landsberg bei der Aufnahme nach Verurteilung) Keine erbliche Belastung u. a. aus Anamnese; keine Anhaltspunkte für Geisteskrankheiten und psychopatische Minderwertigkeit.[5] Größe 175 cm, Gewicht 77 kg.

(Dr. Brinsteiner)

vor 1930: Besuch bei Hitler im Parteibüro München / Schellingstr.: Erscheinung Hitlers: große Augen, weit geöffnet, auffallend ruhig. – Handbewegung faszinierend, typisch die eines Grandseigneurs. Haar dunkelblond, fast brünett. Schädel dinarisch. Nicht schlank, keineswegs beleibt – Schnurrbart. Sportlertyp für Kugelstoß und Diskuswurf[6]

(Prinz Schaumburg-Lippe).

In den späteren Jahren – jedoch vor Kriegsbeginn: Unglaubliche Kräfte in den Armen, Muskeln wie Stein. – Eigenartige Hände, ziemlich groß, breit ausgeprägt und durchgeistigt. – Finger auffallend gut gepflegt, kräftig, aber nicht grob. – Auffallend zurückgebogener Daumen, starke Fingergelenke. – Hand nicht robust, hätte zu Literatenhand gepaßt.

(Prinz Schaumburg-Lippe).

Niemand, auch nicht der grimmigste Kritiker hätte sich des starken Eindrucks seiner Persönlichkeit entziehen können.[7]

(Frh. von Rheinbaben – ein Gegner)

Ende November 1931: Wir sprachen mit Hitler in der unbefangensten Weise. Er ging auf jeden Gedanken ein, versuchte bei Meinungsverschiedenheiten zu überzeugen und verhielt sich nicht wie ein befehlender Führer, sondern wie ein alter Kamerad. Es war ein wirkliches Gespräch auf der Grundlage gleicher Beteiligung aller Anwesenden. Nur die etwas lehrhafte Art, in der Hitler sprach, deutete den Zug in ihm an, der später zu den »Monolog-Audienzen« führte. Wir fuhren zufrieden und voll Vertrauen zu dem verständnisvollen und großzügigen Parteichef ... zurück.[8]

(Dr. W. Best, 17.3.1949)

1931–Dezember: Hitler blieb wegen einer Grippe einige Tage in der Wohnung.[9]

(Otto Wagener)

1931–Dezember: Diese Feststellung veranlaßte mich, einige Worte darüber zu äußern, daß ich der Partei ohne meinen Willen solche Ungelegenheiten bereitet hätte. Da erwiderte H. im reinsten österreicher Dialekt: ›Och schaun's, dös is scho an Jeden mal passiert, daß er a Pistoln verkehrt geloden und verkehrt obgeschossen hot.‹ Diese Gleichstellung meines Boxheimer Dokumentes mit H's berühmten Schuß im Münchener »Bürgerbräu« am 8.11.1923 war für mich in diesem Augenblick natürlich sehr schmeichelhaft. Nach freundschaftlicher Verabschiedung verließ ich H. wieder mit dem befriedigenden Eindruck, daß der Führer der Partei... durch beste menschliche Eigenschaften – vor allem Verständnis und Großzügigkeit gegenüber anderen – ausgezeichnet sei.[10]

(Dr. W. Best, 17.3.1949)

vor 1933: Der Hitler der »Kampfzeit« ist der eigentliche H. gewesen, der seinen Typus voll entwickeln und ausleben konnte... Ohne Berechnung, rein instinktiv traf er unter vier Augen wie vor Zehntausenden stets den richtigen Ton, fand die richtigen Worte, zeigte die richtigen Gesten. Diese Werbefähigkeit zu bestätigen, befriedigte ihn und machte ihn glücklich. Deshalb konnte er ohne Schaden Anstrengungen, die für seine zarte Konstitution eigentlich zu groß waren, auf sich nehmen und ohne Depression schwerste Rückschläge überstehen.[11]

(Dr. W. Best, 17.3.1949)

nach dem 30.6.1934 (Röhm-Affaire): Der nächste unmittelbare Eindruck von Hitler, der sich mir bleibend eingeprägt hat, war ein erschütternder. Es war seine Rede vor dem »Führerkorps« von Partei, Staat und Wehrmacht... Hitler befand sich in einem Zustand höchster Erregung und fast krankhafter Depression. Seine Rede war eine Mischung von Drohungen und flehentlichen Beschwörungen.[12]

(Dr. W. Best, 17.3.1949)

1937 Sitzung des Reichskabinetts: Mich interessierte natürlich vor allem das Auftreten und Verhalten Hitlers. Ich fand ihn gegenüber meinem Erinnerungsbild aus der »Kampfzeit« auffallend gealtert und verkrampft. Mit finsterer Miene hörte er die Vorträge der Reichsminister an und sprach mit grollender Stimme und in schroffer Form. Ein deutlicher Widerwille gegen die behandelten Gegenstände... und vielleicht auch gegen die anwesenden Personen sprach aus H.'s Verhalten.[13]

(Dr. W. Best, 17.3.1949)

1939/1940 im ersten Kriegshalbjahr:

Ich fand die schon früher beobachteten Veränderungen seines Äußeren und seines Wesens weiter fortgeschritten: er war noch mehr gealtert, noch finsterer, noch schroffer. Dazu erschien er mir außerordentlich nervös, was er durch ständiges Kratzen am Kopf und ähnliche Bewegungen an den Tag legte. Vor allem aber fiel mir eine merkwürdige geistige Abwesenheit auf... Er schien, auch wenn

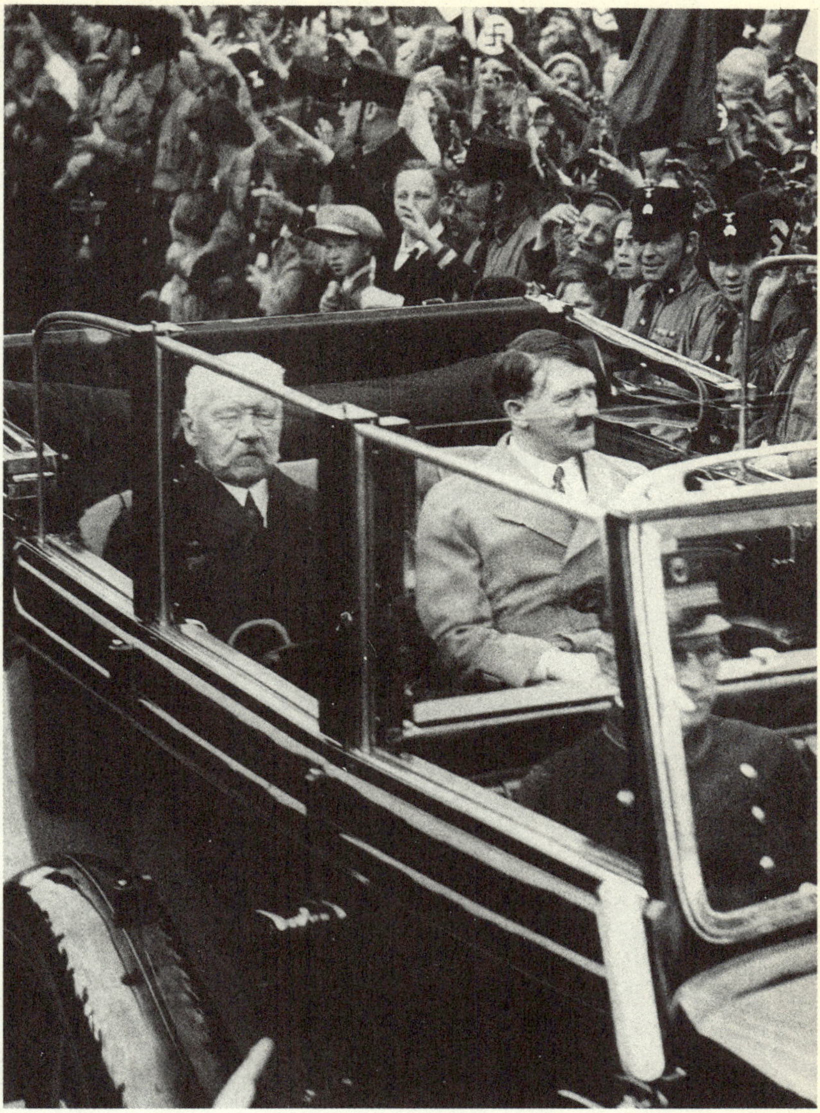

Hitler in bestem Wohlbefinden mit Reichspräsident Generalfeldmarschall Paul von Hindenburg am 21. März 1933 auf der Fahrt von der Feier in der Garnisonskirche in Potsdam.

er selbst sprach oder antwortete oder Befehle erteilte, im Geiste anderswo zu sein und blickte... an seinem Gegenüber vorbei oder durch ihn hindurch.[14]

(Dr. W. Best, 17.3.1949)

1940: Der Hitler von 1928 war ein völlig anderer Mann als der von 1940.[15]

(Prinz von Schaumburg-Lippe)

1939/1940: Hitler war unbestreitbar auf der Höhe seiner Kraft. Er wirkte jünger als fünfzig. Größere körperliche Strapazen wie anläßlich der Parade an seinem Geburtstag machten ihm nichts aus. Er konnte noch aus vollem Herzen lachen und war äußerlich, trotz etlicher persönlicher Eigenheiten, wie seinem strikten Vegetariertum, ein kerngesunder Mann.[16]

(Prof. v. Hasselbach bei Vernehmung 1945 durch U. S. Offiziere.)

14.5.1940: F. H. Qu. Eifel: 1½ Std. mit Führer allein zusammen, dem es vorzüglich geht.[17]

(Morell, Brief an Ehefrau)

26.5.1940: Medizinisch kaum etwas zu tun. Fragte den Führer vor ein paar Tagen, ob er Klagen hätte. Es ginge ihm sonst gut, bis auf eine große Klage, sagte er: er hätte immer viel zu großen Appetit. Es geht ihm wirklich ganz famos. Er ist frisch und munter.[18]

(Morell an Ehefrau)

7.–14.8.1941: F. H. Qu. Wolfsschanze: Infekt. Ohrensausen, Kopfschmerzen – Anwendung von Blutegeln. (Keine Bemerkung über Zittern.)[19]

(Morell)

11.8.1941: links *Händetremor*

(Morell)

20.8.1941: gestern nach vielen Arbeiten etwas nervös. Hände zittern. Kopf etwas benommen.[20]

(Morell)

August 1941: Hitler bleibt dem gemeinsamen Essen nach dem 2.8. eine Woche lang fern. Er sieht krank, müde, nachdenklich aus. Ab 9.8. wieder Beteiligung. Hitler klagt über Magenbeschwerden, Übelkeit, Schüttelfrost, Schwächeanfälle.[21]

(H. Heim)

21.8.1941: Alles gut.[22]

(Morell)

Dezember 1941: Fieber, Krämpfe, Erbrechen, »grippeähnlich«, keine Konversation zwischen 3. und 12.12.41, ohne Erwähnung einer Krankheit.

(Heston)

(Bei Morell keine Erwähnung im Tagebuch, aber später bei Gespräch mit Hitler Hinweis auf dieses Ereignis. Blutdruck bis *200 mm Hg.)*[23]

27.4.1942: Der Führer sagte mir, daß er nach seinem ganzen Gesundheitszustand unbedingt einmal drei Monate Urlaub machen müßte. Aber wann, wie und wo will er diesen Urlaub antreten? Er ist

sich selbst klar darüber, daß das nicht gut geht. Aber er ist im Augenblick doch ziemlich abgearbeitet. Es besteht doch immer die Gefahr, daß er bei einer sehr harten physischen Belastungsprobe einen gefährlichen Knacks bekommt.[24]
(J. Goebbels)

22. Juli 1942: 2 h zum Führer gerufen; starke Kopfschmerzen, Sehen etwas behindert. In der vergangenen Nacht nicht geschlafen. – Gefäßkrampf.

abends 19^{30} h: Schmerz der rechten vorderen Kopfhälfte vorbei, undeutliches Sehen besser. – Demnächst kleiner Aderlaß. –[25]
(Morell in F. H, Qu. »Werwolf« bei Winniza)

23. Juli 1942: Keine Augenschmerzen mehr, gut geschlafen[26]
(*Morell*)

Juli 1942: Gehirnentzündung Hitlers in Winniza – acht Tage Dauer, dabei heftige Kopfschmerzen rechts.[27]

Berichte anderer:

4. 7. 1942: Schwere Kopfgrippe in Winniza – danach für seine Umgebung gesund und munter, flicht in das Gespräch ein, daß man ins Grab nichts mitnehmen könne.[28]
(H. Heim)

Juli 1942: Hitler fühlte sich in Winniza nicht wohl: Wärme, große Fliegen- und Mückenplage.[29]
(N. von Below)

26. Oktober 1942: Mir fiel an diesem Tag an Hitler seine geradezu apathische Geistesabwesenheit auf. Auch während er – fließend und wohlformuliert wie immer – sprach, hatte ich den Eindruck, daß er mit seinen Gedanken anderswo weile. Als ich mich ... meldete, gab er mir die Hand und sah mich wortlos in einer Weise an, als ob er durch mich hindurch auf etwas Anderes blicke.[30]
(Dr. W. Best, 17. 3. 1949)

17. Dezember 1942: Gespräch mit F. über Empfehlung Görings an Hitler, Cardiazol zu nehmen. Morell: Wies auf die Zeit vor 1 Jahr hin (B. D. gegen 200) und 1 × vor einem Jahr in Winniza Gehirnödem mit Sehstörung rechts und hohem Blutdruck.

Ich erinnerte an den einen Tag im vorigen Dezember und daß ich niemand zugezogen hätte, weil ich mir gesagt hätte, etwas Besseres kann doch niemand machen und u. U. wird dann etwas verkorkst. Ich wollte lieber die Verantwortung voll und ganz alleine tragen, wenn es auch schwer gewesen wäre. Auch an den Gehirnödem-Zustand in Winniza erinnerte ich und daß ich, wenn nicht in einem Tag Besserung eingetreten wäre, ich zu intensiven Maßnahmen hätte schreiten müssen.[31]
(Morell)

1942/1943: Ein geringer Tremor des linken Armes und Beines und geringes Nachschleppen des linken Beines wurde zuerst 1942 oder 1943 kurz nach einer grippeähnlichen Erkrankung festgestellt, die Hitler sich in Winniza zugezogen hatte. Morell glaubt, daß es sich um einen hysterischen Tremor gehandelt habe, schließt aber nicht aus, daß es sich um eine Krankheitsfolge gehandelt haben könne. Der Tremor nahm allmählich zu bis zum Attentat am 20.7.1944, nachdem er sofort völlig verschwand. Er kehrte aber nach einem kurzen Intervall in verstärkter Form wieder und verschlimmerte sich zunehmend bis April 1945.[32]

Ende 1942: Es begann seine linke Hand zu zittern; er hatte große Mühe, dies zu unterdrücken und vor Fremden zu verbergen. Die linke Hand an den Körper gepreßt oder mit der rechten festgehalten – so versuchte er seinen Zustand zu verbergen, was ihm sehr schwer fiel, zumal ähnliche Zustände bald auch das linke Bein plagten.[33]

(H. Linge)

12. Dezember 1942: (Himmlers »berühmter« Bericht von 26 Seiten über Hitlers angebliche syphilitische Erkrankung. Bearbeitet von der Feldkommandostelle Reichsführer-SS.

Bericht völlig unglaubwürdig und in keiner Weise belegt.[34]

Deshalb keine Wiedergabe.)

1942/1943: Starkes und unaufhörliches Zittern der linken Hand, das er durch Festhalten der rechten zu unterdrücken gesucht habe. Schließlich sei es ihm unmöglich gewesen, die Beine selbst auf das Sofa zu heben, wenn er sich hinlegen wollte. Nachziehen des rechten Beines beim Gehen.

(Ch. Schroeder)

(jedoch authentisch:)

Er war von dem Wahn befallen, daß ein eiserner Wille alles vermöge. Kein Wunder, daß ihm das Zittern seiner linken Hand äußerst peinlich war. Das Bewußtsein, ab 1944 nicht mehr völlig Herr seines Körpers zu sein, belastete ihn sehr. Wenn überraschte Besucher auf seine zitternde Hand blickten, bedeckte Hitler sie instinktiv mit seiner anderen Hand. Trotz aller Willensanstrengung konnte er das Zittern nicht verhindern.[35]

21. Dezember 1942 – Wolfsschanze

Lagevortrag: Generalfeldmarschall v. Manstein über kritische Lage im Südteil der Ostfront. – Lange Aussprache zwischen dem Führer und den Generalstabschefs ... Wie bisher wurden aber wiederum keine ganzen Entschlüsse gefaßt. Es ist, als ob der Führer dazu nicht mehr fähig wäre.[36]

(Kriegstagebuch OKW II/2, 1942)

1943

Gesamtüberblick: in den zahlreichen Niederschriften *Morells* aus diesem Jahre keine Bemerkungen über einen Abbau der Persönlichkeit oder sein »Zittern«. Auch im Gespräch mit dem Reichsaußenminister Joachim v. Ribbentrop am 6. Juni 1943 spielte dieses Zittern oder psychische Störungen keine Rolle. Man sprach lediglich über die Darmkrämpfe, den Kreislauf und Behandlung (s. S. 233 ff).[37]

»Hitler war seit dem Falle von Stalingrad nicht mehr der alte.«[38]
(H. Hoffmann)

20. Februar 1943: Als ich ihn nach der Stalingrad-Katastrophe zum ersten Male nach 13 Monaten der Trennung wiedersah, bemerkte ich die Veränderung seines Zustandes. Die linke Hand zitterte, die Haltung war gebeugt, der Blick starr, die Augen quollen leicht hervor, sie waren glanzlos; die Wangen zeigten rote Flecken. Seine Erregbarkeit hatte zugenommen. Er verlor leicht jede Haltung in seinem Jähzorn und war dann unberechenbar in seinen Worten und Einschätzungen. Die äußeren Anzeichen einer Erkrankung steigerten sich immer mehr, der täglichen Umgebung infolge Gewöhnung kaum wahrnehmbar.[39]
(H. Guderian)

Februar 1943: Hitler wieder in Winniza: sichtlich krank, grippeartiger Infekt. Er wird in ganz kurzer Zeit ein anderer Mensch: Augen glanzlos, quellen hervor, Blick starr, Körperhaltung gebeugt. – Zittern des linken Arms und Beins, leichter erregbar, jähzornig.

März 1943: Im F. H. Qu. Wolfsschanze: Hitler ein alter Mann.[40]

März 1943: Auch ihm (Göring) scheint der Führer in den dreieinhalb Kriegsjahren um 15 Jahre gealtert. Es ist tragisch, daß der Führer sich so vom Leben abschließt und ein so unverhältnismäßig ungesundes Leben führt. Er kommt nicht mehr an die frische Luft, findet keinerlei Entspannung mehr, sitzt in seinem Bunker, handelt und grübelt.
Sorge macht er sich augenblicklich nur um seine Gesundheit. Er weiß nicht, ob er physisch den Krieg völlig intakt überstehen wird.[41]
(J. Goebbels)

1943: Er geht mit gebeugtem Rücken am Stock, und das Zittern der Linken ist... so stark geworden, daß er, um es nicht auffällig werden zu lassen, die linke Hand mit der rechten festhält.
(Eva Braun)

1943 Ende Mai – Berghof: Ich machte die vorgeschriebene Meldung, und Hitler kam auf mich zu, ein von schwerer Last gebeugter Mann, mit langsamen, etwas müden Schritten. In diesem Augenblick überflutete mich ein Gefühl abgrundtiefen Mitleids, das so stark war, wie ich selten etwas Gleiches empfunden habe. Diese gefühlsmäßige Aufwallung menschlichen Mitleids war so groß, daß sie mich während der ganzen Zeit des Zusammenseins mit diesem Mann beherrschte... Es war so, als ob eine innere Stimme zu mir sprach:

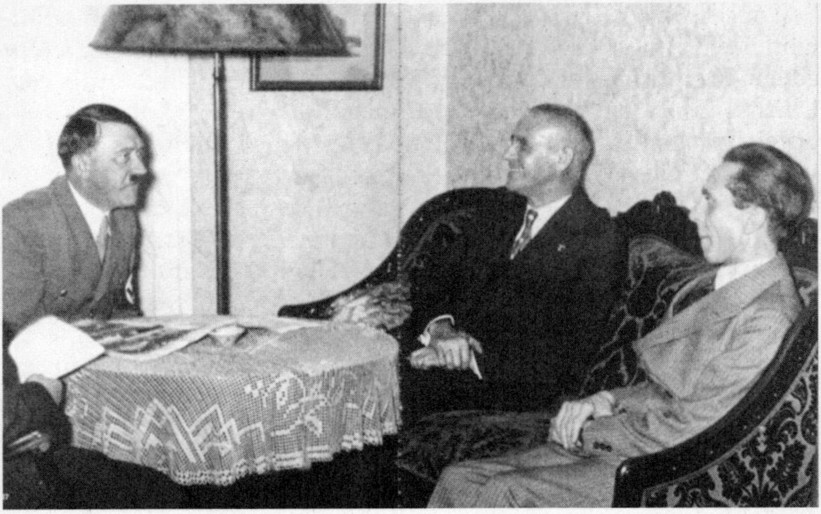

Hitler im Gespräch mit Wilhelm Frick und Joseph Goebbels (wahrscheinlich 1943).

»Sieh diesen armen, gebeugten, alten Mann« ... »Er vermag gar nicht zu tragen, was er sich aufgeladen hat!« Hitler war jetzt heruntergekommen, und mit tiefer Betroffenheit sah ich in glanzlose müde Augen von unnatürlicher Bläue. Kein Zweifel, es waren kranke Augen... »Es mag sein, daß diese Szene einstudiert war.« (Generalleutnant Graf *Schwerin*, 12.11.1945.)[42]

31.Mai 1943: Ich selbst bin mit neuer Energie geladen und mit einer hellen Begeisterung aus der Unterredung mit dem Führer fortgegangen. Es ist für einen alten Nationalsozialisten immer außerordentlich beruhigend, wenn man immer wieder feststellen kann, wie außerordentlich scharf und klar der Führer die Dinge hier im Osten sieht.

(Gauleiter E. *Koch* an Prof. Th. *Morell*)[43]

Juni 1943: Gespräch des Reichsaußenministers J. v. Ribbentrop über Hitlers Gesundheitszustand. Noch keine Rede von »Zittern«, lediglich von Koliken und Kreislauf.[44]

25.Juli 1943: Hitler war etwas über mittelgroß, leicht, kaum merklich gebückt – fast hypnotischer Blick.[45]

30.12.1943 »Als Hitler erschien, erschrak ich über sein Aussehen. Er machte den Eindruck eines müden, gebrochenen, alten Mannes. Er ging schleppend und so gebeugt, daß er bucklig erschien. Sein Gesicht war eingefallen und faltig. Seine Augen blickten starr und mit einem vorwurfsvoll anmutenden Ausdruck.

Während der drei Stunden... verursachte mir ein beträchtliches Unbehagen die Tatsache, daß Hitler fast ständig... mich, der ihm genau gegenübersaß, mit eigentümlich starren, glänzenden Augen fixierte. Ob er dabei bewußt mich ins Auge faßte oder in Wahrheit durch mich hindurchsah, vermag ich nicht zu sagen. Jedenfalls wirkte der unverwandt kalte, manchmal wie höhnisch anmutende Blick unnatürlich und unangenehm – fast wie der Blick einer Schlange oder eines »Basilisken«. Mich beeinflußte der Blick über das fast körperliche Unbehagen hinaus nicht.

(Dr. W. Best, 17.3.1949)[46]

1944: Äußerungen der Ärzte Morell, Brandt, v. Hasselbach, v. Eicken

1944: Es folgen zunächst für das ganze Jahr 1944 die Äußerungen Morells[47] und der Hitlerschen Begleitärzte Prof. Karl Brandt und Heinz Karl v. Hasselbach

11. Februar 1944: »oft Zittern des linken Beines«

Wohlbefinden; Beinzucken links und Händezittern weg.

9.5.1944: Kopfdruck und Beinzittern (Ostfront gespalten)

20.7.1944: Morell berichtet P. Schmidt noch völlig fassungslos von dem Attentat:) Hitler ist fast unverletzt davongekommen. Anscheinend hat er sich gar nicht aufgeregt. Puls bei Untersuchung auf innere Verletzungen ganz normal wie immer.

P. Schmidt[48]

28./29.7.1944: Nach Attentat Beine- und Händezittern weg.

15.9.1944: Klagen über Schwindel, Kopfdruck und Wiederbeginn des Zitterns (Beine bes. links, Hände) – bis zum Attentat hatte linkes Bein besonders in der Zeit zuvor starken, zeitweiligen Tremor beim Sitzen.

5.10.1944: Auseinandersetzung Morells mit Prof. K. Brandt. Brandt: das Zittern wäre auf die Antigas-Pillen zurückzuführen.

Ich bin anderer Ansicht, da das Bein- und Händezittern ruckartig mit dem Vorfall des Attentats verschwunden war, trotzdem die Antigas-Pillen weiter genommen wurden.

Nach dem *5.10.1944 Nach einem Kommentar Hitlers über die Zeit vom 20. VII.–3.X. 1944: »Wochen seit dem 20. Juli die schlimmsten seines Lebens...« Bemerkung Morells zu ihm:* Die Nervenunruhe im linken Bein und teilweise auch in den Händen nicht, wie Brandt meint, eine Folge von Strychnin, sondern infolge des Gehirntraumas in Windungen rechterseits. Diese Erscheinungen nach Aufregungen erhöht.

(Mit dem »Gehirntrauma« dürfte, wie anderen Bemerkungen Morells hierzu zu entnehmen, das »Gehirnödem«, der »Gefäßkrampf« in Winniza im Juli 1942 gemeint sein)

10.10.1944: Patient macht vorzüglichen Eindruck; nach dem 20.7. habe er noch nie einen so klaren Kopf gehabt, er habe ein befreiendes Gefühl.

(Ab Ende September bis Mitte Oktober 1944 *war Hitler ernstlich an »Gelbsucht« erkrankt. Die Auseinandersetzungen um deren Ursache waren Anlaß des Ärztestreites, in welchem Morell sich behauptete, die anderen Ärzte »weggeschickt« wurden.)*

30.10.1944: F. teilte mit, daß er nach dem Schmerzanfall viel stärkeres Zittern in Beinen und Händen gehabt wie früher.

3.11.1944: F. klagt sehr über das Zittern des linken Beines und der Hände – Letztere zeigen ausgestreckt mit gespreizten Fingern jedoch keinen Tremor.

Mit dem 20.7.: war alles Zittern plötzlich vorbei, jetzt aber ganz allmählich wiedergekommen und nun *sehr* stark. Ich führte dies auf die ständig großen Belastungen und Aufregungen und großen Ärger zurück. – Was man dagegen tun könne? – Ruhe, Fernhalten von Erregungen, alles Sachen, die unmöglich seien. Eventuell könne man elektrische Ströme und Wasseranwendungen versuchen (Vierzellenbad, reine Hochfrequenz etc. – Bromvaloron-Bäder) – Ob man keine Medikamente oder Spritzen dagegen geben könne? – Vitamin B_1 und Nikotinsäure-Amid, sowie beruhigende Medikamente, die aber im Übermaß angewendet, alles bremsten. – Er nähme schon Brom-Nervazit, wenn es schlimm wäre. – Sehr angebracht wären hier auch Massagen!

3.11.1944: Ohne Klagen, guter Stimmung – linkes Bein wieder Zittern, Hände angeblich auch, bei Kontrolle aber nicht.

11.11.1944: ½4h nachmittags: sehr gutes Aussehen und Wohlbefinden. Zittern sei weg (wahrscheinlich durch das Homoseran).

Am 20.November verließ Hitler das F. H. Q. Wolfsschanze und bezog die Reichskanzlei in Berlin, wo er am 21.November an einem Stimmbandpolypen operiert wurde.

28.11.1944: 1 Std. Spaziergang, »stramm spazieren gegangen«.

28.11.1944: »Ich möchte hinweisen, daß nervöse Erscheinungen, Kopfschmerzen, Depressionen, Ekzeme sehr häufig als Folge von Nikotinsäureamid-Mangel beobachtet werden – wenn, dann nach 50-100mg. Nikotinsäureamid (Nikobion-Merck) rasch Besserung. Solch ein Mangel ist in unseren Breiten häufig bei Vegetariern, da Fleisch/Leber Quelle. Aber Medizinalhefe auch hilfreich.«

(Dr. *Mulli*)[49]

29.11.1944: ¾ Std. Spaziergang

1.12.1944: 1 Std. Spaziergang. F. möchte wieder Homoseran, da neulich nach der Injektion das Zittern aufgehört habe.

2. 12. 1944: Spaziergang wie immer

8. 12. 1944: ½ 7 h abends nach Krampfanfall: das linke Bein zittert jetzt nicht, sondern der linke Arm.

14. 12. 1944: 1 Std. Spaziergang (Adlerhorst-bei Bad Nauheim) F. spielt mit seinem Hunde Blondi.

16. 12. 1944: Starker Tremor der linken Hand (große Erregung wegen der Offensive)

19. 12. 1944: Täglich über 1 Std. Spaziergang

25. 12. 1944: Vermehrter Tremor der rechten Hand

30. 12. 1944: Linker Handtremor sehr stark

30. 12. 1944: Hitler spricht wieder normal, hält sich aufrecht, aber unter großer Anstrengung. Rücken gebeugt, Gesicht aschgrau, linke Körperhälfte zittert. Stuhl muß ihm untergeschoben werden. Augen schmerzen im Licht. – frisch, wach, zupackend nur noch sein Geist.[50]

(Eicken) *31. 12. 1944:* 11.15 h: F. fast ganz ruhig; Zittern des linken Armes bzw. der Hand nur noch ganz gering. (Ardennenoffensive)

bis Oktober 1944: Ein Tremor war deutlich, aber keine Muskelrigidität oder Maskengesicht (v. Hasselbach)

bis Oktober 1944: geringer Tremor der Extremitäten, verschwand nach dem 20. 7. 1944, kehrte aber bald wieder zurück; möglicherweise Parkinson, möglicherweise psychogen.

(K. Brandt)[50]

Ende 1944: Bei dem erneuten Auftreten der Tremorerscheinungen und den nach und nach erst zu klärenden differentialdiagnostischen Erwägungen kam mir ein Vorfall in Erinnerung, der als Ursache angesehen werden kann.

1943: beim letzten Aufenthalt im Hauptquartier in Winniza trat eine nicht geklärte Krankheitsform einer Art Grippe auf mit allgemein schlechtem Befinden, Kopfdruck und Leibschmerz

Morell[51]

Äußerungen nichtärztlicher Beobachter aus Hitlers Umgebung

Juni 1944: Diese Selbstbeherrschung war eine außerordentliche Willensleistung bis zuletzt: sich selbst abgerungen, trotz Alters, trotz Krankheit, trotz Morell'scher Experimente und unablässig wachsender Belastungen.

(A. Speer)[52]

Sommer 1944: Hitler hatte sich seit Frühjahr 1944 in wenigen Wochen völlig verändert.

(H. Hoffmann)[53]

5. 7. 1944: Ich verließ den »Berghof« mit dem erschütternden Eindruck: der Führer des um seine Existenz ringenden Deutschen Reiches ist geistig nicht mehr normal. Denn sowohl die hemmungslose

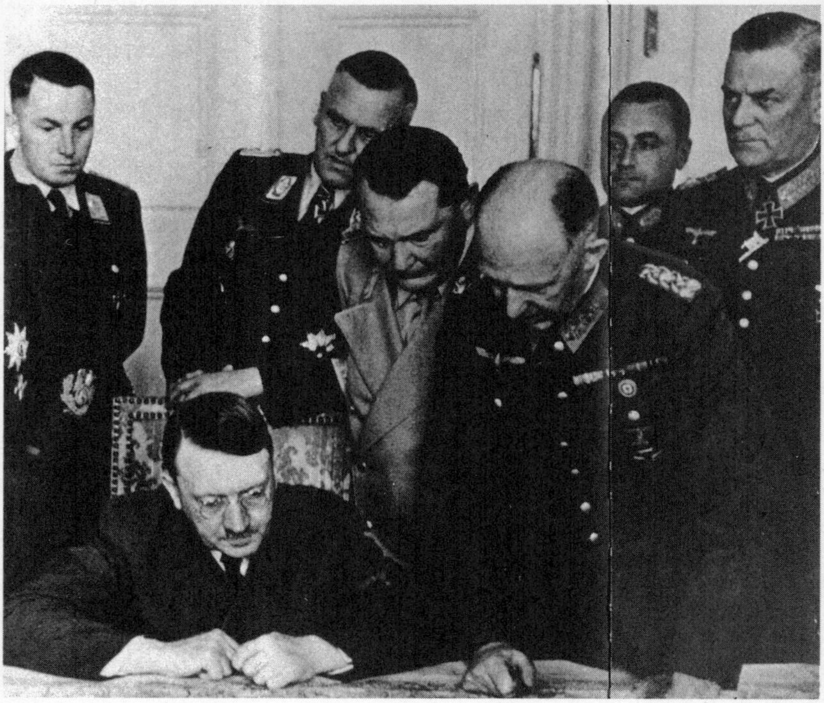

Adolf Hitler vor dem Attentat vom 20. Juli 1944 bei Beratungen mit Hermann Göring auf dem Obersalzberg.

Wut wie auch die stereotype Wiederholung sinnloser Argumente bewiesen einen unnormalen Seelen- und Geisteszustand.«

(W. Best, 17.3.1949)[54]

16. 7. 1944: Seine Willens- und Nervenkraft imponierten mir; er ging etwas gebeugter als früher und hielt sich schlechter. Der Verstand war klar. Er versuchte hier im F. H. Q. einen neuen Beginn und fühlte sich in soldatischer Umgebung in seinem Element.

(N. v. Below)[55]

20. 7. 1944: (unmittelbar nach dem Attentat) Als ich eintrat, zeigte er den lebhaften, fast frohen Gesichtsausdruck eines Menschen, der etwas Schweres erwartet hatte, das er aber glücklich überstand.

(ders.)

20. 7. 1944: Unmittelbar nach dem Attentat im F. H. Q. eine Art Hochstimmung – Verrat und Sabotage sollen Fehlschläge der letzten Jahre verursacht haben.

(Dr. Scheidt)[56]

26. 7. 1944: Er ist ein alter Mann geworden. Er geht langsam und tiefgebeugt wie unter einer schweren Last. Sein Gesicht ist schlaff und von unzähligen Falten durchzogen. Seine Hände zittern, was er dadurch – vergeblich – zu verbergen versucht, daß er sie ständig tief in seine Rocktaschen vergräbt. (Goebbels)[57]

Nach dem 20. 7. 1944: [Es] zitterte nicht nur die linke Hand, sondern die ganze linke Körperhälfte. Er mußte die rechte Hand auf die linke, das rechte Bein über das linke legen, um im Sitzen das Zittern weniger sichtbar zu machen. Sein Gang wurde schleppend, seine Haltung gebückt, seine Bewegungen zeitlupenartig langsam. Er mußte sich einen Stuhl unterschieben lassen, wenn er sich setzen wollte. Sein Geist allerdings blieb rege; aber diese Regsamkeit hatte oft etwas Unheimliches; denn sie war diktiert vom Mißtrauen in die Menschheit, von dem Streben, seine körperliche, seelische, politische und militärische Niederlage zu verbergen. So versuchte er, sich selbst und die Umgebung ständig hierüber zu täuschen, um sein Gebäude aufrecht zu erhalten; denn er wußte, wie es in Wahrheit um ihn und seine Sache bestellt war.

(H. Guderian)[58]

Ende Juli 1944: Hitler war in den ersten Tagen nach dem Attentat doch erheblich angeschlagener, als wir annahmen. Sein Gehör war schlecht. Seine Verletzungen bereiteten ihm Schmerzen an Armen und Beinen, und seine nervösen Schäden am linken Arm setzten nach wenigen Tagen wieder ein.

(N. v. Below)[59]

Eine Woche nach dem Attentat, am 27. oder 28. Juli 1944, empfing Hitler etwa 30–35 Heeresoffiziere, die dem FHQ angehörten. Die Heilrufe bei seinem Eintreten in den Bunkerraum erstarben im Entsetzen über den Anblick, der den Beteiligten zuteil wurde. Hitler zog ein Bein schlurfend nach sich, und seine linke Hand zitterte unaufhörlich. Der Eindruck war für die darauf nicht vorbereiteten Offiziere niederschmetternd.

(G. Kaufmann)[60]

August 1944: Hitler hielt sich manchmal nur mit Mühe aufrecht. Er reagierte auf die Mitteilungen Himmlers über das Ausmaß der Verschwörung mit einem gesundheitlichen Zusammenbruch.

(N. v. Below)[61]

August 1944: Auch Hitler betrachtete sie (die Bilder von der Hinrichtung der Verschwörer) sich so wenig, wie er widerwillig die Aufnahmen zerstörter Städte zur Kenntnis nahm, geschweige denn, daß er imstande gewesen wäre, eine brennende Stadt oder in Schutt und Asche liegende Wohnviertel unmittelbar nach einem Angriff zu besuchen. Er verschloß buchstäblich die Augen vor den Konsequenzen seiner Befehle und war auch nicht zu Lazarettbesuchen – außer in einigen Ausnahmefällen – zu bewegen.

(N. v. Below)[62]

31.8.1944: Wenn mein Leben am 20.7. beendet worden wäre, wäre es für mich persönlich... nur eine Befreiung von Sorgen, schlaflosen Nächten und einem schweren Nervenleiden gewesen.

(A. Hitler)[63]

10.9.1944: ein gebeugter Mann, um Jahre gealtert; die tiefe Stimme schien müde geworden zu sein, die linke Hand zitterte so stark, daß er sie mit der rechten festhalten mußte.

(H. S. Ziegler)[64]

Herbst 1944: Es zitterte nicht nur die linke Hand, sondern die ganze linke Körperhälfte... Sein Gang wurde schleppend, seine Haltung gebückt, seine Bewegungen zeitlupenartig langsam. Er mußte sich einen Stuhl unterschieben lassen, wenn er sich setzen wollte.

(H. Guderian)[65]

Oktober 1944: Führerbunker Wolfsschanze soeben fertiggestellt: fensterloser Betonklotz, elektrisches Licht, wie Kasematte. 7 m Eisenbeton, komplizierte Ventilation ersetzte fehlende Fenster, sorgte für Frischluft. Athmosphäre ungesund, Beton noch nicht völlig abgebunden, Wärme abgebend. Rechts vom Mittelgang Privatraum: Wohn- und Schlafzimmer zugleich, kleine Sitzecke, 2 Sessel, runder Tisch, Stehlampe.

Lagebaracke: Lagezimmer 7 × 12 m, daneben Konferenz- und Telephonräume – im Innersten Sperrkreis, 50 m vom Führerbunker entfernt.

Teehaus: 2flügeliges Holzhaus, beide Trakte ebenerdig, links Speiseraum, rechts Teehaus, dazwischen überdachter Gang.

Letztes Quartier Hitlers in F.H.Q. Wolfsschanze, bezogen 8.11.1944; verlassen: 20.11.1944

(H. S. Ziegler)[66]

10.11.1944: Der Führer hat nach dem 20.7.1944, obwohl äußerlich unverletzt, nie seine volle Gesundheit zurückerlangt. Er leidet nicht nur unter starken seelischen Depressionen, sondern ist schwächlich und anfällig wie ein alter Mann.

Eine leichte Erkältung wirft ihn aufs Krankenlager... »Ich war erschüttert, als ich ihn sah: Bleich und abgezehrt in seinem Bunker auf dem harten Feldbett liegend, im weißen Nachthemd, eine Militärdecke über sich gebreitet. Niemand hätte es ihm übel genommen, wenn er in diesen Tagen die Lagebesprechung... vom Bett aus abgehalten hätte. Aber nein... quälte er sich aus dem Bett hoch, saß eine Weile heftig atmend auf dem Bettrand, lehnte jede Hilfe... beinahe böse ab, zog sich vollständig an, tastete sich an der Wand bis zum Kartentisch, setzte sich schwer auf den Stuhl, wischte sich mit der Hand den Schweiß fort, den ihm die Anstrengung auf die Stirn getrieben hatte, und ließ die Herren bitten.«

(J. Goebbels)

Man erzählt sich in Adjutantenkreisen des F. H. Q., daß der geheimnisvolle Leibarzt, der Wunderdoktor Morell, den F. immer wieder mit irgendwelchen Spritzen auf die Beine bringt.

(W. v. Oven)[67]

Ende Dezember 1944: Nach dem Scheitern der Ardennen-Offensive. Hitler machte auf mich einen völlig verzweifelten Eindruck. Ich habe ihn vorher und nachher nie wieder in einem solchen Zustand erlebt.

(N. v. Below)[68]

Dezember 1944: Hitler: alt geworden, Rücken krumm, Rückgrat hatte Symmetrie verloren; Gesicht ausgemergelt, Stimme zittrig. Haare grau, Schnurbart schneeweiß

(D. *Irving*)[69]

Ende 1944: Hitler befand sich nicht wohl... Seine Haltung war sehr gekrümmt und er zitterte mit beiden Armen, rechts stärker als links... bei früheren Besprechungen diskutierte er die Generalstabspläne mit intelligenten Fragen, aber seit September 1944 verlor Hitler sich in Einzelheiten.

(G. v. Rundstedt)[70]

1945 Äußerungen der Ärzte

2. Januar: F. fühlt sich wohl, abgerechnet die Spannung wegen der laufenden Offensive. Er fragt wegen Beseitigung des Zitterns der linken Hand; hierzu Beruhigungsmittel möglich, die aber wegen der ständigen, intensiven Denkprozesse von größter Wichtigkeit, da kommend, nicht gegeben werden können. Elektrizität wohl etwas wirksam, aber nicht intensiv.

5. Januar: Wegen der Unruhe im linken Arm gab ich 20 % Calcium Sandoz 10 ccm intravenös und schloß noch 10 ccm Traubenzucker i. v. und Leber, Vitamultin forte intramuskulär an.

10. Januar: Befinden gut. Händezittern;

12. Januar: Nach Beendigung des Nachttees (5 h morgens) nach Befinden gefragt: F. 3 × gegen Holz geklopft und gesagt: sehr gut.

18. Januar: 2 h mittags: F. frisch;

20. Januar: Mittags: F. Wohlbefinden;

27. Januar: Die angespannte militärische Lage hat in ihren Auswirkungen stärkeren Tremor des linken Armes und des linken Beines herbeigeführt.

1. Februar: Befinden vollauf gut

13./14. Februar: Hitler gealtert, mehr gebeugt als vorher, Gesicht blaß, starke Säcke unter den Augen. Sprache klar, sehr leise. Starkes Zittern der linken Hand und des linken Armes... ziemlich geistesabwesend...

Nach Luftangriff im Bunker: Hitler war sehr bleich, sein rechter Arm zitterte und er war sehr gekrümmt.

(E. Giesing)[72]

11. Februar: Zittern geringer geworden, bes. im linken Bein

12. Februar: Rechte Hand zittert stark wegen gestern gehabten großen Ärgers

13. Februar: Geringer Tremor der linken Hand

(E. Giesing)

17. Februar: F. sagt, es gäbe keine Beschwerden irgendwelcher Art, ausgenommen das Zittern, das, wie beim Tee beobachtet, in der linken Hand besonders stark war.

6. März: Massage des linken Armes abgelehnt; wenn er nicht aufgeregt werde, sei auch das Zittern weg. Galvanisation nächsthin.

19. März: Etwas mehr Zittern des Unterarmes und der linken Hand. – *Einmalige Aufregungen.* Galvanisation vorgeschlagen

22./23. März: 12 h nachts: die linke Hand ist etwas geschwollen (durch Zitterbewegung?)

27. März: Zittern des linken Knies kaum noch zu konstatieren, im linken Unterarm angeblich durch Aufregungen stärker, objektiv aber wesentlich schwächer geworden. Galvanisation.

2. April: Galvanisation des linken Armes. Militärische Lage *sehr* schlecht, daher linke Hand Zittern sehr stark

7. April: Prof. Löhlein kam später (nach Untersuchung der Augen Hitlers) mit uns (Morell und Stumpfegger) auf den Tremor zu sprechen, der am linken Bein weg sei. Frug, ob der F. eine Sprachstörung gehabt habe, was aber nicht der Fall war, sondern nur eine Behinderung, als der Polyp entfernt werden mußte. Während der Augenhintergrunduntersuchung wurde die linke Hand völlig ruhig gehalten, worauf ich auch Dr. Stumpfegger aufmerksam machte.

8. April: Galvanisation mit großem Apparat, da Kleinfinger besonders empfindlich.

9. April: F. seit ungefähr 10 Tagen nicht mehr nach außen gekommen, nur zum Essen 1 × per Tag nach einem oberen Stockwerk, sonst aber stets im Bunker verblieben.

10. April: 3 ¼ h mittags: Galvanisation des l. Unterarmes und der Hand. Weniger Tremor – Beim Galvanisieren schmerzten nach 5 Minuten Procedur noch der Klein- und der Zeigefinger.

15. April: Tremor, da Abart einer Schüttellähmung, Versuch vorübergehende Beeinflussung durch Harmin subc. und Homburg 680 (bulgarisch-italienische Kur nach Dr. Völler bei Kassel)

16. April: Harmin Inj. subc., abends 1 Tropfen Homburg 680

17. April: Harmin Inj. subc., mittags und abends je 1 Tr. Homburg 680

18. April: Harmin Inj. subc.; 3 × 1 Tropfen Homburg 680

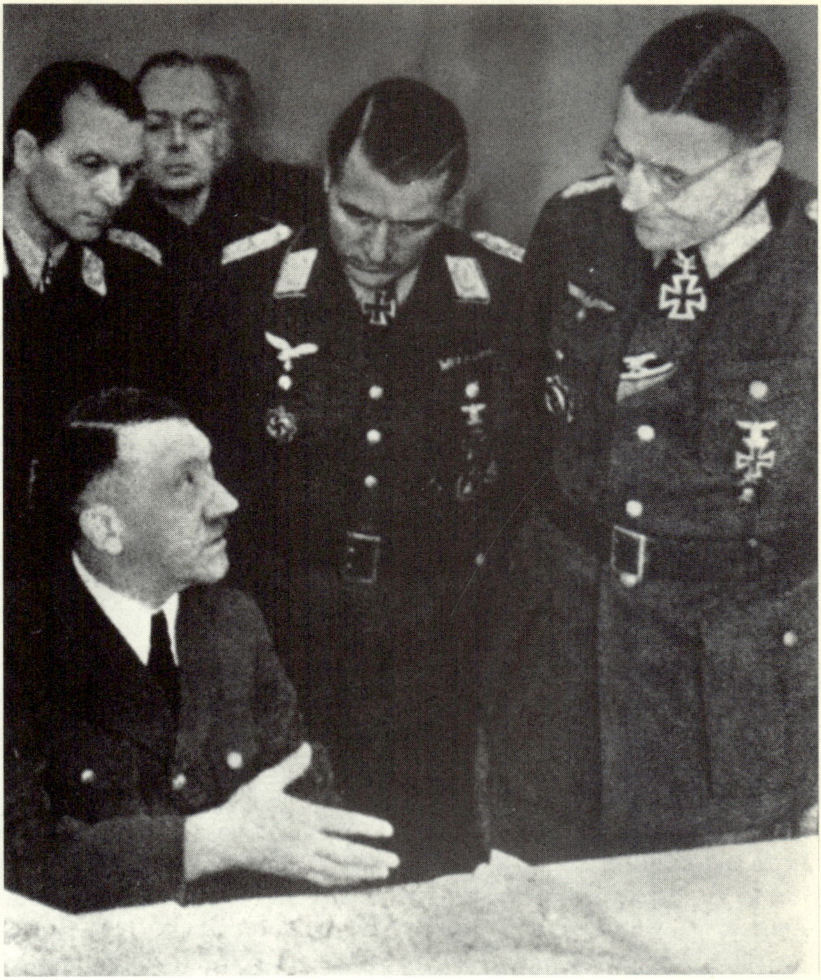

Militärische Beratung im Frühjahr 1945.

19. April: Harmin Inj. subc.

20. April: Harmin Inj. subk.

21. April: Entlassung des Leibarztes Prof. Morell

26. April: Prof. Gebhardt meldet sich bei Hitler in der Reichskanzlei als neuer Präsident des Deutschen Roten Kreuzes.

Hitler: »Ich bin nicht mehr interessiert. Quälen Sie mich nicht mit unwichtigen Dingen« wandte sich ab und sagte nichts mehr. Hitler sah sehr müde aus und war nicht sauber angezogen.[73]

29./30. April: Nachts – 12 Stunden vor dem Selbstmord Hitlers: Haase führte uns an ihnen vorbei zu einer Treppe am anderen Ende des Durchgangs, die in einem Halbkreis etwa drei Meter hinabführte – in den Führerbunker selbst. Wir stellten uns auf den Stufen auf, Haase als Meldender zuunterst; ich eine Stufe über ihm und hinter uns die Schwestern. Wir mochten einige Minuten gewartet haben, da trat Hitler alleine aus der Tür, die seinen Wohnbunker abschloß, und begrüßte uns mit den Worten »Entschuldigt, daß ich Euch noch so spät herausgetrommelt habe«. Haase meldete, und ich salutierte.

Noch während ich Haltung annahm und vorschriftsmäßig zu einer schlanken Säule erstarrte, durchzuckte mich bei dem Anblick des unten an der Treppe stehenden Mannes das Gefühl einer fast unerträglichen Ernüchterung, die mich wie ein Eiswind in eines Augenblicks Schnelle bis ins Innerste hinein erstarren ließ. Ich fror, zusammengerissen wie ich war, am ganzen Körper, und zwischen den Schulterblättern breitete sich das Entsetzen klebrig aus. Dennoch aber, in tiefstem Grunde erregt, nahm ich gleichsam mit jeder Körperpore Eindrücke wahr. Wie ein Hammerschlag fuhr es auf mich nieder: Ich blickte auf das Ende und sah ihm ins Auge. In solcher Nähe hatte ich Hitler bisher nicht gegenübergestanden; dieser Mann unten war nicht einmal ein Hauch dessen, den Millionen Bilder gezeigt hatten. Wohl trug er einen grauen Rock mit dem goldgestickten Hoheitszeichen und dem Eisernen Kreuz an der linken Brustseite, auch die lange schwarze Hose; aber der Mensch, der in diesem Tuch steckte, war unvorstellbar tief in sich selbst zurückgefallen. Ich sah hinab auf einen gekrümmten Rücken mit sich abhebenden Schulterblättern, aus dem er den Kopf fast gequält hob, als er Haase anblickte. Ein Gebirge lag auf ihm und machte, daß er mit Mühe zwei Stufen weiterstieg. Das Auge, das er auf mich richtete, starrte schmerzhaft. Es schaute nicht mehr strahlend, das Weiße war getrübt, keine Miene bewegte sich in einem Gesicht, in welchem Augensäcke beherrschend und entlarvend von entflohenem Schlaf zeugten. Tief eingegraben liefen Falten von Nasenflügeln zu Mundwinkeln. Der Mund blieb geschlossen, die Lippen aufeinandergepreßt. Die Bewegung, mit der er meine Hand forderte und sie drückte, war Reflex. Der Mann lebte noch, aber als Wesen auf der untersten Sohle des Daseins – nahe daran, über sie hinweg dorthin zu treten, wo dann gar nichts mehr war.

Mein ärztliches Herz wurde wach und warm, obgleich es wußte, daß hier alles verloren war, und auch keine Hilfe mehr sein durfte. Fast tonlos sagte er, er wolle uns danken, daß wir uns der Verwundeten angenommen hätten. Er stieg auf die Stufe, auf der auch ich stand. Zentimeternahe vor mir Mondlandschaft seines zerstörten Gesichtes in fahlem Gelbgrau. Ein Händedruck für Schwester Erna und ein marionettenhafter weiterer Schritt aufwärts zur zweiten Schwester. Wir hatten geschwiegen, aber sie begann, erregt und aufgewühlt, gehetzt und hysterisch übersteigert zu repetieren, was sie tausendmal gehört hatte: »Mein Führer – Glaube an den Endsieg – Feinde schließlich vernichten – ein Volk, ein Reich – ewige Treue – wir folgen – Heil.« Hitler stand vor ihr, blickte auf das agierende Geschöpf. Haase, der sich dicht hinter ihm gehalten hatte, griff nach ihrem Arm. Sie brach weinend, fast schreiend ab. Tiefere Stille als zuvor; die Worte hatten sich in der Decke gefangen, waren von dort zurückgeworfen worden und verschwanden irgendwo in einem Abgrund. Mir erschien der Ausbruch ungemäß, Hitler aber hatte er auf das gestoßen, was sich in ihm noch regte. Er sagte dumpf, ohne das Wort an jemanden zu richten: »Man soll sich seinem Schicksal nicht feige entziehen wollen«, und wandte sich. An Haase vorbei, dem er winkte, ihn zu begleiten, stieg er langsam die wenigen Stufen der Wendeltreppe hinab. Eine Ordonnanz öffnete die Tür zu seinen Räumen und schloß sie, als die zwei Männer hindurchgetreten waren.

Wer sich wie jetzt wir im innersten Bezirk befand, wurde nicht mehr kontrolliert, sondern konnte sich frei bewegen und sogar in den Führerbunker hinuntergehen, in welchem sich die Toilette befand. Ich hielt es wie die anderen und ging über die schon beschriebene Wendeltreppe zu der unbewachten Türe, hinter welcher Hitler vorhin verschwunden war. Als ich sie öffnete, fand ich seine Bunkerwohnung eng und beschränkt vor mir. Von einem mittleren, schmalen Gang führten mehrere Türen rechts und links im Zimmer; in ihm selbst aber saßen an einem kleinen runden Tisch auf einfachen Bürostühlen Hitler und Haase so intensiv ins Gespräch vertieft, daß sie von niemandem, der vorbeikam, Notiz nahmen. Dicht an Hitler vorbei, der seinen Rücken dem Gang zuwandte, ging ich in den Waschraum, in welchem zwei Schäferhunde in einem abgeteilten Raume winselten und bellten. Ich hatte die Überraschung überwunden und nahm mir auf dem Rückwege etwas mehr Zeit, um den ersten, so überwältig niederschlagenden Eindruck zu überprüfen.

Hitlers linke Hand, die er auf den Tisch stützte und in welcher er seine Brille hielt, zitterte rhythmisch und klopfte dabei auf die Platte. Den Unterschenkel und Fuß der gleichen Seite hatte er zwischen je ein Stuhl- und Tischbein gezwängt, um so das Schütteln des Beines zu unterdrücken, das dennoch erkennbar blieb. Die Bewegungen waren typisch, und die Diagnose eines Parkinsonismus, einer Paralysis agitans, war wahrscheinlich. Er litt also an einem fortschreitenden arteriosklerotischen Leiden der Blutgefäße des Gehirns, welches tiefgelegene Gruppen von Ganglienzellen allmählich veröden ließ. – Die gebückte Haltung, der sich dem Brustkorb nähernde und deshalb auf einem anscheinend verkürzten Halse ruhende Kopf blieb auch im Sitzen erkennbar und festigte in mir den Eindruck, den ich schon etwa zwei Jahre vorher gewonnen hatte, als ich ihn auf Bildern der Wochenschauen sah. Es schien sich bei ihm die Bechterewsche Krankheit zu entwickeln, die die Wirbelsäule verkrümmt verknöchern läßt. Innerhalb weniger Jahre mußte er ein Krüppel sein, der seinen Blick nur noch schwer vom Erdboden und den nächsten Dingen abwenden konnte.

Ich prägte mir den Anblick ein, so daß ich ihn vor meinem inneren Auge auch heute wieder lebendig werden lassen kann. Die beiden Männer flüsterten noch miteinander, als ich die Türe ins Schloß zog. Hitler hatte seinen letzten ärztlichen Berater gefunden. Nachdem er Morell verabschiedet hatte und in Stumpfegger lediglich den kerngesunden Riesen sah, der ihn im Falle einer Verwundung auf die Schulter heben und in eine Ecke schleppen konnte, wandte er sich in seinen letzten Tagen einem Schwerkranken und Todgeweihten zu, mit dem er über sein eigenes Sterben verhandelte, das schnell und sicher sein mußte.

(E. G. Schenck)[74]

1945 Äußerungen nichtärztlicher Beobachter

Anfang 1945: Es war eine sehr starke Veränderung an ihm zu merken. Er sah sehr schlecht, und das gab ihm eine unsichere Haltung, wenn er ging. Er ging sehr gebeugt. Das Zittern seiner linken Hand hat ihm auch zu schaffen gemacht.

(J. *Wolf*, älteste Sekretärin Hitlers)[75]

Januar 1945: Im F. H. Q. Rastenburg laut Arzt ganz leichter Schlaganfall

(O. *Dietrich*)[76]

Diese Angabe ist unglaubwürdig, da sich Hitler zu dem genannten Zeitpunkt nicht mehr im F. H. Q. »Wolfsschanze»/Rastenburg, sondern im F. H. Q. »Adlerhorst«/Bad Nauheim resp. der Reichskanzlei Berlin aufhielt. – Außerdem war Dr. O. Dietrich *auf Veranlassung von J. Goebbels um diese Zeit bereits aus Hitlers Umgebung entfernt worden.*

15. Januar: Lagebesprechung: Hitlers Vorstellungen hatten keinen Bezug zur Wirklichkeit mehr.

(N. v. Below)[77]

3. Februar: Ich verkenne nicht, daß der Führer keineswegs in einer Verfassung ist, wie sie gerade heute dringend erforderlich wäre. Aber wenn sein Körper auch zittrig ist und mit viel Pillen und Narkotika immer wieder aufgepulvert werden muß, so lebt in diesem zittrigen Körper doch ein feuriger Geist. Mir ist jedenfalls ein starker Geist in einem schwachen Körper lieber als das Umgekehrte.

(J. *Goebbels* zu Himmler)[78]

Anfang Februar: Langsam, stark vornübergebeugt, kommt er schlürfenden Schrittes auf mich zu… Sein Händedruck ist schlaff und weich, ohne jede Kraft. Sein Kopf wackelt leicht... Sein linker Arm hängt schlaff herab, und die Hand zittert stark. ...Alle seine Bewegungen sind die eines Greises.

(S. *Boldt*)[79]

13.Februar: Mit zorngeröteten Wangen, erhobenen Fäusten stand der am ganzen Leibe zitternde Mann vor mir, außer sich vor Wut und völlig fassungslos. Nach jedem Zornausbruch lief Hitler auf der Teppichkante auf und ab, machte dann wieder dicht vor mir halt und schleuderte den nächsten Vorwurf gegen mich. Er überschrie sich dabei, seine Augen quollen aus ihren Höhlen und die Adern an den Schläfen schwollen«. Dann: als Guderian auf seiner Meinung beharrte, Hitler plötzlich sehr liebenswürdig lächelnd: »Bitte fahren Sie in Ihrem Vortrag fort. Der Generalstab hat heute eine Schlacht gewonnen.«

(H. *Guderian*)[80]

15.Februar: an diesem Tage war Hitler zum letzten Male bei der Truppe in Frankfurt an der Oder, an der Ostfront.

Hitler war verhältnismäßig frisch. Er nahm sich zusammen und ließ von seinen nervösen Störungen am Arm nichts merken.

(N. v. Below)[81]

24.Februar: Zu diesem Tage war eine Versammlung der Reichs- und Gauleiter der N. S. D. A. P. nach Berlin in die Reichskanzlei einberufen worden. – Es muß für die hohen Parteifunktionäre, die gekommen waren, um Mut und Hoffnung neu zu gewinnen, eine Veranstaltung von geradezu vernichtender Wirkung gewesen sein, wie die verschiedenen Berichte bezeugen.

Hitler... machte auf die Besucher einen mitleidserregenden Eindruck. Er ging gebeugt und war alt geworden.

Die einstige Suggestivkraft war dahin.

(N. v. *Below*)[82]

24.Februar: Dann öffnet sich die Türe. Dr. Ley gibt das Kommando: »Achtung! Der Führer!« Unsere Augen sind zur Türe gewendet. Langsamen Schrittes betritt Adolf Hitler, von Bormann geleitet, den Saal.

Wie unter einer schweren Last gebeugt, mit ernstem Gesicht, tritt er in unsere Mitte, entbietet uns zunächst stumm seinen Gruß. Dann drückt er jedem einzelnen von uns die Hand. Es sind traurige müde Augen, in die wir blicken, nicht mehr die lebendigen, alles durchdringenden von ehedem. Länger als gewohnt und fester tauscht er mit uns den Händedruck, aber mir scheint etwas vom einstigen Fluidum zu fehlen.

Nach dieser Zeremonie gehen wir gemeinsam in den anschließenden Reichskabinettsaal, in dem Hitler zu uns sprechen wird. Wir sitzen dicht um ihn herum, es herrscht Totenstille. Der Eindruck der

Erschöpfung verstärkt sich. Hitlers Schultern hängen schlaff herunter, der Rücken ist stark gekrümmt und die Gesichtsfarbe blaß und fahl, die Haare merklich ergraut. Während er sich auf den Beginn seiner Rede konzentriert, geht sein Blick suchend über unsere Köpfe hinweg, als halte er Ausschau in einen fernen leeren Raum.

Langsam, stockend, mit tiefer schleppender Stimme beginnt er: »Meine Kampfgenossen.«

Während seiner gequälten Rede überlaufen ihn mehrmals Schulterzuckungen, die er durch nervöse Gegenbewegungen abzureagieren versucht. Seine linke Hand hält er unter der Tischkante verborgen. Gelegentlich greift er mit der rechten Hand nach ihr, gleichsam um sie zur Räson zu bringen. Wir wissen um diese Nachwirkungen des Attentates vom 20. Juli 1944; unvermeidlich aber ziehen die peinlichen Vorgänge die Blicke der Versammelten auf sich.

Wir erheben uns still zum Gruß – und wissen eines: das war nicht mehr unser Hitler, wie wir ihn gekannt hatten, sondern ein vom Schicksal, vom politischen, vom militärischen und nicht zuletzt von menschlichem Schicksal gezeichneter und fast schon gebrochener Mann – ein dem Tode Verfallener, ein Einsamer, ein Verlassener, der bereits auf den Trümmern seines Werkes stand, ohne daß es ihm schon voll zum Bewußtsein gekommen war.

Als wir Hitler in den Eßraum folgen, befreit sich einer der alten Kämpen von dem Alpdruck der Stunde mit dem gequälten Wort: »Um Gotteswillen!«

Selten wohl hatte eine Tafelrunde so appetitlose Gäste aufzuweisen, wie diese letzte Tischgesellschaft Hitlers mit seinem politischen Führerkorps. Es gibt wie gewöhnlich in der Reichskanzlei ein einfaches Essen, bestehend aus Suppe, einem Fleischgericht und rohem Obst.

Unsere Aufmerksamkeit ist nach dem bedrückenden Erlebnis der letzten Stunde unvermeidlich weiterhin auf Hitler gerichtet. Bald verstummen die kritischen Einzelgespräche an den Tischen.

In Hitler hat sich offensichtlich ein merkwürdiger Wandel vollzogen: er scheint in dem zwanglosen Milieu der Tischgesellschaft merklich aufzuleben. Seine körperliche Haltung wird gelöster, kaum noch sind Zuckungen zu sehen, sein Gewicht gewinnt Farbe und auch seine Augen werden wieder lebendig und ausdrucksvoll. Während der Unterhaltung hat er sich offenbar wieder »freigeredet«, was während der ganzen Ansprache nicht der Fall war. Schließlich verstummen wir an den Nebentischen fast ganz, um einiges mitzuhören, was er in seiner Tischrunde bespricht.

(R. Jordan)[83]

24. Februar: Der Beginn der Tagung verzögerte sich etwas. In der Zwischenzeit konnte ich mit einigen Gauleitern Fühlung nehmen, die zum Teil in Volkssturmuniform erschienen waren. Alle waren noch durchdrungen vom Glauben an den Sieg. Meine Versuche, mit einigen über die Möglichkeit einer Niederlage zu sprechen, wurden, wie früher schon, mit nichtssagenden Redensarten abgetan. Ob der Glaube bei allen wirklich so unerschütterlich war, oder ob der eine dem anderen nicht traute, kann ich nicht sagen. Ich hatte das Gefühl, als lebte alles auf dem Mond...

Mit einem mir gut bekannten SS-Führer aus der unmittelbaren Umgebung Hitlers sprach ich darüber unter vier Augen ebenfalls kurz. Er war ehrlich genug, seine Zweifel an einem guten Ausgang zuzugeben, um so mehr, als Hitlers Krankheit ihm große Sorgen bereitete. Es war einer derjenigen, die ständig in Hitlers Umgebung lebten, sein Urteil war daher nicht unwesentlich.

In einem noch völlig erhaltenen Raum hatten wir in Reihe Aufstellung genommen, als Hitler in Begleitung Bormanns kam. Schon als er auf uns zuschritt, war mir das fortgesetzte starke Schütteln seiner linken Hand aufgefallen. Diese Erscheinug war so auffällig und heftig, daß ich zuerst meinte, er schüttle die Hand mit Absicht so. Er begrüßte jeden einzelnen mit Handschlag und erschreckend ernster Miene. Mit einer kurzen Ansprache, die sehr leise war, verlieh Hitler dem Reichsarbeitsdienstführer Hierl, in dem ich einen vorbildlichen Nationalsozialisten verehrte, den höchsten deutschen Orden, dann ging es zum Tagungsraum.

Hitler sprach, an einem Tisch sitzend, etwa eineinhalb Stunden. Seine Stimme war nicht sehr laut. Aus nächster Nähe – ich saß in der zweiten oder dritten Reihe – konnte ich ihn genau beobachten. Da bemerkte ich erst so recht, in welch schlechter gesundheitlicher Verfassung er war. Seine linke Hand, oder besser gesagt, sein linker Arm zitterte so heftig und andauernd, daß dadurch der ganze Körper in vibrierende Bewegung kam. Das war kein Zittern mehr, das waren starke, gleichmäßige Schüttelbewegungen, die mich während der Rede in höchste Unruhe versetzten. Was Hitler auch unternahm, diese ihm anscheinend sehr peinlichen Schüttelbewegungen zu unterdrücken oder weniger auffällig zu machen, gelang ihm nicht. Verschränkte er die Arme über der Brust, dann war es noch schlimmer, denn nun kam der ganze Oberkörper in Bewegung. Diese Beobachtungen paßten ganz zu meiner Niedergeschlagenheit, in der ich mich schon vorher befand. Der fortwährende Anblick des früher so gesunden und nun kranken Hitlers aus nächster Nähe trieb mir – ich schäme mich nicht, das niederzuschreiben – die Tränen in die Augen. Eine derart verfahrene Kriegslage, ein schwerkranker Hitler und damit ein Regiment Bormann-Himmler, das war zu viel auf einmal, das brachte mich völlig außer Fassung; das war für mich der Weltuntergang.

Die Gefahr aus dem Osten malte Hilter mit allen Schrecken an die Wand. Schon um dessentwillen müßte, so sagte er, der Sieg erkämpft werden. Zwischenhinein merkte ich ihm deutlich seinen Zweifel, auch wenn er ihn nicht aussprach, über einen möglichen Sieg an. Diesen Zweifel, wenn es nicht gar Gewißheit gewesen ist, wird Hitlers Krankheit herbeigeführt bzw. von Woche zu Woche verschlimmert haben. Wie sehr er körperlich und noch mehr seelisch litt, gab er zwar nicht zu, aber das sah und fühlte ich. Dafür kannte ich ihn zu gut, auch wenn er es noch so sehr zu verbergen suchte.

Je mehr Hitlers Krankheit fortschritt, desto unheilvoller wirkte sich der schlechte Einfluß seiner Umgebung aus. Im Frieden wäre es ungefährlicher gewesen, in einem derart langen und entarteten Krieg aber war das böse Ende vorauszusehen. Wahrscheinlich war Hitlers Krankheit da angelangt, wo der Wahnsinn beginnt. Anders kann ich mir sein Verhalten in den letzten Monaten des Krieges nicht mehr erklären.

Daraus ergibt sich, daß mein Verdacht bei der Tagung, Hitler glaube nicht mehr an einen Sieg, berechtigt war. Von diesem Gesichtspunkt aus gesehen, erscheint auch der schlechte Gesundheitszustand Hitlers in einem anderen Licht. Die Verhältnisse gingen über die menschliche Kraft. Eine Blutschuld von so riesigen Ausmaßen mußte Hitler Tag und Nacht keine Ruhe mehr lassen. Der körperliche und seelische Zerfall Hitlers war die unausbleibliche Folge.

(K. *Wahl*)[84]

Jedoch soll er auch gesagt haben:

»... wenn auch meine Hand zittert ... und selbst wenn mein Kopf zittern sollte – mein Herz wird niemals zittern.«

(F. Rainer)[85]

5. März: Auch ist er gesundheitlich etwas behindert; sein Nervenzittern an der linken Hand hat stark zugenommen, was ich mit Entsetzen bemerkte.

(J. *Goebbels*)[86]

12. März: Macht auf mich einen außerordentlich sicheren und festen Eindruck, auch gesundheitlich scheint er in bester Form zu sein.

(J. *Goebbels*)

22. März: Macht mir nach all den Strapazen und Aufregungen der letzten Tage einen sehr müden und abgekämpften Eindruck. Aber er hält sich haltungsmäßig vorzüglich ... Man hat den Eindruck, daß ihn im Wesentlichen nur noch sein eiserner Wille aufrecht erhält.

(J. *Goebbels*)

25. März: Er bot körperlich ein furchtbares Bild. Er schleppte sich mühsam und schwerfällig, den Oberkörper vorwärtswerfend, die Beine nachziehend von seinem Wohnraum in den Besprechungs-

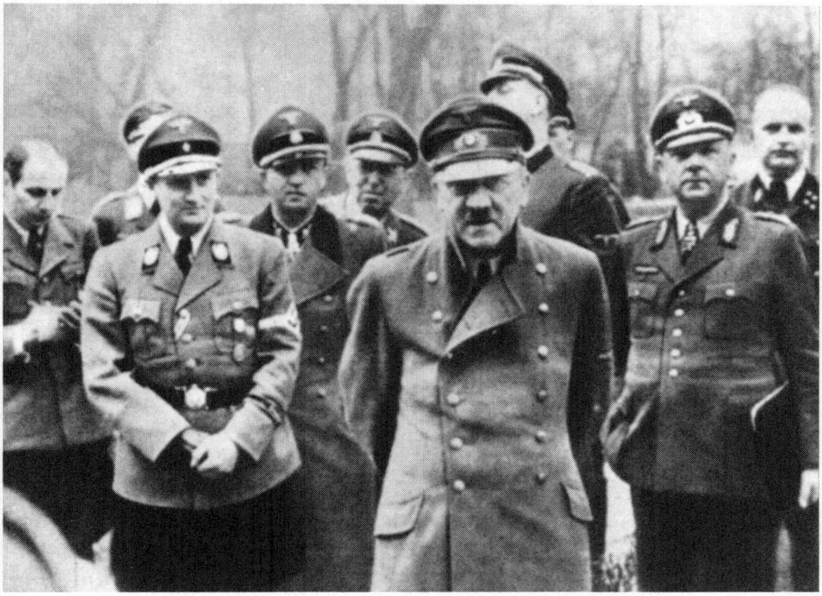

19. März 1945: Im Garten der Reichskanzlei. Hitler u. a. zusammen mit Reichsjugendführer Arthur Axmann.

raum des Bunkers. Ihm fehlte das Gleichgewichtsgefühl; wurde er auf dem kurzen Weg angehalten, mußte er sich auf eine der hierfür an den Wänden bereitsstehenden Bänken setzen... Er hatte die Gewalt über den rechten Arm verloren, die linke Hand zitterte ständig.

(P. E. Schramm)[87]

28. März: Befindet sich in einer guten körperlichen Verfassung, was bei ihm ja immer der Fall ist, wenn es kritisch wird... Nur bemerke ich mit Wehmut, daß er immer stärker gebeugt geht.

Hat sich in den letzten Tagen stark überarbeitet, in den vergangenen 24 Stunden nur 2 Stunden Schlaf.

(J. *Goebbels*)

31. März: Es ist für mich direkt ergreifend, den Führer in einer so schlechten körperlichen Verfassung zu sehen. Er erzählt mir, daß er kaum noch schläft...

(J. *Goebbels*)

Ende März 1945: Entsetzen packte mich beim Anblick dieses gebückt gehenden müden Mannes

(H. S. *Ziegler*)[88]

März / April 1945: Hitler machte nun eher den Eindruck eines Menschen, dessen Lebenswerk zerstört ist, der sich lediglich durch die in ihm aufgespeicherte Lebensenergie auf der alten Bahn fortbewegt...

Er wirkte geradezu wesenlos. Vielleicht war er jedoch immer der gleiche geblieben... Nun war es jedoch auch die Wesenlosigkeit eines Greises. Seine Glieder zitterten; er ging gebeugt mit schleppendem Gang; auch seine Stimme war unsicher geworden und hatte die ehemalige Entschiedenheit verloren; ihre Kraft war einer stokkend vorgetragenen, tonlosen Redeweise gewichen...

Seine Hautfarbe war fahl, sein Gesicht gedunsen, seine Uniform sonst tadellos sauber gehalten, war in dieser letzten Zeit seines Lebens oft verwahrlost und von den Mahlzeiten beschmutzt, die er mit zitternden Händen eingenommen hatte.

(A. *Speer*)[89]

Mitte April: Hitler ruhte auf seiner gepolsterten Bank. Sein Gesicht war gezeichnet von vielen schlaflosen Nächten. Seine linke Hand zitterte stark. Seine müden, apathischen Bewegungen bestürzten mich zutiefst.

(H. *Hoffmann*)[90]

16. April: Jemand, der ihn zwei oder drei Jahre lang nicht gesehen hat, würde entsetzt sein, ihn heute wiederzutreffen. Nicht nur, daß er körperlich erschreckend gealtert und verfallen ist, daß er einen gebeugten Rücken wie ein Greis hat, daß er mühsam und zittrig geht, daß ihm die Hände flattern, selbst wenn er sie in die Rocktaschen vergraben hat, das Erstaunlichste ist seine psychische Wandlung in diesem letzten Jahr, ja genauer genommen eigentlich seit dem 20. 7. 1944. ... Heute zaudert und zögert er... in diesem Zustand der Aktionsunfähigkeit...

(J. *Goebbels*)

16. April: Wir haben in den 12 Jahren seit der Machtübernahme noch keine ernstliche und lang andauernde Krankheit des Führers, geschweige denn eine geistige und körperliche Krise wie seine augenblickliche erlebt.

(J. *Goebbels*)[91]

16. April: Ich habe schon manchmal gedacht, ob die Behandlungsweise Morells, die praktisch jede Erkrankung des Führers spätestens bei den ersten Symptomen durch seine Wunderspritzen verhindert, nicht eine Art Raubbau an der Gesundheit und dem Leben des Führers gewesen ist, deren katastrophale Folgen sich jetzt bemerkbar machen... Wie anders hätte alles werden können, wenn ich mich gleichfalls hinter die Stacheldrähte des F. H. Q. gesetzt hätte.

(J. *Goebbels*)[92]

18. April: Mehr noch als Himmler machte Hitler den Eindruck eines Mannes, der am Ende war. Er sah um 20 Jahre gealtert aus. Er ging gebeugt, sein Gesicht war blaß, seine Augen glanzlos, seine Hände zitterten. Er schien gar nicht mehr zu begreifen, was um ihn herum vor sich ging. ... Hitler hörte kaum die Rechtfertigung von

Wolff an. Er unterbrach ihn sofort, um sich in einem endlosen Monolog zu verlieren.

(Nach E. Kaltenbrunner und K. Wolff)[93]

19. April: Sein körperlicher Zustand ist nicht so gut wie noch vor 3-4 Monaten. In seinen Augen liegt ein leichter Glanz. Hat in den letzten acht Wochen so gut wie nicht geschlafen. Das Zittern der Hand ist stärker. Seine Äußerungen sind klar durchdacht und entschlossen.

(H. U. *Rudel*)[94]

20. April: Gebückt mit schleifenden Schritten... müde, gebeugt, grau im Gesicht, kraftlos schleppend die Front (der Gratulanten) abgeschritten.

(H. *Linge*)[95]

22. April: Nachmittags: schwerer Nervenzusammenbruch. »Ich sehe den Kampf als verloren an und fühle mich von anderen, denen ich mein Vertrauen schenkte, belogen und betrogen. Ich habe mich entschlossen, in der Hauptstadt des Kampfes gegen den Bolschewismus zu verbleiben und die Verteidigung der Hauptstadt selbst zu übernehmen.«

(E. Kempka)[96]

24. April: Seine Körperhaltung ist noch gebeugter und sein Gang noch schleppender als früher...; er macht wirklich den Eindruck eines kranken Greises.

(G. *Boldt*)[97]

April: Welcher Wandel war mit dem ehemals furchtlosen Gefreiten des 1. Weltkrieges eingetreten. Ein Wrack, ein Nervenbündel, das seine Reaktionen nicht mehr verbergen konnte.

(A. *Speer*)[98]

22. April: Als ich Hitler gegenübersaß, wirkte er auf mich wie ein Wrack. Gewiß zitterte die linke Hand, der linke Arm, aber ich hatte nicht den von Augenzeugen so häufig beschriebenen Eindruck völlig psychischer Hinfälligkeit. Was er sagte, war klar und präzise.

(Bentler)[99]

25. April: Seine Haltung war jetzt stark vornüber gebeugt, beide Arme zitterten ununterbrochen, und sein Blick hatte etwas gläsern Fernes. Mit fast tonloser Stimme begrüßte er uns.

(G. Boldt)[100]

28. April: Noch einen Schein blasser, noch stärker in sich zusammengesunken mit einem fahlen, greisenhaft verfallenen Gesicht. Er gab mir zwei kleine Phiolen mit Gift. Im Krankenzimmer Feldmarschall Greims im Bunker der R. K.: kalkweiß im Gesicht; das Bild eines schon ausgelöschten Lebens.

(H. Reitsch)[101]

April: Zuletzt war er ein psychisches Wrack, das sich langsam

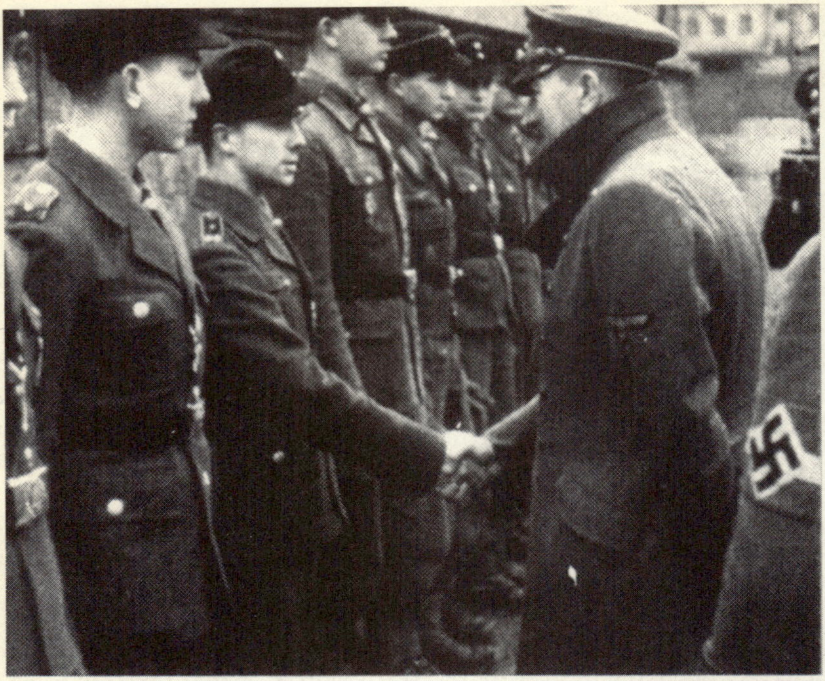

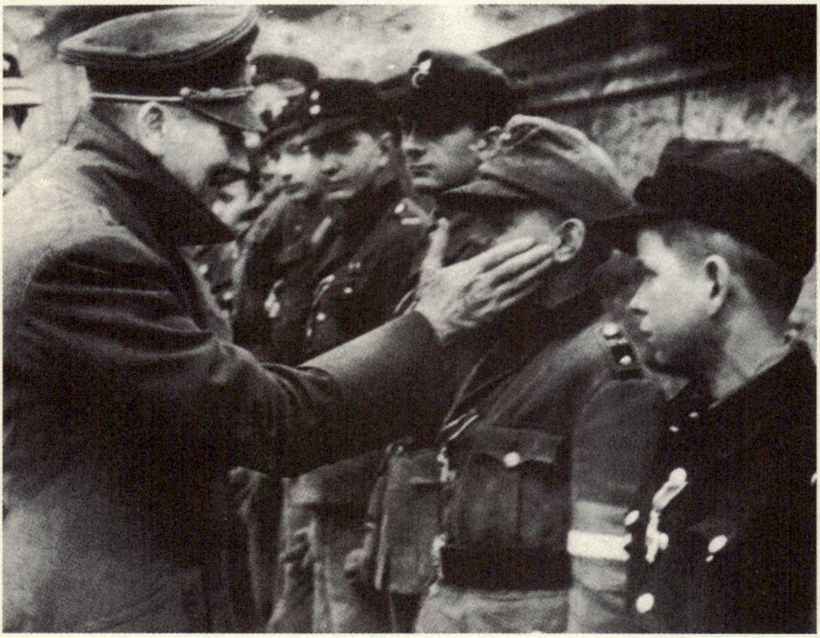

Hitler, ein von Krankheiten bereits gezeichneter Mann, begrüßt eine Abordnung Hitler-Jugend

schlürfend schrittweise bewegte mit einem zitternden Kopf, vornübergebeugt. Nachziehen des rechten Beines; die zitternde Hand am hinkenden linken Bein. Händedruck weich, alle Bewegungen gleich denen eines senilen Mannes.

(H. Assmann)[102]

April: Nach meinem persönlichen Eindruck hat das Attentat vom 20. Juli 1944 Adolf Hitler sehr viel schwerer versehrt, als allgemein bekanntgemacht worden ist. Die Folgen waren:

Körperlich: schwere Gehirnerschütterung, nervöses Zucken der Hände, die Zerstörung des rechten Trommelfells und Innenohrs war so schwer, daß trotz einer sofortigen halbstündigen Spülung das Wundsekret ständig aus dem Ohr lief.

Seelisch: das Trauma, daß die Wehrmacht, der er alles geopfert hatte, ihn plötzlich ums Leben hatte bringen wollen.

Manchmal stand er ganz apathisch da und schien nichts zu erfassen von dem, was man ihm soeben vortrug. Dann wieder ging er plötzlich gebeugt und mit leicht schlurfendem Schritt, wobei das Unwirkliche noch durch die von ihm getragene Nickelbrille unterstrichen wurde. Seine nun krankhaft übersteigerte Überzeugung von der eigenen Unfehlbarkeit ließ einen unberechenbaren Eigen- und Starrsinn aufkommen, der, im falschen Augenblick ausgelöst, heftigste Reaktionen nach sich ziehen konnte.

So beharrte er auch mit dem Starrsinn eines Kindes darauf, beim Anrücken des Feindes die Kriegsgefangenen in Frontrichtung in Marsch zu setzen.

Wohl niemand kann sich vorstellen, welche Stimmung im Bunker zu Berlin herrschte, als der Untergang des Dritten Reiches besiegelt war. Hier spielte und verspielte ein wirklich einsamer Mensch sein und seines Volkes Leben und war nicht bereit, für seine Handlungen gerade zu stehen, wie er dies vom getreuesten, aber auch ärmsten Sohn seines Volkes stets verlangt hatte.

(G. Berger)[103]

Retrospektiven

K. Dönitz: »Sicherlich machte er Ende des Krieges auf mich den Eindruck eines kranken und verbrauchten Mannes, was bei der ungeheuren Belastung, welche auf ihm lag, nicht verwunderlich war.«

Frage: Als Sie Hitler in Berlin an seinem Geburtstag, dem 20. 4. 1945 sahen, machte er da irgendeine Andeutung, daß er sich das Leben nehmen würde und Sie zum Nachfolger bestimmen würde?

Dönitz: Als ich am 20. April 1945 Hitler zum letzten Male sah, machte er nicht die geringste Andeutung, und ich hatte auch nicht die geringste Ahnung davon, daß er sich das Leben nehmen wollte und daß er mich zu seinem Nachfolger machen würde. Ich glaube sicher zu sein, daß zu diesem Zeitpunkt auch die genannten Entschlüsse, zumindestens was meine Person anbelangt, noch nicht feststanden.

Frage: Glauben Sie heute, daß Hitler Sie getäuscht hat, oder denken Sie, daß er Ihnen gegenüber immer fair gehandelt hat? Würden Sie bei ihren heutigen Erfahrungen abermals den Wünschen eines zum Diktator emporgestiegenen böhmischen Korporals entsprechen? Wie erklären Sie es, daß nicht nur Sie, sondern viele hohe Offiziere und gute Menschenkenner so lange Jahre hindurch Hitler vertrauten? Welcher von Hitlers Eigenschaften ist sein starker Einfluß auf andere Leute zuzuschreiben?

Antwort: Hitler hat mir gegenüber insofern nicht fair gehandelt, als er mir gegenüber Dinge, die durch ihn hinter dem Rücken der Nation auf dem Gebiet der Menschen-, z. B. der Judenvernichtung, geschahen, verheimlichte. Zweifelsohne wußte er, daß ich derartige Dinge nicht akzeptieren würde. – Diese Erfahrung ist für mich natürlich eine große Lehre, was meine grundsätzliche Einstellung Diktatoren gegenüber anbetrifft, denn diese werden in der Regel außergewöhnliche Menschen sein, dämonische Charaktere, die neben ihren guten Seiten auch starke dunkle Eigenschaften haben. Die dämonische Natur solcher Charaktere macht sie fähig, bei der Verdeckung der genannten schwarzen Eigenschaften sich nicht verstellen zu müssen, weil ihre gespaltene Natur es ihnen psychisch möglich macht, die eine Eigenschaft völlig zu verdrängen, wenn die andere die Oberhand hat. Dies ist der Grund, warum viele andere hohe Offiziere mit guter Menschenkenntnis und auch ich keinen Argwohn hinsichtlich dieser schwarzen Handlungen Hitlers gehabt haben.

Doenitz, Karl[104]

Zu den negativen Einflüssen auf Hitlers Entscheidungen gehörten nicht zuletzt auch sein stetig sich verschlechternder Gesundheitszustand und seine Angst, zu sterben, bevor er sein »Werk vollbracht« habe. Während er von 1936 bis 1942 zeitweilig nicht nur kränkelte, sondern manchmal auch so krank war, daß er meinte, er stünde bereits am Rande des Grabes, gab es 1943 einen Bruch. Übergangslos war er körperlich plötzlich ein Greis geworden, der sich seit Ende 1944 nur noch schwerfällig – gleichzeitig vorn und zur Seite gebeugt – bewegte. Wollte er sich setzen, mußte ihm ein Stuhl untergeschoben werden. Sein linker Arm und sein linkes Bein zitterten seit dem Verlust von Stalingrad. »Nervenschmerzen«, wie er seine Schüttelneurose nannte, Magenbeschwerden, Herzschmerzen und Blähungen plagten ihn manchmal so stark, daß er Mühe hatte, dies vor den Militärs zu verbergen. War er allein, gab er sich, wie er war. Mit schmerzhaft verzerrten Zügen saß er dann manchmal da.

Mir war unerklärlich, woher die ungeheure Energie kam, die er ausstrahlte und auf andere übertrug. Sein Bild und seine Reaktionen waren nicht synchron. Hätte ihn ein Fremder gesehen, er hätte Mitleid mit ihm empfunden, solange Hitler geschwiegen hätte. So sehr er körperlich verbraucht und ausgelaugt war, so aggressiv und zupackend, blitzschnell reagierend war sein Geist. Er verbarg seinen gebrochenen Körper unter einer Pelerine und versuchte, den psychisch intakten Führer wenigstens vorzutäuschen.

(H. Linge)[105]

Äußerungen über Hitler

Er habe Hitler nie bei einem Gedächtnisfehler ertappt, trotz Kontrolle... Es entwickelte sich mit der Zeit diese Rechthaberei zu dem Entschluß, stets recht haben zu wollen. ...und schließlich haßte Hitler nach Brandts Beobachtung alle Menschen, die mehr Kenntnisse hatten als er selbst, duldete gerade noch jene, die genau soviel wußten, und liebte alle die, deren Kenntnisse geringer waren.

K. *Brandt* beim Ärzteprozeß in Nürnberg[106]

Ich glaube, daß Hitler absichtlich in diesen Zustand gebracht wurde, und zwar durch seinen Leibarzt, der ihm täglich Spritzen gab... z. T. mit einem Gift, das sich auch im Körper summiert und zweitens mit Hormonspritzen.

Mein Arzt machte mich darauf aufmerksam und sagte, ob man das nicht verhindern könne. Er sagte, durch Hormonspritzen muß ein Mensch vollkommen verändert werden; aus einem tapferen Menschen wird ein Feigling, aus einem ehrlichen Menschen wird ein Lügner.

E. *Milch* 1948 in Nürnberg

Retrospektive ärztliche Angaben nach 1945

Prof. Dr. *v. Eicken* bemerkt anläßlich seiner Vernehmung durch U. S.-Offiziere am 30. 9. 45, daß Hitler sich in der Zeit zwischen 1934/35, als er ihn zum ersten Male behandelt hatte, und 1944/45, als er ihn zum letzten Male sah, in seinem Verhalten sehr deutlich verändert hatte. Seine Bewegungen und Reaktionen, die körperlichen und geistigen, hatten sich verlangsamt und er zitterte häufig. Aber dies war nicht Folge des Attentats vom 20. 7. 44. Das Zittern der Hände war vielmehr nach diesem geringer als vorher. – Niemals hielt Hitler seinen linken Arm in ungewöhnlicher Weise und hatte ihn nicht, wie behauptet, bis in Schulterhöhe fixiert. Der rechte Arm mit einem Bluterguß nach dem Attentat mochte ihm Beschwerden machen und es ist nicht verwunderlich, daß er Mussolini am 20. 7. 44 mit der linken Hand begrüßte.

(freie Rückübersetzung aus dem Englischen.)

Extremitäten: Ein geringer Tremor des l. Armes und Beins und ein Nachziehen des l. Unterschenkels wurde erstmals 1942 oder 1943 festgestellt, kurz nachdem Hitler während einer Inspektionsreise nach Winniza/Ukraine sich eine grippeähnliche Erkrankung zugezogen hatte. *Morell* meint, der Tremor sei möglicherweise hysterischer Art, schließt aber auch einen Zusammenhang mit der erwähnten Krankheit nicht aus.

Der Tremor nahm langsam zu bis zum Attentat am 20. 7. 44, nachdem er plötzlich aufhörte. Doch kehrte er innerhalb kurzer Zeit verstärkt wieder und wurde immer schlimmer bis zum April 1945.

(Retrospektiver Bericht *Morells* aus gleichem Anlaß.)

Es trifft nicht zu, daß bereits im Jahre 1943 Hitlers Glieder zu zittern begannen. Es war lediglich ein gewisser Tremor des linken Armes festzustellen, etwa beim Heranführen der Tasse an den Mund. Der linke Fuß wurde nicht nachgeschleift. Erst nach dem 20. Juli 1944 war der Gang ein wenig steif und erfolgte in nach vorn gebeugter Haltung. Es ist auch nicht richtig, daß Hitler vom April 1943 an etwa ein hagergewordener Mann gewesen sei. Er war bis zum Herbst 1944 eher zu stark als hager.

(H. v. Hasselbach)[107]

Als sicher gilt, daß Hitler in den letzten Jahren an Parkinsonismus litt. Diese Erkankung des Zentralnervensystems bringt für den Betroffenen allerdings eine Fülle von Veränderungsmöglichkeiten mit sich. Seine Antriebsphäre, das Tempo und die Fähigkeit seiner Entschlüsse können sich ändern, ebenso wie seine gesamte Um- und Einstellungsfähigkeit. Ein grundlegender Wandel im Grad seiner Intelligenz ist damit jedoch nicht verbunden.

Daß er (Hitler) aber ein psychischkranker Mann sei, dieser Verdacht ist auch K. *Schneider* nicht gekommen. (Prof. Dr. K. Schneider, Kräpelin-Institut-München, der mit Hitler vor dem Kriege anläßlich eines Krankenhausbesuches bei einem Jugendfreund sprach und diesem seine ärztliche Meinung entgegenhielt.)

(H. Bürger-Prinz)[108]

1944/1945: Hitlers völlig unorganische Bewegungen, die ich in den Wochenschauen beobachtet habe, sind die sichtbaren Zeichen der Parkinsonschen Krankheit.

(M. de Crinis)

Als *Schellenberg* Hitler nach längerem Intervall Mitte des Jahres 1944 erstmals wieder sah, erschrak er bei seinem Anblick. Seine sonst dominierenden Augen blickten müde und glanzlos. Sein Rükken war auffallend stark gebeugt, seine Bewegungen langsam und schwerfällig. Der linke Arm zitterte so stark, daß er ihn mit der rechten Hand festhielt. Aber seine Stimme war noch voll und klar. *Schellenberg* berichtet auch über die Diagnose des Psychiaters Prof. *de Crinis*, den er als seinen väterlichen Freund betrachtete. Er hatte, wie er in seinen Aufzeichnungen schreibt, nach dem Tode Heydrichs (1942) Gelegenheit, Einblick in die von den Leibärzten *Morell, Brandt* und *Stumpfegger* gefertigten Gutachten zu nehmen und sie Prof. *de Crinis* zu zeigen. Dieser diagnostizierte – völlig richtig – einen Morbus Parkinson. Dieser verschlimmerte sich, so *Schellenberg*, seit 1943 (Stalingrad, Nordafrika) bis zu einer kontinuierlichen Nervenparalyse.

Im März 1945 bemerkte Himmler zu Schellenberg: »Ich glaube, daß mit Hitler nichts mehr zu machen ist«, es soll daraufhin ein Consilium von *Morell, Stumpfegger, de Crinis* stattgefunden haben, um Hitler zu beseitigen. Jedoch lehnten die Ärzte ab, sich festzulegen und scheiterten an den Argumenten *Bormanns*.[109]

Kritik des Verfassers an Schellenberg

Den Ausführungen *Schellenbergs* an verschiedenen Stellen seiner »Aufzeichnungen« stehe ich skeptisch gegenüber. Sie sind zwar die einzigen Belege dafür, daß *de Crinis* die (zweifellos zutreffende) Diagnose »Parkinsonsche Erkrankung« stellte, aber wenn *Schellenberg* angibt, er habe 1942 Gutachten Morells, Brandts und Stumpfeggers an de Crinis gegeben resp. ihm mindestens mitgeteilt, so ist dazu zu bemerken, daß *Stumpfegger* 1942 keineswegs Leibarzt Hitlers war und daß Morell und Brandt so sehr an Hitler gebunden waren, daß sie mit Bestimmtheit niemals ein Gutachten über Hitlers Gesundheitszustand für einen Dritten – etwa Bormann oder Himmler – abgegeben hätten. Auch findet sich hierzu weder in den Aufzeichnungen Morells von 1942, noch in den Vernehmungsprotokollen von ihm und Brandt nach 1945 irgend ein Hinweis. – Ein Konsilium von Morell, de Crinis, Stumpfegger im März 1945 wäre möglich gewesen, doch teilt Morell, der jedes Konsilium mit v. Eicken, Löhlein registriert, weder in seinen Aufzeichnungen aus dieser Zeit, noch in den späteren Vernehmungsprotokollen etwas mit. Man kann also den Ausführungen *Schellenbergs* keinen vollen Glauben schenken, andererseits war es für den erfahrenen Neurologen und Psychiater de Crinis leicht, auf Grund von Augenzeugenberichten über Hitlers Zustand seine Diagnose aus der Ferne und nach Wochenschaubildern zu stellen, wie ja auch ich es während des Krieges getan hatte.

»Patientenblindheit« der Ärzte um Hitler?

Dem Leser wird aufgefallen sein, daß in der großen Zahl von Berichten ärztliche Äußerungen verhältnismäßig selten aufzufinden sind, obgleich es Ärztesache gewesen wäre, die Veränderungen zum Krankhaften hin sorgfältig zu dokumentieren. Dazu hätten mindestens der Leibarzt Prof. *Morell* und die beiden Begleitärzte Prof. *Brandt* und *v. Hasselbach* als Zeugen aus nächster Nähe über Jahre hin am ehesten Gelegenheit und eigentlich auch die Verpflichtung gehabt. Zwar wiesen wir auf weitere Aussagen von ihnen vor den amerikanischen Vernehmungsoffizieren bereits hin, welche einige zusätzliche Erkenntnisse liefern, aber hinsichtlich der Beurteilung des Verfalles unbeachtlich bleiben. Erklärbar wird dies mit einer gewissen »Patientenblindheit«, welche Ärzte häufig Kranken gegenüber entwickeln, die sie unentwegt sehen und behandeln. Körperlicher und geistiger Abbau vollziehen sich sozusagen schleichend und fallen dem täglichen Beobachter kaum noch auf, während sie der gelegentliche gerade auch nichtärztliche Besucher als bestürzend zu erkennen vermag. Wir haben anschauliche Beweise hierfür vorgestellt.

In gewisser Weise merkwürdig verhält sich *Morell*, der in einer Reihe von Briefen Außenstehenden gegenüber Hitlers Zustand ungemein schönt, wobei seine Beweggründe hierfür nicht klar sind. War er wirklich so ganz außerordentlich »patientenblind«? Dafür könnte sprechen, daß in seinen umfangreichen privaten Notizen vom schlechten Allgemeinzustand seines »Pat. A« kaum je die Rede ist.

Wollte er hervorheben, wie gut er Hitlers Behandlung betreibe?

Schönte er schließlich, um nach außen hin Mut zu machen oder ihn zu erhalten?

Wir bringen im Folgenden einige dieser Briefe:

1. an Ehepaar *Schreiber*, 17.12.1943
   Meinem hohen Patienten geht es recht gut, was ich von einem zweiten, den ich nun noch im Süden habe, ebenfalls sagen kann. (Mussolini)[110]

2. Aus dem F.H.Q. »Wolfsschanze«:
   an Gauleiter A. *Greiser* in Posten, 16.1.1944:
   Meinem wichtigsten Patienten geht es dauernd sehr gut.[111]

3. an Reg. Rat Dr. *Krüger*, Prag, 3.9.1944:
   Am 20. Juli war ich in meiner Baracke, als die Explosion erfolgte. Im ersten Moment dachte ich, ein Russe hätte Bomben geworfen, aber einige Minuten später kamen einige SS-Leute hereinge-

stürzt mit der Mitteilung, es sei ein Unglück passiert. Ich solle sofort zum Führer hinüberkommen. Glücklicherweise fand ich ihn fast unverletzt vor. Die Gesundung ist nun wieder vollauf vorhanden.[112]

4. an R. A. Dr. Hancke, Ingelheim, 16.9.1944:
Ich bin glücklich, daß es meinem Patienten gesundheitlich gut geht; denn es ist seither soviel Mißliches hereingeprasselt, daß man schon Nerven wie Stränge haben muß, um das alles zu überdauern. Ich bin der festen Hoffnung, daß bald ein Wandel eintreten wird in dem Völkergeschehen. Die Katastrophe als Auswirkung des 20. Juli wird dann zum größten Teil ihre Korrektur erfahren.[113]

5. an Schulrat Lorenz in Lich/Hessen, 19.9.1944:
Die hiesigen schweren Tage sind nun glücklich vorbei, und ich glaube, daß nun allmählich der Wandel wieder eintreten wird und sich die Folgen des 20. Juli wieder korrigieren lassen werden. Meinem Patienten geht es gesundheitlich recht gut, und ich hoffe, daß ich ihn noch recht lange in alter Frische dem deutschen Volk erhalten kann. Neben dem Duce konnte ich noch manches andere Staatsoberhaupt gesunden und kann eigentlich mit dem Erfolg meiner medizinischen Wirksamkeit recht zufrieden sein.[114]

6. an B. *Wenz*, Lübeck (Leibbursch aus Studentenverbindung in Gießen), 21.10.1944:
Kann wegen der internen Verhältnisse nicht viel schreiben, kann mitteilen, daß der F. wohlauf ist und sich Tag und Nacht darum bekümmert, wie er das Schicksal Deutschlands bessern und meistern kann.[115]

7. an Frau Helene *Muth*, Darmstadt auf deren Bericht über die Zerstörung der Stadt, 23.10.1944:
Aber verzagen Sie nicht. Der Krieg wird eines Tages eine andere Wende nehmen. Unser guter Führer hat die Absicht, das Zerstörte in schönerer Weise wieder aufzubauen und niemanden zu großem Schaden kommen zu lassen. ... Seit vielen Monaten bin ich im Osten nahe der Front und betreue wie immer unseren Führer. Es mag Ihnen ein Trost sein, wenn ich Ihnen versichern kann, unserem Führer geht es gesundheitlich gut und sein ganzes Sinnen und Denken ist Tag und Nacht darauf gerichtet, wie er die Leiden der Ausgebombten lindern kann und wie er unsere Soldaten zu schnellerem Sieg bringt.[116]

8. an Dipl. Ing. *Hamburger* (Duzfreund), 16.12.1944:
Meine größte Freude, Beruhigung und Genugtuung ist es, daß es meinem Patienten sehr gut geht, und er in alter Tatkraft und Frische allen Belastungen gewachsen ist und alle Krisen meistern konnte.[117]

9. an Freiherrn v. *Roedern*, Bayrisch-Gmain, 28.12.1944
Unserem lieben Führer geht es gesundheitlich recht gut und bringt ihm ein siegreiches Vorgehen immer die größte Freude.[118]

10. an Reichsbühnenbildner Benno v. Arent (Duzfreund)
28.12.1944: Es ist eine ganz besondere Freude, mitteilen zu können, daß sich unser geliebter Führer einer ganz vorzüglichen Gesundheit erfreut, und daß ich hoffe, daß wir mit seiner Hilfe die begonnene Offensive in siegreicher Weise fortführen und zu einem durchschlagenden Erfolg kommen werden... Gerne denke ich an die anregenden netten Stunden, die ich mit Dir und unserem geliebten, verehrten Führer verbringen konnte. In der Hoffnung, Dich bald wieder einmal hier in unserem engen Kreise zu sehen...[119]

Bemerkung des Verfassers

Benno von Arent wurde nach Kriegsende gefangen genommen und in der Sowjetunion zu 25 Jahren Arbeits- und Besserungslager verurteilt. In der Gefangenschaft verleugnete von Arent niemals seine enge Verbindung mit Hitler, berichtete in zahlreichen Anekdoten über dessen künstlerische Auffassungen und Hinweise gerade bei der Inszenierung von Wagner-Opern. Arent inszenierte selbst im Lager Krasnogorsk I mit ehemaligen deutschen Soldaten, Diplomaten, Judenfamilien und aus Rumänien verschleppten Volksdeutschen noch einige Schauspiele und Opern / Operetten.

Der »Veteran«

Abschließend möchte ich auf die einleitende Bemerkung zurückkommen, daß Hitler gleichsam »Veteran« seiner »Bewegung« geworden, sich in seiner Endzeit lediglich in Erinnerungen an die Kampfzeit erging und damals Gewolltes als zukünftige Realität anpries, um den letzten Gefolgsleuten Mut zum Aushalten zu machen. Dies war zum letzten Male anläßlich der 25. Wiederkehr der Parteigründung am 24. Februar 1945 der Fall, als er die Reichs- und Gauleiter der Partei in Berlin versammelte und eine Grundsatzrede hielt, welche die Einsichtigen unter ihnen auf das Tiefste enttäuschte und deprimierte, hatten sie doch Hinweise auf Rettung erwartet.

Das Testament Hitlers ist ein ähnlicher Rückblick auf die »An-

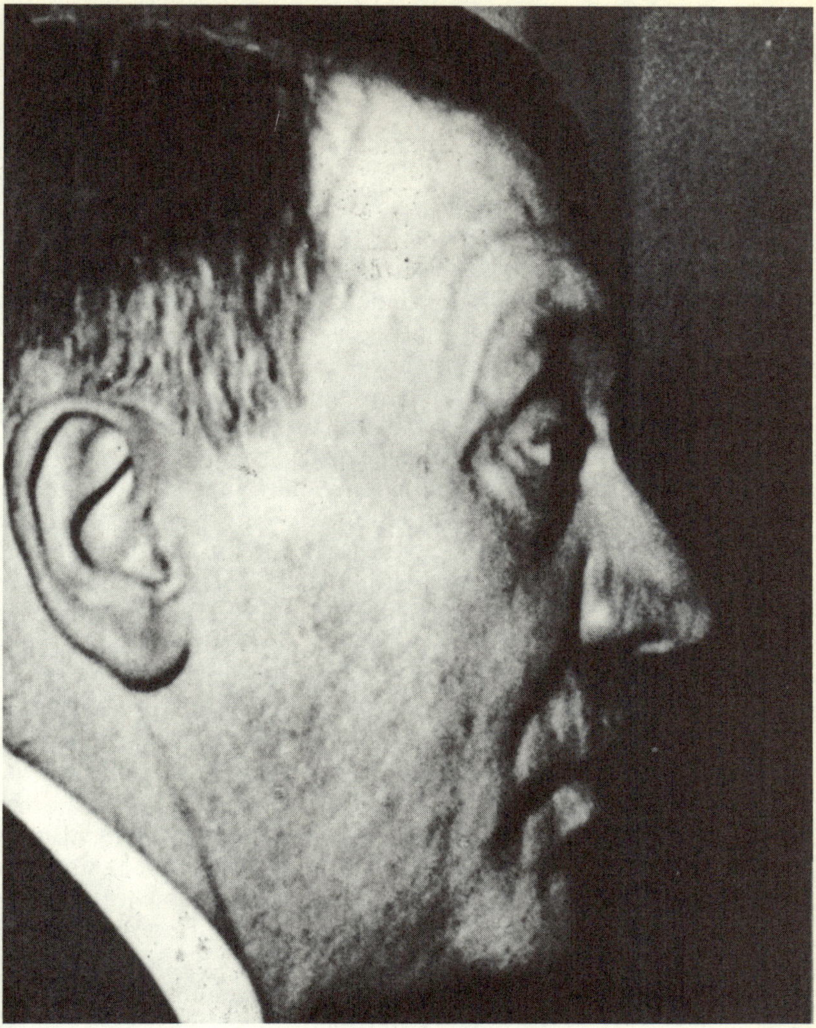

Der Veteran am Ende des Lebens.

sätze«. Am deutlichsten jedoch wird das Anachronistische in der kaum bekannten Proklamation vom 24. Februar 1945 an die Parteigenossen. Der Altparteigenosse Hermann *Esser* verlas sie in München. Wir entnahmen den Text einer der letzten Nummern der »Schlesischen Zeitung«. Wenn wir, dem Plane dieser Ausarbeitung gemäß auf jede psychologische Deutung dieses auf Hitler persönlich zurückgehenden, ja wohl auch von ihm verfaßten Aufrufes verzichten, so soll er doch mitgeteilt werden, da er für sich selbst spricht:

Ansprache des Führers am 25. Jahrestag der Verkündung des Parteiprogramms bei der Traditionsfeier in München verlesen durch den Parteigenossen Hermann Esser.

(Aus der »Frontzeitung der Festung Berlin«. Nachdruck der »Schlesischen Tageszeitung«, 25. Februar 1945.)[120]

Nationalsozialisten!
Parteigenossen und Parteigenossinnen!

Pflichtbewußtsein und Arbeit verbieten es mir, in einem Augenblick das Hauptquartier zu verlassen, in dem sich zum 25. Male der Tag jährt, da in München das grundlegende Programm unserer Bewegung verkündet und angenommen war.

Der Abend des 24. Februar stand im Zeichen der Voraussicht einer Entwicklung, die vielleicht erst heute im ganzen Umfange ihrer furchtbaren Bedeutung vielen klar geworden ist.

Dieselbe Koalition unversöhnlicher Feinde war schon damals im Kampf gegen das deutsche Volk vereint wie jetzt. Das unnatürliche Bündnis zwischen ausbeuterischem Kapitalismus und menschenvernichtendem Bolschewismus, das heute die Welt zu ersticken versucht, war der Feind, dem wir am 24. Februar 1920 zur Erhaltung der Nation den Kampf ansagten. So wie in diesen Jahren war auch damals das scheinbar Widersprechende im Zusammenspiel so extremer Kräfte nur der Ausdruck des Wollens eines gemeinsamen Erregers und Nutznießers. Das internationale Judentum bedient sich seit langem beider Formen zur Vernichtung der Freiheit und des sozialen Glücks der Völker.

Als wir uns am 24. Februar in München zum erstenmal getroffen haben, besaßen wir schon ein klares Bild von der Tendenz und den Folgen des Kampfes beider Angreifer. Kapitalismus und Bolschewismus hatten unser Volk erst in sich zerrissen und dann entwaffnet, um es auszuplündern und am Ende vernichten zu können. Und doch war dies nur ein kleiner Vorunterricht gegenüber dem, den uns die Geschichte heute erteilt. Die niederträchtigste Verschwörung und blutigste Tyrannei gegen die Freiheit der Menschen aller Zeiten versucht sich zu erheben und eine jahrtausendelange europäische Kulturentwicklung zu beenden.

Allein es besteht ein gewaltiger Unterschied zwischen dem Deutschland von 1920 und dem von 1945. Damals eine völlig gelähmte Nation, heute ein sich mit äußerstem Fanatismus wehrendes Volk. Damals eine überlebte, der Auflösung verfallene Gesellschaftsordnung – heute eine im Aufbau begriffene unerschütterliche Volksgemeinschaft.

Wäre dem damaligen Deutschland nur ein Bruchteil der Widerstandskraft des heutigen zu eigen gewesen, so wäre es niemals zusammengebrochen. Wenn das Deutschland von jetzt aber nur einen Teil der Schwächen von damals besäße, würde es schon längst nicht mehr leben! Es wird deshalb dereinst der 24. Februar 1920 in der Geschichte als einer der großen Wendepunkte der Menschheitsentwicklung angesehen werden. Namenlose Unbekannte, an deren Spitze ich selbst stand, wenden sich an ein in voller Auflösung begriffenes Volk und verkünden ein Programm, dessen Thesen von Zahllosen nicht verstanden wurden, dessen Tendenz die überwältigende Mehrheit ablehnte. Heute wissen wir aber folgendes:

Ohne dieses Programm gäbe es keinen sozialistischen neuen deutschen Volks- und Staatsaufbau. Ohne den deutschen nationalsozialistischen Volksaufbau gäbe es heute weder ein deutsches Reich noch ein deutsches Volk. Denn auch die Substanzen der Staaten, d. h. die Völker selbst sind nicht unvergänglich, sondern sie kommen, werden oder vergehen – je nach ihrem Wert. Die Vorsehung kennt keine Barmherzigkeit dem Schwachen gegenüber, sondern nur die Anerkennung des Rechts des Lebens für den Gesunden und Starken!

Daß es der nationalsozialistischen Bewegung im Jahre 1933 nach einem rund 13jährigen Kampf gelang, aus nichts heraus auf legalem Wege die Macht im deutschen Reich in ihre Hand zu bekommen, war das Ergebnis eines wenn auch oft fast aussichtslos erscheinenden zäh und fanatisch durchgeführten Kampfes. Wer das Wunder des heutigen Widerstandes bestaunt oder gar wem es unverständlich sein sollte, der möge bedenken, was es bedeute, daß ich damals als unbekannter Namenloser begann, den Kampf für eine Idee und damit den Kampf um die Macht zu führen, ebenfalls einer ganzen geschlossenen Welt von Feinden gegenüber. Wer würde wohl von den späteren Kritikern jemals selbst fähig gewesen sein, unter ähnlichen Voraussetzungen aus Nichts heraus ein solches Werk zu beginnen und zu vollenden? Welch eine Unsumme von Arbeit, Kampfeswillen und Glaubenskraft enthalten diese Jahre des Ringens um die Macht! Welche Hindernisse und Rückschläge mußten überwunden werden! Nur unsere Zähigkeit und unser durch nichts zu erschütternder Wille haben am Ende diesen Sieg errungen.

Wenn nun auch der Rahmen, in dem sich dieser Kampf damals abgespielt hatte, als klein erscheinen mag, dann war doch das Objekt dieses Kampfes und seines Ablaufs das gleiche wie heute: Immer handelte es sich um das Dasein unseres deutschen Volkes! Und deshalb war dieser Kampf für uns ein genau so heiliger, wie er es heute ist. Denn von seinem Gelingen hing damals genau so wie jetzt und jetzt genau so wie damals Sein oder Nichtsein der Zukunft unserer Rasse ab. Wer will es heute noch bezweifeln, daß ohne die nationalsozialistische Revolution und ihre Neuformung des deutschen

Volkskörpers – schon rein innerlich gesehen – Deutschland überhaupt gar nicht in der Lage gewesen wäre, der heutigen Krise zu begegnen? Wer kann bestreiten, daß selbst der stärkste Wille ohne die durch die nationalsozialistische Revolution erfolgte materielle Aufrüstung des deutschen Volkes nicht genügt haben würde, dieser teuflischen Koalition zu trotzen, die uns heute bedroht!

Nur ein bürgerlicher Schwachkopf aber kann sich einbilden, daß die Flut aus dem Osten nicht gekommen sein würde, wenn ihr Deutschland statt mit Kanonen, Panzern und Flugzeugen mit papierenen Völkerrechten entgegengetreten wäre! Wir werden in diesem Jahrhundert und vor allem in unserer eignen Zeit gewogen, ob wir standfest genug sind, einem Einbruch Innerasiens zu begegnen, wie ihn die Welt seit der Zeitenwende schon öfter erlebt hat. So wie der Hunnensturm aber nicht gebrochen werden konnte durch fromme Wünsche oder Ermahnungen, sowie die jahrhundertlangen Einfälle aus dem Südosten in unser Reich nicht abgewehrt wurden durch diplomatische Kunststücke und der Mongolensturm nicht Halt machte vor alten Kulturen, so wird auch diese Gefahr nicht beseitigt durch das Recht an sich, sondern nur durch die Kraft, die hinter diesem Recht steht. Das Recht selbst liegt in der Pflicht der Verteidigung des uns vom Schöpfer der Welten gegebenen Lebens. Es ist das heiligste Recht der Selbsterhaltung. Das Gelingen dieser Selbsterhaltung aber hängt ausschließlich von der Größe unseres Einsatzes und der Bereitwilligkeit ab, jedes Opfer auf uns zu nehmen, um dieses Leben für die Zukunft zu erhalten.

Wir tun dabei nichts anderes, als was die germanischen und lateinischen Rassen in der Zeit der Völkerwanderung tun mußten, nichts anderes, als was unseren Vorfahren in den langen Jahren der Türkenkriege auferlegt worden war und was den großen Mongolensturm endlich doch noch abgehalten hat, unseren Kontinent ebenfalls in eine Wüste zu verwandeln. Nicht in einer Völkerbundsversammlung, sondern in der Schlacht auf den katalaunischen Gefilden ist Etzels Macht gebrochen worden und nicht in einer Genfer Schwatzbude oder durch irgendeine andere Konvention wird der asiatische Bolschewismus zurückgeschlagen, sondern ausschließlich durch den Siegeswillen unseres Widerstandes und durch die Kraft unserer Waffen!

Wie schwer dieser Kampf nun heute ist, das wissen wir alle. Was immer wir aber auch dabei verlieren, es steht in keinem Verhältnis zu dem, was wir verlieren würden, wenn er nicht erfolgreich seinem Ende entgegenginge. Was der Bolschewismus ist, das erleben nun einzelne Gebiete im Osten unseres Reiches am eigenen Leibe. Was dort unseren Frauen, Kindern und Männern von dieser jüdischen Pest zugefügt wird, ist das grauenhafteste Schicksal, das ein Menschenhirn sich auszudenken vermag. Dieser jüdisch-bolschewistischen Völkervernichtung und ihren westeuropäischen und amerikanischen Zuhältern gegenüber gibt es deshalb nur ein Gebot! Mit äußerstem Fanatismus und verbissener Standhaftigkeit auch die letzte Kraft einzusetzen, die ein gnädiger Gott dem Menschen in schweren Zeiten zur Verteidigung seines Lebens finden läßt.

Was dabei schwach wird, fällt, muß und wird vergehen. So wie einst die feigen bürgerlichen Kompromißparteien von der bolschewistischen Welle erst in die Ecke manövriert und dann hinweggefegt worden sind, so verschwinden heute alle bürgerlichen Staaten, deren bornierte Vertreter glauben, mit dem Teufel ein Bündnis abschließen zu können, in der Hoffnung, listiger zu sein, als er satanisch ist. Es ist eine schaurige Wiederholung des einstigen innerdeutschen Vorgangs in der gewaltigen weltpolitischen Ebene des heutigen Geschehens. Aber genau so, wie wir damals am Ende über den bornierten kleinbürgerlichen Parteipartikularismus hinweg den bolschewistischen Gegner zu Boden warfen und den nationalsozialistischen Volksstaat begründeten, so werden wir heute über das Gemengsel bürgerlich-demokratischer Staatsmeinungen den Sieg erringen und ihn mit der Vernichtung des Bolschewismus krönen. Als Rom nach der Schlacht von Cannä seine schwersten Stunden erlebte, siegte es nicht durch den Versuch eines feigen Kompromisses, sondern durch den kompromißlosen Entschluß, den Kampf für sein Dasein unter Aufgebot der letzten Volkskraft weiter zu führen. Als selbst der zweite römische Krieg den afrikanischen Vorstoß nicht endgültig zu beseitigen vermochte, beendete ihn der dritte.

Als der große König unserer Geschichte, Friedrich II., in seinem siebenjährigen Kampf der Übermacht einer Weltkoalition zu erliegen drohte, war es ebenfalls ausschließlich seiner heroischen Seele zu verdanken, wenn die Keimzelle und der Kern eines kommenden Reiches abschließend dann doch Sieger blieben.

Was wir über das Wesen der uns feindlichen Koalition einst im Innern so oft gepredigt haben, ist heute bestätigt: Ein teuflischer Pakt zwischen demokratischem Kapitalismus und jüdischem Bolschewismus. Alle die Völker, deren Staatsmänner sich diesem Pakt selbst verschrieben haben, werden früher oder später die Opfer der Geister sein, die sie heute gerufen haben.

Es soll aber kein Zweifel darüber herrschen, daß das nationalsozialistische Deutschland diesen Kampf so lange weiterführen wird, bis am Ende auch hier, und zwar noch in diesem Jahre, die geschichtliche Wende eintritt. Keine Macht der Welt wird uns im Herzen schwach machen.

Sie haben uns so viel an Schönem, Erhebendem und Heiligem zerstört, daß wir nur der einzigen Aufgabe leben dürfen, einen Staat zu schaffen, der wiederaufbaut, was durch sie vernichtet wurde. Es ist deshalb unsere Pflicht, die Freiheit der deutschen Nation für die Zukunft zu erhalten und die deutsche Arbeitskraft nicht nach Sibirien verschleppen zu lassen, sondern sie für den Wiederaufbau im Dienst unseres eignen Volkes einzusetzen. Sie haben uns so Schreckliches gelehrt, daß es keinen größeren Schrecken mehr gibt. Was die Heimat erduldet, ist entsetzlich: was die Front zu leisten hat, übermenschlich. Wenn aber ein ganzes Volk sich in einer solchen Pein so bewährt wie unser deutsches, dann kann und wird die Vorsehung ihm am Ende das Recht zum Leben nicht abstreiten, sondern – wie immer in der Geschichte – seine Standhaftigkeit mit dem Preis des irdischen Daseins belohnen.

Da man uns soviel vernichtet hat, kann uns das nur im fanatischen Entschluß bestärken, die Feinde mit tausendfachem Haß als das anzusehen, was sie sind: Zerstörer einer ewigen Kultur und damit Vernichter der Menschheit! Und aus diesem Haß kann uns nur ein heiliger Wille erwachsen: Mit allen Kräften, die uns ein Gott gegeben hat, diesen Vernichtern unseres Daseins entgegenzutreten und sie am Ende niederzuschlagen.

Unser Volk hat im Laufe seiner nunmehr zweitausendjährigen Geschichte so viele furchtbare Zeiten überstanden, daß wir keinen Zweifel darüber haben dürfen, daß wir auch der jetzigen Not Herr werden. Wenn die Heimat weiterhin ihre Pflicht so wie jetzt erfüllt, ja sich in ihrem Willen, das Höchste zu leisten, noch steigert, wenn der Frontsoldat an der tapferen Heimat sich ein Beispiel nimmt und sein ganzes Leben einsetzt für diese seine Heimat, dann wird eine ganze Welt an uns zerschellen. Wenn Front und Heimat weiter gemeinsam entschlossen sind, jeden zu vernichten, der es auch nur wagt, dem Gebot der Erhaltung gegenüber zu versagen, was sich entweder feige zeigt oder gar den Kampf sabotiert, so werden sie gemeinsam verhindern, daß die Nation vernichtet wird. Dann muß am Ende dieser Auseinandersetzung der deutsche Sieg stehen.

Und wir erleben dabei ein stolzes Glück: Als der Weltkrieg ausging, sahen wir als Schlimmstes vor uns eine verderbte Jugend. Wenn dieser Krieg sein Ende finden wird, legen wir den Sieg in die Hände einer jungen Generation, die, in tausendfachem Leid und Feuer gestählt, das beste ist, was Deutschland je sein eigen nannte. Sie wird in Stadt und Land das Vorbild sein für zahllose kommende Generationen. Auch dies ist das Werk der nationalsozialistischen Erziehung und damit eine Folge jener Kampfansage, die vor fünfundzwanzig Jahren von München ausging.

Mein eigenes Leben hat dabei nur den Wert, den es für die Nation besitzt. Ich arbeite daher unentwegt an der Wiederaufrichtung und Stärkung unserer Fronten zur Abwehr und zum Angriff, an der Erzeugung alter und neuer Waffen, an ihrem Einsatz, an der Festigung des Geistes unseres Widerstandes und – wenn notwendig – aber auch wie in früheren Zeiten an der Beseitigung aller Schädlinge, die sich der Erhaltung unseres Volkstums entweder nicht anschließen oder ihr sogar widersetzen wollen.

Meine lieben Parteigenossen, ich habe in diesen Tagen in britischen Zeitungen gelesen, daß man die Absicht habe, meinen Berghof zu vernichten. Ich bedaure fast, daß dies nicht schon geschehen ist, denn was immer ich selbst mein eigen nenne, ist nicht mehr wert, als das, was meinen Volksgenossen gehört. Ich werde glücklich sein, soweit es einem Menschen möglich ist, bis zum letzten alles mit zu tragen, was auch andere zu tragen haben.

Das einzige, was ich nicht ertragen könnte, wäre das Zeichen einer Schwäche meines Volkes. Was mich daher am glücklichsten und stolzesten macht, ist daher die Überzeugung, daß sich das deutsche Volk in seiner größten Not in seinem härtesten Charakter zeigt. Möge in diesen Wochen und Monaten jeder einzelne Deutsche bedenken, daß er verpflichtet ist, alles in den Dienst unserer gemeinsamen Enthaltung für die kommenden Jahrtausende zu stellen.

Wem immer es schlecht geht, der weiß und muß es wissen, daß viele Deutsche noch viel mehr verloren haben als er selbst. Das Leben, das uns geblieben ist, kann nur einem einzigen Gebote dienen, nämlich wieder gut zu machen, was die internationalen jüdischen Verbrecher und ihre Handlanger an unserem Volk begangen haben. So wie wir daher vor fünfundzwanzig Jahren ausgezogen sind, als eine Gemeinschaft zur Wiedergutmachung des Unrechts an unserem Volk, so kämpfen wir auch heute wieder als eine Gemeinschaft zur Wiedergutmachung des Leides, das sie uns erneut zufügen, der Bedrückung, in die sie uns brachten und der Schäden, die sie bei uns anrichten. Es muß daher unser unerschütterlicher Wille sein, mit dem letzten Atemzug noch an Deutschland denkend, Mann für Mann, Frau für Frau, in Stadt und Land bis hinunter zur Jugend nur dem einen Gebot zu leben: alles einzusetzen, um unser Volk aus dieser Not zu befreien und es wieder aufzurichten nach diesem Krieg in seiner Kultur, in seinen Städten wie auf dem Lande und in seinem nationalsozialistischen Gemeinschaftsleben, vor allem aber: nie mehr abzuirren von dem Wege des Ausbaues eines wahrhaften Volksstaates, fern von jeder Ideologie, von Klassen, sich erhebend über den Dünkel einzelner Gesellschaftsschichten, durchdrungen von der Überzeugung, daß die ewigen Werte eines Volkes in den besten Söhnen und Töchtern liegen, die ohne Rücksicht auf Geburt und Herkunft, so wie sie ein gnädiger Gott uns gab, zu suchen, zu erziehen und einzusetzen sind.

Meine Parteigenossen! Vor fünfundzwanzig Jahren verkündete

ich den Sieg der Bewegung! Heute prophezeie ich – wie immer durchdrungen vom Glauben an unser Volk – am Ende den Sieg des Deutschen Reiches!

Hauptquartier, den 24. Februar 1945
Adolf Hitler

Wie tief die Enttäuschung jener alten Nationalsozialisten war, die etwas ganz anderes, als später kam, erhofft hatten, kann man Briefen entnehmen, die Dr. H. D. Röhrs an Dr. H. Fikentscher in den Jahren 1968–1975 richtete. So schreibt er über Albert *Speer*: »Er hatte zweifellos nicht die geringste Ahnung von dem, was die Bewegung – man muß heute sagen, trotz Hitler – wollte und hat nie erfahren, daß das Gros der alten Nationalsozialisten nur deshalb noch zu Hitler stand, weil es jeden echten Kontakt mit dem Hitler der letzten Jahre verloren hatte und daher noch an das Vorhandensein des Hitlers der ersten erfolgreichen Aufbaujahre glaubte.

Er (Speer) kann heute... noch nicht begreifen, daß Hitler kein Halbgott, sondern ein Mensch, und zwar ein Mensch des Wortes und nicht der Tat war. ... Menschen, die das Wort brauchen, um Wirkungen zu erzielen, nicht aber um Wahrheiten zu verkünden. Hitlers Tragik war, daß er sich diesem Bann der Worte, unter dem er seine Mitarbeiter hielt, mit denen er ein ganzes Volk gefangen hatte, ja die ganze Welt in Staunen versetzte, selbst nicht entziehen konnte, ja schließlich sogar glaubte, der Vorsehung mit beschwörenden Worten statt mit sachlich fundierten Taten beizukommen.«

»Ich hatte in seinen letzten öffentlichen Reden schon die unverkennbare Bestätigung eines geistigen Altersprozesses gehabt. So sehnsüchtig wir alle auf etwas Neues warteten, etwas, was er früher doch selbst in den verfahrensten politischen Lagen hervorzaubern konnte – er spielte wie ein hoffnungsloser Greis immer wieder die Platte der Vergangenheit.« [121]

Die Schüttellähmung

(Parkinsonsche Krankheit, Parkinsonismus)

Über die Ursache des Zitterns des linken Armes und Beins oder die nervösen Erscheinungen, wie sie Goebbels und andere beschönigend umschrieben, war Morell, der Leibarzt, sich niemals klar. Er bagatellisierte sie und tat sie als »hysterisch« ab, bis er Ende 1944 von dem sich zunehmend durch das Nervenleiden belastet fühlenden Hitler veranlaßt wurde, etwas zu unternehmen, worauf er als Zeichen seiner Ratlosigkeit in nichts bewirkende Polypragmasie verfiel. Zu dieser Unterschätzung eines progredienten Prozesses mag, abgesehen vom Fehlen jeglicher neurologischer Kenntnisse, die Tatsache beigetragen haben, daß Morell sich Ende 1918 in Berin als Arzt für Elektrotherapie und Harnwegkrankheiten (also Urologe im heutigen Sinne) niedergelassen und sehr wahrscheinlich in der damals üblichen Weise viele Kriegszitterer aus der Zeit des Ersten Weltkrieges behandelt hatte. Diese galten damals allgemein unter den Ärzten als Hysteriker und wurden schmerzhaft elektrisch mit dem Galvanisationsapparat gestreßt. Die Erinnerung hieran könnte also bei Morell, und übrigens auch bei den anderen Begleitärzten, nachgewirkt und den Gedanken an eine organische Ursache in den Hintergrund gedrängt haben.[1]

Ab November/Dezember 1944 also, begann sich der Leibarzt ernsthafte Gedanken über eine organische Ursache zu machen, wie verschiedene seiner Niederschriften bezeugen. In einer undatierten handschriftlichen Notiz aus dieser Zeit vermerkt er:

»Bei dem erneuten Auftreten der Tremorerscheinungen und den nach und nach erst zu klärenden differential-diagnostischen Erwägungen kam mir ein Vorfall in Erinnerung, der als Ursache angesehen werden kann. 1943 beim letzten Aufenthalt im Hauptquartier in Winniza trat eine nicht geklärte Krankheitsform einer Art Grippe auf mit allgemein schlechtem Befinden, Kopfdruck und Leibschmerzen.«[2]

In einem Gespräch mit Hitler äußerte er sich am 3.11.44 über das allmählich beunruhigend gewordene starke Zittern und führte es auf die ständig großen Belastungen und Aufregungen und großen Ärger zurück. Auf Hitlers Frage, was man dagegen tun könne, erwähnte er Ruhe, Fernhalten von Erregungen, Dinge, die eben unmöglich seien. Dazu elektrische Ströme und Wasseranwendungen (Vierzellenbad u.a.). Hitler fragte dann nach Medikamenten und Spritzen, worauf Morell erwiderte eventuell Vitamin B_1 und Nikotinsäureamid und beruhigende Medikamente, die aber im Übermaß alle Funktionen hemmten. Hitler meinte, er nähme bereits Brom-Nervazit (ein flüssiges Beruhigungsmittel), wozu Morell auch noch die Anwendung von Massagen empfahl.[3]

Er wendet sich auch um Rat an seinen Chefchemiker Dr. *Kurt Mulli*, welcher ihm am 28.11.1944 erwidert:

»Ich möchte darauf hinweisen, daß nervöse Erscheinungen sehr häufig als Folge von Nikotinsäure-Amid-Mangel beobachtet werden. Solch ein Mangel ist in unseren Breiten häufig bei Vegetariern...«

Der Biochemiker Dr. Mulli empfiehlt als Medikament Nicobion-Merck und auch Medizinalhefe, die Morell jedoch beide später nicht verordnet.[4]

Schon vorher hatte er sich gegen den Vorwurf verwahren müssen, das Zittern der Hände sei Folge der ihm von den Begleitärzten angelasteten Strychninvergiftung durch die »Dr. Koesters-Antigas-Pillen«.

Morell sagte zu Hitler, und erwähnt erstmals ein »Gehirntrauma«, das in den späteren Äußerungen hierzu dann immer eine Rolle spielt: »Die Nervenunruhe im linken Bein und teilweise auch in den Händen nicht... eine Folge von Strychnin, sondern infolge des Gehirntraumas... rechterseits, seitdem diese Erscheinungen nach Aufregungen erhöht vorhanden sind«[5]

Seine völlige Unsicherheit zeigt sich später nochmals, als er nach einer anamnestischen Frage des Ophthalmologen Prof. Löhlein sich orientiert und niederschreibt: »Tremor, da Abart einer Schüttellähmung Versuch vorübergehender Beeinflussung durch Harmin und Homburg 680 (bulgarisch-italienische Kur nach Dr. Völler-Kassel)[6] Er vermutet jetzt erstmals eine Parkinson-Erkrankung und beginnt noch am 15. April 1945 mit einer hierfür empfohlenen Langzeitkur.

Retrospektiv äußert er sich als Gefangener wieder anders: »Ein geringer Tremor des linken Armes und Beins und ein Nachziehen des linken Unterschenkels wurde erstmals 1942 oder 1943 festgestellt, kurz nachdem Hitler während einer Inspektionsreise nach Winniza/Ukraine sich eine grippeähnliche Erkrankung zugezogen hatte.« *M.* meint, der Tremor sei möglicherweise hysterischer Art, schließt aber auch einen Zusammenhang mit der erwähnten Krankheit nicht aus.

»Der Tremor nahm langsam zu bis zum Attentat am 20. 7. 1944, nach dem er plötzlich aufhörte. Doch kehrte er innerhalb kurzer Zeit verstärkt wieder und wurde bis zum April 1945 immer störender und belästigender.«[7]

Entsprechend bemerkt Morell wenig später (1945/46) zu dem ihn befragenden Dr. *Recktenwald*, das Zittern sei auf ein organisches Leiden, eine Kopfgrippe, zurückzuführen.[8]

Im Mittelpunkt unserer weiteren Erörterungen haben naturgemäß die Fragen zu stehen, von welchem Zeitpunkt an das Zittern (oder der Tremor) Hitlers als Zeichen einer Erkrankung Bedeutung gewann und auf welche Krankheit es zurückzuführen wäre. Kann man gerade letztere Frage noch beantworten, nachdem ärztlicherseits keinerlei verwertbare Aussagen hierzu vorliegen?

Die Entwicklung des Zitterns (Tremor)

Der Beginn des Tremors bei Hitler wird verschiedentlich mit dem mißlungenen Putsch vom 8./9. November 1923 in Verbindung gebracht. Jedoch erscheint ziemlich sicher, daß Hitler während seiner Gefängnishaft in Landsberg während des Jahres 1924 keinen Tremor hatte. Der Haus- und Bezirksarzt der Anstalt, Obermedizinalrat Dr. Brinsteiner, äußerte sich am 9. 1. 1924 in einem Gutachten über den Geisteszustand des Untersuchungsgefangenen Adolf Hitler: »Bei dem Putsch vom 9. November hat Hitler eine Luxation der linken Schulter mit Bruch des Oberarmkopfes und einer nachfolgenden sehr schmerzhaften traumatischen Neurose erlitten. Hitler... wird wahrscheinlich eine teilweise Versteifung und schmerzhafte Affektion der linken Schulter bleibend davontragen.« Außerdem trug Hitler den linken Arm in einer Schlinge. Bei der Entlassung aus der Haft bescheinigte der gleiche Arzt: »Keine Anhaltspunkte für Geisteskrankheiten und psychopathische Minderwertigkeit.« [10]

Es ist kaum vorstellbar, daß ein Mann, der einen schmerzenden und bewegungseingeschränkten Arm in der Schlinge trug, mit diesem zitterte. Ebensowenig ist anzunehmen, daß Hitler dem Arzt bei der Haftentlassung als Zitterer auffiel. Bei der allgemeinen Aufmerksamkeit, welche wenige Jahre nach Kriegsende den Kriegszitterern noch galt, wäre dies, der damaligen Beurteilung dieser Menschen gemäß, als »psychopathische Minderwertigkeit« beurteilt worden. Es erscheint mithin völlig unwahrscheinlich, zumal auch keiner seiner Mitgefangenen jemals etwas von einem »Zittern« erwähnt.

In seiner Hitlerbiographie erwähnt Maser[9] jedoch, daß Hitler nach der Entlassung aus der Festungshaft nicht gesund gewesen sei. Er habe 1925 den zweiten Band seines Buches »Mein Kampf« diktiert. Dabei habe sein linker Arm und das linke Bein gezittert, auch habe er den linken Arm nur beschränkt bewegen können. Eine Quelle für diese wichtige Angabe nennt Maser nicht, jedoch war es Hitlers damaliger Freund Herrmann Esser, der dies berichtete. (persönl. Mitteilung H. Hoffmann jun. 1981)

Derart vage Angaben, zumal sie den verletzten Arm Hitlers betreffen, erlauben m. E. *nicht* den Schluß, seine Parkinson-Krankheit habe schon 1925 ihren Anfang genommen. Der aus der Haft entlassene Hitler hatte 1925 bei der Neugründung der NSDAP einen Führungsstreit auszufechten, bei dem es für ihn um Alles ging. Es ist durchaus möglich, daß er bei den damit verbundenen Auseinandersetzungen in höchster Erregung auch »zitterte«, in einer Reaktion, die durchaus bekannt ist. Später erwähnt keiner der unzähligen und z. T. keineswegs positiv eingestellten Beobachter Hitler'scher Auftritte jemals einen Tremor.

Im Gegenteil; ungezählte Beobachter bewunderten Hitlers Fähigkeit, bei langdauernden Vorbeimärschen mit gestrecktem rechten Arm und der linken Hand am Koppel statuarisch unbewegt zu verharren.

Aussagen über ein Zittern stammen erst aus der ersten Zeit des Ostfeldzuges 1941.

Die erste Notiz über einen Tremor findet sich bei *Morell* am 20.8.1941. Hitler war wenige Wochen zuvor in das F. H. Q. »Wolfsschanze« in Ostpreußen übergesiedelt. Der Arzt schreibt: »Gestern nach vielen Arbeiten etwas nervös. Hände zittern, Kopf etwas benommen«. Die Eintragung erfolgte etwa eine Woche, nachdem Hitler offenbar einen Darminfekt durchgemacht und über Kopfschmerzen geklagt hatte. Er war etwa 8 Tage lang krank gewesen.«[11] Das Händezittern war nur vorübergehend. Am 21.8.1941 vermerkt Morell »Alles gut«.

Aus dem Jahre 1942 wäre allenfalls eine rückerinnernde Bemerkung *Kempkas* anzuführen, der in seinem Bericht sagt: »Zittern der Linken wie 1942 nach Kopfgrippe in Winniza der Fall«.[12]

In den Niederschriften *Morells* aus dieser Zeit und auch aus denen des Jahres 1943 wird nirgends ein »Tremor« erwähnt.[13] Insbesondere ist in dem, fast zu einer Vernehmung ausartenden Gespräch Morells mit dem Außenminister v. Ribbentrop am 6.6.43 nicht von einem Zittern die Rede, obgleich der gesamte Gesundheitszustand Hitlers abgehandelt wurde. Offensichtlich verärgert fixierte Morell abends den Inhalt jenes Gesprächs. Gleichwohl sagt *Morell* am 25.10.1945 bei seiner Vernehmung durch den US-Leutnant St. John: »...Ein geringer Tremor des linken Armes und Beines und geringes Nachschleppen des l. Beines wurde zuerst 1942 oder 1943 kurz nach einer grippeähnlichen Erkrankung festgestellt, die Hitler sich in Winniza zugezogen hatte.«[14] Zu dieser Annahme war, wie aus seinen Papieren ersichtlich, Morell jedoch erst um den Jahreswechsel 1944/45 gekommen. Wir werden hierauf zurückkommen.

Auch Dr. *v. Hasselbach*[15] äußert sich in einer nachträglichen Stellungnahme (nach 1948), es treffe nicht zu, daß Hitlers Glieder bereits im Jahre 1943 zu zittern begonnen hätten, wenn auch ein gewisser Tremor des linken Armes etwa beim Heranführen der Tasse zum Mund festzustellen gewesen sei. Der linke Fuß wurde damals nicht nachgeschleift.

Im Gegensatz hierzu gibt aber *Linge*[16], der sich stets in Hitlers engster Umgebung aufhielt, in seinen Erinnerungen an: Seit Ende von Stalingrad (Dezember 1942/Januar 1943) Zittern der linken Hand, die er mit der rechten festhielt, später auch Zittern des linken Beines.

In gleicher Weise äußert sich für die gleiche Zeit eine seiner persönlichen Sekretärinnen, Frau Christa *Schroeder*[17], welche noch hinzufügt, es sei ihm schließlich unmöglich gewesen, die Beine selbst auf das Sofa zu heben, wenn er sich hinlegen wollte. Seit damals habe er beim Gehen das rechte Bein nachgezogen.

Im Februar 1943 sah ihn Generaloberst *Guderian*[18] nach 14 Monaten zum ersten Male wieder und bemerkte die ausgesprochene Veränderung seines Zustandes: »die linke Hand zitterte, die Haltung war gebeugt, der Blick starr«. Von da ab wiederholen sich die Bemerkungen verschiedenster Personen (W. *Best*, E. *Braun*, J. *Goebbels*, H. *Hoffmann*, E. *Linge*, A. *Speer* u. a.)[19] über den immer deutlicher bemerkbar werdenden Tremor. Zumeist wird er für die linke, nur gelegentlich für die rechte (Beobachtungs-/Erinnerungstäuschung? oder wirklicher Seitenwechsel zeitweise?) Seite angegeben; er erstreckte sich auf Arme, Hände, Beine – nicht aber den Kopf.

Auch wenn die Ärzte das Zittern nicht beobachteten, es nicht ernst nahmen oder es bewußt nicht erwähnten, steht also wohl doch außer Zweifel, daß Hitler seit Anfang 1943 an einer sich kontinuierlich verschlimmernden Schüttellähmung litt, die ab 1944 *Morell*[20] als den behandelnden Arzt zunehmend beschäftigte; Morell griff zunächst therapeutisch nicht ein, aber er vermerkte doch ab 1944 Stärke, Wegbleiben und Wiederauftreten des Tremors im Zusammenhang mit besonders wichtigen Ereignissen. Beispielsweise ist am 22.2.1944 bei Wohlbefinden Beinzucken links und Händezittern »weg«, am 9.5.1944 nach der Zerschlagung der Ostfront im Karpatenbereich »stark«, vermerkt. Unmittelbar nach dem Attentat vom 20.7.1944 sind die gesamten Bewegungsstörungen schlagartig verschwunden. Es herrschte im Führerhauptquartier jene Euphorie, welche so vielen Deutschen zur bleibenden Erinnerung wurde, wenn sie nach einem schweren Luftangriff auf ihre Stadt sich noch einmal als »davongekommen« empfanden. Die Mitglieder des Führerhauptquartiers erlebten dies damals zum ersten Mal und stellten fast verwundert fest: »unmittelbar nach dem Attentat bestand eine Art Hochstimmung« (Dr. Scheidt) oder, was Hitler betrifft: »er zeigte den lebhaften, fast frohen Gesichtsausdruck eines Menschen, der etwas Schlechtes erwartet hatte, das er aber glücklich überstand...« (v. Below).

Für wie lange Zeit der Tremor nach dem Attentat sistierte, ist nicht eindeutig zu eruieren. *Goebbels*[21] und *Guderian*[22] zufolge setzten die Schüttelbewegungen etwa ab 26./27.7.44 wieder ein, während nach *Morells*[23] Aufzeichnungen Hitler selbst erst ab Mitte September 44 mit zunehmender Zustandsverschlechterung über Kopfdruck und Wiederbeginn des Zitterns der Hände und des linken Beines klagte.

Von diesem Zeitpunkt an vermerkt *Morell*[23] immer häufiger entsprechende Klagen und Fragen Hitlers nach einer wirksamen Behandlung des Tremors. Er hält ihn nach wie vor für weitgehend psychogen und stellt z. B. fest, ein Tremor der ausgestreckten Hände bestünde nicht.

Der linksseitige Tremor von Arm und Bein ist seit der Jahreswende 1944/1945 ununterbrochen so stark, daß Hitler einen mitleiderregenden Eindruck, den eines Schwerbehinderten, macht und nunmehr auch selten zu unzulänglicher Ruhe kommt. In einem bemerkenswerten Panoramawechsel seiner Leidenserscheinungen verschwinden ab 1.1.1945 die bis dahin im Vordergrunde stehenden Darmkoliken bis zu seinem Lebensende völlig.

Die Ursachen des Zitterns

Über die Ursachen des Tremors besteht zwischen den nicht medizinisch gebildeten Hitlerbiographen Unklarheit. Es schien, als sei die Erstellung einer eindeutigen ärztlichen Diagnose bei der Unschärfe der Aussagen unmöglich. Wir befinden uns jedoch jetzt nach Bekanntwerden der Morellschen Niederschriften, und anderer dokumentarischer Zeugnisse dank umfassender Untersuchungen erfahrendster Experten auf dem Gebiet der Nervenheilkunde (Prof. Dr. med. Ellen Gibbels) in der glücklichen Lage, eine hieb- und stichfeste Diagnose in die Hand bekommen zu haben.

Jedoch sollten wir, gerade wegen der in wissenschaftlichen Veröffentlichungen vertretenen extrem unterschiedlichen Auffassungen oder Ausdeutungen zunächst zur Grundfrage Stellung nehmen, auf welcher Basis Zittern entstehen, sich verstärken, und schließlich Krankheitswert zu gewinnen vermag. Wir können uns, vom wissenschaftlichen Erkenntnisstand in der ersten Hälfte dieses Jahrhunderts ausgehend, auf vier Entstehungsmöglichkeiten der »Schüttellähmung« (Paralysis agitans) beschränken. So wären im Falle Hitler zu diskutieren:

- die hysterisch-neurotisch-psychogene, letzten Endes psychosomatische, um der sich wandelnden Nomenklatur zu entsprechen.
- die toxische als Folge einer chronischen Vergiftung.
- die postinfektiöse als Folge einer Gehirnentzündung (Enzephalitis), jetzt *sekundärer* Morbus Parkinson (M. P.) oder Parkinsonismus genannt.
- der idiopathische aus, wenigstens in der Mehrzahl der Fälle, unbekannter Ursache entstehende, *primäre* Morbus Parkinson.

Hysterische Schüttellähmung?

Wir erwähnten, daß der Leibarzt und die Begleitärzte Hitlers dessen Zittern zu seinen Lebzeiten als hysterisch bezeichneten. Etwas zurückhaltender urteilte Prof. *Brandt* amerikanischen Vernehmungsoffizieren Mitte 1945 gegenüber, als er sinngemäß sagte: »es mag sein, daß die Schüttellähmung hysterisch war; es mag auch sein, daß es sich um einen Morbus Parkinson handelte« – den er hier erstmals erwähnte.

Dem Worte Hysterie haftete in den zwanziger und dreißiger Jahren etwas Negatives an, was keineswegs in der Absicht des großen französischen Nervenarztes *Charcot* gelegen hatte, der diesen Begriff einführte. Es wurde ja dann deshalb auch durch andere Bezeichnungen wie etwa den der Neurose ersetzt. Es ist darum kein Wunder, daß die politischen Gegner den exaltierten Volksredner Hitler als Hysteriker bezeichneten und dies zu beweisen versuchten. Eklatantestes Beispiel hierfür ist der Roman »Der Augenzeuge« von Ernst *Weiß*,[24] in welchem die Schnellheilung des in hysterische Blindheit verfallenen Gefreiten A. H. durch einen jüdischen Arzt geschildert wird. Grundlage für diese Darstellung scheint ein Bericht des Greifswalder Psychiaters Prof. Dr. E. *Forster* zu sein, welcher zeitweise in Pariser Emigrantenkreisen verweilte, dort von seiner Tätigkeit im Lazarett Pasewalk berichtete und später wieder nach Greifswald zurückkehrte.[25]

Wir verweisen hierzu auf das Kapitel »Die Augen« – allgemeine und ärztliche Befunde, s. S. 304. Aus der dortigen Darstellung wird ersichtlich, daß Hitler im Lazarett zu Pasewalk wegen einer Gelbkreuzgas-Vergiftung mit starker Lid- und Bindehautentzündung behandelt wurde. Daß Hitler etwa Kriegszitterer war, wird dort nirgends erwähnt. Mithin spricht nichts für eine hysterische Entstehung des Tremors bei Hitler. Vielmehr war es eindeutig wohl so, daß der behandelnde Leibarzt und die Begleitärzte, sämtlich nicht als Psychiater ausgebildet, ihre Ignoranz und Ratlosigkeit hinsichtlich der Deutung des Zitterns hinter einer nichtssagenden und nichtserklärenden Allgemeindiagnose versteckten.

Der Tremor – eine Vergiftungserscheinung?

Angesichts der Unzahl der angewandten Medikamente und der Unmäßigkeit des Arzneimittelverbrauches Hitlers könnte man auf den Gedanken kommen, daß das Zittern Folge einer chronischen Arzneimittelvergiftung sei, ohne daß man jedoch ein bestimmtes Medikament hierfür verantwortlich machen könnte.

Jedoch ist es unmöglich, in dieser Sache eine Entscheidung zu treffen, da Vergleichsfälle praktisch nicht existieren. Ich möchte diese Erklärung für unwahrscheinlich halten – schon deshalb, weil inzwischen eine überzeugende andere Begründung gegeben wurde (s. u.).

Der Tremor – Folge einer Gehirnentzündung?

Diese Theorie versuchte der Neurologe J. *Recktenwald*[26] unter Einbeziehung aller ihm damals erreichbaren biographischen Daten zu begründen. Jedoch schienen den Ärzten, die sich sonst mit dieser Frage befaßten, seine Deduktionen allzu konstruiert. Nachdem wir sämtliche, *Recktenwald* noch nicht zugänglichen Vernehmungsprotokolle und Morells Niederschriften kennen, ist seine Annahme wohl nicht zu halten, Hitlers Schüttellähmung sei Folge einer Gehirnentzündung, die er als Kind durchgemacht habe.

Es ist ja bekannt und soll nicht zum Nachteil der sorgfältigen Untersuchungen Recktenwalds unterschlagen werden, daß sich zwischen 1917 und 1927 unabhängig von der Millionen Menschenopfer fordernden spanischen Grippe eine Gehirnentzündung (Encephalitis lethargica Economo) in Europa ausbreitete, welche in unzähligen Fällen nach kürzerer oder längerer Zeit zu Schüttellähmung und anderen Störungen führte, die als Folge eines Gehirnschadens aufzufassen waren. Das typische Krankheitsbild war in damaliger Zeit den Klinikern gut vertraut und wurde viel diskutiert. Selbst wenn die weit überwiegende Mehrzahl der in dieser Weise schwer Erkrankten bis zum heutigen Tage verstorben sein dürften, ist die Forschung dennoch bislang nicht zur Ruhe gekommen. Denn einige, vornehmlich englische, Forscher führen die stetige Zunahme der Parkinson-Kranken in der Bevölkerung noch auf jene Epidemie zurück, indem sie annehmen, es handele sich um Spätfolgen einer subklinisch verlaufenen und seinerzeit nicht diagnostizierten Enzephalitis Economo, als deren Ursache sie ein (noch nicht nachgewiesenes) Langsam-Virus annehmen. Dieses soll, ohne irgendwelche Erscheinungen oder Brückensymptome gemacht zu haben, jahrzehntelang in Ganglienzellen des Corpus striatum hospitiert haben und sich erst beim alten Menschen manifestieren. Unseres Erachtens macht eher die Veränderung der Altersstruktur der Bevölkerung, d. h. die relative und absolute Zunahme der Älteren in der Gesamtpopulation auch die größere Häufigkeit des Morbus Parkinson verständlich, bei dem es sich ja hauptsächlich um eine Erkrankung der späteren Lebensjahrzehnte handelt. Die Möglichkeit einer Entstehung auf diese Weise wäre, wie Beispiele zeigen, gegeben, aber sehr schwer zur Gewißheit zu machen, solange man eben das Virus nicht kennt.

Unseres Erachtens entfällt auch diese hypothetische Möglichkeit in unserem speziellen Falle. Denn es gibt keinerlei Hinweise in irgend einer der zahlreichen Hitler-Biographien oder sonstige beweiskräftige Dokumente, dafür, daß Hitler jemals an einer Enzephalitis erkrankt gewesen sei. Lediglich einmal wird vermeldet, daß er am Jahreswechsel 1931/32 wegen einer fieberhaften Erkältung zwei oder drei Tage seine Wohnung nicht verlassen habe.[27] Wem wäre das nicht schon passiert?

Jedoch ist diese Frage noch nicht völlig ausdiskutiert, da *Morell* in den allerletzten Wochen seiner leibärztlichen Tätigkeit sich Gedanken über eine Kopfgrippe Hitlers machte, die er auf 1942 oder 1943 datierte. Gleichlautend äußerte er sich nach 1945 zu den Vernehmungsoffizieren, wobei er einen Zusammenhang zwischen Kopfgrippe und Zittern für *möglich* hielt.

Mit dieser Kopfgrippe kann nur *die* Erkrankung gemeint sein, die

Hitler im Juli 1942 im F. H. Q. »Werwolf« bei Winniza durchmachte, und von der *Kempka* berichtet,[28] daß im Zusammenhang mit ihr erstmals das Zittern aufgetreten sei. Obgleich Hitlers Umgebung den Eindruck hatte, daß er in jener Zeit 8–10 Tage lang ernsthaft krank gewesen war, berichtet *Morell* in seinen Tagebuch-Kartei-Eintragungen zunächst von einer »Eintagekrankheit«. Erst nach und nach spricht er in Aufzeichnungen aus späterer Zeit der damaligen Erkrankung größere Bedeutung zu.

Morell notiert:[29]

22.7.1942 (F. H. Q. »Werwolf« bei Winniza / Ukraine)

2 Uhr: »Zum Führer gerufen. Starke Kopfschmerzen. Sehen rechts etwas behindert... Blutdruck 170 mm Hg... Führer zum Essen gegangen. Soll sich hinlegen und kalte Kopfumschläge machen. Ich soll das Blut einmal untersuchen... (viel gearbeitet, schlaflos)... *Gefäßkrampf.*«

»*Abends 19.30 h:* Nach Schlaf und den Injektionen (Traubenzuckerlösung), Septojod, Vitamin-Calcium und 2 Tabletten Thrombovit: Schmerz in der rechten vorderen Kopfhälfte vorbei, undeutliches Sehen rechts ebenfalls.« Morell beabsichtigt einen kleinen Aderlaß und äußert sich dahingehend, daß das Ukraine-Klima für den Führer zu warm und ungünstig sei. Weitere Bemerkungen, die Besorgnis erkennen ließen, macht er bis zum Ende des Monats nicht, doch setzt er Blutegel an der rechten Schläfe an.[30]

Immerhin stellt sich aber die Frage: kann Hitler im Juli 1942 in Winniza doch an einer Gehirnentzündung (Enzephalitis) gelitten haben, in deren Folge es ziemlich bald zu einer Schüttellähmung kam?

Der Tropenarzt Prof. Dr. O. *Fischer*[31] verneint auf meine Anfrage am 2.5.1974, daß Adolf Hitler im Jahre 1942/1943 an einer Enzephalitis erkrankt gewesen sein könne, d. h. an einer durch Rickettsien hervorgerufenen Gehirnentzündung. Er verneint die Möglichkeit einer Infektion auf dem Weg über Zeckenbisse; denn während des Krieges und auch seither sei nichts von derartigen Erkrankungen in der Ukraine bekannt geworden und in der Literatur sei bisher niemals ein Morbus Parkinson als Folge einer durch Rikkettsien hervorgerufenen Enzephalitis beschrieben worden.

Eine Rickettsien-Enzephalitis dürfte demnach auszuschließen sein; aber es steht fest, daß im Sommer 1942 an der Mittel- und Südfront eine andere Krankheit mit unbekanntem Erreger, das sogenannte »Russische Kopfschmerzfieber« sehr weit verbreitet war. Nach allem, was wir wissen,[32] ist es durchaus möglich, daß Hitler, der sich in Winniza ausgesprochen unbehaglich fühlte und über Staub, Fliegen und Hitze klagte, an diesem »Kopfschmerzfieber« erkrankt war, und es wie alle anderen nach einiger Zeit überstand.

Fragliche Fälle von Parkinson nach dem in Rußland damals ebenfalls verbreiteten Wolhynischen Fieber wurden mitgeteilt, aber daß Schüttellähmung jemals in Zusammenhang mit »Russichem Kopfschmerzfieber« entstand, ist bisher nicht bekannt geworden, und die Erwägungen *Morells* wie auch die Angabe *Kempkas* können nicht als beweiskräftige Hinweise dienen. – So ist es zwar möglich, daß Hitler zur angegebenen Zeit an diesem Kopfschmerzfieber litt, und auch möglich, daß sich als dessen Folge ein sekundärer Parkinson entwickelte –, aber der Zusammenhang ist nicht hinreichend wahrscheinlich zu machen. Nach den Untersuchungen von Gibbels hat sich die Verminderung der Mitbewegungen im Rahmen der Hypokinese (Beeinträchtigung der Bewegungen ohne Lähmung), ein weiteres Symptom der Parkinson-Krankheit schon seit etwa Mitte 1941, also *vor* der Erkrankung in Winniza angebahnt.

Fassen wir zusammen, so kommen wir zu der Feststellung, daß eine Gehirnentzündung (Enzephalitis), in deren Folge sich eine Schüttellähmung, ein Parkinsonismus entwickelte, bei Hitler nicht vorgelegen hat.

Bestand bei Hitler eine primäre Parkinson-Erkrankung... ein sogenannter idiopathischer M. P., d. h. eine Krankheit, deren Entstehungsursachen im dunkeln liegen, oder ein sekundärer, sogenannter symptomatischen Parkinsonismus auf dem Boden einer bekannten Hirnschädigung?

Wir sahen im Vorhergehenden, daß weder der Leibarzt *Morell* noch die beiden chirurgischen Begleitärzte Prof. K. *Brandt* und H. *Hasselbach* oder der zeitweise (Juli–Oktober 1944) behandelnde Facharzt für Hals-, Nasen-, Ohrenkrankheiten Dr. E. *Giesing* bei Hitler je die Diagnose »Parkinsonsche Erkrankung« stellten; sie äußerten sich allein zum Zittern oder Tremor.

Lediglich der bekannte Ordinarius für Psychiatrie an der Universität Berlin, Prof. Dr. *Max de Crinis*, soll, laut W. Schellenberg, ab 1943 die Diagnose Morbus Parkinson gestellt haben, wobei infolge widersprüchlicher und anzuzweifelnder Mitteilungen nicht mehr aufzuklären sein wird, ob auf Grund persönlicher Untersuchung, was Verfasser für unwahrscheinlich hält, oder der Betrachtung von Wochenschauen, in welchen Hitler gezeigt wurde.[33] Er scheint jedenfalls hinsichtlich der Prognose sehr pessimistisch gewesen zu sein; denn er bemerkte zu einem ungenannt bleibenden, ihm freundschaftlich verbundenen Manne, Hitler leide an der Parkinsonschen Krankheit und gehe zunehmend, unaufhaltsam dem Verfall entgegen.[34]

Prof. Dr. M. *de Crinis* verübte bei Kriegsende Selbstmord. Auch der Verfasser, der sich in seiner Klinik seit Jahren mit Parkinson-Patienten beschäftigt und nach sachgerechter medikamentöser Behandlung gesucht hatte, stellte die Diagnose »M. P.« auf Grund von Bildern Hitlers in Wochenschauen ab 1944. Zur Sicherheit wurde sie ihm, als er ihn am 30. April 1945, 12 Stunden vor seinem Selbstmord in der Reichskanzlei, aus allernächster Nähe sah.

Aber natürlich wurde von beiden Ärzten lediglich das Erscheinungs- resp. Krankheitsbild des Mannes summarisch erkannt, seine möglichen Entstehungsursachen jedoch nicht, da die Blickdiagnose hierüber nichts aussagen kann. Deshalb erscheint es von außerordentlicher Bedeutung, daß sich E. *Gibbels* in jüngster Zeit dieser Frage annahm und sie dank bewunderungswert sorgfältiger Nachforschungen und eigenständiger Untersuchungen, soweit dies nachträglich möglich ist, beantwortet hat.[35]

Gibbels analysierte Hitlers Bewegungsverhalten (Motorik) anhand von 83 Deutschen Wochenschauen der Jahre 1940–1945, wie sie in den Kinos vorgeführt wurden, in jeweils mehrmaliger Betrachtung und stellte etwa ab Mitte 1941 eine zunehmend links betonte Bewegungsverarmung (Hypokinese) fest. Abweichungen (Anomalien) der Körperhaltung ließen sich ab 1943, solche des Gehens ab Mitte 1944 erkennen. Eine eindeutige Einschränkung des Gesichtsausdrucks, der Mimik (Hypomimie) war erst ab 1945 erfaßbar. Der Öffentlichkeit erkennbar wurde das Zittern, der Tremor, erst in den beiden letzten Wochenschauen vom März 1945. Obgleich Zeitzeugen ihn bereits seit 1942 beobachteten, hatte ihn die Zensur der Filmaufnahmen bis zuletzt offensichtlich unterdrückt. Das Ruhezittern hatte eine Frequenz von vier Schlägen je Sekunde. Eine gewisse Muskelstarre (Rigor) war nur mittelbar und Veränderungen im Sprechverhalten nur aus schriftlichen Quellen zu erschließen. Diese Veränderungen zusammengenommen ließen zweifellos ein Parkinson-Syndrom erkennen, das selbst in den letzten Lebensmonaten das im Gegensatz zu zahlreichen offenbar »überzogenen« Darstellungen in der Literatur allenfalls mittelschwere Grade erreichte. Die Autorin beurteilt den Schweregrad der neurologischen Erscheinungen entsprechend Stadium II nach Hoehn und Yahr.

Die letzte Frage, nämlich die nach der Ursache des Parkinsonismus bei Hitler konnten auch die umfassenden Untersuchungen von Frau *Gibbels* nur insoweit klären, als ein symptomatischer Parkinsonismus auszuschließen ist. Ob es sich um einen idiopathischen oder aber einen nach einer unbekannt abgelaufenen Infektion mit dem Erreger der Encephalitis lethargica aufgetretenen postencephalitischen Parkinsonismus gehandelt hat, kann nicht eindeutig entschieden werden. Einige Argumente sprechen eher für die idiopathische Form (Gibbels).

In Übereinstimmung mit Gibbels möchten wir meinen, daß diese Form bei Hitler bestand, da seit 1943 bei ihm eine schnell fortschreitende Koronarsklerose, also eine Sklerose der Herzkranzgefäße bekannt war und diese Schädigung zumeist auch in anderen Gefäßbereichen auftritt. Die neuere medizinische Forschung erkennt einen arteriosklerotischen Parkinsonismus als Folge von Mehrfachinfarkten der Substantia nigra an, jener Zwischenhirnregion, deren Funktionsminderung den Parkinsonismus zur Folge hat. – Immer wieder wird angegeben, eine vegetarische Lebensweise verhüte die Ausbildung der Arteriosklerose. Dies war bei Hitler offenbar nicht der Fall.

Wir schließen dieses für die Beurteilung Hitlers höchst wichtige Kapitel mit einem Exkurs über Morells aus medizinischem Unvermögen geborenen vergeblichen Behandlungsbemühungen ab.

Morells Therapie[37]

Die Behandlung des »Zitterns«, die Morell schließlich ab November 1944 doch noch begann, war völlig richtungslos und verriet, daß er sich auf einem ihm gänzlich fremden Felde bewegte und in dieser Hinsicht – wie hätte er sie wohl auch erlangen können – über keinerlei Erfahrung verfügte. Wie stets in solchen Fällen zog er sein medizinisches Brevier, den »Franck«, zu Rate und behandelte Hitler rein symptomatisch nach den dort angegebenen Empfehlungen.[38] Diese waren auch Grundlage eines Gesprächs mit Hitler, als dieser ihn nach einer Behandlungsmöglichkeit seines Tremors befragte (4.11.1943). *Morell* meinte, jener sei Folge der ständig großen Belastung, der Aufregungen und des großen Ärgers; er meinte, durch Ruhe, Fernhalten von Aufregungen könne man ihn mindern – doch sei eben dies ja unmöglich. Er schlug außerdem Massage, Wasseranwendungen, elektrische Ströme vor.

Aber Hitler fragte statt dessen nach Medikamenten und Injektionen. Als solche, meinte Morell, kämen Vitamin B_1, Nicotinsäureamid und sonstige beruhigende Medikamente in Betracht, die aber im Übermaß verabreicht, alle Funktionen hemmen würden. Hitler äußerte, er nehme ja bereits »Brom-Nervazit«. – Daß *Morell* sich mit der Nennung weiterer von »Franck« empfohlener symptomatischer Beruhigungsmittel zurückhielt, war mehr als verständlich, denn einige von ihnen (Scopolamin – das er Hitler einmal injiziert hatte, und Bulbocapnin) gehörten mit zu den stärksten des damaligen Arzneimittelschatzes. Sie hätten Hitler handlungsunfähig gemacht.

Und das Morell sicher sympathische, weil den von ihm entwickelten Präparaten nahestehende *Neurosmon*, ein Organpräparat aus Zentralnervensystem, enthielt zusätzlich Strychnin, dessetwegen er im Oktober 1944 beinahe um Stelle und Existenz gekommen wäre. Verständlich, daß er sich, da Hitler ja immer über die Zusammensetzung seiner Medikamente unterrichtet werden wollte, hieran nicht wagte.

So injizierte Morell zunächst (am 11.11.44) das aus Restblut-Plazenta-Extrakt gewonnene Homoseran, dem Hitler zunächst einen guten Effekt zusprach. Aber der stellte sich später nicht mehr ein. Deshalb gab er ab 5.1.1945 einen über den anderen Tag je 10 ccm 20 % Calcium-Sandoz-Lösung intravenös, insgesamt bis zum 7.2.45 13 Injektionen – konsequent, aber ohne erkennbaren Erfolg.

Eine Indikation für dieses Medikament läßt sich für einen »Tremor« in der damaligen Literatur eigentlich nicht finden, wenn man nicht an Überempfindlichkeit (Heuschnupfen, Nesselsucht, Serumkrankheit) oder Überventilation (Tetanie) denkt. Aber diese lagen sämtlich bei Hitler nicht vor, und so kennen wir die Beweggründe Morells, wenn wir sie nicht als Ausdruck reiner Verzweiflung ansehen wollen, nicht. Ihnen ließ er sofort von Februar bis April 1945 36 intravenöse Injektionen der auf »Nervenschädigungen wirkenden« Vitamin-B_1-Präparate »Betabion« und »Benerva« folgen.

Ab 6.3.1945 schlug Morell, schließlich auf seine Frühzeit als Praktiker zurückgreifend, Galvanisation der zitternden Extremitäten vor. Nachdem – wahrscheinlich aus seiner Praxis – ein Galvanisierapparat beigebracht worden war, konnte er schließlich am 27.3 mit dieser Behandlung beginnen, die er in Abständen bis zum 14.4.1945 durchführte. Die Anwendung von galvanischem Strom machte Schmerzen am Klein- und Zeigefinger, blieb aber ohne Erfolg. Irgendeine Besserung mit dieser gemischten Behandlung hat Morell nicht erreicht.

Gerechterweise muß gesagt werden, daß es für eine ursächliche Behandlung der Schüttellähmung und der mit ihr verbundenen Beschwerden damals überhaupt noch kein Medikament gab, wenn sich auch bei nicht wenigen Kranken nach eigener Erfahrung das aus dem Eisenhut stammende Aconitin-Präparat als wertvoll erwies. Doch war dessen Kenntnis noch auf einen kleinen Kreis von Ärzten beschränkt.

Schließlich und zuallerletzt wandte sich Morell, durch eine Frage des Ophthalmologen Prof. *Löhlein*, wie wir schon erwähnten, angeregt, der bulgarisch-italienischen Kur zu, die bei der Parkinson-Krankheit von Nutzen war.

Diese Langzeitkur, die durch eine lacto-vegetabile Kost unterstützt wurde (laut Vorschrift für die Krankenernährung im Kriege gegen Abgabe der halben Fleischkarte Zulage von 3½ l Vollmilch, 150 g Butter, 250 g Nährmittel je Woche), zeitigte besonders in der von Dr. Völler unter dem Protektorat der italienischen Königin Helena betriebenen Spezialanstalt gute Erfolge.

Vom 15. bis zum 20.4. behandelte Morell Hitler mit Injektionen von Harmin (aus der Steppenraute; Peganum harmala) und 1 bis 3 × 1 Tropfen tgl. von Homburg 680 (einen standardisierten Percolat aus der Wurzel der Tollkirsche).

Der Erfolg blieb aus und war auch nicht zu erwarten. Denn Hitlers

Tremor war, wie nachgewiesen, ja nicht Spätfolge einer Gehirnentzündung nach »Spanischer Grippe«.

Auf dem Schreibtischkalender Hitlers für das Jahr 1945, den, wie D. *Irving*[39] mitteilt, englische Offiziere noch im Herbst 1945 auf dem Areal des Bunkers der Reichskanzlei aufstöberten, finden sich für die Zeit vom 16.–29. April Notizen über den Fortgang der Behandlung mit dem Präparat Homburg 680. Die tägliche Steigerung der einzunehmenden Tropfenzahl erreichte am 29. April mit 3 × 4 Tropfen das Maximum. Damit war die erste Behandlungsperiode abgeschlossen.

Die jeweils einzunehmende Tropfenzahl wurde sehr wahrscheinlich, wie in derartigen Fällen üblich, im voraus festgelegt. Jedoch ist der Mitteilung Irvings nicht zu entnehmen, ob die Niederschrift von Hitler selbst, von Morell oder von dem für den Terminkalender zuständigen Diener Linge stammte. Niemand wird jemals sagen können, ob Hitler sich nach Morells Entlassung bis zu seinem letzten Lebenstage an die Einnahmevorschrift hielt. – Ob dieses damals einzig sinnvollen Behandlung des idiopathischen wie auch der postenzephalitischen Parkinsonismus ein gewisser Erfolg beschieden gewesen wäre, läßt sich nicht mehr entscheiden. Zwei Wochen nach Beginn der Behandlung nahm sich Hitler das Leben.

Der Selbstmord, der Schuß und die Blausäure

Über die Art und Weise, in der sich Hitler das Leben nahm, wurde bis in das Jahr 1968 hinein lebhaft spekuliert. Historiker der westlichen Seite[1] äußerten die Überzeugung, Hitler habe sich erschossen, während L. *Besymenski*[2] als Vertreter resp. Beauftragter der sowjetischen Seite angebliche Beweise dafür vorlegte, daß Hitler sich nicht wie ein Soldat verhalten, sondern sich vergiftet habe und elend wie ein Hund verreckt sei, ja wahrscheinlich von einem seiner Diener schließlich noch einen »Fang- oder Gnadenschuß« erhalten habe.

Insbesondere Hugh *Trevor-Roper* warf 1968 in »Christ und Welt« und »Times« *Besymenski* vor, in politischem Auftrag gefälschte und nachträglich ergänzte Obduktionsprotokolle veröffentlicht zu haben. In der erweiterten zweiten Auflage seines Buches geht *Besymenski* auf die nachdrücklich vorgebrachten Einwände *Trevor-Ropers* nicht direkt, sondern eher ironisch ein und bleibt bei seiner These.

Auch ich[3] äußerte mich 1968 und danach aus gesicherter eigener, d. h. in der Reichskanzlei zu Berlin Ende April 1945 gewonnene, kenntnis und auf Grund von Gesprächen mit den unmittelbar Beteiligten in den Tagen darauf zu dieser Diskussion. Auch hierauf geht *Besymenski* 1982 nicht ein. So scheint die Frage nach der Art des Selbstmordes, die Hitler wählte, noch in der Schwebe. Deswegen möge diese medizinische Biographie mit dem Bericht darüber abgeschlossen werden, wie Hitler wirklich starb.

Zunächst muß ich dem Vorwurf *Trevor-Ropers*, daß zahlreiche Angaben *Besymenskis* unrichtig sind und viele seiner Behauptungen einem gewissen Zweck dienen, beipflichten. Jedoch würde eine ausführliche Analyse der zu beanstandenden Stellen zu weit führen und wäre heutzutage auch nicht mehr aktuell, zumal jetzt von keiner Stelle, welche es auch sei, in Zweifel gezogen wird, daß Adolf und Eva *Hitler* tot sind.

Wir müssen also die Äußerungen von *Besymenski* unter Anerkennung der Tatsache, daß er auch wichtige Erkenntnisse vermittelte, mit erheblicher Skepsis betrachten.

Dies lediglich zur Quellenkritik, zur Sache selbst, d. h. zur Frage, auf welche Art und Weise Hitler seinen Selbstmord, der mit absoluter Sicherheit zum Tode führen sollte, verübte, aus eigenem Wissen folgendes:

Die Nachricht, daß *Benito Mussolini* am 28.2.1945 gefangengenommen, erschossen, seine Leiche in Mailand an einem Laternenmast an den Füßen aufgehängt und von einer rasenden Volksmenge grausam geschändet worden sei, wurde Hitler über eine der noch intakten Empfangsgeräte oder über einen noch nach München und zum Obersalzberg hin funktionierenden Fernschreiber in die schon umkämpfte Reichskanzlei übermittelt.

Sie verbreitete sich alsbald, ohne daß sonstige Einzelheiten bekannt wurden, auch im Bunker der neuen Reichskanzlei unter den dort dicht zusammengedrängt hausenden Soldaten, Zivilisten und Verwundeten. Man nahm sie zur Kenntnis; angesichts dessen, was in unmittelbarster Nähe geschah oder an Unheil vorauszusehen war, erschien sie uns Dortigen nicht einmal als in besonderer Weise aufregend.

Bei Hitler aber, der zweifellos schon lange für den Zeitpunkt einer etwaigen Niederlage den Selbstmord als notwendige Folge in Betracht gezogen hatte, scheint die Nachricht den Gedanken gefestigt zu haben, er müsse einen unbedingt sicheren Tod finden und seine Leiche müsse derart sicher beseitigt werden, daß Schändung nicht mehr möglich sei. Daß ein selbst verübter Kopfschuß nicht unbedingt tödlich sein mußte, hatte er an Generaloberst Beck, einem der Verschwörer des 20. Juli 1944, erfahren, der sich lediglich blind schoß.

Mißlang auch ihm der Selbstmord, so bestand die Gefahr, daß er dann mißhandelt, ergriffen, gerichtet oder gar als geächteter Gefangener von Land zu Land geschleppt und zur Schau gestellt würde. Letzteres war ein Gedanke, der ihn in besonderer Weise beschäftigte.[4]

Linge[5] zufolge wurde in diesen letzten Tagen im Bunker der Reichskanzlei fast ständig über das sicherste Verfahren, Hand an sich zu legen, disputiert, und auch im engsten Kreise der noch bei Hitler verbliebenen zivilen Mitarbeiter sprach man von kaum etwas anderem als vom Sterben, wie Frau Traudl *Junge*[6] später erzählte.

In seinen letzten Tagen wandte sich Hitler an den Chirurgen Prof. Werner *Haase*, dem er offensichtlich rückhaltlos vertraute, weil er ihn schon lange Jahre kannte. Haase war ab 1934 bis etwa 1936 bei ihm chirurgischer Begleitarzt gewesen, hatte dann aber diese, kaum mit Arbeit verbundene Stellung aufgegeben, um seine chirurgische Laufbahn fortzusetzen und aufzubauen. Er war während des Krieges Oberarzt an der Chirurgischen Universitätsklinik des Prof. *Rostock*. Als sich das Ende des Krieges abzeichnete, die Haupstadt Berlin zum Mittelpunkt des Unterganges zu werden und Hitler dort mit ihm verschlungen zu werden drohte, war es Prof. *Haase*, ein an Lungentuberkulose schwer erkrankter und dem Tode naher Mann, der sich Anfang April wieder bei ihm meldete und ihm seinen Dienst anbot. Hitler hatte in Dr. *Stumpfegger* seit Oktober 1944 seinen chirurgischen Begleitarzt, aber er ersuchte *Haase*, in den unterirdischen Bunkerräumen der neuen Reichskanzlei an der Voßstraße für die kommende Zeit ein Lazarett einzurichten. In diesen befanden sich, wie ich aus eigener Erfahrung in den Jahren 1942/44 weiß, seit Kriegsanfang zwei Sanitätsräume.

Dieses Lazarett war, als der Kampf um Berlin begann, alsbald in vollem Betrieb; die Räume und Gänge der großen Anlage waren mit einigen hundert Verwundeten, Kranken und mit Flüchtlingen überfüllt, als ich am 22.4. dorthin kam und nach Erledigung meines Auftrags, der Verproviantierung der Reichskanzlei, zu *Haase* ging, um mich zur Mitarbeit zu melden.

Mein Wissen aus dieser Zeit und den folgenden Tagen stammt von ihm, der damals kaum noch genug Atem hatte, um zu operieren. Ich trat als chirurgisch unzulänglich ausgebildeter Internist an seine Stelle, und er gab mir, wenn es not tat, hilfreiche Ratschläge. Der tüchtige Chirurg Dr. *Stumpfegger* war »drüben« bei Hitler und ließ sich leider nicht bei den Verwundeten sehen. Ein- oder auch zweimal am Tage ging *Haase* den kurzen Gang hinüber zur alten Reichskanzlei, da Hitler nach ihm verlangte. Doch glaube ich nicht, daß er ihn je behandelt und weiterhin Injektionen verabreicht hat. Nach dem, was ich erfuhr, war er wohl eher beruhigender Gesprächspartner und eben etwa am 29.4. auch Berater in der Sache »sicherste Art der Vornahme eines Suizids«. Haase fragte mich nach meiner Meinung darüber, doch erinnere ich mich nicht an meine Antwort. Jedoch war *er* es, der Hitler an seiner Schäferhündin »Blondi« die sichere Wirkung der Blausäurekapsel demonstrierte.

Hitlers Tod wurde sorgfältig vorbereitet. Da ich in jenen letzten 10 Tagen des Kampfes um Berlin mit nur geringen Unterbrechungen bei künstlichem Licht am Operationstisch zu stehen hatte, verlieren sich die Daten völlig in meinen Erinnerungen, doch weiß ich, daß *Haase*, wenige Stunden, nachdem er die zwei Krankenschwestern und mich Hitler noch vorgestellt hatte, zu mir sagte: »Heute, um 15 Uhr, wird der Führer aus dem Leben scheiden.« – Und Stunden später als er vom Führerbunker zurückkam: »Der Führer ist tot.«

Dieser Teil meines Berichtes besagt lediglich, daß Hitler sich genau nach Plan das Leben genommen hatte, nichts aber darüber, auf welche Weise. Dies erfuhr und erlebte ich erst am 2. 5. 1945, als die erste der Ausbruchsgruppen aus der Reichskanzlei, die sich im Norden Berlins mit der Armee Steiner zusammenfinden sollten, nach Abschluß des Waffenstillstandes in den Kellerräumen der Brauerei Schultheiss-Patzenhofer in Gesundbrunnen auf die Gefangennahme wartete.

Hier traf ich, eingeteilt als Arzt dieser Ausbruchsgruppe, auf den Botschafter Walter *Hewel*, mit dem ich, ohne ihn zu kennen, während des langen ungeordneten Marschierens durch die Stadt einige Worte gewechselt hatte. In einem Kellerraum auf einem der für die Luftschutzwarte aufgestellten Feldbetten sitzend, sprach er mich als Arzt an, und wir kamen in ein längeres Gespräch über ihn selbst und über Hitler. Er müsse sich, sagte er, töten, wenn er in Gefangenschaft fiele. Er habe es Hitler versprochen, als dieser ihm eine Blausäurekapsel zum Abschied gegeben hatte – als, wie ich meine, von ihm so gedachte letzte und allerhöchste verleihbare Auszeichnung für jene wenigen, die in der Reichskanzlei noch bei ihm verblieben waren.

Botschafter *Hewel* gehörte zu ihnen. Er dürfe, sagte er, nicht in die Hand der Russen fallen, um von diesen zu falschen Aussagen erpreßt zu werden; deshalb werde er auf die gleiche Weise sterben wie der Führer. Man habe ja in den letzten Tagen sehr genau darüber gesprochen.

Meine, wie ich heute sagen muß, sehr naiven Bemühungen, ihn, unter Hinweis auf seinen Diplomatenstatus, von seinem Vorhaben abzuhalten, blieben erfolglos. Denn als wenig später der Parlamentär unserer Gruppe, Oberst *Claussen*, mit einem russischen Offizier die Treppe zu unserem Raum herunterkam, legte er sich auf der Liege zurück, nahm die Blausäurekapsel, die er mir vorher gezeigt hatte, in den Mund, griff nach der Pistole, die an seiner Seite gelegen hatte, und setzte sie an die rechte Schläfe. In dem Augenblick, als er abdrückte, zerbiß er auch die Kapsel. Als ich hinzusprang, war er schon tot. Ein *sicherer* Tod; denn wäre die Kugel nicht tödlich gewesen, so mit den letzten, das Blut durch den Körper treibenden Herzschlägen die Blausäure. Hewel war so gestorben wie Hitler, der ihm diesen Selbsttötungsrat gegeben hatte.

Wenn englische Forscher, sich später äußernd, meinen, man könne sich nicht zunächst mit Blausäure vergiften und dann noch erschießen oder umgekehrt, so haben sie natürlich recht; jedoch bedachten sie nicht, daß beides auch gleichzeitig, d. h. zusammen geschehen kann. Wenn *Besymenski* fernerhin argumentiert, Hitler habe sich wegen seines Hand- und Armzitterns, also wegen seiner Parkinsonschen Erkrankung gar nicht selbst erschießen können, so steht dem entgegen, daß in einem Augenblick höchster Konzentration der Tremor verschwinden kann, ein vorbedachtes Ansetzen einer Waffe an die Schläfe also durchaus möglich ist. Ein Beispiel für das Sistieren des Tremors bei Hitler findet sich noch im April 1945, als Professor *Löhlein* eine Augenuntersuchung Hitlers vornimmt und *Morell* bemerkt, daß währenddessen das Zittern aufgehört habe. Darüber hinaus ist der Parkinsontremor kein Aktions-, sondern ein Ruhetremor.

Auch *Besymenski* selbst[8] liefert ein Indiz für die Richtigkeit unserer Darstellung, indem er das Obduktionsprotokoll eines zweiten Hundes neben der lediglich durch eine Blausäurekapsel getöteten Hitlerschen Schäferhündin »Blondi« mitteilt. Dieser war als Testobjekt sowohl durch Blausäure und durch einen Kopfschuß getötet worden.

Was nun die in dieser Darstellung des öfteren erwähnten Blausäurekapseln betrifft, die Hitler in seinen letzten Tagen persönlich – also aus Vorrat in eigener Hand – verteilte, so wissen wir darüber nur wenig Fundiertes.

Zu den Kaliumcyanat-Kapseln konnten im Freiburger Militärarchiv folgende Dokumente ermittelt werden:

a. Geheim 13.3.1944
H. San. In. an Hauptsanitätspark
An Amt Ausland – Abwehr umgehend 1 Dosis Cyankali (1,0 g) in neutraler Packung sorgfältig verpackt abzugeben, Bereitstellung fernmündlich an Amt Ausland Abwehr mitzuteilen.

b. Geheim 18.12.1944
H. San. In. an Hauptsanitätspark
Es sind anzufertigen: Kalium-cyanat 0,7 g Wachspulverkapseln, die nach Füllung zu paraffinieren sind.

Vom Sanitätspark der Waffen-SS wurden angeblich ebenfalls Blausäurekapseln aus Glas hergestellt. Ich konnte darüber nichts Genaueres in Erfahrung bringen. Bei der Gepäckdurchsuchung vor Einlieferung in das sowjetische Gefangenenlager Rüdersdorf, ostwärts Berlin (Mai 1945), warf der neben mir stehende, in der Reichskanzlei vordem für Ordensangelegenheiten zuständige und dort bis zuletzt verbliebene Offizier *v. Uslar* eine solche Kapsel auf die Erde und zertrat sie. Er hatte sie von Hitler erhalten, wie er mir sagte.

Schließlich wird behauptet, Cyankali-Kapseln seien im Konzentrationslager *Sachsenhausen* hergestellt worden.[10] Die gegebene Beschreibung entspricht der der Kapseln aus der Sanitätszeugmeisterei der Waffen-SS. (ca. 3 cm lang, 1 cm Durchmesser, Messinghülle, Phiole selbst aus dünnem Glas). Ich halte es für mehr als unwahrscheinlich, daß in einem Konzentrationslager resp. in einer dortigen Apotheke ein Laboratorium bestand, in welchem mit derart höchstgiftigen Substanzen gearbeitet werden konnte oder durfte.

Nach meiner Kenntnis der damaligen Verhältnisse möchte ich annehmen, daß die Kapsel, mit *Cyankali*, welche Hitler zur Verfügung standen, in der Sanitätszeugmeisterei der Waffen-SS (Chef Dr. Blumenreuther) hergestellt wurden. Übrigens findet sich in Morells Niederschriften niemals ein Hinweis auf sie.

Eine letzte Frage wäre zu beantworten, nämlich die nach dem »Fangschuß«, den ein Getreuer Adolf Hitlers auf diesen abgegeben haben soll, nachdem er den »Vergifteten« in seinem Raum neben Eva *Hitler* sitzend oder liegend aufgefunden hatte. *Besymenski* unterstellt, es habe eine Verschwörung eben dieser letzten Getreuen gegeben, welche eine Darstellung vom Selbstmord Hitlers durch eigenhändige Erschießung zu dessen Ehrenrettung vor der Nachwelt vereinbart hätten. Die Antwort ist recht einfach: Für alle, welche damals in der Reichskanzlei lebten, ob nun unmittelbar bei Hitler oder etwas weiter von ihm entfernt bei den Verwundeten und Flüchtlingen, gab es keine Nachwelt mehr, auf die hin man sich zu präparieren hatte. Der Augenblick, der zu ertragen war, war mehr als genug, weshalb keiner, der dieses damals erlebte, *Besymenskis* nachträglicher Konstruktion folgen kann.

Fassen wir zusammen, so kommen wir zu dem Ergebnis, daß Hitler seinen Selbstmord gleichsam wie einen letzten Staatsakt vorbereitete und durchführte, wobei *ihm* die sicherste, nämlich doppelte Art des Selbstmordes vorbehalten blieb. Er erschoß sich und vergiftete sich gleichzeitig mit Cyankalium, durch dessen Spaltung im Körper die augenblicklich tödlich wirkende Blausäure freigesetzt wurde.

Hitler – Opfer ärztlicher Vielgeschäftigkeit (Polypragmasie)?

Der Versuch, Hitlers sich zwangsläufig in eine Pathographie wandelnde medizinische Biographie gemäß dem Postulat *Percy Ernst Schramms* in die Form eines ärztlichen Gutachtens zu fassen, möge mit zwei, bereits mehrfach gestellten Fragen abgeschlossen werden – nämlich:

War Hitler drogenabhängig, also süchtig?

und

Nutzte oder schadete die Polypragmasie des Leibarztes Morell?

Frühere Antworten hierauf konnten wegen des seinerzeit unzulänglichen Wissenstandes nachträglich nicht befriedigen und der Kritik standhalten. Nachdem jetzt jedoch die Niederschriften Dr. Theo *Morells* zur Verfügung stehen und weitere relevante Zeugnisse erster Hand nicht mehr erwartet werden können, hat sich in dieser verfänglichen Sache nunmehr der Mediziner dem Historiker zu stellen und unter Beiziehung aller wesentlichen Quellen ein abschließendes Urteil abzugeben, das standhält, aber auch weiterführt.

War Hitler drogenabhängig?

Leonhard *Heston* und Renate *Heston* [1] kommen auf Grund der Analyse der bis 1978/79 vorliegenden Berichte über den Gesundheitszustand und die Krankheiten Hitlers zur Auffassung, dieser sei von Morell pervitinabhängig gemacht worden und sein körperlich-seelischer Verfall mindestens ab 1944 sei Ausdruck chronischer Pervitin-Intoxikation.

Dr. Erwin *Giesing* [2], unmittelbar nach dem Attentat vom 20.7.1944 zur fachärztlichen Behandlung der Trommelfellperforationen und Mittelohrblutung Hitlers aus dem nächstgelegenen Kriegslazarett hinzugezogen, behandelte diesen laut Bericht vom 12.6.1944 bis zum 7.10.1944. Seinen Ausführungen zufolge pinselte er den zusätzlich an chronischer Heiserkeit, einer Nasennebenhöhlenentzündung und Tonsillitis leidenden Patienten in 50–60 Sitzungen mit 10%iger Kokainlösung. Hitler habe dies als sehr wohltuend empfunden und energisch nach Fortsetzung der Behandlung verlangt, bei der es einige Male, ihm anscheinend unbewußt, zu Kollapsen kam. *Giesing* unterstellt – und bestreitet bewußtes Mitwirken hierbei nicht – eine gewisse Kokainabhängigkeit Hitlers.

Schließlich injizierte *Morell Hitler* [3], wegen heftigster Abdominalkoliken immer wieder zu sofortiger Behandlung herbeigeholt, mindestens 25mal »Eukodal« (+ »Eupaverin«) stets mit dem Erfolg einer sofortigen Lösung der Spasmen und deutlicher nachfolgender Euphorie, in der Hitler Morell überschwenglich dankte. Es scheint, wie bereits gesagt, daß der Leibarzt dem Patienten die Verwendung des Morphinderivates »Eukodal«, das unter dem Betäubungsmittelgesetz stand, verschwieg und die prompte Wirkung allein dem harmloseren Spasmolytikum »Eupaverin« zuschob.[4] Vielleicht befürchtete er, Hitler morphiumabhängig zu machen.

War nun Hitler pervitin- oder kokain- oder morphiumsüchtig – oder alles zusammen? Diese Frage soll anhand der zur Verfügung stehenden Unterlagen kritisch diskutiert werden.

a) »Pervitin«-Abhängigkeit?

Eine der Grundlagen für die Annahme von den *Hestons* ist meine ihnen gegenüber geäußerte Angabe, daß in den »Gold-Vitamultin-Täfelchen«, die Morell als besonderes Stärkungsmedikament für Hitler separat anfertigen ließ, und die dieser nachweislich täglich in nicht geringer Zahl zu sich nahm, »Pervitin« enthalten gewesen sei. Was meine Aussage betrifft, so muß ich aus fester Erinnerung auf ihrer Richtigkeit beharren. Aus begründetem Mißtrauen Morells geschäftlichen Aktivitäten gegenüber hatte ich einige mir zum Beweis, wie gründlich für die Gesundheit des »Führer« gesorgt werde, übergebene »Gold-Vitamultin-Täfelchen« (nach heutigem Wissen: »Vitamultin S. F.« – Sonderanfertigung »Führer«) persönlich pulverisiert und in meiner dienstlichen Eigenschaft als Ernährungsinspektor der Waffen-SS unter Code-Bezeichnung dem zuständigen Institut für Wehrmedizin und Wehrpharmazie bei der Militärärztlichen Akademie der Sanitäts-Inspektion mit dem Ersuchen zugestellt, die Masse auf Vitamingehalt und anderweitige Inhaltsstoffe zu untersuchen. Das Ergebnis: u. a. Koffein und »Pervitin« in mir nicht mehr erinnerlicher Konzentration. Auf die von mir daraufhin unternommenen, erfolglos gebliebenen Schritte soll an dieser Stelle nicht eingegangen werden.[5]

Vierzig Jahre nach diesem mich außerordentlich erregenden, aber auch gefährdenden Ereignis verbleibe ich bei diesem Teil meiner Erinnerungen – trotz einiger emotioneller Angriffe[6]: In jenen mir übergebenen und persönlich zur Analyse weiterübermittelten »Gold-Vitamultin-Täfelchen« war »Pervitin« enthalten. Überbracht wurden die Täfelchen 1942 oder 1943; zur Person des Überbringers vermag ich keine Angaben mehr zu machen.

Dem heutigen Erkenntnisstand zufolge wurde »Vitamultin S. F.« von *Morells* Chefchemiker Dr. Kurt *Mulli* im Laboratorium der Hamma-Werke entweder in Olmütz oder Hamburg persönlich lediglich in kleinen Mengen hergestellt.[7] Über die jeweilige Zusammensetzung fand niemals ein Schriftwechsel statt, Rezepturen bzw. Deklarationen liegen nicht vor. Allem Anschein nach wurden diesbezügliche Entscheidungen bei den fast allnächtlichen Telefongesprächen zwischen *Morell* und *Mulli* getroffen. Hitler beanstandete mehrmals Geschmack, Konsistenz, Kakaogehalt dieses von ihm geschätzten Kräftigungsmittels, was auf dessen unterschiedliche Zusammensetzung schließen läßt. Heute komme ich zu der Ansicht, daß nicht sämtliche, sondern aus irgendwelchen Gründen lediglich einige Chargen des »Vitamultin S. F.« »Pervitin« enthielten.

Die Zumengung eines hochwirksamen Medikamentes zu einem Nährmittel oder sogar einer Süßware lag zu damaliger Zeit nicht außerhalb der Vorstellungen. So wurden z. B. Pralinen auf den Markt gebracht und schließlich vom Reichsgesundheitsamt verboten, die geradezu toxische Pervitinmengen enthielten, und durch die Militärärztliche Akademie wurde ein Kraft-Präparat der Firma *Tengelmann* geprüft und schließlich für die Verwendung bei der Truppe als ungeeignet befunden, das 3 mg Pervitin enthielt.[8]

Der in der Literatur sehr bewanderte *Mulli* mußte hiervon wissen und könnte – ob mit, ob ohne Wissen Morells – gegebenenfalls einigen Chargen »Vitamultin S. F.« zwecks besonderer Stärkungsanregungen Pervitin zugegeben haben.

Wenn behauptet wird, *Morell* sei ein Feind des »Pervitin« gewesen, so ist dem entgegenzuhalten, daß er es nachweislich in seiner Handapotheke im Führerhauptquartier und auf dem Obersalzberg in größerer Menge führte[9] und daß er es zusammen mit »Eupaverin« telefonisch beim Sanitäts-Park der Waffen-SS und zu anderer Zeit bei der »Engel-Apotheke« in Berlin bestellte, obgleich »Pervitin« der besonderen Regelung des Betäubungsmittelgesetzes unterlag und lediglich auf besonderes Rezept ausgeliefert werden durfte.[10] Zwar schrieb er dem Patienten v. *Gerissen*, der entgegen ärztlichem Rat »Pervitin« genommen und ihn um seine Meinung dazu gebeten hatte, »Pervitin« sei wie eine »Peitsche« für den Organismus, und riet ihm von weiterer Einnahme ab; aber dies ist kein Beweis für seine grundsätzliche Gegnerschaft.[11] Ich meine also, daß Morell sich durchaus ein Urteil über »Pervitin« gebildet hatte und es wiederholt einsetzte, jedoch stehe ich nach Studium seiner Aufzeichnungen auf dem Standpunkt, daß er Hitler *nicht dauernd* mit diesem Anregungsmittel versorgte. Vielleicht tat er es zu gewissen Zeiten mit »Vitamultin S. F.«, wir finden aber sonst in den genauen Angaben über seine Behandlung Hitlers nichts über »Pervitin«.

Wenn David *Irving* eine zweifelhafte Stelle vom 19.12.1944 als »Pervitin« auf besonderes Verlangen deutet, so kann ich dem nach eigener Prüfung nicht folgen, zumal von einer Injektion die Rede ist,

Morell aber »Pervitin« allenfalls als Tablette gegeben hätte.[12] Andererseits spricht in Morells Notizen, welche die *Hestons*, soweit es um die Tagesnotizen Morells über Hitler handelt (R 62!), noch nicht kennen konnten, klinisch nichts für eine chronische Pervitin-Intoxikation bzw. Abhängigkeit Hitlers. So muß ich nach meinem derzeitigen Erkenntnisstand sagen, daß Hitler zwar zu gewissen Zeiten und in Abständen zwechs besonderer Tonisierung – sei es mit, sei es ohne Wissen Morells – »Pervitin« erhalten haben mag, daß aber klinisch nichts für eine induzierte »Pervitin«-Abhängigkeit spricht. Hitler war in seinen beiden letzten Lebensjahren nicht pervitinsüchtig, und sein so deutlich werdender allgemeiner Verfall hatte andere Ursachen.

b) »Kokain«-Abhängigkeit?

Trotz der genauen Beschreibung seiner Behandlung Hitlers mit Kokainpinselungen der Nasen- und Rachenschleimhaut begegne ich der Darstellung Dr. Erwin Giesings mit größter Skepsis.[13] Es gibt – dazu an anderer Stelle Genaueres – allzu viele Gründe, sie für unglaubhaft zu halten. Wäre gemäß Erwin Giesing nach 30–50 Behandlungen wirklich eine Abhängigkeit Hitlers eingetreten, so hätte dieser, seinem Wesen entsprechend, nach *Giesings* abrupter Entlassung die Fortsetzung der gleichen Behandlung von *Morell* gefordert; denn dieser mußte sofort in einem ihm fremden ärztlichen Fachgebiet einspringen. Dies war jedoch nicht der Fall. Vielmehr setzte Morell die Pinselungen zunächst mit »Lugolscher«-, sodann mit »Neo-Pyocyanase-Lösungen« zur vollen Zufriedenheit Hitlers fort, bis Professor Carl von Eicken die weitere Behandlung, ebenfalls ohne Kokain, übernahm. Hitler vermißte Giesings Behandlung nicht und verschwendete kein Wort an sie, vielmehr äußerte er sich über den Arzt mehrfach recht negativ und abwertend.[14]

Daraus folgt, daß eine »Kokain«-Abhängigkeit Hitlers nicht nachweisbar, im Gegenteil sogar höchst unwahrscheinlich ist und daß den darauf hindeutenden Mitteilungen des Stabsarztes Dr. med. Erwin *Giesing* kein Glauben geschenkt werden kann.

Morell erwähnt lediglich dreimal die Anwendung von 1 %iger Kokainlösung als Augentropfen.

c) »Eukodal«-Abhängigkeit?

Man könnte vermuten, daß Hitler schmerzhafte Abdominalkoliken vortäuschte, nachdem er die euphorisierende Wirkung von »Eukodal« (bzw. von »Eupaverin« nach Morell) kennengelernt hatte, und daß mindestens etwa seit Mitte des Jahres 1944 eine gewisse Abhängigkeit diesem Mittel gegenüber bestand, welches er seit Mitte 1943 von Morell wiederholt injiziert bekommen hatte.[15] Doch können wir dies deshalb nicht annehmen, weil die Koliken geradezu schlagartig am 30./31.12.1944 ihr Ende nahmen. Bis zum 21.4.1945 hatte Hitler dann keine Kolik mehr und erhielt auch kein Eukodal. Dies spricht gegen eine Abhängigkeit diesem Morphinderivat gegenüber.

Wir gelangen mithin zu dem Schluß, daß Hitler weder pervitin- noch kokain-, noch eukodalsüchtig war. Sein Schicksal wurde ihm ärztlicherseits nicht aufoktroiert; er bereitete sich selbst sein Ende.

Seine Droge und zugleich sein Nessushemd waren aggressive und selbstvernichtende Ich- oder Machtsucht.

Nutzte oder schadete Morells Polypragmasie?

War der Leibarzt Prof. Theo Morell seinem wichtigsten »Patienten A« gesundheitlich von Nutzen oder richtete er bei ihm mit seiner ins Extreme gesteigerten Dauerbehandlung schließlich sogar nachhaltigen Schaden an? Die Diskussion dieser Frage soll unsere Erörterungen beenden.

1. Im Sommer 1941 litt Hitler im Führerhauptquartier »Wolfsschanze« nach Morell akut an »Gefäßspasmen mit Blutüberfüllung im Schläfengebiet« und an einer hinsichtlich ihrer Erreger nicht geklärten Durchfallerkrankung. Die von Morell gesetzten Blutegel brachten Erleichterung und das belästigende Ohrensausen zum Verschwinden. Ein irgendwie gearteter Einfluß der medikamentösen Therapie auf den Kreislauf ist nicht erkennbar. Auch wenn Morell der Meinung ist, sie hätte das Absinken des Blutdrucks von 172 auf 159 mm Hg. (»aus der Gefahrenzone«) bewirkt, so ist dem entgegenzuhalten, daß solche Schwankungen durchaus normal sind, zumal die erste Messung nach der »Lage«, d.h. nach der aufregenden Besprechung mit den Militärs, die zweite einen Tag später (7. und 8.8.1941) unmittelbar nach dem Aufstehen vorgenommen wurde.[16]

   Die Behandlung der Durchfälle mit »Dolantin«-Tropfen war zu jener Zeit üblich; zumeist wurde bei der Truppe Opium-Tinktur verwendet. Auch die Verordnung von »Yatren-Pillen« war für 1941 zweckentsprechend. Der Indikationsbereich dieses Mittels erstreckte sich damals noch auf Durchfälle jeglicher Art und wurde erst später auf die Amöbenruhr eingeschränkt. Merkwürdig ist, daß Morell die normale Durchfallpause nach Dolantin durch die Gabe von Abführmitteln unterbrechen wollte. Hitler ließ dies zunächst nicht zu, fügte sich aber (10.8.1941), so daß er nochmals heftige, iatrogen bedingte Entleerungen hatte.

   Zusammenfassend läßt sich sagen, daß Morells Behandlung nur zum Teil als zweckmäßig angesehen werden kann. Sehr wahrscheinlich hätte sich Hitler auch ohne sie in der gleichen Zeitspanne wieder völlig erholt. Jedenfalls war er am 14. 8. 1941 soweit hergestellt, daß Morell unbesorgt aus privaten Gründen nach Berlin reisen konnte.

2. Wenige Tage nach dem Umzug in das ukrainische Führerhauptquartier »Werwolf« bei Winniza erkrankte Hitler am 22. 7. 1942 ähnlich wie im Jahr zuvor an starken Kopfschmerzen und zusätzlich auch Sehstörungen, so daß, Morell wiederum einen »Gefäßkrampf« und »variablen Hochdruck durch Arteriosklerose« diagnostizierte. Morell beabsichtigte einen Aderlaß, der nicht vorgenommen wurde, setzte aber einen Blutegel. Außerdem gab er zweimal Septojod gegen Infektion und Thrombovit zur Hemmung der Blutgerinnung.[17] Laut Morells Notizen klang die Krankheit innerhalb weniger Tage ab; aber aus Hitlers Umgebung[18] wird doch berichtet, daß er längere Zeit recht elend gewesen sei. Erst ein Jahr später macht sich Morell Gedanken über jene Zeit und vermutet, es habe sich um eine Gehirnentzündung gehandelt.[19]

   Da in jenem Sommer 1942 unter den deutschen Truppen in der Ukraine das sogenannte »Russische Kopfschmerzfieber«, eine beschwerliche, aber gutartige Infektion, weit verbreitet war, könnte es sich darum gehandelt haben. Ein Medikament gegen dieses Fieber war ebensowenig bekannt wie seine Aetiologie[20].

   Man darf wohl sagen, daß die Beschwerden Hitlers auch ohne jede Medikamentation in etwa der gleichen Zeit abgeklungen wären.

3. Bei den Verletzungen Hitlers durch die Bombenexplosion am 20. 7. 1944 leistete Morell keine entscheidende Hilfe, sondern bemühte sich lediglich um blutstillende Mittel.
4. Die sonstigen ernsteren und sich über Jahre hinziehenden Erkrankungen Hitlers: die mit heftigsten Koliken und Gelbsucht einhergehenden *Magen- / Darmbeschwerden*, die sich zunehmende verschlechternde *Coronarinsuffizienz* und die *Parkinsonsche Krankheit* sind an entsprechender Stelle ausführlich behandelt.[21]

Hier geht es im Zusammenhang mit der Arzneimittelversorgung abschließend um die Frage, ob die Behandlung jeweils zweckmäßig, sachkundig und hinreichend erfolgte und ob sie Hitler nützte, d. h. seine Beschwerden linderte und seine Gesundheit verbesserte, oder ob sie ihm in ihrem unkritischen Übermaß schadete?

Die Magen-Darmbeschwerden

Unzweifelhaft gelang es *Morell* immer durch Einsatz des Morphium-Abkömmlings »Eukodal« die Koliken, unter welchen Hitler stets schwerstens litt, binnen kürzester Zeit zu beheben und Hitler in einen euphorischen Zustand zu versetzen. Unverständlich bleibt hingegen, daß er fast unmittelbar nach Abklingen der Koliken wiederum starke Abführmittel einsetzte und z. T. heftige Durchfälle provozierte. Zwar erfolgten diese Manipulationen zumeist auf direkten Wunsch Hitlers, welchen die durch das Medikament veranlaßte Darmerschlaffung (Atonie) und Verstopfung (Obstipation) stärkstens beunruhigten, aber sie waren, da Morell über die Ursachen der Koliken nichts wußte und in Erfahrung bringen konnte, jedesmal außerordentlich gefährlich und schwere Zwischenfälle nicht auszuschließen.

Ob sich *Morell*, dem Wunsche Hitlers nachkommend und dessen »freudvolle Erfolgsmitteilung« registrierend, jemals Gedanken über die möglichen Gefahren des Laxierens machte, wird in seinen Aufzeichnungen nicht ersichtlich. Zu seinem Glück kam es nicht zu den zu befürchtenden Zwischenfällen, ja Hitler war und blieb ihm wegen erfolgreichen Kolikbehandlung und der alsbaldigen Eingeweide-Aktivierung in echter Weise dankbar.

Die »Koronarinsuffizienz« und Herzbehandlung

Die Behandlung der beschleunigt fortschreitenden »Koronarsklerose/-insuffiziens Hitlers, die etwa ab 1943 jederzeit zu einem Herzinfarkt hätte führen können, war prophylaktisch völlig unzulänglich, wobei jedoch zu bemerken wäre, daß Hitler niemals typische Beschwerden im Sinne einer »Angina pectoris« äußerte. Die Versorgung bestand lediglich darin, daß der Leibarzt einmal anläßlich eines Gesprächs mit Hitler über Arteriosklerose diesem sagte, für den Fall, daß einmal Herzbeschwerden aufträten und er etwa nicht sofort zugegen sei, habe er wirksame Medikamente (Nitroglycerin, Esdesan cum nitro) bei den Leibdienern hinterlegt. Zugleich jedoch applizierte er, wie es der seinerzeitigen Lehre über die Behandlung arterioskleroser Prozesse entsprach, verschiedene Jodpräparate.

Die sonstige Herzbehandlung, die *Morell* 1943 während einiger Monate betrieb und 1945 energisch wieder aufnahm, war u. E. völlig abwegig. Er scheint irgendwie in Panik geraten zu sein, denn die Feststellung einer geringen Schwellung an Hitlers Schienbein, die er schon früher durchaus richtig bagatellisiert hatte und die er später wiederum bagatellisierte, veranlaßte ihn 1943 zur Diagnose einer Herzmuskelschwäche (Herzinsuffizienz) und zu einer Behandlungsserie mit Strophantin-Injektionen. Kaum ein kundiger Kliniker wäre wohl in gleicher Weise verfahren und hätte diese damals stärkste Waffe eingesetzt. Aber Hitler tat diese Behandlung offenbar und subjektiv so wohl, daß er unter Hinweis auf den früheren guten Erfolg Anfang *1945* nochmals eine Strophantin-Behandlung wünschte. Noch im Februar 1945 begann Morell daraufhin mit einer großangelegten Strophantin-Kur und verabreichte bis in den April 1945 hinein weitere 33 Strophantin-Injektionen. Sie waren nicht angebracht, da Hitler niemals an einer Herzmuskelschwäche litt. Auf das Fortschreiten der Koronarsklerose aber hatte das Strophantin keinerlei Einfluß.

Die Parkinsonsche Krankheit

Die richtige und entscheidende Diagnose dieser sich etwa ab 1942 entwickelnden Krankheit Hitlers stellte *Morell* niemals. Hitlers Zittern war für ihn, ebenso wie für alle anderen – auch ärztlichen – Beobachter lediglich hysterischer Art. Entsprechend war die Behandlung, zu der ihn Hitler ab November 1944 zunehmend drängte. Sie war in jeder Weise und bis in den April 1945 hinein völlig unzulänglich und läßt erkennen, daß *Morell* bis zuallerletzt nicht wußte, was er machen sollte. Er versuchte dies, er versuchte das – »ut aliquid fiat« und war, ja blieb beunruhigt und geängstigt. Erst während der letzten beiden Lebenswochen Hitlers wandte er die damals gängige Behandlung der Parkinson-Krankheit an, ohne freilich, wie seine späteren Bekundungen erkennen lassen, von der Diagnose »Schüttellähmung« überzeugt zu sein.

Muß man ihm hier mithin krasses Nichtwissen vorwerfen, so sollte man doch auch zugeben, daß ihm, hätte er beizeiten eine richtige Diagnose gestellt, zu damaliger Zeit keine wirksamen Medikamente zur Verfügung gestanden hätten. Das im Erprobungszustand befindliche Präparat aus dem Eisenhut (Aconitum napellus) wirkte lediglich bei einem gewissen Teil der Kranken.

Die Basis- oder Universaltherapie

Schließlich aber haben wir uns zu der Frage zu äußern, ob Morells »Basis- oder Universaltherapie«, die wir fast kontinuierlich über etwa 2½ Jahre verfolgen können, die aber sehr wahrscheinlich, wenngleich nicht im gleichen Ausmaß erheblich länger durchgeführt wurde, dem Menschen Hitler wirklich nützte? Aktivierte sie ihn, hielt sie einen ermüdeten, ja schließlich irreversibel erschöpften Mann über eine längere Zeitspanne hin im Zustand subjektiv befriedigender Leistungsfähigkeit oder deformierte und zerstörte sie ihn schließlich vorzeitig?

Diese Frage ist berechtigt, kann aber nicht beantwortet werden, da jede Möglichkeit eines Vergleichs fehlt. Bis zum heutigen Tage gibt es u. E. wohl kaum einen Menschen, der so langfristig mit so verschiedenartigen Substanzen so häufig, so intensiv und so pausenlos »infiltriert« worden wäre wie Hitler.

Keine Kur sonst – auch nicht eine mit Traubenzucker – erstreckt sich über Jahre; kein Sportler wird ununterbrochen »fit« gehalten, und lediglich Kranke, die einen speziellen und bekannten Stoffwechseldefekt haben, müssen jahre- bzw. lebenslang mit dem unzureichend gebildeten körpereigenen Stoff versorgt oder von einer für sie schädlichen Substanz ferngehalten werden.

Auch bei Hitlers einseitig vegetarischer Ernährung erscheint eine zusätzliche Unterstützungstherapie, wie Morell sie durchführte, keineswegs gerechtfertigt; denn Hitler befand sich – abgesehen vielleicht vom letzten Lebenshalbjahr – in einem befriedigenden Ernährungszustand. Quantitativ war Hitler hinreichend versorgt und bedurfte keinerlei »Nährstoffe« für das Herz oder einer Aufbesserung der Kalorienzufuhr.

Eine Unterversorgung mit Vitaminen könnte man dann annehmen, wenn man Alfred *Nißles* und Theo *Morells* These folgt, wonach Dysbakterie die Vitaminresorption im Darm hemme. Aber sowohl die Dysbakterietheorie wie die daraus gezogenen Folgerungen waren und sind mehr als umstritten. Immerhin darf man Morell in dieser Hinsicht guten Glauben und beste Absichten unterstellen. Die Versorgung Hitlers mit Vitaminen war zeitweise vielleicht überflüssig reichlich.

Ein merklicher Einfluß der organischen Phosphorverbindung in dem dauernd applizierten »Tonophosphan« auf die Leistungsfähigkeit ist wenig wahrscheinlich; dies dürfte auch die Leberpräparate betreffen, mit welchen Morell wichtige Kofermente zuführen wollte. Er stützte sich hier auf schon damals angezweifelte, heute aufgegebene Vorstellungen. Dies trifft auch auf die Hormonpräparate »Orchikrin«, »Prostakrin«, »Testoviron« und »Progynon« als reine Hormone zu.

Man darf *Morell*, der hier wie auch andernorts eine medizinische Minderheitslehre vertrat, Überzeugung und guten Glauben nicht absprechen.

Es stellt sich somit die Frage: Schadete die Basistherapie? Allergische Reaktionen, die man heute bei einem derartigen Therapeutikagemisch, auch verschiedenartiger Proteine, befürchten würde, traten ganz offensichtlich niemals auf, auch war die allgemeine Nebenwirkungsquote gering. Über Mißempfindungen beklagte Hitler sich hauptsächlich bei spezifischen Medikamenten wie z. B. »Ultraseptyl«. Interaktionen zwischen den einzelnen Medikamenten wurden seitens Morell nicht beobachtet und sind auch im nachhinein aus seinen Angaben nicht zu ermitteln.

So darf man wohl sagen, daß die Langzeitbehandlung mit unspezifischen, zu einem gewissen Teil organismuseigenen Stoffen sich insgesamt somatisch nicht schädlich auswirkte.

War sie darum nützlich, gesundheitsfördernd und -erhaltend?

Eine akute Mobilisierung und Leistungssteigerung nach Injektion einzelner Präparate (z. B. »Vitamultin forte«) wird von Hitler und seiner Umgebung immer wieder bekundet und auf die Wirkung besonderer Analeptika zurückgeführt. Als solche sind erwiesen Koffein/Kaffeepulver, Nicotinsäureamid; fraglich bleibt die der Ascorbinsäure, zweifelhaft Pervitin. Irgendein Beweis für die Erzielung einer dauernden Leistungssteigerung oder zumindestens -erhaltung im körperlichen Bereich läßt sich nicht erbringen. Hitler wurde durch Morells Basistherapie zwar wiederholt angeregt, aber offensichtlich nicht vitalisiert, auch wurde den physiologischen Alterungsprozessen ebensowenig Einhalt geboten wie etwa der Koronarsklerose oder dem Parkinson-Tremor. Sie verschlimmerten sich vielmehr kontinuierlich.

So kommen wir zu dem Schluß, daß Morells Dauertherapie Hitler sehr wahrscheinlich nicht schadete, sie brachte ihm aber auch keinen Vorteil oder Nutzen, sie war mithin überflüssig. Dieses Urteil betrifft, so möchte ich betonen, zunächst und vor allem die rein klinische intern-medizinische Seite des ganzen Falles. Es erstreckt sich nicht auf die ungeheuer komplexen psychologischen Fakten, zu denen an dieser Stelle lediglich zu sagen wäre, daß Morell und seine leibärztliche Tätigkeit, auch wenn sie in erheblichem Maße von Hitler bestimmt wurde, ein Positivum in Hitlers Leben ausmachte. Auch wenn er Morell einige Male, aber sicherlich weniger häufig und nachhaltig als viele seiner Generäle, gröblich behandelte, so bewahrte er doch bis zum 21.4.1945 Vertrauen zu ihm und hielt ihn für einen guten Arzt und großen Gelehrten.

Ich glaube heute – nach sehr genauer Kenntnis der »Morell-Papers« – nicht mehr, wie noch vor einigen Jahren, daß man dieses Vertrauen, das auch Einwände Morells zuließ, als »Abhängigkeit« bezeichnen darf. Hitler war, wie ich nachgewiesen zu haben glaube, von keinem Medikament abhängig, aber auch niemals von einem Menschen.

Man kann es nicht wohl Abhängigkeit nennen, wenn ein Mann, der sich vor keinem Menschen elend geben will und kaum zeigt, wie er sich fühlt, es schließlich vor einem einzigen, dem Leibarzt tut.

Selbstverständlich hätte die Vielzahl der von Morell verabreichten Medikamente auch zu gegenseitigen pharmakologischen Beeinflussungen, gegebenenfalls mit toxischen Wirkungsveränderungen, führen können. Probleme dieser Art werden heute eingehend bearbeitet; damals lagen sie noch außerhalb jeglicher wissenschaftlichen Erwägung. Man dachte eher: »chacun médicament pour soi – le medecin pour les tous.« Man kann deshalb Morell wegen seiner Polypragmasie, so außergewöhnlich sie auch war, wenigstens in dieser Hinsicht keinen Vorwurf machen.

Mit heutigen Augen gesehen, wird nicht erkennbar, daß es bei

Hitler infolge medikamentöser Interaktionen zu irgendwelchen zusätzlichen Schädigungen kam.

Morells »Basis- und Universaltherapie«, so anfechtbar sie erscheint, dürfte seinem »Patienten Hitler«, der sich ja nicht nur mit ihr einverstanden erklärte, sondern sie auch wünschte, ja verlangte, in somatischer Hinsicht weder genützt noch geschadet haben. Inwieweit ihn eine derat einmalige medikamentöse »Überbehandlung« psychosomatisch förderte, ja aktivierte, bleibe dahingestellt. Dies ist im nachhinein kaum mehr ergründbar.

Beeinflussung von Hitlers Krankheiten und Gesundheitsstörungen durch äußere Umstände?

Die gutartigen, 1935 und 1944 operativ entfernten Stimmbandpolypen (Sängerknötchen) entstanden infolge der angestrengten Rednertätigkeit Hitlers. Der schlechte Zustand seines Gebisses durfte auf die in der Wiener Zeit beginnende und lebenslang fortgesetzte einseitige Zusatzernährung mit süßen Mehlspeisen zurückzuführen sein. Die hierdurch veränderte Essensweise hatte wohl auch die gelegentlich erwähnte Unverträglichkeit leichter, bestens zubereiteter Speisen zur Folge. Daß Verwundungen, Verletzungen, Vergiftungen und Infektionen, von denen Hitler später nichts mehr wissen wollte, zeitlich begrenzte Nachwirkungen hatten, ist selbstverständlich. Zur Frage einer eventuellen Schädigung durch übermäßige Verabreichung oder Selbsteinnahme von Medikamenten wurde bereits Stellung genommen (s. S. 453 ff).

Darum geht es jedoch im Folgenden nicht. Wir haben vielmehr die Frage zu untersuchen, ob schwere Befindlichkeitsstörungen oder Krankheiten Hitlers mit außerordentlichen, militärischen, politischen, aber auch persönlichen Belastungen in Zusammenhang gebracht werden können, ja gegebenenfalls als deren Folge entstanden, wobei ärztlicherseits zu differenzieren ist.

Trotz ihrer zunehmend bedrohlicher werdenden Verschlechterung machte die Koronarsklerose Hitler subjektiv kaum je Beschwerden, so daß sie bei dieser Betrachtung außer acht gelassen werden kann. Ein plötzlicher Herztod hätte Professor A. Weber als Beurteiler der ihm zugesandten Elektrokardiogramme keineswegs in Erstaunen gesetzt, aber Leibarzt Morell persönlich außerordentlich gefährdet.

Hier handelt es sich vielmehr darum, ob das beherrschende Symptom der Parkinson-Erkrankung Hitlers, das Zittern (Tremor, s. S. 426ff), durch äußere Umstände verstärkt oder abgeschwächt wurde und ob etwa die schweren Bauch-(Abdominal-)Koliken ungeklärter Entstehung (s. S. 340ff) jeweils Folge von Erregungen irgendwelcher Art waren. Hinsichtlich des zu Hitlers Lebzeiten von seinen Ärzten niemals als Parkinson-Syndrom erkannten, sondern als hysterisch gedeuteten »Zitterns« finden sich wenige Angaben, die auf einen solchen Zusammenhang hinweisen. Zu Generaloberst Jodl äußerte Hitler elf Tage nach dem Attentat vom 20. Juli 1944: »Bei mir ist das Wunder eingetreten, daß durch diesen Schlag mein Nervenleiden fast verschwunden ist...«[22] Auch Morell notiert in diesen Tagen: »Beinezittern weg, Händezittern minimal...«[23] Auch bei einer anderen Hitler persönlich betreffenden Ablenkung vermerkte Morell ein Sistieren des Tremors. Am 7. April 1945 beobachtete er während einer augenärztlichen Untersuchung eine vollkommene Beruhigung.[24]

Ob es dazu auch kam, wenn sich Hitler in anderer Weise, etwa bei Lagebesprechungen, beim Aktenstudium oder Lesen, bei seinen abendlichen Monologen auf sich konzentrierte, ist infolge Fehlens entsprechender Berichte nicht bekannt.

Jedenfalls waren diese Beruhigungen stets nur vorübergehend. Nach dem Attentat scheinen sie bis etwa Mitte August angehalten zu haben. In diesem Zusammenhang sagte Hitler am 3. November 1944 zu Morell: »Mit dem 20. Juli war alles Zittern plötzlich vorbei, jetzt aber (ist es) ganz allmählich wiedergekommen und nun sehr stark.«[24] Er muß sich damals in großer innerer Erregung befunden haben, da er – so Morell – noch einige große Entschlüsse zu fassen und Entscheidungen zu treffen hatte. Hitler ging es um eine Proklamation anläßlich des 9. November, vornehmlich aber um den Befehl für die zum 1. Dezember vorgesehene Ardennen-Offensive, den das Oberkommando der Wehrmacht am 10. November erließ.

Schwierige, nicht bereinigte Situationen wirkten sich ungünstig aus. Am 27. Januar 1945 verzeichnet Morell: »Die angespannte militärische Lage hat in ihren Auswirkungen starken Tremor des linken Armes und des linken Beines herbeigeführt.«

War hingegen die Lage geklärt oder nahmen Dinge ohne weitere Beeinflussungsmöglichkeit ihren günstigen oder ungünstigen Gang, so erschien Hitler allgemein beruhigt. So fühlte er sich zwischen dem 3. und 8. November wohl, schlief gut und ließ Morell, durchaus unüblich, zwei Tage lang nicht zu sich rufen. Auch vor und während der großen Ardennen-Offensive, etwa ab 11. bis Ende Dezember 1944, war Hitler im Gegensatz zu früheren Monaten bei relativem Wohlbefinden und wurde, während er längere Spaziergänge machte, weniger häufig von Morell behandelt.

Anders als bei der genannten chronischen und in ihrem Erscheinungsbild an für sich stark wechselnden Gehirnerkrankung, bei der eine Verknüpfung innerer und äußerer Geschehnisse nur in etwa gelingt, könnte dies bei akut auftretenden Leidenszuständen möglicherweise überzeugender ermittelt werden. Im Falle Hitler wären hier die Bauch-(Abdominal-)Koliken zu untersuchen, die laut Morell an folgenden Tagen auftraten:

1943: 28.5., am 18.7., zweimal, 23.9., 17.10., 1.12.

1944: 4.1., 9.1., 12.2., 13.2., 8.3., 23.9., 24.9., 28.9. zweimal, 3.10. S.E.E.
(Scopolamin), 30.10., 31.10., 7.11., 8.11., 9.11., 12.11., 13.11., 8.12., 10.12., 31.12.

1945: Keine Koliken mehr

Jede Kolik verlief so schwer, daß Morell auch das Morphiumderivat Eukodal einsetzte, das seinerseits psychische Auswirkungen hatte.

Die minutiöse Registrierung u.a. der militärischen und politischen Ereignisse an jedem Tag des Zweiten Weltkrieges[25] könnte zur Klärung des Sachverhaltes beitragen. Beim Vergleich war zu bedenken, daß man wegen des Auftretens der Koliken häufig um oder nach Mitternacht den oder die letzten vorhergehenden Tage in Betracht zu ziehen hatte. Eine zusätzliche Einschränkung bestand darin, daß auf diese Weise lediglich die großen militärischen und politischen Ereignisse berücksichtigt werden konnten, aber die nicht minder wichtigen, persönlichen außer acht bleiben mußten. Jedoch gerade in ihnen, d.h. in Ärger, Aufregungen, Auseinandersetzungen, von Hitler unterstellter Verrat, unterbliebene Befehlsweitergabe u.a.m. sah Hitler häufig – so Morell – die Ursachen seiner Kolikanfälle.

Leider fallen die Aufzeichnung der täglichen Lagebesprechungen mit ihren oftmals sehr drastischen Ausführungen Hitlers[26] in dieser Hinsicht aus, da in den Fragmenten gerade jene Tage fehlen, an denen Hitler Koliken hatte; auch die Tischgespräche und Aufzeichnungen der abendlichen Monologe sind unergiebig, da Hitler sich hierbei möglichst nicht über das tägliche Geschehen äußerte.[27]

So kommen wir lediglich zu folgenden Aussagen: Ab Anfang 1943 bis Ende 1944 befanden sich die deutschen Truppen an sämtlichen Fronten in Abwehrkämpfen und Rückzugsbewegungen, ja in den letzten Monaten mußte schon um deutsche Gebiete gekämpft werden. An den jeweiligen Koliktagen gingen Unglücksmeldungen zur Genüge ein, aber ebenso bedeutungsvolle auch an vielen anderen Tagen. Meldungen über große Luftangriffe und Luftschlachten mit verheerenden Auswirkungen auf deutsche Großstädte und kriegswichtige Industrieregionen gab es ebenfalls an Kolik- wie auch anderen Tagen. Man kann mithin keine Beziehungen zwischen militärischen Rückschlägen und den Leidenszuständen Hitlers herstellen.

Am 12. und 13. November 1944 hatte Hitler zwei schwere Koliken. In diesen Tagen entbrannte die Schlacht von Budapest, das Schlachtschiff »Tirpitz«, der Stolz der deutschen Marine, wurde versenkt. Aber gerade an diesen Tagen war Leibarzt Morell mit Genehmigung Hitlers und in der Meinung, es werde nichts passieren, zur Beisetzung seines Bruders nach Hessen geflogen und wurde durch seinen Berliner Praxisassistenten Dr. A. Weber im Führerhauptquartier Wolfsschanze vertreten. War es das militärische Desaster, die Abwesenheit Morells oder beides zusammen? Hitler verhielt sich Morell gegenüber nach dessen Rückkehr so heftig, »wie er in den vergangenen acht Jahren noch nie zu mir war« (Morell-Notiz vom 16. November 1944, 15.30 Uhr). Das Persönliche sollte also wohl eine Rolle gespielt haben. Dieses kann man auch für die abendliche Kolik am 4. Januar 1944 unterstellen. Hitler hatte an diesem Tag eine Auseinandersetzung mit Generalfeldmarschall von Manstein gehabt, der ihm die Einsetzung eines für den östlichen Kriegsschauplatz wirklich verantwortlichen Generalstabschefs vorschlug. Der über das verbrämt geäußerte Mißtrauen offenbar verärgerte Hitler konterte, kein anderer werde die gleiche Autorität haben wie er und Göring würde sich niemals den Anordnungen eines anderen fügen. In diesem Falle erscheint ein Zusammenhang glaubhaft. Ob dies auch für die zwei Koliken zutrifft, die Hitler am 13. und 15. Februar 1944 hatte, ist fraglicher. Damals ging es um den Entsatzangriff für den Kessel von Tscherkassy, ein Ereignis, das die deutsche Öffentlichkeit stark beunruhigte. Die von außen zum Einsatz angesetzten Verbände waren ohne Erfolg geblieben und Hitler befahl, sicherlich erst nach Auseinandersetzungen mit dem Generalstab und gegen seine Überzeugung, die Beharren und Bekämpfen hieß, den Ausbruch der eingekesselten Truppen.

Um so wahrscheinlicher dürfte der Zusammenhang zwischen den Bauchkrisen vom 18. und 19. Juli 1943 und dem Treffen mit Benito Mussolini in Feltre bei Treviso sein. Hitler, der offenbar über die Schwierigkeiten des Duce unterrichtet war, dessen Sturz und damit den Verlust einer entscheidenden Position befürchten mußte, hatte bei den diplomatischen Vorbereitungen im Führerhauptquartier Wolfsschanze heftige Leibschmerzen gehabt, die auch während des Fluges von dort zum Obersalzberg und am Morgen des Fluges nach Italien stark anhielten. Die Umgebung war besorgt, Morell injizierte erstmalig an zwei aufeinanderfolgenden Tagen Eukodal. Der Erfolg war in doppelter Hinsicht eklatant. Hitler wurde beschwerdefrei, aber die medikamentbedingte Euphorie (Hochstimmung) trug offenbar mit dazu bei, daß er, auch zum Entsetzen deutscher Delegationsmitglieder, drei Stunden lang auf den Duce einsprach, diesen nicht zu Wort kommen ließ, ja nicht einmal den Versuch des schockierten Freundes zur Kenntnis nahm, ihm zu sagen, Rom sei gerade von feindlichen Fliegern bombardiert worden. Hitler war anscheinend so außer jeder Selbstkontrolle, daß er nach Rückkehr auf den Obersalzberg bei bestem Befinden zu dem darüber stolzen Morell anerkennend sagte, der Erfolg des Tages sei ihm zu verdanken.

Fassen wir zusammen, so bleibt die Erkenntnis, daß wenige Male eine Beziehung zwischen politisch-militärischen Großereignissen einerseits und Leidensäußerungen Hitlers andererseits anzunehmen ist, und daß in einigen Fällen hochgradige Emotionen zu Mißempfindungen mit zeitweiligem Krankheitswert führten. In der Regel aber sind, wenigstens nach unserem Wissensstand, derartige Zusammenhänge nicht hinreichend wahrscheinlich zu machen, d. h. nicht überzeugend klarzulegen.

IV. Ärzte in Hitlers Umgebung und ihre Schicksale

Anfänge der medizinischen Hitlerforschung

Über Hitlers Lebensweise und Gesundheit waren schon vor dem Kriege in dem feindlich gesinnten Ausland Tartarenmeldungen verbreitet, die nach 1939 z. T. geradezu abstruse Formen annahmen. Der breiten deutschen Öffentlichkeit war Hitler als gesunder kräftiger Mann bekannt, und die Propaganda sorgte mit allen Mitteln dafür, daß dieser Eindruck bis fast zu seinem Ende erhalten blieb. In der engsten Umgebung erfuhr man wohl dies und das von Beschwerden und Krankheiten, aber selbst der Leibarzt und die Begleitärzte nahmen sie insgesamt nicht sonderlich ernst und vermittelten nach außen das Bild eines gesunden, in seiner Tätigkeit für das deutsche Volk sich völlig verzehrenden, aber starken Führers. Das »Ritterkreuz des Kriegsverdienstkreuzes« erhält der auf Auszeichnungen versessene Morell weniger wegen seiner Verdienste als Leibarzt, sondern als großer Forscher.

Auch wenn Morell von den nicht eben zahlreichen Ärzten, die von ihm wußten, durchweg abgelehnt wurde, so zumeist auf Grund vager Gerüchte und von Vorwürfen, die weniger seine ärztliche, als seine merkantile Tätigkeit betrafen. Unter dem Schutzmantel Hitlers blieb er unangefochten.

Nach Kriegsende stieg das allgemeine und damit auch medizinische Interesse an der Figur Hitler ins ungemessene, und man machte sich allenthalben auf, um nach den Geheimnissen zu schürfen, die ein solcher Mensch bieten mußte. Den Deutschen war es zunächst versagt, Hitlerforschung, und insbesondere eine medizinische, zu betreiben. Die Siegermächte hatten den Vorgriff. Sie machten sich mit großem Einsatz auf die Suche nach Zeugnissen und Zeugen, die mit Hitler zu tun gehabt hatten, natürlich auch den medizinischen, und filterten sie aus den Scharen der Kriegsgefangenen und Inhaftierten heraus. Dabei schienen sich die Sowjets im Vorteil zu befinden; sie hatten die Zentrale, hatten Berlin und damit die letzten bei Hitler Verbliebenen. Von den Ärzten war der chirurgische Begleitarzt Dr. Ludwig Stumpfegger verschwunden und in Berlin umgekommen, aber Professor *Werner Haase* hatte im Notlazarett der Reichskanzlei einige hundert Kriegsgefangene übergeben und befand sich in ihrer Hand. Was der todkranke Mann, der seit dem

21.4.1945 täglich wohl zweimal bei Hitler gewesen war, über dessen letzte Lebenstage mitteilte, drang bislang nicht durch die Mauern der Lublianka oder eines der anderen Staatsgefängnisse, hinter welchen dieser Zeuge einige Monate später verstorben sein muß. Der Assistent des Zahnarztes Professor *Blaschke*, Dr. *Kunz*, wurde in Gefangenschaft ermittelt und viele Jahre lang immer wieder vernommen; *Schenck* schwieg bei allen Verhören und berichtete erst nach Jahrzehnten.[1] Die beiden Krankenschwestern des Lazaretts wurden nicht über Hitler befragt, sondern bereits nach wenigen Monaten entlassen.

Krankenprotokolle fand man in der Reichskanzlei nicht. Jedoch stießen die sowjetischen Suchkommandos binnen weniger Tage auf die Spuren von Ärzten und medizinischen Hilfskräften, die Hitler behandelt oder für ihn tätig gewesen waren. Bereits am 9.5.1945 wurden Professor Karl von *Eicken*, der Hals-Nasen-Ohren-Arzt, und der Zahntechniker Echtmann sowie Frau *Heusermann*, die technische Assistentin des Zahnarztes Prof. Blaschke, vorgeführt und vernommen. Während v. *Eicken* freikam, dauerten die Vernehmungen der beiden letzteren in der Sowjetunion zehn Jahre.

Außerdem schätzten sich sowjetische Kommandos glücklich, den stark verbrannten Torso angeblich Hitlers (und seiner Ehefrau Eva Braun) ausfindig, exhumiert und zur pathologisch-anatomischen Untersuchung gebracht zu haben.

Stalin scheint es den Alliierten gegenüber als zweckmäßig erachtet zu haben, das erlangte Wissen nicht zu verbreiten, sondern die Vermutung wachzuhalten, Hitler lebe und sei irgendwo untergetaucht.

Erst 1968 und 1982 konnte L. *Besymenski* über die Erkenntnisse von 1945 berichten, die wichtig, aber nicht unanfechtbar sind.[2]

Was die westliche Seite betrifft, so nahm sich bereits vor den peniblen Untersuchungen der militärischen Geheimdienste die Presse Hitlers an. Die Reporterin Tania *Long* machte im Krankenhaus Berchtesgaden den Leibarzt Theo *Morell* ausfindig und veröffentlichte bereits im Mai 1945 ein Gespräch, das sie mit dem »gebrochenen alten und äußerst geängstigten Manne« (damals 59) geführt hatte.[3] Der instruktive Aufsatz bringt kurzgefaßt bereits Informationen, die mit Morells Aufzeichnungen übereinstimmen. Er stellt die Entlassungsszene am 21.4.1945 dar und enthält auch Morells Verneinung, Hitler jemals Pervitin gegeben zu haben.[4]

Wie sehr die Sieger in dieser Zeit von Gerüchten abhingen, macht die zwei Tage später an gleicher Stelle gebrachte Meldung aus Flensburg deutlich, Morell habe am 30. April Hitler durch eine »Gnadeninjektion« getötet, worüber der russische Geheimdienst unterrichtet worden sei.

Außer *Morell*, der im Krankenhaus verhaftet wurde, und dem

Zahnarzt Professor *Blaschke* gerieten in amerikanische Gefangenschaft und spezielle Vernehmungslager für »besondere« Persönlichkeiten Hitlers chirurgische Begleitärzte Prof. H. K. v. *Hasselbach*, der als »Reichskommissar für das Gesundheitswesen« schwerstens verdächtigte Prof. K. *Brandt* und der HNO-Facharzt Dr. E. *Giesing* sowie Prof. K. *Gebhardt*, der noch am 26. April die Reichskanzlei aufgesucht hatte, um sich bei Hitler als neuer Präsident des »Deutschen Roten Kreuzes« zu melden. Er war seiner Meinung nach der letzte ärztliche Augenzeuge.

Ebenso wie die sowjetischen Verbündeten hielten auch der amerikanische Geheimdienst die Vernehmungsprotokolle der Hitler-Ärzte über Jahre zurück.

In der umfassenden Hitler-Biographie Werner *Masers* aus dem Jahre 1971 sind sie noch nicht angeführt. Erst später wurden sie, dank auch *David Irving*, öffentlich zugänglich. Seitens der C. I. C.-Offiziere wurden die gefangengenommenen Hitler-Ärzte sozusagen in mehreren Etappen zunehmenden Sachverständnisses vernommen:

In der ersten traten C. I. C.-Offiziere ohne jede Kenntnis in medizinischen Fragen in Aktion, die sich gleichwohl ärztlicher Unterlagen bedienten (hierzu s. S. 21).

Die betreffenden Vernehmungsprotokolle wurden unterzeichnet von:

Francis C. St. John, 2nd Lt-Infantry Chief Editor, der sich vornehmlich mit *Morell* befaßt.[5]

Arthur D. Mc. Kirpin, 1st. Lt-Infantry, Ediction Sector, welcher einen Sammelbericht über Brandt, Giesing, v. Hasselbach erstellte.[6]

I. V. O. *W. Giannini*, Major, der sich über Brandt, dessen weitere Aufgaben und Dienststellung orientierte.

Diese Offiziere verfuhren, wie ihren kurzen Berichten zu entnehmen, durchaus objektiv. Sie gehörten dem »Military Intelligence Service Center – A. P. O. 757« an und wurden anscheinend, wenn ich das Schreiben R. L. *Meilings* an *Irving* vom 6. 12. 1967 richtig verstehe, gegen Ende 1945 abgelöst, als die »European Center Division« von USSGS. (anscheinend Counter Intelligence Corps der 12. Armee) verlegt wurde.

Die genannten Offiziere beurteilten ihre »Sources« (Quellen) folgendermaßen (freie Rückübersetzung in die deutsche Sprache):

Prof. Dr. K. *Brandt* (Reichskommissar für Sanitäts- und Gesundheitswesen – chirurgischer *Begleitarzt* Hitlers ab 1934 – 10. 10. 1944 – in den letzten Jahren zeitweilig).

interniert: 23. 5. 45 in Flensburg, vernommen: 30. 8. 45

Dr. *Brandt* ist ein 41 Jahre alter Chirurg, reichlich jung für seine

Stellung im Gesundheitswesen. Er begleitete Hitler 1934 nach Venedig und gehörte seit jener Zeit zu seinem persönlichen, ärztlichen Stab. – Entlassung im Oktober 1944. Der Häftling erscheint glaubwürdig/zuverlässig.

Dr. Erwin *Giesing*, Oberstabsarzt; Facharzt für HNO-Erkrankungen im Reservelazarett Loetzen II – Ostpreußen; mit diesem Lazarett später nach Amberg in Bayern verlegt – behandelnder HNO-Arzt Hitlers – 21.7. – 9.10.1944, interniert: 23.4.45 in Amberg, vernommen: 30.8.45

Der Häftling scheint Hitler gründlicher als die anderen persönlichen Ärzte untersucht zu haben. Er ist nicht lediglich Facharzt für HNO-Erkrankungen, sondern hat auch Erfahrungen in anderen medizinischen Bereichen. Seine Angaben erscheinen glaubwürdig und seine Untersuchung Hitlers scheint eine der sorgfältigsten gewesen zu sein.

Dr. med. Hanskarl von *Hasselbach* (Prof.), (Oberfeldarzt; Chefchirurg des Feldlazaretts 2/562 – chirurgischer Begleitarzt Hitlers ab 1934 bis 10.2.1944), interniert: 13.4.45 in Albrechtshausen/Harz, vernommen: 10.9.45.

Dr. *v. Hasselbach* war seit 1934 bis zum 9.10.44 einer der Begleitchirurgen Hitlers. Er behandelte ihn als erster nach dem Attentat vom 20.7.44 – *Brandt* und *Giesing* bezeichnen *v. Hasselbach* als einen sehr kritischen Arzt. – Er ist wahrscheinlich einer der wenigen aus Hitlers Umgebung, der seinem Zauber nicht erlag, *v. Hasselbach* erscheint glaubwürdig.

Dr. med. Theo *Morell* (Prof.) (Leibarzt Hitlers ab Januar 1937 – 21.4.1945), interniert: Ende Mai 1945 in Bad Reichenhall, vernommen: 29.11.1945.

Th. *Morell* ist Hauptquelle des Berichtes; er bringt Beobachtungen über Hitler während eines Zeitraumes von acht Jahren seiner leibärztlichen Tätigkeit bei diesem, bis zum 21.4.1945. – Manche dieser Auskünfte stammen aus seinem Gedächtnis, manche sind dokumentarisch belegt durch bei ihm sichergestellte Unterlagen. Seine Angaben über Hitler erscheinen im großen und ganzen als glaubwürdig, hingegen müssen diejenigen, die ihn persönlich betreffen, mit großer Vorsicht betrachtet werden. Doch soll bemerkt werden, daß Morells Gedächtnis wechselt: bei bestimmten Gelegenheiten berichtet er über Ereignisse, die er später nicht mehr zu bestätigen vermag.

Natürlicherweise zog Hitlers Leibarzt eine Anzahl von Fachärzten zu Rate.

Morell war Gegenstand einer größeren Anzahl von Berichten, die sich in wenig schmeichelhafter Weise mit ihm befassen. Einige kennzeichnen ihn als schlauen, geldkratzenden Quacksalber-Arzt, der an seine Quacksalberei glaubte, andere bezeichnen sein hygienisches Verhalten als das eines Schweines.

Der Berichterstatter vermag hierzu nur wenig beizutragen und stimmt mit den früheren Berichterstattern überein.

Kritische Anmerkung des Autors:

Der Verfasser als kritischer Beurteiler darf zusammenfassend sagen, daß sich Prof. v. Hasselbach bei den Vernehmungsoffizieren anscheinend den größten Respekt verschafft hatte, während Dr. Giesing als ergiebigste Quelle betrachtet wurde.

Prof. Morell scheint allgemeiner Verachtung anheimgefallen zu sein. – Zu seinen Gunsten soll jedoch bemerkt werden, daß er – wesentlich älter als die anderen Ärzte – zum Zeitpunkt dieser Vernehmung ein gezeichneter, kranker, zerebral geschädigter Mann war, der nicht mehr als völlig zurechnungsfähig gelten konnte. Während des Krieges und im Dienste Hitlers bereits mehrfach erkrankt, verfiel er nach seiner Entlassung durch Hitler sehr rasch und war zur Zeit seiner Vernehmungen offenbar nur mehr ein menschliches Wrack.

Nach den genannten CIC-Offizieren befaßten sich die damals im militärischen Dienst stehenden Historiker *Trevor-Roper*[7] und *Weinberg* mit den in ihrer Hand befindlichen Hitler-Ärzten. Sie waren ärztlich nicht vorgebildet, aber ganz offenbar stand ihnen bereits mindestens ein Teil des Morell-Schrifttums und der bisherigen Vernehmungsprotokolle zur Verfügung.

Eine sachverständige Befragung nahmen schließlich amerikanische, der deutschen Sprache mächtige Ärzte vor. Dies waren, wie dem Brief des Colonel R. L. *Meiling* M. D. vom 6. 12. 1967 an D. *Irving* zu entnehmen ist, Major Cortez F. *Enloe*, aus dem Staate Missouri gebürtig. Er kam 1932 nach Deutschland und studierte in Heidelberg und Berlin Medizin. 1937 Promotion zum Dr. med. Er finanzierte seine Ausbildung durch journalistische Arbeiten für englische und amerikanische Agenturen.

Nach Kriegsende betätigte er sich weiterhin vornehmlich als Journalist und Herausgeber der Zeitschrift »Nutrition to day«.

Dr. med. Hans H.F. *Reese* war gebürtiger Deutscher und z. Z. des 1. Weltkrieges deutscher Marineoffizier. Nach Abschluß des Medizinstudiums in Hamburg wanderte er bereits in den späteren zwanziger Jahren in die USA aus. Er wurde Neurologe und Psychiater an der Universität Wisconsin und zuletzt Leiter der Psychiatrischen Klinik dortselbst, jetzt emeritierter Professor für Psychiatrie.

Während des Krieges war er ziviler Berater im Kriegsministerium. Seine Aufgabe war die psychiatrische Befragung der deutschen

Kriegsgefangenen, z. B. hinsichtlich ihres Eindrucks von der Wirkung der amerikanischen Waffen.

R. L. *Meiling* M. D. war gebürtiger Amerikaner; er studierte aber in München und Erlangen Medizin. Er hatte dabei Gelegenheit, Hitler schon 1932 zu sehen, auch später im Carlton-Tee-Raum, wo er nachmittags seinen Tee zu sich nahm. Auch besuchte er von 1932–1937 alljährlich die Reichsparteitage in Nürnberg.

Er meint, Prof. Brandt sei sein chirurgischer Lehrer gewesen, ehe er nach Essen ging.

Meilings Angaben enthalten einige Erinnerungsfehler: So war *Brandt* niemals an der Chirurgischen Uni.-Klinik München und zu jener Zeit keineswegs Professor, sondern nur in Berlin. Er wirft offenbar *Brandt, v. Hasselbach*, der aus München kam, und Prof. *Magnus* zusammen, der von *Bochum* (nicht Essen) über Berlin nach München ging und wahrscheinlich dort *Meilings* Lehrer war.

Auch hatte nicht Hitlers Chauffeur, sondern sein Adjutant (Brückner) jenen Unfall, zu dem der junge Chirurg *Brandt* hinzukam. – Schließlich war *Morell* nicht Praktiker in *München*, sondern in Berlin gewesen.

Prof. *Brandt* hatte zwei ärztliche Freunde als Vertreter, wenn Hitler in den späteren dreißiger Jahren auf Reisen war; alle drei waren Offiziere der späteren Waffen-SS; sie sind nicht mit dem Leibarzt Hitlers zu verwechseln. Der Kenner der Vernehmungsprotokolle kommt zur Ansicht, daß *Meiling* sich z. T. auf Aussagen Dr. Giesings stützte. – Auch Dr. *Meiling* war während des Krieges im Kriegsministerium tätig; er bedauert *Irving* gegenüber, daß er bei Verlegung der »Europa-Abteilung« von USSBS seine Handunterlagen an das »National-Archiv« in Washington abgegeben habe.

Die amerikanischen Ärzte befaßten sich mit den deutschen mehrfach in Einzelgesprächen und regten sie – unabhängig voneinander – zur Niederschrift ihrer Ansichten über die verschiedensten Gebiete an, doch stand im Mittelpunkt ihres Interesses Geistesverfassung, Denkweise und Vorstellungswelt Hitlers.

Ein Niederschlag ihrer Eindrücke und Mutmaßungen findet sich in einem Aufsatz von C. F. *Enloe* und H. *Reese*.[8]

Immerhin wurde von den Vernehmergruppen eine erhebliche Zahl von medizinischen Fakten zusammengetragen. Die Vernehmungsprotokolle enthalten Kurzbiographien der vorgeführten Hitlerärzte, die über deren Fähigkeiten, Kompetenzen und Lebensläufe bis 1945 unterrichten und deshalb von einiger Bedeutung sind.

Table of Contents:

1. References
2. Reason for Report
3. Report »Hitler as seen by his Doctors«
   a) Hitler's State of Health and Medical Characteristics
   (1) General, (2) Medical History, (3) Scars, (4) Skin, (5) Face, (6) Head, (7) Neck, (8) Chest, (9) Lungs, (10) Heart, (11) Abdomen, (12) Lymphatic glands, (13) Back, (14) Rectal and Genital Regions, (15) Extremities, (16) Neurological Data, (17) Psychiatric Data, (18) Urological Data, (19) Sexual Life, (20) X-Ray-Examinations, (21) Fecal Examinations, (22) Blood Examinations, (23) Electrocardiography
   b) Medication by Dr. Morell
   c) Comments and Recommendations

Annexes

I: Chronology of Life and Career of Prof. Dr. Theo Morell; II: Five X-Rays of Hitlers Head; III: Report of Eye Examination; IV: Reports of Ear Examinations; V: Drawing of Hitlers Mouth; VI: Record of Heart Examination; VII: Four Electrocardiogramms; VIII: Results of two Urinalyses; IX: Results of tree Fecal Examinations; X: Drawing of Hitlers Nose; XI: Blood Sedimentation Rate Test; XII: Blood Calcium Test; XIII: Wassermann –, Meinicke – and Kahn Tests; XIV: Differential Blood Count; XV: Blood Serum Differential; XVI: Translation of Consultation Notes by Morell.

(Note: In a number of the Annexes, the subject of examination is refered to as «A». Prof. Dr. Morell swears to the statement that this was his code designation for Hitler, and identifies his on all his medical papers.)

29. Nov. 1945

For the Commanding Officer:
Francis C. ST. John
2nd. Lt., Infantery
Chief Editor.

Blaschke, Hugo, Johannes, Professor; Zahnarzt – Dentist[11]

geb. 14.11.1881 in Neustadt–Westpreußen

1885 nach Berlin

1897 Abitur

1908–1911 Studium der Zahnmedizin an der Universität von Pennsylvania in Philadelphia (USA), anschließend in London Ausbildung zum Kieferchirurgen

1911 Eröffnung einer Zahnarztpraxis in Berlin

1914–1918 im 1. Weltkrieg Militärdienst als Zahnarzt in Frankfurt a. O. und Berlin

1918–1945 Zahnarztpraxis am Kurfürstendamm in Berlin

1930 Behandlung H. Görings

1.2.1931 Mitglied NSDAP und NSKK. (NS.-Kraftfahrer Krop)

seit Ende 1933 bis 1945 Zaharzt Hitlers

1.4.1935 Eintritt in SS

31.8.1943 Chefzahnarzt im Stabe des RF. SS.

9.11.1944 SS-Brigadeführer und Generalmajor der Waffen-SS

Mai 1945 C.I.C.-Verhör

8.6.1946 Inhaftierung bis 7.12.1948, anschließend Zahnarzt in Nürnberg

8.12.1958 in Nürnberg gestorben.

Blaschke war kein approbierter Zahnarzt, sondern im damaligen Sinne des Wortes »Dentist«. Er war aber als guter Techniker allgemein anerkannt und wurde auf Grund seiner Fachkenntnisse – wie andere Dentisten auch – den akademisch ausgebildeten Zahnärzten gleichgestellt. In seiner Rolle als »Oberster Zahnarzt der Waffen-SS« trat er nicht hervor; er war in erster Linie Praktiker. In der akademischen Öffentlichkeit war er wenig bekannt. Mit Hitlers Begleitärzten stand er in nur lockerer Beziehung; Morell bestellt ihn mehrere Male zur Behandlung Hitlers. – Doch nahm er auch an Hitlers Nachtrunde teil, wenn er zur Behandlung in das Führerhauptquartier bestellt wurde.

Brandt, Karl,[12] Prof. Dr. med. Facharzt für Chirurgie, Begleitarzt Hitlers, Reichskommissar für das Sanitäts- und Gesundheitswesen

geb. 8.1.1904 in Mülhausen/Elsaß

1923 Medizinisches Vorexamen in Dresden

1927/28 nach Studium in Jena, Freiburg i. Br., München und Berlin med. Staatsexamen, Approbation und Promotion. Während der genannten Zeit auch Tätigkeit als Praktikant im Krankenhaus »Bergmannsheil«, Chirurg. Abtlg. unter Prof. Magnus – Unfallkrankenhaus.

1934 Berufung von Prof. *Magnus* zum Direktor der Chirurg. Universitätsklinik Berlin, Ziegelstr. Br. ging mit ihm und blieb bis zum gegenwärtigen Zeitpunkt Angehöriger dieser Klinik.

1935 Dritter Oberarzt der Klinik

1936/37 Prof. *Magnus* wird zum Direktor der Chir. Univ.-Klinik München berufen. Nachfolger in Berlin wurde sein bisheriger 1. Oberarzt Prof. Rostock.

1937 Brandt 1. Oberarzt der Klinik

5.5.1940 Ernennung zum Professor

1942 Generalkommissar des Führers für das Sanitäts- und Gesundheitswesen

20.8.1944 Reichskommissar für das Sanitäts- und Gesundheitswesen mit Weisungsbefugnis gegenüber Staat, Wehrmacht Partei.

Werdegang bei Hitler:

1932 Verlobung mit der bekannten Schwimmeisterin A. *Rehborn*, welche seit 1925 mit Hitler bekannt war.

Im März d. J. wurde Br. Mitglied der NSDAP, sah Hitler zum ersten Mal in Essen.

15.8.1933: Hitlers Adjutant und damaliger Vertrauter. Brückner hatte in Reit i. Winkel, wo Br. die Ferien verbrachte, einen Autounfall. Er brachte den Verletzten in das nächste Krankenhaus, nach Traunstein, operierte einen Schulter-Arm-Bruch und blieb sechs Wochen lang bis zur völligen Heilung bei Brückner.

Juni 1934: Brückner berief Br. anläßlich Hitlers Flug nach Venedig zu dessen persönlicher Begleitung. Von da an machte Br. Dienst bei Hitler, sobald dieser Berlin verließ. Auf seine berufliche Weiterbildung wirkte sich dies, da er oft lange Zeit untätig und von der Klinik abwesend sein mußte, ungünstig aus. Deshalb vertrat Dr. *Haase*, Mitassistent an der Klinik Magnus, ihn ab 1935 und nach dessen Ausscheiden wegen Lungentuberkulose, Dr. v. Hasselbach von der Münchner Universtitätsklinik. – Letzterer war schließlich seit den ersten Kriegsjahren ständiger Begleitarzt Hitlers, da Br. wegen der anderen, ihm übertragenen Aufgaben häufig vom F. H. Qu. abwesend sein mußte.

29.7.1934: Eintritt als Unterscharführer in die SS; bei Kriegsende hatte er den Rang eines SS-Gruppenführers und Generalleutnants der Waffen-SS erreicht.

1936 und 1937 mehrere Übungen als Sanitätsoffizier bei der Wehrmacht.

1938: Für den Fall eines Krieges Abstellung zur Reichskanzlei; er oder einer der genannten Vertreter hatten ständig in Hitlers Hauptquartier zugegen zu sein. Außerdem bekam er den Auftrag, Lazarette, Unfallstationen u.a.m. zu inspizieren und Hitler über seine Beobachtungen Bericht zu erstatten. Nach Kriegsbeginn war er deshalb, mit Ausnahme von Italien, dem Balkan und Norwegen, an allen Fronten. Besondere Schwierigkeiten ergaben sich nach Beginn des Krieges gegen die Sowjetunion in den Jahren 1941 und 1942 sowohl im militärischen wie im zivilen Bereich. Hitler ernannte daraufhin Br. mit dem Auftrage, sie zu beheben, zu seinem General-Kommissar. Er hatte für eine Koordination des Wehrmachts- und zivilen Sanitätswesens zu sorgen.

1943: Erweiterung seiner Befugnisse auf die Gebiete »Medizinische Forschung, Medikamentenherstellung und Verteilung«.

9.10.1945: Unter Belassung in der Position eines Reichskommissars abrupte Enthebung aus seiner Stellung als Begleitarzt Hitlers – zusammen mit v. Hasselbach und Dr. Giesing, dem Inaugurator der Auseinandersetzung mit Morell. – Br. war noch einmal im Nov. 1944 bei Hitler. (Besucherliste Linge)

16.4.1945: Nachts Verhaftung durch den SS-Sturmbannführer Huppenkothen in der Villa von Goebbels nahe dem Wannsee (auf Schwanenwerder).

Vernehmung durch SS-Grf. Müller. Eröffnung, er sei auf persönlichen Befehl Hitlers festgenommen worden, weil er entgegen dessen Anordnung seine und seiner Mitarbeiter Familien aus Berlin nach Bad Liebenstein und nach Garmisch verbracht habe, damit sie nicht in sowjetische Hand fielen. Das sei Defaitismus und Feigheit. Auch wurde er nach Beziehungen zu den Verschwörern vom 20.7.44 gefragt. Des weiteren scheint eine Denkschrift, die er an Hitler gerichtet hatte, eine belastende Rolle gespielt zu haben.

17.4.1945: Verbringung vor ein Ehrengericht, das sodann in ein Standgericht umgewandelt wurde. In Vertretung von Minister Goebbels war SS-Ogrf. *Berger* Vorsitzender, als Beisitzer fungierten Reichsjugendführer Axmann, SA-Gruf. Graentz sowie ein namentlich nicht bekannter Zivilrichter. Dem Gericht lag eine handschriftliche Notiz Hitlers vor, welche angeblich die Todesstrafe für Br. verlangte (persönl. Mittlg. von Chr. Schroeder). Die Anklage lautete auf Defaitismus, fehlenden Glauben an den Sieg, Hochverrat. Der Urteilsspruch erging auf Tod.

Axmann äußerte, laut Brandt, abschließend: »Ihre Denkweise ist nicht die unsere. Sie müssen die Konsequenzen tragen.«

18.4.1945: Es wurde ihm bedeutet, es bestehe nur wenig Hoffnung für sein Leben; der Führer habe das Todesurteil bereits am Tage zuvor unterzeichnet. Ein Verfahren gegen Prof. *Rostock* laufe aus dem gleichen Grunde wie gegen ihn.

20.4.1945: Enthebung aus seiner Stellung als »Reichskommissar«. Jedoch mehrfacher Aufschub der Vollstreckung und Verlegungen innerhalb des Großraumes Berlin.

22.4.45: Verlegung nach Schwerin in ein Gefängnis,

27.4.45: weitere Verlegungen – angeblich auf Bormanns direkten Befehl – nach Kiel und Rendsburg.

3.5.45: Freilassung auf Veranlassung *Speers*, der bei Doenitz vermittelt hatte. Verlegung nach Flensburg.

23.5.45: Zugleich mit Regierung Doenitz in Flensburg von den Engländern verhaftet. Verschiedene Lager, Vernehmungen.

20.8.1947: Im sogenannten »Ärzteprozeß« vor dem amerikanischen Gerichtshof zum Tode verurteilt.

2.6.1948 in Landsberg hingerichtet.

Prof. K. *Gebhardt* (Interrogation 3./4.7.1945 USSBS) berichtet Weiteres über den Prozeß, das er von *Speer* erfahren habe. Danach bestanden nach der Einnahme von Remagen bei den Reichsbehörden Überlegungen zur Evakuierung von Archiven und Familienangehörigen aus Berlin. Jedoch äußerte Hitler, es sei unverzeihlich, wenn die Familien führender Persönlichkeiten Berlin verließen; das mache beim Volk und Heer einen schlechten Eindruck. – Dennoch brachte Br. seine Familie nach Bad Liebenstein.

Nach Rückkehr von dort wurde er zu M. Bormann bestellt, der ihm vorwarf, er habe dies lediglich getan, damit seine Ehefrau in amerikanische Hand geriete. Die Mitteilung über diese Auseinandersetzung gelangte zu Hitler, der Br. in einem Standgerichtsverfahren als Spion, Defaitist und Weichling zum Tode verurteilen ließ.

Speer, Freund Brandts, habe daraufhin bei Himmler interveniert, der von der Anklage und dem Erschießungsbefehl noch nichts gehört hatte. Auf seine und Speers Veranlassung sei die Vollstreckung von Tag zu Tag verschoben und schließlich nicht mehr durchgeführt worden.

Giesing, Erwin, Dr. med., Facharzt für HNO, Oberstabsarzt im Res.-Laz. Lötzen II. Carlshof

geb. 7. 12. 1907 in Oberhausen / Rheinland

1928 Abschluß des Med. Vorstudiums (Physicum) in Hamburg

1928–1932 Studium in Düsseldorf, Innsbruck und Wien, Praktika in Mülheim, Duisburg-Meiderich

1932 Ärztliche Approbation in Köln

1. 8. 1932 Beitritt zur NSDAP und SA – Sturmbannarzt und Sturmführer in Duisburg-Meiderich.

9. 1933 Eintritt in den »Sportärztebund«

10. 1933–3. 1934 Assistent der Röntgen-Abtlg. der Hygienischen Untersuchungsstelle des Verbandes der Krankenkassen in Berlin

Sturmbannarzt der SA-Standarte 7 / Berlin

4.–11. 1934 Assistent der Inneren Abtlg. des Gesundheitsamtes und ab November Sportarzt der Brigade 27 / Berlin

10. 1935–8. 1936 Sportbeauftragter der SA-Gruppe Berlin mit der Aufgabe, Ärztekurse für Ärzte abzuhalten

12. 1935–3. 1936 Volontärassistent an der Univ.-HNO-Klinik unter Prof. v. Eicken

1936/37 Beförderung zum SA-San.-Obersturmbannführer und bei der Wehrmacht zum Ass.-Arzt d. Res.

1936–10. 1938 zunächst Assistenz- dann Chefarzt der HNO-Abtlg. am Rudolf-Virchow-Krankenhaus Berlin

10. 1938 Eröffnung einer eigenen Fachpraxis in Berlin

1.2.1939 Heirat mit Frl. Dr. Kaethe Delbeck

9.1939–10.1944 Leitender Arzt (Stabsarzt) der HNO-Abtlg. des Res. Laz. II, Carlshof-Loetzen

22.7.1944 nach dem Attentat im F.H.Q. Wolfsschanze Berufung zu Hitler zur Behandlung von dessen Ohrenverletzungen

10.10.1944 Entlassung aus Hitlers Behandlung

28.10.1944 Verlegung des Reserve-Lazaretts zunächst nach Baden-Baden, wenig später nach Amberg/Bayern

23.4.1945 Kriegsgefangenschaft, mehrere Vernehmungslager

3.1947 Entlassung aus der Kriegsgefangenschaft, dann Eröffnung einer Facharzt-Praxis in Krefeld

[am 22.5.1977 in Krefeld verstorben]

Haase, Werner, Prof. Dr. med., Facharzt für Chirurgie, geb. 2..8.1900 in Koethen/Anhalt

nach dem Abitur 1918 noch kurzfristig Militärdienst gegen Ende des 1. Weltkrieges

1919 Beginn mit dem Studium der Medizin

1924 Med. Staatsexamen und Promotion, Beginn der chirurgischen Fachausbildung

1927 Fahrten als Schiffsarzt

1934 Assistenz- und Oberarzt an der Chirurgischen Universitätsklinik Berlin – Ziegelstr. bei Prof. Magnus

25.6.1936 Habilitation für das Fach Chirurgie in Berlin

1943 Oberarzt an der chirurg. Universitätsklinik Charieté in Berlin

(unrichtig: er blieb an der Klinik in der Ziegelstr.)

Zeitpunkt der Ernennung zum a. pl. Professor nicht bekannt

1.4.1934 Eintritt in die SS

ab 8.3.1935 auf Vorschlag von Dr. K. Brandt als Begleitarzt Hitlers zum Stab des Führers befohlen – wegen Krankheit als Begleitarzt Hitlers ausgeschieden

15.9.1935 Beförderung zum SS-Sturmführer

20.4.1938 Beförderung zum SS-Obersturmführer

16.6.1943 Beförderung zum SS-Obersturmbannführer

April 1945 freiwillige Meldung bei Hitler in der Reichskanzlei und Übernahme der Krankenstation in der Neuen Reichskanzlei an der Voßstr

3.5.1945 Gefangennahme und Übergabe der Reichskanzlei und der dort angesammelten Verwundeten und Kranken an die sowjetische Armee

Tod angeblich Ende 1945 in einem Gefängnis oder Gefangenenlager in Moskau

Hasselbach v., Hans-Karl, Professor, Dr. med., Facharzt für Chirurgie,

2.11.1903 geb. in Berlin, Abiturientenexamen in Hirschberg/Schlesien. Medizinisches Studium in Breslau, Rostock, München, Freiburg

14.7.1927 ärztl. Approbation und Promotion

ab 15.10.1927 Fachausbildung an der Chirurg. Universitätsklinik München (Prof. Dr. Magnus)

1.5.1933 Eintritt in die NSDAP

13.8.1934 Eintritt in die SS

Seit Frühjahr 1935 (nach dem Ausscheiden Haases) Vertreter von Dr. *Brandt* als Begleitarzt Hitlers im Stabe des Führers

Ab September 1939 (Kriegsbeginn) San.-Offizier der Wehrmacht bei einer Sanitätskompanie

8.10.1939 Beförderung zum SS-Hauptsturmführer,

ab September 1942 ständiger Begleitarzt Hitlers in den jeweiligen F.H.Qu. in der Uniform eines Oberfeldarztes (Wehrmacht)

20.4.1943 (Führergeburtstag) Ernennung durch Hitler zum Professor

9.10.1944 zugleich mit Prof. *Brandt* Entlassung als Begleitarzt Hitlers,

darauf bis 1945 Chefarzt eines Feldlazaretts an der Westfront

13.4.1944 bis 2.8.1948 amerikanische Kriegsgefangenschaft,

darauf chirurg. Chefarzt in Bethel bei Bielefeld und München

[1988 gestorben in München.]

Morell, Theodor, Prof. Dr. med., Leibarzt Hitlers,

geboren am 22.7.1886 in Traisa-Münzenberg/Oberhessen als Sohn eines Schullehrers. Die Mutter stammte aus einer wohlhabenden Bauernfamilie. – Ein älterer Bruder starb im November 1944, eine jüngere Schwester lebt in Traisa

Als Kind wiederholt Magenkrämpfe

Schulbesuch vom 6.–14. Lebensjahr in Traisa, darauf 2 Jahre in der Präparandenanstalt in Lich (Oberhessen). Danach bis zum 19. Lebensjahr Ausbildung zum Volksschullehrer auf dem Lehrerseminar in Friedberg/Hessen

1905 Junglehrer in Bretzenheim bei Mainz. Dann Berufswechsel

1906 Eintritt in die 9. Klasse einer Oberrealschule in der Absicht, das Reifezeugnis zu erlangen, um an der Universität studieren zu können

1907 Immatrikulation an der Unvierstität Gießen als Student der Medizin, nach einem Semester Wechsel nach Heidelberg und darauf nach Grenoble/Frankreich

1909 Rückkehr nach Heidelberg

1910 einige Monate Aufenthalt als Gaststudent am »Institute D'Accouchment Tornier« (Geburtshilfe-Klinik) in Paris, aber noch im gleichen Jahr Rückkehr nach Heidelberg

1912 Ärztliche Approbation und Promotion mit einer geburtshilflichen Arbeit in München, daraufhin als Assitenzarzt einer Anstalt in Bad Kreuznach

1913 Schiffsarzt auf Schiffen der »Woermann-, der Hamburg-Südamerika-Linie« und des »Norddeutschen Lloyd«

1914 Übernahme einer kleinen ärztlichen Praxis in Dietzenbach, nahe Offenbach bei Frankfurt a. M.

1915 Kriegsdienst als Chirurg, für kurze Zeit an der Westfront, dann (nach Erkrankung) in Lazaretten im Reichsgebiet (und auch in Gefangenenlagern)

1918 Entlassung Anfang 1918 – krankheitshalber – anscheinend als »Stabsarzt« – laut Unterlage in seinen hinterlassenen Papieren

Oktober 1918 Eröffnung einer Praxis als Facharzt für Elektrotherapie und Harnleiden in Berlin, Fasanenstr. (Harnleiden nach heutiger Nomenklatur »Urologie«)

1920 Die Praxis entwickelte sich erfolgreich; zahlreiche seiner Patienten waren Angehörige der »Interalliierten Commission« (Folge seiner franz. und engl. Sprachkenntnisse?)

1924 Ablehnung eines Angebotes, als Leibarzt des Schahs an den persischen Hof zu kommen.

1925 Ablehnung eines entsprechenden Angebotes aus Rumänien.

1933 bei Hitlers Machtübernahme im Januar wurde sein Arztschild durch die Aufschrift »Jude« verschmiert, weil Juden zu seinen Patienten zählten

Er trat deshalb gegen Ende 1933 der NSDAP bei.

1935 Verlegung der Praxis von der Fasanenstraße an den Kurfürstendamm 216. – Von da an auch Bezeichnung »Facharzt für Geschlechtskrankheiten«.

1936 Mo. hatte zu dieser Zeit eine große Klientel in der Berliner Gesellschaft, unter Schauspielern und in der Partei. Er wurde damals zur Behandlung von Prof. H. Hoffmann gerufen, der an einer Go litt. Hoffmann, der an den Wochenenden regelmäßig Hitler besuchte, führte M. bei diesem auf dem »Berghof« ein, welcher zu jener Zeit über Magenkrämpfe klagte.

Mo. leitete eine erfolgreiche Behandlung ein, woraufhin ihm Ende dieses Jahres die Position eines Leibarztes bei Hitler übertragen wurde. Seither wurde Mo. immer mehr zum ständigen Begleiter Hitlers – bes. hielt er sich ab 1941 durchweg bei ihm in den wechselnden F. H. Q. auf.

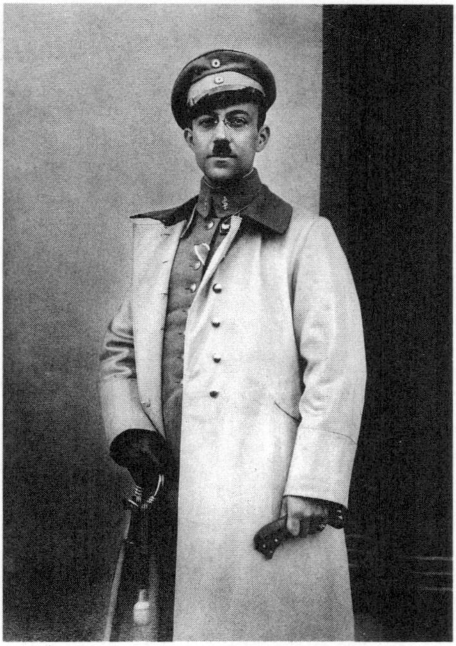

Der junge Militärarzt Dr. Theo Morell während des Ersten Weltkrieges

21.4.1945 Hitler war sehr nervös und ermüdet. Mo. versuchte eine Verbesserung seines Befindens durch eine Gabe von Morphia. Jedoch wurde Hitler aufgebracht und bemerkte, er benötige keine Drogen, um ihn zu durchschauen. Er entließ Mo., dankte ihm für die bisher geleisteten Dienste und ordnete Morells Ausflug aus Berlin an. – Seither sah Mo. Hitler nicht mehr.

22.4.1945 Ankunft in Bad Reichenhall

1.5.1945 Einlieferung in das dortige Krankenhaus

18.5.1945 erstes Verhör im dortigen Krankenhaus

17.7.1945 Festnahme und Verbringung in ein Vernehmungslager; mehrfacher Wechsel. Zunehmende Verschlechterung seines Zustandes.

1947 als haftunfähig entlassen

[20.5.1948 Tod im Krankenhaus Tegernsee]

Über Dr. med. Ludwig *Stumpfegger*, Oberarzt der Anstalt Hohenlychen, deren Leiter Prof. Karl *Gebhardt* war, liegen verständlicherweise, da er in Nachbarschaft des Reichsleiters Martin *Bormann* beim Ausbruchsversuch aus Berlin am 1. Mai 1945 umgekommen sein muß, amerikanischerseits keine biographischen Daten, sondern lediglich Äußerungen aus Kollegenkreisen vor.

Prof. Dr. *Gohrbandt*, Chirurg und ärztlicher Direktor des Robert-Koch-Institutes, sagt am 29.9.1945 aus:

Er lernte St. vor zwei Jahren kennen, als dieser sich um eine Dozentur bewarb und er vom Dekan der Fakultät zu einem der beiden Referenzen bestimmt wurde.

St. war orthopädischer Chirurg und spezialisiert auf Knochenregeneration; auch befaßte er sich mit kosmetischer Chirurgie der Extremitäten und Muskeltransplantationen.

Er war Assistent Gebhardts in Hohenlychen und gemäß dessen Vereinbarung mit seinen Mitarbeitern stets im Wechsel ein halbes Jahr in Hohenlychen und das andere bei der Waffen-SS im Fronteinsatz. Er war Begleitarzt Himmlers; dann, als September/Oktober 1944 der Ärztestreit an Hitlers Hof ausbrach und Brandt ebenso wie v. Hasselbach entlassen wurden, empfahl Himmler seinen Arzt an Hitler, dies, wie Gohrbandt meint, weniger wegen dessen besonderen Kenntnissen, als, weil Himmler und Gebhardt einen ihrer Untergebenen in dieser wichtigen Position wissen wollten. Aber die Rechnung ging nicht auf; St. verließ Himmlers Part und sprach öfters herabsetzend über Gebhardt.

Im F. H. Q. war Stumpfeggers Stellung lediglich die eines Chirurgen, jedoch war er nicht für Hitler allein, sondern auch für dessen Stab zuständig, wurde aber lediglich bei einem Unfall Hitlers oder seines Stabes in Anspruch genommen, wie das auch bei Brandt der Fall gewesen war. Gegen Kriegsende beauftragte Hitler St. mit der Einrichtung eines Verbandsplatzes in der Neuen Reichskanzlei und St. stattete diese mit *chirurgischem* Material aus, das er aus Hohenlychen beschaffte.

Gohrbandt teilte weiterhin mit, St. sei besorgt gewesen, mit Morell gut auszukommen, und ließ diesen bei seiner Ansicht über Hitlers Gesundheitszustand.

Weniger seine medizinische Erfahrung (proficiency), als seine Unterwürfigkeit machten St. zu einem Bewunderer Hitlers. Er glaubte an seine göttliche Inspiration und sprach dies auch aus.

Aus eigener Kenntnis: In der neuen Reichskanzlei bestand von Kriegsbeginn an eine kleine karg eingerichtete Ambulanz (Warte- und Behandlungsraum). Die von Haase und mir angetroffene überraschend gute Ausstattung mit Operationsgerät und Verbandsmaterial dürfte auf St. Beschaffung zurückzuführen sein. Den SS-Obersturmbannführer und Oberarzt der Klinik Hohenlychen in der Mark Brandenburg (begründet von dem späteren Ordinarius für Chirurgie in Marburg und Sportarzt [Kriechschule] Prof. Dr. Klapp im Laufe seiner Oberarzttätigkeit bei Prof. A. Bier in Berlin) sah ich etwa 2mal. Er war ein ausgezeichneter Operateur. – Möglich, wenn auch mir nicht bekannt, ist, daß er den Verbandsplatz in der Neuen Reichskanzlei auf Hitlers Befehl in der erforderlichen Weise gut ausstattete.

Das »labile Gleichgewicht« der Ärztegruppen um Hitler

Mehrfach wurde erwähnt (s. S. 199 und 208ff), daß es im engsten Ärztekreis um Hitler Gruppierungen gab, die sich zwar nicht offen befehdeten, sich aber über Jahre hin gleichsam im Zustand eines »labilen Gleichgewichts« miteinander befanden.

Die zwischen der einen und der anderen Seite bestehenden Spannungen kommen leider in den Vernehmungsprotokollen sehr deutlich zum Ausdruck, wenn auch *Morell* sich auf entsprechende Fragen nach den Kollegen nicht mehr zu äußern vermochte.

Um so deutlicher aber fallen die Bekundungen der anderen Seite aus. Man empfindet nach, daß in ihnen schwere Betroffenheit anklingt, erkennt aber auch die Bemühungen um ärztlich-wissenschaftliche Objektivität Hitler und Morell gegenüber an. Andererseits enthalten die Aussagen viele Fehler und Unrichtigkeiten, was beweist, daß zwischen den beiden Gruppen kein direkter Kontakt bestand, sondern sie ihr Wissen voneinander lediglich von »Hörensagen« bezogen.

(Die maschinenschriftlichen Ausfertigungen der Protokolle aus den Jahren 1945/46 mit den Originalunterschriften wurden wegen des schlechten Papiers inzwischen fast unleserlich, so daß ihre Wiedergabe dienlich erscheint.)

Karl Brandt über Theo Morell: laut Protokoll vom 30.6.1945[13]
1.: Notes on Dr. *Morell* (as see by P.W. = »Br.«)

A. Beschreibung der Person/vermutlicher Aufenthaltsort. Br. kennt Morell seit ca. 10 Jahren und beschreibt ihn wie folgt: Er stammt irgendwo aus der Nähe von Darmstadt, ist 56 Jahre alt, sehr dick; breiter Schädel; rundes, volles Gesicht; sehr behaarte Brust und Hände; dunkler Typ; Augen kurzsichtig, trägt Brille. Etwa 5 Fuß und 7 inches (Zoll) groß. Verheiratet, keine Kinder.

B. Morells Lebenslauf (nach Angaben Brandts). Nach Abschluß des Medizinstudiums vermutlich in Frankfurt war Mo. eine Zeitlang Schiffsarzt und spricht mäßig gut englisch und französisch.

Während des Krieges 1914–18 Militärarzt in einem Kriegsgefangenenlager in Ohrdruf/Tübingen. Eröffnung einer Praxis als Facharzt für Urologie in Berlin. Die Praxis blühte, und er hatte eine große Klientel unter den Filmschauspielern. So bekam er auch Verbindung zu Hitlers Leibfotografen H. Hoffmann. Sie wurden gute Freunde, und Hoffmann nahm ihn als seinen Arzt nach München in sein Haus und einige Zeit später auch auf den »Berghof« bei Berchtesgaden mit, da er nicht ohne ihn sein könne. Auf diese Weise wurde Morell mit Hitler bekannt.

C. Hitler unter Morells Behandlung (Urteil des P. W. = Br.)

Morell ging mehr und mehr zur Injektionsbehandlung und wandte sie nach und nach ausschließlich an. Schon bei kleinen Erkältungen verabreichte er große Dosen von Sulfonamiden nicht nur an Hitler, sondern an jedermann im F. H. Qu. Wegen dieses Verfahrens hatte Br. mit ihm viele Auseinandersetzungen. – Alle Medikamente injizierte Mo. (Dextrose, Hormone, Vitamine u. a.), so daß der Behandelte sich unmittelbar nach der Spritze besser fühlte. Dies imponierte Hitler. Deshalb wünschte er, sobald er eine Erkältung nahen fühlte, 3–6 Spritzen je Tag, was auch den Eintritt der Infektion verhinderte.

Mo. verfuhr hierbei nicht nur therapeutisch, sondern auch prophylaktisch. Hatte Hitler in einem kühlen oder rauchigen Raum eine Rede zu halten, dann verlangte er nach einer Spritze am Tage vorher, an dem des Auftritts und dem danach. Seine normale Resistenz wurde durch das künstliche Medium nach und nach vermindert.

Hitler fühlte sich bei Kriegsbeginn schlecht; während der ganzen Kriegszeit wurde er, abgesehen von kurzen Intervallen, mit Injektionen behandelt. Während der zwei letzten Jahre erhielt er zumeist täglich Spritzen, deren Zusammensetzung *Morell* nicht verriet, auch wenn *Brandt* ausdrücklich danach fragte.

Morell führte ständig ein Notizbuch mit sich, in welchem er regelmäßig die Namen der Patienten und seine Therapie notierte.

Hitler wurde von den Injektionen immer stärker abhängig, was besonders im letzten Kriegsjahr deutlich bemerkbar wurde. Nicht nur Hitler, sondern alle Angehörigen seines persönlichen Stabes wurden von Zeit zu Zeit von Morell behandelt, lediglich General *Jodl* hielt sich fern.

Nach dem Attentat vom 20. 7. 1944 hatte Hitler starke Kopfschmerzen und Leibkrämpfe und fühlte sich sehr schlecht. Die Krämpfe wurden so stark, daß er (August / September 1944) zwei Wochen lang bettlägerig war… Es folgten Angaben über die angegliche Strychninvergiftung und den »Ärztestreit«.

D. Dr. *Morells* Medikamente und die von ihm fabrizierten Arzneimittel

Von Prof. *Müller-Heß*, dem Gerichtsmediziner an der Universität Berlin, bekam Br. mitgeteilt, *Morell* sei selbst wahrscheinlich morphiumsüchtig. Eine seiner Sekretärinnen sei in ein Verfahren verwickelt, das die Fälschung von Rezepten betraf, die Morell selbst -

ausgestellt hatte. Die Akten hierüber seien jedoch von der Gestapo beschlagnahmt und das Verfahren eingestellt worden. Dies ereignete sich im Februar 1945.

Nach Kriegsbeginn mit Rußland entwickelte Morell ein von ihm »Russla-Puder« genanntes Läusevertilgungsmittel, dessen wirksamer Bestandteil Xanthogenat war.

Hitler befahl, daß dieses Präparat an sämtliche Einheiten der deutschen Streitkräfte auszugeben sei, und *Morell* erhielt alle nur denkbaren Hilfen zur Errichtung einer entsprechenden Fabrikationsanlage, die schließlich in Olmütz entstand. – Auch bemühte er sich um die Fabrikation eines in einer Budapester Firma entwickelten Sulfonamids »Ultraseptyl«. Dieses wurde im pharmakologischen Institut der Universität Leipzig genau untersucht und u. a. als nervenschädlich und weniger wirksam als die vergleichbaren deutschen Präparate befunden. Der entsprechende Bericht wurde Hitler zugeleitet, aber trotzdem erhielt Morell die Genehmigung zur Produktion.

E. *Persönliche Meinung Brandts*

Br. meint, seine obige Beschreibung sei noch zu günstig für Morell ausgefallen. Er war Geschäftsmann, nicht Arzt, geldgierig und stinkend, auch behandelte er seine Mitarbeiter schlecht.

Br. erwähnt sodann ein weiteres Beispiel für Morells Einstellung und Verhalten. Er sei eines Tages zu ihm gekommen und habe ihm angeboten, er wolle ihm Patienten zur Operation überweisen, wenn er sie zur Nachbehandlung ihm wiederum zurückverlege. Es war eine »geschäftliche Vereinbarung«, die Brandt ablehnte.

Zweite Niederschrift Brandts vom 10. 8. 1945[14]

Eine beachtenswerte Rolle spielt für Hitler *Professor Morell*, der seit 1936 etwa als »Internist« Hitler begleitete und später unter der Bezeichnung »Leibarzt« seinen Einfluß ausübte. Es muss auf die Person von Morell eingegangen werden. Morell stammt aus einer hessischen Bauernfamilie, woher er zum Teil wenigstens seine »Schlauheit« ererbt haben mag. Nach einem Studium ohne Besonderheiten ist er als Schiffsarzt – angeblich mehrere Jahre – unterwegs gewesen und hat dabei Erfahrungen gesammelt. Während des Krieges 1914/18 war er vorübergehend Truppenarzt und später Lagerarzt eines Gefangenenlagers in Ohrdruff. Er hat sich dann später in Berlin nach einer fachärztlichen Ausbildung in der Urologie, die er an mir nicht bekannter Stelle durchgemacht hat, als Facharzt für Erkrankungen der Harnwege niedergelassen und relativ rasch am Kurfürstendamm eine Praxis aufgebaut. Zu seinen Patienten gehörten zahlreiche Schauspieler von Theater und Film. Mit diesen Kreisen war Heinrich Hoffmann bekannt und wurde auch von Morell behandelt. Über diesen lernte Hitler dann Morell kennen. In seinem Wesen aufdringlich und durch sein Äußeres eigentlich abstoßend, lehnte Hitler Morell zuerst ab. Aber dadurch, daß er sich sofort wegen der damals schon Hitler vorgeschriebenen Diät und in diese Ernährungsprobleme einmischte, kam er in längere Unterhaltungen, die er zweifellos so führte, dass sie Hitler beeindruckten. Das mußte um so mehr geschehen, als Morell, der ja als Facharzt für Harnerkrankungen nur wenig Erfahrungen auf ernährungsphysiologischem Gebiet hatte, Hitler laienhafte Ausführungen übermittelte, die diesen selbstverständlich, da er auch Laie war, um so mehr imponieren mußten. – Es wurde sehr rasch dadurch, daß Morell sich in unerhörter Weise den einzelnen Gästen am Berghof widmete und immer dieselben Fragen diskutierte, das einseitige Ernährungsproblem zum Tagesgespräch. Im Laufe der Zeit brachte Morell dann bestimmte Präparate, das Mutaflor, das prophylaktisch und auch zur Behandlung genommen, die Darmflora an Bakterien umstimmen oder günstig beeinflussen sollte. Dadurch war es möglich, Verdauungsstörungen allgemeiner Art und eine große Zahl von Erkrankungen, die als Begleiterscheinungen auftreten, zu beseitigen. Da eine eingeleitete Mutaflorkur sich über Monate erstreckt, war mit einem Schlage Morell für diese Zeit als behandelnder Arzt unentbehrlich und mußte in der Umgebung Hitlers bleiben. Inzwischen hatte Morell begonnen, gleichzeitig Vitamin-Probleme zu erörtern. Dabei stellte er bei Hitler fest, daß dieser, obwohl er Vegetarier war und Sommer und Winter Obst, frisches Gemüse und Salate aß, einen zu geringen Vitaminspiegel hatte. Ein von Morell zusammengesetztes Präparat »Vitamultin« wurde in den Vordergrund gerückt und von Morell erklärt, daß durch die Kombination sämtlicher Vitamine in Verbindung mit Traubenzucker und anderen Stoffen (Koka-Kola, Coffein) der erforderliche Ausgleich für Hitler geschaffen werden könnte. Es gelang Morell, die Bedeutung dieses Präparates derartig zu betonen, daß ihm die Möglichkeit und die wirtschaftliche Unterstützung zuteil wurde, eine Fabrik zu kaufen und in dieser das Vitamultin im Großen herzustellen. Dieses Präparat wurde seit seiner Einführung eigentlich zu einem Nahrungsmittel Hitlers, denn es gab keinen Tag, an dem er nicht entsprechende Mengen davon aß. Morell unterstützte diese Behandlung noch durch Injektionen mit dem Präparat, die er unter Umständen mehrmals die Woche verabfolgte. Daß die mobilisierende Wirkung von Koka-Kola sicher eine bestimmte Bedeutung hatte, ist selbstverständlich. Damit war Morell aus dem Kreise um Hitler nicht mehr fortzudenken und eigentlich zu einem Problem geworden, denn es war klar, daß dieser Mann seiner gesamten Art nach keine ärztlichen, sondern egoistischen Ziele verfolgte. Es konnte ihm nur darum gehen, sein maßloses Geltungsbedürfnis zu befriedigen. Daß dabei – wie erst jetzt bekannt wurde – Überlegungen bis zum Kriminellen eine Rolle spielten, muß erwähnt werden. Sie liegen auf anderen Gebieten, z. B. förderte er Morphisten (Akten der Rauschgiftabwehr-Zentrale, Berlin) und war in Abtreibungsverfahren verwickelt (Unterlangen: Gerichtsärztliches Institut, Berlin). Diese Unterlagen sind aus dem gerichtlichen Verfolgungsverfahren durch mir nicht bekannte Weisung herausgezogen worden, so daß damit die Verfahren zur Einstellung kamen. – Wenn schon die Angelegenheit mit dem Vitamultin eine peinliche Situation für die deutschen Ärzte überhaupt bedeutete, so wurde diese durch das Geschäftsgebaren von Morell im Laufe der Jahre noch weit überboten. – Aus Ungarn führte Morell ein Sulfonamid-Präparat »Ultraseptil« ein. Dies wurde als Prophylaktikum ebenso wie zur Therapie bei katarrhischen grippösen Erkrankungen verordnet. Ebensowenig wie sich Morell scheute, sein Vitamultin – um es einzuführen – in seiner Umgebung großzügig zu verschenken, geschah es jetzt mit dem Ultraseptil. Es hat nur wenige in der Umgebung Hitlers gegeben, die dieses Präparat nicht bei sich hatten und nahmen. Während des Krieges konnte er es ermöglichen, daß dieses Präparat in großen Mengen SS-Formationen zur Verfügung gestellt wurde, wo es als wirksames Prophylaktikum gegen venerische Erkrankungen auf seine Veranlassung hin verteilt wurde. All dies geschah, obwohl Morell die ausführlichen Arbeiten von Professor Vonkennel, Leipzig, bekannt waren, nach denen in der großen Reihe der Sulfonamid-Präparate das Ultraseptil als das schlechteste in seiner Wirksamkeit bezeichnet wurde und zudem den höchsten Prozentsatz an nervösen Nebenerscheinungen aufwies. Alle Versuche, Hitler über diese Unterlagen zu informieren und ihn im Hinblick auf die Person von Morell aufzuklären, scheiterten an einer brüsken Abwehr seinerseits, die er einmal als einen ärztlichen Futterneid bezeichnete und die zum anderen darin lag, daß Hitler sich fast automatisch immer auf die Seite des Angegriffenen stellte.

Die Geschäftstüchtigkeit Morells wurde lebhaft unterstützt durch seine Frau, wenn im weiteren Verlauf sich das alles nicht änderte, wenn Morell einer Nachentwicklung der russischen K-Seife in diesem Kriege das Privileg verschaffte, für die gesamte Wehrmacht ein Läusepulver herzustellen, wenn zeitweise die gesamten anfallenden Drüsenorgane zur Hormon-Auswertung auf Befehl Hitlers ihm zur Verfügung gestellt werden mußten, so werden diese korruptiven Erscheinungen noch in den Schatten gestellt durch den Befehl Hitlers im Herbst 1944 sofort und umgehend für Morell eine Fabrik zur Herstellung des schlechten Ultraseptils zu errichten und vor allem durch die Erklärung Hitlers, daß Morell als Wissenschaftler und Forscher das Penicillin dargestellt habe. Hitler kannte aus wissenschaftlichen Berichten, die ich ihm selbst gegeben hatte, daß

Penicillin als ein Mittel, das in der Lage ist, unter bestimmten Umständen die Sulfonamide abzulösen und diese in ihrer Wirksamkeit erheblich zu übertreffen. Trotz dieser ihm bekannten Unterlagen hat Morell es verstanden, sich derartig in den Vordergrund zu spielen, daß Hitler zu der Überzeugung kam, Morell habe in Deutschland die Penicillin-Forschung in seiner Hand und es sei ihm auch gelungen, diesen Stoff fabrikatorisch herzustellen. Es ist wohl richtig, wenn in Erinnerung an die heute freilich überholten Berichte in der deutschen Presse gesagt wird, daß sich mit mir die gesamte deutsche Ärzteschaft geschämt hat, einen Mann wie Morell in ihren Reihen zu haben, ohne daß gegen ihn vorgegangen werden konnte. Er hat zweifellos das Ansehen des deutschen Arztes einmal im Hinblick auf die Glaubwürdigkeit seiner ernsten Forschung, das andere Mal aber vor allem in seiner Berufs-Ethik in einer unverantwortlichen Weise geschädigt, und dabei wahrscheinlich eine gewisse Verpflichtung Hitlers ihn als seinen behandelnden Arzt gegenüber in eigennütziger Weise schmählich ausgenutzt.

Wenn in dem Zusammenhang Hitler – Morell nicht kurz auf die Behandlungsweise von Morell eingegangen wird, bleibt das Bild unvollständig. – Man muß annehmen, daß durch die Auswahl der Medikamente Hitler in eine Abhängigkeit Morell gegenüber geriet. Es ist unwahrscheinlich, daß er dabei Präparate wie Morphium, Dolantin und dergl. verwandt hat. Es ist vielmehr anzunehmen, daß Hormon-Injektionen und die mobilisierenden, d.h. aufpeitschenden Arzneien in seinen Präparaten eine Rolle spielten. Wieweit Vitamine dabei wirksam werden können, ist noch nicht bekannt. *Es wird dies auch wahrscheinlich schwer festzustellen sein, da es wohl kaum einen zweiten Menschen gibt, der so durch Injektionen und Präparate über Jahre hinaus behandelt worden ist wie Hitler. Aus dieser Abhängigkeit heraus ist es einzig und allein zu erklären, wieso Hitler an diesem Mann gehangen hat. Morell konnte Hitler tatsächlich bitten um was er wollte, es wurde ihm praktisch alles nicht nur genehmigt, sondern der gesamte Staatsapparat in Bewegung gesetzt, um die Wünsche zu erfüllen. Es wurden für Morell gesetzliche Ausnahmebestimmungen getroffen, wie sie bei anderen undenkbar gewesen wären.*

Morell hat mit seinen primitiven Anschauungen ebenso wie mit seiner Unkenntnis medizinischen und ärztlichen Fragen gegenüber, ein objektives Urteil Hitlers stark behindert.

Diese sehr negative Meinung *Brandts* über *Morell* wurde günstiger, wenn auch nicht positiv, nachdem beide im Lager Oberursel für einige Zeit in eine Stube zusammengelegt worden waren und beim Stubendienst aufeinander usw. angewiesen, miteinander ins Gespräch kamen.

Dritter Bericht Brandts »Theo Morell« vom 19.9.1945[15]

M. hat seine medizinische Ausbildung an der Universität Gießen erhalten, wo er studiert hat, ursprünglich aber Lehrer werden wollte. Sein Vater ist Lehrer gewesen. Seine Mutter stammt aus einer hessischen Bauernfamilie. Die spätere fachmedizinische Ausbildung ist nicht ganz einheitlich und durch länger dauernde Reisen als Schiffsarzt nach Übersee unterbrochen. Zu Beginn seiner praktischen Tätigkeit als Facharzt für Erkrankung der Harnwege ließ sich M. in Berlin nieder und hatte schon etwa 1925 eine gutgehende Praxis in Berlin, Kurfürstendamm, die ihm selbst einen gewissen Reichtum brachte. Mit dem Ausbau dieser Praxis ist auch die Gattung der Patienten in eine bestimmte Form geprägt worden. Er hat wesentlich Schauspieler und später auch insbesondere Filmkreise betreut. Ich verweise auf meinen früheren Bericht über M. und seinen Weg zu Hitler über Prof. Heinrich Hoffmann, dem nichts Neueres hinzuzufügen ist.

Der Gesundheitszustand von M. selbst ist z. Zt. nicht gut. Er hat im Laufe der letzten Monate sehr stark an Gewicht verloren. Die früher schon vorhandenen Erscheinungen einer chronischen Herzerkrankung und eines Blasen-, evtl. auch Nierenleidens wegen einer Prostatahypertrophie scheinen vermehrt. Morell hat in den Tagen, die ich mit ihm in Haftgemeinschaft war, wechselnd über subjektive Beschwerden geklagt und dabei auch zeitweilig über erhebliche Kopfschmerzen, die unter Umständen Ausdruck einer allgemeinen leichten Harnvergiftung sein könnten. Im Zusammenhang damit bestand sehr deutliches Schlafbedürfnis und gelegentlich eine gewisse Erinnerungsschwäche. In bezug auf seine Psyche ist M. z. Z. labil und im allgemeinen auch da verfallen. Es fehlt die früher zum Teil sehr auffallende Aktivität, die auch in seinem Geltungsbedürfnis seinen Ausdruck fand. Als M. mich unerwartet plötzlich sah, hat er allein dadurch zweifellos einen gewissen Schock erlitten. Er wurde blaß, völlig unsicher und fing nach einigen belanglosen Begrüßungsworten, auf die ich nicht reagierte, an, sich in der Ecke seines Bettes zusammenkauernd, zu weinen. Er sagte später, daß er einen ähnlichen Zustand gehabt habe, als er nach dem 21. April nach München und Berchtesgaden gekommen war, sich dann aber im ganzen doch wieder gefangen hätte. Diese psychische Labilität, die in einer gewissen Weise parallel zu dem physischen Gesundheitszustand sich befindet, beherrscht z. Z. den Eindruck, den man von der Persönlichkeit M. gewinnt. Seine früher erwähnte Bauernschläue wird aber auch hierin eine Rolle spielen. Und ich bin überzeugt, daß er, teilweise wenigstens, z. Z. den kranken Mann spielt und so den Eindruck eines äußeren Verfalls gibt. Er erwartet wahrscheinlich, dadurch mehr Mitleid zu erregen. Mein persönliches, Morell als

Mensch und Arzt ablehnendes Empfinden ist durch die Art seines jetzigen Verhaltens nicht beeindruckt worden. Ich habe, was selbstverständlich ist, dem älteren Mann gegenüber alle die Kleinigkeiten und Arbeiten abgenommen, die sich für einen Jüngeren geziemen. Morell hat angeblich diese kleinen Handreichungen als eine besondere Wohltat empfunden und mir gegenüber versucht, kameradschaftliche oder freundschaftliche Äußerungen zu zeigen. Ich habe M. bei dieser Auffassung gelassen, andererseits allerdings aus meiner Meinung ihm gegenüber, vor allem in seinem früheren Verhalten, keinen Hehl gemacht. Ich habe ihm gesagt – es ist schon bekannt –, daß sein Verhalten den Ruf und Stand des deutschen Arztes in beschämender Weise verletzt hat, daß er bei einzelnen Ärzten, die mit ihm zusammenkamen, eine absolute Ablehnung erfahren hat oder erführe usw. Diesem Verhalten gegenüber faßte M. seinen jetzigen Standpunkt in den Worten zusammen: »Ich wollte, ich wäre nicht ich!«

Es ist vielleicht wegen seiner parteipolitischen Zugehörigkeit noch interessant, seinen Standpunkt dazu zu erfahren. M. sagte, da er »dunkel« aussehe, sei er 1933 wahrscheinlich für einen Juden gehalten worden und seine Praxis sei rapide zurückgegangen. Da er bis dahin völlig unpolitisch gewesen sei, habe er nun doch Konsequenzen in dieser Hinsicht ziehen müssen und sei dann 1933, um seine Praxis aufrechtzuerhalten, in die Partei eingetreten. Es sei damit auch wieder diese zur Entfaltung gekommen.

An geschäftlichen Dingen ist M. schon sehr früh, neben seinem Beruf als Arzt, interessiert gewesen. Er hat bereits 1925 ein größeres Haus in Heringsdorf gekauft und dieses erst als Pension, nachdem es als Sanatorium wegen der kurzen Saison sich nicht rentierte, ausgebaut. Er hat später durch weiteren Kauf eines anderen Geländes mit einem größeren Haus dieses diesem Betrieb angeschlossen. Im Jahre 1935 war er mit 50% an dem Besitz der Hamma-Werke in Hamburg beteiligt, die zur anderen Hälfte den Nordmark-Werken (Direktor Wolf) gehörten. Während des Krieges hat er diesen 50igen Nordmarkbesitz selbst erworben, so daß die Hamma-Werke das Eigentum von M. sind; diese sind in Olmütz zu einer Fabrik eingerichtet und erweitert worden, in der dann das bis dahin nur im Auftrag bei den Nordmarkwerken hergestellte Vitamultin gefertigt wurde. Daneben bestand in Olmütz eine Fabrik, unabhängig von den Hamma-Werken, zur Herstellung des Rusla-Puders und in Hamburg eine kleine Fabrik, die in der Lage ist, Drüsenhormone jeglicher Art herzustellen, wesentlich aber auf die Fertigung von Leberpräparaten eingestellt war. Der Fabrikbetrieb hat sich insgesamt bis zum Jahre 1943 nicht rentiert. Im Jahre 1944 haben allerdings durch einen erheblichen Umsatz die Hamma-Werke einen entsprechenden Verdienst gebracht. Neben diesen von M. angegebenen Produktionen liefen einige andere wirtschaftliche Überlegungen, die zum Teil wissenschaftlicher Art gewesen sind. (Eine einmal vorgesehene Produktion von Kampfstoffspürgeräten kam micht in Gang. Die Überlegungen dazu kamen aus der Notwendigkeit, Ampullenfüllmaschinen zur Fertigung der Spürröhrchen mit zu benutzen.)

An wissenschaftlichen Untersuchungen und Arbeiten ist M. selbst praktisch unbeteiligt. Da er seit 1936 sehr viel aus Berlin durch die Führerbegleitung abwesend war, konnte auch praktisch keine wissenschaftliche Arbeit, vor allem keine wissenschaftliche ärztliche Pionierarbeit geleistet werden. Helfer auf diesem Gebiet waren M.s Mitarbeiter, sowohl in Hamburg als in Olmütz und für spätere elektronenmikroskopische Arbeiten in Reichenhall, von ihm ausgesucht und für sich mit Hilfe durch Führerbefehl verpflichtet. Diese Herren sind: Dr. Lawes, Dr. Muly, Dr. Siebert, Dr. Weber (sein ärztlicher Vertreter) und Herr Becker als wissenschaftlicher Berater. Dr. Lawes war Pharmakologe, soweit ich unterrichtet bin, früher bei der Universität Göttingen. Er ist dann Mitarbeiter in den Asid-Serum-Werken gewesen und wurde von dort aus, nach dem Vortrag von M. bei Hitler, mit Führerbefehl M. als Mitarbeiter zugewiesen. Lawes hat in Olmütz praktisch die Leitung gehabt und dort ebenso wie in Hamburg den Komplex Penicillin bearbeitet. Die in diesem Zusammenhang von M. in der Presse gegebenen Unterrichtungen sind so falsch und so grotesk, daß sie besonders erwähnt werden müssen. Die Tagespresse unterrichtete, daß M. wesentlich an der Penicillinforschung beteiligt sei und daß es ihm praktisch als erstem gelungen ist, in einem Fabrikationsgang Penicillin zum Gebrauch herzustellen und eine notwendige Nachschubmenge aufzubringen. Tatsächlich hat M. mit diesen Arbeiten praktisch überhaupt nichts zu tun gehabt und auch nichts getan. Er war ein einziges Mal in Olmütz und hatte die von Lawes dargestellte Fabrikationsweise gesehen. Im übrigen hat er in das Hauptquartier Rastenburg Fotografien von Kulturen zur Ansicht geschickt bekommen und nur in nächtlichen Telefongesprächen von dort aus mit Lawes über diese wissenschaftlichen Fragen telefoniert. Ich kann ergänzend hinzufügen, daß M., als ich lange Zeit davor Hitler auf die eminente Bedeutung der Penicillinforschung in Amerika und England aufmerksam machte, über dieses Gebiet noch keine Ahnung hatte und in Unterhaltungen danach den Begriff Penicillin mit der Vorstellung »Phenazetin« verwechselte. Daß das von den Hamma-Werken dargestellte Penicillin außerdem nach kurzer Zeit völlig wirkungslos war, konnte durch Untersuchungen, die in meinem Auftrag von Prof. Rostock mit Hamma-Penicillin durchgeführt wurden, nachgewiesen werden. Morell gab jetzt an, daß die Wirksamkeit etwa für 3 Wochen angehoben werden könnte. Es sei ihm allerdings gesagt worden, wahrscheinlich von Lawes, daß noch nach 8 Wochen ein Effekt zu erzielen sei. Irgendwelche praktischen, klinischen Versuchsergebnisse sollen angeblich im Krankenhaus Olmütz festgelegt und erprobt worden sein, sind mir jedoch nicht bekannt, und M. hat darüber ebenfalls lediglich telefonische Unterrichtung erhalten. Der Komplex der Hormonfertigung in der Ukraine ist nur am Rand von mir mit M. besprochen worden. Er stellt sich so dar, daß M. das Privileg der gesamten Drüsenverarbeitung in der Ukraine erhielt und daß, da ihm die Fabrikationsmöglichkeiten zunächst gefehlt haben, zahllose Tonnen von Drüsenmaterial ungenutzt verfaulten, während andererseits einheimische Laboratorien und inzwischen eingerichtete Verarbeitungsstellen deutscher Serumfabriken ohne Organzuteilung geblieben sind. Durch mein ausdrückliches Dazwischentreten und Vermitteln konnte Morell sich dann später der Mitbeteiligung deutscher Seruminstitute an der Ausnutzung ukrainischer Drüsensubstanz nicht mehr versperren, so daß diese in begrenztem Umfang mitbeteiligt wurden

Auf den Komplex Elektronenmikroskop in Reichenhall bei M. ist noch einzugehen. Ebenfalls durch Führerbefehl wurde das für die Militärärztliche Akademie Berlin vorgesehene Gerät im Sommer 1944 M. nach Reichenhall zugewiesen. Da alle Voraussetzungen fehlten, ist auch bis zum heutigen Tage dieses wertvolle Instrument noch nicht ein einziges Mal zum Einsatz gebracht worden. M. gab mir an, daß er an dem Gerät Koli-Bakterien untersuchen wollte, während der hierfür verpflichtete Dr. Siebert Aerosole-Untersuchungen anstellen wollte.

Es wird damit der Personenkomplex abgeschlossen. Er ließe sich durch zahlreiche Einzelheiten ergänzen, die seine ärztliche und wissenschaftliche Unzulänglichkeit weiter beweisen. Es sind aber damit so viele Unannehmlichkeiten verbunden, die andererseits durch das gesamte Bild der Person Morells sowieso überboten sind. Es bleibt unbegreiflich oder nur schwer zu verstehen, auf Grund welcher Überlegungen M. als »Leibarzt des Führers« sich etwa 10 Jahre nicht nur halten konnte, sondern im Hinblick auf seine Person mit Hitler zunehmend engeren Kontakt erhielt. Im Zusammenhang mit diesen Überlegungen sind drei Möglichkeiten zu erörtern:

1. Bestanden von außen her Einflüsse, die auf Morell einwirkten, seine eigene Bindung zu Hitler zu festigen, so daß M. in gewissem Maße ein Werkzeug anderer Interessen gewesen ist?

2. Hat M. von sich aus versucht, einen Einfluß auf Hitler selbst zu erhalten, um durch engere Bindung a) politische oder b) persönliche Interessen auszuweiten?

Nach meiner Überzeugung ist der politische Gedanke ausgeschlossen. Morell ist bei aller Schläue doch für politische Gedankengänge zu dumm und andererseits vor allem so egozentrisch, daß er unter keinen Umständen etwas unternommen hätte, bei dem er persönlich immerhin einer gewissen Gefahr ausgesetzt gewesen wäre. Sein Ausdruck: »Ich wollte, ich wäre nicht ich!« hat mehrfache Ergänzungen erfahren, die zum Ausdruck brachten, daß sein persönliches Wohlergehen ihm doch wichtiger ist als alles andere. Er hätte bei einem Ahnen seines jetzigen Zustandes sicher seinerzeit alles vermieden, um in den Kreis um Hitler zu kommen, und zweifellos spricht ja auch sein Eintritt in die Partei 1933 für seine egoistischen, besonders stark wirtschaftlich ausgeprägten Empfindungen.

3.Hat er ärztlich auf Hitler einen Einfluß genommen, so daß dieser von der Behandlung Morells sich nicht trennen konnte und damit der Person M. gegenüber glaubte, besondere Verpflichtungen haben zu müssen?

Zum Teil spricht hierfür die schon in 2. angegebene egoistische Bestrebung Morells, die durch die im Anfang geschilderten geschäftlichen Manieren bestärkt wird. Die rein ärztliche Überlegung, die eine sehr starke Bindung von Patient und Arzt bedeutet, könnte im vorliegenden Fall Hitler – Morell drei Gruppen umfassen:

a) ein Einfluß durch Narkotica (Morphin),

b) ein Einfluß durch hormonale Beeinflussung,

c) ein allgemeiner Einfluß durch das Gefühl der Dankbarkeit eines Patienten dem Arzt gegenüber, von dem er glaubt, daß der Arzt ihn aus lebensbedrohlicher Krankheit errettet hat oder – ich beziehe dies auf den Fall Hitler direkt – ihm durch seine Therapie seine Leistungsfähigkeit erhalten hat.

a) und b) sind auf Grund der Medikamente, die M. mir angegeben hat, in seiner Einflußnahme auf Hitler ausgeschlossen. Es wurden verabreicht:

Glykonorm, Leberpräparate Hamma-Nordmark-Werke, Vitamultin-Calcium, Vitamin B-Komplex, Glukadenose (wenig), Strophantose, Omnadin, Septojod, Gallistol, Antigaspastillen, Testovivon (wenig). Es bleibt die Überlegung c) übrig, aus der hervorgeht, daß doch ein sehr starker Einfluß mit Stimulantia auf Hitler ausgeübt wurde. Die dargereichten Mengen sind, von Jahr zu Jahr steigend, doch sehr erheblich gewesen. Als Stimulantia spielen, meiner Meinung nach, dabei auch neben dem täglichen Vitamultin, die großen Darreichungen von Traubenzucker eine Rolle, die sich in dem »Lebensgefühl« Hitlers ausgewirkt haben. Seine frühere Äußerung, daß er ohne M. sicher nicht so leistungsfähig sei, daß er die Belastungen psychischer und physischer Art nicht habe aushalten können, sprechen deutlich dafür. M. hat sicher Hitler gegenüber in den Jahren zum Ausdruck gebracht, wie wertvoll und wie bedeutungsvoll seine

Hilfe und seine Medikamente seien. Heute allerdings, unter dem Eindruck der Wirklichkeit, werden die Dinge von Morell anders dargestellt. Seine Behandlungsweise schildert er jetzt lediglich als eine ärztliche Ernährungsunterstützung und will sie damit als etwas Belangloses abtun. Er hat mir gegenüber wörtlich dazu folgendes gesagt: »Eigentlich ist Hitler nie krank gewesen«, er sei der Meinung, »daß Hitler auch ohne das Vitamultin usw. ausgekommen wäre«, es sei dieses lediglich »als eine Art Ernährung« aufzufassen. Da aber aus dem ungeheuren Verlangen Hitlers nach diesen Medikamenten doch eine gewisse Abhängigkeit von irgendeinem, vielleicht nur als Nebenerscheinung aufbrechenden Moment immer wieder gesprochen werden muß, wird man doch von einer, wenn auch nicht sonst bekannten oder täglichen Form eines »-ismus« sprechen können. Wieweit damit auch die wirklich ungeheure Leistungsfähigkeit in physischer Hinsicht bei Hitler zusammenhängt, werden vielleicht Kontrollversuche oder genaue wissenschaftliche Überlegungen ergeben müssen. Es wird auch zu klären sein, wieweit, im Gegensatz zu der bekannten Spiegelerhaltung bei Vitamin C, eine andere Bewertung bei dem Vitamin-B-Komplex durch den Organismus zustande kommt oder sich auswirkt.

An organisch wirklichen Erkrankungen hat Hitler nach Auffassung von M. nur im Bereich des Magenausgangs und Zwölffingerdarms gelitten. Es spielt dabei in M.s Überlegungen noch eine Grippe, 1942 im Sommer durchgemacht, eine Rolle, ohne allerdings präzise Hinweise. Dieser Krankheitszustand im Bereich des Zwölffingerdarms ist von M. lediglich auf Grund äußerer Bauchpalpation angenommen worden. Es ist weder eine Röntgenuntersuchung noch je eine Magensaftuntersuchung durchgeführt worden. Ein in vergangenem Herbst aufgetretener Ikterus soll damit im Zusammenhang stehen. Es sind jedoch die klinischen Untersuchungsergebnisse so ungenau, daß sie ein sicheres Bild oder gar eine klare Diagnose nicht ermöglichen. Die häufigen Beschwerden Hitlers, die als Krämpfe des Darms zuletzt bezeichnet wurden, sind im ganzen auch ungeklärt, sie werden möglicherweise als Folge der Ernährung aufzufassen sein. Entscheidend kann diese jedoch nicht hierfür angezogen werden. Es liegt nahe, hier doch auch an starke psychische Einflüsse zu denken, und vielleicht ist darauf die offensichtliche Empfindlichkeit des Magendarmkanals zurückzuführen. Es wurde auch bei früheren Besprechungen schon betont, daß diese Empfindlichkeit im Hinblick auf seine eigene Person bei Hitler vorhanden war und, wenn man es unbedingt will und sucht, damit Anklang an gewisse Formen der Hysterie finden könnte. (Die Verletzungsfolgen der Detonation vom 20. 7. 44 bleiben bei diesen Überlegungen unberührt.) In den letzten Monaten trat bei Hitler wieder ein feines Zittern beider Hände auf, das früher schon da war und offensichtlich durch den Schock vom 20. 7. plötzlich verschwunden gewesen ist. Ich selbst hatte schon früher erwähnt, daß ich gerade aus diesem Grunde an psychogene Erscheinungen gedacht hatte und kein organisches Leiden annahm. Auch M. ist dieser Meinung und hält dafür, daß die übrigen Symptome, die unter Umständen für eine Parkinsonsche Erkrankung sprechen könnten, fehlten. Von M. überprüfte Reflexe an den unteren Extremitäten, an Bauchdecken usw., hätten keine krankhafte Veränderung gezeigt. Wenn von diesen psychischen Überlegungen auf den Gesamtzustand Hitlers eingegangen wird, so ist M. der Auffassung, daß dieser nach wie vor unverändert war. Insbesondere lehnt M. irgendeine Form oder irgendeinen Entwicklungszustand einer Form einer Geisteskrankheit ab. Seine Angaben über Orientiertheit in Raum und Zeit, über das Gedächtnis, über Disposition und Entscheiden, decken sich mit den Mitteilungen der Herren der Wehrmacht, die noch bis zuletzt mit Hitler gemeinsam zu arbeiten hatten. Es wurde insgesamt die Klarheit betont und auf die Sorgfalt hingewiesen, mit der die Überlegungen vorgenommen wurden.

Man muß also annehmen, um auf das Verhältnis Hitler – Morell zurückzukommen, daß die Vorrechte, die M. durch Hitler eingeräumt wurden, doch von einem gewissen verpflichtenden Empfinden des Dankes dem Arzt gegenüber herrühren. M. hat von sich aus zweifellos durch übertriebene, um nicht zu sagen falsche Darstellung diesen Eindruck erweckt und vor allem auch zu erhalten gesucht. Er hat damit ärztlich zumindestens in berufsethischem Sinn versagt. Seine Funktion als Fabrikant steht sowieso außerhalb des ärztlichen Berufsstandes.

gez. Dr. Karl Brandt

Prof. Dr. Karl-Hans von Hasselbach über Hitler und Morell

Dr. med. Theo Morell stammt, wie er selbst angibt, aus einer hessischen Bauernfamilie. Sein Vater soll Lehrer gewesen sein. Nach seinem Studium an der Universität Gießen ist M. jahrelang als Schiffsarzt tätig gewesen. Später hat er offenbar eine Fachausbildung erhalten, während derer er kürzere Zeit am Pasteurschen Institut in Paris gearbeitet hat und die ihn berechtigte, sich als »Facharzt für Erkrankungen der Harnwege« am Kurfürstendamm in Berlin niederzulassen. Soviel ich hörte, hat er sich vorwiegend mit der Behandlung Geschlechtskranker befaßt. 1933 trat der politisch uninteressierte M. aus wirtschaftlichen Gründen der NSDAP bei, da seine Praxis nach der Machtübernahme infolge seines »dunklen« Aussehens merklich zurückgegangen war. Danach nahm sie wieder den früheren Umfang an. Neben der ärztlichen Tätigkeit widmete sich

M. geschäftlichen Unternehmungen. Er erwarb ein Haus in Heringsdorf, das er zunächst als Sanatorium, später als Pension betrieb, und beteiligte sich an der pharmazeutischen Fabrik »Hamma« in Hamburg, die im Laufe des Krieges ganz in seinen Besitz überging.

M. wurde Hitler durch den Pressephotographen Heinrich Hoffmann, den er erfolgreich behandelt hatte, empfohlen und, soweit ich mich erinnere, erstmalig im Frühjahr 1937 vorgestellt. Bei dieser Gelegenheit lernte auch ich M. kennen. Meine Vermutung, daß Hitler den äußerlich und in seinem Wesen abstoßenden Mann von vornherein ablehnen würde, war falsch. Vielmehr gelang es M., Hitlers Vertrauen ziemlich schnell und im Laufe der Jahre in immer stärkerem Maße zu gewinnen. Das glückte ihm deshalb, weil er die verschiedenen neurasthenischen Beschwerden Hitlers als sehr bedenklich hinstellte und für deren ständige Behandlung mit zahlreichen Medikamenten Sorge trug, obwohl er später selbst zugegeben hat, daß Hitler eigentlich nie krank gewesen ist. Praktisch machte er sich zunächst dadurch unentbehrlich, daß er Hitler das sowohl von schulmedizinischer als auch von naturheilkundlicher Seite als unwirksam abgelehnte Präparat »Mutaflor« verordnete, dessen angebliche Wirkung auf den Bakteriengehalt des Darmes erst nach langdauerndem Gebrauch von 8–12 Monaten eintreten sollte. Daneben ging M. bald dazu über, die verschiedensten Medikamente durch Einspritzungen in die Blutbahn zu verabreichen, unter anderen Traubenzucker, Hormonpräparate, Vitamine, Organpräparate und Herzmittel. Hitler gewöhnte sich bald derartig an die wohl hauptsächlich suggestive Wirkung dieser Einspritzungen, daß er sich dann viele Jahre lang – bis zum April 1945 – alle 1–2 Tage eine derartige intravenöse Injektion durch M. verabreichen ließ – ein vermutlich in der Welt einzigartiger Fall!

Hitler äußerte wiederholt, daß er den körperlichen und psychischen Belastungen des Krieges nur dank der Morellschen Behandlung gewachsen gewesen sei. Sein Vertrauen in M.s Fähigkeiten wurden durch einige Zufallserfolge gefestigt, z. B. die Beseitigung einer plötzlich auftretenden Heiserkeit Hitlers vor einer Rede in Innsbruck im April 1938, die Ausheilung einer Hauterkrankung am Handrücken von Goebbels und die meines Erachtens in leichtfertigster Weise ohne jede Röntgen- oder sonstige Spezialuntersuchungen gemachte, aber offenbar zutreffende Feststellung, daß die von italienischen Ärzten gestellte Diagnose eines Krebses bei Mussolini falsch sei. Hitler hat später auf Grund dieses blinden Vertrauens darauf bestanden, daß M. bei allen Erkrankungen ihm nahestehender oder wichtiger Persönlichkeiten zugezogen wurde. M. pflegte dann den behandelnden Ärzten, meist bedeutenden Kapazitäten, telefonisch Ratschläge aus dem Führerhauptquartier zu erteilen. – Dem ungeheuren Geltungsbedürfnis M.s entgegenkommend, ehrte ihn Hitler durch die Verleihung des Professortitels, des goldnen Parteiabzeichens und des Ritterkreuzes zum Kriegsverdienstkreuz. Bei der Überreichung des letzteren bezeichnete Hitler ihn in einer Ansprache als begnadeten Arzt, als seinen Lebensretter und als bahnbrechenden, aber verkannten Forscher auf dem Gebiete der Vitamin- und Hormonforschung. M., der Wert darauf legte, als alleiniger »Leibarzt« Hitlers respektiert zu werden, scheute sich auch nicht, sich unberechtigterweise als Internist zu bezeichnen, oder verwahrte sich jedenfalls nicht gegen diese Bezeichnung durch andere.

Entgegen der Einschätzung Hitlers halte ich und hielten wohl alle anderen in Betracht kommenden Ärzte M. für einen allenfalls mittelmäßig begabten und medizinisch kaum durchschnittlich gebildeten Arzt, der seine geringen geistigen Fähigkeiten durch eine gewissen Bauernschläue bemäntelte. Ich habe ihn in größerem Kreise ausgesprochen medizinischen Unsinn äußern hören und ihn auf schwerwiegende Fehldiagnosen aufmerksam machen müssen. Von den Angehörigen des Führerhauptquartiers ließ sich unter dem Einfluß Hitlers wohl fast jeder einmal von diesem »Wunderdoktor« behandeln. Das Vertrauen zu ihm und seinen geheimnisvollen Spritzen schwand jedoch bei den meisten sehr schnell wieder. Menschlich wurde M., von wenigen dementsprechenden Ausnahmen abgesehen, von allen Angehörigen des Hauptquartiers abgelehnt.

Ein wesentlicher Zug in M.s Charakterbild ist seine Habgier. Das vermutlich erhebliche Einkommen aus seiner Praxis, die er durch einen angestellten Vertreter wahrnehmen ließ, das ihm von Hitler zugebilligte Gehalt von 60 000,– RM jährlich und die beträchtlichen Einkünfte seitens mehrerer Minister genügten dem kinderlosen Mann nicht. Um sich, wie er sagte, »einen ruhigen und sorgenfreien Lebensabend zu sichern«, betätigte sich M. daneben in größtem Maßstab als Geschäftsmann. Nach der Besetzung der Tschechoslowakei erwarb oder errichtete er in Olmütz eine pharmazeutische Fabrik, in der er das sehr wenig wirksame Läusepulver Rusla herstellte, das laut einem von ihm erwirkten Führerbefehl jeder Ostfrontkämpfer zu verwenden hatte. Daneben produzierte er »Vitamultin«-Tabletten, die nach Untersuchungen des Berliner Pharmakologischen Instituts nur verschwindend geringe Mengen Vitamin enthielten, die aber die Deutsche Arbeitsfront auf M.s Empfehlung hin laufend für die Millionen ihrer Mitglieder bezog. Für Hitler und andere Privatpatienten ließ M. daneben eine »Sonderanfertigung« mit ausreichendem Vitamingehalt herstellen.

M.s Tätigkeit in Rußland beschränkte sich meines Wissens darauf, daß er im Sommer 1942 einige Monate in Begleitung Hitlers in dessen Hauptquartier in Winniza war und sich seit dieser Zeit die auf dem Schlachthof in Winniza in großen Mengen anfallenden tierischen Drüsenorgane (Lebern, Bauchspeicheldrüsen, Hoden usw.) durch Führerbefehl zur alleinigen Verwertung beschlagnahmen ließ. Da er nicht in der Lage war, diese Mengen für sich zu verarbeiten, sind größere Bestände dieser für die deutsche Produktion so dringend benötigten Rohstoffe verdorben.

Im letzten Kriegsjahr ließ M. sich in der deutschen Presse als bahnbrechenden Forscher auf dem Gebiete des Penicillins feiern. In Wirklichkeit wurde in M.s Fabrik durch seine Mitarbeiter in kleinen Mengen ein Präparat hergestellt, das er Penicillin nennen ließ, das sich aber in Kontrollversuchen als unwirksam erwies. – Als die wissenschaftliche Literatur begann, von den bedeutenden Ergebnissen der Elektronenmikroskopie zu berichten, ließ dies M. nicht eher ruhen, als bis ihm auf »ausdrücklichen Wunsch des Führers« eines der kostbaren und von der ernsten wissenschaftlichen Forschung dringend benötigten Übermikroskope überantwortet wurde. Angeblich wollte er damit Untersuchungen an Colibakterien anstellen lassen.

An jeden in seine Reichweite kommenden Ausländer machte er sich in beschämender Weise heran. Der Wunsch nach Anknüpfung geschäftlicher Beziehungen veranlaßte ihn dazu ebensosehr wie die Hoffnung auf Erlangung von Ordensauszeichnungen zur Befriedigung seiner grotesk anmutenden Eitelkeit.

Auf M.s ganze Einstellung wirft ein weiteres bezeichnendes Licht die Tatsache, daß er sein Haus auf Schwanenwerder in Berlin, das er mit Hilfe der Reichskanzlei erworben hatte, nach einem schweren Bombenschaden im letzten Kriegsjahr ausdrücklich »rein friedensmäßig« wiederherstellen ließ, und das, obwohl weder er noch seine Frau sich in Berlin aufhielten!

Wie verfehlt Hitlers unbedingtes Vertrauen in M.s Fähigkeiten war, geht schließlich daraus hervor, daß M. in fahrlässiger Weise Veranlassung zu einer Strychninvergiftung Hitlers gab. Seit Anfang 1944 verabreichte er ihm nämlich wegen gelegentlicher Blähungsbeschwerden »Antigastabletten«, das Fabrikat einer kleinen mecklenburgischen Apotheke. Diese Tabletten enthalten, wie auch auf dem Deckel der Schachtel vermerkt ist, Nux vomica, das Ausgangsprodukt des Strychnins. Das war M. jedoch völlig entgangen, so daß er Hitler die Tabletten monatelang besorgte, ohne sich um die exakte Dosierung dieses durchaus nicht harmlosen Medikaments zu kümmern. Um einen möglichst großen Effekt zu erzielen, nahm aber Hitler allmählich jeden Tag so viele »Antigastabletten«, daß er nahe an die Tagesmaximaldosis von Nux vomica herankam. Diese Droge hat aber die unangenehme Eigenschaft, zu »kumulieren«, d. h. sich infolge unvollständiger Ausscheidung langsam im Körper aufzuspeichern, bis es plötzlich zu den Erscheinungen einer akuten Strychninvergiftung kommt. Das ereignete sich bei Hitler im September 1944. Es stellten sich die klassischen Zeichen dieser Vergiftung mit Darmkoliken, Gelbsucht, Lichtscheu, Schallüberempfindlichkeit usw. ein, ohne daß der ahnungslose M. die Diagnose stellte. Hitler war – erstmalig seit der Machtübernahme – ernstlich krank und etwa drei Wochen lang bettlägerig. Trotz der völlig klaren Sachlage gelang es dem zunächst maßlos erschrockenen M. jedoch, Hitler davon zu überzeugen, daß es sich nicht um eine Strychninvergiftung handeln könne.

M. ist einer der vielen Beweise für Hitlers ungewöhnlich schlechte Menschenkenntnis. Neben den deutschen Ärzten, die schmerzlicherweise in den vergangenen Jahren durch mangelnde ärztliche Ethik und verbrecherische Skrupellosigkeit schwere Schuld auf sich geladen haben, hat, in anderer Weise, auch M. dem Ansehen des deutschen Arztes im In- und Ausland erheblichen Abbruch getan. Zu den wesentlichen Triebfedern seines Handelns gehörten Habgier und ein krankhaftes Geltungsbedürfnis. Dieses Bewußtsein veranlaßte ihn offenbar im Spätsommer 1945 unter dem Eindruck eines körperlichen und psychischen Zusammenbruchs als Fazit seiner Tätigkeit in den vergangenen 8 Jahren zu dem Ausspruch: »Ich wollt' ich wär' nicht ich!«

Äußerungen Giesings über Morell[17]

(laut Vernehmungsprotokoll Major Cortez F. Ensloe am 15. 6. 1946 in Wiesbaden – Übersetzung aus dem Englischen – (B.A. Koblenz Kl. Erw. / 525)

Seine Kenntnis zur Person *Morells*: Er wurde am 22. 7. 1944 nach dem Attentat von Prof. *Brandt* (fälschlich: durch Prof. v. Hasselbach, Sch.) zur Behandlung Hitlers in das F.H.Q. Wolfsschanze geholt, nachdem er schon vorher im Res.Laz. Lötzen die anderen bei dem Attentat Verwundeten fachlich behandelt hatte.

Morell vertrug das Fliegen nicht, deshalb waren *Brandt* resp. in seiner Vertretung *v. Hasselbach* als Begleitärzte eingesetzt. (Unrichtig: Mo. flog sehr oft mit Hitler – s. seine Aufzeichnungen T 253 / R 62, Sch.)

Mo., 65 Jahre alt (1944 = 58), aus Berlin, früher praktischer Arzt in München (unrichtig, Sch.). Leibarzt Hitlers seit 1936.

Mo. ist fett, groß, besitzt keinen militärischen Rang, trägt aber eine hellgraue Phantasie-Uniform mit goldenem Äskulapstab an den Kragenspiegeln und einem großen goldenen Hoheitsabzeichen an der Mütze. – Er ist an Geschäftsunternehmen interessiert und Teilhaber der Firma »Hamma« in Hamburg. Diese stellt Vitamin-Vitamultin-Präparate her mit Sonderanfertigung für Hitler. Die genannte Firma machte mit der »Arbeitsfront« gute Geschäfte, die Morell Millionen einbrachten.

Auf Hitler hatte Mo. einen großen Einfluß; er ließ nicht zu, daß ein anderer Arzt als er mit diesem über medizinische Fragen sprach, ohne daß er zugegen war. Auch verlangte er, über die Verordnungen eines konsultierten Arztes unterrichtet zu werden.

Bei der ersten Untersuchung Hitlers durch G. kam Mo. hinzu und fragte Giesing, was er hier zu suchen habe. Er verbot ihm, Hitler ohne seine Zustimmung aufzusuchen, war sehr erbost und sagte, *er* habe die Verantwortung für Hitler, und kein anderer Arzt dürfe ihn ohne seine Genehmigung untersuchen und Verordnungen machen. *Giesing* mußte seine Verordnungen und die benötigten Materialien rezeptieren, lediglich die eigenen Instrumente durfte er benutzen.

Dr. *Stumpfegger*, der Nachfolger *Brandts* und *v. Hasselbachs* als Begleitarzt, war zuvor der von Himmler gewesen und hatte anscheinend den Auftrag von diesem, Morell zu überwachen. Jedoch war er bei gesellschaftlichen Anlässen gewöhnlich in Morells Begleitung. – Zur Vorgeschichte gibt er an: Hitler habe schon früher Leibbeschwerden gehabt und sei 1935 in Behandlung von Prof. v. Bergmann und Dr. Grawitz gestanden. Unzufrieden mit diesen habe Hitler sich auf Veranlassung seines Freundes Prof. *Schmidt* (unrichtig: Hoffmann) von Morell untersuchen lassen. Befriedigt durch dessen Diagnose habe er großes Vertrauen in seine Behandlung bekommen.

Giesing berichtet, er und Dr. *Brandt* hätten sich bemüht, eine Blut- und Urinprobe von Hitler zu erhalten. *Morrell* habe dies jedoch zu verhindern gewußt.

Giesing zitiert einen Ausspruch *Brandts*, demzufolge *Morell* unter dem teuflischen Einfluß von Himmler und Bormann gestanden habe. (Nicht wahrscheinlich; es bestand zu beiden vielmehr ein sehr distanziertes Verhältnis, wie aus Morells Papieren hervorgeht. s. S. 232)

Prof. Dr. Karl *Gebhardt*[18]

Dem Vorhalt gegenüber, *Morell* sei ein Quacksalber, ein Rasputin mit einem schreckenerregenden Einfluß auf Hitler, bemerkt Gebhardt, Mo. sei ein durchaus hilfreicher Arzt gewesen, der seine medizinischen Grenzen sehr wohl gekannt habe. Die Animositäten gegen ihn seien Folge seiner erfolgreichen Behandlung Hitlers und seiner lukrativen Unternehmungen im pharmazeutischen Bereich gewesen.

Weitere Ärzte, welche vom Leibarzt Morell konsultiert wurden:

Untersucht und behandelt wurde *Hitler* von Prof. Dr. Karl *v.*

Eicken, Ordinarius für HNO-Krankheiten, Charité, Berlin (1935, 1944)
Prof. Dr. med. Walter *Löhlein*, Ordinarius für Augenkrankheiten, Charité–Berlin (1944, 1945)
Dr. med. Richard *Weber*, Assistent Morells in dessen Berliner Praxis (12.–15.11.1944) Injektionen

Laboratoriumsuntersuchungen im Auftrage Morells nahmen vor:
Prof. Dr. Wolfgang *Laves*, Bakteriologe, Hamburg, Olmütz (1943–45) Stuhluntersuchungen
Prof. Dr. Alfred Wifsle, Freiburg; Prof. Dr. Alfred Weber, Bad Nauheim.

(Prof. Dr. med. W. *Zabel*, Naturheilkunde, Berchtesgaden 1943/1944 [Diätkost])

Besonders zu nennen wäre Morells Chefchemiker Dr. Kurt *Mulli*, welcher zahlreiche sonstige Laboruntersuchungen machte und das Hitler allein vorbehaltene »Vitamultin S.F.« persönlich in kleineren Chargen herstellte – (1941–1945)

Außerdem wurden Wehrmachtsuntersuchungsstellen tätig; in Morells Praxislaboratorium in Berlin wurden morphologische Blutuntersuchungen vorgenommen.

Wenn auch die Proben usw. unter einem Decknamen zugestellt wurden, so ahnte mindestens jeder vom Leibarzt mit einer Untersuchung Befragte, von wem diese stammten. –

Morell versäumte nicht, die Tüchtigkeit der von ihm ausgesuchten Ärzte bei Hitler hervorzuheben, so daß dieser ihre Namen kannte.

Glaubwürdigkeit der Hitlerärzte und Bewertung ihrer Befunde nach dem heutigen Wissensstand

Wenn von amerikanischer Vernehmerseite die Glaubwürdigkeit der ärztlichen »Sources« betreffend Hitler 1945 geprüft wurde, so wurde diese Frage mit ihrer für einige Personen eingeschränkten Bejahung damit durchaus nicht für alle Zeit beantwortet. Die historische und medizinische Wissenschaft kam seit der ersten Nachkriegszeit inzwischen zu so vielen weiteren Erkenntnissen, und Standpunkte veränderten sich derart, daß die Frage nochmals gestellt werden muß.

Hierbei ist die nach der Relevanz respektive Dignität der zahlreichen, von verschiedenen Ärzten und Laboratorien ermittelten *Untersuchungsbefunde* (s. S. 221 ff) von durchaus sekundärem Belang, sollte aber ein für allemal, gerade vom derzeitigen Erkenntnisstande her, geklärt werden.

Die Beurteilung geht dahin, daß die von Morell persönlich erhobenen und von ihm sofort schriftlich niedergelegten Befunde ebenso unanfechtbar richtig sind wie die Hals-, Nasen-, Ohrenbefunde von Prof. von *Eicken* und Dr. *Giesing*, die Augenbefunde von Prof. *Löhlein*, die von mehreren Fachärzten ausgewerteten Röntgenaufnahmen des Schädels, die Beschreibung des Zahnstatus durch Prof. *Blaschke* und schließlich die Auswertung der Elektrocardiogramme seitens Prof. A. *Weber*.

Morell war schon vor dem Ersten Weltkrieg praktischer Arzt gewesen, hatte in diesem offenbar Lazaretterfahrung gesammelt und sich 1918 als Arzt niedergelassen. Ganz ohne Zweifel beherrschte er die damals üblichen unmittelbaren Routineuntersuchungen des menschlichen Körpers korrekt. Diese haben auch heute noch generell Geltung, selbst wenn sich die Untersuchungsverfahren verfeinerten und deren Ergebnisse differenzierter betrachtet werden. Niemand konnte sie damals, keiner würde sie heute als grundsätzlich falsch, unseriös oder diagnoseunerheblich abtun. Gleiches gilt für die blutmorphologischen (Blutzellen), blutchemischen und serologischen Daten oder die Werte der Harnanalyse. Hier stand der Leibarzt und hier steht die heutige Medizin auf einem festen Boden. – Anders verhält es sich mit der Bewertung zweier anderer Untersuchungsverfahren, denen der *Interferometrie* und der *Darmflora,* insbesondere ihres beherrschenden Bestandteiles, der Kolibakterien. Legt man heutige Maßstäbe an, so sind sie überholt und diagnostisch wie therapeutisch wertlos. Dazu äußerten wir uns bereits (s. S. 224ff und S. 360ff).

Wesentlich wichtiger ist die Beantwortung der Frage nach der *Glaubwürdigkeit der Ärzte* aus Hitlers nächster Umgebung, soweit sie ihn untersuchten und zeitweise behandelten. Nur deren Aussagungen und Bekundungen dürften von essentieller Bedeutung sein. Die dokumentierten Krankenberichte und Untersuchungsprotokolle beweisen, daß die Professoren *Blaschke, von Eicken* und *Löhlein* sowie für seinen Fachbereich, der Hals-Nasen-Ohren-Arzt *Giesing* unanzweifelbar glaubwürdige Unterlagen in bester ärztlicher Tradition lieferten.

Die Glaubwürdigkeit der Gruppe der *Begleitärzte* Hitlers, d. h. der Professoren *Brandt, Haase, v. Hasselbach* braucht m. E. nicht nochmals überprüft zu werden. Sie hatten lediglich vorsorglich, d. h. für den Fall eines Unglücks oder Attentates gegenwärtig zu sein, aber nichts mit einer allgemeinärztlichen Versorgung Hitlers zu tun. Über eine solche konnten sie deshalb auch nichts aussagen. Einer von ihnen war zwar ständig in Hitlers nächster Umgebung, versorgte auch die Begleitmannschaften, den Sicherheitsdienst usw. in chirurgischer Hinsicht, erfuhr aber über den Gesundheitszustand des »Chefs«, seine Stimmungen und Verstimmungen lediglich das, was man so sprach – aber nichts Genaues, da zu Leibarzt Morell keine irgendwie geartete kollegiale Beziehung bestand, sondern man sich lediglich mißtraute. Dennoch haben die Aussagen dieser Begleitärzte im allgemeinen Zusammenhang ihren Wert, handelte es sich bei den Genannten doch um fachlich und wissenschaftlich ausgewiesene Ärzte, die sich um volle Objektivität Hitler gegenüber bemühten, obgleich sie dieser schmachvoll aus dem Dienst entlassen hatte.

Weit schwieriger ist die Beurteilung der Glaubwürdigkeit des Leibarztes *Morell* und die Abwägung seines Einflusses auf Hitler (s. auch S. 487). In der aufgewühlten Zeit nach 1945 wurde er zu einer der geschmähtesten und verachtetsten Arztfiguren des Dritten Reiches. Schon vorher hatte man ihn nicht nur hinter vorgehaltener Hand als Scharlatan und Quacksalber abtun wollen; Ärzte, die dies behaupteten, gerieten in erhebliche Gefahr, ein Militärarzt in sehr hoher Position wurde auf Morells Veranlassung durch Göring gestürzt, und der eine und andere gab eine leitende Stellung in der »Reichsgesundheitsführung« auf und meldete sich an die Front. Nach Kriegsende breitete sich diese Meinung allenthalten aus. Man warf Morell nunmehr vor, er sei es gewesen, der durch seine zahllosen Spritzen, durch geheimnisvolle Mixturen Hitler krank, zu einem Gespenst seiner selbst und führungsunfähig gemacht habe. Gerade in Lagern, in denen führende Nationalsozialisten zusammengepfercht einsaßen, sprach man auch davon, der Leibarzt selbst sei morphiumsüchtig, in Abtreibungsaffären verwickelt gewesen, ja auch ein Agent der Sowjetmacht. Er habe Hitler, den er selbst nicht für krank gehalten habe, systematisch vergiftet und zuschanden gemacht, um ihn auszuschalten (s. Brandt S. 477ff). Der ehemalige Finanzminister Graf *Schwerin v. Krosigk* forderte z. B. 1945/46 im Lager Ludwigsburg bei einer Versammlung den dort angeblich im Lazarett abgesondert liegenden Morell auf, zu den Beschuldigungen Stellung zu nehmen und vor der Lageröffentlichkeit Rede und Antwort zu stehen, was dieser nicht tat. Er war dazu wohl auch nicht mehr in der Lage.[19]

Es war allzu verständlich, daß diese Männer um ihrer Selbstachtung willen den Schild Hitlers möglichst unversehrt halten wollten und für jegliche Verschmutzung andere als ihn verantwortlich machen mußten. Als einige der damals Inhaftierten 1947 vor einem U.S.-Gericht standen, wiesen sie auf den verderblichen Einfluß Morells hin. Historiker, welche als U.S.-Vernehmungsoffiziere den Geschehnissen um Hitlers Gesundheit und Wesensgefüge nachgingen, fanden es unverständlich, daß sich die deutsche Ärzteschaft eines solchen Mannes nicht entledigt hatte. Dies sei ein deutliches Zeichen von Schwäche und Mitverschulden am gerechterweise eingetretenen Unglück. Die Beurteilung Morells hat sich seitdem in der Weltöffentlichkeit nicht geändert; auch in der neueren Literatur[20] bleibt er in der Hauptsache »Minusfigur«.

Das Gesagte wäre, was an dieser Stelle zu weit führen würde, vielfach zu belegen. Aber dem Gutachter erscheint eine Überprüfung der Glaubwürdigkeit Morells auf Grund der vorhandenen Unterlagen erforderlich, damit ein Urteil, wie es auch ausfalle, über ihn gesprochen wird.

Zu den Niederschriften Morells, die er zu Lebzeiten Hitlers fertigte, äußerten wir uns bereits ausführlich (s. S. 166ff). Hier wäre zu überprüfen, ob sich die Angaben, die er bei Vernehmungen machte, grundsätzlich etwa im Sinne einer Selbstentlastung, von den vorhergehenden, privaten Notizen unterscheiden. Dies ist lediglich insofern der Fall, als die Aussagen weit unvollständiger sind als die Notizen, aber keine Bemerkungen anderer Art enthalten. Davon, daß seine übermäßige Arzneimittelverabreichung nur eine Art Ernährungsunterstützung gewesen sei, steht in den Vernehmungsprotokollen nichts. Jedoch kann er sich wohl in dieser Richtung geäußert haben, da er Hitler persönlich die Notwendigkeit einer Zufuhr von Glukose und Vitaminen ebenfalls als Ernährungsverbesserung hingestellt hatte. Wenn Morell Brandt u. a. gegenüber während seiner Haft erklärt hat und haben soll, Hitler sei eigentlich gar nicht krank gewesen, so widerspricht dies seinen Aufzeichnungen und wäre allenfalls damit zu erklären, daß er zu jener Zeit ein schwerkranker und geistig weitgehend abgebauter Mann war. Die immer wieder kolportierte Morell-Angabe, er habe durch seine Medikamente Hitler schaden wollen, findet sich in den U.S.-Vernehmungsprotokollen nicht, wo allein sie ihm Nutzen gebracht hätte. *Brandt* erwähnt in dem Bericht über seinen gemeinsamen Aufenthalt mit Morell nichts hiervon. Gerade aus jener Zeit im Lager Oberursel (1945) wird von einem Freund Brandts in diesem Zusammenhang erwähnt, Morell habe ihm Eingaben an seinen Vernehmungsoffizier gezeigt, in dem er sich brüstete, Hitler vorsätzlich vergiftet zu haben, ja er habe sogar Zusammenhänge zwischen bestimmten Kriegsereignissen / Schlachten und dem Hitler gespritzten Präparat dargelegt und behauptet: Wenn er, Morell, damals nicht so verfahren wäre, hätten nicht die Deutschen, sondern die Amerikaner oder Russen diese und jene Schlacht verloren und damit schließlich den Krieg.[21] Wie gesagt, erwähnte der zu gleicher Zeit mit Morell zusammenhausende *Brandt* nichts dergleichen, und der Kenner der Morellschen Niederschriften hält, abgesehen davon, daß das betreffende Medikament nicht genannt wird, eine solche Angabe, die bei dem mit militärischen Dingen nicht befaßten Morell übersinnliche Fähigkeiten voraussetzen würde, für völlig abwegig und eher für den Ausdruck einer Haftpsychose seitens des Erfinders.

Brandt bekam anscheinend im Februar 1945 vom Ordinarius für Gerichtsmedizin in Berlin, Prof. Müller-Heß, die Mitteilung, *Morell* sei offenbar morphiumsüchtig (s. S. 478). Obgleich Einzelheiten über Rezeptfälschungen dieserhalb vorgebracht werden, erscheint die Anschuldigung deshalb sehr vage, weil Morell seit 1942/43 stets in unmittelbarster Nähe Hitlers im jeweiligen Führerhauptquartier weilte und seine Arztpraxis von seinem Assistenten Dr. Weber versorgt wurde. Selbst als Hitler am 21.11.1944 von der »Wolfsschanze« in die »Reichskanzlei« nach Berlin übersiedelte, blieb *Morell* bei ihm im dortigen Bunker und bestellte seine Mitarbeiterinnen zur Blutabnahme in die Reichskanzlei, suchte aber seine Praxisräume nicht auf.

Die umfangreichen Unterlagen (Morell-Papers), die praktisch seine gesamte Korrespondenz enthalten, lassen nicht erkennen, daß er jemals von der in engster Beziehung zu ihm stehenden »Engel-Apotheke« Morphium angefordert oder erhalten hätte. Über irgendwelche gerichtliche Schreiben, Vorladungen o.ä. in den genannten Jahren finden sich in den »Morell-Papers« keinerlei Unterlagen. Auch gewinnt man aus dem präzisen und sachbezogenen Schriftwechsel zwischen Morell und seinen verschiedenen Pharmabetrieben nicht den Eindruck, daß ihn ein irgendwie mental veränderter Mann führte. Freilich ist auch hier richtig, was die Grundlage für die Mitteilung des Prof. Müller-Heß an Brandt sein könnte, daß aus der von *Morell* treuhänderisch verwalteten pharmazeutischen Firma »Pharmazija« in Riga größere Mengen von Morphium und Opium nach Nürnberg verlagert wurden, als die baltischen Staaten von den Sowjets bedroht wurden und verlorengingen. Hierüber entstand ein Schriftwechsel zwischen dem zuständigen »Heeres-Sanitätspark« und der Morellschen Aufnahmefirma in Nürnberg.[22]

Des weiteren wird Morells Verwicklung in »Abtreibungsaffären« angelastet. Dr. H.D. *Roehrs*[24] beschuldigt den Reichsgesundheitsführer Dr. *Conti*, er habe von Morells Morphium- und Abtreibungsaffären gewußt, jedoch nichts unternommen, und verweist dieserhalb auf die Bekundung eines Regierungsrates *Syrup*, die jedoch nicht vorliegt. Es ist richtig, daß Morell außerhalb seines Fachgebietes gelegentlich gynäkologische Untersuchungen vornahm, auch hatte seine medizinische Doktor-Dissertation in München ein geburtshilfliches Thema behandelt. – Abgesehen davon, daß Morell sich ab 1941 durchweg in Hitlers nächster Umgebung befand, scheinen seine Praxisräume in Berlin am Kurfürstendamm vornehmlich Einrichtungen zur Diagnostik und Hydrotherapie, nicht aber für chirurgische o.ä. Eingriffe enthalten zu haben. An keiner Stelle, auch nicht in den Abrechnungen, ist von solchen die Rede. Da diese Frage auch sonst lediglich als vage Vermutung behandelt wird –

selbst wenn es stets heißt, die Gerichtsakten seien verschwunden –, darf man ihr wohl keinen Wirklichkeitswert zusprechen.

Ein letzter gravierender Vorwurf, von dem – unabhängig von Morell – auch Hitlers Sekretär, der Reichsleiter Martin *Bormann,* in zahlreichen Büchern nicht ausgenommen wird, geht dahin, daß *Morell* ein Agent Moskaus gewesen sei. Dazu sei er veranlaßt worden durch einen Duzfreund und bis 1941 Vertreter in seiner Berliner Praxis, als er von Hitler zunehmend stärker beansprucht wurde. Dieser, Dr. Wohlgemuth, habe 1934 nach der Röhm-Affäre wegen kommunistischer Umtriebe vier Monate in K.Z.-Haft verbracht. Eine Sekretärin sei verhaftet worden, welche die Verbindung zwischen Morell und der roten Kapelle hergestellt habe, deren Mitglied eben der genannte Dr. *Wohlgemuth* sei. Nehme man dazu, daß Morell einen fanatischen Kommunisten »Pharmazeuten (Dr. Kurt Mulli)« nicht nur das »goldene Vitamultin« (für Hitler persönlich), fertigen, sondern ihn sogar nach Winniza in das Führerhauptquartier kommen ließ, dann müßte man eigentlich recht naiv sein, wenn man ihn für politisch so harmlos hielt.[23]

In Morells Papieren, die ja von jeder irgendwie gearteten Zensur unbeachtet blieben, findet sich keinerlei Anhalt für irgendwelche Beziehungen zur »Roten Kapelle« oder gar zur östlichen Seite. Ja, Gegner, zeitweilige Freunde oder Abhängige bezweifeln geradezu, daß Morell von dem Holz gewesen sei, aus dem Agenten und Konspirateure hätten geschnitzt werden können. Dazu war er zu ängstlich, hoheitsfromm, feige, dick und bequem trotz hohen Geltungsbedürfnisses – eine Person, die nicht einmal der deutsche Sicherheitsdienst verdächtigte, obgleich es hochgestellte und einflußreiche Neider genügsam gab. Vielen erschien er als »Teddybär«, was ihm freilich ganz und gar nicht entsprach. Daß eine engere Beziehung zu dem nachträglich zwielichtig gewordenen Dr. *Wohlgemuth* oder gar eine Duzfreundschaft zu ihm bestand, ist mehr als zweifelhaft. Morell schrieb am 26.5.40 aus dem Führerhauptquartier im Westen an seine Frau, Dr. Wohlgemuth habe geschrieben, er glaube nicht, daß er noch lange durchhalten könne ohne längere Ausspannung, und beauftragte sie, dem Vertreter zum 1.6. RM 500,– (brutto) auszuzahlen.[25] Frau Morell war eine erbitterte Gegnerin Wohlgemuths, wie aus Briefen an ihren Mann noch aus dem Jahre 1943 hervorgeht, in denen es heißt, »Dr. Weber (Nachfolger Dr. Wohlgemuths in der Berliner Praxis) wird unverschämt wie Wohlgemuth« und »Weber ist gefährlicher und schlimmer als Wohlgemuth«.[26] Es bestand also offenbar kein Vertrauensverhältnis zwischen den beiden Seiten, und politische Dinge kamen nicht zur Sprache.

Dies trifft auch auf Dr. Kurt *Mulli,* den engsten Mitarbeiter, zu. Im umfangreichen Briefwechsel zwischen 1941 und 1945 finden sich keinerlei politische Bemerkungen, was nicht ausschließt, daß sie etwa doch in den nächtlichen Telefongesprächen fielen.

Mullis letzter Brief vom 20.4.1945 aus Hamburg an seinen Chef dürfte deutlich machen, daß er keineswegs, wie vermutet, den Vermittler zu einer dritten Macht abgab. Wir bringen den schwer zu entziffernden und offenbar in größter Erregung geschriebenen Brief deshalb im Wortlaut, wobei verwunderlich erscheint, daß er in diesen letzten Kriegstagen Bayern noch erreichte:

»Sehr geehrter lieber Herr Professor!

Die Herzkapseln habe ich noch mit Leber versetzt, dadurch soll eine starke stimulierende (?) Wirkung erzielt werden. In Hamburg haben wir nun endgültig kein Gas mehr. Strom nur zweimal in der Woche. Eine geregelte Arbeit ist unmöglich geworden. Die wertvollen Apparate sind soweit als möglich hier im Hause sichergestellt. Gestern abend wurde durch Radio bekanntgegeben, daß feindliche Truppen in allernächster Umgebung der Stadt stehen. Wir erwarten den Elbübergang aus dem Norden. Nun wünsche ich Ihnen, lieber Herr Professor, alles Gute ...[27]«

Die beiden Männer sahen sich nicht mehr.

Schwer vorstellbar, daß in einer solchen Situation solche Briefe von »Agent« zu »Agent« gewechselt würden.

Welche Gründe Hitler dazu bewogen, am 20./21.4.1945 einen Teil seiner engsten Mitarbeiter nach München zu schicken, den anderen bei sich zu behalten, dürfte nicht zu klären sein. War es, wie er Christa Schröder gegenüber andeutete, die Absicht, sie zu einer beabsichtigten Widerstandsbewegung abzustellen?[28] Immerhin kann man wohl nicht behaupten, er habe die Weggeschickten retten wollen, während er die Bleibenden wissentlich opferte. Bei der damaligen sich ständig verschlechternden Kriegslage befanden sich beide Seiten in völlig gleicher Gefahr. Jedoch wurde Morell von seiner plötzlichen Entlassung sehr getroffen. Welche Lesart es auch immer darüber gibt, so hat doch niemand an dem letzten Gespräch zwischen Hitler und Morell teilgenommen, und es fragt sich, ob es so emotionell verlief, wie Tania *Long* u. a. es schilderten (s. S. 462). Jedenfalls hat Morell seinen Aufzeichnungen zufolge Hitler niemals eine Coffeininjektion verabreicht und beide nie miteinander über Morphium gesprochen. Der bitter enttäuschte und gesundheitlich fast bis zur Handlungsunfähigkeit geschädigte Morell äußerte jedenfalls zu Christa Schröder, die er am 24. oder 25.4. auf dem Obersalzberg traf, nur: »Der Führer hat mich fallengelassen.«[29] Und *Morell* schrieb am 24. April 1945 aus seinem Forschungsinstitut in Bayrisch-Gmain bei Bad Reichenhall an seine Frau[30]:

»Meine liebe Hanni!

Wie Du siehst, bin ich *nicht* mehr in Berlin, wo es mehr als lebhaft zuging. Habe ereignisschwere Tage hinter mir, die ich nie im Leben vergessen werde. Gestern morgen kam ich per Flugzeug in München an und fuhr nachmittags nach Reichenhall. Erst spät abends traf ich dort ein, da der Fahrer nicht zur Fahrt auf der Autobahn zu bewegen war wegen eventueller Tiefangriffe. Im Institut traf ich meinen Stelzer (SS-Rottenführer, zu Morell abgestellt) an. Mein Zimmerchen ist heute abend komplett und recht wohnlich eingerichtet. Auto habe ich keines zur Verfügung, sondern muß immer erst auf den Berg telefonieren. Kannst Du nicht bei Deinem, nun aber dringend notwendigen Kommen einen guten Holzgaspersonenwagen mitbringen? Am besten kann jetzt auch Prof. Laves Leitung offiziell jemand anderem übergeben – der mir und Becker Bericht erstatten muß. Frau Alcken und (??) würden hier auch recht gut arbeiten können. Alle Maschinen für Trocken-Coli Hamma-Fertigung, sowie viereckige Vitamultintäfelchen, Rundtabletten... (Ende der Abschrift).«

Dieser sonderbare Brief bezeugt, daß Morell sich sofort an die Arbeit machte, um weiterhin Medikamente, darunter auch die für Hitler bestimmten Vitamultintäfelchen und sein Kolibakterienpräparat zu produzieren. Außer dieser Tatsache festigt sich meine Meinung, Hitler habe Morell nicht abrupt und emotionell, sondern nach vorgegebenem Plan entlassen, weil, wie die Sekretärinnen Schröder und Wolf, auch Hitlers Zahnarzt Prof. *Blaschke* aufgefordert worden war, am 21.4.1945 aus Berlin mit einem bestimmten Flugzeug abzufliegen. Seine in der Reichskanzlei befindlichen Unterlagen (und Zahnstation?) seien bereits mit einem Transportflugzeug, das abstürzte, vorweg nach München mitgenommen worden (s. S. 310).

In den sechs Tagen schwindender Lebenskraft, die ihm bis zur Aufnahme ins Krankenhaus noch verblieben, wandelte sich Morell vom souverän mit Führerbefehl agierenden Leibarzt zum Bittsteller und Volksfreund.

Am 26.4.45 schreibt er handschriftlich (offenbar Entwurf) an einen nicht namentlich genannten Oberleutnant: «Für die Zurverfügungstellung des Großtransportwagens meinen verbindlichsten Dank. Da in der ›Hamma‹ (Morells Werk in Olmütz, Sch.) weiterhin noch etwa 60 Tonnen wichtiger Rohstoffe liegen, so möchte ich hiermit nochmals Großtransporter mit Anhänger erbitten, und zwar wieder 2 Stück; alles nur nach Bad Reichenhall, Jägerheim beim Feuerwehrhaus. Es handelt sich hierbei um ernährungswichtige (durchgestrichen: militärwichtige) Rohstoffe (durchgestrichen: die später nicht mehr beschafft werden können). Zur Zeit halte ich mich in Groß (in anderer Schrift verbessert: Bayrisch) Gmain bei Bad Reichenhall auf, um selbst die Einlagerung zu leiten. Sollte Ihre Entscheidung nicht genügen, so bitte ich mein Anliegen (durchgestrichen: Bitte) Ihrem Vorgesetzten (durchgestrichen: zu unterbreiten) weiterzuleiten. Heil Hitler Prof. Dr. Th. Morell«[31]

Ein weiteres Schreiben vom 30.4.1945 mit Briefkopf »Privates Forschungslaboratorium Prof. Dr. T. Morell, physikalische Abteilung«.[32]

An die Standortintendantur Bad Reichenhall!

Mir sind verschiedentlich Gerüchte zu Ohren gekommen, wonach in meinem Institut große Mengen Kakao und Zucker neben verschiedenen anderen Rohstoffen eingelagert seien. Um aufgetretenen Irrtümern entgegenzutreten, erkläre ich, daß es sich *ausschließlich um verlagertes Gut* der Hamma-Werke (Olmütz, Protektorat) handelt, das für Heilmittelherstellung bestimmt ist und vor dem drohenden Angriff der Russen im Interesse der Volksgesundheit sichergestellt werden konnte. Bedauerlicherweise sind durch den Brand nach dem Angriff auf Reichenhall und infolge schlechter Verpackung gewisse Mengen Rohstoffe u. a. Kakao und Zucker vernichtet oder ausgelaufen, die noch voll genießbar aber zur Heilmittelherstellung nicht mehr geeignet sind. Die Hamma stellt Ihnen diese für die Reichenhaller Lazarette zur Verfügung. Heil Hitler. Prof. Dr. Th. Morell.«

Ein oder zwei Tage darauf wurde Morell dann in das Krankenhaus von Reichenhall eingeliefert, von wo er am 2.5.45 (mit der Bitte um Übergabe an seine Frau, die offenbar am 6.5. noch nicht angekommen war) schreibt (mit Bleistift): Liebe Hanni! Es ist nun schon abends 8 Uhr. Warum kommst Du nicht? Warte doch so sehnsüchtig auf Dich, und zwar den ganzen Tag über. Was macht Becker (seine kaufmännische rechte Hand). Kommt Ihr noch? Laß mich doch nicht so allein. Herzlichen Gruß und Kuß Dein Theo. Gruß an Becker.[33]

Morell liegt noch am 27.6.1945 auf der Privatabteilung des Städtischen Krankenhauses; er kann dies finanzieren und einen Vorschuß leisten.[34] – Wann genau er dort verhaftet und in ein Lager eingebracht wurde, läßt sich nicht ermitteln. In seinen Unterlagen findet sich eine letzte Notiz vom 9. August 1945:[35] »Prof. Dr. Morell, Theo Leibarzt Hitlers beim Verhör aus der Haft. A G – Gefängnis folgende Sachen abgenommen: 2 Brieftaschen, 1 Kompaß, 1 Armbanduhr, 1 Füllfederhalter, 1 Bleifeder, verschiedene Schreibstücke« Wegener u. Milos

Soweit zum Fall und Ende von Hitlers Leibarzt Theo Morell.

Der Verfasser hat, wie an anderer Stelle zu dokumentieren sein wird, bleibende und schwerwiegende Vorbehalte gegen diesen Mann. Doch ist unabdingbar, jedem gegenüber Gerechtigkeit walten

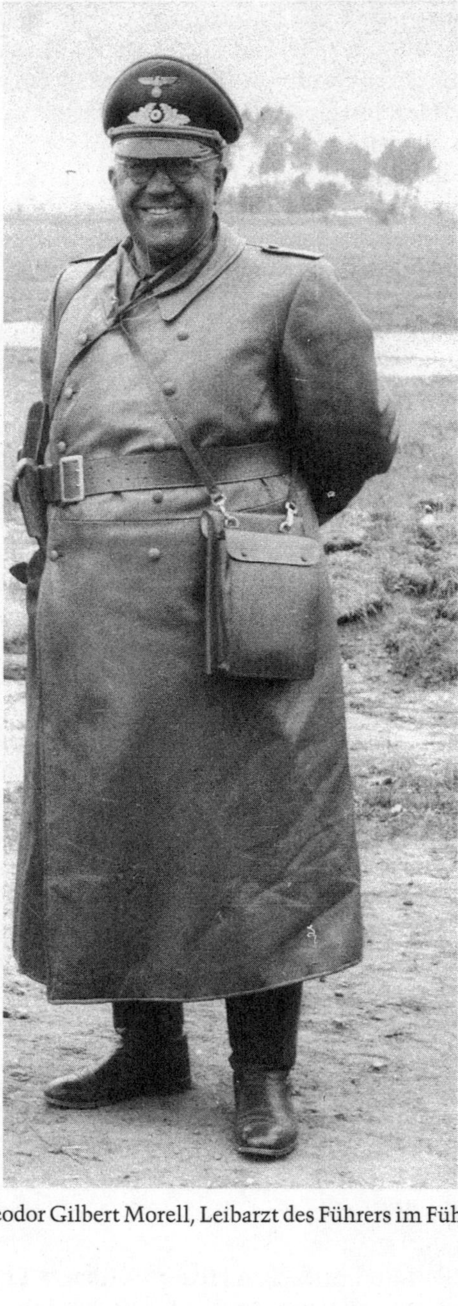

Professor Dr. Theodor Gilbert Morell, Leibarzt des Führers im Führerhauptquartier

zu lassen, zumal da derzeit gelegentlich auch die Wissenschaft zur Desinformation neigt. Was Hitler und seine Behandlung durch Morell anbetrifft, so ist er in seinen Aussagen glaubwürdig; die gegen ihn erhobenen Anschuldigungen treffen im wesentlichen nicht zu.

Glaubwürdigkeit Dr. Erwin Giesings

Schließlich bleibt die Überprüfung der Glaubwürdigkeit des Oberstabsarztes Dr. Erwin *Giesing*, welcher am 21. 7. 1944 nach dem Attentat aus dem Kriegslazarett Carlshof / Lötzen in das Führerhauptquartier Wolfsschanze, Sperrkreis I. gebracht wurde, um als Facharzt für Hals-, Nasen-, Ohrenheilkunde Hitlers Trommelfellverletzung zu behandeln. Er tat dies bis zum 9. 10. 1944. Seine fachärztlichen Feststellungen und Therapiemaßnahmen sind sicherlich, wenn sich auch gewisse Unstimmigkeiten zu den Feststellungen des Berliner Fachordinarius Professor von Eicken ergeben, unanfechtbar und den Tatsachen entsprechend, was auch die für spätere Befunde an amerikanische Vernehmungsoffiziere gilt. Diesen gegenüber äußerte sich Dr. *Giesing* aber zusätzlich auch ausführlich über Untersuchungen, die, über sein Fachgebiet hinausgreifend, den ganzen Menschen Hitler betrafen; er berichtete über eingehende neurologische und psychologische Tests, über therapeutische Maßnahmen wie Pinselungen mit hochprozentiger Kokainlösung, bei der Hitler gelegentlich kollabierte und der Arzt erwartete, daß der Diktator sterben könne oder würde. Er berichtet auch über zahlreiche Gespräche mit Hitler während seiner fast täglichen Besuche. Dieser habe ihn geradezu zu seinem Vertrauten gemacht und wie mit sonst keinem über persönliche Angelegenheiten gesprochen. – Diese Berichte erregten verständlicherweise ein nicht geringes Aufsehen und wurden in der biographischen Literatur verwertet. So u. a. von J. *Toland*, O. *Katz* und H. *Linge*[36], dessen Bericht von W. *Maser* in erweiterter Form unter Verwendung von Ausführungen Giesings herausgegeben wurde, die sich in seinem Besitz befinden. Wenn Maser auch nicht die Richtigkeit der Giesingschen Angaben bezweifelt, so distanziert er sich doch vorsichtig mit der Bemerkung: »Sein – entsprechend beeinflußter – Bericht vom 11. 11. 1945«. – Eindeutiger über Giesing hatte sich 1946 bereits von *Hasselbach* in einer Stellungnahme zu dem Buche H. *Trevor-Ropers* »Die letzten Tage der Reichskanzlei« mit den Worten geäußert: »Dr. *Giesing* hat Hitler mit Sicherheit nie untersucht, abgesehen von den Trommelfellen. Hitler hatte eine ausgesprochene Abneigung, sich untersuchen zu lassen, und Giesing hatte keine Veranlassung, ihn zu untersuchen.«[37]

Er, der sich ständig in der Sperrzone I. des jeweiligen Führerhauptquartiers aufhielt und zu Giesing engen Kontakt hatte, muß darüber Bescheid wissen.

Trotz gewisser Bedenken wurde aber die Glaubwürdigkeit Dr. Erwin Giesings bislang keiner Überprüfung unterzogen, sondern seine Erzählungen unkritisch übernommen. Die Prüfung soll hiermit nachgeholt werden: War Giesing wirklich, wie die U.S.-Vernehmungsoffiziere protokollierten, ein ergiebiger und glaubwürdiger Zeuge, der über den Patienten und Menschen Hitler Wesentliches auszusagen hatte?

1. Angeblich suchte Giesing Hitler in den 80 Tagen, während der er von ihm beansprucht wurde, zwischen 50- und 60mal, also beinahe jeden Tag auf, ebensooft also wie Morell, der in dieser Zeit einige Tage in Berlin und einige Tage krank war. Beide Ärzte müssen also sehr häufig an den gleichen Tagen bei Hitler gewesen sein. Morell, der, wie Giesing angibt, eifersüchtig auf seine Stellung bedacht war, hätte diese fortlaufende Behandlung wie fast alles sonst wohl in seinen Notizen erwähnt. Man findet jedoch lediglich einige Eintragungen vom 27.7., 2. u. 5.8., 18.8. und von Eicken am 20.9. Auch in den von Morell aufgezeichneten Gesprächen mit Hitler ist in dem genannten Zeitraum an keiner Stelle von Giesing die Rede und insbesondere nicht von den etwa ab 28.8.1944 begonnenen Nasen-/Rachenpinselungen mit 10% Kokainlösung durch Giesing, welche Hitler wohltaten und seinen Wunsch nach ständiger Wiederholung geweckt haben sollen. Morell erwähnt auch nichts von den dabei aufgetretenen Kreislaufkollapsen mit kurzfristiger Besinnungslosigkeit, die Giesing zwar voller Angst, aber billigend, und einen eventuellen Tod des Diktators nicht ausschließend, in Kauf genommen haben will (zu Kokain s. S. 202). *Morell*, sonst von Hitler selbst oder dessen Dienern über jede akute gesundheitliche Störung Hitlers unterrichtet, erfuhr ganz offenbar niemals etwas von diesen Zwischenfällen bei den »Sitzungen« Giesings mit dem »Chef«.

Man muß überhaupt fragen, ob Giesing, wenn auch behandelnder Arzt Hitlers, derart häufig unauffällig Zutritt zu diesem gehabt haben kann. Er hatte zu keiner Zeit sein Domizil im Sperrkreis I. des Führerhauptquartiers wie Morell und von Hasselbach, von wo er sofort zu Hitler hätte gerufen werden können. Er wohnte vielmehr außerhalb aller Sperrkreise des Führerhauptquartiers im Reservelazarett Carlshof bei Lötzen, dessen HNO-Abteilung er weiterhin leitete. Lediglich, wenn Hitler oder Morell es für notwendig hielten, wurde er gerufen und in den Sperrkreis I. geholt. Es ist mehr als unwahrscheinlich, daß er nach eigenem Ermessen verfahren konnte.

Welche umfassenden Kontrollen an mehreren Wachen auf dem Wege dorthin jeweils zu überstehen und mit welchen zeitraubenden Prozeduren sie verbunden waren, möge die folgende ausführliche Schilderung P. *Hoffmanns*[38], eben im Falle Giesings, verdeutlichen. Da sie auf dessen Aussage beruht, dürfte sie dramatisch zugespitzt, im Kern aber richtig sein. Bei *Hermann Giesler*[39] findet sich eine ähnliche Darstellung.

»Am 22. Juli 1944 wurde Dr. Giesing, ein im Reservelazarett Lötzen tätiger HNO-Arzt, plötzlich zu Hitler befohlen. Hitler klagte über Ohrenschmerzen und Ohrenblutungen. Dr. Brandt brachte Dr. Giesing durch die vielen Kontrollen und Wachen zum Führersperrkreis im Sperrkreis I und führte ihn zu einem Zelt hinter dem Gästebunker. Hier wurde Dr. Giesings Instrumententasche ausgeleert und ihr Inhalt genauestens untersucht, jedes Instrument geprüft, sogar die Birne der Ohrenuntersuchungslampe wurde herausgeschraubt und wieder eingeschraubt. Zwei Fläschchen mit Flüssigkeiten – 2%ige Pantokainlösung zur Lokalanästhesie und sterile physiologische Natriumchloridlösung – wurden beiseite gestellt. Dr. Giesing mußte seine Mütze und seinen Dolch zurücklassen (eine Pistole trug er nicht), den Inhalt seiner Hosen- und Jackentaschen auf den Tisch leeren und die Taschen von innen nach außen kehren. Taschentuch und Schlüssel bekam er zurück, Füllfederhalter, Bleistift und Taschenmesser blieben bis nach der Konsultation auf dem Tisch im Zelt. Schließlich wurde eine Leibesvisitation mit Abtasten von oben bis unten vorgenommen. Dann kam Dr. Brandt vom Bunker und holte den Arzt ab. Dr. Giesing sagte, er brauche die Fläschchen, Dr. Brandt sagte einem der Sicherheitsbeamten, es sei in Ordnung, und darauf trug ein RSD-Beamter die Instrumententasche und die beiden Fläschchen hinter den Ärzten her in den Bunker, wo Linge und zwei andere Männer in SS-Uniformen warteten. Linge übernahm Tasche und Fläschchen, bat Dr. Giesing in das Speisezimmer und ging mit den Sachen davon. Nach einigen Minuten kam er nur mit der Tasche wieder und fragte, ob die Fläschchen wirklich gebraucht würden. Dr. Giesing sagte, er brauche sie, wenn die Untersuchung dem Führer Schmerzen bereite, Linge meinte, er werde sie dann gerne holen, aber sie wurden nicht gebraucht und blieben in einem Vorraum. Nach der Konsultation wurde Dr. Giesing wieder hinausgeleitet und an jedem Kontrollpunkt und Schlagbaum wie beim Kommen seine Identität peinlich genau überprüft.«

Für den nächsten Tag, an dem er benötigt wurde, erhielt *Giesing* einen Dienstausweis, der das Passieren bis zum Sperrkreis I erleichterte; dort wurde aber die gleiche Prozedur wie am Vortage vorgenommen. Davon, daß *Giesing* fast alltäglich kam, ist bei P. Hoffmann nicht die Rede; er erwähnt lediglich noch einmal den 1. Oktober. –

Es gibt mithin keinerlei Beweise dafür, daß *Giesing* so häufig, wie er angibt, und so »fast privat«, ja geradezu familiär mit Linge bei Hitler gewesen sei. Klarheit in diese Angelegenheit könnte die von H. Linge geführte Liste der Besucher an den einzelnen Tagen geben.

Wir besitzen sie für den Monat November 1944; für die vorhergegangenen Monate scheint sie verlorengegangen zu sein.

Eine andere zeitliche Unklarheit ist ebenfalls nicht auszuräumen: Am 1.10.1944 untersuchte *Giesing* Hitler angeblich. Jedoch gibt er am 15.6.1945 C.I. Enloe an, er und Prof. v. *Eicken*, welcher eigens zur Konsultation von Berlin herbeigeholt worden sei, habe Hitler zwischen dem 27.9. und 2.10.1944 nicht behandeln und nicht einmal sehen dürfen, da dieser mit Gelbsucht bettlägerig gewesen sei. Dies steht im Gegensatz zu obigen Äußerungen. Auch war Prof. v. *Eicken*, wie aus seinem Krankenblatt Hitlers hervorgeht, in dieser Zeit gar nicht im Führerhauptquartier Wolfsschanze, sondern am 22.9. und dann wieder am 16.–18.11.1944.[40]

An dem oben erwähnten 1. Oktober will *Giesing* gegen 17 Uhr Hitler sehr gründlich allgemein und zusätzlich speziell neurologisch-psychologisch untersucht und anschließend Nase/Rachen mit 10% Kokainlösung ausgiebing gepinselt haben. Dabei kollabierte Hitler und war zeitweise ohne Bewußtsein. Der aufgeregte Giesing verabschiedete sich[41] und fuhr mit einem Fahrrad in raschem Tempo zum Lazarett und von dort für einen Tag nach Berlin. Telefonisch erfuhr er am folgenden Tage, Hitler sei am Leben.

Sowohl das Hin und Her zwischen Reservelazarett und Sperrkreis I des Führerhauptquartiers ist ungewöhnlich wie auch die Tatsache, daß ein Sanitätsoffizier von einem Augenblick zum anderen seine Lazarettabteilung verlassen und privat nach Berlin reisen konnte.

Vergleichen wir obiges mit den Notizen Morells vom gleichen Tage: Danach war Hitler mit Gelbsucht bettlägerig krank und sehr matt. Er quälte sich nach Einnahme von Abführmitteln mit Stuhlentleerungen herum. Morell war bei ihm am 30.9. um 24, am 1.10. um 13, 19.30 und 22 sowie am 2.10. um 13 Uhr. – Er untersuchte Brustkorb und Leib, zählte den Puls, maß die Temperatur, gab Medikamente und Injektionen und schlug Luftveränderungen vor, die Hitler ablehnte. Außerdem hatte Hitler nachmittags die übliche und auch während dieser Krankheit nicht ausgesetzte militärische Lagebesprechung.[42]

Es erscheint mehr als unwahrscheinlich, daß Hitler in der Stimmung war, sich in diesem Zustande am gleichen Tage einer längeren und eingehenden neurologisch-psychologischen Untersuchung zu unterziehen. Sie und die Kokainpinselung mit nachfolgendem Kollaps hätte zudem etwa um die Zeit stattgefunden, zu der Morell zum Abendbesuch kam. Zwei Ärzte, fast nebeneinander behandelnd, keiner erfuhr vom anderen, und Hitler sagte zum Morell nicht, der Giesing war eben schon hier!?

Merkwürdig ist des weiteren, daß auch *Giesing* anläßlich dieser Untersuchung Hitler eine Klimaveränderung vorschlug; er solle auf den Berghof gehen, was Hitler wegen der Auswirkung auf die Bevölkerung abgelehnt habe.

Und schließlich die Frage: War *Giesing* überhaupt fachlich so ausgebildet, daß er eine neurologisch-psychologische Prüfung regelrecht durchführen konnte? Er war es sicherlich nicht. Seiner Kurzbiographie (s. S. 471) ist zu entnehmen, daß er drei Monate an einer Röntgenabteilung, etwa sieben Monate bei einem Gesundheitsamt tätig war. Etwa vier Monate lang volontierte er bei Prof. v. Eicken; knapp drei weitere Jahre arbeitete er an einer HNO-Abteilung, zuletzt als Chefarzt. Jedoch blieb er dies nicht, sondern eröffnete eine eigene HNO-Fachpraxis. Sonst war er als Sportarzt Sportbeauftragter der SA-Gruppe Berlin mit entsprechendem Rang.

Eine umfassende internistische und neurologisch-psychiatrische Ausbildung erfuhr er nicht. Deshalb können seine Angaben in dieser Hinsicht nicht relevant sein, zumal sie sonderbarerweise fast wörtlich der Fragestellung der mehrfach erwähnten Checkliste (s. S. 21) entsprechen.

Man gewinnt den Eindruck, daß Giesing 1945/46 von gewissen amerikanischen Vernehmungsoffizieren, die ihm Protokolle und Berichte der anderen Ärzte zuspielten, zu ihren speziellen Zwecken benutzt wurde. Er gab, was er auf diese Weise erfuhr, als Selbsterlebtes an.

Giesing rühmt sich, daß es unter seiner Behandlung zu einem Vertrauensverhältnis zwischen ihm und Hitler gekommen sei, so daß man auch auf jenen berührende private Dinge, auf seine Anschauungen, Vorstellungen und Pläne in sehr persönlicher Weise zu sprechen gekommen sei.

Hören wir, wie Hitler sich über Giesing ausließ, wobei wir uns auf Morells Aufzeichnungen stützen und wohl auch verlassen dürfen.[42]

5.10.1944: in dem l. Mundteil Schmerz, Verletzung durch die Fingernägel von Dr. Giesing. –

19.10.1944 F. bedauert, daß der Spezialist (Giesing) neulich beim Ausquetschen kein Präparat fertigen bezw. Kulturen machen ließ. v. Eicken soll übermorgen kommen.

30.10.1944 Der F.: Diese Dummköpfe und Idioten, die hätten sich besser darum gekümmert, wie sie meine Beschwerden mit dem Kehlkopf wegbrachten – mitsamt diesem »Spezialisten« Giesing. Mein lieber Doktor, Sie glauben nicht, wie ich mich damals geärgert habe.

Giesing äußerte am 15.6.1945 in der Vernehmung zu Cortez F. *Enloe, er* habe Hitler auf einen kleinen Knoten am rechten Stimmband aufmerksam gemacht, der behandelt werden müsse.

Hitler sagte am 9.12.44 (laut Morell) zu Prof. *v. Eicken*:

$13^{30\,h}$ Untersuchung von v. Eicken:

F.: Dr. Giesing hätte den Polypen sehen müssen.

v. Eicken etwas verlegen und eine Geschichte erzählt über einen Professor, der den Kaiser Wilhelm behandelt hätte und einen Polyp nur teilentfernte. Erst Prof. Spieß-Frankfurt, der nur phonetische Nachbehandlung machen sollte, fand den restierenden Teil und entfernte ihn.

Hitler fand für den »Spezialisten« Giesing mindestens im nachhinein kein anerkennendes Wort.

Aus mancherlei Gründen erscheint Dr. *Giesing* als ein recht umtriebiger Mann von erheblichem Geltungsbedürfnis und Bemühen, sich auf die Seite des jeweils Stärkeren zu schlagen. So brachte er den »Ärztestreit« (s. S. 238) ins Rollen und prüfte die Richtigkeit seiner »Vergiftungstheorie durch Strychnin« im Selbstversuch, indem er die angeblich verursachenden »Dr. Koester-Antigaspillen« einnahm und prompt (obgleich dies unmöglich war) Vergiftungssymptome entwickelte. So gab er wenigstens später an. Auch wahrte er keineswegs die Disziplin, die zu allen Zeiten von einem Sanitätsoffizier verlangt werden muß.

Beispiel hierfür ist seine Bemerkung zu *Enloe*, er habe die Röntgenaufnahme vom Schädel Hitlers, die im Reservelazarett Carlshof am 19.9.44 gemacht worden waren, für sich behalten und zu seiner Familie nach Krefeld geschickt.

Das war zweifellos ein schwerer Verstoß; die Filme hätten entweder im Archiv des Lazaretts verbleiben oder dem verantwortlichen Leibarzt Morell übergeben werden müssen.

Einen mindestens gleich schweren Übergriff stellte die Entnahme von Medikamenten von Hitlers Frühstückstisch dar, die er bereits am 2. Tag seiner Anwesenheit bei Hitler am 24.7.44 vornahm.

Faßt man obige Darlegungen und Beweisversuche zusammen, so kommt man zu der Überzeugung, daß Dr. E. *Giesing*, was seine nicht fachbezogenen Äußerungen über Hitler betrifft, *nicht* glaubwürdig ist.

Aussagen einesr Pseudologisten aber sind ohne biographischen Wert.

Epilog

Von den Ärzten, von denen die Rede war, lebt keiner mehr. Die Professoren von Eicken und Löhlein von der Charité konnten nach einiger Zeit ihre klinische Tätigkeit wieder aufnehmen und wurden später emeritiert. Der Zahnarzt Blaschke eröffnete eine Praxis in Nürnberg, Giesing in Krefeld und v. Hasselbach wurde Chefarzt chirurgischer Abteilungen in Bethel bei Bielefeld und München.

Brandt und *Gebhardt* wurden 1947 im »Ärzteprozeß«, der erstere wegen Handlungen als Reichskommissar für das Gesundheitswesen, der andere wegen krimineller Versuche an Menschen von einem U.S.-Militärgericht zum Tode verurteilt und 1948 am Galgen hingerichtet.

Morell wurde Ende Juni 1947 als haftunfähig aus der Gefangenschaft entlassen und starb im Mai 1948, geistig und körperlich ein Schatten seiner selbst, im Krankenhaus zu Rottach-Egern. Hier, wo es um Morells Ende geht, soll gesagt werden, daß er sich seiner Stellung als Hitlers Leibarzt seit Anfang 1944 offenbar nicht mehr gewachsen fühlte. Herz und Kreislauf versagten, er war nierengeschädigt und litt zudem wohl vom Ersten Weltkriege her an einem Bauchbruch, der dem übergewichtigen Manne zeitweise erhebliche Beschwerden verursachte. Er sah sich, ohne jedoch schon mit Hitler darüber zu sprechen, nach einem Nachfolger, oder wie er es nannte, »Vollersatz« für sich um, und glaubte, ihn in Professor Dr. Dr. Erwin *Becher*[43], einem Schüler des führenden Frankfurter Internisten Prof. Franz *Volhard*[44], gefunden zu haben. Auch Becher wußte nichts von dem Plan Morells. Die beiden Ärzte korrespondierten zwei Jahre lang miteinander über wissenschaftliche Arbeiten und die gemeinschaftliche Publikation von Lehrbüchern, trafen sich jedoch nie und kannten sich nicht persönlich.

Morell traf es schwer, als er vier Wochen nach dem Tode vernahm, daß *Becher* im Oktober 1944 plötzlich gestorben war, und er seinen Dienst bei Hitler weiterhin versehen mußte. Der Verfasser, der Becher persönlich kannte, hält es für unmöglich, daß er sich länger als eine Woche bei Hitler gehalten hätte. Der hochbegabte und überall anerkannte Kliniker, berufen an mehrere Universitäten und Krankenanstalten, hielt es nirgends lange aus. Er war manisch-depressiv und setzte sehr wahrscheinliche seinem Leben selbst ein Ende.[45]

Der angeschlagen Morell strebte wenigstens nach einem »Teilersatz« und förderte den Nachfolger der entlassenen früheren Begleitärzte Dr. L. Stumpfegger[46], der sich ihm anschloß, aber bei Hitler auf Bedenken stieß. Er wurde es nicht; der vermutlich letzte persönliche Arzt Hitlers bis zu seinem Tode war Prof. Werner *Haase*.[47]

Ärzte in der Kriegs- und Zwischenkriegszeit

Von Ärzten, Akademikern, Professoren hielt Hitler, wenn sie nicht gerade Architekten, Techniker oder Künstler waren, nicht eben viel; dementsprechend verhielt er sich ihnen gegenüber und würdigte sie kaum eines Seitenblickes. Der »Notarzt« beim Putsch vom 9.11.1923, Dr. Werner Schultze (s. S. 299), der ihn wohlwollend beurteilende und behandelnde Arzt der Festungshaftanstalt Landsberg, Dr. Joseph Brinsteiner (s. S. 300), gerieten bei ihm in Vergessenheit.

Dr. Ernst Robert *Grawitz*, der ihn 1934 bei der Neo-Ballistol-Vergiftung behandelte, empfand er, wie er später zu Morell sagte, als herbeigeschleppt. Daß hierbei auch der Internist Professor Gustav von Bergmann und der damalige Stadtarzt von Berlin und Staatsrat Leonardo Conti konsultiert wurde, ist nicht erwiesen. Pofessor v. Eicken, der diese Vergiftung 1935 in seiner Krankengeschichte verzeichnete, nennt wohl Grawitz als Arzt, nicht aber seinen engsten Fachkollegen von Bergmann. Was *Conti* betrifft, so sind die Angaben seiner Witwe, die genaue Angaben machte, in Zweifel zu ziehen. Sie gibt an, im Mageninhalt Hitlers sei damals Strychnin festgestellt worden, was sicherlich nicht zutrifft, da Neo-Ballistol kein Strychnin enthielt und die Frage einer Vergiftung mit diesem Alkaloid erstmals 1944 zur Diskussion stand.[48]

Völlig unglaubwürdig ist ebenfalls die Angabe des Chirurgen Ferdinand *Sauerbruch*, den Hitler im Gegensatz zu anderen Ärzten hochschätzte, zum Staatsrat ernannt hatte und als seinen medizinischen »Botschafter« benutzte.

Sauerbruch beschreibt sehr drastisch eine Auseinandersetzung, die er mit Hitler im Sommer 1942 im Führerhauptquartier Werwolf bei Winniza gehabt haben will. Seine Darstellung eines wütend-geifernden Hitler, der sich ihm gegenüber fast vergaß, wird immer wieder als Zeugnis für Hitlers labilen Geisteszustand verwendet; sie ist aber unglaubwürdig und deshalb wertlos. Schon die Beschreibung dieses Führerhauptquartiers als unterirdisches, dreißig Meter tief in den Erdboden versenktes Dorf trifft nicht zu (s. S. 117ff). Der mit Hitler sehr vertraut stehende Architekt *Hermann Giesler* war bei dem Gespräch zugegen; es verlief seitens Hitlers ruhig und freundlich, da er von dem Arzt, den er zu einer ärztlichen Konsultation mit seinem Flugzeug in die Türkei schicken wollte, eine hohe Meinung hatte.

Sauerbruch war als Erzähler Mittelpunkt eines großen Kreises, wie der Verfasser selbst erlebte. Unzählige Anekdoten gab es über ihn; jedoch hat er seine Memoiren nicht mehr selbst verfaßt. Sie wurden vielmehr nach seinen Angaben journalistisch aufgemacht und erschienen zunächst in der Wochenschrift »Revue«.[49]

Nicht beweiskräftig belegt sind die Angaben, daß in den zwanziger Jahren der HNO-Arzt *Gutberlet*, zugleich ein früherer Förderer der NSDAP, und die Ärztin Dr. med. Babette *Steininger* Hitler behandelt hätten. Ersteres dürfte bei dem um seine Stimme besorgten Hitler wohl möglich gewesen sein; daß er sich je von einer Ärztin hätte untersuchen lassen, ist eher unwahrscheinlich. Eine Konsultation des Psychiaters Dr. Alfred *Schwenninger* im Jahre 1924/25 nach Neugründung der Partei wegen der Befürchtung, an einem Krebs zu leiden, wird von keiner anderen Stelle bestätigt. Die weitreichenden Schlußfolgerungen J. *Tolands* dürften damit entfallen.[50]

Auch bei der Professor *Killeuthner* zugeschriebenen Angabe, er habe schon in den zwanziger Jahren das Vorhandensein nur *eines* Hodens bei Hitler festgestellt, dürfte es sich lediglich um ein Gerücht aus späterer Zeit handeln.

Der Urologe *Killeuthner* gehörte zu jener Gruppe hervorragender Ärzte in den zwanziger Jahren, die sich eher die Zunge abgebissen hätten, als daß sie ihre Schweigepflicht verletzten.[51] – Diese ganze Frage des Fehlens eines Hodens wurde zudem erstmals 1968 durch Besymenski ins Gespräch gebracht.[52]

Verständlicherweise machte man sich nach der nicht gänzlich zu verheimlichenden »Vergiftung« Hitlers im engen Umkreis Gedanken und dachte daran, ihm einen Leibarzt zuzuordnen. Der Reichsärzteführer Dr. Gerhard *Wagner* faßte den Internisten Dr. Ernst Meier ins Auge, jedoch wurde die Sache nicht weiter verfolgt.[53]

Auch andere, Hitler näher als der Reichsärzteführer stehende Gefolgsleute müssen sich Sorgen gemacht und Pläne geschmiedet haben. Darüber folgendes: Der in der Zwischenkriegszeit in Berlin sehr bekannte und auch heute noch hochgeschätzte Nervenarzt und Psychobiologe Dr. med. et. Dr. phil. Hans *Lungwitz*[54] (1881–1967) stand dem Nationalsozialismus zunächst positiv gegenüber, trat in die Partei ein, aber 1932 bereits wieder aus. In seiner kurzgefaßten Autobiographie aus dem Jahre 1961 heißt es dazu: ... »Dann kam der Nationalsozialismus Adolf Hitlers auf. Es war mir nicht schwer, Hitler und seine Gefolgschaft aus Reden, Veröffentlichungen, persönlichen Mitteilungen und Unterhaltungen als krank zu erkennen, aber bei der politischen Wichtigkeit der »Bewegung« wollte ich doch ein definitives Urteil gewinnen aus unmittelbarem Studium, so wie man Irre am besten in der Irrenanstalt studiert. Kurze Zeit genügte, und nunmehr war für mich ›N.S.‹ usw. ›Neurosensuche‹ oder ›Nur Schwindel‹ und das lehrreichste Musterbeispiel für meine Patienten. Dennoch suchte mich bald nach der ›Machtergreifung‹ der persönliche Adjutant Hitlers auf, um mich zu fragen, ob ich den ›Führer‹ in Behandlung nehmen wolle. Ich lehnte das ab mit dem Hinweis auf die Unheilbarkeit Hitlers, die ich ja hinreichend diagnostiziert hatte. Daraufhin zeigte mich der ›Reichsgesundheitsführer‹ Dr.

Conti wegen schwerer Führerbeleidigung bei Goebbels an, doch gelang es…, Goebbels zu bewegen, diese und manch andere Anzeige ad acta zu legen; immerhin war es eine bängliche Zeit, ich mußte ständig mit Abholung rechnen.«

Bei dem genannten Adjutanten muß es sich um Wilhelm Brückner gehandelt haben. Ein Irrtum ist in diesem Bericht insofern vorhanden, als Dr. Leonardo *Conti* erst 1939 zum Reichsgesundheitsführer ernannt wurde, aber er war damals Stadtarzt von Berlin und Leiter des Gauamtes für Volksgesundheit der NSDAP und dadurch dem Gauleiter von Berlin, Dr. Joseph *Goebbels*, direkt unterstellt. Das macht wahrscheinlich, daß die Angaben von Dr. *Lungwitz*, über die sonst nichts bekannt ist, zutreffen. Von den Plänen seiner besorgten Umgebung wußte Hitler sicherlich nichts; er wäre darüber sicherlich sehr aufgebracht gewesen. – Ebenso aufgebracht hätte ihn das Gefühl, daß ihn in der Zeit um 1933 bereits ein bekannter Psychiater mit höchst kritischen Augen betrachtete:

Professor Dr. Kurt *Schneider*, Chefarzt am Krankenhaus München-Schwabing und Direktor des Kaiser-Wilhelm-(Kraepelin)Instituts traf, wie Hans Bürger-Prinz berichtet, mit Hitler in seiner Klinik zusammen, als dieser nach einem Besuch bei einem Jugendfreund, der mit schwerer zerebraler Altersveränderung auf der Abteilung lag, ein Gespräch mit dem behandelnden Arzt wünschte. In einem längeren Vortrag unter vier Augen setzte er ihm auseinander, daß der Mann völlig gesund sei; die Psychiater verstünden die Situation völlig falsch, nur er, Hitler, habe den tatsächlichen Zustand des Patienten richtig erkannt. Als Schneider Einwände machen wollte, unterbrach ihn Hitler sofort, blieb zwar ruhig, aber *Schneider* meinte später: »Ich hatte das Gefühl, als fiele der Kalk von den Wänden« und »man hatte wirklich das Gefühl, mit einem Stahlblock zu sprechen«. *Bürger-Prinz* fügt hinzu, Hitler habe eine Ausstrahlung besessen, die psychologisch geradezu »überrollend« wirkte. Der Verdacht, daß Hitler etwa ein psychisch kranker Mann sei, war *Schneider* – damit stimmt er mit Bürger-Prinz überein – nicht gekommen.[55]

Über die Ärzte, die in Zusammenhang mit Hitlers Gelbkreuzvergiftung und die anschließende Blindheit genannt werden, äußerten wir uns bereits (s. S. 298 und 306) und verweisen in dieser dubiösen Angelegenheit auf die Darstellungen von *Katz* und *Toland*.[56]

Von Hitler selbst stammt eine Bemerkung anläßlich des Hochverratsprozesses gegen ihn im März 1924, derzufolge der jüdische Stabsarzt Dr. Hugo *Stettiner* mit Ursache seines Antisemitismus sei. Er habe ihn 1916, als er nach einer Oberschenkelverwundung im Lazarett Beelig bei Potsdam lag, durch eine abwertende Beurteilung seiner Lektüre gekränkt.[57]

Dr. Eduard Bloch, Hausarzt in Linz

– eine Würdigung und eine Auseinandersetzung mit der Psychohistorie

Auf dem Wege von der Endzeit Hitlers zu den Anfängen, begegnen wir schließlich dem Arzt Dr. Eduard Bloch, der in Linz bis 1907 Hausarzt der Familie Hitler war. Daß er den damals 16/17jährigen Jüngling behandelt hätte, vermerkt er nicht, aber er beobachtete ihn, da er ihn häufig sah, und behielt ihn im Gedächtnis.

Über Bloch, seine Bedeutung für Hitler und dessen entscheidenden Eingriff in das Leben des alten Arztes wurde im vergangenen Jahrzehnt viel geschrieben und spekuliert. Auch ihn machte man für Hitlers Antisemitismus verantwortlich. Dies ist Anlaß, sich mit diesem Manne als letztem aus dem Umkreis der Hitlerärzte objektiv und sorgfältig analysierend zu beschäftigen. Glücklicherweise sind in seinem Falle hinreichend viele Dokumente erhalten.[58]

Der Obermedizinalrat Dr. med. univ. Eduard *Bloch*, praktischer Arzt in Linz, war, wie er dem Gestapo-Beamten Dr. Rasch bei der ersten Vorladung sagte, zu 100 Prozent Jude und 1906/1907 Hausarzt der Familie Hitler. An den Sohn Adolf konnte er sich sehr wohl erinnern.

Wir haben uns zunächst mit der Persönlichkeit dieses Mannes zu befassen, über welche wir uns auf Grund seiner eigenen Angaben ein hinreichend sicheres Urteil bilden können.

Über sich selbst sagt Eduard Bloch 1941 in den USA:[59] »Ich bin 69 Jahre alt, wurde geboren in Frauenburg, einem südböhmischen Städtchen, welches im Laufe meines Lebens von der österreichischen zur tschechischen und dann zur deutschen Oberhoheit wechselte. Nach dem Studium der Medizin in Prag trat ich als Sanitätsoffizier in das österreichische Heer ein und wurde 1899 nach Linz versetzt. Nach Abschluß meiner Militärdienstzeit ließ ich mich als Arzt nieder und praktizierte bis zum Jahre 1938 in Linz, das damals eine ruhige, fast noch ländliche Stadt mit etwa 80000 Einwohnern war. Meine Ordination und meine Wohnung befanden sich in einem alten Barockhaus, das an der Hauptdurchgangsstraße der Stadt, an der Landstr. Nr. 12 gelegen war. Im Jahre 1939 emigrierte ich mit meiner Tochter und dem Schwiegersohn Dr. Kren, einem Facharzt, in die Vereinigten Staaten.«

Die Praxis des Dr. Bloch nährte wohl ihren Mann, brachte ihm aber sichtlich keine Reichtümer. Eine Fotografie aus dem Jahre 1938, die auf Verlangen des NSDAP-Beauftragten für die Dokumentierung der Jugendzeit Hitlers aufgenommen wurde, zeigt einen Ordinationsraum von äußerster Bescheidenheit, ja fast Ärmlichkeit mit einem kleinen Schreibtisch oder Sekretär, einem Sessel für die Patienten und einen herangeschobenen gynäkologischen Untersuchungsstuhl. Eine Röntgenapparatur ist nicht erkennbar; welcher Praktiker hätte damals wohl schon einen besessen, vielleicht jedoch ein Bildschirmkasten zur Betrachtung von Röntgenbildern. Aber auch sonst sieht man keine medizinischen Geräte. Irgendwie entspricht der Raum jenem, in dem der Ehemann der Käthe Kollwitz, der Armenarzt, seine Leute behandelte. Dr. Bloch sitzt vor dem Sekretär, auf dessen Podest einige Fotografien zu stehen scheinen, in weißem Mantel und macht einen gedrückten, gequälten Eindruck, während er drei Jahre später jovial und frisch aussieht.

Kaum wesentlich anders mag der gleiche Raum wohl im Jahre 1907 ausgestattet gewesen sein, als Frau Hitler und ihr Sohn Adolf Dr. Bloch häufiger aufsuchten.

Über die Art der Klientel Dr. Blochs ist kaum etwas bekannt; man darf annehmen, daß vornehmlich Bürger aus dem Mittel- und Kleinbürgerstand sowie Arbeiter zu ihr gehörten, die das Honorar selbst aufzubringen hatten. Dies geht aus einem Brief vom 16.11.1938 an Renato Bleibtreu (s. Anhang 1) deutlich hervor. Er habe, so schreibt Bloch, durch seine ärztliche Tätigkeit, wie er ohne Selbstüberheblichkeit behaupten dürfe, die Achtung der Mitmenschen erworben, was von Professor Huemer, einem früheren Lehrer Hitlers, dessen Frau zu seinen Patienten zähle, und anderen bestätigt werden könne. Er wiederholt dies später in ähnlicher Weise.

Ob Bloch während des Ersten Weltkrieges von 1914–1918 wiederum als Militärarzt eingesetzt war, läßt sich den vorhandenen Unterlagen nicht entnehmen. Jedenfalls übte er in dem verarmten Nachkriegsösterreich seine Praxis an der gleichen Stelle und in gleicher Weise wie zuvor aus, bis er 1938 als Jude und alter Mann aus seinem Beruf gerissen und ihm die Emigration mit seiner Familie wenigstens gestattete und vielleicht, da er einmal Hitlers Familie behandelt hatte, auch etwas erleichtert wurde.

Nach dem, was seine Briefe voll Resignation und Trauer, aber auch mit dem Ausdruck von Angst vom November 1938 (s. S. 529) verraten und auch seine Erzählungen in Colliers erkennen läßt, war Dr. Eduard Bloch ein sicherlich guter, von der Militärzeit geprägter »praktischer Arzt«, im besten des Wortes ein »Hausarzt« damaliger Art, der seine Kranken in einer (seiner?) Kutsche zu Hause aufsuchte. Er ging in Beruf und Familie auf, hatte Kinder zu dem eigenen hinzuadoptiert, und war in jenen Nachkriegsjahren, als fast jedermann politisiert war, an politischen Dingen, seinen Äußerungen zufolge, nicht interessiert.

Nach der Emigration in die USA berichtete *Bloch* ausführlicher als in den genannten Briefen und Erinnerungen (s. S. 529ff) über seine Jahre in Linz und sein Wissen über die Familie Hitler. Die Zeit, in der er *Klara Hitler* behandelt hatte, lag etwa 35 Jahre zurück, und so ist verständlich, wenn ihm kleinere Irrtümer unterlaufen, wie z. B. die Verwechslung von Halbschwester Angela mit der Schwester Hitlers, Paula, oder wenn er Krankheit und Tod von Frau Hitler in das Jahr 1908 statt 1907 verlegt. Das sind erlaubte Fehler ein Menschenalter nach einem Ereignis, das letzten Endes im Leben eines Arztes nur eines unter vielen ähnlichen war. Nicht weniger verständlich dürfte sein, daß *Bloch* Geschehnisse nach der Machtübernahme Hitlers in Deutschland und dem Einmarsch nach Österreich, die er nur gehört oder gelesen haben konnte, als Wissen aus eigenem Erleben darstellte, falls diese Dinge nicht überhaupt von dem Reporter eingeführt wurden, dem er seine Lebensgeschichte erzählte. Das ist ja nichts Ungewöhnliches. (Wie Rudolf Binion[60] zu entnehmen, äußerten sich Eduard Bloch 1943 und seine Angehörigen 1971 nochmals; jedoch standen mir diese Niederschriften und Briefe nicht zur Verfügung.)

Vergleiche ich Blochs Briefe von 1938, die er dem Beauftragten der NSDAP auf dessen Verlangen zukommen ließ[61] und in denen neben Furcht auch ein gewisses Bestreben, zu gefallen, Ausdruck findet, mit dem »Colliers« Bericht von 1941 in den USA[62], so finde ich keinen grundsätzlichen Unterschied. Hier wie dort schildert er den jungen Hitler, den er 30 Jahre zuvor gesehen und gesprochen hatte und der ihm wegen seiner außerordentlichen Emotionalität bei der Krankheit und nach dem Tode der Mutter fester als andere in Erinnerung geblieben war, mit fast den gleichen Worten und empfindet für ihn, der ihn zur Aufgabe seines Berufes und Verlassen der Heimat gezwungen hatte, eine Art von Bewunderung oder vielmehr Verwunderung über den Weg eines Jünglings aus einfachen Verhältnissen zum Beherrscher eines Reiches. Ein seltenes Zeichen ärztlicher Sachlichkeit und einer das Persönliche, so Eingreifende in den Hintergrund stellenden Objektivität, zu einer Zeit und bei einer Gelegenheit, wo opportunistische, haßerfüllte Tiraden sich wahrscheinlich lukrativer ausgewirkt hätten. Nichts davon bei Bloch, obgleich der Krieg bereits ausgebrochen war. Noch waren die Vereinigten Staaten im März 1941 in ihn nicht eingetreten; aber der Haß gegen Hitler und die Deutschen wurde bereits geschürt. *Bloch* beteiligte sich daran nicht.

Dies ist hinreichend Anlaß, diesem Manne Achtung zu bezeugen, ihn zu würdigen und zu prüfen, ob die schweren Vorwürfe, die in den letzten Jahren gegen ihn erhoben wurden, wirklich zutreffen.

Wann Eduard Bloch wirklich zum Hausarzt der Familie Hitler wurde, ist nicht mit Sicherheit festzustellen. Ob dies schon bald nach dem Tode des Vaters Alois 1903 noch in Leonding der Fall war, bleibt m. E. ungewiß; denn Bloch erzählt in »Colliers«, daß zu der Zeit, von der zu sprechen ist, Hitler ein Junge von etwa 13 Jahren war (1902), bringt aber nichts Bestimmtes aus dieser Zeit.

In seinem Journal über Konsultationen von Klara Hitler gibt Bloch als deren Wohnungen an: Humboldtstr. 31, Hauptstr. 46 und Blütengasse 9. In der Humboldtstraße wohnten die Hitlers wohl schon im Jahre 1904[63], in der Blütengasse 9 wahrscheinlich seit 1906. Sollte »Hauptstr. 46« das Haus in Leonding gewesen sein, was wahrscheinlich ist, so wäre Bloch bereits 1903 als Arzt der Familie anzunehmen.

In dem genannten Journal bzw. seinem Karteiblatt verzeichnet Bloch für Klara Hitler als erstes: Bf (Befund) 1906 3./9. Welcher Art dieser Befund war, wird nicht angegeben.

Sicher ist somit, daß Bloch mindestens schon im Jahre 1906 Hausarzt der Familie Hitler war.

Krankheit und Tod von Frau Klara Hitler

Blochs Darstellung der Lebensverhältnisse der Familie Hitler, in deren Wohnung in der Blütengasse 9 er im Jahre 1907 häufig Besuche machte, geht dahin, daß es sich um eine kleinbürgerliche Familie handelte, die mit einer Witwen- und Kinderpension von etwa 150 Gulden (= 300 Kronen) monatlich ordentlich und bescheiden leben konnte, und deren Lebensstandard hinsichtlich Wohnung, Ernährung und Bekleidung sich nicht von dem sonstiger Linzer Familien in entsprechender Position unterschied. Die Diagnose des Befundes von 1906 bei Klara Hitler trug Dr. Bloch also nicht ein. In seinem Journal, oder wie man seine kursorischen Anmerkungen bezeichnen will, fehlen überhaupt alle Angaben über Untersuchungen, deren Ergebnisse und die Diagnosen. Somit ist durchaus möglich, daß Bloch diese Aufzeichnungen gar nicht selbst machte, sondern sie von einer Hilfskraft (Ehefrau?) stammen. Lediglich einige therapeutische Maßnahmen von Valenz und Sprechstunden bzw. Hausbesuche werden festgehalten. Man sollte aus so dürftigen Angaben schließen, Bloch habe separat ein spezielles Krankenbuch mit den vermißten Angaben geführt. Dies ist jedoch unwahrscheinlich, und zwar aus folgendem Grund: Studiert einer heute Durchschnittskrankenblätter selbst renommierter Krankenhäuser aus den ersten zwei Dezennien unseres Jahrhunderts, so verwundert er sich alsbald über die Dürftigkeit des Inhaltes und der Angaben, die es in der Regel nicht gestatten, Schicksale von Kranken nachzuvollziehen. Auch die Praktiker legten zumeist lediglich das fest, was für die Abrechnungen wichtig war. Eine Dokumentationspflicht, wie sie jetzt besteht, gab es nicht, ja man dachte wohl überhaupt noch nicht an deren Notwendigkeit. Ärztliche Erfahrung war alles, und die Krankengeschichten hatte man im Kopf. Dies war möglich, weil der einzelne

Arzt weniger Patienten und von einem jeden auch viel weniger Daten zusammenzubringen hatte, als es heute erforderlich ist. Auch fluktuierten die Patienten viel weniger; der Arzt, der sich ihnen zuwandte, begleitete Lebensläufe. Gespräch und anschließende körperliche Untersuchung führten zur Diagnose; es gab nur einige wenige physikalische und chemische, vom Arzt persönlich gehandhabte Untersuchungsverfahren. Kliniker und Praktiker waren noch nicht wie derzeit fast durch Welten der Untersuchungsmethodik getrennt, und neue Erkenntnisse überstürzten sich im ersten Drittel unseres Jahrhunderts nicht in dem Maße wie heute. Der Landarzt, der eine oder zwei medizinische Zeitschriften abonnierte und las, blieb auf der Höhe seiner Zeit und konnte im Consilium erfahrungsbewußt mit dem Kliniker mitreden.

Das Gedächtnis, der Tresor des mit den Sinnen Empfangenen, blieb in jener Periode unserer Wissenschaftsgeschichte unablässig in Übung. Und dies dürfte im Falle der Familie Hitler Ursache dafür sein, daß Dr. Eduard *Bloch* und sein chirurgischer Kollege Dr. *Urban* den Fall Klara Hitler nach dreißig Jahren im wesentlichen einwandfrei zu reproduzieren vermochten.

Als die am 12.8.1860 geborene Hausfrau Klara Hitler am 14.1.1907 wegen starker Schmerzen in der Brust den damals 35/36jährigen Dr. Eduard *Bloch* konsultierte, stellte dieser sofort die Diagnose »Brustkrebs« in fortgeschrittenem Stadium und hielt als einzige und letzte, vielleicht aussichtsreiche Hilfe eine sofortige Operation für erforderlich. Ohne die Kranke schon über die Schwere des Befundes zu unterrichten, setzte er sich mit den Angehörigen in Verbindung. Diese, und daraufhin auch die Mutter, waren mit dem Eingriff einverstanden. Sie wurde am 17.1.1907 in das »Spital der Barmherzigen Schwestern« in Linz eingewiesen und bereits am 18. Januar vom Primarius Dr. *Urban* unter Assistenz Dr. *Blochs* operiert. Die Operation war schwer und dauerte eine Stunde.[64] Die Diagnose lautete »Sarkoma pectoris«. Dabei ist zu bemerken, daß die heutige Differenzierung zwischen »Carcinom« und »Sarkom« zu jener Zeit noch nicht durchgehend erfolgte und auch eine histologische (mikroskopische) Untersuchung der entfernten Brustdrüse, wie es heute die Regel schon während einer Operation ist, nicht vorgenommen wurde. Nirgends erwähnt einer der Ärzte später – und auch das Journal verzeichnet es nicht –, welche Brust entfernt wurde.

Bereits am 5.2.1907 wurde Klara Hitler entlassen, geheilt, was besagt, daß die Operationswunde ohne Komplikationen vernarbt schien. Die Behandlungskosten in Höhe von 105 Kronen (lediglich für den Krankenhausaufenthalt, mit oder ohne ärztliches Honorar?) zahlte, wie die Mehrzahl der im Journal angeführten Personen, »auf eigene Kosten« der Sohn.[65]

Der weitere Krankheitsverlauf war beispielhaft für ein Krebsleiden und von den behandelnden Ärzten in dieser Weise auch vorausgesehen. Die Kranke fühlte sich nach Entfernung der Primärgeschwulst subjektiv anscheinend eine Weile lang besser; erst am 15.3. und am 10.4. kam sie wieder zur Kontrolle.

Am 22.4. eröffnete *Bloch* unter örtlicher Vereisung mit Cloraethyl eine unabhängig von dem Krebsgeschwür entstandene Haut-(Dermoid) Zyste, ohne Angabe ihrer Lokalisation. An den nächsten zwei Tagen machte er Verbände und Pflaster (Abkürzung bei Bloch Vb. und Pfl.). Insgesamt kam Frau Hitler bis zum 21.5. siebenmal zur Nachbehandlung in die Praxis von Bloch, der lediglich Pflaster aufklebte, also wohl nur die eröffnete Zyste nachbehandelte. Nach dem 21.5. erschien sie nur sporadisch am 1., 2. und 3. Juli, dann erst wieder am 2. September. Sie scheint in dieser Zeit bei ihren Verwandten in Spital gewesen zu sein, während der junge Hitler sich für einige Wochen in Wien aufgehalten hat. Dann aber ging das Leiden seinen vorbestimmten Weg. Wenn auch die Karteikarte Dr. *Blochs* gerade für diese Spanne nicht mehr genau zu entziffern ist, so läßt sich doch feststellen, daß Frau Hitler ab 2. September bis zum 4. November etwa 15mal in die Sprechstunde kam und Dr. *Bloch* viermal Besprechungen (Bespr.), wahrscheinlich mit den Angehörigen, hatte. Einmal verzeichnet er Rp. (Rezept), ohne anzugeben, was er verschrieb. Wenn er am 27. September neben »Bespr.« deutlich »Herr« verzeichnet, so ist nicht sicher, daß er darunter, wie *Binion* meint, den Sohn Adolf versteht, der damals 18 Jahre und für den 35/36jährigen Arzt kaum schon »Herr« war, oder eher den Ehemann der älteren Halbschwester Angela, den Finanzbeamten Leo Raubal.

Ab Anfang November 1907 verschlechterte sich der Zustand Klara Hitlers entscheidend. Von da an machte Dr. *Bloch* in der Blütengasse 9 bis zu ihrem Tode am 21. Dezember vierundvierzig, zuletzt beinahe täglich Hausbesuche.[66] Fraglich, und dank Binion[67] erst interessant geworden ist die Methode, nach welcher Dr. Bloch Hitlers Mutter im Endstadium ihrer Brustkrebskrankheit behandelte. Ob er dies nach den Regeln der ärztlichen Kunst damaliger Zeit tat oder ob er sie vergiftete und ihr den »Gnadentod« gab, wird anschließend zu untersuchen sein.

Blochs Aufzeichnungen vom 6. und 8. November ist zu entnehmen, daß er mit Sicherheit Morphium (M. nach seiner Abkürzung) einsetzte; ob von da an ständig, ist nicht ersichtlich. Sicher ist ebenfalls, daß er am 30. November Jodoformgaze auflegte und eine Binde wickelte, was für das Vorhandensein einer offenen Wundfläche spricht, vielleicht an der operierten Brust oder an einem Liegegeschwür (Dekubitus) am Rücken.

Binion[68] ist überzeugt, der Buchstabe J. (mit oder ohne Punkt), den

Bloch ab 6. November 1907 einundvierzigmal über das jeweilige Besuchsdatum setzte, bedeute, obgleich er am 30. November nur einmal expressis verbis »Jodoformgaze« schrieb und dabei das »J«, wenn auch nicht einwandfrei, strich, mit Sicherheit stets »Jodoformgaze«. Mir ist rätselhaft, was es mit diesem »J« auf sich hat: wirklich Jodoformgaze, wie Binion glaubt ermittelt zu haben, oder etwas völlig anderes. Meiner ärztlichen, auf Grund der Behandlung vieler Krebskranker erworbenen Überzeugung nach starb Klara Hitler an einem schweren Krebsleiden, d. h. an verstreuten Tochtergeschwülsten (multiplen Carcinom-Metastasen), die ihren Ausgang von dem so häufigen Brustkrebs nahmen. Sie endete in einem krebsbedingten Verhungerungszustand, der ärztlicherseits als »Cachexie« oder »Marasmus« bezeichnet wird.

Behandelte Dr. Eduard Bloch auch Adolf Hitler in den Jahren 1906/1907?

Dr. *Bloch* verneint energisch, daß der junge Hitler lungenkrank gewesen sei. Er sei der einzige ihn behandelnde Arzt gewesen und hätte davon wissen müssen. Da aber Hitler, vielen Mitteilungen zufolge und auch nach eigener Äußerung 1905 bei einem Verwandtenbesuch in Spital/Niederösterreich mindestens eine Atemwegsinfektion hatte und ärztlich behandelt wurde, spricht auch dies dafür, daß Bloch erst im Jahre 1906 zum Hitlerschen Hausarzt wurde.

Von dieser Krankheit ist folgendes bekannt: Dr. *Keiß* in Weitra/Waldviertel (Niederösterreich) soll der Arzt gewesen sein, der Hitler im Herbst des Jahres 1905 behandelte, als er anläßlich eines Besuches bei seiner Tante Theresia *Schmidt* ernsthaft erkrankte. Es heißt[69], »das Erbe des Vaters, die Lungenschwindsucht, griff auch nach ihm, und ein Arzt in Weitra, Dr. Keiß, ließ wenig Hoffnung. Jedoch genas er wider Erwarten verhältnismäßig rasch.«

Hierzu ist zu sagen, daß offenbar die beiden ersten Ehefrauen des Vaters Alois *Hitler* an »Auszehrung« oder Lungentuberkulose, der wesentlichsten Volkskrankheit der damaligen Zeit, gestorben sind, und auch dieser selbst einmal einen »Blutsturz« erlitten haben soll. Aber daß bei Hitler eine Lungentuberkulose bestanden hat, ist angesichts der schnellen Wiederherstellung doch äußerst zweifelhaft. Die Krankheit verlief damals zumeist chronisch und letzten Endes tödlich. Wahrscheinlicher ist eine schwere Bronchitis, vielleicht eine Lungenentzündung, die er überstand.

Hitler scheint ihm von dieser Krankheit, die sicherlich keine Lungentuberkulose war, nie etwas berichtet zu haben. Denn in den Schreiben Dr. Blochs vom 7. und 16. November 1938, die »Erinnerungen an den Führer und seine verewigte Mutter« und Betrachtungen über seine eigene Lage behandeln (s. Anhang), steht nichts von dieser Erkrankung Hitlers. Er schildert ihn nur als blassen, für seine Jahre hochaufgeschossenen Jungen, mit melancholischem Blick in die Ferne sehend, nachdenklich, selten lustig... »Nichts ließ zu dieser Zeit die überwältigende Größe des kommenden Führers ahnen.«

Im »Colliers«-Bericht äußert Bloch sich 1941 im gleichen Sinne, aber etwas ausführlicher, und erzählt, Hitler sei niemals ernstlich krank gewesen. Möglicherweise habe er einmal eine Mandelentzündung gehabt und sich ohne Umstände einen Rachenabstrich machen lassen, auch habe er gelegentlich an einer Erkältung gelitten. Von Magenbeschwerden, die ihn später plagten, wisse er nichts; sie seien wohl Folge des unzureichenden Essens während seiner Wiener Jahre, in denen er Arbeiter gewesen sei. Über eine Lungenkrankheit in der Jugend habe er in seinen Aufzeichnungen nichts gefunden. Sicherlich hätte der junge Hitler keine rosige Gesichtsfarbe gehabt und sei nicht so robust gewesen wie andere Altersgenossen, aber von Krankheit könne nicht die Rede sein. Die Liebe zu seiner Mutter sei nicht, wie wiederholt behauptet, geradezu pathologischer Art gewesen, sondern echt und tief.

Mehr vermag der Arzt nicht auszusagen, was wahrscheinlich macht, daß er den jungen Hitler zu seiner Zeit ebensowenig »gründlich« untersuchte bzw. untersuchen konnte oder mußte, wie je ein Arzt in späterer Zeit.

Das spätere Schicksal der behandelnden Ärzte[70]

Der Sohn Hitler bezeugte Dr. *Bloch*, wie dieser mehrfach erwähnt, Dankbarkeit für die Behandlung der Mutter und schickt ihm herzliche Karten aus Wien, eine davon von ihm selbst aquarelliert. *Bloch* empfand diese Dankesäußerungen als echt und bewahrte die Karten bis zum März 1938 auf. Er übergab sie dann einem Parteifunktionär. Als Hitler in diesem Monat in Linz einzog, dort übernachtete, Bekannte aus der Jugendzeit empfing, machte sich auch Eduard *Bloch* Hoffnung, vielleicht geladen oder aber von der Verfehmung ausgenommen zu werden, wobei er aber, so sein Brief an Renato Bleibtreu, durchaus das Schicksal der Juden in Linz teilen wollte.

Er berichtet in »Colliers« von seinem Eindruck, daß Hitler bei der Einfahrt in die Stadt zu seinen Fenstern heraufgeblickt habe, vermerkt, daß er sich nach ihm erkundigt und ihn einen »Edeljuden« genannt habe. Jedoch muß er in schmerzlichster Weise resignieren und nach 38 Jahren ärztlicher Tätigkeit seine Praxis aufgeben. Die Emigration in die USA wird ihm und seiner Familie 1939 ermöglicht, vielleicht sogar erleichtert. Wann Dr. Bloch starb, ist mir nicht bekannt.

Der Hofrat Dr. Karl *Urban*, Primarius am »Krankenhaus der Barmherzigen Schwestern«, seit 1901 Leiter der chirurgischen Abteilung und erfahrener Operateur, der 1907 bei Hitlers Mutter die Krebsoperation vorgenommen hatte, verlor 1938 ebenfalls seine Stellung, nicht weil er Jude gewesen wäre, sondern aus politischen Gründen. Wahrscheinlich war er als Arzt an einem katholischen Krankenhaus Anhänger von Dollfuß, Starhemberg oder Schuchnig gewesen und hatte zur »Vaterländischen Front« oder »Heimwehr« gehört. Auch sein Sohn, ein Gehirnchirurg, wurde, wie Bloch mitteilt, abgesetzt.[71] (s. Anhang)

Dr. Eduard Bloch – Ursache für Hitlers Antisemitismus?

In Zusammenfassung des bisher Gesagten vertrete ich die Auffassung, daß Dr. Eduard Bloch ein guter, menschenfreundlicher, um Erweiterung seines Könnens bemühter Praktiker war, wie es sie im alten k. und k. Österreich in der Tradition großer medizinischer Schulen – bei *Bloch* eben der Prager – allenthalben in großer Zahl gab. Diese Ärzte hatten, um dieses große Wort hier zu gebrauchen, ihre »Standesordnung und -ehre«, die Arbeit und Lohn regelten und keineswegs schon, wie in heutiger Zeit wahrnehmbar, »aufgelokkert« erschienen.

Zu einer völlig anderen Auffassung, nämlich der, daß Eduard Bloch *der* Jude war, an dem sich Hitlers Antisemitismus entzündete, kam der Psychohistoriker Rudolf *Binion* in einem aufsehenerregenden und vielzitierten Buche[72], dem ähnliche anderer Wissenschaftler folgten.[73]

Für ihn ist der Arzt, der sich in einem seltsamen Komplott mit dem jungen Hitler zusammenfindet, ein geldgieriger, gewissenloser Mann, welcher Klara Hitler mit einer über Wochen hin fortgesetzten Jodoform-(Gaze)behandlung wissentlich und willentlich vergiftete, ihr bei ihrem Leiden zusätzliche Beschwerden bereitete und ihr schließlich auf diese Weise – mit Billigung, ja auf Verlangen des jungen Hitler – den »Gnadentod« als Erlösung von der Krebskrankheit bereitete.

Auch wenn Rudolf Binion umfangreiche Nachforschungen betrieb und zur Stütze seiner These detaillierte Berechnungen anstellte, vermag ich seinen Deduktionen, Assoziationen und Deutungen dennoch nicht zu folgen, weil mir sein umfassender Anspruch schon von der Anlage her wissenschaftsfremd, ja – ferne zu sein scheint. Binion sagt: »Um Hitlers Politik zu erforschen, versenkte ich mich in seine Worte und Taten, bis ich die motivierenden Kräfte dahinter *spürte*. Jede nachfolgende Einsicht führte mich zu bisher unbekanntem oder stichhaltigem Material. Solche dokumentierten Befunde bestätigen die Einsichten, die zu ihnen geführt hatten – aus ihnen aber können die Einsichten nicht gefolgert werden.« Das Gespür ist also die Basis der Psychohistorie; es führt zu den entsprechenden Materialien, die das vorweg Erspürte bestätigen und in dem Maße, wie sie dies tun, verwendet, assoziiert und zu einem Gebäude zusammengerichtet werden. Umgekehrt sollen anscheinend aus Materialien, d.h. wohl Sachbeständen, *allein* Einsichten oder Erkenntnisse nicht gefolgert werden können.

Mich erinnerten diese Gedankengänge an den Traum des großen Chemikers August von Kekulé in Bonn, der sich jahrelang vergeblich mit der Aufklärung der Konstitutionsformel des Benzols befaßte, bis er eines Abends im Halbschlaf vor dem offenen Kamin vor den geschlossenen Augen sechs Männlein sah, die sich an den Händen gefaßt hatten und um ihn herumtanzten. Die sich ungeheuer fruchtbar entwickelnde Vorstellung vom Benzolring aus sechs Kohlenstoffatomen war geboren.

Der Unterschied zwischen Kekulé und Binion ist fundamental. Ersterer hatte unendlich viele Tatsachen gespeichert und fand plötzlich deren Zusammenhang. Binion erspürte die Zusammenhänge und geht auf die Suche nach den bestätigenden Fakten.

Nun geht es hier aber nicht um Hitlers Politik – ich möchte im folgenden alles etwa daran Rührende völlig ausklammern – auch nicht um Probleme der Wissenschaftlichkeit, sondern einzig und allein um die Frage, ob die Verdammung Dr. *Eduard Blochs* durch *Rudolf Binion* – denn es ist in weiten Strecken seines Buches eine solche – gerechtfertigt ist oder nicht; ob seine psychohistorisch begründete Behauptung, ohne die Behandlung der Mutter mit vergiftetem Jodoform durch den Juden Dr. Bloch kein Judenhaß, kein Antisemitismus Hitlers, zu untermauern ist oder nicht.

Binion ist nicht Arzt – und wäre er einer, so würde er, Jahrgang 1927, die Wirklichkeit einer ärztlichen Behandlungsstätte um die Jahrhundertwende hellsichtiger erspüren müssen als einer vom Jahrgang 1904, der sie aus Erzählungen, Biographien, Krankenhausberichten u. a. m. unmittelbarer kennt.

Ist es überhaupt möglich, aus zwei Briefen, einer Aufschrift, einer Erzählung und kurzen ärztlichen Aufzeichnungen auf *einem* Blatt die Motivation eines Arztes zu erspüren, wenn doch langwierige Exploration das Maß aller psychotherapeutischen Dinge zur Erkenntnis menschlicher Triebkräfte sein soll? Auch sollte man bedenken, daß man selbst aus bester Kenntnis des ärztlichen »Heute« in den USA nicht auf das ärztliche »Damals« des alten Österreich schließen kann. Zwischen Wolkenkratzer und Hütte bestehen Unterschiede; gewiß kann man in beiden wohnen, wird sich aber völlig unterschiedlich fühlen. –

Aus allem folgt, daß wir bei kritischer Prüfung der Verdächtigungen Dr. Blochs seitens Binion von den Fakten auszugehen haben. Die Lesefehler Binions, in den auch von mir sorgfältig studierten Behandlungsnotizen Blochs, sind zwar nicht bedeutend, aber wegweisend.[74]

1. a) Bei Klara Hitler handelte es sich 1906 nicht um einen Besuch (nicht Bs), sondern um einen Befund (Bf.) – er kann am 3. 1. oder, da schwer leserlich, auch am 3. 9. 1906 stattgefunden haben.
   b) Unter dem Namen – ohne Vornamen – ist nicht verzeichnet Urfahr (Urf.) sondern Hausfrau (Hsf.)
2. Äußerst unwahrscheinlich ist, daß Dr. Bloch, der M (Morphium) lediglich 2 × schriftlich fixiert, im Jahre 1907 bereits Morphium-Injektionen machte. Wenn überhaupt, so wurden Injektionen damals vornehmlich in Krankenhäusern vorgenommen, wo die Injektionsspritzen und Nadeln, die ja immer wieder verwendet wurden, in Alkohol oder vielleicht auch schon durch Kochen mit Wasserdampf sterilisiert wurden.

   In der ärztlichen Praxis wurden Injektionen kaum schon gemacht, da man keine Möglichkeit hatte, sie und die Nadeln im Ärztekoffer steril zu halten. Auch setzte man nicht wie heute auf einen sofortigen Wirkungseintritt des Medikaments. Wenn *Binion* schreibt: »eine Lösung mit 1 g Morphium kostete mit Tropfflasche und allem 1,50 Kronen und ergab ungefähr 100 Injektionen«, so bestätigt er dies indirekt; denn aus einer solchen Flasche kann man wohl kaum Morphiumtropfen mit hinreichender Genauigkeit in eine Spritze zählen und eine derart unsterile Lösung einspritzen! Freilich scheint Dr. Bloch 1941 und 1943 von Morphiuminjektionen gesprochen zu haben, sofern nicht der Berichterstatter dieses nach seinem Kenntnisstand automatisch tat. Seither war aber ein Menschenalter vergangen und Morphium-Injektionen waren in den dreißiger Jahren zur Regel geworden.
3. *Binion* erwähnt wiederholt[75], *Bloch* habe Kopien oder Fotokopien seiner Krankenaufzeichnungen über Klara Hitler mit in die USA gebracht. Dies ist unwahrscheinlich; denn Fotokopiergeräte gab es 1938 und schon erst recht 1907 nicht. Auch das Fotografieren von Niederschriften wäre 1938 sehr ungewöhnlich gewesen, weil es ohne Spezialapparaturen unmöglich gewesen wäre.

   In Wirklichkeit macht Dr. Bloch die erforderliche Aufzeichnungen ohne Durchschrift. Natürlich hätte er sie, als er sie verschlossen an die NSDAP auslieferte, zuvor abschreiben können; aber dies widersprach der seinerseitigen, auf den Patienten hin orientierten ärztlichen Mentalität. Es hätte gegen jede gute Sitte verstoßen, etwas über Kranke an Dritte weiterzugeben. Mithin nimmt nicht wunder, daß die von Dr. Bloch laut Binion angeblich in die USA mitgebrachten »Fotokopien» verloren sind. Sehr wahrscheinlich gab es sie gar nicht. Wie hätte er auch z. B. 1938 noch an die Krankenbücher im »Krankenhaus der Barmherzigen Schwestern« aus dem Jahre 1907 über Klara Hitler kommen können, von denen Binion spricht?

Entsprechend skeptisch stehe ich, was zwar nicht direkt an diese Stelle gehört, doch im Zusammenhang wichtig ist, z. B. auch zu den Ausführungen Binions über die Hitler betreffenden Krankenblätter des Lazaretts Pasewalk, deren Kopien / Fotokopien sowohl von Prof. Forster zur wissenschaftlichen Auswertung in seine Klinik mitgenommen (und 15 Jahre später noch greifbar waren), oder in den Besitz des Hitlergegners *Hoegener* gelangten bzw. nach 1933 von der Gestapo beschlagnahmt und beseitigt sein sollen.[76] Bereits anläßlich des Hochverratsprozesses gegen Hitler und Konsorten 1924 in München wurde festgestellt, daß die Krankenpapiere Hitlers nicht vorhanden seien.[77] Wer sich in Dingen des militärischen Sanitätsdienstes auskennt, weiß, daß Krankenblätter in lapidarster Kürze abgefaßt und übergeordneten Dienststellen lediglich Zahlen und Diagnosen gemeldet wurden. Daß ein interessierter Arzt bei der allgemeinen Überfüllung der Lazarette Ende des Jahres 1918 aus wissenschaftlichen Gründen wissenschaftlich verwertbare Berichte für seine Zwecke erstellt hätte, liegt m. E. außerhalb jeder Denkmöglichkeit, auch wenn *Binion* u. a. dies auf Grund von Darstellungen nach 1933, die z. T. von literarischem Wert sind[78], als bare Münze nehmen. Selbst aus den Jahren des Zweiten Weltkrieges erinnere ich mich nicht, daß Abschriften von Krankenblättern in Lazaretten gemacht oder verlangt wurden. »Kopieren« mittels Apparat war damals noch ein Fremdwort.

4. Von entscheidender Bedeutung für die Hypothese *Binions* ist seine Annahme, Dr. *Bloch* habe in den vier letzten Lebenswochen Klara Hitlers durch eine täglich wiederholte Behandlung mit großen Mengen Jodoform bzw. Jodoformgaze, was eine größere offene Wundfläche voraussetzt, eine schwere, unter Qualen und Delirien zum beschleunigten Tode (Gnadentod) führende Vergiftung bewirkt. Als Beweis führt er an, Bloch habe seit dem 6. 11. 1907 in seinen Aufzeichnungen ständig »J« vermerkt, was seiner Meinung nach unbedingt Jodoform bedeute. Diese Annahme ist nicht schlüssig; das Kürzel »J« oder »i« könnte natürlich sehr wohl »Jodoform«, aber auch sonst Verschiedenstes in Dr. *Blochs* Gewohnheitsabkürzungen kennzeichnen, was wir heute nicht mehr deuten können. Warum schrieb er denn, nachdem er das Kürzel »J« schon etwa 20mal geschrieben hatte, erst dann zum ersten Male »Jodoformgaze«. Etwa weil er an diesem Tage überhaupt zum ersten Male Jodoform verwendete? Natürlich könnte das »J« auch »Jodoformpuder« heißen, aber Puder wird üblicherweise in so geringer Menge gestreut, daß er sich nicht toxisch auswirken kann.

Wenn *Binion* andererseits angibt, Hinweis auf das schlechte Gewissen Blochs wegen seiner übertriebenen Jodoformbehandlung sei, daß er sie bei einer Vernehmung in den USA 1943 verschwiegen habe, so ist zu fragen: Tat er dies aus dem postulierten Grunde oder hielt er sie für so unerheblich und damals bei solchen Krankheitsfällen für so üblich, daß sie für ihn gar nicht erwähnenswert war?

Daß Jodoform toxisch wirken kann und daß dies einem Eduard Bloch zu jener Zeit sehr wohl bekannt gewesen sein muß, läßt sich aus dem Studiengang Blochs schließen. Er studierte in Prag bei dem bekannten Kliniker und Toxikologen *R. von Jaksch*, der gerade während dieser Zeit sein Werk »Die Vergiftungen« veröffentlichte.[79] Anschließend war Dr. Bloch Militärarzt; zu den Hausmitteln des Sanitätsdienstes gehörte aber seit etwa 1880 Jodoform. Er hatte also wohl hinreichend Erfahrungen damit. Auch die umständlichen Kostenberechnungen *Binions*, mit denen er nachweisen will, daß Bloch bei Klara Hitler zehnmeterweise 5 oder 10prozentige Jodoformgaze auf die Wundflächen breitete[80], führen in der Sache nicht weiter. Die Hitler-Dokumente aus Linz[81], die ich dieserhalb erneut genau durchsah, enthalten keine Apothekenrechnung, die auf Dr. Bloch oder Klara Hitler ausgestellt war. Hatte er diese etwa 1941 bzw. 1943 bei der Ankunft in den USA bei sich? Dies behauptet *Binion* nicht; denn welcher Arzt würde wohl Apothekenrechnungen über Jahrzehnte aufbewahrt und als unnützen Ballast in die Emigration mitgenommen haben, zumal er ja nicht nur diese eine, für ihn im Jahre 1907 bis mindestens 1933 nicht einmal besondere Patientin, sondern zahlreiche Kranke auf die gleiche Weise behandelt haben dürfte.

Die für Rudolf *Binions* Deutung der Ursprünge des Hitlerschen Antisemitismus *zentrale* Hypothese von der absichtlichen Jodoformvergiftung der Mutter Klara Hitler durch Dr. Eduard Bloch, welche zudem mit Einwilligung, ja auf Drängen des Sohnes erfolgte, ist mithin mehr als ungesichert – es sei denn, daß *Binion* zu den vorhandenen, von ihm und mir geprüften Dokumenten weitere beizubringen vermag, die er bisher nicht einführte.

5. *Binion* wirft Dr. *Bloch* vor, er habe nach der Emigration in die USA seine ärztliche Schweigepflicht verletzt, auf die er doch noch 1938 so ungemeinen Wert gelegt habe, als er dem Beauftragten der NSDAP ein verschnürtes Päckchen mit den Krankenpapieren Klara Hitlers zu treuen Händen für den Führer persönlich übergab. Der Vorwurf ist nicht gerechtfertigt; Dr. Bloch sagte 1941 nicht mehr aus, als der NSDAP 1938 offensichtlich schon bekannt und archiviert worden war, nämlich daß Klara Hitler an einem Krebsleiden verstarb.

6. In dem fast monomamen Bestreben, den Tod von Klara Hitler auf eine durch den Juden Dr. Bloch verursachte Jodoformvergiftung zurückzuführen, läßt Binion völlig außer acht, daß die Frau primär ja an einem Krebsleiden erkrankte und an dessen, zu jener Zeit unheilbaren Folgen (Metastasen) zugrunde ging. Dem Arzt sind Krankheitsverlauf und schließliche Todesursache durchaus verständlich. Nur der Psychohistoriker, der wahrscheinlich niemals einen Menschen in dieser Weise erkranken sah und ihn helfend bis zum Tode begleitete, glaubt seinen absonderlichen Gedanken und abwegigen, weil vielfach widerlegten Vorstellungen über eine rein seelische Entstehung von bösartigen Geschwülsten Beweiswert zusprechen zu können.[82]

   Abwegigkeiten sind auch schon an anderer Stelle zu vermerken, wenn *Binion* assoziierend Verbindungen zwischen dem gelben Jodoform (Vergiftung der Mutter durch Dr. Bloch), Gelbkreuzgas (Gasvergiftung Hitlers 1918) und dem Gelb des Davidsternes (Vernichtung der Juden durch Hitler)[83] knüpft, was doch allzusehr an die Signaturenlehre der mittelalterlichen Medizin erinnert, derzufolge die gelben Blüten und der gelbe Milchsaft des Schöllkrautes (Chelidonium majus) dessen Wirksamkeit bei der Gelbsucht des Menschen erkläre.

7. Rudolf *Binion* beanstandet schließlich in seinem unverständlichen Haß gegen Dr. Bloch, er habe sich bei seiner Honorarstellung als Wucherer erwiesen und die Angehörigen von Klara Hitler geradezu an den Rand des finanziellen Ruins gebracht, als er den Rechnungsbetrag bereits einen Tag nach der Beerdigung eintrieb.

   Mir erscheint dies anders: Die Angehörigen hatten die Mutter beerdigt und erachteten es entsprechend der damaligen Sitte als ihre Pflicht, dem Hausarzt zu danken. Deshalb erschienen sie alle, nicht nur der Sohn Adolf, am Tage nach der Bestattung bei ihm. Daß es gerade der 24. Dezember war, hinderte nicht.

   Mit dem Honorar verhält es sich so: Sieht man von den früheren, bis Ende Oktober beglichenen Rechnungen ab, so verlangte Dr. Bloch für die Zeit vom 4. November bis zum Todestage am 21. Dezember 1907, in der er mindestens 45 Hausbesuche machte, behandelte, vielleicht Medikamente mitbrachte und den Totenschein ausstellte, 300 Kronen.

   Vergleichsweise betrugen die ebenfalls umgehend beglichenen Bestattungskosten, auf welche Binion nicht eingeht, 369 Kronen und 20 Groschen. Hiervon entfielen allein 48 Kronen auf die zwei Bezirksärzte, welche nichts anderes zu tun hatten, als die Verlötung des Sarges zu überwachen, der von der Gemarkung Linz weg in die von Leonding verbracht wurde.

   Dieser Leistungsvergleich macht deutlich, daß Dr. *Bloch* die Familie Hitler finanziell keineswegs überforderte, sondern sich im Rahmen des seinerzeit Üblichen hielt. –

Insgesamt gesehen scheint mir die einen Verstorbenen diskriminierende Anklage des Psychohistorikers Binion, wonach der Linzer Hausart der Familie Hitler der Mann gewesen sei, der den fanatischen und mörderischen Antisemitismus Hitlers entzündet habe, ganz und gar unhaltbar. So einfach liegen die Dinge nicht.

Vielleicht darf in diesem Zusammenhang auf die Bemerkung eines alten Professors, eines Freundes von Cosima *Wagner*, verwiesen werden, der Hitler von den Bayreuther Festspielen her kannte. Er schilderte ihn als einen ausgesprochenen Eklektiker. Geistiges Wissen habe er nicht erworben, um sein Weltbild danach zu gestalten. Er benutzte es nur, um es in sein vorgefaßtes Weltbild einzupassen. Paßte es nicht, wurde es abgelehnt.[84]

Anhang Briefe Dr. Blochs

Bundesarchiv Koblenz NS: 26/65. S. 31
hdschr.:
Meine ärztliche Tätigkeit in Linz hat ein Ende gefunden, dadurch ist meine und meiner Familie Existenzmöglichkeit geschwunden. Ich betrachte es als meine Berufspflicht, um die Krankengeschichte der verewigten Frau Klara Hitler, der Mutter des Führers und Reichskanzlers, die meine Patientin war, und ein bedeutendes Dokument darstellt, vor allen Eventualitäten zu schützen, das diese Krankheitsgeschichte enthaltende Ordinationsbuch zu treuen Händen dem Herrn Renato Bleibtreu, Beauftragten der Wiener Dienststelle des Centralarchivs der NSDAP. in vor mir versiegelter Packung in Wahrung des Berufsgeheimnisses zu übergeben, damit dasselbe uneröffnet in die Hand des Führers und Reichskanzlers gelangt, der einzig und allein das Recht besitzt, über diese Krankengeschichte zu verfügen.

Linz am 16. November 1938

Obermedizinalrat Dr. Eduard Bloch

Linz a. D., Landstr. 12 (dazu ein versiegeltes Päckchen)

Bundesarchiv Koblenz NS. 26/65. S. 93–95
hdschr.:
Obermedizinalrat
Dr. Eduard Bloch Linz, den 16. November 1938

S. g. H. Bleibtreu!

Ihre unbegrenzte Verehrung für Seine Exzellenz den Führer, die offen und menschlich so tief mitempfindende Art, die Sie sehr geehrter Herr Bleibtreu als Beauftragter der Wiener Dienststelle des Centralarchives der NSDAP. in Angelegenheit der mir seinerzeit vom Führer gewidmeten Zeilen (Worten?) an den Tag gelegt haben, veranlaßt mich, Ihnen sehr g. H., die an mich gestellte Frage, warum ich immer so versonnen und sorgenerfüllt dreinschaue, ebenso ehrlich und rückhaltlos zu beantworten!

Die Redensart vom geschwätzigen Greis (senex loquax) trifft bei mir wohl kaum zu, schwere Schicksalsschläge, bange Sorgen haben mich sehr schweigsam und verschlossen gemacht. Doch bisweilen erreicht das, was mich so ganz erfüllt, eine derartige Intensität, daß ich es als wohltuende Entspannung empfinden muß, wenn ich zu einem vertrauenswürdigen Menschen offen über mein Leid sprechen darf – Mich erfüllt bange Sorge um die Zukunft, nicht um meine – denn was ist an einem alten Mann gelegen, dessen Lebensweg nurmehr ein kurzer ist – mehr aber um das Schicksal meines einzigen Kindes und dessen Familie!

Durch 40 Jahre habe ich einen Lebensinhalt gekannt: hilfreich zu sein, reinster Menschlichkeit zu dienen, mein ärztliches Wissen zu bereichern; das Gebiet der Politik ist mir stets fremd geblieben. Durch meine ärztliche Tätigkeit habe ich, wie ich ohne Selbstüberhebung behaupten darf, die Achtung der Mitmenschen erworben. Herr Direktor Prof. Dr. Huemer, Herr Professor Dr. Hassbauer, (Cultusrat Wien) könnten Ihnen sehr geehrter Herr die Richtigkeit meiner Angaben wohl bestätigen. Meiner Tochter, der Gattin des Facharztes Dr. Franz Kren, habe ich die beste Erziehung angedeihen lassen: Studium und Arbeit! Ich habe 3 Waisenkinder in meine Familie aufgenommen und erziehen lassen. Der Arbeit und Wohltätigkeit mich widmend erhoffte ich einen ruhigen Lebensabend!

Der triumphale Einzug des Führers in Linz führte mir so recht den Wandel des Geschickes vor Augen! Ich sah den blassen jungen Studenten vor mir, dessen Mutter zu behandeln ich das Glück gehabt; er kam mit den Angehörigen seiner Familie, um mir zu danken, für die ärztlichen Bemühungen um die entschlummerte Mutter. Während meiner beinahe 40jährigen ärztlichen Tätigkeit habe ich nie einen jungen Menschen gesehen, der vor Schmerz und Gram so namenlos unglücklich gewesen wäre, wie der junge Adolf Hitler!

Ich hatte die Empfindung, hier steht ein Mensch vor Dir, dem ein Stück seines Herzens, seines Ichs entrissen worden ist! Was für ein braves, gutes Kind er gewesen, habe ich während der langen Dauer der Krankheit seiner geliebten Mutter, die eine unendlich gütige und besorgte Frau gewesen ist, beobachten können!

Nur in Erinnerung an diese vorbildliche, so gar so selten zu beobachtende Kindesliebe habe ich zwei herrliche Dankeskarten (eine davon koloriert), die ich von dem jungen Mann erhalten habe durch Jahrzehnte lang sorgsam aufbewahrt, als Dokument höchster sittlicher Empfindung. Nun ist dieser junge Student eine der historisch hervorragendsten Persönlichkeiten geworden! Ich habe die Überzeugung, daß er den Arzt seiner Mutter nicht vergessen hat, dessen Tätigkeit stets von ethischen nicht materiellen Gesichtspunkten geleitet wurde; ich habe aber auch die Überzeugung, daß Tausende meiner Glaubensgenossen von den gleichen Grundsätzen erfüllt sind, die gleich mir seelisch viel leiden.

Meine ärztliche Tätigkeit versickerte langsam und damit kam auch die Sorge um die Zukunft; ich hoffe mit meinem Schwiegersohn Dr. Kren und seiner Familie nach Übersee eine Einreisebewilligung zu erlangen und durch meine Arbeit ein neues Leben zu beginnen. Nun wissen Sie sehr geehrter Herr, was mich so tief bedrückt, warum ich stets »so versonnen und sorgenerfüllt dreinschaue.«

Genehmigen Sie sehr g. H. den Ausdruck ganz besonderer Hochachtung und Wertschätzung

von Ihrem ergebenen
Obermedizinalrat Dr. Bloch

90–92
Obermedizinalrat Dr. Eduard Bloch
Linz a. D.

Erinnerungen an den Führer und dessen verewigte Mutter.

Menschenschicksal, Menschengeschick, geht in wechselnder Folge in der Erinnerung eines alten Arztes an dessen geistigem Auge vorüber. Bilder, die wir tief im Unterbewußtsein schlummernd gewähnt, treten plötzlich, bisweilen hervorgerufen durch überwältigende Ereignisse der Umwelt mit einer Helligkeit an die Oberfläche, »als ob es gestern gewesen«, die uns entschwundenen Jahre vergessen macht, die uns vergessen läßt, daß der Schnee des Alters bereits unser Haupt bedeckt! Viel Gram und Leid sieht der Arzt vorüberziehn, selten ein sonniges Lächeln; denn Krankheit macht traurig und müde. Doch das Bewußtsein genauester Pflichterfüllung, aufopfernder Hilfsbereitschaft vermag dem Arzt innere Ruhe und Befriedigung zu gewähren.

Als ich zum ersten Male einige Jahre vor der Machtergreifung im J. 1933 ein Bild des Führers sah, da stieg blitzartig die Vorstellung in meinem Bewußtsein auf, das ist ja der junge, blasse Student, den ich vor Jahrzehnten behandelt habe. Mir war das Glück zuteil in schwerer Krankheit der Mutter des Führers hilfreich beistehen zu dürfen; am 14. Januar des J. 1907 sah ich die Verewigte in meiner Sprechstunde. Die Wahrung des ärztlichen Berufsgeheimnisses gestattet es nicht, über die Erkrankung der Hilfesuchenden zu sprechen.

Selten hat ein anderer so Gelegenheit, Einblick zu gewinnen in das Seelen- und Gemütsleben der Mitmenschen wie der Arzt. Frau Hitler war eine Frau von ganz besonderer Herzensgüte, die sich in ihren gütigen Augen, deren Glanz auch die Krankheit nicht verändert hat, widerspiegelte. Mit größter Geduld ertrug sie Schmerzen, immer von der Sorge um das Wohl ihrer Kinder erfüllt. Bisweilen ahnte sie wohl die Schwere ihrer Erkrankung und da hörte ich sie scheinbar ganz unvermutet sagen: »Der Adolf ist noch so jung.« Am 22. Dez. 1907 haben sich diese gütigen Augen zu ewigem Schlummer geschlossen. Mit sanfter Hand hat sie der Todesengel an jene strahlende Pforte geführt, von der es kein Zurück mehr gibt. Während der Krankenbesuche hatte ich sehr oft Gelegenheit den Führer zu beobachten. In innigster Liebe hing er an seiner Mutter, jede ihrer Bewegungen beobachtend, um ihr kleine Hilfleistungen angedeihen zu lassen. Sein sonst traurig in die Ferne blickendes Auge hellte sich auf, wenn die Mutter sich schmerzfrei fühlte. Ich habe in meiner beinahe 40jährigen ärztlichen Tätigkeit nie einen jungen Mann so schmerzgebrochen und leiderfüllt gesehen, wie es der junge Adolf Hilter gewesen, als er am Tage nach dem Begräbnis seiner Mutter mit seinen lieben Angehörigen zu mir kam, um mir mit schmerzerstickter Stimme für meine ärztlichen Bemühungen Dank zu sagen. –

Der Führer war in der Zeit, wo ich ihn kennen lernte, ein blasser, für seine Jahre hochaufgeschossener Junge mit melancholischem Blick in weite Fernen sehen, nachdenklich, selten lustig. Seine Antworten waren folgerichtig, kurz. Nichts ließ zu dieser Zeit die überwältigende Größe des kommenden Führers ahnen. Adolf Hitler hatte ein besonderes Zeichentalent. In Dankbarkeit sandte er mir von seiner ersten Reise nach Wien Ferngrüße, sowie eine sehr schön gemalte Karte mit herzlichen Neujahrsgrüßen und Dankesworten. Diese Karten habe ich durch Jahrzehnte lang aufbewahrt gehabt; dieselben waren bis zum 28. März 1938 in meinem Besitze. Unzählige Dankeskarten habe ich von ergebenen Patienten im Laufe der Jahre erhalten, ohne daß ich dieselben längere Zeit aufbewahrt hätte. Warum ich gerade diese zwei Karten so sorgsam bewahrt habe? War es ein Vorausahnen der kommendenm Größe? Nein! Ich habe dieselben als Andenken an einen braven, musterhaften Sohn bewahrt, der in innigster Liebe und Fürsorge an seiner teuren Mutter gehangen, wie man sie nur in ganz ausnahmsweisen Fällen in diesem Erdenwallen findet. Ein so innig liebender Sohn kann nur ein Mensch von grundgütigem Empfinden sein!

Menschenschicksal und Menschenlos zieht wieder Erinnerung an der Seele eines alten Arztes vorüber!

Obermedizinalrat Dr. Eduard Bloch

Linz, am 7. November 1938.

Zur Person des Verfassers

Der Plan, in Zusammenarbeit fachkundiger ärztlicher Zeitzeugen eine medizinische Biographie Adolf Hitlers zu erarbeiten, ließ sich nicht verwirklichen. Ein einzelner mußte sich dann bemühen.

Angesichts der Vielfalt und Unterschiedlichkeit der Sachverhalte wird verständlicherweise die Frage nach dessen allgemeiner und spezieller Kompetenz zu stellen sein. Hierzu folgendes:

Die Prägung des 1904 Geborenen zum Wissenschaftler erfolgt frühzeitig durch das Vorbild des Vaters Rudolf Schenck. Tiefe Eindrücke hinterließen die Hungersnot in und nach dem Ersten Weltkrieg, dessen Ausgang und der Überlebenskampf der deutschen Gelehrtenschaft gegen westliche Organisationen. Im bis 1931 dauernden Wissenschaftskrieg gegen Vernichtungs- und Isolierungstendenzen stand der Vater mit an der Spitze der bewundernswert geschlossen abwehrenden deutschen Hochschulen.

Doppelstudium der Medizin und Chemie mit Staatsexamen und Promotion in beiden Fächern (1923–1928). Ab 1929 akademische Laufbahn als Assistent, Oberarzt, Dozent – ohne Zwang zum Eintritt in die NSDAP. Die Arbeitsstätten: Institut für Eiweißforschung bei dem greisen Nobelpreisträger Albrecht Kossel († 1927), der in die Methodik der wissenschaftlichen Arbeit einführte, Medizinische Universitätsklinik und »Kaiser-Wilhelm-Institut für Medizinische Forschung« in Heidelberg als Assistent und Altersbegleiter Ludolf von Krehls, († 1937), der zum Arzt erzog und nach 1933 vorlebte, daß kein Leidender, wer es auch sei, wo er sich befinde, woran er auch litt, ohne Hilfe und Versorgung bleiben dürfe. Hierbei Erlernen der Kunst, konzentriert und rationell, aber auch kritisch zu arbeiten.

Die wissenschaftlichen Arbeiten betrafen die Eiweißchemie und mit besonderer Intensität Hunger, Durst, Mangel- und Fehlernährung. Langfristige Selbstversuche. Weiterentwicklung von daher zur Naturheilkunde. 1936/37 internistischer Consliarius an sämtlichen Unversitätskliniken Heidelbergs; Einblick in alle medizinischen Disziplinen, insbesondere auch in die Psychiatrie.

Dezember 1937 Kündigung des Dienstverhältnisses und der Dozentur wegen Diskriminierung und politisch bedingter Auseinandersetzungen. Austritt aus dem Staatsdienst. Plan einer Niederlassung als Internist, völlige Zufriedenheit in einer an sich schwierigen Situation.

Auf Veranlassung des Reichsärzteführers Dr. Wagner und des »Hauptamtes für Volksgesundheit der NSDAP« überraschende Berufung zum Chefarzt einer Medizinischen Abteilung am Krankenhaus München-Schwabing und der im Bau befindlichen »Klinik für Naturheilkunde der deutschen Ärzteschaft« am Starnberger See. Aufgabe: Prüfung der Verfahren der Naturheilkunde nach den Methoden und Kriterien der naturwissenschaftlichen (Schul-)Medizin auf Eignung zur Übernahme. Leiter der neu gegründeten »Wissenschaftlichen Gesellschaft für naturgemäße Lebens- und Heilweise«, deren im Sommer 1939 veröffentlichtes Programm auch heute noch aktuell ist. Mitglied der NSDAP und des NS-Ärztebundes seit 1939; zuvor, seit 1934 oder 1935, einfacher SA-Mann.

Nach Errichtung der »Wehrhoheit«, wie praktisch alle jungen Assistenten deutscher Kliniken, Meldung zu militärischen Übungen mit dem Ziel Sanitätsoffizier der Reserve; bei Kriegsbeginn Assistenzart der Reserve des Heeres.

Mit dem Tag der Mobilmachung senkte sich das Netz der vorbereiteten Lebensmittelrationierung über Deutschland. Jedoch zeigten sich darin nach zwei Wochen erhebliche Risse: sie gefährdeten die Versorgungslage. Die Schuld dafür wurde der Ärzteschaft angelastet. Man befand sich allerseits in höchster Aufregung, denn in schneller Erkenntnis der Situation entzogen sich Millionen von Menschen mit dem Anschein der Legalität über den Weg amtlich verordneter Zulagen den befürchteten Einschränkungen ihrer friedensmäßigen Eßgewohnheiten. Die bedarfsgerechte Versorgung der Gesamtheit des Volkes erschien bedroht.

Schon Ende September 1939 wurde der Verfasser als Leitender Arzt des Kriegslazarettes Rotes Kreuz in München zur Reichsärztekammer nach Berlin befohlen und erhielt von Reichsgesundheitsführer Dr. Conti die Order, die aufgetretenen Schwierigkeiten zu bewältigen. Gleichzeitig wurde er zu dessen ärztlich-wissenschaftlichem Beauftragten bei den mitbestimmenden Ministerien, insbesondere beim »Reichsminister für Ernährung und Landwirtschaft« bestellt. Die Schwierigkeiten wurden behoben, die Lage war Ende März 1940 soweit gefestigt, daß die vereinbarten Regelungen über das Kriegsende hinaus bis 1949 fast unverändert in Geltung blieben.

Der Verfasser beantragte deshalb die Rückversetzung in eine sanitätsärztliche Position. Die Genehmigung wurde mit der Einschränkung, daß er dem zivilen Sektor weiterhin zur Verfügung zu stehen habe, erteilt.

Auch bei der Feldtruppe gab es im Herbst 1939 erhebliche Verpflegungsschwierigkeiten, worauf Erkrankungen und Ausfälle zurückgeführt wurden. Die Oberkommandierenden der Wehrmachtsteile kamen deshalb zu dem Entschluß, eine Dienststelle »Ernährungsinspekteur« zwecks Feststellung der Verpflegungslage bei Fronttruppe und Heimatheer zu gründen. Die Piloteinrichtung beim kleinsten

Wehrmachtsteil Waffen SS mit der späteren Ausweitung auf die gesamte Wehrmacht wurde befohlen.

Trotz hochqualifizierter Fachleute im aktiven Militärdienst wurde der Verfassser zum »Ernährungsinspekteur« ernannt, vom Heer zur Waffen SS versetzt und als Arzt dem Wirtschafts-Verwaltungshauptamt unterstellt. Mit dem Auftrag zur ständigen Überprüfung der Ernährungsverhältnisse als Truppenarzt bzw. Internist eines Feldlazarettes Teilnahme an den Feldzügen Norwegen, Belgien-Frankreich, Serbien-Griechenland, Rußland. 1944 unter Beibehaltung aller bisherigen Funktionen Rückversetzung in das Wehrmachtsverpflegungsamt. Als »Inspekteur für Truppenverpflegung und Ernährung der Wehrmacht« mit Inspektionen, wissenschaftlicher Bearbeitung der Verpflegungssätze und Leitung der wissenschaftlichen Arbeiten zur Entwicklung neuartiger Nahrungsmittel betraut.

Der Verfasser verschweigt nicht, daß er seit Ende 1942, nach Rückkehr von der Front in Rußland, Einblick in die Hungerverhältnisse in den Konzentrationslagern erhielt. Er blieb seitdem auf unterschiedlichste, auch illegale Weise um Besserung bemüht. Das Ziel der Angliederung der Häftlingsverpflegungssätze an die der Zivilbevölkerung konnte angesichts der allgemeinen und sich beschleunigenden Verschlechterung der Ernährungslage ab 1943 nicht mehr erreicht werden.

1945 in Berlin, Bemühungen zur Sicherstellung der Ernährung von Zivilbevölkerung und Truppe, schließlich Arzt im Notlazarett der Reichskanzlei. Ab Mai 1945 Kriegsgefangenschaft in der Sowjet-Union bis Dezember 1955.

Nach der Rückkehr Beschäftigung mit der Erforschung der extremen Lebensverhältnisse und ihren Folgen; im Auftrag von Sozialgerichten zahlreiche Gutachten über Kriegs- und Verfolgungsopfer.

E. G. S.

Danksagung

Der Verfasser erfreute sich bei seinen Nachforschungen der Hilfe des *»Bundesarchivs«* in Koblenz, in dem Herr Dr. Jürgen *Real* sich seiner besonders annahm, und des Militärarchivs Freiburg i. Br. Die *»National-Archives«* in Washington/USA lieferten ihm die Mikrofilme der »Morell-Papers«, welche eine Grundlage seiner Arbeit abgaben. Er stattet diesen Organisationen seinen besonderen Dank ab.

Mit Persönlichkeiten von hervorragender Sachkenntnis, Professor *Dr. Ellen Gibbels*, Köln, welche in kollegialster, aber wissenschaftlich unerbitterlicher Weise das Manuskript einer kritischen Prüfung unterzog, Dr. *Georg Franz*, Überlingen; *David Irving*, London; Dr. *Wolfgang Petter*, Freiburg i. Br.; Professor Dr. *Fritz Redlich*, Los Angeles; Dr. Hans *Schütze*, Aachen, stand er über Jahre hin in regem, freundschaftlichem und fruchtbarem Gedankenaustausch. Dem Rechtsanwalt und Notar Dr. Rolf *Makkus* †, und Frau Verena *Lafferentz*, geb. Wagner, Überlingen, verdankt er wichtige Hinweise. Ihnen allen möchte er an dieser Stelle ebenso herzlich danken wie jenen Freunden und Kollegen, die in dieser Zeit verstarben. An erster Stelle möchte ich Herrn *Heinrich Hoffmann*, München († 1988), nennen: Sohn und Sachwalter seines vielfach verkannten Vaters Prof. H. *Hoffmann*, des Hitler-Fotografen. Er war eine geradezu unerschöpfliche Quelle zur Person Hitlers und wegen seines visuellen Gedächtnisses der wohl Letzte, der zahlreiche im Bild festgehaltene Personen noch hätte identifizieren können. Sein Tod bedeutet einen schweren Verlust für die Zeitgeschichtsforschung. Der Verfasser, mit ihm freundschaftlich verbunden, hat ihm für stete Auskunftbereitschaft zu danken.

Gleiches gilt für den Arzt Dr. med. Hans-Dietrich *Röhrs*, († 1984) in Seevetal bei Hamburg: einer der frühen, aber schon 1934 bitter enttäuschen Idealisten, der sein getrübtes Bild Hitlers dadurch aufzuhellen versuchte, daß er äußere Kräfte für die Zerstörung der Persönlichkeit dieses Mannes verantwortlich machte. Der Verfasser stimmte zunächst mit ihm überein, mußte sich jedoch mit der Zeit davon überzeugen, daß dem nicht so war. – Vorliegende Darstellung hätte somit sehr wahrscheinlich den entschiedensten Widerspruch des Freundes gefunden – eines aufrechten Mannes, der sich aus Überzeugung dem Reichsgesundheitsführer Dr. Conti widersetzte und sich zur Front abkommandieren ließ.

Schließlich gedenkt der Verfasser Frau *Christa Schroeder*, langjährige Sekretärin Hitlers, die nach qualvollem Leiden 1984 verstarb. –

Diesen Helfern, die nichts anderes im Sinne hatten, als der Wahrheitsfindung zu dienen, gilt ein ehrendes Gedächtnis. –

Wer, wenn nicht die Familie, leidet unter den Absenzen und der Arbeitsbesessenheit eines Autors, wer, wenn nicht der mit Schriftsachen überhäufte engste Mitarbeiter, unter dem unordentlichen Dies und Das des Schreibers.

Der Verfasser dankt deshalb ganz besonders seiner Ehefrau für die unerschöpfliche Geduld und seinem Arbeitspartner Joseph Zimmermann, Aachen, dem allein ein geordnetes Manuskript zu verdanken ist, ebenso den Damen und Herren des Verlages für Sorgfalt und Mühe bei der Herstellung dieses Buches.

E. G. S.

Anmerkungen

Einführung

1 *Schramm*, P. E.: Lit. Verz. 1
2 *Irving*, D.: Lit. Verz. 5
3 *Headquarters*, United States Forces European Theater Military Intelligence Service Center OI – Consolidated Interrogation Report (CIR) No 2/15.10.1945 und No 4/29.11.1945.
4 *Moran*, Chr. W.: Lit. Verz.
L'Etang, H.: ebd.
Payne, R.: ebd.
Picard, C.: ebd.
Aurtorchanow, Ab.: ebd.
5 *Scheck*, E. G.: Lit. Verz. 7

Teil I

Hitler in den Augen seiner Ärzte

1 United States Forces European Theatre Military Intelligence Service Center OI – Consolidated Interrogation Report (CIR) Nr. 2/15.10.1945 und Nr. 4/29.11.1945 »Hitler as seen by his Doctors«.
2 Schroeder, Chr.: S. 71/72 und persönliche Mitteilung von Frau Chr. Schroeder vom 14.12.1981.
3 Es erscheint deshalb sinnlos, auf die Spezialfragen und die jeweiligen Antworten im Text im Einzelnen einzugehen; zumal es ausgeschlossen erscheint, daß sich Hitler jemals einer langdauernden neurologischen Untersuchung hätte unterziehen lassen, obgleich Dr. *Giesing* dies behauptet. Deshalb halten wir uns für berechtigt, die im Report mitgeteilten Angaben über die 10 Hirnnerven, das »Cerebrum« (Großhirn) einschließlich Frontallappen, motorischen und prämotorischen, Parietal-, Okzipital-, Temporal-Lappen, über Corpus striatum und Kleinhirn-Areal sowie sämtliche vom Rückenmark ausgehenden Nervenwurzeln (Halsmark 1–8; Brustmark 1–12, Lendenmark 1–5 und Sakralmark 1–5) außer acht zu lassen.
4 Bundesarchiv Koblenz KL Esser/525 Report of an Interrogation from Major Cortey F. Enloes personal files Adolf Hitler – Dr. Giesing 16.6.1946.

Die Ernährungsweise

1 Dietrich, O.: Lit. Verz.
2 Adolf Hitler, Monologe im Führerhauptquartier 1941–1945, mit Datum stammen im folgenden aus dieser Quelle.
3 Das synthetisch aus Kohlenwasserstoffen gewonnene Fett wurde während des Krieges von Ernährungswissenschaftlern eingehend physiologisch geprüft und besonders vom Reichsgesundheitsamt propagiert, weil man hoffte, auf diese Weise die Fettknappheit beheben zu können.
4 Zutreffend! Vom synthetischen Fett und dem »Butterpulver« ist heute nicht mehr die Rede.

5 An diesen und den folgenden Tagen ist Hitlers Zahnarzt Prof. *Blaschke* mit seinem Assistenten Dr. Richter bei den Gesprächen zugegen. Mithin stand Hitler in Zahnbehandlung, und es wurde dabei sehr wahrscheinlich über Ernährung und Gebißzustand gesprochen.
6 Wahrscheinlich meinte Hitler den Gärprozeß. Die Hefe wird beim Backvorgang abgetötet, kann also nicht mehr wirksam werden. Für Hitler waren offenbar Hefen etwas Bakterienähnliches. Schädigend wirken eher die Zucker. Er meinte, zur Verhütung der Karies müßte die Truppe eigentlich mit hefefreiem Knäcke-Brot versorgt werden.
7 Katz, O.: S. 223.
8 Toland, J.: S. 352.
9 Ziegler, H. S.: S. 112 u. ff.
10 Schroeder, Chr.: S. 193 und 377.
11 Brandt, Karl: Hitlers Einstellung zur Naturheilkunde 1946 – Archiv Schenck.
12 Im Vorwort zu Heston, J. u. R. Heston: S. 11–21.
13 *Turner*, H. A. jr. (Hrsg.): S. 149.
14 *Kubizek*, A.: S. 178.
15 *Hanfstaengl*, E.: S. 211 u. ff.
16 *Maser*, W.: S. 315.
17 wie Anm. 13.
18 Ziel u. Weg, Jahrgang 1941, Heft 6.
19 *Kempka*, E.: 2.
20 *Linge*, H.: S. 91.
21 Schroeder, Chr.: S. 89.
22 *Kubizek*, A.: S. 31 u. 203.
23 Ebd., S. 273.
24 *Hitler*, A.: Mein Kampf, S. 41.
25 Zitiert bei *Ziegler*, H. S.: S. 89.
26 *Goerlitz*, W. u. H. *Quint*: S. 303.
27 *Hanfstaengl*, E.: S. 157.
28 *Lurker*, O.: s. S. 54.
29 Goerlitz-Quint, a. a. O.
30 Hanfstaengl, E.: S. 164.
31 *Turner*: S. 141.
32 *Dietrich*, O.: S. 218.
33 Hanfstaengl: S. 311.
34 wie Anm. 25, S. 317.
35 *Giesler*, H.: S. 169.
36 Hanfstaengl: S. 44.
37 Schroeder, Chr.: S. 172.
38 Maser, W. und H. Hoehne, Adolf Hitler, in: Der Spiegel 1973.
39 Persönl. Mitteilung von Herrn Heinrich Hoffmann jun.
40 Persönl. Mitteilung von Frau Verena Lafferentz-Wagner am 3.5.86 in Überlingen.
41 Schroeder, Chr.: S. 366, Anmerkung 284.
42 Toland, J.: S. 523.
43 *Weiß*, E.: S. 84.
44 Maser, W.: (wie Anm. 16), S. 354 f.
45 W. war Besitzer des Hotels »Vier Jahreszeiten« in München und ein berühmter Koch.
46 Olden, R.: S. 314.
47 *Goerlitz*, *Quint*: S. 296.
48 *Hanfstaengl*, E.: S. 80.
49 *Schellenberg*, W.: S. 92.
50 *Brehm*, Br.: S. 174.
51 *Schlabrendorff*, F. v.: S. 96.
52 *Hoffmann*, P.: S. 156.
53 Ebd., S. 167.
54 Schroeder, Chr.: S. 93 f. und 184 f.
55 Toland, J.: S. 1150, und Bullock, A., S. 118.

56 Hanfstaengl, E.: S. 157.
57 Morell, Papers R. 62, Eintragungen Morells vom 13.10.1944 und 7.11.1944.
58 *Bundesarchiv Koblenz*: Sammlung Brommer.
59 *Giesler*, a.a.O.
60 *Schroeder*, Chr.: S. 119 und 357; ferner persönl. Mitteilung H. *Hoffmann* jun.
61 *Below*, N. v.: S. 282.
62 s. S. 362 u. ff.
63 Nach dem Flug von Rudolf Heß nach England (1941) wurde der Name des offiziell Geächteten gestrichen und das Haus in »Gerhard-Wagner-Krankenhaus« (zu Ehren des 1938 verstorbenen Reichsärzteführers) umbenannt. Während des Krieges sollte es zu einer ärztlichen Akademie im Range der entsprechenden Akademien in Danzig und Düsseldorf weiter entwickelt werden, was aber nicht mehr verwirklicht werden konnte.
64 z.B.: ders., »Naturheilkunde in Lebensbildern«, Leipzig 1937, und zahlreiche populäre Schriften.
65 Aus eigener Kenntnis des Verfassers als damaliger Leiter der Abteilung »Krankenernährung im Kriege« der Reichsärztekammer.
66 Brief A. *Nißle* an *Morell* vom 5.6.1943, R 62/127–128.
67 Brief Prof. *Zabels* an Prof. *Morell* vom 29.6.1943 – R 62/141 und 142, vgl. *Irving*, D.: 5, S. 335.
68 Morell, Notizen von diesem Tage, R 62.
69 Telefonnotizen Morells, R 39.
70 Morell, Notizen von diesem Tage, R 62 und *Irving*, D.: 5, S. 165.
71 R 35/6199.
72 R 36/6757.
73 Schroeder, Chr.: S. 145.
74 Das folgende nach R 37/8850–8851.
75 Schroeder, Chr.: S. 295.
76 R 37/8852.
77 Neben persönl. Mitteilungen von H. *Hoffmann*, R. *Makkus*, Chr. *Schroeder*: *Hoffmann*, P.: S. 191.
78 persönliche Mitteilung Dr. Rolf Makkus.
79 Morell, Notizen R/62.
80 R 43/5903 vgl. S. 62.
81 Morell, Telefonnotizen, R 39.
82 s. Morell an Freudenthaler-Getränke G.m.b.H. vom 29.10.1943, R 36/487304, und Freudenthaler-Getränke an Morell vom 3. u. 8.11.1943, R 35/5179–5180.
83 R 62 – Tagesnotizen.
84 *Maser*, W.: S. 387.
85 R 62 – Folder 350.
86 Das ganze Volk war einem sehr differenzierten Rationierungssystem unterworfen; nur einzelne örtliche Potentaten beanspruchten Sonderregelungen für ihre Person und erhielten sie, während andere, wie z.B. der Reichsminister des Inneren Dr. Frick eine ihm angebotene Ausnahmeregelung strikt ablehnte.
87 Benannt nach dem Erstbeschreiber und damals sehr bekannten Leiter des Sanatoriums Schloß Hornegg am Neckar, einer imponierenden Persönlichkeit und Freund des großen Klinikers Ludolf v. Krehl in Heidelberg.
88 *Hoffmann*, P.: S. 150.
89 *Schellenberg*, W.: S. 92.
90 *Morell*, Th.: R 62.
91 *Giesler*, H.: S. 421.
92 *Schroeder*, Chr.: S. 114ff.
93 Soweit nicht anders bezeichnet, sind sämtliche folgenden Angaben aus Morells Tagesnotizen in Morell Papers T 253 – R 62 exzerpiert.
94 Hoffmann, P.: S. 418.
95 R 40/2473–2475.
96 Persönl. Mitteilung von Dr. H. J. *Röhrs*, 26. u. 27.11.1981.
97 persönl. Mitteilung Dr. Rolf *Makkus*.
98 handschriftliche Notiz *Morells* an anderer Stelle, R 37/8511.
99 Aus dem Archiv H. *Hoffmann*, München. Die Aufstellung ist sehr wahrschein-

lich der Diätplan der neu in Hitlers Dienst getretenen Diätassistentin *Constanze Manzianly*.
100 *Irving*, D.: 5, S. 173.

Körperliche Leistungsfähigkeit und Bewegungsunrast

1 *Lurker*, O.: S. 24/52; *Görlitz*, W., S. 232 ff.
2 *Kubizek*, A.: S. 28, 31 ff.
3 s. Dr. E. *Bloch*, Teil IV, S. 521.
4 *Maser*, W.: S. 124.
5 *Olden*, R.: S. 49.
6 s. Kapitel: S. 340 u. ff.
7 *Buck*, G.: S. 71.
8 *Hasselbach*, H. K. v.: Bemerkungen zu dem Buche von Trevor-Roper: »Die letzten Tage der Reichskanzlei« (privat).
9 *Ziegler*, H. S.: S. 62.
10 Ebd., S. 57.
11 *Schröder*, Chr.: S. 78, 113.
12 *Asenbach*, W. v.: S. 13–15.
13 Ziegler, S. 57.
14 *Speer*, A.: S. 140.
15 Schroeder, Chr.: S. 78.
16 Olden: S. 88 ff.
17 *Hanfstaengl*, E.: S. 37, 84.
18 Ziegler: S. 62.
19 Schroeder, Chr.: S. 120 u. ff, 142 u. ff.
20 *Linge*, H.: S. 111–113.
21 *Turner*, H. A. jr.: S. 302.
22 Ziegler: S. 98.
23 *Brehm*, Br.: S. 190.
24 S. 84 u. ff.
25 Headquarters United States Forces European Theater M.C.I 757 – 01 – CI R/2 – 15.10.1945.
26 *Ramsey*, W. I.: S. 27 u. 31 und persönliche Mitteilungen von H. *Hoffmann* jun. u. Dr. R. *Makkus*.
27 Tagesaufzeichnungen in den »Morell Papers« T 253-R/62.
28 s. S. 426.
29 Morell, Tagesaufzeichnungen.
30 S. 382.

Die Arbeitsweise – Nachtarbeit ist die Regel

1 *Linge*, H.: S. 86.
2 *Irving*, D.: 5, S. 263 sowie Aufzeichnungen Morells an vielen Stellen, R 62.
3 *Kubizek*, A.: S. 31–33.
4 *Lurker*, O.: S. 51.
Goerlitz, W.: S. 232.
5 Turner, H. A.: S. 169.
6 *Schenck*, E. G.: Ermüdung und Erholung Berlin–München 1944, Rhythmische Vorgänge im menschlichen Organismus in: Ärztliche Praxis 14, S. 519–522 (1962), Das Problem »Veralterung« in Ärztliche Praxis 25, S. 4076–4080 1973, »Signaturen des Alterns« in Ärztliche Praxis 26, S. 587 1974, Das Altern des Menschen in Hippokrates 30 H. 20 (1959) und: Die Medizinische Welt 1959, 315–319.
7 *Schenck*, E. G.: Stoffwechselrhythmus des Dystrophikers in Extreme Lebensverhältnisse und ihre Folgen Bd. 4, Bad Godesberg 1959, S. 38.
8 *Welt* am Sonntag 10.1.1982 – Die Konferenz von Yalta.

Lichtempfindlichkeit und Sonnenschein

1 Kubizek, A.: Jetzinger, F.: Lit. Verz.
2 Schroeder, Chr.: S. 73, S. 90, 182.
3 Linge, H.: 1980.
4 Below, N. v.: Lit. Verz.
5 Schroeder: S. 99.
6 Schroeder, Chr.: S. 98f; Feuersänger, M.: 1982, S. 18ff.
7 Buck, G.: S. 71.
8 Lang, J. v. u. H. Hoffmann: Gesichter einer Diktatur. Homburg 1965.
9 Morell Papers R 62: 22./23.7.1942.
10 Linge: S. 242f.
11 Warlimont, W.: S. 197.
12 Brief E. Hölzl vom 17.12.1984 an Dr. Georg Franz, Überlingen (Archiv Dr. Franz).
13 Warlimont, W.: S. 268.
14 Der Lagerraum, die Stätte seiner täglichen, Stunden füllenden Reden und aller Spannungen der vergangenen Tage und Wochen, lag verödet. Die Lagebesprechungen fanden nur noch in Hitlers enger Wohnhütte statt, beschränkt auf die geringste Zahl der unentbehrlichen Berichterstatter und bar aller sonstigen Formen – oder auch Formlosigkeiten. Kein Wort mehr als notwendig wurde gesprochen, die Stimmung war eisig. Bei den Mahlzeiten, die Hitler in den Feldhauptquartieren seit dem Frankreichfeldzug zweimal täglich gemeinsam mit den Mitgliedern des Sperrkreis I eingenommen hatte, zeigte er sich nicht mehr; sie sind auch in der alten Form – im Gegensatz zu den Lagebesprechungen – nie wieder aufgenommen worden. Den Stuhl Hitlers im Speiseraum, der eine Zeitlang leer blieb, nahm später Bormann ein. Innerhalb 48 Stunden erschienen im Hauptquartier 10–12 Reichstagsstenographen, wurden in Uniform gesteckt, von Hitler selbst vereidigt und nahmen in der Folge jeweils zu zweit an allen militärischen Besprechungen teil. Ebd. 268
Im gleichen Sinne schrieb Dr. *Greiner* am 21.9.1942 an seine Ehefrau: »Das Führeressen ist schon seit vierzehn Tagen ganz ausgefallen, und wird wohl fürs erste auch nicht wieder stattfinden, da der hohe Herr sich in die Einsamkeit zurückgezogen hat.« S. Irving, Dr.: 5, S. 108.
15 Morell Papers T 253/R. 62.
16 Hierzu die Eintragungen Morells aus der genannten Zeit in Morell Papers T 253/R. 62, besonders: 22./23.3. und 7.4.1945; vgl. Schenck, E. G. 3: S. 64.
17 Morell Papers, Eintragungen vom 16.12.1944 – 14.12./19.12.1944.
18 Morell Papers, 9.4.1945.
19 Vgl. Kap.: S. 304 u. ff.
20 Morell Papers, 10.4.1945.
21 Persönliche Mitteilung H. Hoffmann jun. 1983.

Selbstisolierung und Einbunkerung

1 *Buck*, A.: Die Führerhauptquartiere, 1939–1945, Leoni 1969; *Ramsey*, G. W.: After the Battle Nr. 19: Guide to Hitlers Headquarters, London 1977.
2 *Hoffmann*, P.: Die Sicherheit des Diktators, München 1975; *Schaffing*, F., E. *Baumann*, H. *Hoffmann*: Der Obersalzberg, München 1985, S. 230/231.
3 Hoffmann, P.: 1, S. 150, 154.
4 *Schroeder*, Chr.: S. 99.
5 Ramsey, G. W.: S. 2ff.
6 Hoffmann, P.: 1, S. 195ff.
7 Ebd.
8 Ebd., S. 237.
9 Ramsey, G. W.: S. 155ff, 208, 209; sowie persönl. Mitteilung von H. *Hoffmann*.
10 Hoffmann, P.: 1, S. 207.
11 *Morell* Papers, Notizen vom 10. Dezember 1944 bis 15. Januar 1945.
12 Vgl. Buck und Ramsey; *Warlimont*, W.: S. 257ff.
13 *Sauerbruch*, F.: S. 424ff; vgl. *Giesler*, H.: S. 407ff.

14 Schroeder, Chr.: Anm. S. 378.
15 Schenck, E. G.: 1945 – Als Arzt in Hitlers Reichskanzlei, Stockach 1985.
16 Nach Hoffmann, P.: S. 191 ff., und Schaffing u. a., Der Obersalzberg.
17 Schroeder, Chr.: S. 211.
18 Nach Buck, Ramsey und Hoffmann: 1, S. 213 ff.
19 Morell Papers, Notizen vom 8. 11. 1944.
20 ebd., Notizen vom 11. 10. 1944.
21 ebd., Notiz vom 8. 11. 1944.
22 *Warlimont*, W.: S. 191 ff., S. 285 ff.
23 vgl. Hoffmann, P. und Ramsey.
24 Persönliche Mitteilung von H. Hoffmann, 1986.
25 Vgl. s. S. 346 u. ff.
26 Morell Papers, Brief vom 26. 5. 1940.
27 Morell Papers, Aufzeichnungen vom 11. 12. 1944 bis 13. 1. 1945.
28 Schroeder, Chr.: S. 111.
29 Irving, D.: 5, S. 87.
30 Morell Papers, Notiz vom 9. 10. 1944.
31 Bebow, S. 281; Buck, S. 96; Hoffmann, P.: 1, S. 213; Ramsey, S. 28; Aufstand des Gewissens, hg. vom Militärgeschichtlichen Forschungsamt, Herford 1985, S. 154.
32 Schroeder, Chr.: S. 353.
33 Persönl. Mittlg. von Heinrich Hoffmann jun., 1986.
34 Vgl. Kapitel: S. 292. Laut M. Linge wurde das Wasser laufend geprüft, was zur Aufgabe des Hygienikers des C.K.H. gehörte. Jedoch liegen Analysenergebnisse hiervon nicht vor.
35 Persönl. Mittlg. von Heinrich Hoffmann jun., 1986.
36 Below, N. v.: S. 331.
37 Zit. bei Irving, D.: 5, S. 109.
38 Schroeder, Chr.: S. 111.
39 Zit. bei Irving, D.: 5, S. 87.
40 Persönl. Mitteilung.
41 Persönl. Mitteilung von Dr. Rolf Makkus, des Sanitätsfeldwebels bei Dr. Morell.
42 Hierzu allgemein persönl. Mitteilung von H. Hoffmann jun., sowie Irving, D.: 2, S. 386.
43 Schroeder, Chr.: S. 111.
44 Warlimont, W.: S. 187 ff.
45 Persönl. Mitteilung von H. Hoffmann jun., 1983.
46 Schreiben vom 27. 6. 1941, zit. bei Irving, D.: 2, S. 87.
47 Below, J. v.: Alle Bunker hatten räumlich weite und helle Holzbarackenanbauten erhalten, was das Arbeiten sehr erleichterte und angenehmer machte. An Hitlers Bunker war ein großer Arbeitsraum für die Lagebesprechungen angefügt worden.
48 Persönl. Mitteilung, 1982.
49 Dr. W. M. Scheidt, Kriegsgeschichtliche Abteilung des O.K.W. unter Oberstleutnant Scherff, zit. bei Feuersänger, S. 65.
50 Giesler, M.: S. 456.
51 Schroeder, Chr.: S. 129.
52 Morell Papers, Notizen zu den angegebenen Tagen.
53 Persönl. Mitteilung von Dr. Rolf Makkus, 25. 3. 1982.
54 Persönl. Mitteilung von H. Hoffmann jun.
55 Schroeder, Chr.: s. S. 111, 113, 129, 130, 142.
56 Speer, A.: 2, S. 592.
57 Warlimont, W.: S. 245.
58 Schroeder, Chr.: S. 134 f.
59 Hartlaub, F.: S. 117.
60 Speer, A.: 2, S. 592.
61 Warlimont, W.: S. 245–258.
62 Giesler, M.: S. 401 ff.
63 Hartlaub: S. 119 ff., 127 ff.
64 Schroeder, Chr.: S. 134/135.
65 Hartlaub: S. 120 ff.

66 Warlimont, W.: S. 258.
67 Zit. bei Irving, D.: S. 107.
68 Schroeder, Chr.: S. 134/135.
69 Below, N. v.: S. 331.
70 Persönl. Mitteilung von H. Hoffmann jun.
71 Dr. H. Greiner: »... denn für den Winter sind unsere Baracken nicht vorgesehen. Doch bis dahin dürften die Operationen im Kaukasus ja im wesentlichen schon abgeschlossen sein.«, zit. bei Irving, D.: 5, S. 107.
72 Schroeder, Chr.: S. 134/135.
73 ebd., S. 138.
74 Schenck, E. G.: Das Pharma-Imperium des Leibarztes (in Vorbereitung).
75 Hartlaub, F.: S. 118.
76 Schenck, E. G.: ebd. 74.
77 Morell Papers, Notiz vom 27. 7. 1942.
78 Below, N. v.: S. 313.
79 Zit. bei Irving, D.: 5, S. 107.
80 Warlimont, W.: S. 258.
81 ebd., S. 268.
82 Heiber, H. (Hrsg.): S. 495–499; Warlimont, W., S. 414.
83 Below, N. v.: S. 331.
84 Morell Papers, Notizen Februar–März 1943.
85 Manstein, E. v.: s. .Lit. Verz.
86 Morell Papers, Aufzeichnungen v. 8. 1. 1944.

Sexualität

1 *Turner*, H. A. jr.: S. 128. Hierzu eine persönliche Mitteilung von Chr. *Schroeder*, die um 1930/32 für O. *Wagener* als Sekretärin schrieb: Danach diktierte dieser ihr sämtliche Gespräche, die er geführt hatte, ausführlich, unmittelbar, nachdem sie stattgefunden hatten.
2 Gespräche am 26./27. 11. 1981.
3 *Hanfstaengl*, E.: 1, S. 234.
4 *Schenck*, E. G.: Benito Mussolini und seine deutschen Ärzte (in Vorbereitung).
5 *Brief* des Dr. Edmund Ronald, Estoril/Portugal, vom 16. 6. 1975 u. Leserbrief in der F.A.Z. vom 10. 6. 1975 (Archiv Dr. G. Franz-Willing).
Wiesenthal, S.: Recht, nicht Rache. Erinnerungen, Frankfurt 1988, 169 ff.
6 *Kersten*, F.: S. 209 ff.
7 Aufzeichnung vom 28. 10. 1944.
8 *Güstrow*, D.: Ein Jugendstreich in Leonding, S. 133 ff.
9 *Besymenski*, L.: 1982, S. 184 u. ff.
10 *Linge*, H.: S. 93/94.
11 Bei Prüfung des Kremaster-Reflexes streicht der Untersucher mit dem Perkussionshammer längs einer Oberschenkel-Innenseite. Hebt sich der Hoden entsprechend, so ist der Reflex normal. – Diese Untersuchung gehört zur Allgemeinuntersuchung. Der Untersuchte erkennt nicht, worum es geht, der Untersuchende vermag das Vorhandensein beider Hoden zu erkennen.
12 Hanfstaengl, E.: 1, S. 230 ff; *Hoffmann*, H.: 2, S. 123 u. ff.
13 *Kubizek*, A.: S. 135 u. ff.
14 *Toland*, J.: S. 1139.
15 Dr. E. *Bloch*, s. S. 517.
16 Hoffmann: 2, S. 135 u. ff.

Teil II

Aufzeichnungen Morell – Ein Kalendarium

1 Turner, H. A. jun.: 412.
2 Röhrs, H. D. Dr. med.: persönliche Mitteilung, 1981.
3 *Russisches Kopfschmerzfieber* (auch Ukraine-Krimfieber, russische Grippe u. a. m.) Wie erwähnt, litt Hitler im Sommer 1942 während seines Aufenthaltes im F. H. Qu. »Werwolf« bei Winniza / Ukraine möglicherweise an dem sogenannten »Russischen Kopfschmerzfieber«, das im Spätsommer bis Herbst der Jahre 1942–44 in Mittel- und Südrußland nicht selten war. Es wurde als neue, bis dahin in Deutschland unbekannte Infektionskrankheit angesehen, die charakteristische Erscheinungen zeigte: Beginn mit heftigsten Kopfschmerzen bes. im Bereich der Stirn und hinter den Augäpfeln. Diese waren ebenso wie die Trigeminusäste druckschmerzhaft. Manchmal bestanden leichte Nackensteifigkeit, Gliederschmerzen, Schwindel, dabei mäßiges Fieber über 3–5 Tage hin, zugleich Appetitlosigkeit. Urin stets ohne Besonderheiten.
Die Ätiologie (Ursache) war nicht bekannt, man dachte an Viren oder eine durch Leptospiren hervorgerufene akute lymphozytäre seröse Meningitis (gutartige Hirnhautentzündung), wie sie damals mehrfach als »Bademeningitis« beschrieben worden war.
Dafür sprach, daß eine Lumbalpunktion (Entnahme des Nervenwassers) stets Erleichterung brachte, während Antineuralgika wirkungslos blieben. Eukodal linderte die starken Kopfschmerzen ebenfalls.
Die Krankheit verlief nie bedrohlich, doch konnte sie sich bei allgemeiner Mattigkeit über 1–2 Wochen hinziehen. Angenommen wurde Ansteckung von Mensch zu Mensch.
Lit.: Medizin u. Naturwissenschaften in Deutschland 1939–1945, Bd. 74: Innere Medizin Teil 1 (1948); Bd. –: Bieling, R.: Viruserkrankungen des Menschen (1947).

Maßnahmen zur Besserung der Befindlichkeit

1 *Linge*, H.: 161.
2 *Turner*, H. A.: S. 406 u. 500.
3 ausführlich S. 107.
4 ausführlich S. 108.
5 *Morell-Papers* T 253 / R62, Notiz vom 3. 10. 1944.
6 Persönliche Mitteilung Heinrich Hoffmann jun., 1982; Hitler as seen by his doctors – Morell CIR No 2 / 01 – u. CIR / No 4; betr. Morell: Preliminary – Interrogation Report 01-CIR 9 vom 14. 9. 1945 u. »Protokoll St. John« vom 29. 11. 1945; *Katz*, O.: S. 35 ff.
7 Völkischer Beobachter vom 30. 12. 1938.
8 siehe E. G. Schenck: Das Pharma-Imperium des Leibarztes (in Vorbereitung).
9 Siehe Schenck, Pharma-Imperium und: Morells Briefe an seine Ehefrau 1940 / 41, Morell-Papers T 253 R 62, Nr. 8–14.
10 Below, N. v.: S. 204.
11 Morell Papers, Nr. 15–16.
12 Briefe Morells an seine Ehefrau aus Frankreich 1940, Morell Papers Nr. 8–14.
13 Der undatierte, aber nach Stempel auf dem Briefumschlag vom 14. 5. 1940 stammende Brief an die Ehefrau kennzeichnet die allgemeine entspannte Stimmungslage im Führerhauptquartier »Felsennest« in der Eifel: »herrliche Bergluft, gutes Quartier, vorzügliche Verpflegung. War heute, Sonntag morgen, ungefähr ½ Stunde mit dem Führer zusammen, dem es vorzüglich geht. Die würzige Luft ist auch für ihn sehr gut. In vergangener Nacht habe er so lange und tief geschlafen wie selten in seinem Leben. Sah auch meine Vitam(ultine) stehen.«
14 Morell Papers T 253 R 62 / 288–89, Niederschrift vom 16. 11. 1944.
15 Morell Papers T 253 R 62 / 420–429, Niederschriften vom 3. und 5. 3. 1945.

16 Morell Papers T 253 / R 62 und R 39 sowie weit verstreut in R 34–44.
17 Hitler as seen by his doctors-Headquarters, United States Forces European Theater Interrogation Report (PRI) No. 9.
18 Morell Papers T 253 / R 62.
19 *Irving*, D.: 5.
20 Anders als bei den Rollen T 253, R 34–44 ist bei R 62 die Numerierung z. T. kaum leserlich. Bei den Hitler betreffenden Notizen handelt es sich um die Hefter 83 mit 281 und 84 mit 122 Einzelaufnahmen. – Die laut *Irving* nicht auf Film aufgenommenen Karteikarten und das angeblich kaum entzifferbare Tagebuch Morells von 1944 stand mir ebenfalls nur teilweise zur Verfügung.
21 Morell Papers Rollen 34–44 und 62. Rolle 45 erstreckt sich zum Teil auf Morells Patienten und wurde von dem National Archiv of the United States Washington deshalb nicht zur Verfügung gestellt. Abgesehen von den auf die Rollen 39 und 62 konzentrierten Angaben über Hitler vermitteln die Unterlagen eingehendste Überblicke, unter anderem über Morells geschäftliche Aktivitäten.
22 z. B. Morell Papers R 39.
23 Aufzeichnungen sind nicht vorhanden aus der Zeit zwischen dem 1. 9. 1941 und dem 22. 7. 1942. – Im Sommer 1942 (Juni–Juli?) soll Morell sich länger als 1 Monat auf Befehl Hitlers zur Behandlung des Gauleiters Wagner in München aufgehalten haben.
(s. Irving, D.: Brief Morell an den Gesandten Windecker vom 6. 8. 1942).
24 Morell Papers T 253, R 39 ca. 200 Blatt. – Hier handelt es sich um von Dr. *Makkus* täglich vorbereitete Aktenbögen mit Angabe der von Morell an dem betreffenden Tage beabsichtigten Telefongespräche. Morell und auch Makkus machten dazu handschriftlich Äußerungen, fügten weiteres, resp. erhaltene Mitteilungen usw. hinzu, so daß die Bögen häufig sehr unübersichtlich wurden (s. Abbildung).
25 Persönliche Mitteilung von Heinrich Hoffmann jun., 1982.
26 Morell ließ sich immer wieder Karteikarten besonderer Patienten in das »Führerhauptquartier« schicken, um sie »auszutaxieren«, z. B. von Frau Berta Krupp.
27 Morell Papers T 253, R 37 / 8207–8227.
28 Morells Brief an Herrn von Oppen vom 7. 9. 1944, R 43.
29 Morell Papers T 253, R 62, Brief an seine Ehefrau vom 26. und 28. 5. 1940. Dr. *Weber* ist als Morells Assistent in der Berliner Praxis bis Ende 1944 nachweisbar.
30 Morell Papers T 253, R 34–44 und 62. R 45 erstreckt sich z. T. auf Morells Patienten und wurde von den National Archives deshalb nicht zur Verfügung gestellt. Abgesehen von den auf die Rollen 39 und 62 konzentrierten Angaben über Hitler vermitteln die Unterlagen eingehendste Überblicke u. a. über Morells geschäftliche Aktivitäten.
31 s. Morell Papers R 36 / 6759, Versand der Kisten – undatiert.
32 Morell Papers T 253, R 62.
33 Morell Papers T 253, R 37 / 8203 vom 6. 3. 1945.
34 Morell Papers T 253, R 34 / 4254–4255 und R 37 / 8228–8229, Brief an seine Frau vom 2. 5. 1945.
35 Irving, D.: 5, S. 7 u. ff.
36 Heston L. and Heston R. N.: S. 94 / 95.
37 Gespräch mit Dr. Rolf *Makkus* am 25. 3. 1982 in Frankfurt am Main.
38 Morell Papers T 253, R 62 – Notiz vom 23. 4. 1945.
39 *Toland*, I.: S. 1095.
40 Tania *Long*: Lit. Verz.
41 Enloe, C. F.: Lit. Verz.
42 Eingehend hierzu: *Irving*, D.: 5, S. 7–11.
43 Morell Papers T 253, R. 34–44 (45).
44 R 62 – Briefwechsel Morell-Nißle, und *Irving*, D.: 5, S. 308 u. ff.
45 s. S. 340.
46 *Schenck*, E. G.: Prof. Morell auf der Suche nach einem Nachfolger (in Vorbereitung). Manuskript.
47 *Becher*, E.: Lit. Verz.
48 s. S. 208 u. ff.
49 s. S. 208.

50 Naturforschung und Medizin in Deutschland 1933–1945, Stuttgart 1948, Bd. 69: Bakteriologie und Immunitätsforschung.
51 R 39, Telefon-Notizen vom 4. 10. 1944.
52 R 62, Notizen ohne Datum.
53 Völkischer Beobachter 24. 2. 1944; »Koralle« 1944 N. F. Nr. 7, S. 106: Schimmelpilze gegen Bakterien.
54 R 62: 18. 11. 1944.
55 Dr. G. *Zachariae* an Prof. *Morell* vom 3. 12. 1944, R 62/33–34.
56 Rudolf *Franck*: Moderne Therapie, Auflagen 1931, 1932, 1934, 1936, 1938, 1939, 1941, 1943, 1945 (Springer Verlag, Berlin–Göttingen–Heidelberg).
57 Morell Papers T 253, R 62 – S. 172–173 vom 15. 9. 1944 (s. Irving, D.: 5, S. 195); ausführlicher s. »Mutaflor« S. 208.
58 s. »Mutaflor« S. 208.
59 s. »Vitamultin« S. 213.
60 Morells Briefe an seine Ehefrau Hanni vom 13. 5., 16. 5., 26. 5. und 28. 5. 1940 (Morell Papers T 253, R 62 Aufn. 11–14, 444–445 und 450–453,
sowie: Hanscarl *von Hasselbach*: »Hitler as seen by his doctors«, C.I.R. No. 2/1 vom 15. 10. 1945.
61 O I Consolidated Interrogation Report (C.I.R. – No 4) Gründl – St. John vom 29. 11. 1945.
62 *Irving*, D.: 5.
63 Wenn David *Irving* auf eine etwas andere Zahl kommt, so hängt dies damit zusammen, daß einige Mittel (Antiphlogistika, Cafaspin, Coramin, Cortison, Digilanid, Enzynorm, Hämavit) Hitler von Morell zwar vorgeschlagen, aber entweder von diesem abgelehnt wurden, nicht mehr beschafft werden konnten oder bei Göring resp. Mussolini eingesetzt wurden.
64 siehe S. 228.
65 2 Operationen von Stimmbandpolypen 1935 und 1944, Ätzung der bei der Attentatsexplosion perforierten Trommelfelle, Wund- und anderweitige Ätzbehandlungen.
66 Die Auszählung ergibt
für 1941: 97 intravenös 21 intramuskulär
für 1942: 38/47, für 1943: 124/214, für 1944: 290/240, für 1945: 118/24, das sind insgesamt: 579 intravenöse und 546 intramuskuläre Injektionen.
67 Morell Papers, R 62/79 vom 7. 8. 1941.
68 persönliche Mitteilung von Herrn Hoffmann jun., 1982.
69 Morell Papers, R 62 – Aufnahme 202 Notiz vom 19. 10. 1944: »Beim intravenösen Injizieren steche ich jetzt leicht durch die Vene – viel schwächerer Füllungszustand, da jetzt 118 mm Druck, statt früher 143. – s. Irving, D.: 5, S. 235.
70 Notiz Morells in M. P. R 62, Aufnahme 219–220 vom 1. 11. 1944, s. Irving, D.: 5, S. 234.
71 Morell Papers, R 62–209, Notiz vom 20. 10. 1944 s. Irving, D.: 5, S. 224.
72 Morell Papers, R 62, Notiz vom 20. 4. 1945.
73 Morell Papers, R 62, Notiz vom 15. 4. 1945: Tremor, da Abart einer Schüttellähmung, Versuch vorübergehender Beeinflussung durch Harmin und Homburg 680
74 Bulgarisch-italienische Kur deshalb, weil die an der Economoschen Krankheit Leidenden neben einer besonderen lacto-vegetabilen Diät ein spezielles Präparat aus bulgarischer Belladonna (Tollkirschen-) Wurzel erhielten. Die italienische Königin Elena hatte sich hierfür besonders engagiert und war Schirmherrin der »Königin-Elena-Klinik« in Kassel, wo Dr. Völler sich auf die Behandlung dieser Kranken besonders spezialisiert hatte.
75 Morell Papers T 253, R 62 und R 39. – Die dort zusammengefaßten Telefonnotizen ermöglichen einen genauen Einblick.
76 s. S. 228.
77 Dr. Karl *Brandt*: C. C. PW. E 32/07–17, 30. 6. 1945 – S. 9, Dr. Morell (as seen by P. W.); *Görlitz*, W.: S. 613 u. ff; *Röhrs*, H. D.: 1, S. 29 u. ff; *Fikentscher*, H.: 1, S. 15.
78 s. Morell Papers T 253, R 62, Aufnahme 209; Irving, D.: 5, S. 227.
79 R. *Franck*. Moderne Therapie 9. Aufl. 1938 nach dem Kriege 1948, *Gehes*-Codex: Ausgaben 1937, 1938, 1939, nach dem Kriege 1949, *Pharma*-Codex jähr-

lich, *Rote* Liste, Ausgaben 1937, 1939, erste Liste nach dem Kriege 1949, *Rothgangs* (Dr.) – Spezialitäten Praktikum 1961,*Spezialitäten*-Taxe für das Deutsche Reich 1932, *Hagers* Handbuch der Pharmazie 1944, *Finkelburg*, R.: Die Therapie an den Bonner Universitätskliniken – Berlin–Köln 1931.

80 s. o., Nr. 4.

81 s. *Schenck*, E. G.: Das Pharma-Imperium des Leibarztes (in Vorbereitung).

82 Morell Notizen vom 8. 11. 1944, R 62, Aufn. 225 – Irving, D.: 5, S. 238 u. ff.

83 Morell Papers T 253, R 39 – 0684 und 0622 – Telefon-Notizen vom 13. 10. 1943 und 27. 1. 1944 und R 43/5934–41 vom Mai 1944.

84 s. S. 272 ff.

85 Morell Papers T 253, R 35/485212–14.

86 ebd.

87 Morell Papers T 253, R 37/7911, Schreiben des Präsidenten des Reichsgesundheitsamtes Professor Dr. Reiter vom 3. 1. 1944 an Morell.

88 Morell Papers T 253, R 35/6125–26, Schreiben vom 6. 7. 1943.

Exkurs: Beschreibung der wichtigsten an Hitler verabreichten Arzneimittel

1 *Eicken*, v. Carl »Notes of Prof. v. E. (1945)« Modern Mil. Res. Div.-National Archives Washington und »Hitler as seen by his Doctors« CIR 2 – hier in Fotokopie die Originalaufzeichnungen v. Eickens aus dem Jahre 1935 und 1944 (in Deutsch).

2 *Kempner*, R. M. W.: S. 48 u. ff.

3 Morell Papers T 253, R 62, Aufnahmen 186–191 vom 3. 10. 1944 und Irving, D.: 5, S. 210–214.

4 Persönliche Mitteilung der Witwe Frau E. Conti aus dem Jahre 1976.

5 Morell Papers T 253, R 62, Aufnahmen 195–197 vom 5. 10. 1944, s. Irving, D.: 5, S. 216–218.

6 ausführlichere Darstellungen s. *Irving*, D.: S. 201 u. ff und *Katz*, O.: S. 293 u. ff.

7 s. Anmerkung 6.

8 Morell Papers T 253, R 35/5985–86 zum 3. 10. 1944.

9 Morell Papers, R 62, Aufn. 201 vom 13. 10. 1944, s. *Irving*, D.: 5, S. 220 u. ff.

10 *Lewin*, L.: Lit. Verz.

11 H. *Eppinger*: Lit. Verz.

12 *Schenk*, P.: Lit. Verz.

13 Bundesarchiv Militärarchiv Freiburg i. Br., H 20/2391.

14 ebd., H 20/302/1.

15 s. *Meyler*, L.: S. 121 und *Moller*, K. G.: S. 368.

16 Morell Papers T 253, R 62, Notizen vom 20. 7./8. 10. 1944 und 22. 3. 1945.

17 s. *Giesing*: Bericht über meine Behandlung bei Hitler – Wiesbaden 12. 6. 1945 – ausgewertet bei *Linge*: S. 246.

18 *Moeschlin*, S.: S. 461 und 513 und *Koerner*, O.: s. daraus folgenden Text:

Die lokale Anästhesierung in der Rhinologie, Laryngologie und Otologie

Die lokale Anästhesierung der Schleimhaut in den Luftwegen hat eine große Bedeutung für unser Gebiet gewonnen. Alle dazu dienlichen Mittel beseitigen die bei der Untersuchung und Behandlung störenden Reflexe (krampfhaften Verschluß des Schlundes und Kehlkopfs, Würgen und Erbrechen, Husten und Niesen) und machen die Schleimhaut nicht nur gefühllos, sondern auch mehr oder minder blutleer.

Das am besten wirkende, aber nicht ungefährliche Mittel hierfür ist das *salzsaure Kokain*. Man wendet es in wässerigen Lösungen von 1 bis 20% an. Die Maximaldosis (0,05) ist bei der Applikation auf die Schleimhaut der Luftwege nicht maßgebend.

Die Gefährlichkeit des Mittels nötigt zu dem spärlichsten Gebrauch. Die chronische Kokainvergiftung nach häufiger Anwendung des Mittels (Kokainismus) kommt für uns nicht in Betracht; aber nicht gerade selten sehen wir akute Intoxikationen. Parästhesie in den Händen, Geschwätzigkeit, Aufregung, Angstzu-

stände mit kleinem, frequenten Puls und Blässe, Störungen des Bewußtseins, tiefe Ohnmachten, Zuckungen, Amaurose, Wahnvorstellungen, ja sogar Hemiparese mit Aphasie wie durch eine Apoplexie kommen vor. Auch an die leichteren dieser Störungen schließt sich meist ein 12–18 Stunden und länger dauerndes schweres Krankheitsgefühl an.
Kokainschock
Dieser kann bei überempfindlichen Menschen schon auf ganz kleine Dosen eintreten. Die Patienten erkranken z. B. während einer Schleimhautpinselung oder nach dem Einträufeln von Kokaintropfen in das Auge ganz plötzlich mit Angstgefühl, evtl. unter dem Vorangehen eines kurzen Erregungsstadiums und schwersten Schockerscheinungen, wie extreme Blässe, Atemnot, kalter Schweiß. Der Puls kann dabei auffallend langsam sein, der Blutdruck fällt stark ab, und meistens geht dieser Zustand sehr bald in ein tiefes Koma über, in dem die Patienten evtl. trotz energischer Therapie ad exitum kommen können.

19 ebd. 17.
20 Morell Papers T 253, R 62, Aufnahme 215–217 und 395 (nur Maschine) vom 30. 10. und 10. 12. 1944, s. Irving, D.: 5, S. 231 und 259.
21 Hagersches Handbuch der pharmazeutischen Praxis, Bd. V. 1978.
22 Morell Papers T 253, R 43/5934–41 – So fordert Morell laut Telefonnotizen vom 27. 1. 1944 (R 39) Eupaverin und *Pervitin* an, ohne zu berücksichtigen, daß es sich um dem Opiumgesetz unterstehende Mittel handelte.
23 *Heston*, L.: Lit. Verz.
24 s. »Vitamultine«, S. 213
25 *Büdingen*, Th.: Lit. Verz.
26 *Hochrein*, M. u. I. *Schleicher*: S. 620 u. ff.
27 Protokoll St. John vom 29. 11. 1945 über die Behandlung Hitlers durch Morell (National Archives, Washington D. C.).
28 Morell Papers T 253, R 62, Aufnahmen 131–134, in Schloß Fuschl am 6. 6. 1943, s. *Irving*, D.: 5, S. 131–134.
29 *Königer*, H.: Lit. Verz.
30 Morell Papers T 253, R 62, Aufzeichnung vom 5. 5. 1944: »leichte Oedeme am Schienbein, unter Fingerdruck sichtbar – 1200 ccm Flüssigkeitsaufnahme – Prostrophanta.« Morell nahm eine beginnende Herzinsuffizienz an, was m. E. bei diesem geringen Befund keineswegs zutraf.
31 Brief von Prof. A. Weber – Bad Nauheim an Morell vom 17. 5. 1943, *Irving*, D.: 5, S. 330–331.
32 s. S. 172.
33 Gehe Codex 1937, Rote Liste 1949, ausführlich in Rudolf Franck: Moderne Therapie (Auflage 1948), S. 529.
34 Erstmals angegeben in »Gehe-Codex« 1939, noch nicht in der »Roten Liste« des gleichen Jahres.
35 *Franck*, R.: (1948), S. 347/348.
36 ebd. S. 517
37 Brief Dr. Kurt Mulli an Prof. Morell vom 6. 7. 1943. (R 35/6125–26).
38 Schreiben des Präsidenten des Reichsgesundheitsamtes an Prof. Morell vom 25. 10. 1943 (R 37/7908).
39 Notiz Dr. R. Makkus über ein Gespräch Dr. Mullis mit Dr. Koerber vom 29. 10. 1943 (R 37/7905).
40 Brief Morells an den Präsidenten des Reichsgesundheitsamtes Prof. Reiter vom 15. 12. 1943 (R 37/7909).
41 Morell Papers T 253, R 37/7915–16.
42 *Franck*, R.: (1948), S. 487/488.
43 *Morell*, Theo: Über Lipojodin, in: Dtsch. medizinische Wochenschrift 1926, 535–536.
44 *Franck*, R.: (1948), S. 408.
45 Biologisch-medizinisches Taschenbuch 1939, Teil A (Stuttgart), S. 457.
46 Morell Papers T 253, R 40–1762/63.
47 Morell Papers T 253, R 34–3613/14 vom 20. 1. 1944.
48 Morell Papers T 253, R 34–3603 u. 392/93: Brief Prof. Laves an Prof. Morell.

49 Morell Papers T 253, R 37–8388, Telegramm von Laves an Morell vom 4.1.1945.
50 Morell Papers T 253, R 35–5301.
51 Bundesarchiv Freiburg i. Br. H 20/1053.
52 Teil I, Anm. 216 (zu S. 121). Naturforschung und Medizin in Deutschland 1933–1946 Dieterich'sche Verlagsbuchhandlung 1948, Bd. 69: Bakteriologische und Immunitätsforschung Berichte über Nißle u. Mutaflor S. 15 u. ff. und 36 u. ff., Bd. 74: Bericht über E. Becher »intestinale Autointoxikation S. 353, s. aber auch Schenck, E. G.: »Das Pharma-Imperium des Leibarztes.« In Vorbereitung.
53 E. G. *Schenck*: »Das Pharma-Imperium des Leibarztes.
54 *Blankenhorn*, M. A.: I. Am.Med.Ars. III, 2105/1938; *Brown-Hewel*: Am.int. Med. 13, 700 (1939); *Chem. Zentralblatt* 1943 II. 342–343 (Bericht über Ultraseptyl-Patent); *Fauvre*-Beaulien et Rymer: Presse med. 51, 154 (1946); *Gsell*, O.: Schw.med.Wschr. 1940, 243/1943, 692, 1944, 1095; *Krüger-Thieme*: Arch.Dermat. 138 H 1 (1942); *Laver*, S.: Klin.Wschr. 1940, 791; *Martelli*, F.: Med.ital. 22, 477–491 (1941); ref.Zbl.Hyg. 69, 412 (1943); *Nymann*, E.: Nord.med. (Stockholm) 1942, 861–862 ref.Zbl.Hyg. 69, 412 (1943); *Stafford*, J.: Science 91 Nr. 2363, Suppl. S. 12 (1942) (Mittlg. über Steinbildung u. Nervenschädigung); *besonders*: *Vonkennel*, J.: Die Wirkung und Anwendung der Sulfonamide. Dtsch.med.Wschr. 1942, 953–957, 985–987.
55 Morell Papers T 253, R 36 – 7654/55 vom 1.2.1943.
56 Morell Papers T 253, R 37 – 8145/46, Brief Morells an Werner Haupt vom 23.8.1943.
57 Morell Papers T 253, R 42 – 4662.
58 Omnadin wurde in »Gehe-Codex« und »Roter Liste« geführt. S. auch: *Franck*, R.: (1948), S. 430.
59 *Königer*, H.: Lit. Verz.
60 *Franck*, R.: Moderne Therapie (1948), S. 361.
61 Morell Papers T 253, R 62 – Aufnahmen 219–234, 288–300, 369–384 – November 1944.
62 Übersicht: Therapiewoche 34 (1984), S. 7001–7008.
69 s. S. 197.
64 ebd. 53.
65 Gehe-Codex 1939 und *Franck*, R.: (1948), S. 549.
66 Morell Papers T 253, R 62–347 vom 14.3.1944; s. *Irving*, D.: 5, S. 162.
67 Persönliche Mitteilungen: Heinrich Hoffmann jun. 1982; Dr. Rolf Makkus 1982; Frau Christa Schroeder 1982; gerichtliches Vernehmungsprotokoll Dr. Kurt Mulli in Hamburg 1968.
68 Morell Papers T 253, R 43/6651, Schreiben vom 19.3.1942.
69 Brief der Hamma-Werke an Morell vom 15.10.1942 (T 253, R 35–4920) und Brief Morells an A. Becker vom 29.10.1942 (T 253, R 36–7026).
70 Gehe-Codex 1939 und *Franck*, R.: (1948), S. 549.

Morells Bemühungen um eine Diagnose

1 Die mitgeteilten Fakten beruhen vornehmlich auf den Aufzeichnungen *Morells*, welche in den *Morell*-Papers T 253 auf Rolle 62 abgelichtet sind.
2 Als Beispiel: *Brandt*, Karl: Notes on Dr. Morell. CCP.WE 32/O.I – 17. Modern Military Records Division National Archives Washington vom 30.6.1945 und: Graf *Schwerin-Krosigk* 1946 im US-Lager Ludwigsburg. (Persönl. Mittlg. von Dr. H. Schlüter 1982 an Verfasser).
3 Hanscarl von *Hasselbach*: Niederschrift Cam 78 am 29.5.1945 und Stellungnahme zu der Übersetzung aus dem Buch von *Trevor-Rooper* über Hitlers letzte Tage, 1946 – ohne weitere Daten (Archiv Schenck).
4 *Hanfstaengl*, E.: S. 185; *Hoffmann*, H.: S. 197 u. ff; *Goerlitz*, W.: S. 471; *Kubizek*, A.: S. 203.
5 *T 253*, R 62 und *Irving*, D.: 5, S. 236–237.
6 *T 253*, R 62–179 und *Irving*, D.: 5, S. 200.
7 *T 253*, R 62–224 vom 8.11.1944 und *Irving*, D.: 5, S. 237.

8 *Linge*, H.: S. 241 u. ff. – dort weitere Literaturhinweise.
9 s. Teil IV S. 505.
10 *s. Anm. 3.*
11 *T 253*, R 41–493192 vom 1.9.1938, Morells Zeugnis für Henni *Peschke* über Tätigkeit in seiner Praxis: »Herz; Lungen-Röntgen; EKG; Interferometrie, Magenausheberung u. Magensaft-Untersuchung. Blutsenkungsgeschwindigkeit und Blutbilder, Blutzuckerbestimmungen; Urin-Sediment-Untersuchung. Präparateuntersuchungen usw. – Ferner: Subaquale Darmbäder, Stangerbäder, Ultrakurzwellen, Diathermie, Höhensonne, Vierzellenbäder, Hochfrequenzbehandlung. – geschickt in intravenösen und intramuskulären Injektionen.«
12 *T 253*, R 34/484244–484245 vom 25.3.1945 Zeugnis Morells für Frau *Krause*, welche übrigens auch bei Hitler Blut zur Blutbilduntersuchung abgenommen hatte.
»Kenntnisse: Blutbilder, Calcium-Bestimmungen, Rest-Stickstoff-Bestimmungen, Gallenfarbstoff-Bestimmungen; Magensaft-, Stuhl-, Urinuntersuchungen. – *Diagnostik*: EKG; Röntgen, Herz, Lunge, Magen, Darm, Gallenblase, Nieren. *Therapie*: Kurzwellen, Diathermie, Vierzellen-Bad, Hochfrequenzbehandlung, Höhensonne.«
Bemerkung des Verfassers: Die beiden Zeugnisse in Anm. 11.) und 12.) bezeugen, daß Morell bereits 1938 in einer diagnostisch und therapeutisch sehr gut ausgestatteten Praxis in Berlin/Fasanenstr. tätig gewesen ist.
13 *T 253*, R 62 – s. auch *Irving*, D.: 5, S. 197.
14 Professor Dr. Henri *Chaoul* – Direktor des Röntgeninstitutes der Charité, Ordinarius. Mit *Morell* gut bekannt, fast befreundet.
15 *T 253*, R 62/190–191 vom 3.10.1944. *Irving*, D.: 5, S. 214.
16 Wichtiger Hinweis auf bereits früher, vor 1933 gemachte Röntgenaufnahmen. Es ist nicht festzustellen, wer sie machte, welche Organe sie betrafen und zu welchem Zeitpunkt sie angefertigt wurden. – Hinweise darauf konnten nicht gefunden werden.
17 *T 253* – R 62/198 – *Irving*, D.: 5, S. 217.
18 *T 253* – R 62/251–252; undatiert, von Morell handschriftlich.
19 *T 253* – R 62/226–227 – *Irving*, D.: 5, S. 239.
20 *T 253* – R 62/232 und 372 vom 16.11.1944, *Irving*, D.: 5, S. 245.
21 *T 253* – R 62 vom 21.11.1944 – *Irving*, D.: 5, S. 247.
22 *T 253* – R 62/379 vom 23.11.1944 (maschinenschriftl.) *Irving*, D.: 5, S. 248.
23 *T 253* – R 62/384 vom 28.11.1944 (maschinenschriftl.) *Irving*, D.: 5, S. 251.
24 *T 253* – R 62/388 vom 6.12.1944, *Irving*, D.:5, S. 256.
25 *T 253* – R 62/410 vom 20.1.1945 (maschinenschriftl.) *Irving*, D.: 5, S. 258.
26 Sämtliche Angaben entstammen, soweit nicht anders gekennzeichnet, den Morell-Notizen R 62.
27 Zschr. f. physikalische Chemie 11, 1047 (1910).
28 »Fermentstudien« – Jena 1917.
29 Münch. med. Wschr. 1933, 2042.
30 Die zu den »Nordmark-Werken« in Hamburg gehörende Firma »Promonta« bot unter dem Handelsnamen »Organognoste« bereits Organsubstrate der verschiedensten Organe und Gewebe an.
31 In einem Zeugnis vom 1.9.1938 bescheinigte er der technischen Assistentin *Peschke* Kenntnisse in der Interferometrie (ebd. 11).
32 s. *Schenck*, E. G.: Das Pharma-Imperium des Leibarztes (in Vorbereitung).
33 R 62 und: Irving, D.: 5, S. 304/305.
34 R 62.
35 R 43/5706.

Möglichkeiten zu einer nichtmedikamentösen Behandlung

1 *T 253* – R 62; *Irving*, D.: 5, S. 75 u. ff und S. 107.
2 *T 253* – R 62/vom 4.5.1944; *Irving*, D.: 5, S. 169.
3 *T 253* – R 62 vom 5.5.1944; *Irving*, D.: 5, S. 170.
4 *T 253* – R 62/174 vom 15.9.1944; *Irving*, D.: 5, S. 195.

5 *T 253* – R 62/212 vom 27. 10. 1944, *Irving*, D.: 5, S. 229.
6 *T 253* – R 62/214 vom 29. 10. 1944; *Irving*, D.: 5, S. 230.
7 *T 253* – R 62/225–226 vom 8. 11. 1944, *Irving*, D.: 5, S. 238.

Bemühungen Außenstehender um Einfluß auf Morells Therapie

1 Brief Martin *Bormanns* an seine Frau vom 25. 12. 1944 – /(Rückübersetzung aus dem Englischen) Archiv Schenck, und R 40/2732 und R 36/6879.
2 *Kersten*, F.: S. 209–218.
3 R 62/466–469.
4 R 62 vom 17. 12. 1942, und *Irving*, D.: 5, S. 112.
5 R 62/93 vom 18. 7. 1943 und *Irving*, D.: 5, S. 141.
6 Der Chirurg Dr. med. Raimund von *Ondarza*, später Chefarzt am Krankenhaus Bad Oldesloe, war Görings Leibarzt. – Morells Disput mit Karl Brandt vom 3. 10. 1944 über die Antigas-Pillen, wobei er von Ondarza ebenfalls erwähnt und M. P. T 253, R 62 – 189–190; Irving, D.: 5, S. 213 u. ff.
7 M. P. T 253, R 35 – 5275, Die Methode Faust war zu jener Zeit *eine* von mehreren Entspannungsverfahren, die damals propagiert wurden, und sicherlich einem Menschen, der bereit war, sich unterzuordnen – was für Hitler eine Unmöglichkeit war –, von Nutzen.
8 s. *Schenck*, E. G.: Das Pharma-Imperium des Leibarztes (in Vorbereitung).
9 s. S. 40 u. ff.
10 R 62 – Morell Notizen 3. 10. – 13. 10. 1944.
11 s. S. 198.
12 Persönliche Mitteilung von Frau Christa *Schroeder*.
13 Sofern nicht anders angegeben, stets R 62.
14 R 35/5985–5986.
15 R 35/5984.
16 R 62.
17 R 62.
18 R 62.
19 R 62 und Irving, D.: 5, S. 220–221.

Morell als Hitlers Gesprächspartner

1 Morell Notizen auf T 253, R 62 verschiedentlich.
2 Telefon-Notizen auf T 253, R 39.
3 Briefe vom 20. 10. 1943, T 253, R 34 – 4270–4286 und vom 25. 11. 1943. T 253, R 37 – 8680–81.
4 Dozent Dr. Bickert war Hygieniker beim Oberkommando des Heeres. Er fiel als Divisionsarzt bei der »Ardennenoffensive« im Dezember 1944. Brief: 23. 10. 1943 und 11. 1. 1944. T 253, R 37 – 8664–8668.
5 s. S. 231 und S. 34 u ff.
6 sämtlich in Morell Papers T 253, R 62.
7 s. Anmerkung 5.
8 Briefe an Benno von Arendt und Freiherrn von Roedern vom 28. 12. 1944. T 253, R 40, 492766–2769.
9 Durch Freisetzen von Wasser beim Abbinden des Betons.
10 Botschafter Walter *Hewel*, Verbindungsbeauftragter des Reichsaußenministers von Ribbentrop bei Hitler. Von diesem sehr geschätzt, aber auch Duzfreund Morells, wie dieser in Baracke 9 untergebracht – Oberstleutnant Gerhard *Engel* von Februar 1938 bis Oktober 1943 Adjutant des Heeres bei Hitler.
11 T 253, R 62 – 76/75 vom 18. 8. 1941, Irving, D.: 5, S. 97.
12 ebd.
13 R 62 vom 31. 12. 1941.
14 Morells Aufzeichnungen über den Monat Dezember 1941 liegen nicht vor, so daß über jene Erkrankung Hitlers und ihre Behandlung durch Morell nichts bekannt ist. Die Erkrankung in Winniza ab 22. 7. 1942 ist dokumentiert.

15 Prof. Dr. med. Hans *Eppinger* († 1945 durch Suizid) Direktor der I. Medizinischen Universitätsklinik Wien. / Wesentliches Forschungsgebiet: Leberkrankheiten.

16 Generalfeldmarschall Walter von Brauchitsch, Oberbefehlshaber des Heeres.

17 Sanatorium »Weißer Hirsch« in Dresden, ein sehr bekanntes Diät-Sanatorium.

18 »Rußla-Puder nach Prof. Morell« – s. in: *Schenck*, E. G.: Das Pharma-Imperium des Leibarztes (in Vorbereitung).

19 Oberstarzt Prof. Dr. Walter *Schreiber*, zuletzt Generalarzt. Hygieniker u. Abteilungsleiter in der Militärärztlichen Akademie, Berlin. 1945 leitender Arzt der Verteidigung Berlins. – 1949 vorzeitig als Aktivist aus sowjetischer Kriegsgefangenschaft entlassen.

20 Oberfeldarzt Doz. Dr. W. *Bickert*, Hygieniker im Oberkommando der Wehrmacht, Lötzen. 1944 gefallen bei Ardennen-Offensive. Vertrauter Mitarbeiter Morells bei »Rußla-Puder«.

21 Fräulein Christa Schroeder und Frau Gerda Daranowski, später Frau Christian, waren Sekretärinnen Hitlers.

22 Es handelt sich um den schließlich noch am 10.11.1944 bezogenen Bunker Hitlers im Führerhauptquartier »Wolfsschanze«.

23 Einer der Diener Hitlers.

24 Hitler war durch seinen langjährigen Friseur im Führerhauptquartier, Wollenhaupt, infiziert worden.

25 Morell wollte anscheinend Hitler von seiner Bakteriophobie (Bakterienfurcht) ablenken und verwies auf die Bakterien im Trinkwasser des Führerhauptquartiers, welches damals erstmals auf seine Qualität untersucht wurde.

26 Der auf die »Dysbakterie-Lehre« fixierte Morell meinte nicht zu Unrecht, Haupterreger von Blasen- und Nierenbeckenentzündung/ -eiterungen seien aus dem Darm eingewanderte pathogene Koli-Bakterien, und beabsichtigt in diesem Zusammenhange, demnächst Hitlers Prostata zu untersuchen. – Auf diesem Gebiet war *Morell* sachverständig, hatte er sich doch 1918 in Berlin als Spezialist für Elektrotherapie und Harnwegskrankheiten (heute einem Urologen entsprechend) niedergelassen. Bei Spina bifida und Hypospadie handelt es sich um Entwicklungsstörungen einmal im Bereich der Wirbelsäule und eventuell des Rükkenmarks, dann in dem der männlichen Harnröhre – also Mißbildungen.

27 Hitler erwähnt lediglich die prompte Wirkung des Eupaverin. Hat Morell ihm verschwiegen, daß er außer dem nicht suchtverursachenden Spasmolytikum (krampflösendes Medikament) Eupaverin stets auch den unter das Opiumgesetz fallenden, also süchtigmachenden Morphium-Abkömmling Eukodal gleichzeitig mit injizierte?

28 Man erkennt sehr deutlich, daß Morell keinerlei diagnostische Vorstellungen hatte, sondern Behandlungen empfahl, wie sie damals bei Nervenschäden üblich waren.

29 Über die Entstehungsursachen der Koliken bestand zwischen Hitler und Morell Einigkeit.

30 Nach persönl. Mitteilung von Herrn Heinrich Hoffmann jun. war – angeblich auf Betreiben von Reichsleiter Martin *Bormann* – im Führerhauptquartier die Mitteilung verbreitet worden, sein Vater Professor Heinrich Hoffmann sei an Typhus erkrankt, worauf ihm der in dieser Hinsicht besonders ängstliche Hitler verbot, zu ihm in das Führerhauptquartier zu kommen. Es soll sich um eine Intrige Martin Bormanns gehandelt haben, der den seit jeher ungehinderten Zutritt Hoffmanns zu Hitler unterbinden wollte. Hoffmann hatte offenbar keinen Typhus und war auch nicht Bazillenträger. Hitler blieb jedoch argwöhnisch und Morell, der Leibarzt, geriet in eine für ihn sehr unangenehme Position, da ihn der mißtrauische Hitler mit der Aufklärung des Falles beauftragt.

31 Erinens Bruder = Ernas Bruder, d. h. ärztlicher Bruder der zweiten Ehefrau von Professor Heinrich Hoffmann.

32 R 37/4884.

33 Wegen beginnender Ardennenoffensive Abfahrt nach Führerhauptquartier »Adlerhorst« bei Bad Nauheim.

34 s. T 253, R 62 und Irving, D.: 5, S. 273.

35 Unter den Morell-Akten aus dem National Archives Washington T 253, R 34–44 u. 62 befindet sich in 235 (Hefter 13) Nr. 1485351–54 ein »Nicht-Medizinischer

Bericht Morells über Hitler« in englischer Sprache. Er ist undatiert und trägt lediglich rechts oben handschriftlich die Signatur »H. M.«. – Es muß sich um die Zusammenfassung von Vernehmungen Morells aus Mitte 1945 handeln, die auf irgendeine Weise unter die Originalakten Morells gerieten und mit abgefilmt wurden. – Man erkennt, daß die oben angegebenen Gesprächsmitteilungen während der ärztlichen Behandlungen Hitlers durch Morell und die in diesem Bericht wiedergegebenen Eindrücke Morells völlig unterschiedlicher Art sind. Sie beruhen entweder auf Erinnerungen Morells an die Tischgespräche Hitlers, an denen er ja sehr häufig teilnahm, oder sind Zusammenstellungen der amerikanischen Vernehmungsoffiziere aus den Verhören der verschiedenen Ärzte, da zu bedenken ist, daß Morell im Sommer 1945 ein bereits schwer kranker und geistig hochgradig geschädigter Mann war, dessen Aussagen kaum noch objektiv verwertet werden konnten. – Hierzu: H. R. Trevor-Rooper: »New Light an a Dark Career« in »New York Time Magazin«, March 17, 1946 – Section 6. Seine Äußerung bezeugt, daß zu jener Zeit fast alle Vernehmungsprotokolle der Ärzte aus Hitlers Umgebung bekannt und verwertet worden waren. Man gewinnt den Eindruck, daß sie z. T. in den »Dr. Morell non medical Report« Eingang gefunden haben – Ich bringe ihn dennoch in deutscher Übersetzung als Abschluß.

Maßnahmen zum Schutz Hitlers vor Gefährdung durch Medikamente und Nahrungsmittel

1 *Hoffmann*, P.: Lit. Verz. 1
2 Persönl. Mittlg. Herr Heinrich *Hoffmann*, 1986.
3 Persönl. Mittlg. Dr. Rolf *Makkus*, 1982.
4 *Hoffmann*, P.: 1, S. 187.
5 Ausnahme: Das Trinkwasser des Führerhauptquartiers »Wolfsschanze« im Oktober 1944; s. S. 292.
6 Bundesarchiv Koblenz, Mikrofilm National Archives Washington. T 253.
7 s. S. 200.
8 Schenck, G. E.: Das Pharma-Imperium des Leibarztes (in Vorbereitung).
9 Schreiben der Firma Hageda an Morell vom 3. 11. 1941, T 253, R 62 – 84/85.
10 Tel. Notizen Morells vom 10. 10. 1943, T 253, R 39 – 490689.
11 Morell-Telefon-Notizen vom 24. 7. 1944, T 253, R 39–430576.
12 Morells Schreiben vom 17. 10. 1944 an Dr. Carl Blumenreuther, T 253, R 35–495296.
13 Typische Ausdrucksweise Morells, wenn es sich um einen Wunsch oder Auftrag von Hitler handelte.
14 T 253, R 62 – 26–29 vom 9. 6. 1944 und Begleitschreiben Müllers von der Parteikanzlei vom 28. 6. 1944 an Morell, R 62–30.
15 s. S. 8.
16 s. S. 37.
17 ausführlich S. 8.
18 ebd.
19 s. *Röhrs*, H. D.: Lit. Verz. 1
20 Gespräch am 2. 4. 1982 in Göppingen…
21 Ausführlicher persönlicher Bericht von Herrn Heinrich *Hoffmann*, 1982.
22 Persönl. Mitteilung von Dr. Rolf *Makkus*, 1982.
23 *Below*, N. v.: S. 87.
24 T 253, R 43/5845–46 vom 30. 8. 1944: »Sehr verehrter Herr Professor! Unter Bezugnahme auf unsere gestrige mündliche Rücksprache übersende ich Ihnen in der Anlage ein Verzeichnis derjenigen Mittel, um deren Übersendung auf den Berghof Frau Mittelstraßer für die Berghof-Gäste bittet.«
Die Liste enthält: Coramin-Ciba; Mutaflor (handschr. Zusatz Morells: bzw. Trocken-Coli-Hamma); Ultraseptyl; Evipan; Phanodorm-Tabl.; Tempidorm-Tabl.; Leopillen; Optalidon; – Petroläther; Benzin; Spiritus.
Dazu Morell handschr.: »Nach Berghof absenden. Führerhauptquartier 30/31. 8. 1944 Dr. M.«

25 Morell Papers T 253, R 43/5934–42. *Medikamentenverzeichnis* vom Mai 1944 Hausapotheke auf dem Obersalzberg. Handschrift Dr. Makkus, mit eigenhändigen Zufügungen von Morell. *Herzmittel*: 1) Campher, 2) Cardiazol, 3) Sympatol, 4) Traubenzucker 10–20%, 5) Cedilanid, 6) Euxanthin, 7) Coramin, 8) Strophantose I u. II, 9) Glucadenose, 10) Prostrophanta, 11) Digalen, 12) Esdesan, 13) Nitroglycerin, 14) Coffein. *Kopfschmerz Schmerzstillend*: 1) Pyramidon, 2) Veramon, 3) Spalt, 4) Togal, 5) Morphium, 6) Novalgin, 7) Eucodal, (8) Eupaverin. *Anti-Infektion*: 1) Gelonida antineuralgica, 2) Formamint, 3) Ozominth, 4) Panflavin. *Jod*: 1) Jodtropon, 2) Jod-Ca-Diuretin, 3) Jocapral, 4) Cypojodin, 5) Endojodin, 6) Septojod, 7) Jod, 8) Jodtropon-Struma, 9) Yatren (hdschr. Morell). *Sulfonamide*: 1) Ultraseptyl Fl. u. Tabl., 2) Eubosin, 3) Cibazol, 4) Prontosil, 5) Prontalbin, 6) Globucid, 7) Pyrimal. *Schlafmittel*: 1) Phanodorm, 2) Phanodorm-Ca., 3) Quadronox. *Beruhigungsmittel*: 1) Brom-Nervacit, 2) Baldrian-Tropfen, 3) Opium-Tropfen, 4) Paverysat-Bürger, 5) Bellergal. *Hormonpräparate*: 1) Testoviron-Amp., 2) Progynon-Amp./Liqu., 3) Cortiron-Amp., 4) Hamma-Leber, 5) Perhepar, 6)..., 7) Orchikrin, 8) Prostakrin, 9) Homoseran, (hdschr. Morell). *Vitaminpräparate*: 1) Vitamultin-Täfelchen bitter u. süß, 2) Intelan-Drag., 3) Cantan-Amp. 4) Vitamultin-Ca-Amp., 5) Vitamultin-forte, 6) Ephinal, 7) Evison, 8) Ereton, 9) E-Viterbin, 10) Levagovit (? Sch.), 11) Thrombovit-Amp. u. Dragees. *Abführmittel*. 1) Leo, 2) Boxberger, 3) Isticin, 4) Mitilax, 5) Früchtewürfel. *Verdauungsstörungen*: 1) Antigas, 2) Euflat, 3) Luicym, 4) Yerlier-Kompr? 5) Natrium citricum, 6) Magnesia biseriert, 7) Gelonida stomachica. *Antiseptica*: 1) Alkohol, 2) reines Benzin, 3) Sagrotan, 4) Lysoform. *Anregungsmittel*: 1) Pervitin (hdschr. Morell) 2) Cola.
Arznei-Verwaltung
Prof. Dr. Theo Morell
Schlafmittel: Phanodorm-Ca
1944–Mai
Datum/Zugang, Abgabe an Menge, Bestand, Karteikarte.

26 T 253, R 34–4328 vom 29.10.1943 – Schreiben Morells an die Schering A. G., Berlin: »Die Versorgung des Führerhauptquartiers erfolgt ausschließlich über die Engel-Apotheke.«

27 T 253, R 44/7832.
Dr. Mulli: (Hamma-Werke)
Vitamultin-Täfelchen, Vitamultin-Calc.-Amp., Vitamultin forte-Amp., Leber Hamma, Trocken-Coli-Hamma
Andere Fabriken Glucovarin-, Glucose-, Traubenzucker-Amp. (Merck), Septojod-Amp., Omnadin-Amp., Glyconorm-Amp. und Glyconorm Bohnen, Tonophosphan-fortissime-Amp., Eupaverin-Amp., Eukodal-Amp., Euflat-Dragees, Antigas-Pillen, Luicym-Tabl., Calcium citr.-Salz, Optalidon, Tempidorm, Aqua dest-Amp., Aqua bidest-Amp.

28 T 253, R 43–495886 vom 20.8.1944 über im Deutschen Reich nicht erhältliches Ultraseptyl – anstelle von Cibazol-Ampullen.

29 T 253 – R 37 – 488413 vom 24.3.1945. Die Sendung enthielt:
20 × 200 Packg. Vitamultin-Täfelchen, süß
20 × 50 Amp. Leberextrakt Hamma
40 × 15 Amp. Vitamultin-Calcium
20 × 50 Gl. Orchikrin-Dragées
20 × 25 Gl. Orchikrin-Dragées
20 × 3 Amp. Prostakrin-Inj.
50 × 20 Gl. Trocken-Coli-Hamma
100 × 20 Gl. Chineurin-Drag.

30 T 253, R 37 – 8841. Morells Brief an die Firma »Hamma« vom 29.3.1945.

31 T 253, R 62, Notiz vom 3.10.1944; Irving, D.: 5, S. 213.

32 T 253, R 62 – 193 und 204–205, Notizen vom 4. und 19.10.1944; s. Irving, S. 215 und 223, sowie T 253, R 44 – 7832.

33 s. S. 172.

34 s. beispielsweise *Röhrs*, H. D.: 1 und *Fikentscher*, H.: 1.

35 Persönliche Mitteilung von Christa Schroeder.

36 s. S. 189 u. ff.

37 T 253, R 62, Notiz vom 1.11.1944.
38 persönl. Mitteilung Dr. Makkus.
39 T 253, R 39 – 490567 vom 2.9.1944.
40 T 253, R 62 – 183–184 vom 1.10.1944, Irving, D.: 5, S. 208.
41 *Franck*, R.: Moderne Therapie.
42 T 253, R 39 – 490634. Die in Erregung niedergeschriebene undatierte Notiz ist zwischen dem 15. und 20.1.1944 einzuordnen.

Kontrollmaßnahmen auf direkte Veranlassung Hitlers

1 Die hier mitgeteilten Fakten beruhen vornehmlich auf den Aufzeichnungen Morells und Berichten, welche auf T 253, R 62 abgelichtet sind.
vgl.: dazu Irving, D.: 5, S. 358 u. ff.
2 Schreiben der Firma »Hageda« – Berlin, 3.11.1941 – T 253 R 62 / Aufnahme 84–85.
3 vgl. Irving, D.: 5, S. 319–321.
4 Hierzu ausführlich: *Schenck*, E. G.: »Das Pharma-Imperium des Leibarztes (in Vorbereitung).
5 Morell Papers T 253 R 39, Telefongespräch von Dr. Rolf Makkus am 20.10.1943.
6 ebd. 1 und vgl. Irving, D.: 5, S. 341–342.
7 ebd. 1 und Irving, D.: 5, S. 355.
8 Morell Papers T 253 R 43 / 5726.
9 Telefonnotizen vom 13.10.1944, T 253 R 62 Aufnahme 278, und Irving, D., S. 356.
10 T 253 R 62, nur Irving, D., S. 343.
11 Brief Morells vom 11.1.1944 an den Leiter des Feldlaboratoriums des O.K.H. Lötzen (T 253 R 43 – 5728).
Schreiben Stabsarzt Dr. von Bock vom 11.1.1944 an den leitenden Hygieniker Oberfeldarzt Dr. Bickert (T 253 R 62 – 162 / 164) – Prüfschein der chem. Untersuchunsstelle.
1.2.1944 (T 253 R 62 – 167).
– Briefe Dr. Bickert vom 12.1. und 10.2.1944 an Morell (T 253 R 62 – 160–168).
vgl. Irving, D.: 5, S. 343–346.
12 Dr. Bickert — H. Qu. OKH
Oberfeldarzt — den 12. Januar 1944
i. OKH

Betr.: Vergiftung durch Methylalkohol

Methylalkohol wird namentlich in unreiner Form mit Beimengung von Azeton und Fuselalkohol sowohl als Lösungsmittel in der Industrie als auch zum *Strekken des teuren Äthylalkohols* in alkoholischen Getränken benutzt. Je höher der Äthylalkohol besteuert oder je mehr er durch eine unzweckmäßige und undurchführbare »Prohibition zugleich verteuert und begehrenswert gemacht wird, um so mehr häufen sich die Fälle von *Methylalkoholvergiftung*. Im Winter 1931 / 32 sind in den Vereinigten Staaten etwa 400 Todesfälle durch alkoholische Getränke erfolgt, die bis zu 75 % durch Methylalkohol verunreinigt waren.
In Deutschland ist der Zusatz von Methylalkohol zu Nahrungs- und Genußmitteln verboten.
Die *Giftigkeit* des Methylalkohols wird außerordentlich gesteigert durch seine Verunreinigungen. Daher sind die toxischen Dosen und die Vergiftungserscheinungen sehr verschieden. Hinzu kommt die große individuelle Verschiedenheit der *Giftempfindlichkeit* verschiedener Menschen.
Methylalkohol wirkt an sich weniger berauschend als Äthylalkohol, *dafür hält aber seine Giftwirkung um so länger an*. Es ist kennzeichnend, daß Verunreinigungen von geistigen Getränken mit Methylalkohol einen schweren und langanhaltenden Kater erzeugen. Während man nach Genuß selbst größerer Mengen von gutem, naturreinem Wein mit klarem Kopf aufwacht, erwachen die Opfer jener Surrogate, soweit sie nicht bewußtlos ins Krankenhaus eingeliefert werden, mit einem schweren, benommenen und schmerzhaften Kopf, starken Un-

behagen, Gliederschmerzen, Müdigkeit, Übelkeit und Erbrechen. Häufig sind auch Augenstörungen, Augenflimmern, Sehschwäche und verlangsamte Reaktionen der erweiterten Pupillen.
Bei schweren Vergiftungen stürzen die Vergifteten bewußtlos zu Boden oder winden sich in Krämpfen. Dabei kommt es zu Erbrechen, Kollaps und Blutdrucksenkung.
Methylalkohol bleibt 5–10mal länger im Körper, weil er entsprechend langsamer oxydiert wird, als Äthylalkohol. Daher besteht bei regelmäßiger Aufnahme auch eher die *Gefahr einer Summation*. Leibschmerzen und Sehstörungen treten oft erst nach einer Inkubationszeit von vielen Stunden auf. Kennzeichnend sind besonders *Sehstörungen*: Abnahme des Sehvermögens bis zur vollkommenen *Blindheit*. Die Sehstörungen können sich gelegentlich so rasch entwickeln, daß der Vergiftete schon beim Erwachen aus dem Rausche erblindet ist, oder daß er zunächst nur über Nebelsehen klagt, aber innerhalb weniger Tage mehr oder weniger vollständig erblindet. *Die Erblindung ist stets doppelseitig.*

(gez.) Dr. Bickert.

13 s. Dr. Bickert, Hygieniker beim O.K.H.
14 T 253 R 43 – 5728.
15 T 253 R 43 – 5727 / Tel. Notiz vom 13. 10. 1944.
16 Vgl. Irving, D.: 5, S. 358–359, 361.
17 T 253 R 37 – 7724–25.
18 Brief Morells an Dr. Kurt Mulli, T 253 R 43 – 5706.

III.

Jugendkrankheiten, Verwundungen, Verletzungen, Vergiftungen

1 Kubizek, A.: S. 28/227/259.
2 Hitler, A.: Mein Kampf, S. 16.
3 Diese Angabe ist auf das Jahr 1905 zu datieren, da Hitler im gleichen Zusammenhang erklärt, die Mutter sei 2 Jahre später gestorben – sie starb im Dezember 1907.
4 Bullock, A.: S. 23.
5 Goerlitz, W.: S. 36 u. ff.
6 Bundesarchiv Koblenz NS 26/65 – Dokumentation Bleibtreu, S. 73–77.
7 Colliers 15. 3. 1941: E. Bloch: My Patient Hitler, o. O. u. J.
8 Bundesarchiv Koblenz N. S. 26/65.
9 Bullock: S. 44 und Olden, R.: S. 84.
10 Mein Kampf, S. 209 und ff.
11 OI – CIR/2 vom 15. 10. 1945 und C. I. R./4 vom 29. 11. 1945.
12 Mein Kampf, S. 220 und ff.
13 Katz, O.: S. 58 u. ff.
14 Goerlitz, W.: S. 177, 210, 212.
Hanfstaengl, E.: 1, S. 147.
Schroeder, Chr.: S. 341.
15 Lurker, O.: S. 5, 9 u. ff., 15, 68.
16 Kempner, R.: S. 54.
17 R 62, Notiz vom 20. 7. 1945; und Irving, D.: 5, S. 184.
18 Feuersänger, M.: S. 185.
19 Hasselbach v.: OI-CIR/2 vom 15. 10. 1945 und seine Stellungnahme zur Übersetzung aus dem Buche Trevor-Roper über Hitlers letzte Tage aus dem Buch 78 vom 28. 5. 1946, S. 3.
20 Notizen vom 31. 3. 1945 und auch Irving, D.: 5, S. 275/276.
21 In einer Verhandlung anläßlich des Hochverratsprozesses gegen ihn (Februar/März 1924), erklärte er, der jüdische Arzt Dr. Hugo *Stettiner* sei maßgeblicher Veranlasser seines Antisemitismus. Er habe im Lazarett Beelitz auf der Station Dienst getan, auf welcher er als Verwundeter gelegen habe und zu ihm, als er ihn

in ein militär-wissenschaftliches Buch vertieft fand, bemerkt, er hätte ihn für klüger gehalten. Noch während der Verhandlung erklärte Sanitätsrat Stettiner dazu, er habe sich über jeden Kranken gefreut, der ein hohes Interesse gezeigt habe. Doch es sei durchaus möglich und verständlich gewesen, daß er gelegentlich den aus dem Felde kommenden und nervösen Soldaten zum Verzicht auf derartige Lektüre geraten habe.
Im Buch »Mein Kampf«, das Hitler während der nachfolgenden Festungshaft in Landsberg schrieb, erwähnt Hitler diese Äußerung und überhaupt den ganzen Prozeß nicht. – Aber: Kleine Ursache – verhängnisvolle Folgen: ein Tropfen nur, der ein schon volles Faß zum Überlaufen brachte? Nach: *Goerlitz*, S. 92 sowie Zentralverein der deutschen Staatsbürger jüdischen Glaubens. III Jahrgang/ Nr. 11 – vom 13.3.1924.

Die Augen: allgemeine und ärztliche Befunde

1 *Schroeder*, Chr.: S. 71.
2 ebd., S. 71.
3 *Hasselbach*, H. v.: Stellungnahme zu der Übersetzung aus dem Buche von Trevor-Roper über Hitlers letzte Tage. – Maschinenschrift, 6 Seiten, undatiert, wahrscheinlich 1946 (Archiv Schenck).
4 *Turner*, H. A.: S. 43.
5 *Schenck*, E. G.: 3, S. 117.
6 Hitler as seen by his Doctors, OI – C. I. R. / 2 vom 15.10.1945 und C. I. R. / 4 vom 29.11.1945. (Rückübersetzung aus dem Englischen).
7 *Katz*, O.: S. 58 u. ff.
8 *Weiß*, E.: S. 107–119.
9 *Maser*, W.: S. 147 u. ff.
Toland, J.: S. 102.
10 Archiv Dr. Georg *Franz-Willing*, Überlingen.
11 Schroeder, S. 80.
12 Persönl. Mitteilung des Tropenmediziners Prof. Dr. O. *Fischer*, 1973.
13 *Speer*, A.: S. 346.
14 Morell-Papers T 253 – R 62; Notiz vom 20.11.1944.
15 T 253 – R 62: Notizen von den verschiedenen Tagen.
16 T 253 – R 62: Morells Notizen von den betreffenden Tagen.
17 Headquarters United States Forces European Theater – OI – C. I. R. / 4 Annex III Report of Eye Examination.
18 *Irving*, D.: 5, S. 349–352.

Der Zustand des Gebisses

1 *Lurker*, O.: S. 52.
Toland, J.: S. 207.
2 *Schroeder*, Chr.:
a) Persönliche Mitteilung vom 14.12.1981.
b) S. 71 und 385.
3 *Bemerkungen zu Prof. Blaschke.*
In seiner Vernehmung durch Dr. *Kempner* zeigte er sich schnoddrig (als Berliner), salopp und eher zynisch in der Beurteilung Hitlers, den er für einen »pathologischen Fall« hielt. Es scheint beinahe so, als habe sich der in Amerika ausgebildete *Blaschke* mit dem in die USA emigrierten *Kempner* irgendwie messen und gleichstellen wollen.
4 *Besymenski*, L.: 1982, S. 371.
Darin: Abdruck der Arbeit von:
Sognnaes, R. F. u. F. Stroem: The odontological identification of Adolf Hitler. Definitive documentation by X-rays, interrogations and autopsy findings. = Acta odont. Scand. 31, (1973), 43–69 bei Besymenski, S. 356–381.
5 R 62.

6 Interrogation of Hitlers dentist and physicians. American Archives and Records Service 1945, NOS OI – F. I. R./31 – 1945; s. auch Besymenski: 1, S. 365 u. ff.; *Kempner*, R., S. 48 u. ff.
7 Hitler as seen by his Doctors, U. S. Forces European Theater M. I. S. C. Report NO. O. I. – C. I. R./2 – 1945.
8 Besymenski, L.: S. 190–192.
9 ebd., S. 182; 188–190; 193; 196–200; 202.
10 ebd., S. 189; 192–196; 199–201 u. ff.
11 Besymenski und die dort erwähnte Arbeit von *Sognnaes*, R. F. und F. *Stroem*. In dieser sind Röntgenaufnahmen, der Zahnstatus Hitlers und die den Leichen zwecks Identifizierung entnommenen Brücken u. s. w. abgebildet.
12 Prof. Dr. Karl *Brandt*, Kransberg/Dustbin, den 10.8.1945, Denkschrift ohne Überschrift S. 4/5. (Archiv Schenck).

Beschwerden und Erkrankungen im Ohren-, Nasen-, Mund- und Halsbereich

1 *Turner*, H. A. jun. Hrsg.: S. 412.
2 *Persönl.* Mitteilung von Frau Verene *Lafferentz*, geb. Wagner vom 3. 5. 1986.
3 *Opitz*, H. J.: Ohrgeräusche – Ursachen und Behandlung, in: Dtsch. Ärzteblatt 1984, S. 2551.
4 *Hanfstaengl*, E.: 1, S. 84.

Herz- und Gefäßerkrankung

1 Soweit nicht anders angegeben, wurden die im folgenden wiedergegebenen Morellschen Konstatierungen seinen Niederschriften in *R 62* entnommen.
2 Hitler as seen by his Doctors, European Theater Military Intelligence Service Center, CIR/Nr. 2 vom 15. 10. 1945.
3 R 34/3587 vom 23. 8. und R 34/3581 vom 17. 9. 1943, ferner Telefonnotizen R 39 vom 30. 8., 2. 9. und 8. 10. 1943.
4 R 39/Telefonnotizen vom 23. 10., 16., 17., und 18. 11. 1943 – 10., 11., 12., 14., 15., 21., 22. 1.; 10. 2.; 7., 10., 16. 9. 1944.
5 Persönl. Mitteilungen Dr. R. *Makkus*, 1983.
6 Arbeitsbestätigungen Frl. *Peschke* vom 1. 9. 1938 (R 41/3192) und Frau *Krause* vom 25. 3. 1945 (R 34/4244).
7 R 62 und Irving, D.: 5, S. 318, 353 u. 372 u. ff.
Report »Hitler as seen by his Doctors«, OI – CIR/4 vom 29. 11. 1945, Annex VII: Four Electrocardiograms.
8 Herrn Dr. med Dietrich *Pillen* bin ich für die Befundung der alten E. K. G. zu besonderem Dank verpflichtet.
9 *Below*, N. v.: S. 286.
10 Foreign Relations of the United States, Diplomatic Papers 1945 – Vol III., Washington 1968.
11 *Holzgreve*, H.: Milde Hypertonie – eine kritische Analyse der Interventionsstudien, in: Internist 29 (1988), 232–238.

Die Magen-Darm(abdominellen)-Beschwerden

1 Morell Papers T 253 R 62, jeweilige Datierungen.
2 s. S. 301.
3 Persönliche Mitteilung Frau E. Conti.
4 *Speer*, A.: 1, S. 117.
5 Herr *Hoffmann* jun.: persönliche Mitteilung 1981.
6 *Hoffmann*, P.: 1, S. 78.
7 *Below*, N. v.: S. 286.
8 Dieser durchaus sachliche Bericht veranlaßte D. *Irving* (5, S. 373) zu der maliziö-

sen, aber unrichtigen Bemerkung: »Im Untersuchungslabor, wo periodisch der (niemals untersuchte, Sch.) Mageninhalt des »Pat. A« (= Hitlers) überprüft wurde, gab man diskret der Überraschung Ausdruck, daß dieser ausschließlich aus Pflanzenfasern bestand.«

9 *Warlimont*, W.: S. 353 u. ff.

10 Morell Papers, R 62.

11 ebd.

12 ebd.

13 *Handloser*, S.: S. 475–476.

14 *Speer*, A.: 1, S. 117.

15 *Heston*, L.: S. 143 u. ff.

16 *Epidermische Gelbsucht* (Hepatitis epidemica)

a) *Allgemeines*

Die infektiöse Gelbsucht war die verbreitetste Infektionskrankheit während des Zweiten Weltkrieges. Nach *Wolff* waren im 3. Kriegsjahr allein auf deutscher Seite 5–6 Millionen Soldaten und einschließlich der Zivilbevölkerung weit über 10 Millionen Menschen hieran erkrankt. Die Berichte zahlreicher beratender Internisten (Bundesarchiv – Militärarchiv Freiburg i. Br., H 20/229 – 545 dokumentieren, daß die Hepatitis epidemica im Jahre 1944 von Berlin über Pommern und Ostpreußen bis ins Baltikum hinein bei der Truppe weit verbreitet war. Die Krankheit nahm in den letzten Kriegsjahren zunehmend pandemischen Charakter an und wiederholte sich alljährlich mit einem Herbstgipfel etwa ab September bis November. Schließlich entfielen 6 % aller internen Erkrankungen auf die H. e. Die Morbidität (Krankheitsrate) betrug 1–60 % einer Population, jedoch war die natürliche Resistenz relativ groß; sie nahm mit dem Alter zu, wurde jedoch durch Entbehrungen und Anstrengungen erheblich herabgesetzt, und zwar besonders stark bei vorhergehenden Magen/Darminfektionen.

Von der Ostfront wurden Oktober 1942 monatlich etwa 80000 Neuerkrankungen gemeldet; in der Heimat gab es außer sporadischen Fällen zahlreiche Epidemien.

Die *Ansteckungsgefahr* war im allgemeinen groß und im Prodromalstudium am höchsten. Die als Erreger angenommenen Viren wurden, wie man annahm, durch Schmutz und Kot, aber auch durch Tröpfcheninfektion von Mensch zu Mensch übertragen.

Die *Sterblichkeit* betrug während des Krieges 0,2–0,4 %.

Verlauf u. Erscheinungsbild: Die Inkubationszeit betrug 2–5, konnte aber auch 10 Wochen erreichen. Dabei war das *klinische Bild* relativ symptomarm und häufig völlig uncharakteristisch.

Nach 4–6 Fiebertagen, bei welchen gastrointestinale Erscheinungen wie Übelkeit, Appetitlosigkeit, Brechreiz und Erbrechen, Magen-Darmbeschwerden, seltener heftige, auch kolikartige Schmerzen, Durchfälle oder Obstipation beobachtet wurden, trat eine Gelbsucht unterschiedlicher Schwere und Dauer (Tage bis Wochen) auf. Die Variabilität des Krankheitsbildes möge daran deutlich gemacht werden, daß z. B. bei 130 eindeutigen Erkrankungen nur 42mal Fieber konstatiert wurde, oder daß die Krankheit nicht selten atypisch ohne Gelbsucht (anikterisch) verlief. Auch war nur bei etwa 20 % beobachteter Fälle die typische Phasenfolge eingehalten. Hinzu traten nicht selten Katarrhe und rheumatische-neuralgische Beschwerden auf.

Die Verlaufsdauer war, wie bereits angedeutet, unvorhersehbar, nicht selten lagen zwischen der fieberhaften Phase und dem Auftreten der Gelbsucht einige Tage relativen Wohlbefindens.

Die *Leber* konnte von Anfang an vergrößert sein, jedoch zeigte sich die Vergrößerung deutlicher erst z. Z. des Auftretens der Gelbsucht. Stets bestand ausgesprochene Druckempfindlichkeit.

Literatur: Handloser, S. (Hrsg.), Innere Wehrmedizin, Leipzig 1944, (Kapitel Fähndrich);

Medizin u. Naturwissenschaften in Deutschland 1939–45, Bd. 74: Innere Medizin Bd. 1 (1948) und R. Rieling: Viruserkrankungen des Menschen (1947).

b) *Epidemische Gelbsucht Hitlers*

Man wird meinen, daß die Ansteckungsgefahr bei Hitler, der im Sperrkreis A

innerhalb des Sperrkreises I des F. H. Q. »Wolfsschanze«, ebenso wie seine engsten Mitarbeiter weitgehend isoliert lebte, sehr gering war. Es gelang mir nicht, einen Sanitätsbericht des Truppenarztes-F. H. Q., in dem Bemerkungen über die Häufigkeit der Gelbsuchterkrankungen der Truppe enthalten gewesen sein müßten, ausfindig zu machen. Jedoch ist es sicher, daß die Isolierung Hitlers weit geringer war, als gemeinhin angenommen; denn in den Sperrkreis I rückten seit Anfang 1944 tgl. mehrere hundert Bauarbeiter ein, welche beim Bau der mächtigen Betonbunker eingesetzt waren. Sie lebten außerhalb des F. H. Q. in ihren Wohnbaracken sicherlich nicht unter optimalsten hygienischen Verhältnissen, und Hitler hielt sich durchaus gelegentlich auch in ihrer Nähe auf. Außerdem aber wurde Hitler nach dem Attentat von einem wesentlich größeren Menschenkreis aufgesucht und auch ärztlich auf verschiedenste Weise behandelt.
Eine Infektionsgefährdung bestand also zweifellos. Der Krankheitsverlauf selber war relativ leicht. Die Gelbsucht hielt nur wenige Tage an, die Temperaturen waren subfebril, die Abdominalbeschwerden, das ausgesprochene Hinfälligkeitsgefühl, Appetitlosigkeit u. a. m. aber typisch. Es gab ungezählte Verläufe dieser Art, so daß ich überzeugt davon bin, daß es sich bei Hitler um diese Krankheit gehandelt hat. Differentialdiagnostisch spricht mehr dafür als dagegen. Eine Gallensteinerkrankung mit Gallenblasenentzündung konnte nach Lage der Dinge nicht diagnostiziert werden. Eine Strychnin-Atropin-Vergiftung ist völlig auszuschließen.

17 *Röhrs*, H. D.: Lit. Verz. 1
18 *Krehl-Mering*: Lehrbuch der Inneren Medizin, Jena 1922, S. 532.
19 Morell Papers R 62.
20 Zeitschrift für Verdauungs- und Stoffwechselerkrankungen, 1936.
21 *Franck*, R.: Lit. Verz.
22 Handloser, S.: S. 491. Zur Dysbakterien-Lehre: ferner
Kretz, I.: Die Bedeutung von Verdauungs- und Stoffwechselstörungen für die Krebsentstehung... Mschr. Krebsbekämpfung 1943, H. 4/5, (R 37/8501–8507).
Weiland, I.: Kommt dem Paracoli-Bad eine besondere Stellung als Krebserreger zu? Dtsch. med. Wschr. 1944, H. 5/6. (R 37/8457–8464).

Der fortschreitende Allgemeinverfall

1 *Lurker*, O.: Die Angaben zu Landsberg, S. 5, 7, 59.
2 *Maser*, W.: S. 326.
3 Lurker, O.: S. 21.
4 Lurker, O.: S. 9–11.
5 Lurker, O.: S. 68.
6 *Ziegler*, H. S.: S. 129.
7 Ziegler, H. S.: S. 131 und S. 177.
8 Archiv *Schenck*.
9 *Turner*, H. A. jun.: S. 412.
10 Archiv *Schenck*.
11 Archiv *Schenck*.
12 Archiv *Schenck*.
13 Archiv *Schenck*.
14 Archiv *Schenck*.
15 Kempka, E.: Lit. Verz.
16 *Irving*, D.: 3, S. 373; Hitler as seen by his Doctors, C. I. R./4 – 19.11.1945.
17 R 62 – 14.5.1940.
18 R 62 vom 26.5.1940.
19 R 62 – 7.–14.8.1941.
20 R 62 – 11.8. und 20.8.1941.
21 Maser, W.: S. 335.
22 R 62 vom 21.8.1941.
23 *Heston*, E.: S. 26.
24 *Fabrikant* Dr. N. D.: Hatte Hitler einen Parkinson? Welt am Sonntag 11.12.1960, S. 18.

25 R 62 vom 22. 7. 1942.
26 R 62 vom 23. 7. 1942.
27 Bundesarchiv Koblenz: Morell-Vernehmung am 25. 10. 1945, C. I. R. / Nr. 4.
28 Maser, W.: S. 337.
29 *Below*, N. v.: S. 313.
30 Archiv *Schenck*.
31 *Morell* Papers R 62.
32 wie Anm. 27.
33 *Linge*, H.: S. 160.
34 *Kersten*, F.: S. 209–217.
35 *Schroeder*, Chr.: S. 74–75.
36 Archiv Dr. G. *Franz-Willing*, Überlingen.
37 Morell Papers R 62.
38 *Hoffmann*, H.: 2, S. 219.
39 *Guderian*, G.: S. 402.
40 Maser, W.: S. 338.
41 Fabrikant, S. 18.
42 *Irving*, D.: 5, S. 128.
43 *Morell* Papers R 42 / 5131.
44 Morell Papers R 62.
45 Ziegler, H. S.: S. 32.
46 Archiv *Schenck*.
47 Soweit nicht anders vermerkt wird zitiert nach *Morell* Papers R 62 – unter den betreffenden Daten.
48 *Schmidt*, P.: S. 582.
49 T 253 – R 38 / 9453.
50 Hitler as seen by his Doctors, C. I. R. / Nr. 2–4.
51 Morell Papers R 37 / 7796.
52 *Speer*, A.: 1, S. 367.
53 Hoffmann, H.: 2, S. 218.
54 Archiv *Schenck*.
55 Below, N.: S. 382.
56 Zit. bei *Feuersänger*, M.: S. 198.
57 *Oven*, W. v.: S. 109.
58 Guderian, G.: S. 402. und Bullock, A.: S. 768.
59 Below, N.: S. 384.
60 Persönl. Mitteilung von Herrn G. *Kaufmann* an Herrn H. Hoffmann jun. u. Verfasser, 5. 11. 1985.
61 Below, N. v.: S. 393.
62 Below, N. v.: S. 385.
63 Zit. bei Maser: S. 427.
64 Ziegler, H. S.: S. 39.
65 Zit. bei *Bullock*, A.: S. 772.
66 Ziegler, H. S.: S. 38, 43, 51.
67 Oven, W. v.: S. 176.
68 Below, N. v.: S. 338.
69 *Irving*, D.: 2, S. 680.
70 Röhrs: 2, S. 138.
71 Sämtliche Angaben nach Morell Papers R 62.
72 Zitiert von Dr. Giesing nach Vernehmung durch U. S.-Offiziere am 16. 6. 1946 und 15. 10. 1945.
73 Prof. Karl *Gebhardt*: Befragung am 3. / 4. 7. 1945 (USS BS).
74 *Schenck*, E. G.: 3, S. 116 u. ff.
75 *Kempner*, R. M. W.: S. 44.
76 *Dietrich*, O.: S. 226.
77 Below, N. v.: S. 400.
78 Oven, W. v.: S. 253.
79 *Boldt*, S.: 1947, S. 15.
80 Bullock, A.: S. 763.
81 Below, N. v.: S. 405.

82 Below, N. v.: S. 402.
83 *Jordan*, R.: S. 253/254; 256/257.
84 *Wahl*, K.: S. 385–389.
85 *Goerlitz*, W.: S. 616.
86 Goebbels-Zitate nach Tagebücher 1945, S. 200/201 und 333, S. 448, 457–458.
87 *Schramm*, P.: Lit. Verz. 1.
88 *Ziegler*, H. S.: S. 340.
89 Speer, A.: 1, S. 474.
90 Hoffmann, H.: 2, S. 230.
91 Oven, W. v.: S. 296.
92 ders., S. 298.
93 *Moellhausen*, E. T.: S. 315.
94 Ziegler, H. S.: S. 360.
95 Linge, H.: S. 271–273.
96 *Kempka*, E.: Lit. Verz. 2.
97 Boldt, S.: S. 63.
98 Speer, A.: 1, S. 476.
99 Kempka, E.: a. a. O. S. 96.
100 Boldt, S.: S. 63.
101 Kempka, E.: 2, S. 229/230.
102 *Assmann*, H.: Some personal recollections of Adolf Hitler, in U. S. Naval Institute Proceedings, Dez. 1953, S. 1289–1295.
103 *Kübler*, R.: S. 76–79.
104 Schaltung – Küste. Nachrichtenblatt des Verbandes deutscher U-Bootfahrer, 7. (1964), S. 16–23.
105 Linge, H.: S. 267 u. ff.
106 *Treue*, W.: S. 435 u. ff.
107 1948, Archiv Schenck.
108 *Bürger-Prinz*, H.: S. 209.
109 *Schellenberg*, W.: S. 98/99 u. 356/357.
110 Morell Papers R 45 – 1498332 f.
111 R 41 – 3164.
112 R 42 – 5570 f.
113 R 42/5539–5542.
114 R 42/5511 f.
115 R 36/6932.
116 R 41/3514–3518.
117 R 40/2740.
118 R 40/49 2766 f.
119 R 40/49 2768 f.
120 *Peikert*, P.: S. 77–80.
121 Röhrs, H. D.: Briefe, Archiv Schenck.

Die Schüttellähmung

1 Während des Zweiten Weltkrieges gab es nur wenige Kriegszitterer. Anfänge einer »Kleinepidemie« an der vordersten Ostfront nach angeblichen Gasbeschuß seitens der Russen konnte Verfasser durch entsprechende psychologische Behandlung an Ort und Stelle und Vermeidung der Rückführung der Geängstigten in das Feldlazarett im Keime ersticken. Einzelne Fälle finden sich in den Akten der Heeressanitätsinspektion, Bundesarchiv – Militärarchiv Freiburg, H 20.
2 Morell Papers R 37/7796.
3 R 62 vom 3. 11. 1944.
4 R 62 vom 28. 11. 1944.
5 R 62 vom 5. 10. 1944.
6 R 62 vom 15. 4. 1945.
7 OI – CIR/4 vom 20. 11. 1945.
8 *Recktenwald*, J.: S. 14.
9 *Maser*, W.: S. 326.

10 *Lurker*, O.: S. 9–11, 60, 63.
11 R 62, Notiz vom 20. 8. 1941.
12 *Kempka*, E.: 2, S. 87.
13 R 62.
14 »Hitler as seen by his Doctors«, CIR/2 vom 15. 10. 1945.
15 Bemerkungen zu Trevor-Roper: v. Hasselbach: Die letzten Tage der Reichskanzlei undatiert – ca. 1948 (Archiv Schenck).
16 *Linge*, H.: S. 160.
17 *Schroeder*, Chr.: S. 74.
18 s. S. 382 u. ff.
19 s. S. 382 u. ff.
20 R 62.
21 s. S. 382 u. ff.
22 s. S. 382 u. ff.
23 R 62.
24 Nachdruck 1982, S. 107–119.
25 ausführlich hierzu *Katz*, O.: S. 59 u. ff.
26 s. Anm. 8.
27 *Turner*, H. A.: S. 412.
28 s. Anm. 12.
29 R 62 – Tagesnotizen unter dem betr. Datum.
30 R 62 – Tagesnotizen Juli 1942.
31 Brief vom 2. 5. 1974 an Verfasser.
32 In den zusammenfassenden Berichten der beratenden Internisten (Prof. Gutzeit – Bundesarchiv Freiburg H 20/70, 114, 397–1 und 544 C) wird als neuartige, ab Juli bis September 1942 in den Abschnitten Mitte und Süd, vereinzelt auch Nord der Ostfront Infektionskrankheit das »russische Kopfschmerzfieber«, bzw. »infektiöse Kopfschmerzfieber« gemeldet, das im Jahre 1943 und 1944 dann weniger oft beobachtet wurde. Es erfaßte bis zu 20% der Soldaten, wurde aber in den Jahren 1943/44 wieder weniger häufig beobachtet.
Man deutete die Erkrankung als eine gutartig verlaufende seriöse bzw. lymphozytäre Meningitis (Hirnhautentzündung), die wohl zur Gruppe der Virusmeningistiden zu rechnen war, aber nicht mit dem Pappataci-Fieber in Zusammenhang gebracht werden durfte, da desssen Überträger, die Sandfliege (Phlebotomus Pappatacii) in diesem Raum nicht vorkam.
Die Krankheit begann ohne Vorboten, sehr akut –, nach Angaben eines Beobachters mit 6 Stunden Latenz nach stundenlanger Einwirkung von Sonne ohne Kopfbedeckungen mit schnell ansteigendem Fieber (38–39,5 °C), das 2–7 Tage anhalten konnte. Die Rekonvaleszenz verlief schnell.
Die führenden Symptome waren: quälende Kopfschmerzen in der Stirngegend und den Augenhöhlen, mit Schmerz bei Druck auf die Augäpfel und den Nervus occipitalis; Augenbewegungen schmerzten ebenfalls und nicht selten bestand eine leichte Conjunctivitis, Lichtscheu und Hyperacusis. Als Ausdruck meningealer Reizung in manchen Fällen leichte Nackensteifigkeit und Vermehrung der Zellen im Liquor (20–300/3 Zellen). Dazu Rücken-, Oberschenkel- und Wadenschmerzen, gelegentlich Verstopfung und Umkehr des Schlafrhythmus (was aber bei Hitler und bei der Truppe sicherlich nicht ernsthaft zum Ausdruck kam). Außerdem katarrhalische Beschwerden, auch Bronchitis, keine Beteiligung von Kreislauf-, Harn- und Verdauungsorganen. Die Erkrankten fühlten sich abgeschlagen, interessenlos, erholten sich aber schnell.
Im Entwurf zu einem von Prof. Gutzeit verfaßten Merkblatt heißt es im März 1945: Erreger: unbekannt; Ansteckungsweg: unbekannt; Ansteckungsfähigkeit: unbekannt; Isolierung: unnötig; Auftreten in weit ausgedehnten Gebieten Rußlands in den Monaten Juli bis September; im Kriege häufig; bacteriol-serol. Diagnose unmöglich, Bekämpfung: unmöglich; Therapie: symptomatisch, Lumbalpunktion. (s. auch Handloser: Innere Wehrmedizin, Leipzig 1944, S. 165).
Hinsichtlich der Beurteilung der Folgen stand diese Erkrankung des Zentralnervensystems, wie damals bereits betont wurde, wesentlich günstiger da als etwa die Fleckfieberenzephalitis. Der Truppenarzt mußte versorgungsmäßig über die Dienstfähigkeit von Fall zu Fall entscheiden; denn auch nach dem »Kopf-

schmerzfieber« konnte eine mehr oder weniger deutliche neurovegetabile Labilität verbleiben, und Genesene klagten noch längere Zeit über Erschöpfung, Schweißneigung, Herzklopfen, Schlaflosigkeit. – (Bundesarchiv – Militärarchiv Freiburg H 20/70, 114, 397–1, 544 C).
Das sogenannte »russische Kopfschmerzfieber« war im Spätsommer bis Herbst der Jahre 1941–44 in Mittel- und Südrußland nicht selten. Es wurde als neue, bis dahin in Deutschland unbekannte Infektionskrankheit angesehen, die ein umschriebenes Krankheitsbild sui generis zeigte: Beginn mit heftigsten Kopfschmerzen bes. im Bereich der Stirn und hinter den Augäpfeln. Diese waren ebenso wie die Trigeminusäste druckschmerzhaft. Manchmal bestanden leichte Nackensteifigkeit, Gliederschmerzen, Schwindel, dabei mäßiges Fieber über 3–5 Tage hin, zugleich Appetitlosigkeit. Urin stets ohne Besonderheiten.
Die Ätiologie war nicht bekannt, man dachte an Viren oder eine durch Leptospiren hervorgerufene akute, lymphocytäre, seriöse Meningitis, wie sie damals mehrfach als »Bademeningitis« beschrieben worden war.
Dafür sprach, daß eine Lumbalpunktion stets Erleichterung brachte, während Antineuralgica wirkungslos blieben. Eucodal linderte die starken Kopfschmerzen ebenfalls.
Die Krankheit verlief nie bedrohlich, doch konnte sie sich bei allgemeiner Mattigkeit über 1–2 Monate hinziehen. – Angenommen wurde Ansteckung von Mensch zu Mensch.
Nachkriegsliteratur: s. Medizin u. Naturwissenschaften in Deutschland 1939–1945: Bd. 74: Innere Medizin Teil 1 (1948), nur: Bieling, R.: Viruserkrankungen des Menschen (1947).

33 *Schellenberg*, W.: S. 356 u. ff.
34 Äußerung eines unbekannten Freundes über Prof. Dr. Max de Crinis – ohne Datum – (Archiv Dr. G. Franz-Willing, Überlingen)
35 *Gibbels*, E.: Hitlers Parkinson-Syndrom – eine postume Mobilitätsanalyse in Filmaufnahmen der Deutschen Wochenschau 1940–1945, in: Der Nervenarzt – 59 (1988), S. 521–528;
und: Hitlers Nervenleiden – Differentialdiagnose des Parkinson-Syndroms (in: Fortschritte der Neurologie-Psychiatrie – in Druck).
36 Hoehn, M. M., Yahr, M. D.: Parkinsonismus: onset, progression and mortality, in: Neurology 17 (1967), S. 427–442.
37 R 62, Aufzeichnungen unter den angegebenen Daten.
38 *Franck*, R.: Moderne Therapie in innerer Medizin und Allgemeinpraxis – Berlin–Göttingen–Heidelberg, 12. Auflage 1943.
39 *Irving*, D.: 5, S. 282.

Der Selbstmord, der Schuß und die Blausäure

1 *Bullock*, A.: S. 98.
Irving, D.: S. 734.
Michalski, P.: »Hitler hat sich doch erschossen«, in: Welt am Sonntag 13. 10. 1968.
2 *Besymenski*, L.: 1.
3 *Schenck*, E. G.: Wie Hitler wirklich starb, in: Welt am Sonntag 3. 11. 1968; ders.: Ich sah Berlin sterben – Als Arzt in der Reichskanzlei Herford 1970 und Stockach 1985, beide Mal S. 159.
Sognnaes, R. F. u. Besymenski, S. 356 u. ff.
4 Persönliche Mitteilung von W. *Hewel* am 2. 5. 1945, ehe er sich selbst das Leben nahm.
5 *Linge*, H.: S. 279.
6 *Deschner*, G.: Interview mit Traudl *Junge*, Hitlers Sekretärin über die letzten Wochen, in: Welt am Sonntag 28. 4. 1985.
7 Morell-Aufzeichnungen vom 7. 4. 1945 (R 62), s. auch *Irving*, D.: 5, S. 279.
8 Besymenski, L.: 2, S. 329–331.
9 Bundesarchiv – Militärarchiv Freiburg, H 20/987 und 989.
10 *Schroeder*, Chr.: Bemerkungen des Herausgebers A. Joachimsthaler S. 362.

Hitler – Opfer ärztlicher Vielgeschäftigkeit (Polypragmasie)?

1 *Heston*, L.: S. 104 u. ff.
2 *Giesing*, E.: Bericht über meine Behandlung bei Hitler. Wiesbaden 12. 6. 1945, zit. in *Linge*, H.: S. 241 u. ff.
3 Morell Papers T 253, R 62 und Tab. A. u. C.
4 Morell Papers T 253, R 62/215 vom 30. 10. 1944.
5 S. hierzu: *Röhrs*, H. D.: Hitler – Die Zerstörung einer Persönlichkeit, Neckargmünd 1965, dort mein Schreiben S. 111 u. ff; ders.: Hitlers Krankheit, Neckargmünd 1966.
6 *Katz*, O.: S. 241–243.
7 Morell Papers T 253, R 39 – Telefonnotizen; ferner R 62.
8 Vgl. *Schenck*, E. G.: Pervitin (als Manuskript abgeschlossen).
9 Persönl. Mitteilungen von H. *Hoffmann* jun. und R. *Makkus* sowie Medikamentenliste Obersalzberg April 1944 – Morell Papers T 253, R 43/5934–41.
10 Morell Papers T 253, R 39/0622 und 0684 Notizen vom 15. 10. 1943 und 29. 1. 1944.
11 Morell Papers T 253, R 37/8404–8405.
12 s. *Irving*, D.: 5, S. 262.
13 s. S. 506.
14 Morell Papers T 253, R 62, Aufnahme 200–233 in Notizen wiederholt ab 10. 10. 1944, *Irving*, D.: 5, S. 219–246.
15 S. Tab. C. der Hitler von Morell injizierten Arzneimittel – hier Eukodal.
16 Morell Papers T 253/R 62, Blatt 79 und 81–82 vom 7. und 8. 8. 1941.
17 T 253/R 62, Blatt 136 vom 22. 7. 1942 und *Irving*, D.: 5, S. 105.
18 s. *Maser*, W.: S. 336 u. ff., und *Below*, N. v.: S. 315.
19 Morell Papers T 253, R 62 (24.–31. 3. 1943) und D. I. R. 9 – 14. 9. 1945 Modern Mil. Records Div. (National Archives Washington und Bundesarchiv Koblenz).
20 Russisches Kopfschmerzfieber, S. 565, Anm. 32.
21 S. 325, 340, 426.
22 Irving, D.: 5, S. 178 (Stenogramm).
23 Morell R 62 – Notiz vom 29. 7. 1944.
24 Morell R 62 – Notiz von diesem Tage.
25 Droste Geschichtskalendarium Chronik deutscher Zeitgeschichte Band 2/II. Overesch, M.: Das Dritte Reich 1939–1945, Düsseldorf 1983 und: *Hillgruber*, A.: Chronik des Zweiten Weltkrieges, Düsseldorf 1978.
26 *Hitlers* Lagebesprechungen. Die Protokollfragmente seiner militärischen Konferenzen 1942–1945, Hrsg. Heiber, H. – Stuttgart 1962.
27 Adolf Hitler – Monologe im Führerhauptquartier 1941–1944. Die Aufzeichnungen Heinrich Heims. Hrsg. Jochmann, W., München.

Teil IV

1 *Schenck*, E. G.: 3, S. 116–117.
2 *Besymenski*, L.: 2. Auflage, zahlreiche Stellen.
Besymenski, L.: 1. Auflage, S. 65 u. ff.
3 *Long*, T.: s. Lit. Verz.
4 Die Erwähnung von »Pervitin«, das unter diesem Medikamentennamen in den USA nicht, sondern als »Benzedrin« (populär bei der Truppe »Benny«) geführt wird, ist in diesem Zusammenhang interessant, weil ja Morell in seinen Notizen es praktisch überhaupt nicht erwähnt. Warum hier? Vielleicht auf eine Frage der mit den betreffenden Medikamenten wohl vertrauten Reporterin?
5 (Report D. I. 17 – 30. 6. 1945; 21 – 2. 7. 1945; 30 – 12. 7. 1945 – C. C. PWE – 32 (ASH CAN) – UST ET – MIS – Center – Bez. O I – CIR/4 – 29. 11. 1945).
6 O I – CIR/2 vom 15. 10. 1945.
7 *Trevor-Roper*, H. R.: Hitler: A new light on a Dark Career – New York Times Magazin, March 17, 1946

und: Hitlers letzte Tage (The last days of Hitler) 1946 – Stellungnahme und Hinweise auf erhebliche Fehler. Prof. von Hasselbach (1946): »Alles in allem kann ich mich nicht der Ansicht anschließen, daß Trevor-Roper zweifellos ausgezeichnet informiert gewesen ist.«

8 *Enloe*, C. F. und H. Reese: »This was Hitler mind Colliers Magazin vom 4.5.1946, S. 19 u. ff.
Dieser Aufsatz enthält entsprechend dem seinerzeitigen Wissensstande Fehler und Fehlschlüsse und dient u. E. eher der Propaganda als einer heute zu fordernden wissenschaftlichen Erhellung.

9 *Headquarters* United States Forces European Theater Military Intelligence Service Center A. P. O. 757 O. I. Concolidated Interrogation Report (C. I. R.) No. 2.
Hitler as seen by Doctors:
»G« Giesing, Dr., Erwin – Oberstabsarzt
»v. H.« von Hasselbach, Dr., Hanskarl – Oberfeldarzt
»B« Brandt, Dr., Karl – Reichskommissar für Sanitäts- und Gesundheitswesen.

10 CCPWE – 32/D. I. 17 – Protokoll vom 30.6.1945.

11 *Schroeder*, Chr.: S. 382, 385/386 u. ff.

12 CIR Nr. 4 – 29.11.1945 B. A. Koblenz, Kl. Erw./525.

13 Protokoll des u. s.-Majors V. Giannini vom 30.6.1945 (CCPW. E – 32 DI – 17). B. A. Koblenz Kl. Erw. 525 – Übersetzung in die deutsche Sprache durch Verf.

14 Niederschrift Brandts vom 10.8.1945 aus Lager Kransberg/Dustbin. – Prof. Dr. Brandt 12 Seiten in deutscher Sprache über Hitlers Einstellung zur med. Wissenschaft, Naturheilkunde, über Morell und seine Stellung als Generalkommissar (schwer leserlich) (Morell betr. S. 6–9).

15 *Theo Morell* – 8-seitige Niederschrift in deutscher Sprache gez. Dr. Karl Brandt – Oberursel 19.9.1945 (B. A. Koblenz, Kl. Erw. 411–3).

16 *Hasselbach*, K. H. v.: Niederschrift über Hitler/Morell vom 29.5.1946 in Camp 78 – 7 Seiten in deutscher Sprache.

17 Protokoll Major Cortez F. Enloe vom 15.6.1946 in Wiesbaden. – Übersetzung aus dem Englischen B. A. Koblenz, Kl. Erw./525.

18 *Gebhardt*, Karl, Prof. Dr. med. Interrogation 3./4.7.1945 durch Major Trevor-Roper (U SSBS).

19 persönliche Mitteilung von Dozent Dr. med. H. Schlüter.

20 *Katz*, O.: s. Lit.-Verz.
Röhrs, H. D.: s. Lit.-Verz.
Fikentscher, H.: s. Lit.-Verz.

21 Brief H. D. Röhrs an H. Fikentscher vom 15.4.1972 (Archiv Schenck).

22 *Schenck*, E. G.: »Das Pharma-Imperium des Leibarztes« in Vorbereitung.

23 *Röhrs*, H. D.: Brief an Dr. H. Fikentscher vom 11.6.1969.

24 Röhrs, H. D.: Brief an Dr. H. Fikentscher vom 11.6.1969 und 22.2.1972 (Archiv Schenck).

25 Briefe Morells an seine Ehefrau vom 26. und 28. Mai 1940 (R 62).

26 Briefe vom 4.10. und 17.9.1943 R 40, 1805–1819.

27 R 34/4621–4622.

28 *Schroeder*, Chr.: S. 200.

29 persönl. Mitteilung an den Verfasser 1982.

30 R 36/6821–6822 – es handelt sich hierbei anscheinend um Abschrift von anderer Hand; jedoch ausdrucksmäßig echt Morell.

31 R 36/6876–6878.

32 R 36/7103 – Maschinenschrift.

33 R 34/4254–4255.

34 R 37/8228–8229.

35 R 34/4650 – handschr. nicht von Morell.

36 *Katz*, O.: S. 289 und 296.
Linge, H.: S. 240 u. ff.
Toland, J.: u. a. S. 1013, 1019, 1023, 1028.
Craig, H.: S. 196 u. Fußnote 29.

37 *Trevor-Roper*, H. R.: Hitler – A new Light in a dark Career – New York-Times-Magazin 17.5.1946 u. Hasselbach, K. H. v.: Stellungnahme zu der Übersetzung aus dem Buch von Trevor-Roper über Hitlers letzte Tage. 1946 (Archiv Schenck)

hierzu auch die weiteren Berichte *E. Giesings Giesing*, E.: Bericht über meine Behandlung bei Hitler 12.6.1945.
Interrogation by Cortez F. Enloe in Wiesbaden for am 15.6.1946: Bericht über meine Behandlung bei Hitler for U SSBS.
Kurzer Bericht über Hitler 11.11.1945 (Dokument im Besitz W. Masers).
Headquarters 12th Army Group P.I.R. Giesing 4.6.1945 Hitler as seen by Doctors – CIR Nr. 4/ – 29.11.1945 (B.A. Koblenz, Kl. Erw./525).

38 *Hoffmann*, P.: S. 235/236.
39 *Giesler*, H.: S. 431.
40 *Eicken* K. v.: NARS – Mikrofilm Mi/125, 125a und 151 und Annex.
41 *Toland*, J.: S. 1028.
42 R 62 – Aufzeichnung von diesem Tage.
43 Dr. med. et phil. Erwin Becher (1890–1945), seit 1928 apl. Professor für innere Medizin, war ein hervorragender Arzt, Universitätslehrer und Wissenschaftler. Seine Arbeitsgebiete: Nierenkrankheiten und »Selbstvergiftung vom Darm«.
44 Franz Volhard (1872–1947) Direktor der Med. Universitätsklinik Frankfurt a. M. war einer der bedeutensten Nierenpathologen seiner Zeit.
45 *Schenck*, E. G.: Der Leibarzt auf der Suche nach einem Nachfolger – Manuskript 1983.
46 R 62 – Notizen der betreffenden Tage.
47 *Schenck*, E. G.: 3, S. 122.
48 Mitteilungen Frau E. Conti an Verfasser.
Briefe Dr. H. D. Röhrs an Dr. H. Fikentscher (Archiv Schenck).
49 *Sauerbruch*, F.: S. 424–429.
Giesler, H.: S. 407.
50 Persönl. Mitteilung von Dr. G. Franz 1984, nach einer Angabe von Deuerlein.
Toland, J.: S. 314.
51 *Schroeder*, Chr.: S. 152–153.
52 *Besymenski*, L.: 1982, S. 184.
53 Persönliche Mitteilung des ehemaligen Berliner Chefarztes und Freundes von Dr. E. Meier – Dr. Joachim Prüfer und H. D. Röhrs damals Referent von Dr. Wagner im Hauptamt für Volksgesundheit der NSDAP.
54 *Becker*, Reinhold: Hans *Lungwitz*: Arzt, Erkenntnistheorie, Psychobiologe, Deutsches Ärzteblatt 1981 2318–2321 und *Briefwechsel* mit R. Becker, Zentralinstitut für seelische Gesundheit, Mannheim, Dezember 1981 und Alois *Hauser*, Innsbruck, H. Lungwitz Archiv vom 9. und 18.7.1982.
54 Kurzgefaßte Autobiographie von Dr. med et phil. Hans *Lungwitz*: dem Schöpfer der »Psychobiologie« o. O. (Heidelberg) o. J. (1961) gewidmet zu seinem 80. Geburtstag. Maschinenschriftliches Manuskript.
55 *Bürger-Prinz*, H.: S. 210 u. ff.
56 S. *Katz*, O.: Seite 63, 65, 87 u. ff.
Toland, I.: Seite 15, 16 und 314.
Weiß, E.: Seite 224.
Kudlien, F.: Seite 18.
57 *Görlitz*, W.: S. 92
und: Centralvereinigung der deutschen Staatsbürger jüdischen Glaubens III. Jg. Nr. 11 vom 13.3.1924.
58 Im Bundesarchiv Koblenz befindet sich unter NS 26/65 ein großer Karton, der auf der Oberfläche in Schwarz den Adler, das Hoheitszeichen der NSDAP, zeigt und darunter in roter Zierschrift die Worte: »Die Kindheit des Führers in Braunau, Lambach, Hafeld und Fichelham – erforscht und dokumentarisch erfaßt für das Hauptarchiv der NSDAP von Attila Bleibtreu.« Dieser nannte sich auch, wahrscheinlich bei Zusammenstellung der Dokumente Renato Bleibtreu. –
Der Karton beinhaltet, z. T. aufgezogen, stets durch Zierschrift in schwarzer Tusche als etwas Besonderes gekennzeichnet, weit über 100 Dokumente und Fotografien. Die Bilder zeigen Wohnorte und Wohnungen, Klassenkameraden und Lehrer, Hitlers früheste Zeichnungen aus dem Besitz seiner Schulfreude u. a. m. An Dokumenten finden sich Briefe aus dieser Frühzeit, Niederschriften von Erinnerungen an den jungen Hitler, die auf Betreiben Bleibtreus gemacht wurden und für die Wiener Dienststelle den Centralarchivs der NSDAP bestimmt wa-

ren. Hier befinden sich auch Briefe Dr. Blochs die für Bleibtreu bestimmt waren, und Aufzeichnungen über die Krankheit Klara Hitlers aus dessen Besitz.
Als weitere Quelle von Wert, weil sie einen Vergleich von Dr. Blochs Äußerungen noch vor der Emigration und aus der Zeit danach ermöglicht, liegt ein Bericht vor, den Bloch 1941 in den Vereinigten Staaten, vor Beginn des Krieges zwischen dem Deutschen Reich und der Sowjetunion und vor dem Eingreifen der USA in den Krieg gab. «My Patient Hitler« – as told to J. D. Ratcliff *Colliers*, Ausgaben vom 15. und 22.3.1941.

59 Colliers vom 15. und 22.3.1941.

60 Binion, R.: S. 11.

61 s. 58.

62 s. 59.

63 A. Kubizek: (S. 12) berichtet, daß Hitler im November 1904 bereits in der Humboldtstr. 31 gewohnt hat, während J. Toland (S. 38) den Umzug von Leonding nach dieser Straße erst auf den Sommer 1905 verlegt. – Ähnlich ungewiß ist der Umzug von der Humboldtstr. 31 in die Blütengasse 9, den A. Kubizek (S. 88) auf das Jahr 1906, J. Toland (S. 44) auf den Mai 1907 datiert. Letzteres Datum ist weniger wahrscheinlich, da Klara Hitler kurze Zeit vorher im Februar eine schwere Operation durchgemacht hatte.
Die Wohnung Hauptstr. 46, die anscheinend die in Leonding war, wird von den beiden Biographen für die Jahre 1904–1908 nicht erwähnt.

64 Bundesarchiv Koblenz N. S. 26/65 Schreiben Dr. Urban 16. und 19. 11. 1938 und Dr. Bloch in »Colliers« (s. Anm. 1).
Wenn Maser (Adolf Hitler, München – Esslingen 1971 S. 74 und 449) eine handschriftliche Äußerung Dr. Urbans vom 16. 11. 1938 (BA Koblenz 26/17) anführt, so ist mir diese bei eigener Durchsicht nicht aufgefallen. Jedoch ist seine Deutung »Sarcoma musculi pectoralis minoris« als bösartige Geschwulst im kleinen Herzmuskel völlig abwegig. – Wenn auch die Diagnose Dr. Urbans ungewöhnlich und mit dem weitest verbreiteten Krebs der weiblichen Brustdrüse allenfalls dann zu vereinbaren wäre, wenn dieser bereits die Brustmuskulatur durchwucherte, so gibt es doch keinen »kleinen *Herzmuskel*«, d. h. einen solchen des Herzens, sondern nur einen *kleinen*, außen am Brustkorb, angehefteten *Brustmuskel*.

65 s. B. A. Koblenz Nr. 26/65 – 4 Seiten des Krankenhausjournals.

66 Ich stimme hier mir R. Binion (s. Anm. 60) überein, wonach es sich bei den *unterstrichenen* Daten in Blochs Journalbuch höchst wahrscheinlich um *Haus*-besuche bei der bettlägerigen Frau Hitler handelte.

67 s. 60.

68 s. 60.

69 *Goerlitz*, W., S. 36 u. ff.

70 B. A. Koblenz N. S. 26/65 – S. 31, 90–95.

71 s. 58.

72 *Binion*, R.: 60.

73 *Stierlin*, H.: s. Lit. Verz.

74 s. Binion, S. 182–185.

75 s. Binion, S. 182.

76 s. Binion, S. 22 u. ff.

77 Görlitz, W.: s. Lit. Verz.

78 Weiß, E.: s. Lit. Verz.

79 R. v. *Jaksch*, (Medizinische Klinik der deutschen Universität Prag): in H. Nothnagel: Spezielle Pathologie und Therapie, Bd. 1: Die Vergiftungen, S. 103: Jodoform. Wien 1897 – darin wurde die gesamte Pharmakologie und Toxikologie des bereits 1822 entdeckten und nach 1948 im R. Franck: (Lehrbuch der Therapie) geführten Jodoform behandelt, und es als gutes Antisepticum bezeichnet, aber auch ziemlich viele Fälle von Jodoformvergiftungen angegeben.
s. Anm. Binion, S. 34.

80 s. Anm. Binion, S. 182 u. ff.

81 s. Anm. Bibion, S. 182 u. ff.

82 s. Anm. Binion, S. 81.

83 s. Anm. Binion, S. 40 und 201.

84 Brief Dr. H. D. Röhrs an Dr. Fikentscher (Archiv Schenck).

Bibliographie

I. Quellen

Bundesarchiv Koblenz (B. A. K.)

1. Plan des Führerhauptquartiers »Wolfsschanze« Rastenburg vom 26.10.1942 RW 47/W 68 K
2. Die Kindheit des Führers... erforscht und dokumentarisch erfaßt für das Hauptarchiv der NSDAP in Wien von Attila (später Renato) Bleibtreu NS 26/65
3. Dr. Eduard *Bloch*, Briefe betr. A. Hitler, Brief W. Hagmüller betr. Bekanntschaft mit dem Knaben Hitler, Eintragung Prevatzky (umbenannt Wendt) betr. Klavierunterricht Hitlers, Primararzt Dr. Karl Urban, Linz betr. Hitlers Mutter Klara NS 33/210 a. auch: Headquarters United States Forces...

Bundesarchiv, Abtlg. Militärarchiv Freiburg i. Br. (B. A. Fr.)

1. V 68 K Lageplan Wolfsschanze 1942 Zg 68/73
2. H 20/17–2088 zahlreiche Berichte über epidemische Gelbsucht, russisches Kopfschmerzfieber, Pervitin, Penicillin, Strychnin, Sulfonamide u. a. m. erstellt von beratenden Internisten, Pharmakologen, Pharmazeuten in der Zeit 1941 bis Ende 1944

   Foreign Relations of the United States Diplomatic Papers 1945 Vol III – Washington 1968

   Transatlantic-Telefongespräch zwischen Präsident Truman und Brit. Premierminister W. Churchill vom 25.4.1945

Headquarters United States Forces European Theater Military Intelligence Service Center APO 757

O I Consolidated Interrogation Report
(CIR) Nr. 2 vom 15.10.1945
Nr. 4 vom 29.11.1945
Report: »Hitler as seen by his Doctors«
mit 16 Anlagen
betr. die Ärzte Hugo Blaschke, Karl Brandt, Karl v. Eicken, Karl Gebhardt, Erwin Giesing, Hanscarl von Hasselbach, Walter Löhlein, Theodor Morell
References: CCPW E – 32 (ASHGAN)
Report D I 17 (30.6.45)
D I 21 (2.7.45)
D I 30 (12.7.45)
(s. auch B. A. Koblenz K. L. Erw./525)

Blaschke, Hugo, Prof.: Hitlers Teeth APO 757
O I – CIR/31 – Februar 1946

Brandt, Karl, Prof. Dr. med. (1945 A): Hitler as seen by his Doctors – Consolated interrogation report (CIR) No 2, 01 – CIR 2/15.10.45 Modern Military Records Division, National Archives Washington

(1945 B): His career, his position... Notes on Dr. Morell CCPW E 32/D. I. – 17; 30.6.1945 Modern Military Records Division N. A. W.

Supreme Headquarters Allied Expeditionary Force, G. 5 – Division, Report on an Interview, June 26, 1945

CCPWE No 32, Ascan, Report D. I. – 17, dated June 30, 1945.
His Career, his Position as Reich Commissioner for Health and Medical Services.
CCPWE No 32, Ascan, Report D. I. – 21 dated July 2, 1945.
CCPWE No 32, Ascan, Report D. I. – 30 dated July 12, 1945.
»High Nazis Personalities, Information and Suggestions of Medical Intereste.«
Fragen des U. S.-Oberleutn. Pratt an B. 20. Juli 1945 (B. A. Koblenz Kl. Erw. 411–3)
»Hitler als oberster Befehlshaber der Wehrmacht.« 20. August 1945 (B. A. Koblenz Kl. Erw. 411–3)

»Theo Morell« – Oberursel 19. Sept. 1945 (B. A. Koblenz Kl. Erw. 411–3)
»Hitlers Moral« – Oberursel 27. Sept. 1945 (B. A. Koblenz 411–3)
Interrogation Oktober 18, 1945
Annex I. Chronological Account of the Career of Sources (O I. – C. I. R. / 2.)
Brandt, Dr. Karl, CCPWE – 32 / 07 – 17 30. June 1945
His Career, his Positions as Reichscommissioner for Health and medical Services; Medical Information, Notes on Dr. Morell.

I Source
II Preamble
III Life History
IV Details of P. W. Work and Organization as Commissioner for Health and medical Services.

A. P. W. as General Commissioner
1. Office for Medical Science and Research (Amt Wissenschaft und Forschung) Dr. Rostock.
2. Office for Planning and Production (Amt Planung und Wirtschaft) Dr. Fikentscher.

B. Promotion to Reichs Commissioner
C. Chart for Reichs Authorities for Health and Medical Services
D. P. W.'s Functions and Personal Relations
E. Elimination of P. W.'s Position

V Infections Disease prevalent in Germany during war.
VI State of Health in Germany during war.
VII Bacteriological Warfare
VIII Military Medical Academy (Militärärztliche Akademie)
IX Research in Medicine
X Shortages of medical Supplies through Bombings
XI Deferment of medical Personnel
XII Documents
XIII Euthanasia
XIV Nordhausen Concentration Camp
XV Dr. Morell (as seen by P. W.)

A. Personal Description Possible Where abouts
B. Morells Careers
C. Hitler under Morells Medical Care P. W.'s Dismissal
D. Morells Drug Habits and Drug Compounds
E. P. W.'s Comments
30. June 1945

IV O. V. Giannini
Major Ass,

Eicken, Carl von, Professor Dr. med.: NARS – Mikrofilm M. L. 125, 125 / a and 131 betr.: Konsultations-Notizen auch B. A. K. Kl. Erw. / 525
Aufzeichnungen 7.S. teils deutsch, teils englisch, 1935 / 1936 / 1944 – nebst histol. Untersuchungsbefunden Prof. Dr. R. *Rössle* 1935, 1944 – und Verzeichnis (engl.) der verwendeten Abkürzungen für die Befunde – codiert, weil v. Eicken seine Sekretärin nicht unterrichten wollte: Code für Sekretärin M. F., für *Rössle* »Adolf Müller«.
Interrogation of Professor v. E. by Major H. R. Trevor-Rooper, 30. Sept. 1945
Gebhardt, Karl, Professor Dr. med.: USSBS. Interrogation 4. 7. 1945 B. A. K. – KL Erw. / 525
Aussagen über die letzten Tage in der Reichskanzlei, die er nach einem einmaligen Besuch am 26. 4. 1945 machte – Teile eines U. S. Vernehmungsprotokolls S. 9–15 – ohne Unterschrift und ohne Datum.
Giesing, Erwin, Dr. med.: Headquarters United States Forces European Theater Military Intelligence Service Center: O I – Consolidated Interrogation Report (CIR), No 4 November 29, 1945 »Hitler as seen by his Doctors«
Bericht über meine Behandlung bei Hitler. Wiesbaden 12. 6. 1945 (177 S.) s. Maser, S. 246
Aufzeichnungen vom 11. 11. 1945 s. W. Maser
Hasselbach, Hanscarl v., Professor Dr. med.: »Hitlers Menschenkenntnisse« 27. September 1945 (B. A. Koblenz Kl. Erw. 411–3)

»Hitlers Kenntnisse und geistige Fähigkeiten« 27. September 1945 (B. A. Koblenz Kl. Erw. 411–3)
Äußerung zu dem Buch von Trevor-Roper »Das Ende in der Reichskanzlei« 1946 (Privatbesitz)
Löhlein, Walter, Prof. Dr. med.: O I – CJR/4 vom 29. 11. 1945 Annex III
Morell, Theodor, Professor Dr. med.: *Nachlaß* (Morell Papers) U.S.A – National Archives, Washington D. C. Mikrofilm T 253 R 34–44 und R 62 (ca. 15000 Blatt) (B. A. K. F C 6319 Nachlaß Morell)
European Theater Military Intelligence Service Center: O I. Consolidated Interrogation Report (C. I. R.) No. 2, Oktober 15, 1945 »Hitler as seen by his Doctors«.
Headquarters, United States Forces European Theater Military Intelligence Service Center: O. I. – Preliminary Interrogation Report (P. R. I.) No. 9, – 14. 9. 1945
Interrogation by Major H. R. Trevor-Roper Sept. 13, 1945
Hitler, Adolf: (engl. 4. S.). – ohne Datum, ohne Verfasser:

1. Now continue Giesing's report
2. Then study C. C. P. W. E. 32 Di – 17/Juni 30. 1945 and read what Brandt has to say about Dr. Morell
3. See note of statement of von Rundstaedt
4. Finish with Gebhardt's story of Hitler–Goebbels.

Rundsteadt, von, Generalfeldmarschall: Report of an Interrogation über Hitler. (engl. 1 Seite) anscheinend ebenfalls Enloe. (kein Datum, keine Unterschrift.)
Enloe, Cortez F., Major: Report of an Interrogation from personal files. (T.-Forces 12th Army Group at Wiesbaden am 16. 6. 1946) betr. Aussagen Dr. Erwin *Giesing* (engl. 4 Seiten) über Adolf Hitler.
Meiling, Richard L., M. D.: Brief vom 6. 12. 1967 (engl.) an D. Irving, London W. 9 3 Seiten: Auskunft über die u. s. Ärzte und Vernehmungsoffiziere:

II. Literatur

Annals of the New York Acad. of Sciences. Vol. 69 Art. 3. – Second conference of *Sulfonamides*. New York 1957, S. 440
Asenbach, W. v.: Adolf Hitler – Sein Kampf gegen die Minusseele – Eine politisch-philosophische Studie aus der Alltagsperspektive. Buenos Aires (ohne Jahresangabe) ca. 1948
Assmann, H.: Some personal recollections of Adolf Hitler. U. S. Naval-Institute Proceedings Bd. 79 Nr. 12, S. 1289–1295 Dez. 1953
Aufstand des Gewissens – Der militärische Widerstand gegen Hitler und das NS-Regime 1939–1945 i. A. Wanderausstellung Hrsg. vom Militärischen Forschungsamt Herford u. Bonn (o. J.)
Aurtorchanow, Ab.: Das Rätsel um Stalins Tod, Frankfurt a. M. 1976
Becher, E.: Intestinale Autointoxikation s. Naturforschung und Medizin in Deutschland 1939–46, Bd. 74, S. 353 (1948)
Becker, E.: Hans Lungwitz: Arzt, Erkenntnistheoretiker, Psychobiologe, D. Ä. Bl. 1983, 2318–2321
Below, N. v.: Als Hitlers Adjutant 1937–45, Mainz 1980
Best, W.: s. Matlok, S. 120–132
Besymenski, L.: 1. Der Tod Adolf Hitlers 1. Auflage Hamburg 1968 2. Auflage München–Berlin 1982 2. Besprechung des o. a. Buches in Der Spiegel 1968 Nr. 32 (5. 8. 1968) und Die Zeit 1968 Nr. 31 (2. 8. 1968)
Blaschke, H.: s. Kempner R. M. W.
Binion, R.: ... daß Ihr mich gefunden habt – Hitler und die Deutschen: eine Psychohistorie (Hitler among the Germans), Stuttgart 1978
Biologisch – med. Taschenjahrbuch Teil A. Hrsg. M. Vogel – Stuttgart 1939
Boehm-Tettelbach, K.: Als Flieger in der Hexenküche, Mainz 1981
Boldt, G.: Die letzten Tage in der Reichskanzlei, Hamburg–Stuttgart 1947 und (erweitert) Reinbek 1964
Bosecke, W. und W. Laves: Chemischer Nachweis von Vitamin-K-wirksamen Substanzen in Pflanzen, Biochem. Zschr. 314, 285–290 (1943)

Braunmühl, A. v.: War Hitler krank? Stimmen der Zeit Bd. 154 H/8 – München 1954
Brehm, B.: Am Rande des Abgrundes von Lenin bis Truman, Graz–Wien 1950
Brinsteiner, Dr. med.: s. *Lurker*, O.
Bronder, D.: Bevor Hitler kam, Genf 1975
Büdingen, Th.: Die Ernährungsstörungen des Herzmuskels, Leipzig 1917
Bürger-Prinz, H.: Ein Psychiater berichtet, Hamburg 1971
Bullock, A.: Hitler – Eine Studie über Tyrannei, Düsseldorf 1953
Bumke, O.: Erinnerungen und Betrachtungen, München 1953

Centralvereinszeitung der deutschen Staatsbürger jüdischen Glaubens. III. Jg. Nr. 11 vom 13.3.1924 (betr. Hochverratsprozeß gegen Hitler)
Carr, W.: Adolf Hitler – Persönlichkeit und politisches Handeln, Mainz 1986
Craig, G. A.: Deutsche Geschichte 1866–1945, München 1980 (S. 196 und Fußnote 27)

Dahlerus, Birger: Der letzte Versuch, München 1948
Delius, L. und J. Fahrenberg: Psychovegetative Syndrome, Stuttgart 1966
Dennig, H. und H. Hangleitner: Sulfonamide, Penicilline und Streptomycin in der inneren Medizin, Stuttgart 1949
Deuerlein, E.: Hitler – München 1969
Deutsches Hochschulvezeichnis 1941/42 – Leipzig
Dietrich, O. Dr.: 12 Jahre mit Hitler, München 1955
Dönitz, K.: Interview vom 8.12.1963 in »The Boston Sunday Globe – mitgeteilt in Schaltung und Küste, Jan. 1964 S. 16–21, 7. Jahrgang
Domagk, G.: Zehn Jahre Sulfonamidtherapie, Deutsches Ärzteblatt 1943, 118–128
Droste – Geschichts-Kalendarium – Chronik der deutschen Zeitgeschichte Hrsg. Overesch, M. Bd. 2/II, Düsseldorf 1983

Eichholtz, F.: Die zentralen Stimulantia der Adrenalin-Ephedrin-Gruppe Angew. Chem. *53*, 517 (1940)
Eitner, H. J.: Der Führer – Hitlers Persönlichkeit und Charakter – München–Wien 1981
Engerth, G. und Hoff, H.: Über das Schicksal der Patienten mit schweren Charakterveränderungen nach Enzephalitis epidemica, Dtsch-med. Wschr. 1929 H. 5
Enloe, C. F. and H. H. Reese: »This was Hitlers mind« in Colliers Magazine 4. May 1946
Eppinger, H.: Pneunomie und Kreislauf, Dtsch. med. Wschr. 1940, 743 und E. Mercks Jahresbericht 54. Jahrgang 1940/1941
Eyer, H.: Die Fleckfieberprophylaxe im 2. Weltkrieg, Wehrmedizin u. Wehrpharmazie 1979, 56–60

Fabricant, N. D.: Hatte Adolf Hitler die Parkinsonsche Krankheit? Welt am Sonntag 11.2.1960
Falke und Lommel: Vitaminisierung von Nahrungsmitteln Ernährung 1939, 317 u. ff.
Faust, W. und G. Hole: Politik und psychische Krankheit, Münchener med. Wschr. 1981, 1580–1582
Fest, J. C.: Hitler, Frankfurt a. M., Berlin, Wien 1973
Feuersdenger, M.: Mein Kriegstagebuch – Führerhauptquartier und Berliner Wirklichkeit Herderbücherei Bd. 955 – Freiburg i. Br. 1982
Fikentsher, H.: 1. Prof. Dr. med Theodor Morell 1936–1945, Neckargmünd 1972
2. Hitlers Leibarzt Morell, Zeitung f. histor. Wahrheitsforschung 1, 17–24 (1972)
Finkelburg, R.: Die Therapie an den Bonner Universitätskliniken, Berlin–Köln 1931
Fischer, H. und H. Masel: Zur protrahierten Zyankaliumvergiftung, München. med. Wschr. 1969, 941–943
Franck, R.: Moderne Therapie, 13. Aufl., Berlin–Göttingen–Heidelberg 1948 fast unverändert gegenüber Aufl. 1939, 1941, 1943. Morell benutzte 9. Auflage von 1938. Moderne Therapie, 14. Aufl., Berlin–Göttingen–Heidelberg 1951 (Vitamultin)
Freyberg, H. u. W. Wellmann: Gibt es eine Ulcuspersönlichkeit? Therapie Woche 31, 3427–3430 (1981)

Gehes, Codex (G. C.), Ausgaben 1937, 1939, 1949. 1. Nachkriegsauflage 1949
Gibbels, E.: 1. Hitlers Parkinson-Syndrom, Nervenarzt (1988) 59; 521–528
2. Hitlers Nervenleiden – Differentialdiagnose des Parkinson-Syndroms Fortschritte der Nervenheilkunde und Psychiatrie. (im Druck)
3. Hitlers Parkinson'sche Krankheit – Zur Frage eines organischen Psychosyndroms (in Vorbereitung)
Giesing, E.: Bericht über meine Behandlung bei Hitler, Wiesbaden 12. 6. 1945 (177 S.) s. *Linge*, H.: (Hrsg. W. Maser): Bis zum Untergang, München–Berlin 1980
Giesler, H.: Ein anderer Hitler, Leoni 1974
Gilbert, G. M.: Nürnberger Tagebuch, Frankfurt a. M. 1962
Gisevius, H. B.: Adolf Hitler, München 1969
Goebbels, J.: Tagebücher 1945, Hamburg 1977
Goede: Penicillin, Deutsche med. Wschr. 1944, 368
Goerlitz, W. u. H. Quint: Adolf Hitler – eine Biographie, Stuttgart 1952
Goldscheider, A.: Therapie innerer Krankheiten, Berlin 1929
Granier, G.: Magnus von Levetzow, Schriften des Bundesarchivs Nr. 31, Boppard a. Rh. 1982
Guderian, H.: Erinnerungen eines Soldaten, Neckargemünd 1951 u. 1964, Stuttgart 1979
Güstrow, D.: Tödlicher Alltag – Strafverteidiger im Dritten Reich, Berlin 1981
Gun-Nervin, E. / Eva Braun – Hitler, Velbert 1968
Gutzeit, K.: 1. Aussichten und Durchführung der vergleichenden Therapie und Prophylaxe im Kriege, Der deutsche Militärarzt 1941, 14–19
2. Magenkrankheiten s. Handloser S. 465

Haemel u. Link: Ultraseptyl, Med. Wschr. 1941, 179
Haffner, S.: Anmerkungen zu Hitler, München 1978
Hagen, J.: Hitlers Personal Physician, Marquette Medical Review 31, 93–97 (1965)
Hagers: Handbuch der Pharmazie 1944
Hanfstaengl, E.: 1. Zwischen weißem und braunem Haus, München 1970
2. 15 Jahre mit Hitler, München 1980
Handloser, S.: Innere Wehrmedizin, Dresden–Leipzig 1944
Hartlaub, F.: Im Sperrkreis, Hamburg 1955
Heiber, H. (Hrsg.): Hitlers Lagebesprechungen – Die Protokollfragmente seiner militärischen Konferenzen 1942–1945, Stuttgart 1962
Heindl: Die Geruchsdiagnose bei der Zyankaliumvergiftung, Arch. Kriminol. 120, 74–90 (1957)
Herisko, J.: The Witness House, A Nuremberg Memoir of Countess. Kalnocky: New English Library, Times Mirror 1974
Heston, L. L. u. A. R. Heston: The medical casebook of Adolf Hitler, London 1979
Heyer, G. R.: s. Feuersänger, M.
Hillgruber, A. u. G. Hümmelchen: Chronik des Zweiten Weltkrieges, Düsseldorf 1978
Hitler, A.: Mein Kampf, München 1939
Hitler, A. (Hrsg. W. Jochmann): Monologe im Führerhauptquartier 1941–1944 – Die Aufzeichnungen Heinrich Heims, Hamburg 1980
Hochrein, M. u. J. Schleicher: Herz- / Kreislauferkrankungen, Darmstadt 1959
Hoehne, H.: Der Orden unter dem Totenkopf, München 1967
Hoff, F.: Medizinische Klinik, Stuttgart 1948
Hoffmann, H.: 1. Hitler was my friend, London 1955
2. Hitler, wie ich ihn sah, München–Berlin 1974
Hoffmann, P.: 1. Die Sicherheit des Diktators, München–Zürich 1975
2. Widerstand gegen Hitler, München–Zürich 1979
3. Der militärische Widerstand in der zweiten Kriegshälfte 1942/44–45 in: »Aufstand des Gewissens« S. 395 u. ff.

Irving, D.: 1. Hitlers Krankheiten, Stern Nr. 25–29 (1969)
2. Hitler und seine Feldherren, Frankfurt / M.–Berlin–Wien 1975
3. Hitlers Weg zum Kriege, München–Berlin 1979
4. Wie krank war Hitler wirklich? München 1980

5. Die geheimen Tagebücher des Dr. Morell – Leibarzt Adolf Hitlers, München 1983
6. Hitlers Krieg, München 1986

Jaeckel, E.: Hitlers Weltanschauung, Stuttgart 1981
Jaeckel, E. u. A. Kuhn: Hitler – Sämtliche Aufzeichnungen 1905–1925. (Quellen und Darstellungen zur Zeitgeschichte Bd. 21), Stuttgart 1980
Jetzinger, F.: Hitlers Jugendzeit – Phantasie, Lügen und die Wahrheit, Wien 1956
Jochmann, W. (Hrsg.): Adolf Hitler – Monologe im Führerhauptquartier 1941–1944, Hamburg 1980
Jordan, R.: Erlebt und Erlitten – Weg eines Gauleiters von München bis Moskau, Leoni 1971

Kardel: Adolf Hitler – Begründer Israels, Genf 1974
Katsch, G.: Die Klinik der Magenneurosen, Verhdlg. d. Gesellschaft f. Verdauungs- u. Stoffwechselkrankheiten, Leipzig 1927, 236
Katz, O.: Prof. Dr. med Theo Morell – Hitlers Leibarzt, Bayreuth 1982
Kelley, D. M.: 22 Männer um Hitler – Erinnerungen eines Armeearztes und Psychiaters am Nürnberger Gefängnis (Twenty two cells in Nuremberg), Olten und Bern 1947
Kempka, E.: 1. Ich habe Adolf Hitler verbrannt, München 1952
2. Die letzten Tage mit Adolf Hitler, Preußisch-Oldendorf 1975
Kempner, R. M. W.: Das Dritte Reich im Kreuzverhör, München–Esslingen 1969
Kersten, F.: Totenkopf und Treue, Hamburg 1952
Kiese, M.: Klin. Wochenschrift 1943, 506
Koeniger, H.: Krankenbehandlung durch Umstimmung, Leipzig 1929
Koerner, O.: Lehrbuch der Ohren-, Nasen- und Kehlkopfkrankheiten. (betr. Kokain) – München–Wiesbaden 1920
Krause, K. W.: 10 Jahre Kammerdiener bei Hitler, Hamburg 1949
Krehl-Mering: Lehrbuch der Inneren Medizin, Jena 1922
Kretz, J.: Die Bedeutung von Verdauungs- und Stoffwechselstörungen für die Krebsentstehung..., Mschr. Krebsbek. 1943/H 4/5
Krywalski, D.: Zwei Niederschriften Ribbentrops über die Persönlichkeit Adolf Hitlers und die letzten Tage in Berlin, Geschichte in Wissenschaft und Unterricht 18. H. 12 (1967)
Kubizek, A.: Adolf Hitler mein Jugendfreund, Graz–Stuttgart 1953
Kübler, R. (Hrsg.): Chef K. G. W. – Das Kriegsgefangenenwesen unter Gottlob Berger, Lindhorst 1984
Kudlien, F. (Hrsg.): Ärzte im Nationalsozialismus, Köln 1985
Kümmel, W. F.: in Kudlien – Ärzte im Nationalsozialismus, Köln 1985

Lang, J. v.: Der Sekretär Martin Bormann, Frankfurt a. M. 1980
Laves, W.: 1. Über die Vergiftung mit Bleitetraäthyl und ihre Behandlung, Dtsch. med. Wschr. 65, 1746 (1933), 2. Die Wirkung von Sulfanilamiden auf Fermente der interzellulären Atmung, Klin. Wschr. 1940, 791
Le Bon, G.: Psychologie der Massen, Paris 1895 (1908 deutsch)
L'Etang, H.: The Pathologie of Leaderchip, Heineman Medical Books
Lewin, L.: »Lehrbuch der Toxikologie« und »Gifte und Vergiftungen«, Standardwerke, zahlreiche Aufl g. bis 1933
Linge, H.: Bis zum Untergang – Hrsg. von W. Maser – München–Berlin 1980
Long, T.: Doctor describes Hitler injections in: The New York Times 22. 5. 1945 p. 5, 1
Lungwitz, H.: Kurzgefaßte Autobiographie, Manuskript – Heidelberg 1961
Lurker, O.: Hitler hinter Festungsmauern, Berlin 1933

Manstein, E. v.: Verlorene Siege, Bonn 1955
Maser, W.: Adolf Hitler – Legende, Mythos, Wirklichkeit, München 1971
Maser, W. u. H. Höhne: Adolf Hitler – Aufriß über meine Person, Der Spiegel 27. Jahrgang 7. 5. 1973
Matlok, S. (Hrsg.): Dänemark in Hitlers Hand (Der Bericht des Reichsbevollmächtig-

ten Werner Best über seine Besatzungspolitik in Dänemark mit Studien über Hitler u. a.), Husum 1988
Mend, H.: Adolf Hitler im Felde 1914–1918, Diessen 1931
Meyler, L.: Side Effects of Drugs, Amsterdam 1952
Michalski, P.: Hitler hat sich doch erschossen, Welt am Sonntag 13. 10. 1968
Möller, K. O.: Pharmakologie, Basel–Stuttgart 1958
Moellhausen, E. F.: Die gebrochene Achse, Alsfeld 1949
Möschlin, S.: Klinik und Therapie der Vergiftungen, Stuttgart 1959
Moran, Chr. W.: Winston Churchill: The Strugle for survival 1940–1965 – Taken from the diaries of Lord Moran, London 1965
Morell, Th.: 1. 13 Fälle von verschleppter Querlage, Dissertation München 1913, 2. Über Lipojodin, Dtsch. med. Wschr. 1926, 535–536, 3. Über die Bedeutung der physiologischen Darmflora für den Vitaminhaushalt, Dtsch. med. Wschr. 1938 H. 11.11., 4. Über den Vitamincharakter des Nikotinsäureamids, Dtsch. med. Eschr. 1939, 1126, 5. Ermüdungsbekämpfung durch körpereigene Wirkstoffe, Dtsch. med. Wschr. 1940, 398–401, 6. Über Rubefac, Fortschr. d. Therapie 1940 H. 9, 7. Antagonistische Beziehungen zwischen Mikroorganismen – Beitrag zum »Penicillinproblem«, Fortschr. d. Medizin 1943 / 1944 – 6 2 2, 8. Schimmelpilze gegen Bakterien, Koralle 1944 (N. F.) – April Nr. 7, S. 106, 9. Penicillin – Bemerkungen zu Goede, Dtsch. med. Wschr. 1944 (nicht mehr gedruckt) Korrekturfahnen vom 26. 7. 1944
Müller, P.: Gerichtliche Medizin, Berlin 1953
Musmanno, M. A.: In 10 Tagen kommt der Tod, München 1950

Naturforschung u. Medizin in Deutschland 1933–1946, Wiesbaden Dieterich'sche Verlagsbuchhandlung 1948
Bd. 61 Pharmakologie u. Toxikologie Teil I (1948)
Bd. 62 Pharmakologie u. Toxikologie Teil II (1948)
Bd. 63 Pharmakologie u. Toxikologie Teil III (1948)
Bd. 69 Bakteriologie und Immunitätsforschung – Viruserkrankungen des Menschen (1947)
Bd. 74 Innere Medizin, Teil I (1948) darin: E. Becher: Internationale Autointoxikation
Neureiter, P. v.: Zum mikrochemischen Nachweis der Blausäure bei Vergiftungen, Dtsch. Zeitschr. gerichtliche Medizin 2, 313–317 (1923)
Nißle, A.: s. Naturforschung u. Medizin, Bd. 69 S. 15 u. ff.; 36 u. ff.

Olden, R.: Hitler – Amsterdam 1935, Neudruck Hildesheim 1981
Oven, W. v.: Mit Goebbels bis zum Ende, Buenos Aires 1948
Overesch, M. (Hrsg.): Droste Geschichts-Kalendarium – Chronik der deutschen Zeitgeschichte, Bd. 2/II – 1939–1945, Düsseldorf 1983

Peikert, P.: »Festung Breslau« in den Berichten eines Pfarrers. (Hrsg. Jonca K. u. A. Konieczny), Wrozlaw–Warschawa 1974
Payne, R.: The life and death of Lenin, Praetitioner (1970) Vol 204, 5587–5590
Pharma-Codex (jährlich)
Picard, C.: Facing up to life at the stop. European Magazine 1973, 19 u. ff.
Picker, H. (Hrsg.): Hitlers Tischgespräche im Führerhauptquartier 1941–1942, Stuttgart 1963
Pervitin-Diskussion während des 2. Weltkrieges 1940–1944 1. Bestehen gegen die Anwendung von Pervitin vor Ermüdung Bedenken? Gesundheitsführung 1940, 242, 2. *Pervitin* in der ärztlichen Praxis – Sitzung der Berliner Medizinischen Gesellschaft am 2. 6. 1943 mit Diskussionsbeiträgen, Dtsch. med. Wschr. 1944, S. 51–52, 3. *Speer*, E.: Das Pervitinproblem, Deutsches Ärzteblatt 1941, S. 4–6, 15–19, 4. *Eichholtz*, F.: Über Stimulantion, Dtsch. med. Wschr. 1941 1355–1358, 5. *Dittmar*, F.: Pervitinsucht und akute Pervitinintoxikation, Dtsch. med. Wschr. 1942, 266–268, 6. *Grunwald* (R. M. d. I.): Die Lösung des Pervitinproblems, Gesundheitsführung 1941, 315–319, 7. *Hellpach*, W.: Funktionelle Differenzierung der »psychischen Stimulanten« Dtsch. med. Wschr. 1941, 1358–1361, 8. *Heubner*, W.: Pharmakologisches über Pervitin (s. Diskussion zu 2.), 9. *Kalus*, F., I. Kucher u. J. Zult: Über Psychosen bei chronischem Pervitinmißbrauch, Nervenarzt 15,

313–324 (1942), 10. *Schultz*, I. H.: Pervitin in der Psychotherapie (s. Diskussion zu 2.), 11. *Selbach*: Indikation, Kontraindikationen und Gefahren durch den Mißbrauch von Pervitin in der Psychiatrie (s. Diskussion zu 2.), 12. *Umber*, F.: Pervitin in der ärztlichen Praxis (s. Zusammenfassung zu 2.), 13. *Pervitinhaltige* Drops, Reichsgesundheitsblatt 15, 296 (1940)

Ramsey, W. J.: Guide to Hitler's Headquarters After the Battle Nr. 19 – London 1977
Recktenwald, J.: Woran hat Adolf Hitler gelitten? München–Basel 1963
Reichenberger, E. J.: Europa in Trümmern, Graz–Göttingen 1952
Reitsch, Hanna: Fliegen mein Leben, Stuttgart 1956
Rittlinger: Von hier bis Babylon, Stuttgart 1965
Röhrs, H. D.: 1. Hitler – Die Zerstörung einer Persönlichkeit, Neckargemünd 1965, 2. Hitlers Krankheit – Tatsachen und Legende, Neckergemünd 1966
Rote Liste (R. L.) Ausgaben 1937, 1939, 1949, 1971 – Aulendorf / Württ.
Rothgangs (Dr.): Spezialitäten Praktikum 1961
Ryan, C.: Der letzte Kampf, München 1966

Sauerbruch, F.: Das war mein Leben, München 1951
Schellenberg, W.: Aufzeichnungen, Wiesbaden–München 1979
Schenck, E. G.: 1. *Lebens- und Krankheitsschicksale ehemaliger Gefangener* – Grenzgebiete gutachterlicher Beurteilung. Bad Godesberg 1962, 2. *Das menschliche Elend im XX. Jahrhundert* – eine Pathographie der Kriegs-, Hunger- und politischen Katastrophen Europas, Herford 1965, 3. *1945 – Als Arzt in Hitlers Reichskanzlei* (2. und 3. Auflage) Stockach 1985 (1. Auflage: Ich sah Berlin sterben) Herford 1970, 4. *Die Chronik von Moshaisk* 8 Wochen von 552, Düsseldorf 1974, 5. »*Die ärztliche Beurteilung von Gesundheitsschäden* bei ehemaligen Kriegsgefangenen« – Bd. 6 der Schriftenreihe »Extreme Lebensverhältnisse als Risikofaktoren«, Stuttgart 1979, 6. Woina Plenni I – 10 Jahre Gefangenschaft in sowjetischen Lagern, Stockach 1986, 7. Wer das Ende sah – eine Dank- und Denkschrift, Stockach 1985, 8. Das Massenelend der Frauen in den Wirrnissen des XX. Jahrhunderts, Bad Godesberg 1988, 9. Wie Hitler wirklich starb, Welt am Sonntag 3. 11. 1968, 10. Morell auf der Suche nach einem Nachfolger, Manuskript 1984
Schenk, P.: Münchner Med. Wochenschrift 1940, 784
Schirach, H. v.: Frauen um Hitler, München–Berlin 1983
Schittenhelm, A.: Kritisches zur Hormontherapie, Dtsch. med. Wschr. 1942, 1–4 33–36
Schlabrendorff, F. v.: Offiziere gegen Hitler, Frankfurt / M. – Hamburg 1959
Schmidt, P.: Statist auf politischer Bühne, Bonn 1950
Schönfeld, W. u. J. Kimmig: Sulfonamide und Penicilline, Stuttgart 1948
Schöllgen, Gr.: Das Problem einer Hitlerbiographie in Bracher, Funke, Jacobsen (Hrsg.): Nationalsozialistische Diktatur 1933–1945 (Schriftenreihe der Bundeszentrale für politische Bildung Nr. 192, S. 698), Bonn 1983
Schramm, P. E.: 1. Adolf Hitler – Anatomie eines Diktators (5. u. letzte Fortsetzung), Spiegel Nr. 10 – 1964, 2. Kriegstagebuch des O. K. W., Bd. IV, 1944–1945, Frankfurt a. M. 1961
Schreiber, G.: Hitler – Interpretation 1923–1983, Darmstadt 1984
Schröder, Christa: Er war mein Chef – Hrsg. von A. Jochimsthaler, München–Wien 1985
Seifert, P.: Studien zur Zyankaliumvergiftung, Dtsch. Zschr. gerichtliche Medizin 44, 441–450 (1952)
Siebeck, R.: »Neurosen« in Bergmann, G. v.: Lehrbuch der Inneren Medizin, Bd. 2, Berlin 1934
Speer, A.: 1. Erinnerungen, Frankfurt–Berlin–Wien 1969, 2. Spandauer Tagebücher, Frankfurt–Berlin–Wien 1973, 3. Einleitung s. Heston L. L. u. R. Heston
Spezialitäten-Taxe für das Deutsche Reich 1932
Sponsel, H.: Über die Ärzte der Großen, Düsseldorf–Wien 1976
Sognnaes, R. F. and Stroem, F.: The odontological identification of Adolf Hitler, Acta odontol. Scand. 31, 43–69 (1973) vollständiger Abdruck s. Besymenski, L. 1982, S. 356–381

Stepp, W., Kühnau, J., Schroeder, H.: Die Vitamine und ihre klinische Anwendung, Stuttgart 1944
Stierlin, H.: Adolf Hitler – Familienperspektiven, Frankfurt a. M. 1980

Toland, J.: Adolf Hitler, Bergisch Gladbach 1977
Treher, W.: Hitler, Steiner, Schreber – ein Beitrag zur Phänomenologie des kranken Geistes, Emmendingen 1966
Treue, W.: Mit den Augen ihrer Leibärzte, Düsseldorf 1955
Trevor-Roper, H.: 1. Hitlers letzte Tage, Zürich 1948, Berlin–Wien 1976, 2. Hitler: A new light on a Dark Career, New York Times Magazin, March 17, 1946, 3. Wie starb Adolf Hitler? Times Newpapers – London 1968, Christ und Welt 16.10.1968, 4. Trevor-Roper über Trevor-Roper, Frankfurt. Allgem. Ztg. 14.9.1988
Turner, H. A. jr. (Hrsg.): Hitler aus nächster Nähe – Aufzeichnungen eines Vertrauten 1929–1932, Frankfurt–Berlin–Wien 1978

Venzmer, G.: Macht und Ohnmacht der Großen, München 1970
Vogel, M. (Hrsg.): Biologisch-medizinisches Taschenbuch, Stuttgart 1939
Vonkennel, J.: Wirkung und Anwendung der Sulfonamide, Dtsch. med. Wschr. 1942, 953–957, 985–987
Vonkennel, J. u. Kimmig: Penicillin – Mycoin? Klin. Wschr. 1943 vom 17.4.1943

Wahl, K.: 1. ... es ist das deutsche Herz – Erlebnisse und Erkenntnisse eines ehemaligen Gauleiters, Augsburg 1954, 2. Patrioten und Verbrecher, Heusenstamm 1979
Waite, R. G.: The psychopathic god, N. Y. Basis Books 1977
Warlimont, W.: Im Hauptquartier der deutschen Wehrmacht 1935–1945, Frankfurt a. M. 1962
Weiland, F.: Kommt den Paracoli-Bakt. eine besondere Stellung als Krebserreger zu? Dtsch. med. Wschr. 1944, H 5/6
Weiß, E.: Der Augenzeuge, Suhrkamp-Taschenbuch Nr. 797, München 1982
Weizsäcker, V. v.: Der neurotische Aufbau bei Magen- und Darmerkrankungen, Verhdlg. d. dtsch. Ges. Verdauungs- und Stoffwechselkrankheiten, Leipzig 1927, 222
Wiesenthal, S.: Recht, nicht Rache-Erinnerungen, Frankfurt 1988
Wolff, G.: Gelbsuchtepidemien in Kriegszeiten, Med. Meschr. 1958, 626–632

Ziegler, H. S.: 1. Adolf Hitler – aus dem Erleben dargestellt, Göttingen 1964, 2. Wer war Hitler? Tübingen 1970
Zoller, A.: Hitler privat, Düsseldorf 1949
Zucker, K.: Die spastische vegetative Neurose, Arch. f. Psychiatrie Bd. 109 (1939)

Personenregister

(ohne die Namen Hitler und Morell)

H

R

S